IgA Nephropathy
IgA肾病

第2版

主　编　史　伟

副主编　刘双信　张　宏

主编助理　林　婷

人民卫生出版社

·北京·

图书在版编目（CIP）数据

IgA 肾病 / 史伟主编 . —2 版 . —北京：人民卫生
出版社，2022.1（2024.4 重印）
 ISBN 978-7-117-32146-4

 I. ①I… II. ①史… III. ①肾疾病—诊疗 IV.
①R692

中国版本图书馆 CIP 数据核字（2021）第 197418 号

人卫智网	www.ipmph.com	医学教育、学术、考试、健康，购书智慧智能综合服务平台
人卫官网	www.pmph.com	人卫官方资讯发布平台

IgA 肾病
IgA Shenbing
第 2 版

主　　编：史　伟
出版发行：人民卫生出版社（中继线 010-59780011）
地　　址：北京市朝阳区潘家园南里 19 号
邮　　编：100021
E - mail：pmph @ pmph.com
购书热线：010-59787592　010-59787584　010-65264830
印　　刷：北京华联印刷有限公司
经　　销：新华书店
开　　本：787×1092　1/16　　印张：29
字　　数：706 千字
版　　次：2009 年 12 月第 1 版　　2022 年 1 月第 2 版
印　　次：2024 年 4 月第 2 次印刷
标准书号：ISBN 978-7-117-32146-4
定　　价：159.00 元

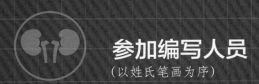

参加编写人员
（以姓氏笔画为序）

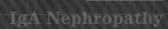

马建超　广东省人民医院
王文健　广东省人民医院
文　枫　广东省人民医院
卢奕云　广东省人民医院
叶智明　广东省人民医院
史　伟　广东省人民医院
付　蕾　广东省人民医院
冯仲林　广东省人民医院
朱　厉　北京大学第一医院
刘双信　广东省人民医院
李　卓　广东省人民医院
李　盛　广东省人民医院
李志莲　广东省人民医院
李锐钊　广东省人民医院
张　丽　广东省人民医院
张　宏　北京大学第一医院
张　敏　中山大学附属第六医院

陈源汉　广东省人民医院
林　婷　广东省人民医院
赵星辰　广东省人民医院
钟先阳　中国人民解放军南部战区总医院
徐丽霞　广东省人民医院
徐战平　佛山市中医院
郭　颖　南方医科大学珠江医院
陶一鸣　广东省人民医院
黄仁伟　广东省人民医院
符　霞　广东省人民医院
章　斌　广东省人民医院
梁华般　广东省人民医院
梁馨苓　广东省人民医院
董　伟　广东省人民医院
谢剑腾　广东省人民医院
黎思嘉　广东省人民医院

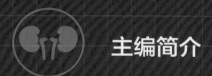
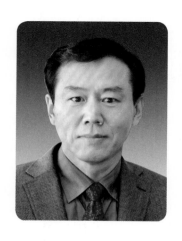

史 伟

主任医师、教授、博士生导师；

国务院政府特殊津贴专家；

广东省人民医院肾内科主任（1998—2016 年）；

广东省人民医院内科主任（1998—2013 年）；

广东省医学会血液净化分会主任委员；

广东省血液净化医疗质量控制中心主任；

国家科学技术奖评审专家、中华医学科技奖评审专家；

中华医学会肾脏病分会常务委员（第 8~10 届）；

中国医师协会肾脏内科医师分会常务委员（第 1~3 届）；

中国医院协会血液净化中心分会副主任委员（3 届）；

《中华肾脏病杂志》《肾脏病与透析肾移植杂志》《中国血液净化》，

以及《临床肾脏病杂志》编委。

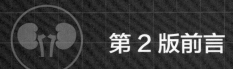
　　IgA 肾病是世界范围内最常见的原发性肾小球肾炎，是导致慢性肾衰竭的重要病因。我国是 IgA 肾病的高发地区，是世界上 IgA 肾病患者数量最多的国家。在原发性肾小球疾病中，IgA 肾病占第一位，是导致慢性肾衰竭的首位病因。IgA 肾病及其导致的慢性肾衰竭给国民带来了严重的健康问题和沉重的经济负担，如何预防和治疗 IgA 肾病是肾内科医生面临的重大临床问题。

　　10 年前我们出版了国内第一本关于 IgA 肾病的专著，受到众多肾内科专业医生的欢迎及好评，这给了我们很大的鼓励。近年来，IgA 肾病的诊断及治疗有很多进展，尤其是最近发表了众多关于 IgA 肾病治疗的随机对照试验研究结果，给 IgA 肾病规范治疗提供了更多的依据。为此，我们在第一版的基础上，更新内容、总结经验，修订出版《IgA 肾病（第 2 版）》。

　　IgA 肾病的诊断目前基本没有争议。IgA 肾病病理的牛津分型也被越来越多的肾脏病理工作者及肾脏科医生所采用。但 IgA 肾病的治疗仍然是复杂且存在争议的领域。

　　多数 IgA 肾病早期给予恰当的治疗可以改善预后。然而，由于 IgA 肾病临床表现呈多样性，可以从单纯镜下血尿到肾病综合征、从肾功能正常到急性肾衰竭，因此，用一个治疗方案去覆盖所有的 IgA 肾病是不可能的。此外，IgA 肾病肾脏病理损伤的多样性及不同的病理表现对糖皮质激素和／或免疫抑制剂的反应不同，因此，用一个临床研究去覆盖各种病理类型的 IgA 肾病并由此判断糖皮质激素和／或免疫抑制剂能否获益是不妥的。一些 IgA 肾病临床研究没有进行病理类型分层且病例数有限，因此得出的结论对临床指导意义有限。我们在相应的章节对此进行了评述。

　　由于 IgA 肾病临床研究设计不一致所导致的结论不一致，不同地区与国家、同一地区不同医生对该病的认知和治疗方案不尽相同，甚至有很大争议。我们认为，IgA 肾病的正确治疗应该是针对每一位患者临床表现并结合肾脏病理损伤的不同，给予个体化治疗。

　　本书再版综合了近年来国内外 IgA 肾病的基础及临床研究进展，并总结了我们自己的研究和经验，对 IgA 肾病作了全面介绍。本书主要内容包括 IgA 肾病的基础和临床知识及其进展。基础部分讲述 IgA 肾病的发展史、遗传学、分子生物学、细胞生物学、实验动物模型、病理生理学及病理学等；临床部分包括 IgA 肾病的流行病学、症状学、诊断学、治疗学、指南、预后，以及儿童、妊娠和肾移植与 IgA 肾病相关的问题。

　　本书适合肾内科专科的医护人员阅读，尤其是高年资的肾脏病专科医生，对于肾病的基础研究人员也有一定的参考价值，在 IgA 肾病的遗传研究方面、IgA 分子机制方面、IgA 肾病动物模型及黏膜免疫方面均有详细的介绍。对于肾脏病的临床药师，本书也有一定的参考价值，本书专设一个章节讨论 IgA 肾病药物治疗方面的新进展。对于 IgA 肾病患者，本书也有一些章节给予相关内容介绍，如中医药在 IgA 肾病中的应用及 IgA 肾病护理方面需要注意的事项。

　　鉴于目前 IgA 肾病研究水平所限，本书内容可能达不到对 IgA 肾病完全透彻的认识，甚至有些内容可能被将来的研究结果修正。我们欢迎同行专家批评指正，以便再版时得到修正。

　　在本书顺利出版发行之际，我深深感谢我的同事们及合作者在本书撰写和出版过程中的付出，由于他们的努力，才使本书得以付梓。

史　伟

于广东省人民医院

2021 年 12 月 1 日

　　IgA 肾病是世界范围内最常见的原发性肾小球肾炎，是导致慢性肾衰竭的重要病因。我国是 IgA 肾病的高发地区，在原发性肾小球疾病中，IgA 肾病占第一位，是导致慢性肾衰竭的首位病因。IgA 肾病及其导致的慢性肾衰竭给国民带来了严重的健康问题和沉重的经济负担，如何预防和治疗 IgA 肾病是肾内科医生面临的重大课题。大多数 IgA 肾病早期给予恰当的治疗可以改善预后。然而，由于 IgA 肾病的临床表现及肾脏的病理表现呈多样化，导致不同的医生、不同的医院、不同地区与国家对该病的认知以及治疗方案不尽相同，甚至差别很大，这导致了患者的预后存在很大差别。使临床医生、尤其是广大基层医院的医生产生了某种程度的混乱。在多年的临床工作中，我们深刻感到，临床医生非常需要一本 IgA 肾病的专著以供他们在工作中参考。我们曾试图找到一本国际公认的指南或 IgA 肾病的专著，把它推荐给全国广大的肾脏病临床工作者。但迄今为止，对 IgA 肾病的治疗仍没有国际公认、统一的规范。在许多国家，包括欧洲国家、美国和中国，尚无 IgA 肾病的指南，国内也没有关于 IgA 肾病的专著。为此，我们决定编写一部 IgA 肾病的专著，并于三年前开始搜集资料、着手编写。

　　本书综合了近年来国内外有关 IgA 肾病的临床、实验研究进展及我们的研究和经验，对 IgA 肾病作了全面介绍。

　　为使这部 IgA 肾病的专著具有全面性、科学性和实用性，具备工具书的作用，我们收集整理了包括 1998 年以来 Pubmed、EMBASE、CCTR 和 CNKI 等有关 IgA 肾病的基础和临床研究进展的文献报道、Cochrane collaboration 登记和发布的 RCT 研究结果、相关的专业书籍以及业已发布的 IgA 肾病的治疗指南等。有关 IgA 肾病的统计数据尽可能采用国际杂志刊登发表的数据（特别是东南亚国家、亚裔人群的资料），其次是国内的数据，最后是作者单位的数据；文献采用直接标注；图片资料除标明出处者外，全部采用单位的图片资料，包括肾脏活组织检查的常规病理切片、免疫荧光以及电镜照片等。

本书主要内容包括 IgA 肾病的基础和临床知识及其进展。基础部分讲述 IgA 肾病的发展史、遗传学、分子生物学、细胞生物学、动物模型、病理生理学及病理学等;临床部分包括 IgA 肾病的流行病学、症状学、诊断学、治疗学、预后,以及儿童、妊娠和肾移植与 IgA 肾病相关的问题,以及继发性 IgA 肾病等。另外,作为本书的特色之一,我们根据 IgA 肾病的主要临床表现及病理改变,将 IgA 肾病分为八个主要类型,每种类型均有相应的治疗方案,以方便临床医生在临床工作中参考。

IgA 肾病的研究正处于一个活跃时期,不断有新的临床试验结果报道和新的基础研究进展发表。为此,我们在编写过程中数次修改书稿,不断地加入新的研究成果。就在本书交稿之际,我们看到了国际 IgA 肾病工作组和国际肾脏病理协会最新发布的网络版《IgA 肾病牛津分级:依据、临床病理联系及病理分级》报告。为此,我们将该文翻译,附入本书第七章 IgA 肾病的病理及其评估系统中,以期本书在出版之时,能反映当前 IgA 肾病的最新研究进展。

鉴于我们的知识水平和能力有限,本书有些章节所提到的内容可能达不到对 IgA 肾病完全透彻的认识,甚至有些内容可能被将来的研究结果修正。我们欢迎同行专家批评指正,以便再版时得到修正。

在本书顺利出版发行之际,我深深感谢我的同事们及合作者在本书撰写和出版过程中的付出。感谢他们为本书所作出的贡献,我相信正是由于他们的努力,才使本书得以付梓。

史　伟
于广东省人民医院
2009 年 7 月 19 日

目　录

第九章　IgA 肾病的病理生理

第十章　IgA 肾病的病理及其评估系统

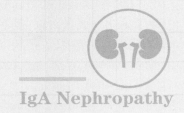

IgA Nephropathy

第一章

IgA肾病的概述

1968 年 Berger 和 Hinglais 报道了一组以肾组织系膜区 IgA 弥漫性沉积为特点、临床表现为血尿和 / 或蛋白尿,但不伴有系统性损伤的肾疾病,后被称为 Berger's 病。随后人们发现该病患者肾组织系膜区以 IgA 沉积为主,常同时伴 C3、IgG 或 IgM 沉积,该病也出现多个命名,如 IgA 肾炎、IgA-IgG 肾病、IgA 相关性肾炎和系膜 IgA-IgG 沉积性肾炎等。如今,经过了近 40 年的研究,人们对这组疾病有了相当深入的了解,并将其定义为原发性免疫球蛋白 A 肾病(primary immunoglobin A nephropthy,IgAN),简称 IgA 肾病,是以肾小球系膜区 IgA 沉积、同时伴系膜细胞增生和系膜基质扩张为主要病理改变的原发性肾小球肾炎。以往人们曾经以为 IgA 肾病是一种比较少见的原发性肾小球肾炎,但随着对该病认识的深入和肾活检的广泛开展,现在发现该病的发病率并不低,而是全球范围内非常常见的一种原发性肾小球肾炎,尤其在我国长期是占首位的原发性肾小球疾病,是目前导致终末期肾病(end-stage renal disease,ESRD)的主要病因之一。

IgA 肾病是我国原发性肾小球疾病第一位病因,如何预防和治疗 IgA 肾病是肾内科医生尤为关注的问题。虽然近年来对 IgA 肾病的发病机制及防治策略进行了诸多研究,但迄今为止 IgA 肾病预防及治疗仍然缺乏公认、统一的规范。本书综合近年来国内外有关 IgA 肾病的临床、实验研究进展及广东省人民医院团队的研究和经验,对 IgA 肾病作一全面介绍,以增进医务工作者对这种疾病的认识,推动我国有关 IgA 肾病的临床和实验研究进展。

第一节　IgA 肾病的流行病学特征

IgA 肾病目前仍然是全球范围内最常见的一种原发性肾小球肾炎,据估计全球范围内 IgA 肾病年发病率约为 25/100 万。IgA 肾病多发于青壮年人群,80% 的患者肾活检时年龄分布在 16~35 岁,10 岁以下的幼年发病者和老年发病者均不多见。患者男性多于女性,男女发病之比为 2∶1~6∶1。

IgA 肾病的发病率具有明显地区差异。这一方面与人种间的差异有关,另一方面与饮食等环境因素相关,同时也与不同地区间肾活检适应证的选择有关。亚洲是 IgA 肾病的高发地区。在我国、日本和新加坡,IgA 肾病占肾活检诊断原发性肾小球肾炎的 30%~50%,但这一比例在同属亚洲的印度仅为 4%~7%,泰国为 9.2%。在欧洲,IgA 肾病占原发性肾小球疾病的 10%~30%,发病率为 7.4/100 万 ~20/100 万,但欧洲各国报道的数据差异较大;在北美洲 IgA 肾病占原发性肾小球疾病的 2%~10%,发病率约 7/100 万;而在非洲 IgA 肾病是一种少见病。

黄种人是 IgA 肾病的高发人群,而黑种人无论在美国还是非洲,IgA 肾病均少见,但 IgA 肾病却是生活在同一地区白种人最主要的原发性肾小球疾病。美国新墨西哥州的调查显示,IgA 肾病患者中 38% 为土著印第安人,西班牙后裔、白种人仅分别占 9% 和 6%。

IgA 肾病的发病还表现出一定的家族聚集现象。早在 20 世纪 70 年代就有学者注意到,IgA 肾病患者的亲属尿检异常的发病率高于普通人群。1985 年在美国肯塔基发现了 6 个 IgA 肾病的家系,这是第一次确定 IgA 肾病家系的存在。在其中最大的一个家系中,包括 8 代共 87 人,其中有 6 人经肾穿刺活检确定为 IgA 肾病,同时还有 20 人临床诊断为肾小球肾炎。之后在世界不同国家,包括法国、日本、中国、澳大利亚、南斯拉夫、日本等,陆续有研究报道 IgA 肾病家系的存在。美国新墨西哥州的印第安人，由于长期种族隔离和近亲结婚，在 1 个包括 6 个家庭的大家系，总共 5 代 149 人中，67 人患有肾脏疾病，其中 25 人确诊为 IgA 肾病。在意大利北部布雷西亚地区，同样是血缘相近的 10 个家庭，1972—1997 年间，221 人中 39 人发现有肾疾病，其中 26 人确诊为 IgA 肾病。

IgA 肾病发病的种族差异和家族集聚现象高度提示该病的发病可能与遗传因素密切相关，而近年来的研究也的确证实了这种假设，发现了多种 IgA 肾病的易感基因位点（详见第二章相关内容）。

第二节　IgA 肾病的临床、病理特征和治疗

在 Berger 发现 IgA 肾病之初，其诊断的患者主要表现为镜下血尿或肉眼血尿，部分合并少量蛋白尿，较少患者合并肾病综合征水平蛋白尿及肾功能异常。但后续的研究及临床实践中发现 IgA 肾病的临床表现多种多样，既可表现为无症状性血尿或蛋白尿，也可表现为急、慢性肾衰竭等严重肾损伤。部分 IgA 肾病患者病史中可出现不同程度的颜面、双下肢水肿。患者发病前 1~2 天常有上呼吸道、消化道或泌尿系统感染等诱因。血尿是 IgA 肾病患者最常见的临床表现。40%~50% 的患者表现为发作性肉眼血尿，超过 80% 的患者存在镜下血尿。大部分患者有间断性或持续性轻、中度蛋白尿，仅 10% 左右的患者达到肾病综合征水平的蛋白尿。国内一项 IgA 肾病研究显示，我国 IgA 肾病患者肉眼血尿发生率 27%，高血压发生率 33%，中位尿蛋白水平 1.3g/24h，估算的肾小球滤过率（estimated glomerular filtration rate，eGFR）为 85ml/(min·1.73m^2)。

不同年龄阶段 IgA 肾病患者的临床表现存在差异。儿童和青少年患者，肉眼血尿发生率明显高于成人，而急慢性肾功能不全和高血压的比例则明显低于成人。

IgA 在系膜区沉积是 IgA 肾病的病理特点。与临床表现的多样性相似，光镜下 IgA 肾病患者肾组织病理改变也多种多样。IgA 肾病病理可出现肾小球、肾小管、肾间质及肾血管等多部位的损伤。其中系膜区增生是 IgA 肾病最常见的病理表现，弥漫系膜增生的比例可达 28%~43%。同时，常见肾小球肾损伤的病理表现还包括毛细血管内增生、节段性硬化 / 球囊粘连及毛细血管外损伤（新月体形成、毛细血管祥的纤维素样坏死）。IgA 肾病患者可出现肾小管萎缩及间质纤维化，这预示着疾病的慢性化进程，1/4~1/3 的患者出现大于 25% 的小管萎缩及间质纤维化。IgA 肾病血管病变的范围及程度明显高于其他类型原发性肾小球疾病。同时，超过半数的 IgA 肾病患者肾病理中可见到动脉壁中层增厚、透明变性 / 硬化、管腔狭窄等多种小动脉病变，其中小动脉玻璃样变是最常见的血管损伤表现。另外，4% 的患者肾组织改变在光镜下见不到明显异常。

鉴于 IgA 肾病临床表现和病理表现的多样性，目前临床上倾向于认为其是一组临床综合征。既往虽然有 Lee SMK 分级系统、Haas M 分型系统等多种 IgA 肾病病理评价系统来判断病理损伤的严重程度，但这些评价系统均存在或多或少的缺陷，未能得到一致肯定及广泛应用。2009 年国际 IgA 肾病网络（International IgA Nephropathy Network）和肾脏病理学会（Renal Pathology Society）提出了基于 M（系膜增生）、E（毛细血管内增生）、S（节段性硬化 / 球囊粘连）、T（肾小管萎缩及间质纤维化）4 个病理指标的牛津分型。该分型方法对 IgA 肾病病理进行了较为全面的评估，并进行了量化评价。同时该分型方法的提出基于各个病理

指标对预后的预测价值,且得到了随后的多项研究验证。2017 年,牛津分型标准研究工作组对牛津分型进行了完善,将 C(新月体)加入了该分型方法的病理评价中,虽然牛津分型同样存在一些缺陷,但至今为止是最为完善的 IgA 肾病病理评价系统,得到多数同行的认可,并已开始广泛用于临床(详细内容请参阅本书第十章相关内容)。

第三节　IgA 肾病的预后

Berger 最初的 IgA 肾病研究认为 IgA 肾病预后良好,但大量临床研究显示在确诊 IgA 肾病后,每年 1%~2% 的患者发展至 ESRD,在 10~20 年内 10%~20% 的患者将不可避免地持续性进展至 ESRD。我国研究数据显示,IgA 肾病患者 10 年、15 年、20 年进入到 ESRD 的比例分别为 17%、26% 和 36%。

在影响 IgA 肾病预后的因素中,大量研究发现 24 小时尿蛋白大于 1.0g、发病时已有血肌酐升高、持续性高血压是预后不良的重要临床指标。在以上各危险因素中,随访过程中的指标水平比发病时的指标水平对预后判断更有意义。而在病理改变方面,弥漫性系膜增生、毛细血管内增生、节段性硬化和球囊粘连、肾小管萎缩和间质纤维化、细胞 / 细胞纤维性新月体,则是预后不良的病理指标。而将临床指标与病理指标联合应用,则能够更好地预测 IgA 肾病患者的预后。

作为一种全球性的肾小球疾病和导致 ESRD 的主要病因,IgA 肾病长期困扰着肾脏科医生和科研工作者。了解其发生、发展规律,并以此为依据制定更科学的预防和治疗措施,可更好地控制该病的发生、发展,避免或延缓患者发展至 ESRD 阶段,对患者本人、国家和社会都具有非常现实的意义。我国 IgA 肾病的发病率高,如何预防和控制 IgA 肾病是一个非常迫切并富有挑战性的社会命题。

第四节　目前研究热点及存在的问题

由于对 IgA 肾病的发病和治疗仍然存在众多的疑惑,有关 IgA 肾病的基础与临床研究仍然是世界各国同行非常关注的焦点,当前,IgA 肾病的研究热点主要集中在以下几个方面。

一、IgA 分子糖基化异常及相关抗体的产生

糖基化异常的多聚 IgA1 分子(polymeric IgA1,pIgA1)是 IgA 肾病发生的关键环节。体内 IgA 分子的合成主要由浆细胞完成,这些浆细胞主要分布在各种黏膜组织和骨髓,其合成和分泌的 IgA 分子也相应地分为黏膜性 IgA 分子和系统性 IgA 分子。其中黏膜性 IgA 分子包括 IgA1、IgA2 两种亚型,以前者为主,并均以聚合体的形式分泌入体腔,仅少部分被摄入血液循环,这部分 IgA 分子是机体 IgA 分子的主要来源。IgA1 分子是一种特殊的糖蛋白,与体内其他免疫球蛋白分子相比,在其重链的 C_H1 和 C_H2 结构之间多了一个由 18 个氨基酸组成的铰链区。此铰链区包含了一段少见的脯氨酸、丝氨酸、苏氨酸重复序列,并有数条 O 型低聚糖侧链。这些低聚糖侧链的构成是可变的,既可以只含有 N- 乙酰半乳糖胺(N-Acetyl-D-galactosamine,GalNAc),也可以同时含半乳糖和唾液酸。它们以 GalNAc 为核

心,内端连接在氨基酸骨架上,外端连接半乳糖分子,有些还可进一步连接唾液酸分子。每个 O 型低聚糖侧链有 1~4 个组成糖单位,而每个 IgA1 分子的铰链区又有多个连接 O 型低聚糖链的位点,所以 IgA1 分子 O 型低聚糖侧链的种类和数目都比较容易发生变异。而 IgA 患者 IgA1 分子的糖基化出现障碍,其 O 型低聚糖侧链的位点、数目和糖分子的组成均有异常,导致 IgA1 分子更容易聚合成大分子的 pIgA1。pIgA1 与肾小球系膜的结合力显著增强,也更容易在肾小球系膜区发生沉积。

糖基化异常的 IgA 分子的产生一方面与遗传因素相关,而另一方面受环境因素的影响。国外学者发现 B 细胞活化因子(B-cell activating factor,BAFF)过表达的小鼠可在血及肾组织中检测到糖基化异常的 IgA 分子,同时该小鼠可自发产生类似于 IgA 肾病的临床及病理表现;但将该种小鼠放入绝对无菌环境中时,则该种小鼠并不出现糖基化异常的 IgA 及肾损伤。这提示环境中的共生菌对糖基化异常 IgA 分子的产生及 IgA 肾病的发生起到关键性的作用。

B 细胞的活化在糖基化异常的 IgA 产生中也起到重要作用。在前面提到的研究中,BAFF 作为肿瘤坏死因子超家族的成员,可活化 B 细胞,其过表达可引起小鼠产生自发产生糖基化异常的 IgA 分子及肾脏损伤,提示 BAFF 水平的升高可能是 IgA 肾病发生中关键环节之一。而另外一个肿瘤坏死因子超家族成员增殖诱导配体(a proliferation-inducing ligand,APRIL)与 IgA 肾病患者血清中的 pIgA1 水平正相关,且 APRIL 水平越高则患者预后越差。同时,对体外培养的 IgA 肾病患者的淋巴细胞使用外源性 APRIL 刺激后,可大大增加其 pIgA1 的水平。因此,APRIL 也是糖基化异常 IgA 产生的关键刺激因子。而全基因组关联分析(genome-wide association study,GWAS)研究的结果也证实了 ARPIL 在 IgA 肾病患者发病中的特殊地位。这些研究为将来 IgA 肾病治疗提供了新的靶点。

研究发现 IgA 肾病患者血液中 pIgA1 分子是以免疫复合物的形式存在。糖基化异常的 IgA 分子刺激机体产生自身抗体,多数为 IgG 抗体(以 IgG2 亚型为主),也可为 IgA1 亚型,这些抗体主要针对糖基化异常的 IgA 的重链可变区。pIgA1 与其抗体形成相应的免疫复合物,这导致 pIgA1 不易被肝所代谢,进而沉积在肾小球系膜区并触发免疫反应。

二、补体旁路途径及凝集素途径的激活

IgA 肾病患者的肾脏病理中,超过 90% 的患者存在系膜区 C3 沉积,这提示补体激活参与 IgA 肾病的发病。但是仅有不足 10% 的患者在伴随 C3 沉积时同时存在 C1q 沉积,这提示 IgA 肾病中补体的激活并非主要由补体经典途径而来,而可能主要经过补体旁路途径激活。在 2011 年发布的关于 IgA 肾病的 GWAS 研究发现补体 H 因子基因 CFHR1 和 CFHR3 的突变可降低 IgA 肾病的发生,进一步证实了补体旁路途径在 IgA 肾病发病中的重要作用。而近期也有在个别病例中使用补体 C5b 单克隆抗体[依库丽单抗(eculizumab)]成功治疗 IgA 肾病的报道,提示补体旁路途径可能成为未来 IgA 肾病治疗的新靶点。

虽然补体经典途径中的 C1q 极少在 IgA 患者肾脏中沉积,但超过 30% 的 IgA 患者却存在补体 C4/C4d 沉积。由于 C4 同样参与了补体凝集素激活途径,因此推测凝集素途径同样可能参与了 IgA 肾病的发生、发展。后续研究在 IgA 肾病患者肾组织中检测到甘露糖结合凝集素(mannose binding lectin,MBL)等凝集素途径成分。近年来的研究发现凝集素途径的激活提示 IgA 肾病患者的不良预后。

虽然目前已经确定补体旁路途径和凝集素途径参与了 IgA 肾病的发生,但仍然存在一些疑问。例如,IgA 肾病患者存在 pIgA1-IgG 免疫复合物,但为何未能激活补体经典途径;补体凝集素途径、旁路途径又是如何在 IgA 肾病中被激活。这需要未来更多的相关研究来探讨。

三、遗传易感因素

IgA 肾病是一种多基因、多因素参与的复杂的遗传性疾病。既往关于 IgA 肾病遗传因素的研究多集中在家族性 IgA 肾病,也发现一系列的易感基因与家族性 IgA 肾病的发病相关,但是缺乏在非家族性 IgA 肾病患者中的研究。

GWAS 能够在人类全基因组范围内找出存在的序列变异,即单核苷酸多态性(single nucleotide polymorphism,SNP),并从中筛选出与疾病相关的 SNP。GWAS 为研究 IgA 肾病遗传易感因素提供了有效的手段。2011 年一项纳入来自中国及欧洲国家的多中心 GWAS 研究首先发现了 3 个与 MHC 表型及 2 个与 CFHR 相关的 SNP 可影响 IgA 肾病的发生。我国一项关于汉族人群的多中心 GWAS 研究对上述 5 个位点中的 4 个位点进行了验证,并新发现了影响 *TNFSF13*、*DEFA* 等表达的 7 个 SNP 与 IgA 肾病发病相关。后续所进行的一系列 GWAS 研究也不断发现新的可影响 IgA 肾病发病的 SNP。这些数据为阐明 IgA 肾病的遗传易感因素提供了有力证据。

四、IgA 肾病的病理分型

虽然既往 IgA 肾病病理分型标准很多,但是由于均存在一定的局限和不足而没有取得共识。2004 年国际 IgA 肾病网络(International IgA Nephropathy Network)和肾脏病理学会(Renal Pathology Society,RPS)提出了建立 IgA 肾病临床病理分型共识的建议,并在 2009 年首次发布了 IgA 肾病牛津分型标准(the oxford classification of IgA nephropathy)。牛津分型标准研究在确定新分级标准时大范围、客观地对各病理指标进行测试,最终将包括系膜增生(M)、毛细血管内增生(E)、节段性硬化或球囊粘连(S)及皮质区的肾小管萎缩及间质纤维化(T)在内的 4 项病理指标纳入分型标准。

牛津分型标准研究人群来自全球 4 大洲 8 个国家,体现了 IgA 肾病人群的全球人口学特征,其纳入的病理指标具备客观性及可重复性,最重要的是牛津分型标准可以较好的预测 IgA 肾病患者的预后及转归。自从 IgA 肾病牛津分型标准问世以来,许多大规模临床研究均验证了其纳入指标的有效性及可行性,目前已被多数肾脏病同行认可。

2009 年牛津分型中并未将新月体纳入分型标准。Hass M 对 4 项大规模针对牛津分型的验证研究进行综合分析后发现,存在细胞 / 细胞纤维性新月体是 IgA 肾病患者预后不良的标志。因此 2017 年牛津分型标准进行了更新,把细胞 / 细胞纤维性新月体纳入了新的分型标准中。更新后的分型标准为 IgA 肾病的分级及评估提供了规范且有效的工具,但未来仍需进行国际性多中心临床研究进一步验证这一新的分型标准在 IgA 肾病中的适用性。

五、IgA 肾病的免疫抑制治疗

虽然 IgA 肾病已经被公认是一种免疫性疾病,但是是否应该使用激素 / 免疫抑制剂来治疗 IgA 肾病及何时需要启动激素 / 免疫抑制剂治疗仍然存在较大争议。2012 年发布的 KDIGO 肾小球肾炎的临床实践指南中建议对支持治疗半年后仍尿蛋白>1g/24h 且 eGFR>50ml/（min·1.73m²）的 IgA 肾病患者使用 6 个月的糖皮质激素，不建议激素联用环磷酰胺、硫唑嘌呤及吗替麦考酚酯等免疫抑制剂，但这些相关建议的证据等级均比较低。

近期发表的 2 项大型随机对照试验（RCT）STOP-IgAN 及 TESTING 研究（therapeutic evaluation of steroids in IgA nephropathy global study）均发现激素/免疫抑制剂虽然可以短期减轻患者尿蛋白水平，但是同时副作用也明显增多。由于 TESTING 研究中所使用的激素剂量较大［甲基强的松龙 0.6~0.8mg/（kg·d）］，激素导致的副作用明显增多。目前正在进行的 TESTING 低剂量研究将治疗组糖皮质激素使用量减少，以观察减量后的激素对于 IgA 肾病的治疗作用及相关副作用。该研究中激素使用量更加贴近临床，其预期研究结果能够更好地指导 IgA 肾病的治疗。

肠道黏膜免疫紊乱是 IgA 肾病发生的关键环节。一种新型口服靶向释放的糖皮质激素布地奈德（TRF-budesonide）可在回肠末端及结肠靶向释放，从而在肠道局部黏膜的淋巴组织中发挥抗炎作用，治疗 IgA 肾病。2017 年的一项 2b 期的 RCT 研究中，TRF-布地奈德相比于对照组可明显减少 IgA 肾病患者蛋白尿水平及 eGFR 下降速率，但同时 TRF-布地奈德组激素相关副作用也较对照组增多，提示仍然 TRF-布地奈德仍然可被吸收，发挥系统性糖皮质激素作用。

虽然目前循证医学证据初步证实糖皮质激素在 IgA 肾病中的有效性及安全性，但在临床实践过程中，需要密切监测使用糖皮质激素的不良反应，也期望包括 TESTING 低剂量研究在内的未来的临床研究结果在激素剂量问题上提供更为确切的证据。

（史　伟　陈源汉　董　伟）

参考文献

［1］ZHANG L, WANG H, LONG J, et al. China kidney disease network (CK-NET) 2014 annual data report [J]. Am J Kidney Dis, 2017, 69 (6S2): A4.

［2］LI J, CUI Z, LONG J, et al. Primary glomerular nephropathy among hospitalized patients in a national database in China [J]. Nephrol Dial Transplant, 2018, 33 (12): 2173-2181.

［3］YANG Y, ZHANG Z, ZHUO L, et al. The spectrum of biopsy-proven glomerular disease in china: a systematic review [J]. Chin Med J (Engl), 2018, 131 (6): 731-735.

［4］SCHENA F P, NISTOR I. Epidemiology of IgA nephropathy: a global perspective [J]. Semin Nephrol, 2018, 38 (5): 435-442.

［5］MCQUARRIE E P, MACKINNON B, MCNEICE V, et al. The incidence of biopsy-proven IgA nephropathy is associated with multiple socioeconomic deprivation [J]. Kidney Int, 2014, 85 (1): 198-203.

［6］SIM J J, BATECH M, HEVER A, et al. Distribution of biopsy-proven presumed primary glomerulonephropathies in 2000-2011 among a racially and ethnically diverse US population [J]. Am J Kidney Dis, 2016, 68 (4): 533-544.

［7］O'SHAUGHNESSY M M, HOGAN S L, POULTON C J, et al. Temporal and demographic trends in glomerular disease epidemiology in the southeastern united states. 1986-2015 [J]. Clin J Am Soc Nephrol, 2017, 12 (4): 614-623.

［8］TRIMARCHI H, BARRATT J, CATTRAN DC, et al. Oxford classification of IgA nephropathy 2016: an update from the IgA nephropathy classification working group [J]. Kidney Int, 2017, 91 (5): 1014-1021.

［9］ MAGISTRONI R, D'AGATI V D, APPEL G B, et al. New developments in the genetics, pathogenesis, and therapy of IgA nephropathy [J]. Kidney Int, 2015, 88 (5): 974-989.

［10］ ZHAI Y L, ZHU L, SHI S F, et al. Increased APRIL expression induces IgA1 aberrant glycosylation in IgA nephropathy [J]. Medicine, 2016, 95 (11): e3099.

［11］ ROSENBLAD T, REBETZ J, JOHANSSON M, et al. Eculizumab treatment for rescue of renal function in IgA nephropathy [J]. Pediatr Nephrol, 2014, 29 (11): 2225-2228.

［12］ RIGN T, PEDERSEN B B, SALKUS G, et al. Use of eculizumab in crescentic IgA nephropathy: proof of principle and conundrum？[J]. Clin Kidney J, 2015, 8 (5): 489-491.

［13］ ESPINOSA M, ORTEGA R, SANCHEZ M, et al. Association of C4d deposition with clinical outcomes in IgA nephropathy [J]. Clin J Am Soc Nephrol, 2014, 9 (5): 897-904.

［14］ FARIA B, HENRIQUES C, MATOS A C, et al. Combined C4d and CD3 immunostaining predicts immunoglobulin (Ig) A nephropathy progression [J]. Clin Exp Immunol, 2015, 179 (2): 354-361.

［15］ MAENG Y I, KIM M K, PARK J B, et al. Glomerular and tubular C4d depositions in IgA nephropathy: relations with histopathology and with albuminuria [J]. Int J Clin Exp Pathol, 2013, 6 (5): 904-910.

［16］ QI Y Y, ZHOU X J, CHENG F J, et al. DEFA gene variants associated with IgA nephropathy in a Chinese population [J]. Genes Immun, 2015, 16 (3): 231-237.

［17］ KIRYLUK K, LI Y, SCOLARI F, et al. Discovery of new risk loci for IgA nephropathy implicates genes involved in immunity against intestinal pathogens [J]. Nat Genet, 2014, 46 (11): 1187-1196.

［18］ XU R, FENG S, LI Z, et al. Polymorphism of DEFA in Chinese Han population with IgA nephropathy [J]. Hum Genet, 2014, 133 (10): 1299-1309.

［19］ HAAS M, VERHAVE J C, LIU Z H, et al. A Multicenter study of the predictive value of crescents in IgA nephropathy [J]. J Am Soc Nephrol, 2017, 28 (2): 691-701.

［20］ RAUEN T, EITNER F, FITZNER C, et al. Intensive Supportive care plus immunosuppression in IgA nephropathy [J]. N Engl J Med, 2015, 373 (23): 2225-2236.

［21］ LV J, ZHANG H, WONG M G, et al. Effect of oral methylprednisolone on clinical outcomes in patients with IgA nephropathy: The TESTING randomized clinical trial [J]. JAMA, 2017, 318 (5): 432-442.

［22］ FELLSTROM B C, BARRATT J, COOK H, et al. Targeted-release budesonide versus placebo in patients with IgA nephropathy (NEFIGAN): a double-blind, randomised, placebo-controlled phase 2b trial [J]. Lancet, 2017, 389 (10084): 2117-2127.

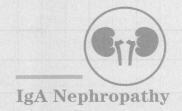

IgA Nephropathy

第二章

IgA肾病的遗传学特征

虽然 IgA 肾病的发病机制目前尚未完全明晰,但众多证据表明 IgA 肾病是多基因、多因素相互作用的复杂性疾病。在 IgA 肾病发病、进展的多个环节中,均有遗传因素的参与。本章从 IgA 肾病发病的种族和地域差异、IgA 肾病发病的家族聚集现象,以及 IgA1 分子糖基化状态的遗传特征 3 个方面列举遗传因素参与 IgA 肾病发病的众多证据,并简要介绍近年来为探讨 IgA 肾病遗传发病机制而开展的研究。

第一节　IgA 肾病的遗传学证据

一、IgA 肾病发病的种族、地域差异

IgA 肾病的流行病学调查数据显示,该病的发病率在世界各地存在极大的差异。亚洲地区报道的 IgA 肾病发病率最高,在我国北方和南方,IgA 肾病在肾活检的原发性肾小球疾病中的占比分别为 54.3% 和 45.2%;来自日本和新加坡的数据也显示 IgA 肾病分别占原发性肾小球疾病的 47.4% 和 43.2%。欧洲地区 IgA 肾病的发病率稍低,大多介于 20%~40%(比如英国 39%、意大利 35.2%、波兰 29.8%)。而在美洲地区,IgA 肾病的发病率则要低得多,在美国和加拿大仅为 2%~10%。虽然不同地区之间医疗政策(特别是转诊至肾脏内科专科政策)及肾活检指征差异可对 IgA 肾病报道的发病率产生影响,但来自同一地区不同种族人群的调查研究仍显示 IgA 肾病发病率具有极大的种族差异性。在美国,非洲裔黑种人 IgA 肾病的发病率(1.3%)要显著低于欧洲裔白种人(7.7%),而土著印第安人的 IgA 肾病的发病率则更高(38%)。近期,Kiryluk K 等的研究,通过对 2 228 例 IgA 肾病患者和 2 561 例健康对照人群进行全基因组范围的遗传分析,建立了 IgA 肾病的遗传性危险评分模型,在此评分体系中,亚裔黄种人的遗传性危险度最高,其次为欧裔白种人,而非裔黑种人最低。这与 IgA 肾病发病的地域和种族差异趋势类似,提示遗传因素参与影响 IgA 肾病发病率的地域和种族差异。

二、IgA 肾病发病的家族聚集现象

1978 年 Tolkoff-Rubin 首次报道一个家系中 2 例同胞兄弟患 IgA 肾病。之后,陆续出现来自美国、日本、澳大利亚、意大利和中国等地多项 IgA 肾病家系和家族聚集性的报道。在此基础上,Schena FP 提出:家族史调查三代以上,所有家庭成员均经过尿筛查或肾功能检查,同一家系中至少有 2 个血缘关系的家庭成员经肾活检证实为 IgA 肾病,则定义为家族性 IgA 肾病;若家系中有 1 个明确诊断为 IgA 肾病,其他家庭成员有持续的镜下血尿 / 蛋白尿 / 慢性肾小球肾炎 / 无其他原因的肾功能减退,但未经病理证实,则定义为可疑的家族性 IgA 肾病。家族性 IgA 肾病患者的临床、病理表现与散发性 IgA 肾病类似,意大利学者通过比较 39 例家族性 IgA 肾病患者和 25 例散发性 IgA 肾病患者后发现,家族性 IgA 肾病患者 20 年的肾生存率仅为 41%,显著低于散发性 IgA 肾病患者的 94%,因此提出家族性 IgA 肾病疾病进展更快,远期预后更差,但后继缺乏其他地区的独立研究证实。

三、IgA1 分子糖基化状态的遗传特征

循环 IgA1 分子的 O- 糖基化异常,特别是其中半乳糖的缺失,是引起肾系膜区 IgA 沉

积,并导致 IgA 肾病发病的始动因素。半乳糖缺失的 IgA1(galactose-deficient IgA1,Gd-IgA1)分子水平在 IgA 肾病患者中显著升高。近年来的研究发现人群中 Gd-IgA1 水平有高度的遗传性。英国学者通过对 148 个同卵/异卵双生子的 Gd-IgA1 水平进行检测,利用双生子模型计算出 Gd-IgA1 水平的遗传率(heritability)为 80%。Gharavi AG 等通过对 2 个欧裔 IgA 肾病的家系进行研究,在 2008 年率先报道了 IgA 肾病患者的血缘亲属中携带糖基化异常 IgA1 分子的比例较正常对照人群显著增高。其后,来自亚裔人群和非裔人群的研究也先后证实了 IgA1 分子糖基化异常的高度遗传性,表现为 IgA 肾病患者的一级亲属存在较正常对照人群显著增高的 IgA1 分子糖基化异常水平,而与 IgA 肾病患者共处同样环境的配偶则与正常对照人群无显著差别。除高度遗传性外,Gd-IgA1 水平还具有显著地域差异。Gale DP 等的研究,通过比较欧裔和亚裔人群的 Gd-IgA1 水平,发现虽然在 2 个人群中 IgA 肾病患者的 Gd-IgA1 水平较同种族的健康对照群体显著增高,但总体欧裔人群的 Gd-IgA1 水平高于亚裔人群,表现为欧裔的健康对照群体的 Gd-IgA1 水平甚至较亚裔 IgA 肾病患者人群的还要显著增高。这些观察性研究表明遗传因素可能通过影响 IgA1 分子 O- 糖基化状态,参与 IgA 肾病的发病和进展。

第二节　IgA 肾病的遗传学研究

随着世界各地 IgA 肾病家系和家族聚集性的报道,来自 IgA 肾病发病地域、种族显著差异的流行病学数据,以及 IgA 肾病的始动因素 IgA1 分子糖基化状态的遗传特性被逐渐认识,越来越多的证据表明遗传因素参与 IgA 肾病发病。国内外学者为揭示 IgA 肾病的具体致病基因和遗传分子机制开展了一系列的遗传学研究。截至目前,IgA 肾病的遗传学研究主要基于 2 种研究设计,一种是基于家族性 IgA 肾病的连锁分析,另一种是基于散发性 IgA 肾病的关联分析。本节从连锁分析和关联分析两方面对 IgA 肾病领域的遗传学研究进行简要介绍。

一、基于 IgA 肾病家系的连锁分析研究

连锁分析是利于遗传连锁的原理,通过寻找与致病基因相连锁的遗传标记,进而定位致病基因的一种遗传学研究方法。遗传连锁分析的方法在全基因组范围内挑选遗传标记,并对家系成员进行遗传标记的基因分型;然后计算遗传标记在家系中与疾病状态是否共分离。因此,遗传连锁分析不依赖于前期研究假设,可用于挖掘新的致病基因。基于家系的遗传连锁分析在很多符合孟德尔遗传的单基因遗传性疾病中成功揭示了疾病的致病基因。在 IgA 肾病研究领域,学者们针对 IgA 肾病家系也开展了众多遗传连锁分析研究。

(一) 基于 IgA 肾病家系的连锁分析研究

早年的遗传连锁分析研究,大多采用检测微卫星(又称简单重复序列,simple sequence repeat,SSR),单核苷酸多态性(single nucleotide polymorphism,SNP)等遗传标记的方法开展。截至目前,在 IgA 肾病家系中共有 4 个大规模的检测遗传标记的连锁分析研究。

2000 年 Gharavi AG 等报道了一项全基因组连锁分析研究,共纳入了 30 个 IgA 肾病家系(每个家系具有不少于 2 个肾活检明确的 IgA 肾病患者),研究结果显示 60% 的 IgA 肾病家系连锁至 6q22~23 的染色体区段。此项研究在国际上首次报道了与家族性 IgA 肾病关联

的染色体区段,并将此区域命名为 IGAN1。

此后,Bisceglia L 等对 22 个欧洲的 IgA 肾病家系也开展了全基因组连锁分析研究。此研究验证了之前报道的 IGAN1 区域与 IgA 肾病家系的连锁信号,还报道了 2 个新的 IgA 肾病连锁区域,4q26~31 和 17q12~22,分别命名为 IGAN2 和 IGAN3,但此两区域的连锁系数(log odds score,LOD)均较低,分别为 1.83 和 2.56。

另一项连锁分析中,Paterson AD 等对一个四代 14 个成员受累的 IgA 肾病患者大家系进行遗传分析,在此家系中,虽并未检测到与之前报道的 IGAN1、IGAN2 和 IGAN3 区段的连锁,但发现染色体区域 2q36 与 IgA 肾病家系存在连锁(LOD 值 3.46)。此区域中存在另一个常见的遗传性疾病薄基底膜肾病的致病基因 COL4A3 和 COL4A4。而国内外的研究发现 IgA 肾病可合并薄基底膜肾病。因此,2q36 区段与 IgA 肾病的连锁性质被很多 IgA 肾病领域内的学者质疑。

最近的一项连锁分析中,Karnib HH 等报道了一个五代 16 个肾脏疾病患者的大家系,其中 2 例是肾活检确诊的 IgA 肾病患者,此家系中有 5 对近亲婚配,但很遗憾此家系中既未验证与之前报道染色体区段的连锁,也未发现新的连锁区段。

在 IgA 肾病的家系连锁分析中共报道 4 个染色体区段,除 IGAN1 区段外,其余区段均未获得独立研究的验证,这表明不同 IgA 肾病的遗传发病机制不尽相同,存在极大异质性。在这 4 个 IgA 肾病连锁的遗传区段内,尽管学者们经过多年努力,但至今仍未发现与 IgA 肾病相关的致病基因。因此,学者们倾向于认为 IgA 肾病是一种具有多个基因共同参与的复杂性疾病,而非单基因遗传性疾病。另外,IgA 肾病是依赖于有创肾活检的免疫病理诊断性疾病,且具有隐匿起病、间断出现尿检异常的特点,这对遗传连锁分析时精准划分家族所有成员的健康 / 疾病表型,尤其是对年幼患者的疾病表型提出巨大挑战。因此,在对于健康 / 疾病表型错误分型极其敏感的遗传连锁分析研究中,大多采用仅考虑受累者的策略(affected-only strategy),这种妥协在一定程度上损失了遗传分析的统计效能。因为这些客观存在的因素,均影响了基于家系的遗传连锁分析方法在揭示 IgA 肾病致病基因方面的应用。至今为止,基于 IgA 肾病家系的连锁分析研究,仍未成功发现 IgA 肾病的致病基因。

(二)基于二代测序的连锁分析研究

近 10 年来,随着二代测序技术的蓬勃发展和普及应用,家系的遗传连锁分析研究逐渐倾向于利用测序技术对全基因组(全基因组测序,whole-genome sequencing,WGS)或者全外显子组(全外显子组测序,whole-exome sequencing,WES)进行基因分型。对于二代测序所获得的海量遗传变异数据,后继基于家系的遗传连锁分析大多引入逐步滤过筛选的策略。目前,也逐步出现运用二代测序技术对 IgA 肾病家系进行连锁分析的报道,Liu R 等在 10 个 IgA 肾病家系中报道了 MYCT1、CARD8、ZNF543 和 DEFA4 为 IgA 肾病的致病基因。Mililo A 等发现 SPRY2 与一个西西里岛家系的 IgA 肾病连锁。最近,Cox SN 等的研究对意大利南部的 8 个 IgA 肾病家系进行外显子测序,在 12 个染色体区段发现了提示性信号,并筛选出这些区域中的 24 个具有潜在致病意义的罕见遗传变异。这些研究发现均有待后继独立研究的进一步验证。

二、基于散发 IgA 肾病患者的关联分析研究

关联分析是通过比较疾病人群和对照人群遗传序列上的差异,来挖掘与疾病状态关联

的遗传因素的遗传学研究方法。遗传学关联分析基于多基因复杂性疾病的散发人群,纳入的遗传标记是在人群中有一定频率(次等位基因频率>1%)的常见变异。目前,遗传关联分析研究可分为候选基因关联分析研究和全基因组关联分析(GWAS)研究。下面将从这 2 种研究策略上分别介绍 IgA 肾病领域的遗传关联分析研究。

(一)基于候选基因的关联分析研究

基于候选基因的关联分析研究根据疾病的发病机制建立遗传假设并挑选候选基因,通过检测候选基因的遗传变异在病例 - 对照人群中是否存在差异,实现对前期遗传假设的验证,并明确候选基因和疾病的关联。在 IgA 肾病领域开展了众多基于候选基因的关联分析研究,纳入的候选基因囊括 MHC Ⅱ类分子、T 细胞受体、肾素 - 血管紧张素系统、细胞因子和炎症因子、黏附分子和 IgA1 分子 O- 糖基化转移酶等,多个与 IgA 肾病发病相关的功能领域。

1. MHC Ⅱ类分子基因　　随着 IgA 肾病中糖基化缺陷 IgA1 分子和抗糖抗体的系列研究陆续发表,IgA 肾病是一种自身免疫性疾病的观点获得越来越多的学者认同。早年对于 IgA 肾病的关联分析研究大多选择 MHC Ⅱ类分子基因作为候选基因,众多 *HLA-DQ* 等位基因被报道与 IgA 肾病的发病或进展相关,包括在英国人群中与 IgA 肾病发病相关的 *DQw7*、在韩国人群中与 IgA 肾病发病相关的 *DQA1*0301*,以及在中国人群中与 IgA 肾病相关的 *HLA-DRB1*0405* 和 *HLA-DRB1*0403*、与进展相关的 *DQA1*0201*。虽然有诸多类似的相关性的报道,但没有一类 HLA 等位基因能在多个人群中获得稳定的相关性结果。

2. T 细胞受体基因　　T 淋巴细胞活化参与 IgA 肾病发病过程,因此 T 细胞受体基因也被选为 IgA 肾病关联分析研究的候选基因。Deenitchina SS 等在 1 项包括 213 例 IgA 肾病患者和 73 例正常对照的日本人群的研究中发现,*TRAC* 基因多态性与 IgA 肾病的进展相关。但 Li PK 等在对 1 项包含 53 例 IgA 肾病患者和 67 例正常对照的中国人群进行关联分析研究后却发现,*TRAC* 基因多态性仅与 IgA 肾病的发病相关,而与进展不相关。来自不同人群的完全不同的结果,使 T 细胞受体基因多态性与 IgA 肾病的关联仍旧没有定论。

3. 肾素 - 血管紧张素系统相关基因　　血管紧张素转换酶抑制剂和血管紧张素受体拮抗剂具有降低 IgA 肾病患者尿蛋白和保护肾功能的作用。血管紧张素转换酶基因(*ACE*)内含子中的插入 / 缺失(I/D)多态性与血清血管紧张素酶水平存在关联,因此其与 IgA 肾病的关联受到学者们广泛关注。但来自不同人群的研究结果不尽相同。Schena FP 等综合了 7 项关联分析的结果进行了荟萃分析,结果显示不论在高加索人群还是非高加索人群,血管紧张素转换酶的 I/D 多态性与 IgA 肾病发病及进展均不相关。除此之外,肾素 - 血管紧张素系统中的血管紧张素原基因(*AGT*)和血管紧张素 Ⅱ 的 1 型受体基因(*ATR*)也被选为候选基因进行关联分析研究。来自加拿大的一项研究称 *AGT* 基因中 M235T 位点的 *235T* 等位基因与 IgA 肾病进展关联;但另一项来自中国人群的研究却并未发现此位点与 IgA 肾病发病和进展的关联。对于 *ATR* 基因,并未发现其与 IgA 肾病的显著遗传关联。

4. 细胞因子和炎症因子基因　　IgA 肾病是 IgA 沉积后肾脏的免疫炎症损伤性疾病,众多细胞因子和炎症因子参与 IgA 肾病的发生发展过程。在 IgA 肾病中,既往有众多研究报道关注于 IL-1、白细胞介素 -1 受体拮抗剂(interleukin 1 receptor antagonist,IL-1RA)、IL-4、IL-6、IL-10、TNF-α、TGF-β 和 IFN-γ 等细胞因子和炎症因子基因与 IgA 肾病的遗传关联。

例如对于 TNF-α 基因启动子区 -308A/G 位点,来自中国台湾的研究结果显示,TNF-α 基因的 -308A/G 位点不仅与 IgA 肾病的发病,也与疾病的进展有显著关联,但来自欧洲(芬兰、法国和德国)的研究显示此位点和 IgA 肾病发病的遗传易感性相关联,和 IgA 肾病的进展无显著相关性。在不同的 IgA 肾病患者人群中,各细胞因子和炎症因子与 IgA 肾病的遗传关联不尽相同。

5. **黏附分子基因**　IgA 肾病患者的肾小球和肾间质中存在明显的炎性细胞浸润。选择素在介导炎症细胞黏附和浸润过程中发挥重要作用。Takashi Takei 等选择 E 选择素和 L 选择素为候选基因,在包含 346 例 IgA 肾病患者和 408 例健康对照人群的日本人群中进行病例对照关联分析研究,研究结果显示 L 选择素中的 712T/C 位点和 -642G/A 位点,以及 E 选择素中 1402T/C 位点均与 IgA 肾病的发病易感性相关。后续研究证实,L 选择素中的 712T/C 位点和 -642G/A 位点组成的单倍型具有功能意义。进一步,Watanabe Y 等还发现 E 选择素的 1402T/C 位点和 L 选择素的 712T/C 位点还进一步与 IgA 肾病的进展相关。

6. **IgA1 分子 O- 糖基化转移酶基因**　IgA 肾病患者的 IgA1 分子具有 O- 糖基化异常,表现为半乳糖和唾液酸的缺失。基于此,IgA1 分子 O- 糖基化合成过程中负责转移半乳糖和唾液酸的关键酶基因 *C1GALT1*、*ST6GALNAC2* 和 *C1GALT1C1* 被选为候选基因,开展遗传关联分析研究。在一个大样本中国 IgA 肾病病例 - 对照人群中(670 例患者和 494 例正常对照),Zhang H 课题组的系列研究不仅发现 β1,3 半乳糖转移酶的编码基因 *C1GALT1* 的单倍型(YATIG、YAGDA 和 YATDG)及 α2,6 唾液酸转移酶的编码基因 *ST6GALNAC2* 启动子区 ADG 单倍型与 IgA 肾病发病的易感性密切相关,还证实这 2 个基因间存在显著的遗传交互作用,与 IgA 肾病的遗传易感性和疾病的严重性均相关。此后,*C1GALT1* 与 IgA 肾病发病的遗传关联在另 1 项独立的欧裔人群的研究中得到验证。

候选基因的关联分析研究带来一系列遗传学线索的同时,也存在一个不容忽视的问题,即大部分的研究很难在独立样本人群或者功能性研究中获得验证。近年来,随着遗传标记检测通量的迅速提升和检测费用的下降,更倾向于采用全基因组关联分析研究探讨疾病的遗传易感因素。

(二) 全基因组关联分析研究

全基因组关联分析(GWAS)是在整个基因组范围内无偏向地挑选众多遗传标记(通常大于百万),通过比较这些遗传标记在病例 - 对照人群的差别,筛选与疾病相关联的遗传因素。全基因组关联分析研究不依赖既往对疾病发病机制的理解,使揭示全新疾病发病机制成为可能。目前,共有 5 项探讨 IgA 肾病发病易感基因的全基因组关联分析研究,发现近 11 个与 IgA 肾病发病关联的遗传区段。另外,还有 2 项全基因组关联分析研究聚焦在 IgA 肾病的起始因素半乳糖缺陷 IgA1(Gd-IgA1)分子,揭示了与 Gd-IgA1 水平升高密切相关的 2 个遗传区段。

IgA 肾病领域最早的全基因组关联分析研究来自欧洲人群。John Feehally 等的研究纳入 533 例 IgA 肾病患者和 4 980 例对照,检测了近 300 000 个遗传标记,但仅在 6p21 的 MHC 区段发现与 IgA 肾病发病相关联的遗传信号。2011 年分别在北美洲和亚洲开展了 2 项独立的 GWAS 研究。北美洲 Ali Gharavi 等的研究除验证了 6p21 的 MHC 区段外,还发现 2 个遗传区段(1q32、22q12)与 IgA 肾病发病关联。亚洲 Yu X 等的研究则除验证了 6p21 和 22q12 外,又发现了 2 个新的区段——17p13 和 8p23。近期的 2 项 GWAS 研究则显著扩大了纳入的研究人群(20 000~30 000 人),增加了遗传检测的效能,在验证既往发现的遗传信号基础上,发现了更多的与 IgA 肾病发病相关的遗传区段,包括 1p13、3q27.3、8q22.3、9q34、11p11.2 和 16p11。截至目前,GWAS 研究发现与 IgA 肾病发病相关联的遗传区段共有 11 个,其中包括与获得性免疫相关的 6p21(MHC)区域;补体调控相关的 1q32(*CFH*、*CFHR3*、*CFHR1*、*CFHR4*、*CFHR2*、*CFHR5*)区域;糖基化相关的 3q27.3(*ST6GAL1*)区域;黏膜免疫相关的 1p13(*VAV3*)、8p23(*DEFA1*、*DEFA3*、*DEFA4*、*DEFA5*、*DEFA6*)、17p13(*TNFSF13*)和 22q12(*HORMAD2*、*MTMR3*、*LIF*、*OSM*)区域;以及炎症反应相关的 8q22.3(*ODF1*、*KLF10*、*UBR5*)、9q34(*CARD9*)、11p11.2(*ACCS*、*PHACS*、*EXT2*)和 16p11(*ITGAM*、*ITGAX*)区域。

全基因组关联分析发现的这些遗传线索,在后 GWAS 时代,学者们积极探索这些遗传区段内的致病遗传变异和遗传分子机制。在 1q32 区段,精细定位(fine-mapping)发现 *CFHR3-CFHR1* 基因的遗传缺失(*CFHR3-1Δ*)是此区段内的致病遗传变异,进一步的功能研究揭示了此区域内遗传突变通过调控补体激活强度,进而参与 IgA 肾病发病和进展的分子机制。在 8p23 区段,研究者发现 *DEFA* 基因的单核苷酸多态性和拷贝数变异通过调控 *DEFA* 基因表达影响 IgA 肾病发病。在 17p13 区域,后继研究揭示 *TNFSF13* 编码的 APRIL 影响 IgA1 水平和 IgA1 分子 O- 糖基化状态的 IgA 肾病发病机制。

除 IgA 肾病发病易感基因外,研究者们也利用全基因组关联分析研究揭示了影响糖基化缺陷 IgA1 分子水平的遗传因素。Kiryluk K 等的研究通过全基因组范围内筛选,最终发现 IgA1 分子 O- 糖基化过程中的半乳糖基转移酶(*C1GALT1*)和其分子伴侣(*C1GALT1C1*)的遗传变异与 Gd-IgA1 分子水平关联。随后 Gale DP 等的研究也验证了 *C1GALT1* 的遗传变异在 IgA1 分子 O- 糖基化过程中的重要作用。

针对 GWAS 研究揭示的补体活化和黏膜免疫在 IgA 肾病发病中的作用,目前,阻断补体 C5 的治疗[重组人源型 C5 单克隆抗体,依库珠单抗(eculizumab),商品名舒丽瑞(Soliris)]在个例的新月体型 IgA 肾病患者中取得了积极的治疗效果;针对补体凝集素途径的药物(MASP2 抑制剂:OMS-721)获得美国 FDA 突破性疗法认证,用于治疗 IgA 肾病;定向作用于肠道黏膜的糖皮质激素类药物(nefecon)在 IgA 肾病患者的 RCT 研究中取得了降低尿蛋白的疗效。IgA 肾病全基因组关联分析的研究,极大促进了 IgA 肾病发病的分子机制研究,也为新型治疗策略的制定和新药的研究奠定了理论基础。

(张 宏　朱 厉)

参考文献

[1] O'SHAUGHNESSY M M, HOGAN S L, THOMPSON B D, et al. Glomerular disease frequencies by race, sex and region: results from the International Kidney Biopsy Survey [J]. Nephrol Dial Transplant, 2017, 33 (4): 661-669.

[2] MCQUARRIE E P, MACKINNON B, MCNEICE V, et al. The incidence of biopsy-proven IgA nephropathy is associated with multiple socioeconomic deprivation [J]. Kidney Int, 2014, 85 (1): 198-203.

[3] KUMATOWSKA I, JEDRZEJKA D, MALYSKA A, et al. Trends in the incidence of biopsy-proven glomerular diseases in the adult population in central Poland in the years 1990-2010 [J]. Kidney Blood Press Res, 2012, 35 (4): 254-258.

[4] KIRYLUK K, L Y, SANNA-CHERCHI S, et al. Geographic differences in genetic susceptibility to IgA

nephropathy: GWAS replication study and geospatial risk analysis [J]. PLoS Genet, 2012, 8 (6): e1002765.

［5］ LOMAX-BROWNE H J, VISCONTI A, PUSEY C D, et al. IgA1 Glycosylation Is Heritable in Healthy Twins [J]. J Am Soc Nephrol, 2017, 28 (1): 64-68.

［6］ GALE D P, MOLYNEUX K, WIMBURY D, et al. Galactosylation of IgA1 Is Associated with Common Variation in C1GALT1 [J]. J Am Soc Nephrol, 2017, 28 (7): 2158-2166.

［7］ QAZI R A, BASTANI B. Co-existence of thin basement membrane nephropathy with other glomerular pathologies; a single center experience [J]. J Nephropathol, 2015, 4 (2): 43-47.

［8］ LIU R, HU B, LI Q, et al. Novel genes and variants associated with IgA nephropathy by co-segregating with the disease phenotypes in 10 IgAN families [J]. Gene, 2015, 571 (1): 43-51.

［9］ MILILLO A, LA C F. A SPRY2 mutation leading to MAPK/ERK pathway inhibition is associated with an autosomal dominant form of IgA nephropathy [J]. Eur J Hum Genet, 2015, 23 (12): 1673-1678.

［10］ COX S N, PESCE F, EL-SAYED J S, et al. Multiple rare genetic variants co-segregating with familial IgA nephropathy all act within a single immune-related network [J]. J Intern Med, 2017, 281 (2): 189-205.

［11］ KIRYLUK K, LI Y. Discovery of new risk loci for IgA nephropathy implicates genes involved in immunity against intestinal pathogens [J]. Nat Genet, 2014, 46 (11): 1187-1196.

［12］ LI M, FOO J N, WANG J Q, et al. Identification of new susceptibility loci for IgA nephropathy in Han Chinese [J]. Nat Commun, 2015, 6: 7270.

［13］ KIRYLUK K, LI Y. GWAS for serum galactose-deficient IgA1 implicates critical genes of the O-glycosylation pathway [J]. PLoS Genet, 2017, 13 (2): e1006609.

［14］ XIE J, KIRYLUK K, LI Y, et al. Fine Mapping Implicates a Deletion of CFHR1 and CFHR3 in Protection from IgA Nephropathy in Han Chinese [J]. J Am Soc Nephrol, 2016, 27 (10): 3187-3194.

［15］ ZHU L, ZHAI Y L, WANG F M, et al. Variants in Complement Factor H and Complement Factor H-Related Protein Genes, CFHR3 and CFHR1, Affect Complement Activation in IgA Nephropathy [J]. J Am Soc Nephrol, 2015, 26 (5): 1195-1204.

［16］ ZHAI Y L, MENG S J, ZHU L, et al. Rare Variants in the Complement Factor H-Related Protein 5 Gene Contribute to Genetic Susceptibility to IgA Nephropathy [J]. J Am Soc Nephrol, 2016, 27 (9): 2894-2905.

［17］ ZHU L, GUO W Y, SHI SF, et al. Circulating complement factor H-related protein 5 levels contribute to development and progression of IgA nephropathy [J]. Kidney Int, 2018, 94 (1): 150-158.

［18］ XU R, FENG S, LI Z, et al. Polymorphism of DEFA in Chinese Han population with IgA nephropathy [J]. Hum Genet, 2014, 133 (10): 1299-1309.

［19］ QI Y Y, ZHOU X J, CHENG F J, et al. DEFA gene variants associated with IgA nephropathy in a Chinese population [J]. Genes Immun, 2015, 16 (3): 231-237.

［20］ ZHAI Y L, ZHU L, SHI S F, et al. Increased APRIL Expression Induces IgA1 Aberrant Glycosylation in IgA Nephropathy [J]. Medicine (Baltimore), 2016, 95 (11): e3099.

［21］ MUTO M, MANFROI B, SUZUKI H, et al. Toll-Like Receptor 9 Stimulation Induces Aberrant Expression of a Proliferation-Inducing Ligand by Tonsillar Germinal Center B Cells in IgA Nephropathy [J]. J Am Soc Nephrol, 2017, 28 (4): 1227-1238.

［22］ RING T, PEDERSEN B B, SALKUS G, et al. Use of eculizumab in crescentic IgA nephropathy: proof of principle and conundrum？ [J]. Clin Kidney J, 2015, 8 (5): 489-491.

［23］ FELLSTROM B C, BARRATT J, COOK H, et al. Targeted-release budesonide versus placebo in patients with IgA nephropathy (NEFIGAN): a double-blind, randomised, placebo-controlled phase 2b trial [J]. Lancet, 2017, 389 (10084): 2117-2127.

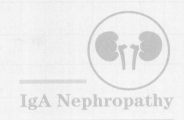

IgA Nephropathy

第三章

IgA分子与IgA肾病的发生

IgA 肾病主要是由于 IgA 和 / 或以 IgA 为主的免疫球蛋白复合物在肾脏系膜区的沉积,并继发免疫炎症反应所致,实际上符合这一组织免疫病理改变描述的疾病有很多种,并可能涉及不同的发病机制。系膜区 IgA 沉积和 IgA 启动肾小球炎症对 IgA 肾病具有特异性,但系膜受损后的病变与其他非 IgA 相关的慢性系膜增生性肾小球肾炎并无区别。在接受肾移植的 IgA 肾病患者中,多达 60% 的患者可出现系膜区新的 IgA 的沉积,而将系膜区 IgA 沉积的肾脏移植给非 IgA 肾病肾衰竭的患者,几周后沉积的 IgA 消失。研究发现,IgA 肾病的始动因素并非来自肾脏,而是来自血液循环中的大分子 IgA。虽然 IgA 肾活检标本经常有 IgG、IgM 及补体的共同沉积,但这些成分的存在对判断疾病活动性或进展性并不是必要的。

目前已经有多种动物模型用于 IgA 肾病发病机制的研究,有些模型出现系膜区 IgA 的沉积,但并不能造成肾小球损伤或补体激活。另外,动物和人类的 IgA 分子结构和清除机制有很大差异,如非灵长类动物 IgA 分子没有铰链区,因而通过 IgA 肾病的动物模型探讨 IgA 分子在 IgA 肾病发病中的作用及其机制存在明显的缺陷。

本章将从人体 IgA 的产生、分泌、分子结构特征、在机体的清除等方面介绍人体 IgA 的代谢特征,并就其在肾脏系膜区沉积的分子机制作一详尽的阐述。

第一节　人类 IgA 和 IgA 系统

一、正常 IgA 免疫系统

人类 IgA 免疫系统包括两部分:黏膜相关的淋巴上皮系统(mucosa-associated lymphoe-pithelial tissue,MALT)和骨髓 - 浆细胞系统。黏膜和循环系统都可以产生 IgA,并各有其独特的调控系统。在这两者之间存在一定的淋巴细胞迁移现象。

(一)血清 IgA 的产生

IgA 是机体产生最多的免疫球蛋白亚类,人体中每天合成的各类免疫球蛋白中约 60% 是 IgA,大部分都是在黏膜产生的,约 66mg/kg。相对而言,每天合成的 IgG 有 34mg/kg,IgM 只有 7.9mg/kg,而 IgD 和 IgE 更是极其微量。但是血液循环中的 IgA 较 IgG 的水平相对较低,因为有超过一半的 IgA 经受体介导的转运机制分泌至细胞外。另外 IgA 的分解代谢旺盛,人类 IgA 的半衰期(5~6 天)要比 IgG(20~24 天)短得多。

大部分动物只有 1 种 IgA 类型,而人类的 IgA 则有 2 个亚型,分别是 IgA1 和 IgA2,IgA2 还有 3 个异构体:IgA2m(1)、IgA2m(2) 和 IgA2n。IgA 可以单体(monomeric IgA,mIgA)和多聚体(polymeric IgA,pIgA)形式存在。在循环中,IgA1 占主体(约 85%),而 IgA2 只占 15% 左右。在外分泌的 IgA 中,IgA1 仍占大部分,但所占比例相对减少。血液循环和黏膜分泌的 pIgA 和 mIgA 的比例相差也很大,人体血液循环中 80%~90% 的 IgA 是以 mIgA 形式存在的,而分泌的 IgA 中只有不到 10% 是 mIgA。在骨髓、淋巴结、脾和各种黏膜组织中均有 IgA 产生,其水平和 IgA 肾病相关。骨髓是 mIgA1 最重要的产生部位。体外短期培养的人体骨髓细胞(不含外周血细胞)发现,大量的浆细胞参与 mIgA1 的产生。

黏膜表面产生的 IgA,几乎都是多聚 IgA,2 种亚型都可以产生,只是不同部位的细胞产生的 IgA1 和 IgA2 的比例各不相同。正常情况下,黏膜中浆细胞分泌的 IgA 以多聚形式为主,与多聚免疫球蛋白受体(polymeric immunoglobulin receptor,pIgR)形成复合物由黏膜上皮细胞基底侧转运至外分泌腺中,很少进入循环。

黏膜多聚 IgA 通过 pIgR 经上皮转运至分泌部位。pIgR 由具有分泌功能的上皮细胞的粗面内质网合成,表达于上皮细胞基底侧,有 5 个跨膜片段,主要识别含 J 链的免疫球蛋白,一旦该受体和 pIgA 结合,就会启动细胞内吞作用,将复合物转运至上皮细胞腔侧。转运后,该受体的胞外部分仍与 pIgA 结合,称为分泌片(secretory component,SC),这样就形成了分泌型 IgA(secretory IgA,sIgA)。SC 与 J 链的结合位点不同,而且不是以二硫键和 IgA 结合,目前认为,J 链的结合可能造成了 pIgA 空间构象的变化,最终形成了 SC 的结合位点。SC 是高度糖基化的,糖基约占分子量的 22%,含有 5~7 支 N- 连接寡糖链。SC 可以增强 sIgA 对蛋白水解酶(如胃蛋白酶、胰蛋白酶等)的抵抗作用,增加 sIgA 的稳定性,但不影响其对细菌 IgA 蛋白酶的敏感性。sIgA 的作用是聚集及中和黏膜的病原体和毒素,避免它们直接侵犯上皮或者接触到免疫系统的其他成分,因此分泌型 IgA 也被称为非炎症反应的第一道防线。上呼吸道黏膜是产生 IgA1 的重要部位,这一证据可以解释 IgA 肾病患者通常在上呼吸道感染后出现病情反复或恶化。但是目前还没有证据表明,产生 IgA1 细胞多的人就会发生 IgA 肾病。

(二)人类 IgA 的基本分子结构

IgA 有一个类似于其他免疫球蛋白的、典型的 "Y" 型免疫球蛋白结构(图 3-1-1):主要构件是由 2 条通过二硫键结合的重链(α)和 2 条轻链组成(κ 或 λ),分子量约 150 000。每条重链含有 1 个可变区及 3 个稳定区功能结构域(V_H、C_H1、C_H2、C_H3),每条轻链含有 1 个可变区及 1 个稳定区功能结构域(V_L、C_L)。其中 2 条轻链的 V_L 和 C_L 功能域与 2 条重链的 V_H 和 C_H1 功能域构成抗体结合区,即 Fab 段,2 条重链的 C_H2 和 C_H3 功能域构成 Fc 段。在 2 条重链的 C_H1 和 C_H2 功能域之间存在 1 个富含丝氨酸和苏氨酸的铰链区(hinge region)。IgA 的 2 种亚型均可以单体(mIgA)和聚合体(pIgA)形式存在,聚合体 IgA 包括二聚体 IgA(dimeric IgA,dIgA)和多聚体 IgA(polymeric IgA,pIgA)。dIgA 是由 2 个单体 IgA 通过 J 链连接形成,而 pIgA 的确切组成尚不清楚(图 3-1-2)。

含 IgA 的复合物可以是聚合的 IgA、含有 IgA 的免疫复合物或者是 IgA 与其他蛋白形成的复合物。在人类 IgA 肾病患者的肾系膜区发现的 IgA 均为 IgA1,因此对 IgA 肾病发病机制的研究,主要集中于 IgA1,因为 IgA2 似乎并不参与 IgA 肾病的发生,因而本章将不再赘述。

人类 IgA1 和 IgA2 的最大区别在于,IgA1 拥有 1 个含有 18 个氨基酸的铰链区,在这个铰链区内,有 10 个可以 O- 糖基化位点。在 IgA1、IgA2m 和 IgA2n 的轻链和重链之间都是由二硫键连接的。

(三)人类 IgA1 糖基化及其生物合成

1. **IgA1 糖基化结构**　细胞外的糖基化有 2 种形式,各种糖基通过 N- 连接(与天冬氨酸残基相连)和 O- 连接(与丝氨酸和苏氨酸残基相连)结合到蛋白上。含 N- 连接糖链是所有的血清蛋白(包括各种免疫球蛋白)的共同特征。虽然有几个膜蛋白有较多的 O- 连接的糖链,但在血清蛋白中有 O- 连接的糖链较为少见。人 IgA1 分子是少数具有铰链区 O- 连接寡糖链的血清糖蛋白,其他还有 IgD、C1 抑制因子等。

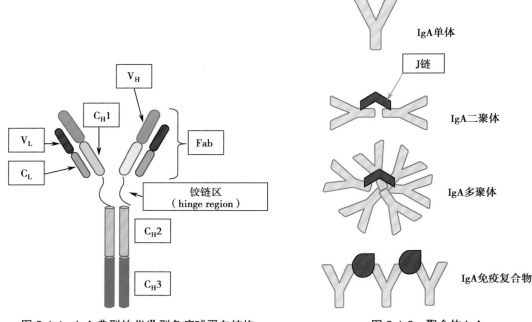

图 3-1-1   IgA 典型的 "Y" 型免疫球蛋白结构   图 3-1-2   聚合体 IgA

IgA1 铰链区 223~240 位氨基酸,是一段由 18 个氨基酸残基组成的富含脯氨酸(proline,Pro)、丝氨酸(serine,Ser)和苏氨酸(threonine,Thr)的肽链。其序列为 Pro-Ser-Thr-Pro-Pro-Thr-Pro-Ser-Pro-Ser-Thr-Pro-Pro-Thr-Pro-Ser-Pro-Ser,它具有高度糖基化,每个 IgA1 铰链区肽链都存在 10 个潜在 O- 糖基化位点。

每个 O- 糖基的基本结构是由 N- 乙酰氨基半乳糖(N-acetylgalactosamine,GalNAc)的异头碳与 Ser 或 Thr 的羟基形成的连接作为核心。GalNAc 通过 β1,3 位与半乳糖(galactose,Gal)结合使糖链得到延伸,进而唾液酸(N-acetylneurominic acid or sialic acid,NeuAc 或 SA)分别通过 α2,3- 和 α2,6- 键与 Gal 和 GalNAc 相连。由此 IgA1 铰链区可以产生多种不同的 O- 糖链结构(图 3-1-3)。正常人 IgA1 最常见的糖基化类型是 Gal-GalNAc 组成的双糖及在此基础上通过 α2,3 和 α2,6 位结合一个或两个唾液酸的结构。没有唾液酸化的 Gal-β1,3GalNAc 结构被称之为 Thomsen-Friedenrich 抗原,或 T 抗原,而尚未连接半乳酸的 GalNAc 结构称之为 Tn 抗原。糖基在维持蛋白质的生物活性结构,减少免疫原性,保护蛋白质不被分解具有重要的作用,而且能够作为细胞受体、酶、黏附分子以及细胞基质成分的配体。IgA1 分子铰链区 O- 糖基对于维持 IgA1 分子的立体结构以及保证其与细胞受体结合方面有重要作用。

2. **糖基化的过程**   糖链修饰是胞内合成糖蛋白的一部分,在糖基转移酶的作用下,底物糖苷依次加到核心糖苷上。O- 糖苷的合成是个逐步累加的过程。由尿嘧啶核苷二磷酸 -N- 乙酰氨基半乳糖(uridine diphosphate galactose-N-acetylgalactose,UDP-GalNAc)转移酶催化 GalNAc 连接到丝氨酸或者苏氨酸开始,这个酶家族中只有 UDP-GalNAc 转移酶 T2 是特异性针对 IgA1 的,它启动了铰链区所有 O- 糖苷的合成。然后由 β1,3 半乳糖转移酶(galactosyltransferase,C1GALT1)催化 Gal 连接到 GalNAc 上,这个酶活性的发挥依赖于与

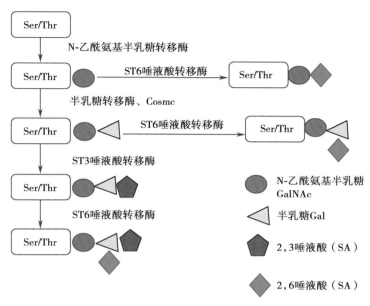

图 3-1-3　IgA1 铰链区多种不同 O- 糖链结构

分子伴侣 core1 β3-Gal-T-specific molecular chaperone（Cosmc）的相互作用，没有 Cosmc，这个酶很快就会被降解，Gal 就不能连接到 GalNAc 上。接着唾液酸（NeuAc）在唾液酸转移酶的作用下，通过 α2,6 键连接到 GalNAc 上，或者 α2,3 键连接到 Gal 上。GalNAc 和 Gal 生理条件下不带电荷，而唾液酸带负电荷，因此糖基化完全的 IgA1 分子带负电荷。除了 β1,3 转移酶外，其他几个参与 IgA1 糖蛋白 O- 糖链合成的转移酶的基因已被克隆。至今已经发现有 15 个唾液酸转移酶（sialytransferase，STs），其中一部分参加了 IgA1O- 糖基的生物合成。这些酶的家族一的成员是 α2,3STs，促使单磷酸胞苷（cytidine monophosphate，CMP）-NeuAc 中的 NeuAc 转移至 Galβ1,3（NeuAcα2,6）-GalNAc-Ser/Thr 的 Gal 残基上；家族二的成员是 α2,6STs，介导将 CMP-NeuAc 中的 NeuAc 转移到 GalNAc-Ser/Thr（ST6GalNAc Ⅰ）和 Galβ1,3-GalNAc-Ser/Thr（ST6GalNAc Ⅱ）中的 GalNAc 上。家族三的成员是 α2,6STs（ST6GalNAc Ⅲ and Ⅳ），将介导 CMP-NeuAc 中的 NeuAc 转移到 NeuAcα2,3-Galβ1,3-GalNAc-Ser/Thr 中的 GalNAc 基团上。另外，结构上不太相同的 α2,3ST 和 α2,6ST 参与了 IgA1N- 连接的多糖中 Galβ1,4-GalNAc 基团里 Gal 残基的唾液酸糖基化。NeuAcα2,6-GalNAc-Ser/Thr 结构在形成过程中，干扰了黏蛋白糖肽中的 O- 多糖的半乳糖糖基化，也就是说 α2,6 位点的 GalNAc 的唾液酸糖基化可防止 GalNAc 半乳糖糖基化。

（四）IgA 的清除

IgA 通过受体介导机制从循环中清除。IgA 特异性受体是 Fcα 受体（immunoglobulin A Fc receptor，FcαR，即 CD89），它广泛表达于髓系细胞，在摄取和代谢 IgA 时被活化。肝在 IgA 的清除中也有一定作用，可能是通过肝细胞受体，包括肝细胞表面的去唾液酸糖蛋白受体（asialoglycoprotein receptor，ASGPR）和 Kupffer 细胞表达的 FcαR 来清除。

人类 IgA 代谢特征的研究并不深入。表 3-1-1 总结了 IgA1 和 IgA2 的代谢特征，循环池中的 IgA1 和 IgA2 总量等于或略超过 IgG 的含量。IgA 的半衰期要显著短于 IgG，IgA2 也要短于 IgA1，这可能与这些分子与细胞表面参与免疫球蛋白结合和分解的受体的结合活性有关。

表 3-1-1　人体循环中的 IgA1 和 IgA2 的代谢特征

项目	IgA1	IgA2
血清水平 /(mg·ml⁻¹)	1.81	0.22
分布比例 /%	80~90	10~20
循环池总量 /(mg·kg⁻¹)	101.0 ± 26.5	14.0 ± 4.4
人体总量 /(mg·kg⁻¹)	185.0 ± 49.0	24.5 ± 7.6
血管内占总量比例 /%	54.6 ± 3.7	57.3 ± 2.1
日均合成量 /(mg·kg⁻¹·d⁻¹)	24.0 ± 5.0	4.3 ± 1.0
分解率 /%	24 ± 2	32 ± 4
血浆半衰期 /d	5.9 ± 0.5	4.5 ± 0.3

在猴和小鼠,循环中的大部分 IgA 可以快速被清除,主要经肝脏摄取、分解,皮肤、肾脏和小肠也可以少量排泄。肝脏中参与 IgA 代谢的主要细胞是肝实质细胞(肝细胞),非实质细胞如 Kupffer 细胞、纤维母细胞和上皮细胞也参与 IgA 的摄取及分解。人类肝脏及肝肿瘤细胞系更倾向于结合 pIgA1。

大鼠、兔、小鼠等动物的肝细胞不表达多聚 Ig 受体(pIgR),而仅表达去唾液酸糖蛋白受体,ASGPR 识别糖蛋白 O- 糖链或 N- 糖链末端的半乳糖(Gal)或 GalNAc。实验表明,ASGPR 特异性识别 IgA 相关的寡糖,其他具有 Gal 末端的糖蛋白可以有效地抑制其结合 IgA。

被 ASGPR 摄取的 IgA 被降解后分泌到胆汁中。因为受体摄取的先决条件是结构上必须有 Gal 或 GalNAc,因而去除或酶切其他末端唾液酸(NeuAc)对于受体结合 IgA 是非常必要的。实际上,人类的 IgA1 和 IgA2 骨髓蛋白,以及分泌型多聚 IgA 都是在血液循环中经酶切末端 NeuAc 后被清除的。

IgA1 糖链的改变将使其分布产生变化。如将去除 Gal 的 IgA1 注射进入小鼠体内,在循环中滞留的时间显著延长,在肾脏中的含量也显著增多,免疫荧光和电镜都显示其在系膜区沉积。但去除唾液酸的 IgA1 却不会如此。

对 IgA、含有 IgA 的循环免疫复合物(circulating immune complex,CIC)及系膜区沉积的 IgA 分子结构的研究发现,这些 IgA1 分子都存在 O- 糖链的 Gal 缺失情况,Gal 缺失本身并不改变此类 IgA1 分子的处理,因为 ASGPR 可以同时识别 Gal 和 GalNAc。但是如果通过 a2,6 糖苷键连接了 NeuAc 或者 GalNAc 被其他抗体占据时,ASGPR 将无法识别此类 IgA1,因而将难以被降解。因为缺失 Gal 的 IgA1 存在于 CIC 中,因而有理由推测该类 CIC 也无法被肝脏内的 ASGPR 识别清除,而上皮细胞因为体积相对较小,即使识别也无法清除这些 CIC。

二、IgA 肾病患者的 IgA 免疫系统

约 50% 的 IgA 肾病患者循环中 IgA 水平升高,但 IgA 水平升高并不一定导致 IgA 肾病

的发生。例如：虽然 IgA 型多发性骨髓瘤和艾滋病患者循环中多聚 IgA 水平显著升高，但是很少会发生 IgA 肾病。而 IgA 肾病患者进行肾移植后有 50%~60% 会复发。而且 IgA 分子再次沉积于正常移植肾引起 IgA 肾病的复发也是肾移植失败的主要原因之一。有学者对初始移植后的肾脏进行活检，发现在患者肾移植后马上即可见到 IgA 及 C3 在移植肾组织沉积。相反，如果供者肾脏有 IgA 沉积，移植到非 IgA 肾病导致的肾衰竭患者体内后，系膜区沉积的 IgA 会在几周之内消失。说明 IgA 肾病，主要是由于 IgA 免疫系统的异常而非肾脏的原因所致。

（一）产生 IgA 的细胞

黏膜系统是产生 IgA 的主要部位，对产生 IgA 的小肠黏膜的浆细胞的研究显示，在 IgA 肾病时这些细胞的数量正常或降低。已经发现在 IgA 肾病患者的十二指肠黏膜 T 细胞 γδ 亚型表达 Vγ3 和 Vδ3V 区家族选择性缺陷，但这种缺陷的相关性还有待阐明。

对 IgA 肾病患者的扁桃体研究表明，产生 IgA1 和多聚 IgA 的浆细胞增加，这提示本病主要为 IgA 合成异常。部分患者的扁桃体可能是 IgA1 产生增加的来源，且扁桃体淋巴细胞分泌的 IgA1 是低糖基化的，可能参与了 IgA 肾病的发生，但切除扁桃体后仍可发生 IgA 肾病。部分患者在扁桃体切除后血尿减轻，但长期随访结果显示切除扁桃体并不能阻止 IgA 肾病的进展。对 IgA 肾病患者行扁桃体切除术后，分离扁桃体内的单个核细胞，加链球菌匀浆或脂多糖（lipopolysaccharide，LPS）刺激，可见 IgA 肾病患者通过增加活化诱导的胞嘧啶核苷脱氨酶表达，促使单个核细胞发生抗体类别转换，产生更多的 IgA1。IgA 肾病患者扁桃体分离出的 CD19$^+$B 细胞中半乳糖转移酶，C1GALT1、Cosmc 活性均明显下降。扁桃体与外周血 B 细胞数量明显相关，IgA 肾病患者体内记忆 B 细胞的数量随着蛋白尿的变化而变化，切除扁桃体之后，外周血中记忆 B 细胞的数量明显下降。另外扁桃体中的滤泡状树突细胞中胸腺淋巴细胞基质生成素通过与活化的胞嘧啶核苷脱氨酶、B 细胞活化因子（B cell activating factor，BAFF）、增殖诱导配体（a proliferation-inducing ligand，APRIL）等共同作用，促进了扁桃体中的 IgA 实现类别转换，也可导致患者血清中 IgA 水平增高。

IgA 肾病时从黏膜到全身各部位产生 pIgA 的细胞数量似乎都有变化。与此相符，黏膜 pIgA1 对抗原的应答反应可能轻度受损，但临床并不出现明显的黏膜免疫缺陷，而全身各部位则有 pIgA1 产生增加的明显证据。这些变化表明 IgA 肾病时全身对黏膜抗原的应答反应广泛上调，可能是由于黏膜抗原排除失败所致，或是代偿黏膜的缺陷，或是由于活化的黏膜细胞在全身的异常定位而增强了全身对黏膜抗原的反应活性。研究发现，IgA 肾病患者体内，无论是外周血、腹膜液，还是肾脏中，CD19$^+$CD5$^+$B 细胞较正常对照和系统性红斑狼疮疾病对照均显著升高，而对中到大量激素治疗反应良好的患者，CD19$^+$CD5$^+$B 细胞较治疗前显著下降，对治疗反应不佳者，则无明显改变。从未经治疗的 IgA 肾病患者体内分离出的 CD19$^+$CD5$^+$B 细胞与正常对照组，可分泌更多的 IgA，产生更多的 IFN-γ，对 CD95L 诱导的细胞凋亡更有抵抗性。在扁桃体中这些细胞主要位于生发中心及淋巴组织的结节帽区，并与 IgA1 的合成密切相关。

IgA 肾病患者 B 细胞数量不是都升高，但体外培养发现它们分泌高水平的 IgA，表明循环中活化的 B 细胞数目增加。TANK 结合激酶 1（TANK-binding kinase1，TBK1）可以负性调节 B 细胞内的 IgA 抗体亚型转换，小鼠中 B 细胞特异性敲除 TBK1 可以导致 IgA 亚型产生增多，小鼠会出现肾炎的疾病特征，这一研究提示患者体内 IgA 增高可能与抗体亚型转换失调有关。患者外周血 B 细胞中 miR-374b 表达增高,通过靶向抑制磷脂酶和张力蛋白同源基因(phosphatase and tensin homologue deleted on chromosome 10,PTEN)及 *Cosmc* 基因表达,促使 B 细胞分泌更多糖基化异常的 IgA,抑制 miR-374b 则可增加二者的表达,减少糖基化异常 IgA 的分泌。在 IgA 肾病患者外周血中,CD27$^+$CD19$^+$、CD38$^+$CD19$^+$、CD86$^+$CD19$^+$ 和 CD5$^+$CD19$^+$ 的 B 细胞数量较正常对照组显著升高,而 Breg 细胞数量和白细胞介素 -10 (interleukin-10,IL-10)的表达则明显下降,CD19$^+$CD5$^+$CD1d$^+$ 在 CD19$^+$B 细胞中的比例与血清半乳糖缺陷型 IgA1(galactose-deficient IgA1,Gd-IgA1)水平负相关,CD19$^+$CD38$^+$ 和 CD19$^+$CD86$^+$ 细胞在 CD19$^+$ 细胞中的比例与估算的肾小球滤过率(estimated glomerular filtration rate,eGFR)呈负相关。

与正常人和非 IgA 肾病的其他肾小球肾炎患者相比,IgA 肾病患者体内 CD19$^+$B 细胞上的四跨膜蛋白 CD37 分子表达下降,而在 T 细胞上则无明显变化。CD37 敲除的小鼠血清 IgA 水平较野生型小鼠升高大约 15 倍,并且出现了类似 IgA 肾病的肾脏病理表现。在 CD37 敲除的小鼠体内注射 LPS,可见 IL-6 显著升高。CD37 和 IL-6 双敲除的小鼠注射 LPS 后,血清 IgA 及 IgA-IgG 免疫复合物水平较单独 CD37 敲除或野生型的小鼠明显降低,且肾小球 IgA 和补体 C3 沉积及中性粒细胞浸润明显减少,白蛋白尿、尿素氮、系膜细胞和基质增生均明显改善。

IgA 是由 T 细胞调节下的 B 细胞产生的。很多研究关注了 IgA 肾病患者体内 T 细胞的情况发现 IgA 肾病时循环中的 T 细胞总量正常,但是有报道发现,Th2 细胞分泌的细胞因子增多,如 IL-10、转化生长因子 -β(transforming growth factor-β,TGF-β),它们都能够刺激 B 细胞分泌更多的 IgA。有研究发现淋巴细胞归巢受体 L-selectin 表达上调,表明 IgA 肾病中淋巴归巢存在异常。血清 IgA 对黏膜感染反应过度也支持这一观点。γδT 细胞调控黏膜 IgA 产生。体外培养的 B 细胞需要 γδT 细胞刺激才能分泌 IgA,而 IgA 肾病中 γδT 细胞数目增加,表达高水平 TGF-β,促进原始 B 细胞转化成分泌 IgA 的 B 细胞。此外,IgA 肾病患者体内 Th1 和 Th2 细胞比例失衡,且与蛋白尿及病理改变相关。在 IL-4 刺激下,Th2 细胞也可以通过下调 C1GALT1 及 Cosmc 的活性,产生低糖基化的 IgA1。IgA 肾病患者体内 Th22 和 Th17 细胞明显增多,分泌更多的 IL-22,且增高的 Th22 与 IgA 肾病患者蛋白尿正相关。在新诊断 IgA 肾病患者体内 CD4$^+$CXCR5$^+$ 滤泡辅助 T 细胞较正常对照明显增多,分泌更多的炎症因子,且与 Gd-IgA 水平正相关。糖皮质激素可以降低这种 T 细胞的水平。IgA 肾病患者外周血单个核细胞中 Treg 细胞比例显著低于正常人,而 miR-133 表达显著高于正常人。miR-133 通过抑制 FOXP3 信号降低了 Treg 的比例。而 CD4$^+$CD25$^+$ 的 Treg 细胞在 IgA 肾病患者行扁桃体切除前较正常对照明显降低,扁桃体切除后较前升高,但仍低于正常对照。

（二）IgA 分子

1. **血清 IgA1 分子**　约 50% 的 IgA 肾病患者血清 IgA1 水平是升高的,这可能是由骨髓产生 IgA1 增多和肝对其清除减少造成,而且这种升高局限于主要含有 λ 轻链的 IgA1 亚型。有研究发现,IgA 肾病患者体内 Toll 样受体 9(toll like receptor 9,TLR9)和 BAFF 因子表达增高,且与 IgA1 浓度正相关。推测 B1 细胞过度活化可能是造成其 IgA1 分子增多的原因。

研究发现在 IgA 肾病中,肾小球系膜区沉积的 IgA 至少部分是大分子 IgA,同时 IgA 肾病患者循环大分子 IgA 也增多,但是血清 IgA1 和 / 或大分子 IgA1 本身并不足以引起 IgA1 在系膜区的沉积,这在多发性骨髓瘤及艾滋病患者中已得到证实。IgA 型多发性骨髓瘤患者极少发生 IgA 肾病；艾滋病患者虽然循环中 pIgA 水平显著升高，但是仅偶尔会发生 IgA 肾病。在儿童 IgA 肾病患者中，大分子 IgA 的水平与发作性肉眼血尿相关，但在成人中大分子 IgA 与疾病活动的相关性仍不明确。已发现 IgA 肾病时血清中有多种针对内源性抗原和常见的环境中的抗原（食物和微生物）的抗体。这些抗体几乎均为 pIgA1，然而与对照组相比，其循环滴度无明显差异。从 IgA 肾病患者的饮食中除去可疑的食物抗原常会降低循环含 IgA 的循环免疫复合物（IgA immune complex，IgA-IC）的水平，对 IgA 肾病的临床表现或疾病的进展并无影响。虽然 IgA 肾病患者血清中 pIgA 水平的绝对值增加，但 pIgA 在血清总 IgA 中的比例下降。提示除大分子 IgA 的大小和含量外，其组成的理化特性，尤其是其糖基化程度和所带电荷，也可能是导致大分子 IgA1 在系膜区沉积的重要因素。

有研究发现，IgA 肾病患者血清中热聚合的 IgA1 与肾小球系膜细胞结合的能力及刺激肾小球系膜细胞引起的生物学效应，均显著强于正常人，患者血清 IgA1 分子结构与正常人不同。而对 IgA1 分子蛋白骨架的研究表明，IgA 肾病患者血清 IgA1 分子铰链区的氨基酸序列与正常人没有差别。使用荧光糖蛋白电泳（fluorophore-assisted carbohydrate electrophoresis，FACE）和离子飞行时间质谱（matrix-assisted laser desorption/ionization time-of-fight mass spectrometry，MALDI-MS）等方法直接证实 IgA 肾病患者血清 IgA1 存在铰链区 O- 糖基化的缺陷，这种糖基化缺陷尤其是 Gal 糖基化缺陷可能是 IgA 肾病发病机制中的重要因素之一。在 IgA 肾病肾活检组织的洗脱液中发现，系膜区沉积的主要是 pIgA1。与正常人相比，IgA 肾病患者的 IgA1 轻链以 λ 为主，带负电荷，同时伴有 O- 糖基 Gal 和 / 或 NeuAc 的缺失或增多。

IgA 肾病患者体内半乳糖缺失的 IgA1 分子水平显著高于正常对照组，且使用半乳糖缺失 IgA1 分子水平 0.125 作为节点，对 IgA 肾病诊断的特异性和敏感性分别为 83.3% 和 87.5%，阳性预测值 92.6%，阴性预测值 73.5%。多个研究对比了 IgA 肾病患者、非 IgA 肾病慢性肾脏病患者及正常对照人群，发现 IgA 肾病患者血清及尿液中 Gd-IgA1 及相关免疫复合物的水平显著高于非 IgA 肾病慢性肾脏病患者及正常对照人群，且与血尿、蛋白尿水平及 eGFR 下降风险相关。尿液中 Gd-IgA1 与 IgA1 的比例较血清中更高，提示糖基化异常的 IgA1 可经肾排泌。另外对发病时的患者进行血清 Gd-IgA 抗体检测，随访 13.8 年后发现，IgA 肾病患者体内针对 Gd-IgA1 特异性抗体的滴度与疾病预后有关。针对我国 IgA 肾病患者进行 Gd-IgA 检测后发现，肾活检时患者体内 Gd-IgA 水平显著高于正常人群，且与肾功能恶化独立相关。广东省人民医院肾内科研究团队也发现，患者肾活检时的 GalNAC 暴露情况与肾小球硬化及小管间质纤维化有关。此外在紫癜性肾炎患者血清中见到了类似的现象。而一项研究对比了糖皮质激素治疗前后患者的蛋白尿和 Gd-IgA 水平，发现经过足量激素［1mg/(d·m²)，不超过 80mg/d］治疗 30 天后，患者的蛋白尿水平明显下降，同时血清 IgA1、Gd-IgA1、IgA-IgG 水平也显著降低。治疗前 IgA 肾病患者血清刺激系膜细胞增生率远高于治疗后。

通过对 6-19 杂交瘤细胞进行抗体类别转换获得 IgA 型抗 IgG2a 抗体，把瘤细胞腹腔注射给 BALB/c 小鼠，在小鼠体内形成 IgA-IgG2a 抗原抗体复合物，可以造成小鼠出现严重的肾损伤，荧光和电镜可见 IgA、IgG2a、C3 在系膜区团块样沉积，光镜下可见系膜细胞增生，系膜基质扩张，单核细胞浸润。这些 IgA 分子可以是单体或者多聚体，且铰链区 O- 糖基化较 46-42 杂交瘤产生的无致病性 IgA 明显增多。铰链区突变后产生的无糖基化或者低糖基化的 IgA 均不致病。同时分析这些 IgA 分子的 N- 糖基化并无显著差异。

导致 IgA1 铰链区 O- 糖链糖基化缺陷的原因目前仍不清楚。经检测发现 IgA 肾病患者体内的 C1 抑制因子不存在糖基化缺陷，因此，推测 IgA1 分子糖基化缺陷并不是因为体外糖基水解酶造成的。已知 O- 糖链的 Gal 糖基化过程是在细胞内酶 $\beta1,3$- 半乳糖转移酶的作用下完成的。这个酶的表达减少或活性下降可能是造成这种糖基化缺陷的原因之一。一项相关研究发现 IgA 肾病患者循环 B 细胞中这种酶的活性下降。这个酶活性的发挥依赖于与分子伴侣 Cosmc 的相互作用，没有 Cosmc，这个酶很快就会被降解，Gal 就不能连接到 GalNAc 上。近期的一项研究也证实，B 细胞中 $\beta1,3$- 半乳糖转移酶分子伴侣 Cosmc mRNA 表达的下调可导致 IgA 分子 O- 糖基化的异常，并且与疾病的临床特征密切相关。但也有研究发现在 IgA 肾病患者 B 细胞产生的 IgD，其半乳糖基化并不缺失，不支持糖基化缺失是 B 细胞内半乳糖转移酶表达异常所致这一观点。近期研究发现，患者的 $\alpha2,6$ 唾液酸转移酶活性升高，导致 3-1-4D 糖型增多，减少了 IgA1 的清除，引起 IgA 肾病。

对从肾活检组织中洗脱的 IgA1 进行糖基化检测发现，在肾脏沉积的 IgA1 比血清中的 IgA1 存在更多的糖基化异常。这一发现有力支持了循环中异常糖基化的 IgA1 更易于沉积到肾脏这一观点。通过检测正常人血清 IgA1 和体外酶切的去唾液酸 IgA1（desialylated IgA1，DesIgA1）及去唾液酸去半乳糖 IgA1（desialyated/degalactosylated IgA1，DesDeGalIgA1）与人肾小球系膜细胞的结合力，证实人肾小球系膜细胞上存在与 IgA1 特异结合的蛋白，NeuAc 和 Gal 缺失的 IgA1 与系膜细胞的结合力显著高于正常 IgA1 分子。将经酶切所得的 DesIgA1 和 DesDeGalIgA1 分子注射入大鼠肾脏，观察到肾小球系膜区大量糖基化缺失的 IgA1 分子的沉积并引发炎症反应。这些都提示糖基化缺陷的 IgA1 确实具有致病能力。

O- 糖基化的改变使 IgA1 分子容易发生自身聚集及形成 IgA 免疫复合物，而且还使这种糖基化异常的 IgA1 与细胞外基质（extracellular matrix，ECM）成分的结合增加。这些都可以形成大分子 IgA1 聚合物。

IgA1 分子本身具有发生自身聚合的倾向，而其铰链区的糖基则起到阻止这种聚合的作用。去糖基化尤其是去唾液酸化的 IgA1 会通过聚合作用形成大分子 IgA1，而且这种聚合作用是通过非共价方式完成的。由于 NeuAc 带有负电荷并且所占空间体积相对较大，由其产生的电荷相斥作用和空间位阻可以阻止 IgA1 的聚合。还有研究表明 IgA1-IgA1 间的聚合作用与 N- 连接糖链无关，只有 IgA1 的 O- 糖基化缺陷才可能直接导致 IgA1-IgA1 复合物的形成。人工制备的 O- 糖基化缺陷 IgA1 分子，尤其是 Gal 缺失的 IgA1 易于与Ⅳ型胶原、纤黏连蛋白（fibronectin，Fn）和层粘连蛋白等 ECM 成分发生聚合，形成大分子 IgA1 聚合物。而在 IgA 肾病患者血清中确实存在 IgA1-Fn 复合物。通过对 IgA1 结合蛋白（IgA1-binding protein，IgA1-BP）成分的分析发现，IgA1-BP 的成分主要为以 IgG3 亚型为主的 IgG 和 IgA，同时伴有少量 IgM 和 C3。其中 IgA1 的含量在 IgA 肾病患者中明显高于正常人，提示除 IgA1-IgG 复合物外，IgA1-IgA1 复合物可能是 IgA 肾病患者血清中大分子 IgA1 的主要存在形式。这与肾脏免疫病理以 IgA 为主伴或不伴其他免疫球蛋白及补体沉积，以及既往研究关于 IgA 肾病中伴随 IgA1 沉积的 IgG 以 IgG1 和 IgG3 亚型为主的发现一致。有研究者从 IgA 肾病患者体内提取分泌 IgG 的 B 细胞，EBV 转染后永生化，发现这些 IgG 与 IgA 结合依赖 IgA 的糖基化形式，Gd-IgA 与 IgG 结合最明显。

2. **分泌型 IgA** IgA 肾病发作性肉眼血尿与黏膜感染关系密切，因此 sIgA 在 IgA 肾病中的作用受到广泛重视。目前对 IgA 肾病患者体内 sIgA 的理化特点了解较少。在已进行的一些研究中,初步检测了不同黏膜分泌的 IgA 水平,IgA 肾病时,鼻咽部总的 IgA 水平的增加与血清 IgA 水平相平衡,但是分泌型 IgA 的水平似乎与疾病活动性并无相关性。通过检测血清中与 IgA 分子结合的 SC 来研究血清 sIgA,结果发现 SC 仅见于多聚大分子 IgA,单体中不能检测到 SC 的存在,这都表明 sIgA 是大分子 IgA 的组分之一,但患者和正常人血清中 sIgA 浓度没有显著性差异。sIgA 可以和系膜细胞呈剂量依赖性结合,且结合能力强于多聚体 IgA;结合后能够刺激系膜细胞分泌更多的 IL-6、单核细胞趋化蛋白 -1(monocyte chemotactic protein-1,MCP-1)及 TGF-β;且这种作用不能被游离的 SC 和钙离子阻断。更重要的是,在 IgA 肾病患者肾脏标本洗脱液中,检测到了 SC 的存在。这些都强烈证明 sIgA 在 IgA 肾病发病机制中起到了一定的作用。分泌型 IgA 和系膜细胞结合后,通过下调 miR-100-3p 和 miR-877-3p,增加了 IL-8 和 IL-1 的生成,进而损伤系膜细胞。

3. **系膜沉积的 IgA**　肾活检标本的研究表明,系膜区沉积的 IgA 亚型以 IgA1 为主,也有少量的 IgA2。轻链部分以 λIgA 为主。由于 IgA 的分泌片极少在肾脏标本中检出,所以一般认为肾脏系膜区沉积的 IgA 来源于全身系统。在 IgA 肾病患者循环中的 IgA1 存在一些缺陷,但是到底是哪种缺陷造成了 IgA1 在系膜区沉积并不清楚。通过对系膜区沉积的 IgA1 检测可以阐明这一疑问。但是取得肾脏标本并进行系膜区 IgA1 检测,这样的机会远不如检测血清中的 IgA1 多,因此关于系膜区沉积的 IgA1 的研究较少。一般来说只要能在肾活检标本中检测出 IgA 的游离分泌片和 J 链,即可说明大分子 IgA 的存在,但不仅 IgA 可以结合游离分泌片和 J 链,IgM 也可以,所以在同时有 IgM 沉积的肾组织中,其特异性就大打折扣。IgA 肾病患者的活检肾组织标本中游离分泌片的检出率在 10%~100% 之间。有学者在保持大分子 IgA 不分解的条件下(pH=6.8),洗脱活检肾组织标本中的免疫球蛋白,然后在酸性条件下(pH=3.5)采用质谱分析仪分析洗脱的 IgA 的分子量,发现有分子量大于 320 000 的 IgA 存在,进一步采用放射标记法以及密度梯度超速离心法也证实 5 个 IgA 肾病患者中有 3 个存在大分子的 IgA。肾活检组织洗脱下来的 IgA 存在更为明显的唾液酸和半乳糖缺陷,提示 O- 糖基化的异常可能直接促使了 IgA 在系膜区沉积。但血清中的低糖基化的 IgA 分子与系膜区 IgA 分子的沉积并不呈现线性关系。表 3-1-2 比较了正常人和患者血清及系膜区 IgA 的不同特性。

表 3-1-2　正常人及 IgA 肾病患者 IgA 的特征

IgA1 特征	正常对照		IgA 肾病	
	血清 IgA	黏膜 IgA	血清 IgA	系膜 IgA
大小	多数为单体 IgA	多数为多聚体 IgA	多聚体 IgA 增多	多聚体 IgA
亚型	多数为 IgA1	IgA1 和 IgA2	IgA1 增多	IgA1
与正常血清 IgA 相比 λ 轻链的比例	-	不清	增加	增加
与正常血清 IgA 相比所带电荷	-	不清	负电荷	负电荷
O- 糖基化	高度 Gal 和 SA 糖基化	Gal 糖基化程度不清,SA 减少	Gal 减少,SA 增加或减少	Gal 和 SA 均减少

注:Gal,半乳糖;SA,唾液酸。

4. IgA 纤维连接蛋白复合物　虽然发现 IgA 肾病患者血清 IgA 纤维蛋白复合物是升高的,但其致病作用或诊断价值并不清楚。在没有任何尿检异常的过敏性紫癜或肝硬化患者也发现有 IgA 纤维蛋白复合物的凝聚,所以 IgA 纤维蛋白复合物检测的特异性存在争议。IgA 纤维蛋白复合物水平升高可能反应的仅仅是 IgA 水平的升高。最近有研究报道,在 IgA 肾病患者血清中纤维连接蛋白的羧基末端含量升高,但其致病机制不清楚。

Uteroglobin(UG)是一种抗炎蛋白,可以干扰 IgA 纤维蛋白的相互作用。最近研究发现,敲除 *UG* 基因,小鼠可以出现血尿和肾病综合征,并进展至肾功能不全。人们推测,*UG* 基因缺失后,IgA 纤维蛋白复合物形成增加,从而引起系膜区的沉积。但在人的研究发现,IgA 肾病患者血清的 UG 水平并不降低,可能人类 IgA 肾病肾脏系膜区的 IgA 沉积不同于小鼠,存在另外的机制。

5. 饮食和微生物抗原抗体复合物　尽管部分患者血清中有针对饮食和微生物抗原的抗体,但至今尚未在 IgA 肾病患者的肾组织中鉴定出有饮食中和微生物抗原成分引起的 CIC 的沉积。

6. 其他含有 IgA 的 CIC　最近人们推测 IgA 受体 FcαR 可能参与 pIgA 的形成,并在 IgA 肾病的发生中发挥作用。这种 IgA 受体是 I 型受体蛋白,表达于骨髓细胞表面。CD89 的交叉联系触发了多个生理过程,包括细胞吞噬、超氧阴离子的产生、抗体依赖的细胞毒性反应,以及炎症介质的释放等。更有报道认为 FcαR 在清除 IgA 复合物的过程中发挥关键作用。受体激活后,可溶性的 CD89 从单核细胞的表面释放,并以共价方式结合循环中的大分子 IgA。CD89-IgA 是一种大分子量的复合物,区别于由 J 链连接的 dIgA,而 J 链和 CD89 竞争结合于半胱氨酸。在 pIgR 系统存在着类似的机制,对半胱氨酸的竞争结合可发生在细胞间。当共价结合的 IgA-CD89 复合物释放后,以大分子量的 IgA 形式存于血液循环中,CD89 就有可能参与血清 pIgA 的形成。在人类血清中发现 2 种可溶性 CD89,一种是用聚乙二醇沉淀的高度糖基化的,分子量 50 000~70 000 的蛋白,该蛋白在 IgA 肾病患者血清中是升高的;另一种是分子量 30 000 的蛋白,似乎在 IgA 肾病无特异性。CD89-IgA 复合物仅发现于 IgA 肾病和转染人类 CD89 基因而自发产生类似于 IgA 肾病的小鼠。因此,有理由认为 CD89-IgA 复合物参与了 IgA 肾病的发生。但在 IgA 肾病患者的肾脏组织标本中未检出 CD89。也有学者研究发现,IgA 肾病血清的 CD89-IgA 复合物水平并不比健康对照者增高。所有这些研究均说明 CD89 可以以不同的分子形式存在于血液循环中,但 CD89-IgA 复合物在 IgA 肾病的作用还需要进一步研究。

7. IgA 免疫反应　上呼吸道感染常引起 IgA 肾病病情恶化,提示肾脏系膜区的 IgA 沉积与黏膜免疫系统关系密切。IgA 肾病患者的扁桃体和骨髓产生 IgA1 细胞数目通常是增加的,也提示患者存在一种高反应状态。

日本学者对 37 例 IgA 肾病患者行扁桃体切除后随访 1 年,根据扁桃体切除后半乳糖缺陷 IgA 分子(Gd-IgA)下降的情况分为 3 组。22 例患者扁桃体切除后血清 Gd-IgA 明显下降且血尿明显改善,13 例的患者需要联合激素治疗(甲泼尼龙 500mg/d 连用 3 天,后改为口服泼尼松隔天 0.5mg/kg,每 2 个月为 1 个疗程,共使用 3 个疗程)后才能看到 Gd-IgA 下降,前者扁桃体 Toll-like 受体 9(TLR9)水平显著高于后者。另外有 2 例患者联合激素治疗后仍未观察到血清 Gd-IgA 水平下降。而在 IgA 肾病患者尿中可检测到分泌型 IgA 较正常人明显升高,与蛋白尿水平、血肌酐、肾小球硬化评分、新月体比例呈正相关。

但是 IgA 肾病患者黏膜分泌的 IgA 和 IgA 亚型与健康患者并无多大区别。曾经有研究发现,某些 IgA 肾病患者存在原发性黏膜免疫缺陷,并推测这种原发性黏膜免疫缺陷会引起黏膜感染反复发生,从而使患者机体的抗原刺激持续存在,而在健康者有效的黏膜免疫反应可以成功清除抗原。IgA 肾病患者存在的反复的免疫反应可以在黏膜水平产生适度的保护反应。但是,由于在这一过程中同时会导致抗原特异的 B 细胞产生过度增加,极易导致系统 IgA1 抗体产生增加。研究证明在免疫反应的急性期,血清中的大分子 IgA 增加尤为显著。感染和免疫接种灭活疫苗可以诱导免疫反应初期抗原特异性的大分子 IgA 产生。因此系统大分子 IgA 的水平可能反应系统 IgA 免疫反应的时相。有研究发现 IgA 肾病患者在感染幽门螺杆菌(helicobacter pylori,Hp)后,循环中 IgA 型抗 Hp 抗体显著升高,这种抗体以多聚体 IgA1 为主。进一步研究发现,Hp 的细胞因子相关基因 A 蛋白通过降低 C1GALT1 和 Cosmc 活性,可以促进人 B 淋巴细胞(DAKIKI 细胞)产生更多糖基化降低的 IgA1 分子。淋巴细胞的迁移在黏膜和系统 IgA 之间的联系中有着重要的作用。但还需要进一步研究以明确,系统 IgA 对黏膜感染反应增加是否是由黏膜淋巴细胞移位到系统引起。

第二节　IgA1 在系膜区的沉积

IgA 在系膜区沉积的机制并不清楚。至今还没有证据表明系膜区的 IgA 沉积与肾小球特异性抗原有关。IgA 可以和受体结合,也可以同 ECM 蛋白结合,在 IgA 复合物中连接蛋白也可能在其中发挥作用。

目前的研究发现,可与 IgA 结合的受体有 ASPGR、骨髓 FcαR 受体,黏膜上皮细胞的 pIgR,多数淋巴细胞和巨噬细胞表面的 Fcα/μ 受体,以及最近证实的转铁蛋白受体。其中 ASPGR、FcαR 和 pIgR 在系膜细胞表面有表达。虽然系膜细胞也有 Fcα/μ 受体的 mRNA 表达,但 IgM 并不竞争抑制 IgA1 与系膜细胞的结合,说明这种受体在系膜区 IgA 的沉积中的作用不是很重要。CD71 在增生的系膜细胞的表达增加,它可以和 pIgA1 结合,并且与糖基化不全的 IgA1 和 IgA1 复合物有着更高的亲和性。IgA 分子的 Fc 部分可能介导 IgA1 与系膜细胞的结合,因为 IgA1 和 Fc 都可以竞争性抑制 IgA1 与系膜细胞的结合,而 Fab 部分则不能。糖基化不全的 IgA1 可以自发凝集形成 IgA1-IgA1 和 IgA1-IgG 复合物,而大分子的 IgA 可以比单体 IgA 更易于和系膜细胞结合。有研究提示,Gal 缺陷的 pIgA1 骨髓蛋白可以比未经修饰的 pIgA1 更易结合系膜细胞。但是 IgA 肾病患者血清中含有糖基化异常的 IgA 的 CIC 与系膜细胞可以更好地结合,除了糖基化异常,还有其他因素在 pIgA 与系膜细胞的结合中发挥作用。IgA 与系膜细胞的结合主要是由受体介导,但 IgA 肾病患者血清 IgA 与 ECM 蛋白(Ⅳ型胶原、FN、层粘连蛋白)的黏附性也显著增加,去除 IgA1 分子中的糖基化结构,这种黏附性更加显著。

IgA 结合到系膜细胞后触发了一系列的细胞行为,如细胞增生、细胞因子生成增加,以及 ECM 生成增加等。IgA 肾病患者肾脏系膜区可能同时伴有 IgG 和 / 或 IgM,以及 C3 的沉积,但 C1q 极为少见。一般认为,IgA 并不激活经典的补体途径,而是激活旁路途径。最近有研究发现,人类 IgA 还可以通过甘露糖结合凝集素(mannose binding lectin,MBL)途径激活补体系统。系膜区 IgA 的沉积是补体激活和系膜细胞激活导致的肾损伤的主要原因,系膜细胞损伤因系膜区的 IgA1 的糖基化不全而加重。有研究发现，糖基化异常的 IgA 甚至能改变系膜细胞整合素表达及血管内皮细胞生长因子（vascular endothelial growth factor，VEGF）的合成。

　　IgA 肾病患者系膜区沉积的 IgA 至少部分是来自 CIC 大分子的 IgA，但至今在肾组织中没有发现特异性的抗原成分的存在。IgA 肾病的基本病变存在于 IgA 免疫系统而非肾本身。原发性黏膜免疫缺陷导致系统 IgA 的过度反应，并最终导致血清中以多聚的 IgA1 为主的免疫球蛋白水平的升高。但血清 IgA 升高本身并不足以导致 IgA 肾病的产生，所以循环 IgA 的理化特性可能发挥更重要的作用，所有这些都被后来的实验所证实，即糖基化不全的 IgA 更易于结合系膜细胞，沉积在系膜区的 IgA 可以通过旁路途径和凝集素途径激活补体导致肾损伤。

　　最近又有研究发现，体外培养的人肾小球系膜细胞在 S 期至 G2/M 期时，能够在胞浆合成 IgA 并分泌至培养液中，血管紧张素 Ⅱ（angiotensin Ⅱ，Ang Ⅱ）能够刺激系膜细胞分泌更多的 IgA。这可能是 IgA 在系膜区沉积的另外一个重要因素。

　　导致 IgA1 在系膜区沉积的机制尚不完全清楚。目前认为可能涉及以下机制。

一、循环中大分子 IgA 的产生增加

　　在肾小球肾炎动物模型中，含有大分子 IgA 的复合物较易被系膜细胞捕获。研究发现 IgA 肾病患者的血清 IgA 以各种不同的大分子形式存在，如 IgA 多聚体，凝聚物，以及与其他蛋白结合的复合物。这些物质本身就可能促进系膜沉积。但是研究表明，虽然患者体内大分子 IgA 的含量升高，但仅仅是含量上升并不会导致 IgA 肾病发生，而 IgA 分子的理化特性改变，如分子大小、电荷及糖基化异常可能起了更主要的作用。有人发现 IgA 肾病患者系膜沉积的 IgA1 分子其 O- 糖基化缺陷比血清中的 IgA1 分子更为明显，提示此种异常可能直接与 IgA 沉积及以后发生的损伤相关。最近的一些研究也发现，在肾移植后 IgA 肾病复发患者中，血中的 IgA-IgG 免疫复合物显著高于正常人及移植后无复发的患者。

（一）糖基化缺陷的 IgA1 容易自身聚合形成多聚 IgA1

　　IgA1 分子铰链区 O- 糖基化是 IgA1 分子独特的结构，有助于维持 IgA1 分子的空间构象，尤其是其唾液酸化的程度对于保持 IgA1 分子的立体结构具有重要作用。因为唾液酸带有很强的负电荷，唾液酸化完整可以使整个 IgA1 分子带有负电荷，增加分子之间的电荷斥力。当 O- 糖基化缺陷时，可以引起 IgA1 分子结构和电荷的改变，影响了 IgA1 的理化特性及分子间的相互作用。用糖基水解酶体外逐步水解健康人血清 IgA1 分子 O- 糖基后，发现去唾液酸之后的 IgA1 分子容易相互聚合，形成分子量达 1 000 000 的大分子聚合物，这种聚合是通过非特异的氢键或疏水键形成的，证实了唾液酸在防止 IgA1 分子相互聚合中的作用。

（二）糖基化缺陷的 IgA1 可以诱发自身抗体的产生

　　由于糖基化缺陷，患者体内的 IgA1 暴露了 GalNAc 和 / 或铰链区的裸肽段，两者均可以作为新抗原被体内的 IgG 或 IgA 型抗体识别，从而形成抗原 - 抗体复合物。IgA 肾病患者血清中抗铰链区 IgG 抗体、IgM 抗体的阳性率分别为 40.5% 和 43.2%，而在其他肾病和健康对照人群中全部阴性，说明患者血清糖基化缺陷的 IgA1 分子铰链区具有抗原性。IgA 肾病患者体内的免疫复合物中包含了半乳糖缺陷的 IgA1 以及抗糖基的 IgG 型抗体，铰链

区半乳糖缺陷的 IgA1 可以与 IgG 形成复合物。另外,IgA1 分子铰链区裸肽段的存在与 IgA1-IgA1 相互作用有关,这种作用可以被分离出的铰链区肽段所抑制,因此有学者认为在疾病状态下,糖链的缺失导致 IgA1 核心肽相对暴露,而患者血清中存在高水平的识别这一区域的抗体,这样就介导 IgA1 分子之间,或者 IgA1 与其他免疫球蛋白相互作用形成复合物。

(三)IgA 的分解代谢受损

正常情况下,IgA 由肝和白细胞从循环中清除,肝脏和白细胞均可表达 IgA 受体。红细胞 C3b 补体受体 1(complement receptor 1,CR1)也与循环免疫复合物的清除有关。IgA 或含 IgA 的复合物的清除障碍可能导致其在循环中持续存在,从而增加了这些物质沉积在肾小球的可能性。

血清单体 IgA1 通过血管内皮细胞上的窗孔进入肝淋巴间隙到达肝细胞,IgA1 分子的半乳糖与肝细胞上的去唾液酸糖蛋白受体结合后,被肝细胞内吞清除。这种受体识别半乳糖残基,糖基化缺陷的 IgA1 分子由于半乳糖减少,与去唾液酸糖蛋白受体结合力降低,不易被肝细胞清除。此外,由于糖基化缺陷,IgA1 分子与血清中其他蛋白形成大分子复合物,这些大分子 IgA1 不能通过内皮间隙进入 Disse 腔进而到达肝细胞被清除,反而随循环到达肾脏,因为肾小球系膜细胞与内皮细胞的间隙较大,系膜细胞与大分子 IgA1 亲和力较高,故沉积到肾脏。对健康个体采用放射标记的 IgA 和 IgG 复合物的研究显示,IgA 肾病时,肝的清除能力下降。在动物实验研究中,Kuffer 细胞也是 IgA 分解代谢的一个重要途径,但目前还无证据表明这种机制在人体中起的作用。另外,在进展性酒精性肝硬化患者血清中检测到糖基化缺陷的 IgA1 增多,多数为 IgA-IgG 或 IgA-CD89 免疫复合物形式,且这些患者肾脏系膜细胞高表达 CD71,提示肝功能下降也可能造成 IgA 在系膜区的沉积。

骨髓细胞系可表达特异的 IgA 受体 FcαR,通过 IgA 抗原复合物介导活化炎性白细胞,而且由于这种细胞在循环中大量存在,可能也代表了 IgA 及其复合物的一个重要的分解途径。对 IgA 肾病患者循环中中性粒细胞和单核细胞 CD89 表达所进行的研究发现,IgA 肾病患者体内的白细胞上 CD89 表达减少,同时患者的 IgA 分子与这些细胞的结合比健康对照组要差。因此,推测在 IgA 肾病时,CD89 介导的 IgA 的胞吞作用是有缺陷的,IgA 肾病时很可能存在通过白细胞降解的 IgA 减少。

尽管含 IgA 的免疫复合物能够激活补体替代途径,但其固定 C3b 的能力很差,C3b 是红细胞补体受体的一个天然配体,代表了 CIC 的一个重要的清除机制。C3b 结合不良可能会导致全身 IgA-IC 持续存在,从而增加了在肾沉积的可能性。在对 IgA 肾病的一项研究中发现红细胞上 I 型补体受体(complement receptor 1,CR1)的表达减低,但这一结果仅仅在有进行性肾衰竭患者的亚型中才能观察到,其相关性尚不清楚。

二、针对系膜区抗原的 IgA1 自身抗体

既往研究发现,IgA 肾病患者的 IgG 型抗系膜细胞抗体可识别系膜细胞上 55 000,50 000,48 000 和 25 000 蛋白,且这些抗体可以增加系膜区基质的合成。血清和沉积物中的 IgA 均具备多克隆性,但却未发现二者有特异的抗系膜细胞活性,这一事实表明 IgA 肾病时 IgA 在系膜区沉积并非由于其与内源性系膜抗原的结合所致。但在系膜区却未发现并存的微生物或食物抗原,而且也没有证据表明系膜 IgA 有抗原特异性。

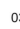

三、IgA1 分子糖基化缺陷

尽管很早就有报道认为，在 IgA 肾病时 IgA 与纤连蛋白（FN）的相互作用增强，但有研究表明糖基化缺陷的 IgA1 更容易与细胞外基质结合，在 FN 相互作用下，进而介导 IgA1 沉积到系膜区。另外系膜区带负电荷的 IgA 分子可能会促进其与系膜区蛋白的相互作用。

四、IgA 与肾小球系膜细胞上 IgA1 受体的相互作用

近年大量研究提示 IgA1 沉积到肾小球系膜区并引起炎症反应是通过肾小球系膜细胞上特异的 IgA1 受体介导的。研究证实，正常人 IgA1 与肾小球系膜细胞的结合具有剂量依赖性和饱和性，且不被人 IgG、IgM 及白蛋白所阻断。IgA1 与肾小球系膜细胞结合可激活酪氨酸激酶 PLCγ-IP3-Ca^{2+} 内流等信号转导通路，上调核转录因子 κB（nuclear factor kappa-B，NF-κB）和 c-jun 表达，并诱发肾小球系膜细胞增殖，刺激系膜细胞分泌肿瘤坏死因子 -α（tumor necrosis factor alpha，TNF-α）、IL-8、转化生长因子 -β（TGF-β）、纤连蛋白（FN）和胶原，引起炎症反应和 ECM 堆积。上述研究提示 IgA1 与肾小球系膜细胞的结合具有特异性、饱和性，并能激活信号转导分子，产生多种生物学效应，显示了受体 - 配体结合的主要特征，提示 IgA1 与系膜细胞之间的受体 - 配体效应在 IgA 肾病的发病机制中可能起一定作用。

（一）pIgR

人类多聚免疫球蛋白受体（pIgR）由黏膜和分泌腺的上皮细胞所合成，包括 1 个 589 个氨基酸片段的细胞外部分，1 个 23 个氨基酸的跨膜部分和 1 个含有 103 个氨基酸的细胞内部分。新合成的 pIgR 插入基底膜内，通过胞饮作用结合其配基 pIg，并转运出细胞顶侧表面。在细胞顶侧，一种尚未命名的酶在 pIgR 的胞外部分（secretory component，SC）和跨膜部分将其切开，然后释放出 SC-IgA 复合物，形成细胞外分泌物。pIgR 特异性地结合 pIgA（或 IgM），并不结合单体 IgA 或 IgG，结合过程必须有 J 链的存在。IgA1 和 pIgR 的结合不需 N- 连接的糖基化。研究发现虽然 J 链对于 IgA 和 SC 的连接是必需的，但对于 IgA 向细胞外的转运并非必要。

（二）CD89

CD89 或 FcαR 是人类单核细胞、嗜酸性粒细胞、中性粒细胞和巨噬细胞、树突状细胞和 Kupffer 细胞表面表达的 IgA 特异性受体。编码 FcαR I 的单基因已被分离，位于第 19 号染色体的白细胞受体族内，FcαR I 的 α 链缺少经典的信号转导区，可以和 FcR 的 γ 链连接。这种 FcR 的 γ 链在胞浆内部分带有一个免疫受体酪氨酸激活基序（immunoreceptor tyrosine-based activation motif，ITAM），因而具有激活功能。单独表达的 FcαRI 介导 IgA 的吞噬和再循环。

FcαR I 可以结合 2 种亚型的 IgA，以及单体和二聚体 IgA，但亲和力较低。免疫复合物和单体或二聚体 IgA 均能激活巨噬细胞。FcαR I 和 IgA 形成 2∶1 的复合体，1 个 FcαR I 结合在人类 IgA 分子的每个 C$_H$2-C$_H$3 内面。在 Fcα 结合 CD89 的立体结构中，附于天门冬酰胺（asparagine，Asn）263 位点的糖基暴露于外面，在受体的 8A 范围内，但并不与受体直接接触。虽然糖基化结构的改变能影响结合，如糖基化过度的 IgA1 和 IgA2 与 FcαR I 结合力下降，但糖基化是否是 IgA 和 CD89 结合所必需的还存在争议。近期研究表明 FcαR I

与 IgA1 分子的 C_H2 和 C_H3 结合后,会改变其三维构象,这一改变会影响铰链区 HAA 的结合。这一结果提示 IgA 肾病患者体内游离的 FcαR I 与 IgA1 分子结合后,可能会影响其代谢,或容易沉积到系膜细胞。

应用转染人类 FcαR I 基因的小鼠发现,FcαR I 在黏膜防御中有重要作用,血清中的 IgA 而非分泌型 IgA 可以通过该受体发挥二线抗菌防御功能。在转染人类 FcαR I 基因的小鼠的研究表明,可溶性 FcαR I 可以结合 IgA 形成 IgA-FcαR I 复合体,这在 IgA 肾病的进展中发挥着重要的作用。

FcαR I 介导的吞噬功能异常会影响血清含有 IgA 的免疫复合物的清除。研究证明,IgA 肾病患者的 FcαR I 介导的吞噬能力下降,细胞表面的 IgA 循环增加,患者的血清 IgA 水平升高。IgA 肾病患者的血清 IgA1 O- 糖基化改变,如半乳糖糖基化减少和唾液酸糖基化改变,逃避清除的大分子 IgA 复合物在系膜区沉积。从 IgA 肾病患者获得的 IgA 可以比从健康者获得的 IgA 更好地结合正常单核细胞。但也有报道说 IgA 肾病患者的 IgA 与转染 FcαR I 的淋巴细胞的亲和性下降。不过小鼠的 B 细胞可以同时表达 3 种 IgA 受体:FcαR I、转铁蛋白受体(TfR)和 Fcα/μR,因而要清楚地解释后一现象就很复杂了。

在 IgA 肾病患者的研究表明,血液中的单核细胞和中性粒细胞表面 FcαR I 的表达水平下降。但用直接免疫荧光没有发现类似的结果,IgA 对 FcαR I 的表达也没有影响,这可能与 IgA 的细胞外部分脱落有关,因为在 IgA 肾病患者的血清中可检测出可溶性 FcαR I,但在健康对照者未检出。证据都表明,FcαR I 细胞外部分切割后导致 IgA/FcαR I 复合物释放入血液循环。FcαR I 与细胞表面的蛋白酶结合后可能促进分离过程。IgA 肾病患者体内 IgA 介导的受体脱落可以使免疫复合物的分子增大,其中可能包括 IgA-IgG 类风湿因子,或 IgA-FN 复合物。可溶性 CD89 水平在 IgA 肾病和健康对照人群并无明显差异,但在快速进展的 IgA 肾病患者血清中可溶性 CD89(sCD89)水平较无进展者显著升高,提示 sCD89 可能跟疾病的发病无关,而与进展有关。

给小鼠转染人类 FcαR I 可以制作出 IgA 肾病模型,人类 FcαR I 可以和小鼠的 pIgA 形成复合物,并沉积在肾系膜区。不同于其他动物模型,HIGA 小鼠和 *UG* 基因敲除小鼠只表现 IgA 肾病的症状,转染人类 FcαR I 基因的小鼠可以出现系膜区 IgA 沉积,血尿、轻度蛋白尿和肾小球巨噬细胞的浸润。将 FcαR I 敲除小鼠的血清可溶性 FcαR I/IgA 复合物注入野生鼠可以诱导相同的症状。为解释 IgA 在其中的作用,研究者又制作出 SCID-FcαR I 转基因小鼠。这种小鼠并不发生自发性 IgA 肾病,但注射 IgA 肾病患者的血清 IgA 就出现了 IgA 肾病症状。有趣的是,注射健康者的血清 IgA 并不引起类似的症状,提示 IgA 糖基化异常和 FcαR I 一起参与了 IgA 肾病的发生机制。含有 IgA 的 CIC 和可溶性 FcαR I 在 IgA 肾病的进展中的作用可能更大。

(三)转铁蛋白受体

研究证实转铁蛋白受体(transferrin receptor,TfR 或 CD71)可以选择性结合 IgA1。与 FcαR I 相比,该受体并不完全表达于血液白细胞,但在培养的肾脏系膜细胞表达非常丰富。虽然起初的报道认为 TfR 结合单体 IgA1 的能力强于多聚的 IgA1,但近期有报道认为,在体外培养的系膜细胞表面的 TfR 只结合多聚 IgA1。这种结合可被转铁蛋白、可溶性 TfR1 和 TfR2 所抑制。铰链区在这一结合过程中是必需的。重组的缺少 N- 连接的糖基化位点的 IgA1 不能被其识别,但用酶切的方法除去糖链的 IgA1 也可被结合,但该实验没有对照证实糖链到底去除与否,因而结果尚有争论。

IgA 结合 TfR 依赖于 TfR 介导的 T 细胞的增殖。TfR 是表达于 B 淋巴细胞系的 IgA 受体,早期的研究认为 TfR 通过和 IgA1 铰链区的 O- 连接的多糖结合 IgA 和 IgD。

研究发现 IgA 肾病患者的肾脏系膜细胞可以过度表达 IgA1 受体 TfR,TfR 可以选择性介导 IgA1 复合物在肾脏的沉积。系膜区沉积的 IgA1 复合物可以触发炎症反应,释放促炎症细胞因子如 IL-1、IL-6 和 TNF-α 等,并进而导致肾纤维化和肾损伤。这种假设可以解释疾病的进展和慢性化。由于在人类的系膜细胞发现有 Fcα/μR 的表达,而促炎症因子(如 IL-1)又可以上调 Fcα/μR 的表达,因而这个过程的实际情况可能更为复杂。

也有研究发现,虽然 IgA-CD89 复合物可以在小鼠体内导致肾脏病变,出现血尿、蛋白尿等,但免疫荧光发现 IgA 沉积在毛细血管内而非系膜区,也没有出现系膜增生和肾功能下降的情况。可溶性的 CD89 可以在人类和小鼠的系膜区检测到,但通常是和转铁蛋白受体结合后沉积到系膜区。可溶性 CD89 上调了系膜细胞上的转谷氨酰胺酶 2 (transglutaminase,TGase2)的表达,TGase2 又增加了系膜细胞上的转铁蛋白受体,敲除 TGase2 的小鼠,系膜区沉积的 IgA-CD89 显著减少。

(四)去唾液酸糖蛋白受体

去唾液酸糖蛋白受体(ASGPR)在肝细胞表达丰富,因而肝脏通过调节 IgA 的分解代谢在保持体内 IgA 的稳态中发挥重要作用。ASGPR 结合末端带有 β 连接的 GalNAc 或 Gal 的低聚糖蛋白,包括 IgA,能够介导带有这类末端糖链的糖蛋白被快速清除。增加糖链中的唾液酸结合数量,将降低 IgA1 和 IgA2 与 ASGPR 的结合力。在灵长类动物的研究发现,少数蛋白和 ASGPR 结合后,能以完整形式被分泌到胆道而逃避分解。ASGPR 参与血液中的 IgA 的清除,其中 IgA2 的主要清除途径就是通过肝脏 ASGPR 进行的。在小鼠肝脏分解的单体 IgA 的量超过所有其他组织分解的总和。敲除 ASGPR 基因的小鼠,IgA 的摄取受到显著的抑制。人类肝脏的研究也有类似发现。但是只有小部分 IgA1 是通过 ASGPR 受体在肝脏内清除的,肝脏对没有铰链区的 IgA1 的清除比野生性 IgA1 的清除要快得多。肝脏可以快速清除 IgA2,而非 IgA1,可能是血清中 IgA1 水平高于 IgA2 的原因。

(五)Fcα/μR

Fcα/μR 属于 Fc 受体家族,为 1 个含有 503 个氨基酸、包含 4 个 N- 连接糖基化位点的 I 类跨膜蛋白。在细胞外部分只有 1 个环链,其中包含 1 个类似于人类、牛和鼠类 pIgR 的第 1 个 EC 环的保守序列,提示它们具有同源性。人类 Fcα/μR 有 1 个同族体,都可以结合 IgA 和 IgM。人类 *Fcα/μR* 基因位于染色体的 1q32.3 位置,与其他几个 FcR 的基因毗邻。Fcα/μR 表达于成熟 B 淋巴细胞和巨噬细胞,在粒细胞、T 细胞和 NK 细胞无表达。在肝脏、肾脏、小肠、大肠、睾丸和胎盘中均有 Fcα/μR 表达,尽管还不清楚是否表达于上皮细胞或浸润的造血细胞。这类受体的精确作用还不清楚,但可以结合 IgM 包被的珠子。在体外培养的人类系膜细胞系,经 IL-1 刺激后,可在细胞膜和培养液中检出 Fcα/μR,但 TNF-α 刺激的系膜细胞株并无该受体的表达。Fcα/μR 并非是系膜细胞上鉴别出的新的受体,该受体也并不结合 IgM。可溶性 IgM 或 IgM 包被的颗粒与 Fcα/μR 的交联可以触发细胞的内摄作用。Fcα/μR 还可以介导 B 淋巴细胞吞噬 IgM 包被的金黄色葡萄球菌,被认为在拮抗细菌的免疫反应的初级阶段发挥重要作用。最近在人类的系膜细胞发现了 Fcα/μR 的转录物,并且受到炎症因子如 IL-1 的刺激后显著上调,提示该类受体在炎症反应中具有调节作用。

（六）IgA 分泌组件受体（secretory component receptor，SCR）

IgA 分泌组件受体是从嗜酸性粒细胞分离的分子量为 15 000 的带有 1 个 IgA 分泌组件的特异性受体。该受体只结合分泌组件（SC）和 sIgA，并不结合血清中的 IgA，这一过程可触发嗜酸性粒细胞的脱颗粒过程，使其释放嗜酸性粒细胞阳离子蛋白和超氧阴离子。因而存在的两种结合 sIgA 的受体——FcαR 和 SCR，都可能触发嗜酸性粒细胞的脱颗粒。sIgA 也可能通过 FcαR 和 SCR 诱导嗜碱性粒细胞的脱颗粒。

（七）半乳凝集素 1（galectin 1）

近来的研究显示心脏纯化出的半乳凝集素 1 可以较强的结合 O- 连接的 Tn 抗原，而这种糖型存在于人类 IgA1 铰链区。由于半乳凝集素 1 是同源二聚体，它可以交联糖蛋白，因此，不是严格意义上的受体，但是可能把血清 IgA1 结合到不同的细胞或糖蛋白上。半乳凝集素 1 交联作用可能有助于或者本身就具有一部分 IgA 受体活性。在 IgA 血管炎（如过敏性紫癜或疱疹性皮炎）中，半乳凝集素 1 结合到内皮细胞上可能对结合含 IgA1 的复合物发挥重要作用。在 IgA 肾病的某些情况下，系膜细胞和半乳凝集素 1 的相互作用被证明是 IgA1-IgM 免疫复合物沉积的重要因素。而且，研究表明在糖尿病和心血管疾病中，这种半乳凝集素 I 与 IgA1 的相互作用可能导致血管的免疫病理损伤。

（八）其他 IgA 受体

最近在小鼠派尔集合淋巴结（Peyer's patch）M 细胞发现一种新的 IgA 受体细胞。这种受体专一表达于黏膜相关的淋巴组织滤泡上皮细胞表面，该受体可以结合人类的 IgA2，不结合 IgA1。与 FcαR I 受体不同，该受体结合 IgA 的过程依赖于 Cα1 和 Cα2 区。

也有学者报道整合素 α1/β1 和 α2/β1 是系膜细胞上的糖基化缺陷 IgA1 的受体。还有研究通过 cDNA 文库筛选，确定了 β-1,4 半乳糖转移酶是肾小球系膜细胞上的 IgA 受体，在 IgA 清除和沉积过程中发挥了重要作用。另外在 IgA 肾病系膜细胞上也发现了衰变加速因子（decay accelerating factor，DAF）的表达，可能也是一种 IgA 的受体。

第三节　人类 IgA 肾病发生的分子机制

一、可能的遗传背景因素

无论从基因型还是从表型看，IgA 肾病的发病及其肾衰竭进程均与遗传因素有关。详细内容参阅本书第二章相关内容。

IgA1 分子糖基化异常与遗传因素也有关。例如在一项对同卵（27 对）和异卵双生（47 对）的健康女性孪生子中进行 IgA1 糖基化水平检测，发现 Gd-IgA 水平在同卵双生子中的相关性为 0.84，而在异卵双生子中仅为 0.46。

表观遗传调节在 IgA 分子糖基化异常中也发挥了重要作用。与健康对照相比，IgA 肾病患者外周血单个核细胞中 microRNA 148b、microRNA 188-5p、microRNA 361-3p、microRNA 886-3p、microRNA let-7b、microRNA let-7d 表达上调，其中 microRNA 148b 可直接抑制 C1GALT1 的 mRNA 和蛋白表达，导致 Gd-IgA1 产生增多。

在 IgA 肾病患者肾活检组织中检测到 microRNA 320 表达上调，且与尿中的 microRNA 320 表达正相关。对患者 B 细胞进行检测发现，患者 B 细胞中的 microRNA 320 表达上调，直接作用于其靶基因 PTEN,降低了 *Cosmc* 基因表达,刺激了 B 细胞增殖。

二、上呼吸道感染与细胞因子

IgA 肾病的发病常与黏膜感染有关。其依据是:① IgA 肾病发病之前或发病的同时伴有呼吸道或胃肠道感染,这些感染与血尿关系密切,尤其是咽部感染。有学者称之为"咽炎同步性血尿"。由此认为系膜区沉积的 IgA 来源于黏膜分泌系统。②许多胃肠道黏膜病变易继发 IgA 肾病。③在一些 IgA 肾病患者的肾活检中发现麦胶、胶原蛋白、呼吸道病毒和肠道菌丛等成分及抗体。④血尿的产生与多聚 IgA1 产生有关。但随着研究的深入,发现黏膜浆细胞分泌的多聚 IgA 由 2 个单体、1 个分泌片和 1 个 J 链构成。IgA 肾病的系膜区 IgA 无分泌成分,仅有 2 个单体 1 个 J 链,这对 IgA 是否来源于黏膜系统提出质疑。有学者提出"黏膜 - 骨髓轴"说法,认为血清异常升高的 IgA 并非由黏膜产生,而是由黏膜内抗原特定的淋巴细胞或抗原呈递细胞进入骨髓腔,引起骨髓 B 细胞分泌 IgA 增加。

血清 IgA1 铰链区 O- 糖基化缺陷可能由于扁桃体 B 淋巴细胞缺陷所致。在日本 IgA 肾病感染副流感嗜血杆菌患者血清的抗 IgA 抗体滴度增加。用副流感病毒感染小鼠可以制作出 IgA 肾病模型。IgA 肾病患者发生上呼吸道感染后可导致肾脏损伤加重。链球菌 M 蛋白刺激淋巴细胞产生 TGF-β,而 TGF-β 可以增加血浆中产生 IgA 的细胞的数量。多种病毒感染都与 IgA 肾病的恶化有关,其中包括副病毒Ⅵ。一般来说,微生物感染可引起体内表达高水平的干扰素如(interferon-alpha,IFN-α),因而需要考虑阻断病毒感染后的 IFN-α 信号转导途径。对扁桃体的高反应性曾经被认为是 IgA 肾病的病因,但关于其免疫机制仍然存在不清楚的因素,如扁桃体炎是如何刺激骨髓产生 IgA 抗体的? 脾脏中的外周 B 淋巴细胞参与对多糖抗原的反应,脾脏是否也在 IgA 肾病的发病中发挥作用? 上呼吸道感染,比如扁桃体感染是否会影响肺部和支气管腺体的黏膜反应?

胃肠道和肝脏疾病的多种病理生理机制都和 IgA 肾病有关。毫无疑问,咽炎引起的血尿通常会与上呼吸道感染如支气管炎等有关。内在的炎症介质(如 IFN-α)短时过量产生可以解释微生物可激发 IgA 肾病恶化的现象。IgA 肾病有多种表型,但还没有研究提示 IgA 肾病的表型与哪些因素有关。细菌和病毒感染导致的 IFN-α 的波动会继发更加持久的 IL-6 的生成。有关免疫细胞区室化的知识还知之甚少,但情况正在改变,随着研究的深入,是有可能解释食物中的抗原是如何加重 IgA 肾病的。

所有的细胞都可以产生干扰素 -γ(interferon-γ,IFN-γ)。分泌的 IFN-γ 有以下功能:刺激 NK 细胞增生,引起感染细胞的细胞毒性;激活 Th1 辅助细胞和毒性淋巴细胞;激活 γδT 细胞并影响抗体产生;影响树突细胞的功能;促进其自身的自分泌。口服 IFN-γ 可产生类似于黏膜感染引起的反应而非系统感染引起的反应。黏膜趋化因子(C-C motif chemokine ligand 28,CCL28)通过其受体(C-C motif chemokine receptor 10,CCR10)选择性吸引浆母细胞,在 IgA 肾病患者的肾小球内,IFN-γ 促进 Th1 淋巴细胞的免疫反应。中度水平的 IFNα 可以增加 IL-12 对 Th1 淋巴细胞反应,但是高水平的 IFN-α 会抑制 IL-12 的生成和 NK 细胞产生 IFN-γ。在儿童 IgA 肾病患者中,IFN-γ 可以促进 CD8 淋巴细胞在肾小球的募集。IFN-γ 还可以促进 CD4 细胞表达 CD40 配体。扁桃体中有 CD4[+]T 细胞和 B 细胞,还有可以产生 TNF-α 的单核细胞,这些细胞都可以迁移到血液。扁桃体中有的 B 淋巴细胞具有异质性,多数 B 淋巴细胞只产生 IgM,但其他细胞可以像脾脏边缘区 B 细胞一样产生 IgM 和 IgD,

只有少数可以进入血液。

　　还有一些炎症因子也在 IgA1 分子糖基化异常中发挥了重要作用。例如 IgA 肾病患者体内 APRIL 水平升高，且与半乳糖缺陷的 IgA1 水平和蛋白尿严重程度正相关，与 eGFR 负相关。体外培养患者的 B 淋巴细胞，予 APRIL 刺激，可较正常人产生更多半乳糖缺陷的 IgA1。IgA 肾病患者体内 a- 防御素中性粒细胞肽水平较正常人明显升高，且与 Gd-IgA 水平负相关，而与肾功能及中性粒细胞计数无关。TGF-β、IL-17 和 IL-4 可以通过抑制 *C1GalT1* 和 *Cosmc* 基因表达，导致 DAKIKI 细胞分泌糖基化异常的 IgA1。分离 IgA 肾病和健康对照人群血及扁桃体中分泌 IgA1 的 B 淋巴细胞，EB 病毒转染形成永生细胞系后，进行体外培养，加入 IL-6 刺激，通过上调及延长信号传导、转录激活蛋白 3（signal transducer and activator of transcription 3，STAT3）磷酸化，导致该淋巴细胞分泌 Gd-IgA1 增多，使用 STAT3 的抑制剂，可减少 IL-6 诱导的磷酸化，降低 Gd-IgA1 分泌，JAK 抑制剂也有类似效果，使用 Kinomic 分析发现，IL-6 通过 JAT/STAT3/MAPK 信号通路调节 Gd-IgA1 分泌。

三、人类 IgA1 的糖基化异常

　　免疫球蛋白大多为糖蛋白，其寡糖链对维持蛋白分子的结构和功能有着极其重要的作用，如糖链的改变会明显影响整个分子的代谢，改变其与各种受体的结合力，降低对致病细菌的调理能力及对细菌黏附作用的抑制，影响激活补体的能力。近年发现免疫球蛋白糖链结构的异常与一些自身免疫性疾病如 IgA 肾病、类风湿关节炎等的致病机制密切相关。IgA 肾病患者 IgA1 糖基化异常上文已详细叙述，此处不再赘述。

四、人类 IgA1 糖基化的调控异常

　　合成 IgA1 分子铰链区的氨基酸，利用 N- 乙酰氨基半乳糖苷转移酶添加 GalNAc，在 2，3- 唾液酸转移酶和 2，6- 唾液酸转移酶作用下 GalNAc 上增加唾液酸。糖复合物中糖链的合成没有模板，而是通过一系列定位有序的糖基转移酶来完成的，因此，在糖生物学中提出了一个基因→一种转移酶→一个连接键的扩展中心法则。IgA1 铰链区 O- 糖链末端的 Gal 是以 β1，3 糖苷键与 GalNAc 连接的，此糖苷键是由 β1，3- 半乳糖基转移酶（β1，3-GT）催化形成的。β1，3-GT 是功能各异但具有同源基因的酶家族，现已确认的有 10 种同源基因表达的不同酶，它们作用于不同供体（UDP-Gal 和 UDP-GlcNAc）与不同的糖受体（GlcNAc、Gal、GalNAc），最终都形成 β1，3 糖苷键。当然也有研究认为，单纯 IgA1 分子糖基化异常并不是造成 IgA 肾病的原因，更可能与患者体内 B 细胞糖合成酶的缺陷有关，因为 IgA 肾病患者体内的 IgA1 分子的 GalNAc 含量与正常人相似，提示可能患者体内有 2 种产生 IgA1 的 B 细胞，由于其半乳糖转移酶对 IgA1 铰链区 GalNAc 利用的差异，一种产生正常糖基化的 IgA1 分子，另一种产生富含 Tn 抗原的 IgA1 分子。IgA 肾病患者 IgA1 的 O- 糖链末端的半乳糖缺失可能由于 β1，3-GT 的表达降低或酶的结构异常而导致酶活性下降。更详尽的研究排除了 *β1，3-GT* 基因缺失的因素，证明是酶本身活性的降低。体外对 β1，3-GT 活性丧失的细胞进行处理（用去甲基试剂如 5- 氮胞苷）后可使 β1，3-GT 的酶活性恢复，能催化产生正常糖基化的 O- 糖链。为了确定 IgA 肾病中 β1，3-GT 的活性改变，将正常 IgA1 铰链区 O- 糖链用 β- 半乳糖苷酶去掉半乳糖基后得到半乳糖基受体，分别与来自 IgA 肾病患者和正常人的 T、B 细胞和单核细胞裂解液共培养，使之重新半乳糖基化。然后用生物素化的凝

集素 VV（Vicia Villosa，对 *GalNAc* 特异）测定受体的半乳糖基化程度，结果与 T 细胞和单核细胞共培养的 β1,3-GT 活性在 IgA 肾病与正常人间无差异，而对于与 B 细胞共培养的 β1,3-GT 活性，IgA 肾病患者的显著低于正常人，并且其酶活性与 VV 和 IgA 的结合率负相关，从而提出 B 细胞的 β1,3-GT 活性低下与 IgA 肾病的发病有关。体外培养扁桃体单个核细胞发现，IgA 肾病患者基线 BAFF、Gd-IgA1 水平显著高于慢性扁桃体炎不伴有肾损害患者，而 C1GALT1 和 Cosmc mRNA 表达显著低于后者，对培养细胞进行不同频率震荡后，这种差异更加显著。患者体内 Cosmc 水平显著低于正常人。用 LPS 刺激患者外周血 B 细胞，导致低糖基化 IgA 的分泌增加，注射北黄芪提取物可以显著增加 Cosmc 活性，减少 IgA 分泌，剂量依赖性逆转糖基化降低的水平。辣椒素也可以诱导 IgA 肾病患者扁桃体单个核细胞中 BAFF 的表达，抑制 C1GALT1 和 Cosmc 表达，导致低糖基化 IgA1 的表达增多。

表观遗传调节在 IgA 肾病糖基转移酶活性调节中也发挥了重要作用。人体不同组织的 Gal 转移酶和 *Cosmc* 启动子区是相似的，由于不同的 DNA 甲基化造成了表达量的差异，这可能是患者和正常人群 IgA1 分子半乳糖基化存在差异的原因。IgA 肾病患者体内分离出的 B 细胞中 let-7b 表达显著高于非 IgA 肾病患者及健康对照，let-7b 可以下调人体外周血单个核细胞中 GALNAc 转移酶 2 的表达。IgA 肾病患者外周血 B 淋巴细胞 Cosmc mRNA 表达显著低于其他肾炎患者及健康对照人群。这些 B 细胞体外培养后，使用 IL-4 处理，发现 *Cosmc* 启动子区 DNA 甲基化在 IgA 肾病患者显著升高，而 DNA 甲基化抑制剂 5-AZA 可显著降低 IgA 肾病患者 *Cosmc* 甲基化水平。*Cosmc* 启动子区 DNA 甲基化水平与 *Cosmc* 基因 mRNA 表达负相关，与培养液中半乳糖缺失 IgA1 水平正相关。

分离患者和健康对照人群循环中分泌 IgA1 的细胞，评估细胞因子能否改变 IgA1 糖基化，结果显示 IL-6 和 IL-4 可以显著升高 IgA1 半乳糖缺陷的程度，在 IgA 肾病患者体内改变更明显，这些细胞因子可以直接降低 C1GalT1 表达，间接升高 ST6 N-Acetylgalactosaminide Alpha-2（ST6 N- 乙酰氨基半乳糖 α-2）、6-Sialyltransferase Ⅱ（6- 唾液酸转移酶 Ⅱ）、ST6 Gal-NAc-Ⅱ（ST6 Gal-N- 乙酰氨基半乳糖 α-2）的表达，提示 IL-6 和 IL-4 通过调节关键酶活性增加了半乳糖缺失。IgA 肾病患者外周血 B 细胞的 ST6 Gal-NAc-Ⅱ 表达较正常对照显著降低，且与患者唾液酸缺陷水平相关。

五、人类 IgA 的清除异常

在 IgA 的代谢和 IgA1-IC 的清除过程中有 2 个主要受体参与：①去唾液酸糖蛋白受体（ASGPR），在肝细胞上表达，通过识别绞链区的 O- 糖链而与 IgA 结合；② IgAFc 受体（FcαR），在中性粒细胞、单核细胞和嗜酸性粒细胞等有表达，能够与单体、二聚体 IgA1 和 IgA- 免疫复合物结合。将放射性标记 IgA1 注入 IgA 肾病患者体内，结果显示肝细胞对其清除正常，说明 ASGPR 在 IgA 肾病中没有异常。扫描分析显示 IgA 肾病患者的单核细胞表面 FcαR 的表达比正常人明显下降，SDS 聚丙烯酰胺凝胶电泳法（SDS-PAGE 电泳）发现 FcαR 的泳动速度稍高并且与唾液酸特异的凝集素的结合下降，说明 IgA 肾病的 FcαR 的异常可能是在翻译后发生的唾液酸化降低。

单核细胞在无血清培养时 FcαR 表达升高，与自体血清共培养时则明显下降，提示循环中存在调节因子；同时诸如艾滋病（acquired immune deficiency syndrome，AIDS）等伴有血清 IgA 水平升高的疾病中都有 FcαR 的表达下调，提示 IgA 在 FcαR 表达调控中起作用。正常人单核细胞与血清 IgA（5mg/ml）长时间共培养，FcαR 的表达持续下降，在 IgA 缺陷的患者中 FcαR 强表达，多聚 IgA 对 FcαR 的结合力比单体 IgA 强并使 FcαR 的表达下调更明显，因此 IgA 特别是多聚 IgA 或 IgA-IC 在单核细胞 FcαR 表达下降中起主要作用。

　　IgA 肾病患者的血清中多聚体 IgA 和 IgA-IC 增加，因此导致 FcαR 表达下调。IgA 肾病患者的 IgA 水平升高使 IgA 与 FcαR 的结合增加。其次，与正常单核细胞培养发现，IgA 肾病患者的 IgA 与 FcαR 的结合力比正常人 IgA（IgA 浓度相同）要高 1~2 倍，说明 IgA 肾病中异常糖基化的 IgA 可能对 FcαR 的占据起直接作用。FcαR 与 IgA 的结合位点在其铰链 Cα2 和 Cα3 交界处，Cα2 区的糖基化可能对 FcαR 与 IgA 相互作用起关键作用。另外，去唾液酸化的骨髓瘤 IgA 与 FcαR 的结合力增强，用唾液酸酶处理去除 FcαR 上的唾液酸，结果 IgA 与 FcαR 的结合增加 5 倍，证明了 IgA 肾病中 FcαR 的唾液酸化异常所引起的受体与配体间的亲和力增强是 IgA1 与 FcαR 结合力增强的另一可能原因。因此在 FcαR 数目减少的情况下，IgA 与 FcαR 的结合仍增加。IgA 肾病患者单核细胞表面的 FcαR 被 IgA 持续、高度占据，致使胞吞动力下降，受体上结合的 IgA 可再次进入循环，这使 IgA 和 IgA-IC 免受胞内溶酶体的降解，而增加了它们在血清中的浓度，可能对肾脏系膜细胞 IgA 的沉积起到间接作用。此外，与 FcαR 结合的 IgA 与抗原、免疫复合物和 / 或肾脏系膜细胞的 IgA 受体结合，释放出炎性介质肿瘤坏死因子 -α（TNF-α）和 IL-6，TNF-α 引起细胞凋亡而直接损伤肾脏系膜细胞，而 IL-6 促使肾脏系膜细胞增生，因此 FcαR 和 IgA 的异常作用对 IgA 肾病的致病有直接作用。

　　FcαR 在肾脏系膜细胞无表达，但系膜细胞既可以结合单体 IgA，又可以结合聚体的 IgA，这提示系膜细胞上存在 IgA 的另一种受体。实验证明人和鼠的系膜细胞上至少有 1 种 IgA 受体（IgA-R）。^{131}I-IgA 结合到系膜细胞上随剂量的增大而增大并在 1.5mg/ml 时达到饱和，未标记的 IgA 及其 Fc 片段对结合有抑制作用，而 IgG、IgM 和 IgA 的 Fab 片段没有，说明此受体是 IgA 特异性的。去唾液酸 IgA 和 IgA 分别与系膜细胞结合达到饱和时，去唾液酸 IgA 结合的数量较多。对于分别加 galactosamine（Gal）、N-Acetyl-D-galactosamine（GalNAc）和 N-Acetylglucosamine（GlcNAc）培养的系膜细胞，IgA 与受体的结合明显下降，其中 GalNAc 的抑制效果最明显，同样这些糖对去唾液酸 IgA 的抑制要比对 IgA 的抑制强得多，这表明 IgA 分子中的铰链区的 O- 糖链在 IgA 与系膜细胞上受体结合中起主要作用，这一结果也进一步表明 IgA1 的 O- 糖链的异常在 IgA 肾病致病机制中的重要作用。有学者在人系膜细胞上找到了识别 IgAFc 段的受体，并证明与单核细胞的 FcαR 不同，但可能具有部分同源性，此受体对多聚体 IgA 的结合力大于单体，这为大量多聚体 IgA 在肾脏系膜细胞上沉积提供了依据。

六、系膜细胞沉积后的细胞生物学效应

　　免疫功能异常是 IgA 肾病的主要致病因素。35%~50% 的 IgA 肾病患者血清中 IgA 含量升高，其中，主要是聚合型的 IgA1 亚型，并常以大分子的免疫复合物（IgA-IC）形式存在。研究显示 IgA 水平的升高与 T 细胞和 B 细胞的作用有关。IgA 肾病患者可产生 IgA1 的浆细胞数量增加，并且所产生的绝大多数是多聚 IgA1，目前尚未找到其特异的抗原，因而认为多聚 IgA 可能是不依赖抗原的"天然"抗体，由多克隆活性 B 细胞生成。IgA 肾病患者外周血中的 B 细胞，在无刺激物或有丝分裂原刺激下都能分泌异常高水平的 IgA，其表面

IgA 的表达增加。B 细胞的 IgA 分泌尚受到 T 细胞的调控,IgA 肾病患者外周血单个核细胞中 T 细胞数量增加,经实验证明主要是 Tγ 和 Tδ 细胞的数量增加,并且与表面有 IgA 表达的 B 细胞数成比例。将 IgA 肾病患者的外周血细胞在体外经有丝分裂原刺激,其 IgA 合成水平显著升高,去除 Tγ 和 Tδ 细胞则无此现象。从 IgA 肾病患者外周血单个核细胞纯化的 Tγ 和 Tδ 细胞比 Tα 和 Tβ 细胞能诱导 B 细胞产生更多的 IgA 分子,并且激活后的 Tγ 和 Tδ 细胞能产生大量的转化生长因子 -β(TGF-β),它是启动 B 细胞从 IgM 合成向 IgA 合成的主要细胞因子之一。因此,IgA 肾病患者 Tγ 和 Tδ 细胞的增加,增强了 B 细胞对 IgA 的合成。

　　IgA 肾病患者血清 IgA 的变化是由干细胞决定的,其主要依据是:①将有 IgA 肾病倾向的 ddY 鼠的骨髓细胞移植到 B6 鼠后,增加了受者血清中的大分子 IgA 和肾小球上 IgA 的沉积;②对 1 例 IgA 肾病合并慢性粒细胞白血病患者进行同种异体骨髓移植后,不仅治愈了白血病,而且肾脏系膜细胞上沉积的 IgA 也被清除了。进一步实验发现,约 5 周龄的产生高浓度 IgA 的鼠移植了正常 B6 鼠同种异体骨髓后,肾脏系膜细胞的 IgA 和 C3 补体的沉积减少,肾小球硬化和肾系膜基质增生程度减轻,该研究提示:同种异体骨髓移植可能是治疗 IgA 肾病的一种新手段。目前,骨髓移植治疗自身免疫疾病正受到瞩目。单纯 IgA 水平的增高并不能解释肾脏系膜细胞上 IgA 的沉积,因为骨髓瘤和其他一些可引起 IgA 增高的疾病,几乎不伴有 IgA 免疫球蛋白在肾组织沉积。因此,推测在 IgA 肾病中,IgA 分子存在着免疫学或化学结构的特征性变化。

　　虽然补体的级联反应不是 IgA 肾病发展的必需因素,但有证据表明局部补体的活化可以影响肾小球损伤的程度。研究表明,大鼠的二聚体和多聚体 IgA 能够通过旁路途径激活补体而造成肾小球损伤,单体则没有这种效应。系膜区 IgA 对 C3 的活化可能是通过 MBL 途径发生的,最终产生 C5b-9,但其浓度不足以引起系膜细胞溶解,在此基础上进而活化系膜细胞产生炎症介质和 ECM。C3 和 MBL 不仅可以在肾脏沉积,还可以在局部由系膜细胞合成。此外,C3 还可以由足细胞合成。因此,系膜细胞一旦结合 IgA,可能利用自身产生的 C3 和 MBL 在局部活化补体,而不依赖于系统补体的活性。这种原位的补体合成和活化在肾小球损伤进展中的作用尚不清楚。系膜细胞还可以合成补体调节蛋白,如 DAF,这是 IgA 肾病患者中产生的 C5b-9 通常不导致系膜细胞溶解的可能原因。IgA 肾病时也明显存在着通过旁路途径而激活补体的证据。组织学检查发现,在系膜 C3 沉积时,缺乏经典途径和 MBL 途径的早期成分(C1、C2 或 C4),这对补体旁路途径活化在 IgA 肾病的发病机制中发挥作用是一个有力证据。

　　补体 C3 的受体 CR1(CD35、C3b 受体)在大多数循环中的细胞(红细胞、单核细胞、B 细胞、多形核白细胞等)及肾脏足细胞表面都有表达。而 CR2(CD21,C3dg 的受体)仅表达于 B 细胞及树突状细胞。CR1 是人类肾脏表达的唯一 C3 受体。在 IgA 肾病或紫癜性肾炎患者肾活检标本检测到 CR1 的表达与正常肾脏没有区别。因为系膜细胞不表达 C3 受体,因此很明显 C3 受体在 IgA 肾病中没有参与 IgA-C3 免疫复合物的肾沉积。另一方面,如果足细胞内的 CR1 表达下调,可以使足细胞对补体攻击的敏感性增高。

　　系膜细胞可以产生 C3 及补体调节蛋白——衰变加速因子(decay accelerate factor,DAF)。正常状态下,DAF 是由球旁器产生的,而且生成很少,几乎检测不到。但在疾病状态下,系膜细胞、小管细胞和炎症细胞都能合成 DAF 和 C3。在 IgA 肾病,系膜细胞 DAF 和

C3 的阳性率和系膜炎症及小球硬化程度正相关。此外,小球细胞 C3-DAF 的转化率和小球损伤程度相关。用免疫复合物刺激系膜细胞可以通过其 Fc 受体诱导 C3 的合成。C3 的生成可以进一步调节细胞因子如 IL-1 的产生。

在 IgA 肾病过程中,含 IgA 的免疫复合物沉积的基础上,局部补体合成及随后的补体活化可造成组织损伤。补体的生成可以被免疫复合物和肾小球固有细胞及炎症细胞产生的细胞因子诱导和调节。

来自患者和动物模型的大量资料表明,IgA 肾病的发生是多种致病因子共同作用,从而促进病情发生、发展的一个过程。其必须的 3 个阶段包括:①异常大分子 IgA1 的形成及其对可溶性 FcαR Ⅰ 的屏蔽,并通过跨膜 FcRγ 相关性的 FcαR Ⅰ 信号传递激活单核细胞;②通过大分子 IgA1 和系膜 IgA 受体的相互作用导致系膜细胞激活;③通过数种炎症激活途径导致系膜及白细胞的激活,共同促进病情的发展。

使用 Gd-IgA1 和链球菌 M4 蛋白与人肾小球系膜细胞共孵育,可导致系膜细胞显著增生,分泌更多的 IL-6、血小板源生长因子(platelet-derived growth factor,PDGF)和 C3。从 IgA 肾病患者体内分离出 IgA 免疫复合物,分子量 800~900 000,包含的 IgA1 分子存在明显半乳糖缺陷,刺激人系膜细胞后,通过增加苏氨酸磷酸化诱导系膜细胞明显增生,分泌更多 IL-6 和 IL-8。对系膜细胞刺激作用最明显的患者快速进展至终末期肾病(end-stage renal disease,ESRD)。而在体外制备半乳糖和唾液酸缺陷的 IgA1,与正常人和 IgA 肾病患者血清混合,通过蛋白分离柱提取 IgA1-IgG 免疫复合物,与系膜细胞共孵育,发现和健康对照人群相比,患者提取出的免疫复合物可通过脾脏酪氨酸激酶信号通路,导致 MCP-1、IL-6、IL-8、IFN-γ 诱导蛋白 10、血小板生长因子 -BB 等表达增高,增加 Ⅰ 型组蛋白去乙酰化酶表达,明显诱导系膜细胞增生,分泌更多细胞外基质。

IgA 沉积到系膜细胞后,会通过系膜细胞 - 足细胞对话导致足细胞损伤。研究发现,与健康对照人群相比,IgA 肾病患者血清提取的 IgA 分子热聚合后刺激小鼠系膜细胞获得上清液与足细胞共培养,通过活化 MAPK/ERK 通路,导致足细胞自噬减少,凋亡增加,nephrin 表达下降,细胞骨架重组,血小板活化因子、TNF-α、TGF-β 等分泌增加,肾素、血管紧张素、血管紧张素转换酶 mRNA 表达明显升高,依那普利、缬沙坦或糜蛋白酶抑制剂可增加 nephrin 表达,降低血管紧张素及其转换酶的高表达,改善足细胞的功能。

综上所述,IgA 肾病的发病分子机制甚为复杂。本章总结其可能的机制为:可能存在的遗传背景因素、表观遗传调节、上呼吸道感染所产生的细胞因子、糖基化转移酶活性异常以及其他的未知因素导致的免疫球蛋白 IgA 的血清含量增加及其 O- 糖链的糖基化异常。IgA 的 O- 糖链的糖基化异常,随后被抗糖基抗体 IgG(或 IgA1)识别,形成的免疫复合物太大,不能进入肝 Disse 腔,逃避了正常的清除机制,到达肾循环,通过了肾小球毛细血管孔径较大的内皮连接,沉积于系膜区,这些免疫复合物结合到系膜细胞上。高水平的 IgA 使其受体表达下降而使 IgA 代谢异常、IgA1 的糖基化异常又增大了其与肾系膜上受体的结合力,以及抗多糖抗体的产生增加等,增加了系膜细胞 - 足细胞对话等一系列反应引起了肾小球的损伤(图 3-3-1)。这些特点证明 IgA 肾病是一个自身免疫疾病,糖基化异常的 IgA1 是其自身抗原。

IgA1 糖基化异常的根源可能与干细胞、基因的多态性密切相关,目前 IgA 肾病的遗传因素越来越成为人们关注的焦点,有关遗传因素的论述可参阅本书第二章的相关内容。

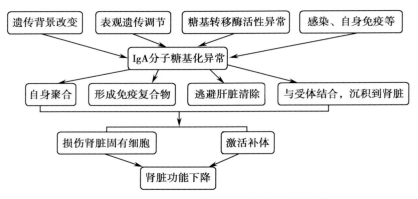

图 3-3-1　IgA 分子糖基化异常与肾小球的损伤

（徐丽霞）

参考文献

［1］ HORYNOVA M S, VRABLIKOVA A, TYLER J, et al. N-Acetylgalactosaminide α2, 6-sialyltransferase Ⅱ is a candidate enzyme for sialylation of galactose-deficient IgA1, the key autoantigen in IgA nephropathy [J]. Nephrol Dial Transplant, 2015, 30 (2): 234-238.

［2］ OKA K, NISHIMURA K, KISHIKAWA H, et al. IgA1 dominant subclass of latent IgA mesangial deposition in donated kidney [J]. Int J Nephrol Renovas Dis, 2016, 9: 313-317.

［3］ SUN Y, LIU Z H, LIU Y, et al. Increased frequencies of memory and activated B cells and follicular helper T cells are positively associated with high levels of activation induced cytidine deaminase in patients with immunoglobulin A nephropathy [J]. Mol Med Rep, 2015, 12 (4): 5531-5537.

［4］ ROPS A L, JANSEN E, SCHAAF A V, et al. Interleukin-6 is essential for glomerular immuno-globulin A deposition and the development of renal pathology in Cd37-deficient mice [J]. Kidney Int, 2018, 93 (6): 1356-1366.

［5］ JIN L W, YE H Y, XU X Y, et al. MiR-133a/133b inhibits Treg differentiation in IgA nephropathy through targeting FOXP3 [J]. Biomed Pharmacother, 2018, 101: 195-200.

［6］ JIANG M J, XIAOYUN X J, RONG L P, et al. Serum galactose-deficient IgA1 levels in children with IgA nephropathy [J]. Int J Clin Exp Med, 2015, 8 (5): 7861-7866.

［7］ SUZUKI Y, MATSUZAKI K, SUZUKI H, et al. Serum levels of galactose-deficient immunoglobulin (Ig) A1 and related immune complex are associated with disease activity of IgA nephropathy [J]. Clin Exp Nephrol, 2014, 18 (5): 770-777.

［8］ MIZERSKA W M, GAJEWSKI U, CICHON K K, et al. Serum GDIgA1 levels in children with IgA nephropathy and Henoch-Schönlein nephritis [J]. Centr Eur Immunol, 2018, 43 (2): 162-167.

［9］ KOSZTYU P, HILL M, JEMELKOVA J, et al. Glucocorticoids reduce aberrant O-glycosylation of IgA1 in IgA nephropathy patients [J]. Kidney Blood Press Res, 2018, 43 (2): 350-359.

［10］ KIHARA M, ITO K, NAKATA J, et al. O-linked glycosylation determines the nephritogenic potential of IgA rheumatoid factor [J]. J Am Soc Nephrol, 2014, 25 (6): 1282-1290.

［11］ LIANG Y, ZHANG J J, ZHOU Y L, et al. Proliferation and cytokine production of human mesan-gial cells stimulated by secretory IgA isolated from patients with IgA nephropathy [J]. Cell Physiol Biochem, 2015, 36 (5): 1793-1808.

［12］ LIANG Y, ZHAO G Q, TANG L, et al. MiR-100-3p and miR-877-3p regulate overproduction of IL-8 and IL-1β in mesangial cells activated by secretory IgA from IgA nephropathy patients [J]. Exp Cell Res, 2016, 347 (2): 312-321.

［13］ BERTHELOT L, ROBERT T, VUIBLET V, et al. Recurrent IgA nephropathy is predicted by altered glyco-sylated IgA, autoantibodies and soluble CD89 complexes [J]. Kidney Int, 2015, 88 (4): 815-822.

［14］ POSGAI M T, TONDDAST N S, JAYASINGHE M, et al. FcαRI binding at the IgA1 C_H2-C_H3 interface induces long-range conformational changes that are transmitted to the hinge region [J]. Proc Natl Acad Sci USA, 2018, 115 (38): E8882-E8891.

［15］ MOLYNEUX K, WIMBURY D, PAWLUCZYK I, et al. 1, 4-galactosyltransferase 1 is a novel receptor for IgA in human mesangial cells [J]. Kidney Int, 2017, 92 (6): 1458-1468.

［16］ LOMAX H J, VISCONTI A, PUSEY C D, et al. IgA1 Glycosylation is heritable in healthy twins [J]. J Am Soc Nephrol, 2017, 28 (1): 64-68.

［17］ LI C M, SHI J, ZHAO Y. MiR-320 promotes B cell proliferation and the production of aberrant glycosyl-ated IgA1 in IgA nephropathy [J]. J Cell Biochem, 2018, 119 (6): 4607-4614.

［18］ ZHAI YL, ZHU L, SHI SF, et al. Increased APRIL expression induces IgA1 aberrant glycosylation in IgA nephropathy [J]. Medicine, 2016, 95 (11): e3099.

［19］ QI Y Y, ZHOU X J, CHENG F J, et al. Elevated plasma α-defensins (HNP1-3) levels correlated with IgA1 glycosylation and susceptibility to IgA nephropathy [J]. Dis Markers, 2016: 8123138.

［20］ XIAO J, WANG M T, XIONG D W, et al. TGF-β1 mimics the effect of IL-4 on the glycosylation of IgA1 by downregulating core 1 β1, 3-galactosyltransferase and cosmc [J]. Mol Med Rep, 2017, 15 (2): 969-974.

［21］ LIN J R, WEN J, ZHANG H, et al. Interleukin-17 promotes the production of underglycosylated IgA1 in DAKIKI cells [J]. Renal Fail, 2018, 40 (1): 60-67.

［22］ YAMADA K, HUANG Z Q, RASKA M, et al. Inhibition of STAT3 signaling reduces IgA1 autoantigen production in IgA nephropathy [J]. Kidney Int Rep, 2017, 2 (6): 1194-1207.

［23］ ZENG J W, MI R J, WANG Y C, et al. Promoters of human cosmc and T-synthase genes are similar in structure, yet different in epigenetic regulation [J]. J Bio Chem, 2015, 290 (31): 19018-19033.

［24］ EBEFORS K, LIU P D, LASSEN E, et al. Mesangial cells from patients with IgA nephropathy have increased susceptibility to galactose-deficient IgA1 [J]. BMC Nephrology, 2016, 17: 40.

［25］ NOVAK J, KAFKOVA L R, SUZUKI H, et al. IgA1 immune complexes from pediatric patients with IgA nephropathy activate cultured human mesangial cells [J]. Nephrol Dial Transplant, 2011, 26 (11): 3451-3457.

［26］ ZHAO Y F, ZHU L, LIU L J, et al. Pathogenic role of glycan-specific IgG antibodies in IgA nephrop-athy [J]. BMC Nephrology, 2017, 18 (1): 301.

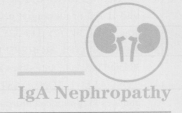

第四章

IgA肾病的细胞生物学

IgA Nephropathy

肾组织中的各种细胞在 IgA 肾病发生发展过程中扮演着极为重要的角色。本章将详细阐述肾组织中各种固有细胞如肾小球系膜细胞、足突细胞、肾小管上皮细胞、内皮细胞和外来细胞如巨噬细胞、淋巴细胞、中性粒细胞、树突细胞和血小板等在 IgA 肾病的发病过程中所具有的基本生物学功能，及其可能的致病作用。

第一节 系 膜 细 胞

一、系膜细胞的基本生物学功能

（一）肾小球系膜细胞的基本生物学结构和功能

肾小球系膜包括系膜细胞和基质，位于肾小球小叶的中央。由于毛细血管内皮层和系膜之间没有肾小球基底膜，所以毛细血管内皮层能与系膜直接接触。背离血管内皮处的基底膜称为系膜角。在近毛细血管区，系膜细胞的突起伸向系膜角，并延伸到内皮细胞层和基底膜之间的狭窄区间。成年小鼠系膜细胞占整个肾小球总细胞数的 1/3，每天整个肾小球的细胞更新率约为 1%，主要为内皮细胞，系膜细胞的更新率更低，足细胞尚未发现有更新的证据。正常人的系膜中只有血管平滑肌细胞样内源性系膜细胞，炎症情况下尚可以见到单核巨噬细胞。

系膜细胞突起中含有大量的微丝束，它们从突起的一侧横跨向对侧走行。系膜细胞通过这些突起可直接或间接与基底膜相连，从而锚着在基底膜上。微纤维与基底膜是系膜细胞非常有效的收缩结构。

系膜的细胞外基质（extracellular matrix，ECM）由肾小球毛细血管丛的小叶中心基质构成。ECM 的主要成分包括纤维结合素、层粘连蛋白素和Ⅳ、Ⅴ级胶原蛋白。纤维结合素是最丰富的 ECM 成分，它与微纤维相连，将系膜细胞与细胞结构（如基底膜）连在一起。

系膜和系膜细胞具有多种功能，具体见于表 4-1-1。

表 4-1-1 系膜和系膜细胞的主要功能

1. 对毛细血管丛的结构性和弹性支撑作用
（1）组成系膜结缔组织的一部分
（2）产生系膜基质和基底膜
2. 调节肾小球微循环和超滤功能
（1）系膜细胞是血管活性物质的靶细胞
（2）分泌血管活性物质
3. 系膜细胞迁移在胚胎发育和受损肾小球重构中发挥作用
4. 系膜细胞的胞吞作用/清除功能
（1）系膜间隙对血浆成分有一个粗筛作用
（2）以受体方式摄取血浆和残渣中的大分子物质
（3）降解、清除进入系膜的大分子残留物质如抗原成分等
5. 内皮细胞样功能
（1）处于基底膜内侧，内皮细胞下的位置
（2）非血栓表面
（3）非白细胞黏附表面
（4）分泌血管活性物质

6. 对局部损伤的反应
(1)系膜细胞增殖
(2)分泌 / 旁分泌可溶性调节分子
(3)产生、破坏或重构系膜基质和基底膜

7. 激活系膜细胞与免疫复合物和免疫细胞的相互作用
(1)通过 Fc 受体摄取免疫复合物,通过 C3 受体结合并摄取补体
(2)激活后表达 MHC Ⅱ分子
(3)抗原呈递
(4)直接和间接与白细胞相互作用

(二)体外培养的系膜细胞的特点

通过差异筛分肾皮质匀浆可以获得肾小球作为系膜细胞培养的原材料。用含有 10%~20% 胎牛血清培养基培养 2~3 代,可以去除内皮细胞和足细胞,建立相对同源的系膜细胞系。体外培养的系膜细胞呈梭形和星形,可有 α- 肌动蛋白的表达,细胞基质中以Ⅰ型和Ⅲ型胶原为主(占 90%),而Ⅳ型胶原很少。这完全不同于正常肾脏组织中的系膜细胞。在正常的肾组织中系膜细胞并不表达 α- 肌动蛋白,而肾小球中也是以Ⅳ型胶原为主,只有在病理情况下才会有 α- 肌动蛋白的表达。

培养的系膜细胞缺少与其他肾小球自身细胞或渗透细胞的接触,生长在相对高浓度的胎牛血清中,并含有系膜细胞再生的细胞因子,因此,培养的系膜细胞是激活的细胞,而不是体内正常肾小球中所看到的静息型细胞。

总之,既往通过系膜细胞培养获得的数据与体内正常肾小球所得的结果并不一致,但与疾病情况下相似。在标准细胞培养条件下,系膜细胞表现与体内激活的细胞一致的表型,没有完全去分化,因此体外大多数的反应模式与体内一致,或者与正常情况一致,或者与疾病状态一致。

二、系膜细胞介导肾损伤的机制

系膜细胞所处的位置、结构与功能特点,使其易于沉积损伤性血浆成分和滤过残渣。循环免疫复合物或其他大分子不断进入系膜,当这些物质不能被清除造成堆积,便激活系膜细胞,导致系膜细胞增殖和分泌表型的改变,一旦被激活,系膜细胞分泌大量的物质,调节炎症反应,以及肾小球微循环和 ECM 的沉积,影响肾小球功能。

肾小球系膜细胞是各种不同损伤的靶细胞,通过体液或细胞免疫机制产生免疫损伤。很明显,系膜的损伤进程与免疫攻击的类型、程度和持续时间有关。一旦损伤物质或机制被清除或中和,系膜和毛细血管丛的组织完整性得到恢复,炎症反应便可中止。这一损伤修复过程的调控需要释放许多生物因子,骨髓来源的炎症细胞以及系膜细胞的增殖和分泌表型的改变有助于这一过程的顺利进行。对于急性或一过性损伤,炎症反应后通常会伴有一个炎症消散期。如果系膜持久地遭受损伤,炎症过程会变成慢性,一些介质和旁分泌、自分泌的调节因子会持续释放,从而使炎症持续不退。肾小球硬化导致的肾小球和肾脏小管间质部位的缺血可以加重这一损伤。系膜细胞的持续激活,可能与系膜细胞增殖和分泌活性改变有关。

（一）免疫介导的系膜损伤

1. 体液免疫机制 免疫荧光可以在受损的肾组织内发现各种免疫球蛋白和补体成分的沉积，特别是在系膜区。沉积抗体的特异性并不确定，也无法确定相应的抗原是来自病原微生物的碎片，还是血液循环中的自身抗体。这些物质或者以分开的形式，或者以抗原-抗体复合物的形式进入系膜，或者在系膜内形成免疫复合物。常见的免疫球蛋白成分有 IgG、IgA 和 IgM。

在肾小球肾炎受损的组织中，可以发现抗体和补体 C3、C5b-9，以及 C1q 等。人体和鼠的系膜细胞表达 C1q 受体，与 Fc 受体一起促进 C1q 免疫复合物在系膜区的沉积。虽然，某些类型肾小球肾炎系膜上的补体激活，并不产生具有膜攻击性的 C5b-9 复合物，以及导致系膜细胞溶解。但是，激活的系膜细胞分泌的生物活性物质成分，产生了变化，并可以引起炎症反应。最近的研究提示，系膜细胞能结合补体成分（如 C3）。尽管尚不清楚导致系膜细胞过度表达补体受体的机制，但可以肯定补体异常合成与激活有助于免疫球蛋白在系膜的沉积。这一过程是否与 IgA 肾病有关尚未可知。

2. 细胞免疫机制 系膜细胞与免疫细胞之间存在着特异性相互作用。系膜细胞能被 T 辅助细胞产生的物质激活，而且系膜细胞分泌 T 细胞共刺激因子，如白细胞介素-1（interleukin 1，IL-1）和白细胞介素-6（interleukin 6，IL-6）。虽然系膜细胞并不持续表达主要组织相容性复合体（major histocompatibility complex，MHC）II 类分子，但是它们能在体内被重组的 T 细胞淋巴因子如 γ-干扰素（interferon gamma，IFN-γ）诱导。联合 INF-γ 和 IL-1 或肿瘤坏死因子-α（tumor necrosis factor-α，TNF-α）也能诱导系膜细胞表达细胞间黏附因子 1（intercellular adhesion molecule 1，ICAM1）。因此，系膜细胞在与 T 淋巴细胞相互作用中作为抗原呈递细胞替代巨噬细胞发挥辅助细胞的功能。有报道发现 IFN 处理的小鼠系膜细胞能够加工和呈递外源性抗原给特异性 T 细胞，ICAM 单克隆抗体降低系膜细胞与 T 细胞间的黏附作用和系膜细胞对抗原的呈递功能。抗 MHC II 类分子抗体也能消除系膜细胞的抗原呈递作用，但不影响分子间的黏附功能。将 INF-γ/TNF-α 处理的系膜细胞与异体淋巴细胞共培养，其结果显示系膜细胞表达具有功能活性的 MHC II 类分子。这些 MHC II 类分子阳性的系膜细胞能够激活异体 T 淋巴细胞。目前尚不知道这些实验结果是否与患者体内的炎症反应一致。

（二）IgA1 的糖基化模式

在 IgA 肾病中，增加的部分循环 IgA1 在一些碳链侧链（O-聚糖）中具有半乳糖缺乏，其与重链的铰链区段连接。O-糖基化位点不是随机分布。

这种糖基化模式主要影响黏膜组织中产生的聚合 IgA1，但半乳糖缺乏的聚合 IgA1 是循环中的一种次要分子形式。半乳糖基化不良的 IgA1 合成显然是由 IgA1 分泌中相关酶活性不平衡引起的。IgA 肾病患者的细胞可能会改变黏膜细胞和全身细胞间的这些细胞，使黏膜细胞到达全身部位，并将低半乳糖基化的黏膜型 IgA1 分泌到循环中。IgA1-合成分泌针对黏膜病原体的半乳糖缺陷型 IgA1 细胞可能受到类固醇受体的先天免疫系统的影响。

衍生的抗原偶尔沉积在系膜中，没有证据表明这些环境抗原直接参与 IgA 肾病的发病。由于半乳糖缺乏，截短的 IgA1 铰链区聚糖中的 N-乙酰半乳糖胺被暴露。通过天然存在的 IgG 或 IgA1 抗体识别该 IgA1 铰链区新表位导致在循环中形成免疫复合物，或在半乳糖缺乏的 IgA1 于肾小球沉积后原位形成免疫复合物。

所有循环的半乳糖缺乏型 IgA1 都存在于与聚糖特异性抗体结合的免疫复合物中,这种抗体可能阻断肝细胞对唾液酸糖蛋白受体的接近。因此,这种半乳糖缺乏的 IgA1 逃避肝脏中正常的 IgA1 分解代谢途径,到达肾小球毛细血管网,其大的窗孔覆盖在系膜细胞上。一些复合物具有 IgA1 作为抗糖链抗体的唯一同种型,或许可以解释为什么 IgA 可以是系膜中唯一的免疫球蛋白。聚糖特异性 IgG 抗体具有不寻常的结构特征,增加了它们与半乳糖缺乏的 IgA1 O-结合的亲和力。其 V_H(重链可变区)抗原结合部分的互补决定区中的第 3 个氨基酸通常是丝氨酸而不是丙氨酸。这种改变源于主动免疫应答期间的体细胞突变。抗糖链抗体的起源尚未完全确定。一些病毒和细菌在细胞表面表达 N-乙酰半乳糖胺,这种微生物的感染可以促进与半乳糖缺乏的 IgA1 交叉反应的抗聚糖抗体的合成。

在系膜区,复合半乳糖缺乏的 IgA1 可能附着于细胞外基质中的纤连蛋白或Ⅳ型胶原或系膜细胞上的转铁蛋白受体或整合素。活化系膜细胞分泌细胞外基质成分,增强诱导型表达一氧化氮合酶,并释放各种 IgA 肾病特有的肾损伤介质:血管紧张素Ⅱ、醛固酮、促炎和促纤维化细胞因子和生长因子。此类事件的后果,可能引起细胞周期延长,细胞凋亡,氧化应激,补体活化,进一步导致系膜细胞增多,系膜基质扩张,足细胞和近端小管上皮细胞损伤,肾小球基底膜通透性增加,肾小球和间质区瘢痕形成。这种肾损伤会导致高血压、蛋白尿、血尿和肾小球滤过率降低。

(三)系膜溶解

系膜溶解可以有 3 种情况。第一类包括由于原发性系膜损伤导致的严重系膜溶解,表现为肾小球系膜囊性变和随后发展的增生性肾小球肾炎,有 2 种动物模型表现出这样的改变:竹叶青蛇毒素模型和 Thy-1 肾炎模型,它们的主要损伤部位分别在系膜细胞基质或系膜细胞。被蛇咬伤的患者可发生增生性肾小球肾炎,但并不清楚这些损伤是否由系膜溶解造成。第二类以系膜溶解伴内皮下空间变宽为特征,被认为是继发于原发性内皮细胞损伤。这一类型的损伤包括放射性肾病和溶血尿毒症综合征等血栓性微血管病、恶性高血压、抗磷脂抗体综合征和先兆子痫等。第三类是伴有薄层系膜小结的系膜溶解,被认为是由相对轻微但持续不断的系膜和内皮损伤造成。最常见的疾病包括糖尿病肾病患者特异性的 Kimmelstiel-Wilson 结节,一般认为是由毛细血管微动脉瘤所致,但电镜下清楚的显示为系膜溶解的修复期,支持在薄层小结的形成中有系膜溶解的再发生。另外在免疫球蛋白轻链或重链沉积病、淀粉样变、纤维性肾小球疾病,以及膜增生性肾小球肾炎都发现有系膜溶解。在以血流动力学改变为特点的充血性心力衰竭合并肾小球扩张和充血的患者的肾小球中,也有典型的系膜溶解、微动脉瘤形成。

(四)炎症反应造成的系膜二次损伤

免疫介导的初次攻击可以激活系膜细胞,导致化学性和血管活性物质的合成、释放和激活。例如:系膜中免疫复合物的沉积可以激活系膜细胞和补体,在急性系膜损伤后,局部集聚的炎性细胞(包括中性粒细胞、血小板和单核-巨噬细胞)为清除局部损伤物质,修复局部组织,可以释放更多的可溶性生物活性物质,这些物质可引起系膜细胞的激活,诱导系膜细胞增殖,促进系膜细胞通过自分泌和旁分泌产生更多的介质和细胞基质,加重细胞损伤。目前还没有可靠的方法评估促炎症介质和抗炎症介质的活性、影响范围以及释放的顺序等,更不清楚下调系膜细胞分泌的生物活性介质对系膜的损伤程度产生怎样的影响。

在急性免疫介导的损伤(如进展性肾小球肾炎伴系膜增生和基质构建)之后,尽管系膜免疫沉积物和浸润的炎症细胞已经清除或消失,仍有未知因子持续激活系膜细胞,引起慢性肾小球肾炎。

(五)系膜细胞的增殖

系膜细胞的增殖失衡在肾小球损伤及其进展中起关键作用。正常成年哺乳动物的系膜细胞生长率很低,这是由于在静息期,系膜细胞几乎不接触有丝分裂原,其对各种细胞生长因子受体的表达下降,系膜细胞也可以分泌多种生长抑制因子来维持低增殖活性。在体外培养的各种因子刺激下,系膜细胞可分泌多种对系膜细胞增殖发挥刺激作用或抑制作用的可溶性因子或配体,由于刺激 / 抑制因子或受体的比例失调,最终导致系膜细胞增殖。

(六)系膜细胞转分化

体内和体外培养的系膜细胞都被认为是一个终末分化的、可收缩的、不具分裂功能的细胞,并可以被多种因素激活并增殖。系膜细胞转分化和表型改变的精确标志至今仍未明了,促进其表型改变的因素包括系膜细胞本身及其他细胞经自分泌或旁分泌产生的各种可溶性因子、非可溶性 ECM 成分、物理或毒性刺激之间的反应等多个因素组成的网络。一般认为 α 平滑肌肌动蛋白或新合成的胶原蛋白是系膜细胞激活转分化的标志,表明其具有血管平滑肌细胞以及肌纤维母细胞的某些特性。在 IgA 肾病的研究表明,如果系膜细胞表达平滑肌 α 肌动蛋白,则预示肾功能进行性下降。尽管表达平滑肌 α 肌动蛋白和 I 型、III 型胶原能够反应系膜细胞在血管压力或炎症刺激下有收缩和 / 或分泌功能的改变,但并不表明系膜细胞已经成功的转分化。

(七)系膜细胞迁徙

系膜细胞损伤和系膜溶解后,肾小球血管丛需要系膜细胞再生。在 Thy-1 肾炎模型中,未受损伤的系膜细胞通过增殖和迁移完成再生。迁移与再生是 2 个独立的过程,因为注射碱性纤维母细胞生长因子(basic fibroblast growth factor,bFGF)的抗体只能抑制增殖而不影响单个细胞从血管内到外周的迁移。血小板衍生生长因子(platelet derived growth factor,PDGF)和血管紧张素 II 促进系膜细胞迁移,而肾上腺髓质素或环磷酸腺苷(cyclic adenosine monophosphate,cAMP)则抑制系膜细胞的迁移。

(八)系膜细胞收缩

体内和体外的实验都表明,系膜细胞的收缩有助于肾小球滤过作用的调节。某些血管活性物质在体外可以促进培养的系膜细胞收缩,在体内则可以降低肾小球超滤系数。这些血管活性物质部分是由系膜细胞以自分泌的方式进行的,如内皮素、血栓素 A_2(thromboxine A2,TXA_2)、腺苷等。系膜中存在区域性肾素 - 血管紧张素系统,受到牵拉后血管紧张素受体和血管紧张素原增加。因此,系膜细胞能通过这一区域性肾素 - 血管紧张素系统,调节对肾小球内压力变化的反应。系膜细胞的收缩过程依赖 Ca^{2+},并伴有花生酸样物质的产生,这些物质以引起血管收缩的前列腺素(prostaglandin E₂,PGE_2)和前列环素(prostacyclin,PGI_2)为主,故可能以负反馈的方式加强血管的收缩作用。

(九)系膜细胞 - 基质之间的相互作用

系膜细胞的形态和功能不仅受可溶性调控因子(细胞因子、生长因子、酶等)的影响,而且也受非扩散性系膜 ECM 的信号影响。这些分子能与系膜细胞表面特异性 ECM 受体相互作用,诱导调节细胞反应,如黏附、迁移、合成 / 分泌活性物质以及细胞的生长发育。系膜细胞与基质之间的关系首先表现在肾小球毛细血管丛的胚胎发育期间系膜细胞的定位、锚定和分化过程。

系膜细胞表面有多种 ECM 分子的受体表达,这些受体的配体多是各种胶原蛋白、层粘连蛋白和纤维结合蛋白等(表 4-1-2),这些可溶性 ECM 配体与整合素相互作用以及随后的整合素介导的局部黏着斑激酶(focal adhesion kinas,FAK)硫酸化,可以引发系膜细胞细胞核外的信号转导至细胞核,使细胞合成各种生物活性物质的比例和速度失衡,决定细胞的凋亡或存活。

1. **ECM 对系膜细胞黏附的调节**　在不同的细胞的研究均提示,ECM 不仅调节细胞的生长,而且调节 ECM 的合成。ECM 影响系膜细胞的纤维的许多方面如黏附、生长发育、迁移、分化、修复甚至凋亡等。

2. **在肾小球损伤修复中的作用**　ECM 是正常肾小球的重要组成部分,有证据表明 ECM 在受损的肾小球的修复过程中可以诱导凋亡,但相关的研究尚未在临床得到证实。

表 4-1-2　系膜细胞表达的细胞外基质受体

受体	配体	人		鼠	
		组织	细胞	组织	细胞
β1 整合素	Col Ⅳ,Col Ⅰ,LM	+	++	++	++
α1	Col Ⅳ,Col Ⅰ,LM	+	+	+	+
α2	LM,Col Ⅰ,FN	+	+	+	+
α3	VCAM1,LM,FN	-	-	-	-
α4	FN,RGD	+	++	+	+
α6	LM	-	-	-	-
α8	FN,TN-C,VN,骨调素	++	++	++	++
β3 整合素	VN,FN,RGD	+	+	+	+
syndecan4	FN,其他				

注:Col,胶原蛋白;LM,层粘连蛋白;FN,纤连蛋白;VCAM1,细胞间黏附分子 -1;TN-C,腱糖蛋白;VN,玻连蛋白;RGD 肽,含有由 Arg-Gly-Asp 三个氨基酸组成的序列多肽。

三、系膜细胞在 IgA 肾病中的作用

(一)IgA 在系膜细胞的沉积

研究表明 IgA 肾病是由于异常的 IgA 沉积在系膜区导致,推测其沉积的途径可能有:① IgA 与沉积于系膜区的外源性抗原结合;② IgA 与系膜区自身抗原结合;③肾小球系膜区存在与 IgA 特异性结合的受体。大量研究证实 IgA 与系膜细胞结合触发了系膜细胞的活化与增殖、细胞因子的释放和系膜基质的增生,但具体机制尚不清楚。已发现 5 种 IgA 受体:① FcαR(Fc receptor for IgA)髓源性细胞表达,选择性结合 IgA1 和 IgA2 抗体;②多聚免疫球蛋白受体(polymericimmunoglobulin receptor,pIgR),结合 IgA、IgM 的 J 链,主要集中在黏膜区表达;③去唾液酸糖蛋白受体主要表达在肝上,识别糖蛋白的去唾液酸糖蛋白部

分,包括 IgA1；④ Fcα/μR；⑤转铁蛋白受体(TfR/CD71)。后 4 种还可结合 IgA 以外的其他配体。既往研究发现 IgA 肾病患者系膜细胞上 Fcα/μR、CD71 表达明显增高,它们和多聚 IgA 的高亲和力特征,可能介导了 IgA 在系膜区的一系列病理事件。

(二) IgA 在系膜细胞的清除

人类系膜细胞表面不表达 FcαR、pIgR,但表达一种特殊的受体 Fcα/μR,另外还表达 TfR,TfR 对 mIgA 的亲和力远大于对 pIgA 的亲和力。体外培养的人类系膜细胞可以结合 pIgA 及 mIgA,并且呈剂量依赖关系。由此推测:人类系膜细胞结合 pIgA 是通过 Fcα/μR 引起的。Fcα/μR 是一种不同于 CD89 的跨膜糖蛋白,分子量为 58 000,N 末端有少量糖分子。*Fcα/μR* 基因的变异体或 *Fcα/μR* 基因的多态性可以影响 Fcα/μR 的表达水平。IgA 肾病的病情严重程度的差异以及不同预后可能同 *Fcα/μR* 基因的多态性有关。细胞因子也影响 Fcα/μR 的水平,用 IL-1 刺激人类系膜细胞后,发现 Fcα/μR mRNA 表达上调,推测细胞因子通过调节 Fcα/μR 的表达来影响 IgA 肾病进展以及预后。Fcα/μR 在正常人和 IgA 肾病患者体内的表达、结构、功能是否有差异,Fcα/μR 对正常 IgA 和糖基化异常 IgA 的结合能力是否有差异,尚需进一步研究。

(三) IgA 在系膜沉积对系膜细胞的激活

含有 IgA 的免疫球蛋白单体、多聚体或循环免疫复合物在系膜区沉积后会导致系膜细胞的激活;反映系膜细胞合成、分泌、增殖和凋亡的各种生物标志分子的表达也发生相应的变化(表 4-1-3)。其导致的系膜细胞的最终结局取决于外界刺激的强弱和持续时间,也与各种因子分泌的平衡有关(详细内容见第三章相关章节)。

表 4-1-3　系膜细胞活化与去活化分泌的生物标志分子表达的变化

生物活性物质	系膜细胞激活	系膜细胞去活化
自分泌的生物活性因子		
平滑肌 α 肌动蛋白	阳性	阴性
Ⅰ / Ⅲ型胶原蛋白	阳性	阴性
促炎症介质(细胞因子、酶等)	表达上调	低表达
CD34	表达上调	阴性
反映细胞增殖的指标		
增殖指标(PCNA、Ki67 等)	表达上调	低表达
3H 胸腺嘧啶、5- 溴 -2- 脱氧脲苷	表达上调	低表达
反映凋亡的指标		
TUNEL	表达上调	低表达
Bax、*Bcl2*、*p53*	表达上调	低表达

注:PCNA,增殖细胞核抗原;Ki67,一种核蛋白;TUNEL,脱氧核苷酸末端转移酶介导的 dUTP 缺口末端标记方法;*Bax* 及 *Bcl-2*,*Bax*、*Bcl-2* 共属于 *Bcl-2* 基因家族,*Bcl-2* 是细胞凋亡抑制基因,*Bax* 不仅拮抗 *Bcl-2* 的抑制凋亡作用,而且具有促进细胞凋亡的功能;*p53*,人体抑癌基因,该基因编码蛋白条带出现在 Marker 所示 53 000 处,命名为 *p53*。

第二节 足 细 胞

足细胞不仅是肾小球滤过膜的主要组成成分,而且它的存在使肾脏流体静压驱动大量的血流滤过成为可能。一般认为,足细胞群的损害或功能障碍可导致 3 种潜在的后果:①肾小球滤过膜选择性滤过的功能明显降低,大量血浆蛋白透过肾小球滤过膜,从而导致显著性蛋白尿的发生。如果血浆蛋白大量从尿液中丢失,就会引起肾病综合征。②肾小球滤过率的降低与流体静压 / 滤过比值的增加,可进一步导致高血压的发生。③由于成熟的足细胞不能进一步分化,因此在损伤后常不能被修复,这一结果可能提示肾小球足细胞的丢失与肾小球硬化和终末期肾病的病理过程有关。

一、足细胞的生物学功能

足细胞由有核细胞体、拥有微管及连接微丝的初级突起和邻近肾小球基底膜含有肌动蛋白的小足突组成,足细胞足突肌动蛋白的分子结构见图 4-2-1。每一个足细胞有许多足突与周围毗邻的细胞相互交叉,共同组成了基底膜,对抗滤过过程中的脉压和流体静压。足突与相邻足突的相互连接是通过裂孔隔膜这样一个特殊的细胞间的连接实现的。液体通过滤过膜的内皮细胞窗、跨过基底膜及足细胞的裂孔膜,进入肾小球囊形成原尿。足细胞与基底膜的连接是通过一个 α3β1 整合素的杂二聚体黏附在基底膜实现的,部分可能是通过足突与基底膜上的层粘连蛋白 β2 相互作用实现的。经肾动脉注射鱼精蛋白,10 分钟内足突结构消失,再注射肝素中和鱼精蛋白的电荷,10 分钟内,足突结构重新恢复。实验表明,足突与足突间滤过通道被认为是通过阴离子电荷的静电相斥而维持,这些负电荷大部分由足细胞糖萼蛋白(podocalyxin)组成。足细胞大约能够承担滤过屏障中静水压力的 40%。

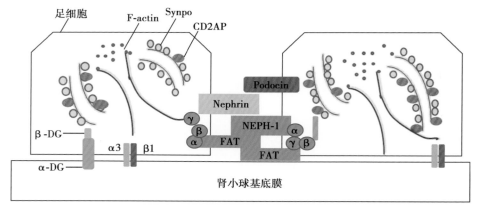

图 4-2-1 足细胞足突肌动蛋白的分子结构示意图

注:图示为两相连的足细胞足突(foot process,FP)的间裂隙膜(slit diaphgram,SD)复合体。其中 NEPH-1 在 SD 的位置及其与 Nephrin 的相互作用仍然有待于进一步证实。骨架肌动蛋白是共同的下游通路,通常受控于足细胞内的 3 个区域,即极区(apicaldomains),裂隙膜侧区(lateral SD-containing domain)和足突的基底膜区(baseal domain of FP sole plate)。任何可以与这 3 个区域作用的成分最终都可以引起 FP 融合和蛋白尿。α3β1,α3β1 整合素;α-DG,α- 肌营养不良聚糖;β-DG,β- 肌营养不良聚糖;Podocin、F-actin、Synpo(Synpotopodin)、CD2AP、FAT,均为足细胞内的重要功能蛋白;α、β、γ,整合素 α、整合素 β、整合素 γ。

足细胞在发育的最初呈典型的上皮细胞表型,即粘连型和闭合型连接成为复合物位于细胞的顶部,随着细胞的成熟,其增殖能力丧失。在肾小球的成熟过程中,它还需要经历一个毛细血管环状形成阶段,在该阶段,毛细血管、基底膜和成熟的足细胞表型形成,这时肾小球其他细胞失去 WT-1 蛋白(Wilms tumor protein,WT-1)标志,但足细胞可以一直存在 WT-1 蛋白功能,而细胞的连接复合物则移向细胞底部,细胞骨架成分包括连接丝也都发生了相应的改变。发育中的足细胞,失去细胞分裂能力及增殖能力的标志,并开始表达成熟足细胞的标志,包括足细胞糖萼蛋白(podocalyxin)、肾小球上皮蛋白 1(glomerular epithelial protein 1,GLEPP1)、突触蛋白(synaptopodin)和 nephrin 等。足细胞的有丝分裂停止,但胞质仍可以分裂,形成双倍细胞。导致足细胞分裂能力丧失的原因:①由于细胞周期蛋白激酶抑制剂 *p21* 和 *p27* 的含量增高。相反,在免疫损伤鼠 *p21* 和 *p27* 被破坏后,足细胞的增殖能力显著增强。② TGF-β 分泌和 TGF-β 受体表达增加。③成熟足细胞持续表达 WT-1 也可能参与其中。

二、足细胞介导肾损伤的机制

(一)氧化剂介导的足细胞损伤

足细胞极易受到氧化剂介导的损害,而导致蛋白尿的产生。应用基因转染技术,使小鼠的过氧化物酶蛋白表达下调,可引起小鼠肾小球内的氧自由基过度产生,结果导致足细胞明显受损及肾小球硬化的产生。

另外有实验证据表明,使用黄嘌呤氧化酶和超氧化物歧化酶抑制剂、羟基清除剂和铁螯合剂均可抑制氧化剂介导的肾脏损伤。

还有实验表明,将含有羟基的物质经肾动脉注射可引起大鼠肾小球源性的大量蛋白尿,值得注意的是,这种实验诱发蛋白尿时,肾小球结构甚至超微结构,即足突都保持完整,并且基底膜的阴离子电荷也保持不变。虽然这一现象的产生机制并不清楚,却提示肾小球源性蛋白尿并不一定必须伴有足突的丢失。氧化剂介导的足突细胞损伤可能还有其他机制。

最后,现有的实验已经表明,糖皮质激素在肾小球内通过催化抗氧化酶产生,减少了肾小球损伤作用,改善蛋白尿。

(二)免疫复合物和补体介导的足细胞损伤

足细胞表面存在补体受体。动物实验表明,当靶抗原决定簇表位结合到足细胞的特定部位(如 meglin/GP330)或当抗原携带电荷穿过或结合到阴离子基底膜结构上(如氨基、葡聚糖),可能会引起免疫复合物在裂孔膜下的积聚。足细胞下的免疫复合物有可能通过足细胞的特别部位被清除,但更多的可能是在细胞内的积聚,随着时间的延长和免疫复合物数量的增加,免疫复合物会渗入基底膜,形成上皮细胞下大量免疫复合物沉积。

上皮细胞下免疫复合物的沉积与补体系统蛋白的积聚呈平行关系。免疫复合物中含有经典途径的各种蛋白成分,包括C5-9。在 Heymann 模型的研究发现,蛋白尿的形成需要C5-9 的各种成分,缺少 C5-9 的各种成分蛋白尿明显减少。免疫复合物积聚及上皮下补体积聚而引起的足细胞损伤、蛋白尿和足突的进行性损伤有着密切的关系。

(三)足细胞表型改变

在 HIV 肾病的研究中发现,在塌陷型硬化肾小球中,成熟足细胞失去特有的标志蛋白的表达,包括:WT-1、GLEPP1、synaptodin、CALLA 和补体 C3b 复合体。同时 Ki-67 在足细胞发展过程中过早地表达。推测那些上皮细胞是表型改变的或缺乏足突的足细胞,在硬化区周围积聚。正常情况下硬化区的细胞成分多数应为肾小球系膜细胞,足细胞存在的可能性很小。将 HIV 基因转染足细胞,可以引起足细胞相似的表型改变,以及相关蛋白表达的开放和关闭。因此有学者推测:这些在硬化区出现的上皮细胞有可能是表型改变的足细胞,并且具备了分裂能力,但已经不再是可以提供维持肾小球结构和功能的正常足细胞了。

(四)足细胞的脱落和分离

受到损伤的足细胞,其与基底膜连接的整合素和层粘连蛋白的表达相应的受到影响,从而出现足突与基底膜的分离,进而出现足细胞与基底膜的分离。已知这种分离会导致细胞凋亡,而凋亡又会加重细胞的分离。在不同的肾小球损伤患者的尿液中检查发现脱落的足细胞,都被认为是正经历着足细胞的凋亡过程。足细胞与基底膜的分离与凋亡互为因果。

三、足细胞在 IgA 肾病中的作用及研究前景

体外原代培养足细胞相当困难。有学者将一个带有温度敏感的 SV40 突变基因转染到小鼠足细胞,建立了一个可以在 33℃时在 γ- 干扰素调控下进行增殖,并在 37℃时可以定向分化成为足细胞的细胞株。但广东省人民医院足细胞团队发现,这种方法建立的细胞株仍然在细胞的均一性和特质性方面存在疑义,难以用于指导临床的科学研究。应用多柔比星、鱼精蛋白、肾小球性高血压、糖尿病和免疫机制诱导的足细胞损伤动物模型的方法已在研究中使用,但尚没有一个公认的特异性模型。鼠的转基因技术和家族性人类肾小球疾病的基因变异分析将进一步提供足细胞蛋白关联治疗。

对于足细胞在人类 IgA 肾病中的作用的研究尚不深入。但已有研究表明在人类 IgA 肾病患者的尿液中足细胞排出增加,肾脏组织中有明显的足细胞损伤。基于在人类的 IgA 肾病中普遍存在蛋白尿、高血压、足细胞损伤甚至肾病综合征等现象,可以推测足细胞的受损(包括足突融合、从基底膜的脱落和凋亡、氧化剂和补体的攻击)参与了 IgA 肾病的发病,深入研究足细胞在 IgA 肾病中的作用机制及足细胞损伤的预防手段可能是 IgA 肾病将来研究的一个重要方向。

第三节 肾小管上皮细胞

肾小管上皮细胞是肾小管间质的主体,疾病初期是主要的受损伤细胞,随着疾病的发展,其功能受到激活,并发生形态学改变,在肾间质纤维化中的作用最受关注。

一、肾小管上皮细胞的激活

肾小管上皮细胞受到来自血液、组织液以及原尿中损伤性因素的刺激而激活,肾小管上皮细胞的激活是启动肾间质纤维化最为重要的一步。导致肾小管上皮细胞激活的途径复杂多样,具体如下。

(一)尿蛋白途径

早在 1960 年人们就注意到在有大量蛋白尿患者肾活检标本存在严重肾间质损害,推测尿蛋白可能与肾间质炎症损害存在密切关系。用不同浓度的白蛋白、IgG 或转铁蛋白刺激近曲小管上皮细胞,发现细胞合成内皮素 -1(endothelin1,ET-1)增多,且呈剂量依赖性。高浓度白蛋白也可激活近曲小管上皮细胞的核因子 κB(nuclear factor kappa-B,NF-κB),使细

胞内 NF-κB 活性增高,NF-κB 抑制蛋白活性减低。

体内实验也表明,肾小管内转运的白蛋白也可激活肾小管上皮细胞,上调血管活性因子、促炎症因子和致纤维化因子的基因表达。在被动性 Heymann 肾炎大鼠模型的早期阶段,可见 ET-1 的 mRNA 表达增加,并且随蛋白尿的加重,肾小管 ET-1 的 mRNA 表达明显增加,并伴有小管间质的损害。ET-1 的 mRNA 及其蛋白主要表达于近曲小管上皮细胞。在实验鼠残留肾组织近曲小管上皮细胞 NF-κB 成分 p50 的核染色增加。在用蛋白超负荷诱导的蛋白尿鼠模型,以及在嘌呤霉素所诱导的肾病综合征鼠模型中,在以间质炎症细胞浸润为特征的疾病阶段,系膜细胞 P1mRNA 在近曲小管的表达增加。在有蛋白尿的新月体肾炎鼠模型,肾脏的 RANTES 基因表达也上调。在残留肾脏和新月体肾炎大鼠,蛋白质的过度重吸收可引起小管上皮细胞骨调素(osteopontin,OPN)的表达增加。

众所周知,ET-1 是血管活性分子,同时也是一种很重要的促纤维化分子,可刺激转化生长因子 -β(transforming growth factor-β,TGF-β)的产生、基质蛋白的合成和基质降解蛋白酶抑制物的合成。NF-κB 是一个多功能转录因子,激活之后可促进多种炎症介质基因转录,其中包括单核细胞趋向性蛋白 1(monocyte chemotactic protein-1,MCP-1)。在急、慢性肾疾病中,MCP-1 和 OPN 是引起炎症细胞在肾间质聚集的主要趋化因子。在小管内蛋白超负荷的情况下,ET-1、MCP-1、OPN 和 RANTES 产生后直接到达肾小管的基底膜外侧。这些因子对于介导后续的小管间质损害以及纤维化十分关键。

(二)血管紧张素 Ⅱ(angiotensin Ⅱ,Ang Ⅱ)途径

Ang Ⅱ 是多种炎症介质的激活剂,但目前的证据表明,Ang Ⅱ 主要通过影响尿蛋白的产生来影响肾小管上皮细胞的激活。早先发现尿蛋白可使血管紧张素原和血管紧张素转换酶(angiotensin converting enzyme,ACE)的表达上调,而肾素的基因表达下调,肾内 Ang Ⅱ 生成增加。后来用血管紧张素转换酶抑制剂(angiotensin converting enzyme inhibitor,ACEI)阻断 Ang Ⅱ,发现早期异常尿蛋白在近曲小管内的通过减少,尿蛋白的重吸收也减少,继而局部补体的聚集和激活以及能够促进间质炎症和纤维化的因子和内皮素均减少。相类似的结果在实验性糖尿病鼠和其他的进行性肾脏病动物模型中,如先天性蛋白尿的雄性 MWF/ZTM 鼠、5/6 肾切除和被动性 Heymann 肾炎鼠,均有发现。对合并有大量蛋白尿的被动性Heymann 肾炎鼠联合用 ACEI 和内皮素 A 型受体拮抗剂,同时阻断 Ang Ⅱ 和 ET-1 的活性,发现比单用一种拮抗剂能更有效地降低尿蛋白和抑制小管上皮细胞的活性。

(三)补体途径

在蛋白质超负荷所诱导的肾病鼠模型中,补体成分(C3 和 C5b-9)可从病变的肾小球滤膜滤过,并沿着近曲小管细胞腔内侧形成沉积。在大量蛋白尿的患者的肾脏,由肾小球滤过的大量补体可在小管上皮细胞表面激活。除微小病变性肾小球肾炎外,其他各类有蛋白尿的肾小球肾炎的尿中均有不同程度的补体成分,尤以糖尿病肾病最明显。大量蛋白尿导致小管间质蛋白负荷,近曲小管上皮细胞顶端氨代谢增强,氨代谢产物氨分泌增加,氨通过旁路途径激活补体,产生 C5a 和 C5b-9,从而促进小管上皮细胞产生炎症介质,使组织的通透性升高或对炎症细胞构成趋化效应。

但由于补体分子量大,由肝脏产生的血浆补体成分很难渗入到小管间质中,人们推测,由小管上皮产生的补体成分可能在间质的补体性损伤中发挥重要作用。研究资料已经证实,肾小管上皮细胞可以产生多种补体成分,如 C2、C3、C4、B 因子和 H 因子。近期的研究

已证实,蛋白尿时转铁蛋白对近曲小管上皮细胞顶侧的刺激可使近曲小管上皮细胞向基底侧排泌 C3 的量明显升高。另外,在间质纤维化的过程中,产生的一系列炎症介质可以使近曲小管上皮细胞合成补体增加,如 IL-2 使 C3 的产生增加,IFN-γ 使 C3、C4 及 H 因子的产生增加,这些补体成分激活产生 C3a、C5a 和 C5b-9 这样的活性成分,必然对局部组织形成免疫损伤。

(四)活性氧自由基途径

有学者认为转铁蛋白可能改变了近曲小管细胞功能导致小管细胞毒性损伤,至少有白蛋白、转铁蛋白两种尿蛋白介导了有蛋白尿的肾脏疾病的间质炎症。其中转铁蛋白可在酸性环境下,在肾小管中释放 Fe^{2+},Fe^{2+} 可引起小管上皮细胞释放乳酸脱氢酶和脂质过氧化产物,产生活性氧损害肾小管。而抗氧化剂能够阻断 NF-κB 激活的信号通路,从而抑制 NF-κB 活化。

(五)脂质代谢途径

广东省人民医院王文健教授的团队研究发现,应用氧化型低密度脂蛋白刺激 NRK52E 小管细胞株发现小管上皮细胞呈泡沫化改变,细胞内 MCP-1、TGF-β 表达上调,p38MAPK 激活。应用清道夫受体 A 基因敲除小鼠制作单侧输尿管闭塞(unilateral ureteral occlusion, UUO)肾间质纤维化模型发现:在高脂饮食情况下,由于敲除了清道夫受体,细胞摄入脂质功能下降,肾间质内泡沫细胞形成明显减少,巨噬细胞浸润减少,TGF-β、碱性成纤维细胞生长因子(b-fibroblast growth factor,bFGF)和 MCP-1 表达下调,p38MAPK 激活延缓,肾小管上皮细胞损伤和肾间质纤维化程度明显较对照组减轻。也有其他学者证实脂蛋白可以激活近曲小管细胞产生多种细胞介质的释放,如 MCP-1、OPN、PDGF 和内皮素(endothelin,ET)等。

综上所述,近曲小管上皮细胞可被原尿中的各种蛋白直接或间接激活,小管上皮细胞的激活是肾小球蛋白漏出转化为间质炎症细胞信号,最终导致肾实质纤维化的关键步骤。

二、肾小管上皮细胞的激活与炎症细胞浸润

炎症细胞的浸润涉及毛细血管通透性的增加和组织内炎性细胞趋化因子的激活。近年来的研究发现,肾小管上皮细胞激活后可以生成许多具有生物活性的血管活性肽和炎症介质,如生长因子、趋化因子等。这些因子既可以作用于肾小管上皮细胞,使其产生结构和功能上的变化,也可以作用于间质中的其他细胞,推动小管间质纤维化的发展。

(一)血管活性肽

目前比较明确的至少有 2 种血管活性肽与肾小管上皮细胞密切相关,一是 ET-1,高浓度血浆蛋白可刺激近曲小管上皮细胞产生 ET-1,在残余肾、被动 heymann,肾炎、NZB/WF1 等动物模型,以及慢性肾小球肾炎、单侧肾切除和 2 型糖尿病肾病肾组织中检测到 ET1 及其受体 *ETA/ETB* 基因表达升高。在 2 型糖尿病患者的尿中发现 ET-1 排出增多。ET-1 具有促血管收缩和促增生活性,同时它可以吸引血液中的单核细胞进入肾间质并促使它们产生炎症细胞因子,从而进一步放大间质的炎症反应。另一个在肾间质纤维化中发挥重要作用的血管活性肽类物质是血管紧张素Ⅱ,肾小管上皮细胞有 Ang Ⅱ 的受体 AT1 和 AT2。Ang Ⅱ 可以通过这些受体产生一系列生物学效应,如促进 TGF-β 的转录和合成,引起 *p27kipl* 表达升高而引起近曲小管上皮细胞的肥大,促进Ⅳ型胶原的合成,并刺激使其产生血小板源生长因子。

（二）生长因子

肾小管上皮细胞可以产生一系列的生长因子,它们在促进肾间质纤维化中发挥重要作用。其中最受关注的是 TGF-β。现已证明了正常肾小管上皮细胞可以表达 TGF-β,而在 Ang Ⅱ 的作用下 TGF-β 表达可以显著增加。肾小管上皮细胞产生的 TGF-β 是最重要的促纤维化因子,既可以自分泌方式作用于肾小管上皮细胞自身,抑制其增殖,又可以旁分泌的方式作用于间质的成纤维细胞使其增殖并产生大量细胞外基质。肾小管上皮细胞还有较高的胰岛素样生长因子(insulin-like growth factor,IGF)的表达,病理情况下也有较高浓度 PDGF 的表达。这些生长因子可能对间质成纤维细胞增殖产生效应。另外,近期的研究发现,肾小管上皮细胞可以表达巨噬细胞集落刺激因子,在病理条件下,这种因子高表达会引起间质的单核巨噬细胞增殖,而促进间质纤维化的进展。除了肾小管上皮细胞自身产生的生长因子外,在大量蛋白尿的情况下,从肾小球来源的生长因子如 TGF-β、肝细胞生长因子(hepatocyte growth factor,HGF)可以作用于肾小管上皮细胞的受体上,促进或抑制肾小管上皮细胞增殖,并促进细胞外基质合成,促进近曲小管上皮细胞合成释放其他的促纤维化细胞因子,而推动小管间质纤维化的进展。

（三）趋化因子

目前的研究表明,CXC 和 CC 两种类型的趋化因子均可在近曲肾小管上皮细胞产生。CXC 因子主要包括 IL-8、上皮中性粒细胞激活肽(epithelial neutrophil activating peptide 78,ENA78)、IL-10 和基质细胞衍生因子 1(stromal cell derived factor 1,SDF1),它们主要对中性粒细胞产生趋化效用。而 β 类趋化因子(CC 类)包括 MCP-1、RANTES、MP-1 和嗜酸性粒细胞活化趋化因子,它们主要作用于单核细胞。资料表明,IL-1 可以诱导近曲小管上皮细胞产生 MCP-1。TGF-β 可使近曲小管细胞的 MCP-1 产生下调,但可以在 IL-4 和 IL-13 的作用下产生增加。最近发现肾小管上皮细胞在病理条件下可大量表达 OPN,而这种蛋白是引起小管间质单核巨噬细胞浸润的主要趋化因子。尿蛋白也可上调近曲小管上皮细胞表达 MCP-1、RANTES,且这种上调与 NF-κB 的活性有明确关系。

（四）黏附分子

黏附分子对细胞黏附、信号转导、细胞移动及细胞的生长与分化均发挥重要作用。许多损伤因素均可引起肾小管上皮细胞黏附分子的异常表达。在动脉钳夹制成的肾性高血压模型中观察到高血压引起肾小管上皮细胞 ICAM-1 表达明显增加,而缺血侧肾小管上皮的 ICAM-1 表达更为明显。在梗阻性肾病模型中发现正常情况下,肾小管上皮细胞只表达微量的 ICAM-1,但在梗阻时,小管上皮出现大量的 ICAM-1。梗阻后 6~25 天,80% 以上的皮质和髓质交界部出现上皮顶侧 ICAM-1 强着色,这种黏附分子表达的变化正好与同一时期细胞凋亡水平相关,提示这种表达可能参与了对炎症细胞的激活并由此导致肾小管上皮细胞的损伤。但肾小管上皮细胞表达 ICAM-1 与血管细胞黏附分子 1(vascular cell adhesion molecule-1,VCAM-1),也有可能是中性粒细胞浸润过程的副产物,它们可能使中性粒细胞聚集于肾间质,或在使肾小管上皮细胞成为抗原呈递细胞中起重要作用。肾小管上皮细胞还可以合成整合素和选择素家族,它们在细胞脱落、巨噬细胞细胞黏附等细胞事件中具有重要作用。

三、肾小管上皮细胞的转归

在进展的肾间质纤维化中肾小管上皮细胞有 3 个发展方向,即脱落死亡、增生肥大萎缩凋亡和转分化。

(一) 脱落死亡

正常情况下在肾小管上皮细胞和基底膜间存在着黏附分子如整合素(integrin),它可以和基质中的配体如:FN、层粘连蛋白(laminin,Ln)、胶原等结合,使肾小管上皮细胞和基底膜保持紧密结合,并通过基底侧这种结合保持其极性。目前已知肾小管上皮细胞对基底膜的黏附发挥着对抗凋亡的作用。在急性损伤时,肾间质缺血,氧自由基激活,细胞间的黏附因子的活性受到干扰,可直接引起肾小管上皮细胞脱落死亡。有人直接应用氧化剂如 ONOO 观察到氧化剂可以通过妨碍这种分子结合而引起肾小管上皮细胞从基底膜上脱落。

(二) 增生(hyperplasia)、肥大(hypertrophy)及凋亡(apoptosis)

在间质纤维化的进展过程中,肾小管随着纤维化的进程或肥大或萎缩,这种显然是肾小管上皮细胞增生肥大和凋亡的结果。肾小管上皮细胞增生、肥大和凋亡既是间质损伤的后果,也是促进间质纤维化发展的原因。

肾小管上皮细胞的增生和肥大是引起肾小管肥大的主要原因。研究发现应用表皮细胞生长因子(epidermal growth factor,EGF)+TGF-β 或 IGF+TGF-β 可引起小管上皮细胞的肥大,推测这可能与 EGF 和 IGF 的促分裂作用结合了 TGF-β 的促分化作用所致。以低钾性肾病大鼠模型为对象,发现在缺钾饮食下肾的增大主要由小管上皮细胞的增生和肥大引起,尤其是在外髓内带非常明显,可能是由于它们抑制了蛋白水解酶作用所致。在外髓带由于细胞的过度增生和肥大使集合管扩张,异常增生的细胞突入到管腔导致部分阻塞。试验结果还表明在外髓带,部分 IGF 结合蛋白 -1 的表达明显增加,而在只有肥大无明显增生的升支粗段表现为明显的 TGF-β 的增加;在集合管段由于 IGF 结合蛋白的表达增加,而聚集较高浓度的 IGF,而 TGF-β 相对处于弱势是引起集合管增生又肥大的原因,而在髓袢升支粗段(thick ascending limb of Henle,TALH)由于 TGF-β 表达处于强势,从而在与 IGF 的共同作用下,表现以肥大为主。

肾小管萎缩与小管细胞凋亡密切相关。急、慢性肾间质损伤均可见细胞凋亡的发生。在急性肾衰竭(ARF)模型中,大量细胞凋亡发生于两个不同阶段。第 1 次发生于急性缺血和肾毒性损伤后 12~48 小时,第 2 次发生于急性缺血和肾毒性损伤几天后的恢复期。第 1 次凋亡引起细胞的丢失和小管功能失常,而第 2 次凋亡对促进小管再形成和小管功能恢复有重要作用。而在慢性肾纤维化时,小管细胞的凋亡可能是小管萎缩的病理生理基础。在急性肾衰竭模型中研究 Bcl-2 家族在细胞凋亡中发挥重要作用。其中 C-myc、Bax 和 Bcl-xS 为促凋亡因子,而 Bcl-2 和 Bcl-xL 为凋亡的抑制因子。在 ARF 时 Bcl-2/Bax 和 Bcl-xL/Bax 的比值下降,导致肾小管细胞对 TNF-α 诱导的凋亡十分敏感,如果使 Bcl-xL 高表达则可防止 TNF-α 引起的肾小管细胞凋亡。TNF-α 可使 C-myc 的 mRNA 水平升高而使 Bcl-xL 表达降低。对慢性梗阻性肾病时 Fas 及 Fas 相关基因表达进行研究发现:这些物质的 mRNA 表达呈一种动态变化,其中 Fas、FasL(Fas 配体)、TNF 受体 -1(TNFR-1)、TNFR-1 相关死亡域(TRADD)、受体间作用蛋白(RIP)和效应分子 Caspas-8 表达升高 3 倍,Fas 相关死亡域(FADD)、Fas 相关磷酸酶(FAP)表达升高 2 倍以上。这些基因的 mRNA 在输尿管结扎后 4~15 天升高,然后在 15~30 天下降,30 天后升高直到第 45 天后处于平台期。在 4~30 天,mRNA 的升高和降低与这一时期小管细胞的凋亡水平一致。

影响细胞凋亡的因素众多。梗阻性肾病中,引起肾小管上皮细胞凋亡的物质包括:

Ang Ⅱ、活性氧基、Jun-N 末端激酶、p53，而抑制其凋亡的物质包括 clusterin、EGF、IGF、Bcl-2、OPN。血浆中存在生长因子时，可以拮抗 FasL 对近曲小管上皮细胞的作用，而在炎症介质（TNF-α、IFN-γ、LPS）存在时，这些细胞出现 Fas 高表达，从而对 FasL 敏感。但应用 Fas 基因敲除小鼠进行单侧输尿管梗阻试验，结果表明近曲小管细胞的凋亡并无明显减少，只有远端小管细胞凋亡减少，间质的量和细胞浸润的程度也无改善。

（三）转分化

在基底膜破损时，肾小管上皮细胞可出现表型转化，即表达成纤维特异蛋白、Vimentin、α-SMA 等间叶细胞的标志物。体外研究证实 TGF-β 可以使肾小管上皮细胞向成纤维细胞转化，而 TGF-β 与 EGF 的组合则是更强有力的促转化因素。这种转化包括：①形态上从扁平转为纺锤形；②细胞角蛋白的 ZO1 和 Syndecan-1 等上皮标志表达减少，而间叶细胞标志物如纤维细胞特异蛋白（fibroblast-specific protein-1，FSP1）、Vimentin、α-SMA 表达增加；③使合成的胶原成分由Ⅳ型转化为Ⅰ / Ⅲ型为主。最近的研究表明 IL-1 所诱导的肾小管上皮细胞的转化也是通过 TGF-β 途径来实现的，如果加入 TGF-β₁ 抗体则这种转化大部分受抑。另外Ⅰ型胶原本身对细胞因子引起的这种转化发挥诱导作用，这与体内研究所观察到基底膜破损有利于肾小管上皮细胞与Ⅰ型胶原接触并促进其转化相一致。

四、肾小管上皮细胞与间质基质扩大

小管上皮细胞通过向成纤维细胞转化在肾间质纤维化中发挥作用。小管间质纤维化过程中所形成的基质的扩增，主要由成纤维细胞合成，人们早已观察到在间质纤维化时，间质成纤维细胞明显增多。在实验性糖尿病，小管细胞过度产生Ⅳ型胶原。且发现当其暴露于致纤维化细胞因子后小管细胞出现行为异常。如 TGF-β1 刺激后小管细胞合成Ⅰ型胶原增加 8 倍，血浆纤溶酶原激活物的抑制物表达增高。已证实小管细胞产生多种生长因子和细胞因子，并可作用于成纤维细胞。PDGF 和内皮素 -1（endothelin-1，ET-1）可能是肾成纤维细胞和上皮细胞之间相互作用的中间物。在纤维化过程中间质结构的改变可能导致小管上皮细胞迁移进入间质。在人终末期肾衰竭肾间质中存在表达上皮细胞膜抗原的细胞。在抗基底膜病鼠模型中，上皮细胞转化的过程中可被诱导表达 FGF。因而，有学者提出在损伤部位，上皮细胞可转化为成纤维细胞，参与肾间质纤维化的发生和发展。

小管上皮细胞对细胞外基质也有影响。肾小管上皮细胞的基底膜内侧是小管间质的多种细胞成分和细胞外基质（extracellular matrix，ECM）。基底膜 ECM 的胶原组分主要是肾小管上皮细胞产生的Ⅳ型胶原（collagen，Col），而基底膜内侧的 ECM 胶原组分主要是成纤维细胞产生的Ⅰ型和Ⅲ型胶原。ECM 可以在基质金属蛋白酶（matrix metalloproteinases，MMP）的作用下被降解。而细胞产生的无活性的前 MMP 需要在血浆酶的作用下才能被激活，MMP 还受金属蛋白酶组织抑制因子（tissue inhibitors of metalloproteinase-1，TIMP-1）和胞浆原性活性抑制物 -1（plasminogen activator inhibitor-1，PAI-1）的抑制，正常情况下细胞外基质在这些因素的调节下处于动态平衡，在慢性间质纤维化时，则有小管基底膜的增厚和小管间质 ECM 的扩增，其中小管上皮细胞对上述各因素的影响可能占有重要地位。研究表明 Ang Ⅱ、高糖可通过促进 TGF-β 使近端小管上皮细胞转录和合成Ⅳ型胶原的量明显增加，并使其限制性分布在基底侧，而同时 Ang Ⅱ 又促使基质成纤维细胞产生Ⅰ型和Ⅲ型胶原。缺氧使肾小管近曲小管上皮细胞的 Col Ⅰ 的表达明显增加,Col Ⅳ 表达减少。在糖尿病肾病时,从肾小球滤过的 TGF-β 可作用于肾小管上皮细胞,使 Col Ⅰ 和纤连蛋白(fibronectin,FN)的产生明显增加。从肾小球滤过的肝细胞生长因子也可使近曲小管上皮细胞的 FN 产生明显增加。另外近曲小管上皮细胞在这些因子的作用下可产生大量的血小板源性生长因 BB(platelet derived growth factor-BB,PDGF-BB),而 PDGF-BB 可作用于间质成纤维细胞使其Ⅲ型胶原和 FN 产生增加,这些试验说明肾小管上皮细胞在一系列损伤因素的作用下,可直接产生 ECM 组分,或改变其 ECM 组分,或产生细胞因子作用于附近间质细胞使 ECM 产生增加。小管上皮细胞对 ECM 的影响还可通过调节 MMP 的活性来实现。Ang Ⅱ 可以在近曲小管上皮细胞表面代谢产生 Ang Ⅳ,它可作用于其在近曲小管上皮细胞上的受体,使 PAI-1 产生增加,从而抑制了细胞基质的降解。高糖引起近曲小管上皮细胞外 Col Ⅳ 和 FN 的增加与 TIMP1 和 TIMP2 的增加有关。试验已证明低氧引起的 ECM 增加与 MMP2 活性下降和 TIMP1 增加有关。除小管上皮基底膜增厚外,有时可见到基底膜的断裂。这与细胞外基质被 MMP 降解有关。

　　最近研究发现,Meprin-A 可能在破坏基底膜的过程中发挥主要作用。Meprin 是 MMP 的一种,正常情况下它分布在肾小管上皮细胞的顶端侧,当肾小管上皮细胞受到损伤时,它可以经细胞浆转移到基底侧。Meprin-A 有很强的分解非胶原糖蛋白巢蛋白的能力。即使与层粘连蛋白结合的巢蛋白也可被其分解,使其产生特征性的分子量 55 000 的巢蛋白降解片段。在缺血再灌注的动物模型中,可观察到上述 Meprin-A 转位并附着于基底膜的过程,且随后可以在尿中检测出这种特异性降解物明显升高。

　　综上所述,小管上皮细胞受到多种损伤性因素的刺激而激活,使血管活性物质产生增加、补体激活、细胞因子和其他炎症介质(如黏附分子)的表达上调,进而引起白细胞的聚集、协同分子的表达和抗原递呈,从而促进免疫反应,最终导致细胞外基质的积聚及小管间质细胞增生、凋亡、向成纤维细胞样细胞转分化、间质纤维化。阻断小管细胞的激活,以及相关细胞因子的释放,可减轻或延缓肾小球疾病时小管间质的损害和纤维化。小管上皮细胞在肾间质纤维化中起主导作用。

　　肾小管上皮细胞在 IgA 肾病中的作用,一般认为与其他肾脏疾病的机制相似。虽然有的 IgA 肾病肾小管间质损伤较重,有的损伤较轻,其主要原因可能与患者的血压、蛋白尿的控制水平以及硬化肾小球所占的比例有关,尚无足够的证据表明小管上皮细胞损伤与 IgA 肾病本身存在关联性。

第四节　内皮细胞

一、内皮细胞介导肾损伤的机制

　　肾间质毛细血管的丢失是肾间质纤维化中常见的一个特征。越来越多的证据表明,肾小管周围毛细血管丢失与肾小管间质的缺氧性损伤及间质纤维化有关。肾小管间质的血供主要来源于肾间质球后毛细血管网,微血管内皮细胞的异常不可避免地导致小管间质部位的缺血、缺氧。研究表明缺氧可作为一种独立因素参与间质纤维化进展,缺氧可促进肾小管上皮细胞、间质细胞活化,分泌致纤维化细胞因子,并且可直接调控纤维化相关基因,促进 ECM 的积聚。肾间质微血管病变主要表现为毛细血管内皮细胞的损伤和减少。其损伤机制主要为：①毛细血管内皮细胞的损伤和凋亡增加；②毛细血管内皮细胞修复功能减退。它与内皮细胞增生相关的内源性细胞生长因子失衡有关（表 4-4-1）。现有的研究表明，在肾间质性疾病时，肾小球的球后毛细血管网除受肾小球毛细血管病变的直接影响外，多种内皮细胞增生相关的内源性细胞生长因子失衡也可造成毛细血管内皮细胞的损伤和减少，进而引起肾小管间质慢性缺氧性损伤，促进肾间质纤维化的发生。这可能是肾间质纤维化的重要发病机制之一。因此，通过保护肾间质微血管内皮细胞，从而减少肾小管间质慢性缺氧性损伤的相关措施，将是延缓肾间质纤维化的新途径。

表 4-4-1　与内皮细胞增生相关的内源性细胞生长因子

促内皮细胞增生因子	抗内皮细胞增生因子
血管内皮生长因子（VEGF）	血管他丁（angiostatin）
成纤维细胞生长因子 2（FGF2）	内皮他丁（endostatin）
转化生长因子 β（TGF-β）	血小板结合蛋白 -1（TSP-1）
转化生长因子 α（TGF-α）	富含半胱氨酸的酸性分泌蛋白（SPARC）
肝细胞生长因子（HGF）	血管内皮生长抑制素（VEGI）
前列腺素 E2（PGE-2）	Metalloproteinase with thrombospondin-like motifs-1/2
血小板衍化内皮细胞生长因子（PD-ECGF）	（METH-1/METH-2）
血管生成素（angiogenin）	
白介素 -8（IL-8）	

二、内皮细胞在 IgA 肾病中的作用

位于循环血流与血管壁交界面上的内皮细胞是肾脏各种损伤的靶效应器，内皮细胞在表型和对损伤的反应方面存在异质性。在放疗或丝裂霉素诱导的损伤中，诱导后几周至数月可出现内皮细胞肿胀及微血管血栓形成。损伤后一些因子会上调，如纤维蛋白酶原激活物及其抑制因子、胶原酶等，不仅影响凝血功能和血栓的形成，而且与间质重塑有关。瘢痕形成可能是内皮细胞损伤晚期病变结果，内皮细胞可释放影响血管张力的细胞因子及表达黏附分子。正常情况下，内皮细胞抑制平滑肌细胞迁移及增生，损伤时，这些细胞释放生长因子，促进细胞增生及基质、脂蛋白与胆固醇聚集。

损伤后修复依赖于适当的内皮细胞增生，在抗 -Thy-1 模型中，自发消散阶段伴随内皮细胞与肾小球系膜细胞增生，当血管生成受抑制时，则损伤不能修复。在 5/6 肾切除模型中，内皮细胞过多凋亡与硬化有关。在这些过程中有许多生长因子参与，血管内皮细胞生长因子（vascular endothelial growth factor，VEGF）是由肾小球脏层上皮细胞产生的内皮细胞特异性分裂素，可调节生理性及病理性内皮细胞生长与肾小球通透性。有证据表明，VEGF 是体内内皮细胞必需的生长因子，在抗 -Thy-1 损伤后，抑制 VEGF 可阻止修复。在肾小管间质瘢痕中也存在内皮细胞损伤与管周毛细血管形成。

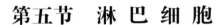

第五节　淋　巴　细　胞

　　肾组织中的淋巴细胞主要来源于血液。在慢性肾小管间质损害中,淋巴细胞募集是最为重要的特征。实验证明,淋巴细胞培养液中存在促进成纤维细胞增殖和胶原合成的因子。T 细胞合成和分泌重要的促进纤维产生的细胞因子,比如 TGF-β 可刺激成纤维细胞产生胶原、纤维连接蛋白和蛋白多糖等,且抑制基质降解酶。T 辅助细胞可合成 IL-4,后者可促进成纤维细胞增殖,使其分泌 Ⅰ、Ⅲ 型胶原和纤维连接蛋白。

　　很多肾脏疾病的自然病程中,都存在肾小球和肾间质淋巴细胞浸润现象。有时这种浸润会导致自身免疫疾病或介导肾病病理过程。多数时候,患病肾脏组织中的 T 细胞作为参与非特异性的浸润细胞的组分被大量清除,在非特异性的浸润同时还伴有进行性的组织破坏。肾损伤的炎症反应较为复杂,典型反应都涉及体液免疫和细胞免疫过程,均通过复杂的机制进行调节。目前对于 T 细胞在损伤中的作用的了解主要来源于实验研究。以下内容阐述致肾炎性 T 细胞在肾脏疾病中的作用,总结了与 T 细胞免疫有关肾损伤的动物实验模型和人类肾脏疾病中部分相关研究结果,特别是 T 细胞在 IgA 肾病中所发挥的作用。

一、致肾炎性 T 细胞

　　为启动致肾炎性 T 细胞的应答,宿主体内的 T 细胞必须能够识别经过处理的抗原肽,并且在细胞表面表达抗原受体。由于自身反应性 T 细胞的中枢性免疫功能缺陷,杂交系或近交系的个体可能不会对自身抗原产生应答,因为 T 细胞识别处理过的线性肽序列与多态性 MHC Ⅰ 类或 Ⅱ 类分子结合,所以个体 T 细胞对抗原的应答具有显著的 MHC 抗原的限制性。

　　致肾炎性 T 细胞发挥作用还需要肾脏抗原的表达。当靶抗原的表达表现出多态性时(如抗肾小球基底膜肾病的靶抗原),由于肾脏缺乏相应的靶抗原,宿主可能只在外周产生致肾炎性免疫应答而不会出现肾损伤。在某些情况下,肾实质表达的抗原可能会与外周中能够引发 T 细胞应答的不同抗原发生交叉反应,即所谓的分子模拟。某些 T 细胞介导的肾损伤模式是由活化 Tx 细胞释放的细胞因子作用于肾小球 / 肾小管造成,可能与 T 细胞在肾小球或间质间隙中的浸润无关,这一机制可能存在,但尚未得到正式确认。

二、T 细胞介导的肾损伤动物研究

　　当前对 T 细胞在肾脏疾病中的作用的了解主要来自对肾损伤模型的实验研究,在自发的和诱导性间质性肾炎和肾小球肾炎的模型中于已经开展了此项工作。希望这些研究有助于对 T 细胞介导的肾脏疾病的作用机制的深入了解,也有助于寻找肾脏疾病防治的新措施。T 细胞在肾组织损伤中的作用机制主要包括以下内容。

(一)对肾脏抗原应答的 T 细胞的发育

　　在抗原辅以佐剂诱导的间质性肾炎模型中,抗原特异性 T 细胞的应答发生于外周淋巴系统,从免疫部位的皮下引流液中分离 T 细胞可以对免疫方案中的抗原产生特异性增殖,而且在某些情况下还会介导针对该抗原的迟发型超敏反应(delayed type hypersensitivity,DTH)

或者细胞毒作用。除了在外周免疫的淋巴结引流部位发现肾脏抗原特异性 T 细胞以外,引流入肾脏的淋巴结中也富含活性淋巴细胞,它们可能来自肾脏炎性病灶(已经证实抗基底膜肾炎进展过程中,巨噬细胞可迁移至引流入肾的淋巴结中)。这些淋巴细胞可能再度进入循环池中。研究表明,在自发性自身免疫性肾病模型中,致肾炎性 T 细胞须经胸腺内发育,而其他类型抗原诱发的肾炎模型中,多种植物凝集素可直接活化致肾炎性 T 细胞群。

(二)肾抗原呈递细胞对 T 细胞的启动

对于肾实质细胞、组织内的巨噬细胞或肾小管上皮细胞、肾小球上皮细胞、内皮细胞以及系膜细胞能否则作为 T 细胞的抗原呈递细胞,诱导 T 细胞的活化一直存在争议。体外研究的结果表明,足细胞和肾小管上皮细胞可以将内源性和外源性抗原呈递给 T 细胞,但如果借助表达相应的协同刺激分子(如 MHC Ⅱ类分子、CD80、CD86、ICAM-1、CD40/CD40L、VCAM 等),其呈递作用的效应可以得到更大程度发挥。

(三)致肾炎性 T 细胞表达 αβT 细胞抗原受体的多样性

在某些器官特异性自身免疫性疾病中,致病性 T 细胞重排的 α 和 β 链受体的表达具有显著倾向性。在免疫介导的肾脏疾病中,有三种方法可以检测到致肾炎性淋巴细胞表面的 T 细胞抗原受体的分子特征:①培养与疾病相关的 T 细胞克隆,然后测定其表达受体的 α 和 β 链 DNA 序列;②通过逆转录多聚酶链式反应分析肾脏中浸润的 T 细胞的 cDNA;③从肾组织中分离 T 细胞,然后绘制其细胞表面的 Vβ 趋化特异性抗体的细胞荧光图谱,该方法将活性 T 细胞与标记物相连,从而排除未参与病变的细胞。

(四)迁移至肾的 T 细胞

T 细胞若与肾实质细胞接触,就必须退出微循环,穿过毛细血管基底膜和肾小管基底膜。目前还未完全确定 T 细胞离开循环进入肾间隙的识别过程。有学者推测,淋巴细胞迁移入肾脏的过程,开始于它们沿着毛细血管内皮的选择素依赖滚动,这种滚动减慢了淋巴细胞自身在微血管内的运动速度,继之出现淋巴细胞表面的整合素,如淋巴细胞功能相关抗原 -1(lymphocyte function associated antigen-1,LFA-1)和极迟活化分子 -4(very late activation-4,VLA-4),它们与内皮细胞表面的黏附分子,如 ICAM-1 和 VCAM 之间的高亲和力的相互作用,导致淋巴细胞迁移出血管腔。在光镜和电镜下也可以观察到,在间质性肾炎中存在淋巴细胞穿越肾小管基底膜的运动。

(五)T 细胞效应因子在肾损伤中的作用

T 细胞对实质细胞的作用分两部分,一是直接的细胞 / 细胞接触,二是提高局部分泌的细胞因子的水平。在免疫介导的受损肾组织中,各种细胞因子分泌增加和具有不同生物效应的细胞因子的平衡紊乱是免疫炎症反应的分子生物学基础。大量实验资料证明,TNF-α、TGF-β、IFN-γ、IL-1、IL-2、IL-6、IL-8、IL-10、IL-12、IL-16、IL-18 等多种细胞因子参与组织损伤,并决定受累器官损伤程度。其中促炎性细胞因子(TNF-α、IFN-γ、IL-1、IL-6、IL-18 等)分泌增多、抗炎性细胞因子(TGF-β、IL-4、IL-10、IL-13 等)分泌减少,或细胞因子受体水平的改变使保护性细胞因子实际有效水平下降。这些细胞因子在促进 / 制约炎症反应的发生、发展的同时,其病理活性又受本身浓度和病情的调控。

(六)肾病中的 Th1/Th2 比例失调

Th1 细胞是 DTH 的效应细胞,可以辅助 CD8+T 细胞的分化,也可以辅助诱导 IgG2a 抗体应答。Th2 细胞则辅助诱导大量其他的抗体应答,与 T 细胞介导的抑制现象有关。不断有新的证据表明,这种分类有助于了解肾炎肾损伤的表型表达,表 4-5-1 总结了 2 种不同的 T 辅助细胞产生的细胞因子的差异。

表 4-5-1　与肾组织中免疫炎症反应密切相关的细胞因子及其来源

细胞因子	局部主要损伤作用	干预实验	来源细胞
促炎症因子			
TNF-α	组织损伤、增殖	人体干预成功	Th1
IFN-γ	炎症、组织损伤	小鼠干预成功	Th1
IL-1	组织损伤	小鼠使用,结果不一致	Th1
IL-6	细胞增生	小鼠干预成功	Th2
IL-8	白细胞募集	无干预实验	—
IL-12	诱导产生干扰素 -γ（IFN-γ）	无干预实验	—
IL-16	CD4+T 细胞和单核细胞趋化因子	无干预实验	—
IL-18	刺激干扰素 -γ（IFN-γ）	小鼠干预成功	—
炎症抑制因子			
IL-4	组织纤维化	小鼠干预成功	Th2
IL-10	在凋亡细胞中表达增加	小鼠干预成功	Th1、Th2
IL-13	抗炎,抑制 IL-4、IL-6、TNF 和诱导型一氧化氮合成酶（iNOS）	无干预实验	Th2
TGF-β	抗炎、组织纤维化	小鼠、大鼠干预成功	小管细胞、系膜细胞

（七）致肾炎性 T 细胞的抗原非特异性调节

在多种模型系统中,许多抑制性疗法可以阻止自身免疫性肾损伤的发生和进展,说明 T 细胞在引起肾损伤的免疫反应的诱导期和效应期均发挥重要作用。这些治疗包括免疫抑制药,如环磷酰胺、环孢素、吗替麦考酚酯、前列腺素 E1 等。它们均是针对免疫原的特异性抗体的产生以及 T 细胞的反应。针对 T 细胞表面的糖蛋白,如 CD4、CD40/CD40L 的抗体也能阻止狼疮鼠狼疮性肾炎的进展。

（八）肾炎的抗原特异性调节

长期以来,对阻断 T 细胞介导的损伤的研究,侧重于发展抗原特异性免疫抑制治疗。这些方案包括:在模型中使用大量含不完全弗氏佐剂的肾小管抗原,如口服抗原及注射含交叉反应性独特型的抗原反应性 T 淋巴细胞,或给予特异的抗血清等,这些均可以诱导 T 细胞。

（九）T 细胞在间质损伤免疫放大效应中的作用

近年来的研究认为,肾间质中浸润的单个核细胞不具备抗原特异性,而是化学趋化因子作用的结果。这些趋化因子包括补体、MCP-1、RANTES、骨调素以及脂类趋化介质等,它们多来源于肾小管上皮细胞。T 细胞可以通过细胞接触和细胞因子的作用,增加肾小管上皮细胞的趋化因子的表达,借此放大这种损伤的发生。但也有些趋化因子可以发挥抗炎作用。新生抗原的免疫反应,也有可能在 T 细胞依赖的肾损伤放大机制中发挥作用。

三、T 细胞在人肾脏疾病中的作用

(一) T 细胞在肾小管间质损伤中的作用

在临床间质性肾炎中,很多情况下浸润的单核细胞中主要是 T 淋巴细胞(>50%),其他还包括单核/巨噬细胞、B 淋巴细胞、浆细胞和自然杀伤细胞。间质浸润的 CD4$^+$/CD8$^+$T 细胞数的比值一般 ≥1,也存在例外的情况。在间质性肾炎中,T 细胞与肾小管上皮细胞均能表达 MHC Ⅱ 类分子。预先进行免疫抑制疗法,特别是使用类固醇激素或环孢素治疗时,会影响浸润的单核细胞的构成。

通常认为人间质性肾炎中的主要免疫效应机制是免疫应答,很少见到免疫复合物和抗基底膜抗体的参与。临床确诊的急性间质性肾炎大多与过敏反应、感染和系统性自身免疫性疾病有关,如果不存在上述易感因素,则认为是特发性的间质性肾病,可能是由临床尚未明确的感染所造成。例如:在急性和慢性特发性间质性肾炎患者的肾活检标本中,发现 EB 病毒(epstein-barr virus,EBV)的基因组,而大量对照组活检标本中未见该病毒,对照组也包括药物相关性肾炎的疑似病例。EB 病毒基因组主要位于近端肾小管细胞,这些细胞与 CD21(B 细胞 EBV 受体)结合。虽然二者仅仅是相互关联,但表明肾小管上皮细胞感染 EB 病毒可能会引发或加重间质损伤。

(二) T 细胞在肾小球损伤的作用

肾小球中淋巴细胞浸润的现象也十分常见,在伴有严重和进行性肾功能不全的原发性肾小球疾病中尤为常见,如新月体肾炎、进展性 IgA 肾病和人类免疫缺陷病毒(human immunodeficiency virus,HIV)肾病。增生性肾小球肾炎的肾小球中也可以发现 T 淋巴细胞,这在寡免疫复合物沉积的增生性肾小球肾炎中尤为显著。此型肾病可出现肾小球增生、坏死、纤维素蛋白沉积和细胞性新月体形成,但无免疫球蛋白沉积,其典型特征为外周血出现抗中性粒细胞胞浆抗体(anti-neutrophil cytoplasmic autoantibody,ANCA),同时肾小球中出现多种细胞免疫的效应物质,包括 CD3$^+$T 细胞、CD45RO 细胞、巨噬细胞和组织因子。在急进性肾小球肾炎患者的肾小球和新月体中,CD4$^+$T 细胞及巨噬细胞的数量与患者对甲泼尼龙的反应成反比。由于这些细胞的数量相对较少,很难评估它们的功能和抗原特异性。

抗体介导的肾小球损伤如抗基底膜肾病,其发病机制可能需要抗原特异性的 T 细胞的参与,此时 T 细胞不仅可以辅助 B 细胞,而且还能发挥效应因子的作用。

HIV 肾病中,肾小球呈局灶节段肾小球硬化改变,间质可以出现大量的单核细胞浸润,同时外周血 CD4$^+$T 细胞明显缺失,其浸润机制尚不清楚。但在 HIV-1 转基因小鼠肾组织中可以发现类似的变化。

微小病变肾病的病因,推测是活化的淋巴细胞紊乱所致。该病的肾组织未见有淋巴细胞和其他炎症细胞的浸润,但淋巴细胞的分泌物可增加肾小球对蛋白质的通透性。

四、T 细胞在 IgA 肾病中的作用

(一) T 淋巴细胞与 IgA 肾病

B 细胞生成 IgA 的失控产生了过量的 IgA。已发现 IgA 肾病患者外周血中特异性辅助性 T 淋巴细胞(helper T cell,Th)增加,而特异性抑制性 T 淋巴细胞(suppressor T cell,Ts)减少,Th/Ts 比例升高,从而使产生 IgA 的 B 淋巴细胞增多。根据细胞因子分泌模式,CD4$^+$T

细胞可分为 Th1 和 Th2。Th1 主要分泌 IL-2、IFN-γ、TNF-α、TNF-β,称为 Th1 型细胞因子。Th2 主要分泌 IL-4、IL-5、IL-6、IL-10、IL-13,称为 Th2 型细胞因子。Th1 介导细胞免疫、细胞毒性 T 细胞和巨噬细胞活化及迟发型超敏反应;Th2 介导体液免疫、B 细胞和嗜酸性粒细胞活化及 IgE 的生成。研究发现在自发性产生 IgA 肾病的 ddY 小鼠中,幼鼠呈 Th1 优势,随年龄的增加而呈现 Th2 优势,IgA 分泌增加。认为 IgA 的产生增加与 Th1/Th2 的平衡改变相关。有学者认为 Th2 细胞功能亢进和 IgA 糖基化异常被认为是 IgA 肾病发病机制的关键因素。应用仙台病毒经口和鼻腔免疫 C3HeB 小鼠和 BAL/BPc 小鼠的 IgA 肾病模型,两种系的小鼠均发生相同程度的镜下血尿和肾小球 IgA 沉积,但只有 BAL/BPc 小鼠发展为有意义的肾损害。与 C3HeB 小鼠相比,BAL/BPc 小鼠仙台病毒特异的 IgA 型抗体半乳糖糖基化减少更明显。取出这些小鼠的脾脏细胞体外培养,当受到抗原刺激时,来自 BAL/BPc 小鼠的脾细胞以 Th2 细胞因子占优势。此外,IFN-γ 可抑制体外 Th2 细胞因子引起的 IgA 糖基化缺陷。推断 Th2 细胞因子增加可导致 IgA 糖基化异常,进而启动 IgA1 IC 在肾小球的免疫炎症反应。在人类 IgA 肾病和动物模型的实验中发现外周血中 IL-4、IL-10、IL-13 及 TGF-β 升高,这些细胞因子直接影响 IgA 源性 B 细胞的增殖与活化。另一方面,IgA 在肾小球沉积的部分原因可能与多形核白细胞的清除能力下降有关。IL-10 具有抑制多形核白细胞活性的功能。故 Th2 优势也可能与系膜区 IgA 的沉积有关。推测缺乏原始的免疫应答和向 Th2 状态的免疫偏移导致 IgA 肾病抗原刺激的持续性和肾移植后 IgA 肾病的再发生。

(二) γδT 细胞的作用

机体的黏膜上皮组织中 γδT 细胞数量较多,提示其在抗感染中的作用。γδT 细胞也有针对肠毒素、病原微生物热休克蛋白(heat-shock protein,HSP)等的上皮屏障作用。一种新的多步骤"分子模拟"假说认为,人 HSP60 和病原微生物 HSP65 具有高度同源性,细菌抗原的呈递激活了一定量 HSP 抗原肽信息的 T 细胞,导致与细菌具有共同抗原的组织细胞的损伤。反复暴露在细菌 HSP 下,可能打破自身 HSP 免疫耐受,激发 T 细胞对自身和微生物 HSP 的反应。Toyabe 等报道了 γδT 细胞在 IgA 肾病中的关键作用,它特异性开启了 B 细胞产生 IgA。γδT 细胞在 IgA 肾病外周血中呈寡克隆扩增,这种扩增的 T 细胞表面特征性表达 TCR2Vγ9,TCR2Vγ9 的 CDR3 序列,呈现寡克隆和单克隆性。来源于不同的 IgA 肾病患者的 CDR3 具有相同的序列,提示 IgA 肾病扩增的 Vγ9+T 细胞具有某种特定的抗原。研究表明,Vγ9+T 细胞可以与下列多种抗原起反应,包括细菌(肺炎双球菌、链球菌突变株、大肠埃希菌等)、病毒(单纯疱疹病毒、巨细胞病毒、EB 病毒、乙型肝炎病毒等)、食物抗原(牛血清白蛋白、卵白蛋白、酪蛋白、谷胶蛋白等)。已有研究发现 IgA 肾病中的 γδT 细胞存在识别人类 HSP 的表位肽。由此推测,IgA 肾病可能由于各种病原微生物感染,通过特异的 CDR3+TCRγδ+T 细胞增殖,导致特定 B 细胞生成 IgA 增加。同时,γδT 细胞可归巢至肾小球系膜区,导致 IgA 肾病的进行性发展。Wu 等关于 IgA 肾病患者 γδTCRCDR3 的连接多样性研究中发现,肾活检标本中浸润的 TCRVγ 及 TCRVδ 的转录比外周血中更具有严格的限制性。肾活检标本中浸润的 T 细胞呈严格的亚群特征,表明 γδTCR 是抗原选择性的表达。

五、B 淋巴细胞诱导和产生 IgA 的机制

大约半数的 IgA 肾病患者血浆 IgA 水平升高。传统观点认为肝清除 IgA 减少,诱导了

IgA 肾病（IgA nephropathy，IgAN）的发生，但是，大量证据表明 IgA 过量生成也参与了 IgA 肾病的发病。这促使许多体外研究对 IgA 肾病患者 B 细胞 IgA 产生的各个方面进行研究。一些研究报道了不一致的结果，一些研究发现未经刺激的外周血单核细胞（peripheral blood mononuclear cell，PBMC）在体外存在 IgA 产生增加，其他研究观察到仅在用商陆有丝分裂原（pokeweed mitogen，PWM）刺激 PBMC 时产生 IgA 增加，另一些研究则完全没有发现体外免疫球蛋白的合成异常。在缓解期和复发期 IgA 肾病患者的序贯研究中，学者发现，IgA 肾病缓解期和复发期与对照组相比，PBMC IgA 产生（PWM 刺激或未刺激）无显著差异。尽管这些研究提供了一些信息，但并未说明树突状细胞和组织微环境在 B 细胞反应中的关键作用。

一般来说，B 细胞产生的抗体的类型和数量因抗原的性质、T 细胞的参与、组织的微环境和抗原暴露史而不同。以下部分将重点介绍 IgA 的诱导和产生相关的最新的分子和细胞机制，以及其与 IgA 肾病的临床相关性。

（一）CD5 B 细胞亚群诱导和产生 IgA

与上述相对缓慢的 T 细胞依赖性 IgA 类别转换过程相比，专门的 B 细胞亚群，如 B-1（CD5）细胞，能够以 T 细胞非依赖性的方式快速产生 IgM 和类别转换 IgA。在黏膜部位，B-1 细胞有助于实验动物产生 T 细胞非依赖性 IgA 应答。不经历体细胞突变（somatic hypermutation，SHM）的情况下，B-1 细胞表达未突变的 IgA 抗体，其以低亲和力识别多种抗原特异性。Magyarlaki 等报道 IgA 肾病患者 B 淋巴细胞表达 CD5$^+$ 的阳性率显著高于正常人群。来自 IgA 肾病患者血清的 CD5$^+$B 细胞在体外刺激下独立于 T 细胞产生免疫球蛋白。Kodama 等报道了 IgA 肾病患者扁桃体生发中心 B-1 细胞增多，该细胞对 Fas 介导的细胞凋亡具有抵抗作用。这些 B-1 细胞在生发中心中存活并作为 IgA1 的来源。与正常人群相比，IgA 肾病患者在全身性抗原激发后，产生的 IgA 抗破伤风类毒素（而非 IgG）亲和力较低。另外，Magyarlaki 的研究显示在 IgA 肾病患者中诱导出了全身系统性免疫，但在对照组中没有全身和黏膜中的高 IgA 反应，提示 IgA 肾病患者存在黏膜和系统免疫重叠的异常。低亲和力可能使 pIgA 能够形成中等大小的免疫复合物，逃避肝的快速消除，导致肾小球 IgA 沉积增加。

（二）B 细胞产生异常 pIgA1，一种自身抗原

大量的报道和综述阐述了 IgA 肾病的发生与铰链区异常糖基化的 pIgA1 产生之间的关系。尽管 B 细胞发育的后期阶段缺陷是"内在的"还是"获得性的"仍具有争议，但是已经充分认识到异常糖基化仅限于总 IgA1 的一小部分，并且推论其起源于相对较小的 B 细胞。总体而言，在 IgA1 的铰链区中，多达 6 个丝氨酸（Ser）或苏氨酸（Thr）残基是 O- 连接聚糖结构的位点，这些结构可能包括：①Ser/Thr-α1，3-GalNAc（N- 乙酰半乳糖胺），一种被称为"Tn 抗原"的基本单位；②Ser/Thr-α1，3-GalNAc-β1，3-Gal（半乳糖），被称为"T 抗原"或"核心 1 结构"；③Ser/Thr-α1，3-GalNAc-α2，6-NeuNAc（N- 乙酰神经氨酸），被称为"唾液酸 -Tn"；④Ser/Thr-α1，3-GalNAc-β1，3-Gal-α2，3-NeuNAc，被称为"Monosialy-T 抗原"；⑤Ser/Thr-[α1，3-GalNAc-α2，6-NeuNAc]/[β1，3-Gal-α2，3NeuNAc]，被称为"二唾液酸 -T 抗原"。为了阐明 IgA1 异常糖基化的分子机制，Suzuki 等从 IgA 肾病患者的 PBMC 建立了 EBV 永生化的 IgA1 分泌细胞（IgA1SC）。由于核心 1，3-β- 半乳糖基转移酶（C1GALT）降低和 GalNAc 特异性 α2，6- 唾液酸转移酶活性增加，大多数（70%）IgA1SC 产生的半乳糖缺陷型

聚合物 IgA1 的 O- 连接聚糖末端分别为 GalNAc（Tn 抗原）或 GalNAc-α2,6-NeuNAc（唾液酸 -Tn 抗原）。这表明在 IgA 肾病中，产生 IgA1 的 B 细胞亚群合成了异常的 IgA1，其铰链区富含 Tn 和唾液酸 -Tn。异常 IgA1 的多聚性质提示扁桃体是其潜在的来源，其中 90% 的 IgA 免疫细胞产生 pIgA1。此外，扁桃体也是一种有组织的淋巴结构，作为适应性免疫的全身型和黏膜型的效应器官参与其中。这些 B 细胞亚群可作为独特储存库，以响应 B 细胞刺激。循环中 pIgA1 上的多价抗原可能与无处不在的天然抗体形成高亲和力复合物，导致肾小球免疫沉积。在没有 B 细胞受体被抗原连接的情况下，CD22 与唾液酸苷配体交联导致 c-Jun 氨基末端激酶（JNK）信号转导和人扁桃体 B 细胞增殖。基于这些观察结果，通过 Leung 等对 IgA 肾病中富含唾液酸的 pIgA1 的研究，可以推测在 IgA 肾病中 pIgA1 上的"唾液酸 -Tn"与 CD22 的顺式或反式相互作用刺激 B 细胞增殖和释放更多异常的 pIgA1，使肾小球免疫复合物沉积和 B 细胞增殖的恶性循环持续存在。

第六节   中性粒细胞

肾小管间质中的中性粒细胞来源于血液，是急性肾小管间质损伤时最重要的炎性细胞。中性粒细胞对肾小管间质损伤的机制是通过激活的粒细胞脱颗粒和呼吸爆发，导致自由基清除剂和蛋白酶抑制剂的作用降低，加重组织损伤。白细胞和内皮细胞相结合，同样促进毒性白三烯的产生，导致细胞内的系列酶激活，从而产生细胞损伤。在这一过程中，细胞黏附因子起着极为重要的作用。经 IL-1 受体拮抗剂处理的中毒性肾小球肾炎小鼠模型显示，肾间质 ICAM-1 的表达、粒细胞的浸润与肾小管间质的损伤密切相关。应用 P- 选择素（P-selectin）抗体治疗缺血性急性肾衰竭，结果肾小球的中性粒细胞浸润和蛋白尿均减轻。在对于缺血性急性肾衰竭的肾实质损伤患者的研究中，阻断整合素 CD11/CD18 和 ICAM-1，可以减少多形核中性粒细胞在肾间质的聚集，从而使肾脏缺血模型的急性肾衰竭减轻。

一、中性粒细胞的生物学特性

受粒细胞集落刺激因子（G-CSF）及粒细胞 - 巨噬细胞集落刺激因子（GM-CSF）的影响，中性粒细胞产生于骨髓。正常情况下每天产生 10^{11} 个中性粒细胞，但在感染和炎症情况下，可增加 10 倍以上。中性粒细胞在骨髓中成熟以后，在循环中仅存在 4~10 小时，即附壁、迁移至组织。中性粒细胞迁移至组织的过程，是由中性粒细胞与毛细血管内皮细胞上的黏附蛋白之间特定的配体 / 受体相互作用所介导的。一旦中性粒细胞进入组织后，通常这些细胞可以存活 1~2 天或更长的时间，但最终命运都将是凋亡，并被局部巨噬细胞或其他细胞吞噬。

中性粒细胞分泌蛋白水解酶、阳离子蛋白、脂质介质、反应性活性氧氮化合物等物质，它们消灭入侵的细菌及真菌生物非常有效。大多数的杀伤作用是通过吞噬作用完成的，将病原体摄入到吞噬体内，在该处释放高毒性的产物。免疫复合物也是通过此方式吞噬并降解。然而，如果吞噬作用不能进行，中性粒细胞通过释放氧自由基和蛋白酶，攻击组织和免疫复合物。这一过程更为严重的后果是：可能造成局部无关细胞的损伤，尤其是当局部抗氧化和抗蛋白酶机制被抑制时，中性粒细胞就成为一种炎症介质。

表 4-6-1　中性粒细胞释放的主要炎症介质

类型	特定介质
反应性氧	O_2^-, H_2O_2, OOH, $HOCl$, $^-O_2$
蛋白酶	蛋白酶 3，弹性蛋白酶，组织蛋白酶 C，基质金属蛋白酶 -9
阳离子蛋白	防御素，CAP-37，促杀菌渗透因子，溶菌酶
脂质介质	凝血戊烷 A2，血小板活化因子、白三烯 B4、脂氧素
细胞因子	白细胞介素 -1、肿瘤坏死因子
反应性氮	氧化氮、过氧化腈间质金属蛋白酶 9

二、中性粒细胞介导的肾损伤机制

中性粒细胞介导肾脏损伤的主要机制包括：直接破坏肾小球基底膜（glomerular basement membrane，GBM）或其他维持肾小球蛋白滤过的屏障；影响前列腺素、血栓素和环核苷酸的形成，从而影响肾小球的血流动力学；低剂量氧化剂介导涉及多种转录因子激活的细胞内信号异常转导。

（一）蛋白酶和氧化剂降解肾小球基底膜

近来的研究表明，蛋白酶和氧化剂通过降解细胞外基质发挥损伤作用。氧化剂能增加 GBM 对蛋白水解酶的敏感性，从而损伤 GBM。另外，蛋白酶和氧化剂能激活其他潜在的蛋白酶，灭活其抑制剂，增加其对 GBM 和其他成分的降解。

（二）氧化剂对二十烷类代谢的影响

在不同的实验性肾炎及补体介导的肾小球损伤中，可产生大量的前列腺素、血栓素 A_2 和血栓素 B_2，它们是引起蛋白尿和肾小球滤过率（glomerular filtration rate，GFR）下降的主要介质。现已明确，刺激后的中性粒细胞可产生氧化剂或氧化酶，进一步促进前列腺素 E_2、F_{2a} 和 F_{1a} 的产生，它们是前列腺素和血栓素 B_2 的稳定代谢产物。因此，氧化剂可以通过影响前列腺素和血栓素的合成来发挥作用，而已知前列腺素、血栓素 B_2 可以有效改变肾脏的血流动力学并降低 GFR。

（三）氧化剂和蛋白酶对环核苷酸的作用

给肾小球注射环核苷酸可以导致肾小球超滤系数的降低，在离体的肾小球中也有类似的结果。研究表明蛋白水解酶在体外可以改变 cAMP 和环磷酸鸟苷（cyclic guanosine monophosphate，cGMP）代谢有关酶的活性，环核苷酸的代谢需要有活性酶参与，这个过程是不可逆的。

（四）氧化剂对核转录因子和细胞因子的影响

活性氧是一种有细胞毒性的代谢产物，但在低剂量时并不引起细胞死亡，但有重要的调节作用，如改变 cAMP 水平、参与 NF-κB 基因的活化，并且在组织损伤和修复中可以作为第二信使促进细胞因子的产生（如 TNF-α、NF-κB 等）。

（五）抗中性粒细胞胞浆抗体

中性粒细胞胞浆中的许多成分可以诱导机体产生相应的抗体，即抗中性粒细胞胞浆抗体（ANCA）。ANCA 可以诱导中性粒细胞活化，使白细胞吸附于毛细血管壁，以 IL-2 和

TNF-2 为抗原的多形核中性粒细胞释放氧化剂介导内皮细胞杀伤。

三、中性粒细胞在 IgA 肾病中的作用

大多数多形核白细胞介导肾小球损伤的研究表明,多形核白细胞所致的肾小球损伤的机制首先归因于氧化剂及蛋白酶的释放。有证据表明,氧化剂可能与多数细胞的损伤及部分肾小球肾炎中肾小管通透性增加有关。而蛋白酶在使肾小球通透性增高方面扮演要角色。

在人类的 IgA 肾病中,肾脏内的中性粒细胞的数目与疾病的进展和预后显著相关。受到热聚型 IgG 或调理糖酵母聚糖刺激时,来自 IgA 肾病患者的多形核中性粒细胞比健康对照人群分泌更多的 H_2O_2。多项研究表明,在肾小球疾病中多形核白细胞被活化并释放氧化剂。如肾小球系膜增生性肾炎抗 -Thy-1 大鼠模型中,肾小球内存在分泌氧自由基、H_2O_2 的多形核白细胞(polymorphonuclear leukocyte,PMN)。在伴刀豆凝集素 A(concanavalin A,ConA)增生性肾炎模型中也证实 PMN 能损伤肾小球并体外降解 GBM,PMN 可以广泛见于肾小球病变中。在动物模型中,PMN 的减少可以减轻肾小球损伤;PMN 增加使患有肾炎的大鼠肾损伤加重。中性粒细胞与 IgA 肾病可能的关系总结见表 4-6-2。

表 4-6-2　中性粒细胞在 IgA 肾病肾脏病理损伤中的可能作用

参与肾小球基底膜降解
脂质过氧化诱导肾小球系膜细胞产生明胶酶
增加肾小球蛋白多糖的合成
增加基底膜通透性,增加蛋白尿
增加肾小球合成类花生酸(eicosanoid)、cAMP 和前列腺素类物质,使 GFR 和 RPF 降低
影响 TNF 的释放和激活
诱导系膜细胞肌球蛋白轻链磷酸化
诱导内皮细胞损伤、上皮细胞损伤
诱导产生抗中性粒细胞胞浆抗体

注:cAMP,环磷酸腺苷;GFR,肾小球滤过率;RPF,肾血浆流量;TNF,肿瘤坏死因子。

第七节　巨 噬 细 胞

单核 - 巨噬细胞系统包括血液单核细胞和各器官结缔组织及基底膜中停留的巨噬细胞。单核巨噬细胞在先天性和适应性免疫反应中都发挥重要作用,包括对微生物和肿瘤的防御反应、损伤后修复,以及组织清除。

一、巨噬细胞的生物学功能

骨髓造血干细胞的增殖和分化是按照原单核细胞、幼单核细胞、最终成为单核细胞的顺序发育成熟进入循环系统的,血液单核细胞进入组织后经历一系列分化成为常驻的巨噬细胞。因为巨噬细胞增殖能力非常弱,大多数组织中的巨噬细胞的更新方式是由单核细胞进入完成的。外周血液中的单核细胞的进入也被认为是巨噬细胞炎症处积聚的基本方式,然

而,最新的研究表明,组织内的巨噬细胞原位增殖可以在某些类型的严重组织损伤中出现。

（一）来源

肾组织中的单核巨噬细胞多来源于血液,它们从血管内迁移至血管外是一个复杂的过程,是表达在白细胞上的受体与表达在血管内皮细胞上的配体相互作用的结果,这一过程与表达在内皮细胞上的黏附分子和肾间质中高浓度的趋化因子密切相关。局部募集的巨噬细胞可原位增殖并扮演着极为重要的作用。

（二）作用

巨噬细胞有多种功能,它们既能参与先天免疫反应,又可参与后天免疫反应,这些巨噬细胞可以单独发挥作用,也可以与免疫系统中其他成员如抗体、补体、T 细胞等协同作用。许多研究表明,在各种肾脏疾病的肾间质纤维化过程中,单核 / 巨噬细胞的浸润扮演了重要的角色,由其释放的各种细胞因子可进一步促进间质纤维化的发展。在各种人类和实验性肾小球肾炎的间质中都发现有巨噬细胞的大量浸润,各种肾脏疾病肾组织中巨噬细胞的数量与肾间质损伤指数、间质纤维化程度及肾功能状况密切相关。

1. **巨噬细胞与黏附分子**　研究表明在肾间质及局部巨噬细胞的出现之间,淋巴细胞功能相关抗原 -1（lymphocyte function-associated antigen-1,LFA-1）、L-selectin（L 选择蛋白）等的表达上调。应用抗黏附分子方法治疗发现,应用抗 β_2 整合素 CD18 的单克隆抗体可以减少体外巨噬细胞对系膜细胞的黏附,减少超氧阴离子的产生和膜细胞损伤。

2. **巨噬细胞与生长因子**　巨噬细胞可分泌 PDGF,PDGF 对成纤维细胞有较强的化学趋化和致有丝分裂作用。但与 TGF-β 不同,PDGF 对 ECM 细胞成分的产生只有局部作用。巨噬细胞分泌的 IL-1 能增加 PDGF 的作用,而其他细胞因子,如 FGF、TNF-α 等也可能涉及此过程。IFN-γ 在纤维化过程中,早期刺激巨噬细胞,后期抑制胶原合成。IL-2 可诱导巨噬细胞表达 IL-1、TNF-α、TGF-β 和 PDGF,从而作用于成纤维细胞。在间质炎症时循环单核细胞在特异性趋化性刺激和黏附分子的导向下迁移到间质。巨噬细胞聚集、激活后,可合成和释放促进纤维化的生长因子、促炎症因子和血管活性分子,如 TGF-β、TNF-α 和 ET-1 等。

3. **巨噬细胞与胶原纤维**　巨噬细胞可促进间质基质蛋白的增多,并在肾间质纤维化过程中起促进作用。培养的巨噬细胞已显示可合成 Ⅰ 型胶原和纤维连接蛋白。在进展性肾脏疾病的肾脏中均可见到间质巨噬细胞浸润。

4. **巨噬细胞与炎症反应**　巨噬细胞表面表达的 Toll 样受体（toll-like receptors,TLR）不依赖于 T 细胞的功能,使巨噬细胞能够直接识别细菌磷脂蛋白。如:巨噬细胞可以通过与 TLR-2 连在一起的 CD14 分子跟脂多糖结合,TLR-2 的胞内部分可以传递细胞间的信号,使核转录因子 NF-κB 活化,随之生成强氧化剂一氧化氮杀灭摄取的微生物。

巨噬细胞也可以通过特定的细胞表面受体与人体的免疫系统相互作用。免疫球蛋白 Fc 亚单位受体的表达,使巨噬细胞可以吞噬抗体包裹的微生物和免疫复合物,并通过抗体依赖性细胞介导的细胞毒作用杀死抗体包裹的细胞。另外,免疫复合物和 IgA 可以诱导巨噬细胞分泌 IL-1 和活性氧自由基（reactive oxygen species,ROS）。补体的活化可通过 C5a 诱导单核细胞的趋化作用,而巨噬细胞表达 C3b 受体（CD11b/CD18）可促使其与补体包裹黏附,并启动血小板活化因子（platelet activating factor,PAF）的产生。

巨噬细胞在炎症处吞噬凋亡的中性粒细胞,从而阻止将要死亡的中性粒细胞释放细胞内成分,防止炎症反应进一步加重。此外单核细胞和巨噬细胞受到刺激可以表达组织因子,从而激活外源性凝血机制,促进纤维蛋白在损伤修复和新月体形成处沉积。

5. 依赖于 T 细胞的功能 巨噬细胞以 2 种方式参与 T 细胞介导的免疫反应,即或作为抗原呈递细胞,或作为某些 T 细胞依赖性免疫反应的效应细胞。树突状细胞和组织中的巨噬细胞都是有效的抗原呈递细胞,体外培养高度纯化的单核细胞可以形成树突状细胞,说明单核细胞和树突细胞之间关系密切。抗原呈递细胞能吞饮或吞噬抗原,吞噬的抗原随后与组织相溶性复合物分子(major histocompatibility complex,MHC)结合。当 CD8$^+$T 细胞受体(T cell receptor,TcR)与 MHC Ⅰ类分子相关抗原结合,形成抗原特异性细胞毒 T 细胞(cytotoxic T cell,CTL)。当 CD4$^+$T 细胞受体与 MHC Ⅱ类分子相关抗原结合后,形成辅助 T 淋巴细胞 Th1 和 Th2。IFN-γ 可诱导抗原呈递细胞分泌 IL-12 而促进 Th1 反应,分泌 IL-10 或前列腺素阻止 IL-12 的分泌而促进 Th2 反应。

巨噬细胞是迟发性变态反应的效应细胞,由 Th1T 淋巴细胞所调控。记忆 T 细胞遇到周围环境中的抗原,可通过巨噬细胞转移抑制因子和 IFN-γ 等因子,诱导血液中单核细胞积聚和激活。攻击性迟发性变态反应能引起组织和肾小球损伤,清除巨噬细胞可以减轻这种损伤。

二、巨噬细胞介导肾损伤的机制

巨噬细胞抗原产生多种分子,直接或间接造成肾脏损伤。巨噬细胞介导的肾脏组织的损伤主要包括的过程有:在趋化因子的作用下,血液中的单核细胞进入肾组织;肾组织中的单核/巨噬细胞在各种细胞因子的作用下激活,产生多种细胞活性产物,促进肾小球硬化、新月体形成、肾小管间质损伤和纤维化的形成,受损的肾小球和肾小管间质的固有细胞因此激活,分泌更多的细胞活性物质,促进巨噬细胞在局部的积聚和增殖,进一步加重肾损伤。巨噬细胞产生的各种细胞活性物质及其病理生理作用详见表 4-7-1。

表 4-7-1 激活的巨噬细胞分泌的细胞因子及其对肾脏的损伤作用

巨噬细胞分泌的产物	对肾脏的损伤作用
活性氧自由基(ROS)	细胞毒性和基底膜损伤
一氧化氮(NO)	细胞毒性和血液动力学改变
金属蛋白酶(MMP)	基底膜降解、肾小球滤过膜通透性改变
补体	促进补体介导的肾小球和间质损伤
蛋白凝集活性物	促进纤维素沉积、新月体形成
类花生酸类物质	改变肾小球血流动力学、促进系膜细胞增生
白细胞介素(IL)-1	激活内皮细胞、肾小管上皮细胞,促进系膜细胞和纤维母细胞增殖 促进细胞因子、NO、MMP 和黏附分子表达
肿瘤坏死因子(TNF)-α	激活内皮细胞、肾小管上皮细胞,促进细胞因子、NO、MMP 和黏附分子表达
转移抑制因子(MIF)	T 细胞激活的共刺激因子

续表

巨噬细胞分泌的产物	对肾的损伤作用
白细胞介素(IL)-4 和 IL-10	抑制 Th1、促进 Th2 免疫应答
	促进免疫球蛋白产生
白细胞介素(IL)-12	促进 Th1、抑制 Th2 免疫应答
干扰素(IFN)-γ	刺激系膜细胞、上皮细胞和肾小管上皮细胞表达 MHC Ⅱ类分子
	促进 Th1、抑制 Th2 免疫应答
血小板活化因子(PAF)	降低肾小球滤过率和肾血流量
成纤维细胞生长因子(FGF)-2	促进系膜细胞和成纤维细胞增殖
血小板衍生生长因子(PDGF)	促进系膜细胞和成纤维细胞增殖
转化生长因子(TGF)-β	促进细胞外基质沉积和巨噬细胞聚集
纤维结合素	促进细胞外基质积聚

注:NO,一氧化氮;MMP,基质金属蛋白酶;MHC Ⅱ,主要组织相容性复合体Ⅱ。

三、巨噬细胞在 IgA 肾病中的作用

在人类的 IgA 肾病中,肾小球和肾小管间质均发现有巨噬细胞的存在,巨噬细胞显然作为外来的炎性细胞参与了 IgA 肾病的发病,但其发病机制可能并不具有特异性。按照巨噬细胞在其他人类肾小球肾炎和实验性肾小球肾炎中的作用,推测在 IgA 肾病中,巨噬细胞可能通过下列环节参与发病:①外周血液中积聚的单核细胞,经细胞间黏附因子(intercellular adhesion factor,LFA-1)的作用,从毛细血管进入肾小球和肾小管间质。②在巨噬细胞移动抑制因子(macrophage migration inhibitory factor,MIF)和单核细胞趋化蛋白等趋化因子的作用下,巨噬细胞在肾小球中积聚。③肾小球内的巨噬细胞被细胞因子(如白介素 -1、肿瘤坏死因子、MIF 等)激活,在巨噬细胞集落刺激因子(macrophage colony stimulating factor,M-CSF)的刺激下在局部增殖。④增殖的巨噬细胞释放的各种细胞因子(PDGF、bFGF、IL-1)和 TGF-β 等,促进系膜细胞增殖、基质增生和肾小球硬化。⑤巨噬细胞在各种趋化因子(如纤维蛋白、MIF 和骨调素等)作用下进入肾小囊,并在巨噬细胞集落刺激因子(M-CSF)的作用下在局部增殖,促进新月体的形成。⑥巨噬细胞和 T 细胞引起肾小囊破裂,使纤维母细胞得以进入并最终在肾小囊,形成纤维化。⑦同理在肾小管间质部位,巨噬细胞通过产生活性氧自由基、NO 和 TNF-α 等,直接损伤肾小管上皮细胞及其周围的毛细血管等,通过分泌金属蛋白酶损伤肾小管基底膜,增加局部肾小管和毛细血管的通透性,通过分泌 PDGF、FGF、IL-1 等,刺激纤维母细胞积聚、增殖,通过分泌 TGF-β,促进纤维合成,胶原蛋白合成和基质积聚,从而促进肾小管间质的纤维化。

第八节　血　小　板

血小板具有分泌多种生物学成分的功能,这些成分在出血时为血液凝固和血栓形成提

供所需物质。此外,血小板可以分泌具有生物学活性的酶、化学趋化因子及有丝分裂物质。这些产物在急性和亚急性损伤过程中对于靶细胞具有多种效应,并参与了损伤、愈合及组织修复的复杂过程,这种多重效应可能会抑制正常肾小球的功能,如内皮细胞的渗透性、免疫复合物沉积、细胞迁移、增殖或与细胞外基质的结合等。

一、血小板的生物学功能

血小板并非真正的细胞,既不是巨核细胞的胞质碎片,也缺乏细胞核。血小板内储存具有生物活性物质的 α 颗粒溶酶体,分泌多种有效生物活性产物,同时浓缩颗粒,自主产生脂质介质,其中部分产物在血液凝固和血栓形成中起着必要的作用,而其他血小板产物在微血管内具有潜在的局部相互作用,并介导组织愈合和修复,现在认为,血小板更倾向于一种炎性细胞。血小板的分泌产物详见表 4-8-1。

表 4-8-1　血小板的分泌产物

生长因子	血小板源生长因子、转化生长因子 -α、转化生长因子 -β、表皮生长因子、血小板源内皮生长因子、肝细胞生长因子、碱性纤维母细胞生长因子、白细胞介素 -1、类胰岛素生长因子、血小板因子 -4、β- 血栓素、内皮细胞生长因子
脂质	磷脂酶 A_2、血栓素 A_2、前列腺素 E_2、白三烯、丙二醛、血小板活化因子、溶血磷脂酶、微粒膜、12-L- 羧基 -5,8,10,14- 二十四碳烯酸
黏附蛋白	纤维结合蛋白、血小板反应素、玻璃体结合蛋白、骨连接素、层粘连蛋白 8、von Willebrand 因子、P 选择素
酸性水解酶	芳基酰基硫酸酯酶、β- 葡萄糖醛酸糖苷酶、β- 半乳糖糖苷酶、N 乙酰氨基葡萄糖糖苷酶、内切糖苷酶
溶酶体构成	组织蛋白酶、胶原酶、中性蛋白酶、弹性蛋白酶、白明胶酶
致密颗粒构成	5- 羟色胺、组胺、去甲肾上腺素、ADP
其他构成	足糖萼蛋白、纤溶酶源激活剂抑制因子 1、RANTES

注:ADP,二磷酸腺苷;RANTES,regulated on activation,normal T expressed and secreted,被活化的正常表达和分泌的 T 细胞。

二、血小板介导肾损伤的机制

(一)促进免疫复合物在肾小球的沉积

在多种免疫介导的肾小球肾炎模型中,肾小球血管中血小板数量上升或血小板集聚是一个普遍的现象。血小板和炎症细胞释放的产物与肾小球血管壁之间直接作用,或释放的产物与屏障之间相互作用,引起肾小球通透性改变,这使其受到格外的关注。

1. **肾小球多聚阴离子丢失**　血小板产物可以通过 3 种机制对肾小球多聚阴离子丢失起促进作用:①多聚阴离子介导的阴性物质;②酶降解的阴离子分子;③肾小球细胞内基底膜成分减少。在急性血小板 / 基底膜相互作用的实验中,前两者可能代替大多数改变膜通透性的主要机制。

2. **多聚阳离子介导固定阴性电荷的中和**　正如合成的多聚阳离子一样,血小板释放的多聚阳离子,具有潜在的与肾小球多聚阴离子结合并改变静电及屏障孔径大小,从而改变对循环大分子的通透性,促进免疫复合物沉积的作用。很多血小板分泌产物带正电荷,并具有与肾小球阴离子结合的潜力,然后改变选择性。这些蛋白包括 PDGF、血小板因子 -4(platlet factor 4,PF-4)和 PAF 等。血小板分泌的另外一些物质虽不带阳离子电荷,但可以和基底膜上的硫酸乙酰肝素结合,从而影响肾小球基底膜的通透性。

3. **肾小球基底膜的酶降解**　血小板可以释放弹性蛋白酶、胶原酶、组织蛋白酶和内源性糖苷酶等,均能消化基底膜的结构组分和基质,降解Ⅳ型胶原蛋白、黏连蛋白、角蛋白、巢蛋白及硫酸乙酰肝素等,从而导致肾小球基底膜的屏障破坏。虽然在动物模型的尿液中可以检测到上述蛋白酶,但尚缺乏这一机制的直接观察证据。

4. **影响肾小球血流动力学**　血小板分泌的 PAF、TXA_2、组胺、PDGF 和 EGF 等可以在体外诱导系膜细胞收缩,实验证明这些分泌产物中的部分成员可以使毛细血管内的压力增加,使 GFR 降低。

（二）在增生性肾小球肾炎中促进细胞重建和组织修复

1. **促进肾小球基质的酶的降解**　如前所述,血小板可以分泌多种蛋白的降解酶,促进基质溶解,这一过程在肾小球重建过程中可能发挥重要作用,实验证明,这些酶和其降解产物可能直接诱导细胞增殖。

2. **促进肾小球固有细胞移动和重新分布**　血小板释放的血栓素、PDGF-BB 和 PGE_2 等对体外培养的系膜细胞有趋化作用。其他研究也证明,血小板的分泌产物可以影响肾小球中的内皮细胞、上皮细胞的迁移、再分配和重塑。抗血小板治疗,可以使系膜细胞的迁移和增生减慢。

3. **血小板分泌物促进细胞增殖**　血小板相关生长因子〔PAF、TXA_2、bFGF、IL-1、溶血磷脂酸(lysophosphatidic acid,LPA)、TGF-α、血清素、纤维结合蛋白、PDGF 和 EGF 等〕对培养的细胞和疾病情况下的细胞具有刺激作用,影响自身生长因子的合成,激活细胞生长的自分泌调控。

三、血小板在 IgA 肾病中的作用

目前,有关血小板在 IgA 肾病中的作用的研究,多来自于其在动物实验中的数据和推理。研究认为,血小板及其分泌产物促进了一系列生化反应,血小板及其产物与 GBM 存在潜在的相互作用、引起肾小球选择性渗透性改变、辅助肾小球免疫复合物的沉积。血小板可以刺激炎症细胞的浸润、通过肾小球固有细胞的迁移、增殖及细胞外基质的合成而改变肾小球的组织结构。在肾脏疾病进展过程中,血小板通过自分泌和旁分泌途径释放生物活性物质。需要指出的是,目前在 IgA 肾病中普遍采用的抗血小板治疗的机制,正是基于这些研究成果,但都是非特异性的。今后的研究,将对血小板介导细胞行为而导致肾小球结构改变和肾功能丧失的特异因子进行鉴定,以便了解 IgA 肾病进展中的各个环节的瞬时顺序。

第九节　成纤维细胞

肾小管间质纤维化过程中所形成的基质的扩增,主要由成纤维细胞合成。人们早已观察到在间质纤维化时,间质成纤维细胞明显增多。

一、来　　源

成纤维细胞可能有 3 个来源,分别为基质原有成纤维细胞、周围血管壁的肌成纤维细胞,以及小管上皮细胞的转化。

关于肌成纤维细胞的来源尚不完全清楚。它们可能主要来源于传统的间质成纤维细胞,但部分可能来源于外周血管细胞迁移到间质。应用免疫组化染色研究,发现肌成纤维细胞可被认为是表达 α- 平滑肌肌动蛋白的间质细胞。TGF-β$_1$ 和 PDGFB 是两种可将成纤维细胞转化为肌成纤维细胞的生长因子。间质成纤维细胞可表现为一种肌成纤维细胞的表型,这被认为是细胞处于激活状态。

肾小管上皮细胞向纤维细胞的转化过程复杂,其中包括小管上皮细胞去极化、细胞呈梭形变及间叶标志物(如纤维细胞特异蛋白、Vimentin、αSMA)表达增加等。TGF-β 可促进肾小管上皮细胞的转分化,而 HGF 则可以对抗这一进程。同时 bFGF、糖基化代谢产物、Ang Ⅱ 也可以诱导小管上皮细胞的转分化。最近的研究发现,TGF-β/Smad 信号通道可能是介导肾小管上皮细胞 - 成纤维细胞间转化的重要机制。实际上,Smad 信号通道是 Ang Ⅱ 和 Smad 诱导肾小管上皮细胞 - 成纤维细胞转化的关键途径。其中 TGF-β 受体关联的 Smad2 被激活,而抑制性蛋白 Smad7 则受到抑制。TGF-β 信号通过各种 Smad 蛋白的激活和失活来调节这一进程。应用 HGF 或阻断 Smad 信号通道,来阻止这一进程,可能是防治肾间质纤维化的新策略。

二、成纤维细胞与细胞外基质蛋白的积聚

细胞外基质蛋白主要是由 Ⅰ 型胶原和Ⅲ型胶原以及纤维连接蛋白组成,而具体何种细胞合成了这些蛋白尚不完全明确。原位杂交研究偏向成纤维细胞是最重要的分泌细胞。多种促进成纤维细胞有丝分裂的物质在体外已确定,包括:IL-1、TNF-α、TGF-β、PDGF、FGF、EGF/TGF-α、IGF-1、IFN-α、纤维蛋白溶酶原激活物、纤维蛋白原和 ET-1。但是在体内,对肾成纤维细胞的有丝分裂刺激知之甚少。若肾成纤维细胞的生长环境不同(如纤维化环境与正常的环境)则其有丝分裂原不同。纤维化来源的成纤维细胞对 IL-1β 的刺激有增殖反应,而正常肾成纤维细胞无反应。而且,对于一些传统的致有丝分裂原如 bFGF,来源于正常和纤维化肾组织的成纤维细胞均无增殖反应。

第十节　树 突 细 胞

IgA 肾病患者在黏膜受到新的抗原的刺激会出现 IgA 免疫反应的障碍,树突细胞不仅可以通过激活 T 辅助淋巴细胞,还可以直接影响自然 B 淋巴细胞的活性来参与体液免疫。树突细胞是否具有调节 IgA 肾病患者 IgA 的产生呢? 研究发现,在有 CD40L 和 IL-10 都存在的情况下,树突细胞可以刺激自然 B 细胞产生 IgA 增加,但 IgA 肾病患者的树突细胞对 B 细胞的刺激作用要显著小于健康者,对 B 细胞产生 IgG 和 IgM 的影响没有差异。用 CD40 共培养树突细胞的上清可以刺激 B 细胞产生 IgA。说明 IgA 肾病患者的树突细胞诱导自然 B 细胞产生 IgA 能力受到了损伤,这也可以部分解释为何 IgA 肾病患者的黏膜对新的抗原所表现的低反应性。

第十一节　系膜细胞、内皮细胞与炎症细胞之间的作用

对于肾小球中各种不同类型的细胞之间的直接而特异性的相互作用还知之甚少。体外对这些细胞共培养的研究也很少。体内对肾小球内细胞与细胞之间的研究往往采用特定细胞去除法,但只应用于浸润于肾小球的炎症细胞如粒细胞、巨噬细胞和血小板之间。

一、系膜细胞、内皮细胞和上皮细胞之间的相互作用

培养的内皮细胞能释放影响系膜细胞形态和功能的生物活性物质,如 PDGF、bFGF、IL-1、ET、一氧化氮(nitric oxide,NO)和花生酸样物质。系膜细胞与内皮细胞共培养,在内皮细胞释放的 ET-1 的作用下,系膜细胞增加 PGE_2 的合成。同时,系膜细胞内的 cGMP 浓度上升 5~6 倍,这可能是由于内皮细胞产生 NO 所造成。强血管收缩剂 ET-1 和血管扩张剂 NO 的局部释放,可能通过改变系膜细胞收缩程度来调节肾小球的血流动力学。在共培养的上清液中,还发现有肝素样分子,该分子可以抑制系膜细胞的生长。在共培养早期(1~3 天)系膜细胞的增殖受到抑制,而在晚期(3~5 天)则被激活。这些研究结果说明,内皮细胞和系膜细胞之间存在交叉作用。

与内皮细胞相似,在与系膜细胞共培养的肾小管上皮细胞的上清液中也发现有肝素样物质,抑制系膜细胞的增生。然而在体内的情况尚不十分清楚。目前也不清楚上皮细胞分泌的可溶性生物活性物质,是否能够渗透通过基底膜,逆着压力梯度到达系膜区的靶细胞。

二、系膜细胞与骨髓来源细胞之间的相互作用

(一)血小板

血小板分泌多种生长因子和血管活性物质(表 4-8-1),这些物质中的大部分都可以对系膜细胞产生直接的影响。在几种肾小球疾病的动物模型中发现,受损的肾小球内有血小板的集聚和堆积。细胞去除法的研究结果表明,血小板可以介导体内系膜细胞的增殖。在由 Habu 蛇毒素诱导的肾小球肾炎和鼠抗 Thy-1 肾炎中,抗血小板血清可以导致血小板减少,而且尽管存在有系膜区溶解,但系膜细胞增多的现象可以得到有效的抑制。抗血小板制剂双嘧达莫也具有相似的作用。因此,血小板不仅在系膜损伤的开始起作用,其分泌的产物可以激活系膜细胞,并促进其增殖。

(二)白细胞

肾小球疾病中浸润免疫细胞和系膜细胞之间存在着极为复杂的相互作用。一方面系膜细胞产生各种免疫调节因子和化学因子(表 4-1-1),介导各种炎症细胞在肾小球内的集聚;另一方面,集聚的炎症细胞产生的可溶性生物活性物质(表 4-4-1、表 4-5-1)能以旁分泌的方式极大地影响系膜细胞增殖和合成分泌功能的改变。系膜细胞也能够被诱导成为 Ⅱ 类 MHC 抗原的表达,作为辅助细胞在免疫反应中将抗原呈递给 T 淋巴细胞。

综上所述,肾脏组织中各种固有细胞如肾小球系膜细胞、足细胞、肾小管上皮细胞、内皮细胞和外来细胞如巨噬细胞、淋巴细胞、中性粒细胞、树突细胞和血小板等在 IgA 肾病的发

病过程中可能发挥着不同的作用,不同的细胞间也可能存在着极为复杂的相互作用,他们各自在 IgA 肾病中详细的作用机制仍然有待于进一步深入的研究证实。

（王文健　付 蕾）

参考文献

［1］ CHAN L Y, LEUNG J C, TANG S C, et al. Tubular expression of angiotensin II receptors and their regulation in IgA nephropathy [J]. J Am Soc Nephrol, 2005, 16 (8): 2306-2317.

［2］ LAM S, VERHAGEN N A, STRUTZ F, et al. Glucose-induced fibronectin and collagen type III expression in renal fibroblasts can occur independent of TGF-beta1 [J]. Kidney Int, 2003, 63 (3): 878-888.

［3］ CHAN L Y, LEUNG J C, TSANG A W, et al. Activation of tubular epithelial cells by mesangial-derived TNF-alpha: glomerulotubular communication in IgA nephropathy [J]. Kidney Int, 2005, 67 (2): 602-612.

［4］ LAI K N, CHAN L Y, LEUNG J C. Mechanisms of tubulointerstitial injury in IgA nephropathy [J]. Kidney Int Suppl, 2005,(94): S110-S115.

［5］ KANG D H, KANELLIS J, HUGO C, et al. Role of the microvascular endothelium in progressive renal disease [J]. J Am Soc Nephrol, 2002, 13 (3): 806-816.

［6］ CHOW K M, SZETO C C, LAI F M, et al. Genetic polymorphism of vascular endothelial growth factor: impact on progression of IgA nephropathy [J]. Ren Fail, 2006, 28 (1): 15-20.

［7］ BARRATT J, SMITH A C, MOLYNEUX K, et al. Immunopathogenesis of IgAN [J]. Semin Immunopathol, 2007, 29 (4): 427-443.

［8］ INOUE T, SUGIYAMA H, KIKUMOTO Y, et al. Downregulation of the beta1, 3-galactosyltransferase gene in tonsillar B lymphocytes and aberrant lectin bindings to tonsillar IgA as a pathogenesis of IgA nephropathy [J]. Contrib Nephrol, 2007, 157: 120-124.

［9］ HUANG H, PENG Y, LIU F, et al. Is IgA nephropathy induced by abnormalities of CD4[+]CD25[+] Treg cells in the tonsils [J]. Med Hypotheses, 2007, 69 (2): 410-413.

［10］ BUREN M, YAMASHITA M, SUZUKI Y, et al. Altered expression of lymphocyte homing chemokines in the pathogenesis of IgA nephropathy [J]. Contrib Nephrol, 2007, 157: 50-55.

［11］ HELLER F, LINDENMEYER M T, COHEN C D, et al. The contribution of B cells to renal interstitial inflammation [J]. Am J Pathol, 2007, 170 (2): 457-468.

［12］ MYLLYMAKI J M, HONKANEN T T, SYRJANEN J T, et al. Severity of tubulointerstitial inflammation and prognosis in immunoglobulin A nephropathy [J]. Kidney Int, 2007, 71 (4): 343-348.

［13］ MOLDOVEANU Z, WYATT R J, LEE J Y, et al. Patients with IgA nephropathy have increased serum galactose-deficient IgA1 levels [J]. Kidney Int, 2007, 71 (11): 1148-1154.

［14］ WYATT RJ, JJLIAN BA. IgA nephropathy [J]. N Engl J Med, 2013, 368 (25): 2402-2414.

［15］ MESTECKY J, RASKA M, JULIAN BA, et al. IgA nephropathy: molecular mechanisms of the disease [J]. Annu Rev Pathol, 2013, 8: 217-240.

［16］ NOVAK J, JJLIAN B A, TOMANA M, et al. IgA glycosylation and IgA immune complexes in the pathogenesis of IgA nephropathy [J]. Semin Nephrol, 2008, 28 (1): 78-87.

［17］ BUCK K S, SMITH A C, MOLYNEUX K, et al. B-cell O-galactosyltransferase activity, and expression of O-glycosylation genes in bone marrow in IgA nephropathy [J]. Kidney Int, 2008, 73 (10): 1128-1136.

［18］ SUZUKI H, MOLDOVEANU Z, HALL S, et al. IgA1-secreting cell lines from patients with IgA nephropathy produce aberrantly glycosylated IgA1 [J]. J Clin Invest, 2008, 118 (2): 629-639.

［19］ IWANAMI N, IWASE H, TAKAHASHI N, et al. Similarities between N-glycan glycoform of tonsillar IgA1 and that of aberrant IgA1 abundant in IgA nephropathy patient serum [J]. J Nephrol, 2008, 21 (1):

118-126.

［20］ MACAULEY M S, CROCKER P R, PAULSON J C. Siglec-mediated regulation of immune cell function in disease [J]. Nat Rev Immunol, 2014, 14 (10): 653-666.

［21］ DING H, HE Y, LI K, et al. Urinary neutrophil gelatinase-associated lipocalin (NGAL) is an early biomarker for renal tubulointerstitial injury in IgA nephropathy [J]. Clin Immunol, 2007, 123 (2): 227-234.

［22］ IMAKIIRE T, KIKUCHI Y, YAMADA M, et al. Effects of renin-angiotensin system blockade on macrophage infiltration in patients with hypertensive nephrosclerosis [J]. Hypertens Res, 2007, 30 (7): 635-642.

［23］ BICANSKI B, WENDERDEL M, MERTENS PR, et al. PDGF-B gene single-nucleotide polymorphisms are not predictive for disease onset or progression of IgA nephropathy [J]. Clin Nephrol, 2007, 67 (2): 65-72.

［24］ PARLONGO G, TRIPEPI G, ZOCCALI C. About the manuscript of Nishitani Y et al.(Kidney Int 2005; 68: 1078-1085)[J]. Kidney Int, 2006, 69 (6): 1092.

［25］ EIJGENRAAM J W, WOLTMAN A M, KAMERLING S W, et al. Dendritic cells of IgA nephropathy patients have an impaired capacity to induce IgA production in naive B cells [J]. Kidney Int, 2005, 68 (4): 1604-1612.

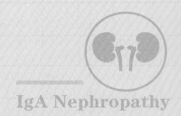

足细胞在IgA肾病中的意义

IgA 肾病是常见的原发性肾小球肾炎，以 IgA 在系膜区沉积导致的系膜细胞增生为病理特征。足细胞是构成肾小球滤过屏障的关键成分，足细胞损伤是多种肾小球疾病的共同致病因素。越来越多的研究发现 IgA 肾病时存在足细胞损伤，足细胞损伤与 IgA 肾病时蛋白尿的发生发展有关，可能是导致 IgA 肾病节段性硬化的主要机制，IgA 肾病患者尿液足细胞标志物（podocalyxin），可能成为预测活动性肾小球损伤严重程度的有效生物标志物。IgA 肾病时足细胞损伤可能与系膜细胞 - 足细胞通讯有关。

第一节　IgA 肾病与足细胞概述

IgA 肾病是儿童及青少年最常见的原发性肾小球肾炎，是全球最常见的原发性肾小球肾炎，其病理特征为 IgA 在系膜区沉积导致的系膜细胞增生，临床表现多样，常伴随血尿及轻微蛋白尿，有 25%~40% 的患者进展到终末期肾病。异常糖基化的 IgA1 在系膜区沉积是导致 IgA 肾病致病的始动因素，越来越多的研究发现，IgA 肾病患者的蛋白尿与肾小球硬化及足细胞损伤有关。

足细胞与内皮细胞、基底膜构成肾脏滤过屏障，是维持肾脏滤过结构的重要组成部分。足细胞是一种高度分化的终末细胞，其足突相互交叉，防止蛋白质等大分子滤过，相邻的足突间通过裂孔隔膜相连接，nephrin、podocin 等是裂孔隔膜的重要组成部分。足细胞与基底膜的连接是部分通过 $\alpha3\beta1$ 整合素黏附在基底膜实现的，部分可能是通过足突与基底膜上的层粘连蛋白 β_2 相互作用实现的。为了维持肾脏的滤过功能，足细胞具有特殊的功能：对抗滤过屏障的高跨壁压；足突构成了分子筛网，使肾小球滤过屏障具有选择性滤过功能；通过分泌可溶性物质调控肾小球的其他细胞；通过裂孔隔膜传递信号通路分子。这些特殊的功能反应了足细胞的结构特征，即高度分化并具有复杂的细胞结构。

足细胞损伤是多种肾小球疾病的共同致病机制，其损伤形式包括足突融合、足细胞活动性增强、从基底膜脱落、凋亡、坏死及自噬障碍等。一般认为，足细胞损伤可导致 3 种潜在的后果：①肾小球滤过膜选择性滤过的机制明显降低，大量血浆蛋白透过肾小球滤过膜，从而导致显著性蛋白尿的发生；②肾小球滤过率的降低与流体静压 / 滤过比值的增加，可进一步导致高血压的发生；③由于成熟的足细胞不能进一步分化，因此在损伤后常不能被修复，这一结果提示肾小球足细胞的丢失与肾小球硬化和终末期肾病的病理过程有关。近年来发现，足细胞损伤在 IgA 肾病肾小球硬化及病程进展中起到了重要的作用。

第二节　足细胞损伤影响 IgA 肾病
蛋白尿的发生和发展

早在 1984 年，就有研究者观察到 IgA 肾病患者肾小球中的足细胞出现坏死和脱落。有研究进一步提示，IgA 肾病时足细胞丢失与疾病的严重程度及预后有关。IgA 肾病患者足细胞数量低于 250 个 / 肾小球的阈值后，滤过屏障功能障碍与足细胞丢失程度相关，而与系膜细胞数量及内皮细胞数量无关，提示足细胞损伤可能是 IgA 肾病出现蛋白尿及滤过屏障功能障碍的原因或加重因素。足突融合是多种肾小球疾病的重要特征，足细胞裂孔膜蛋白及骨架蛋白损伤、足细胞 - 基底膜链异常等均是足突融合的重要原因。有研究观察了 100 例 IgA 肾病患者足突融合,发现足突融合程度与蛋白尿水平呈正相关。nephrin 是一种足细胞裂孔膜蛋白,IgA 肾病患者的足细胞标志物 nephrin 及 podocin 等明显减轻,且与蛋白尿程度相关。有研究提出,仅在伴随肾病综合征的 IgA 肾病时出现 nephrin 减少及分布异常,而不伴肾病综合征的 IgA 肾病患者中不会出现 nephrin 的异常。足细胞特异性骨架蛋白 podocin 是足细胞的标志物,IgA 肾病患者尿液中 podocin 的 mRNA 水平明显增加,并与活动性肾小球病变(节段性肾小球硬化和急性毛细血管扩张)有关,而与球外病变(肾小管萎缩及间质纤维化)、肾功能或肾穿刺术时足细胞丢失无关。这些结果提示,足细胞骨架改变导致的足突融合可能是 IgA 肾病足细胞损伤及蛋白尿的原因之一,但足细胞特异骨架蛋白异常的致病机制仍需要进一步研究。在多种肾小球疾病中,足细胞损伤后脱落进入尿液排出体外,尿液中足细胞数量可反应足细胞的损伤程度。有进一步的研究发现,IgA 肾病患者尿液中足细胞数量与临床预后密切相关。有研究发现,儿童 IgA 肾病患者尿液中足细胞数量增高,且与急性肾损伤(急性毛细血管外、急性毛细血管内及急性肾小管间质病变)有关。有研究发现,尿液中足细胞数量持续性升高与慢性肾小球病变(慢性毛细血管外病变及肾小球硬化)有关。还有研究发现,具有严重的肾小球硬化的 IgA 肾病患者,其尿液中足细胞数量持续性升高。这些研究提示了足细胞损伤与 IgA 肾病有关,而持续的足细胞损伤与 IgA 肾病患者肾小球硬化及疾病进展有关。

第三节　足细胞损伤与 IgA 肾病中的节段性硬化

节段性肾小球硬化以肾小球基质的节段性增加为特征,伴有毛细血管管腔的闭塞,是 IgA 肾病中的一个常见病理变化,在 IgA 肾病牛津分型研究中,76% 的 IgA 肾病肾活检标本中出现至少有 1 个肾小球受累。在另一项研究中,73% 的 IgA 肾病肾活检标本中出现至少有 1 个肾小球受累。原发性局灶节段性肾小球硬化(focal segmental glomerular sclerosis, FSGS)是 IgA 肾病的不良预后因素。在 IgA 肾病牛津分型研究中,至少 1 个肾小球中存在节段性硬化或粘连,与活检时高蛋白尿水平、肾功能快速丢失和肾小球滤过率下降有关,并独立于其他临床特征[包括肾小球滤过率(glomerular filtration rate,GFR)、平均动脉血压(mean arterial pressure,MAP)和初始蛋白尿,以及随访 MAP 和蛋白尿]。来自 13 个欧洲国家的 1 147 例患者的回顾性研究(VALIGA 研究)证实,IgA 肾病牛津分型中的 S 评分是 IgA 肾病预后的独立预测因子。

节段性硬化可能由不同的病理过程发展而成,例如毛细血管内炎症、节段性坏死或足细胞损伤。Hill 等研究者观察了 127 例成人 IgA 肾病患者的肾活检病理指标,发现 41% 的患者肾小球中出现了球囊粘连,并不伴随任何炎症反应,而在本研究中的 100 例狼疮性肾炎患者,仅有 8% 患者出现球囊粘连,这提示与免疫复合物型肾小球肾炎相比,IgA 肾病出现的硬化灶更类似于原发性 FSGS。足细胞损伤是 FSGS 发病的主要致病机制,该研究进一步观察到在一些大的硬化灶中,球囊粘连处足细胞标志物肾小球上皮细胞蛋白 -1(glomerular epithelial protein 1,GLEPP-1)和 nephrin 等减少,而壁层上皮细胞标志物细胞角蛋白(cytokeratins)和配对盒蛋白 2(paired box 2,PAX2)等增多,提示了 IgA 肾病时球囊粘连与足细胞损伤有关。伴节段性硬化的 IgA 肾病患者的尿液足细胞数量明显高于不伴硬化的 IgA 肾病患者,具有严重肾小球硬化的 IgA 肾病患者其尿液中足细胞数量持续性升高,这些研究进一步证实了足细胞损伤与 IgA 肾病和肾小球硬化的相关性。有研究观察到 IgA 肾病患者,当足细胞数量低于 250 个 / 肾小球的阈值后,肾小球硬化水平与 GFR 下降及足细胞丢失程度相关,而与系膜细胞数量及内皮细胞数量无关。目前认为,多数 IgA 肾病的硬化灶与局灶性节段性肾小球硬化(FSGS)类似,主要由足细胞损伤所致。在 2009 年发表的 IgA 肾病牛津分型中,S 代表肾小球节段性硬化,定义为任何程度的祥受累,包括肾小球节段硬化或粘连(S0 代表 "无",S1 代表 "有"),S1 是不良预后的独立预测指标。需要注意的是,为了统计需要及提高诊断的可重复性,该研究将粘连也计入节段性硬化的范围。为了细化 IgA 肾病节段性硬化类型从而提高临床诊断价值,2017 年 Bellur 等再次分析了牛津分型研究中的 137 例伴有节段性硬化或粘连的 IgA 肾病患者的肾脏病理特征,将节段性硬化细分为足细胞肥大(10%)、透明变性(10%)、顶端病变(7%)等类型,并观察到足细胞损伤相关的病理特征类型,即足细胞肥大或顶端病变与大量蛋白尿及肾功能快速下降相关。此外,伴足细胞肥大或顶端病变的患者使用免疫抑制剂治疗提高患者的肾存活率。该亚类分析是否适用于不同人群仍有待考证,在 2016 年版 IgA 肾病牛津分型中,建议 S1 的定义不变,但应补充说明是否存在足细胞肥大或顶部病变。

第四节　IgA 肾病新生物标志

寻找新的非侵入性生物标志物有助于更准确的判断 IgA 肾病患者的当前组织学状态。podocalyxin 是一种唾液黏蛋白,在足细胞、造血祖细胞、血管内皮细胞和神经元表达。podocalyxin 位于足细胞的顶端膜上,在足细胞足突的形成和维持中起重要作用,足细胞损伤时 podocalyxin 脱落进入尿液,是足细胞损伤的特征之一。Kanno 等检测了包括 IgA 肾病在内的多种儿童肾小球疾病患者的尿液 podocalyxin 水平,认为尿液 podocalyxin 水平是评估活动性肾小球损伤严重程度的有效生物标志物,可作为儿童急性毛细血管外病变活动的指标。有研究者根据 Shigematsu 分型来确定急性和慢性毛细血管外病变,发现成人 IgA 患者尿液 podocalyxin 水平与急性毛细血管外病变相关,但尿蛋白排泄与急性毛细血管外病变无关。因此,尿液 podocalyxin 水平可能是 IgA 肾病急性毛细血管外病变损伤的一个有效标志物。

megalin 是一种分子量 600 000 的糖蛋白,是低密度脂蛋白受体家族的成员,在近端肾小管上皮细胞(renal proximal tubular cell,PTEC)的顶膜上高表达,在 PTEC 的内吞功能中起着重要作用。PTEC 损伤的低分子量蛋白标志物,如 α_1- 微球蛋白和 β_2- 微球蛋白,被肾小球滤过,并通过 megalin 被 PTEC 重吸收。有研究观察了成人 IgA 肾病患者中尿液 megalin 水平与肾脏病理改变之间的关系,其结果提示尿液 megalin、α_1 微球蛋白(α_1-microglobulin,α_1-MG)、β_2 微球蛋白(β_2-microglobulin,β_2-MG)和 N- 乙酰 -β-D- 氨基葡萄糖苷酶(N-Acetyl-β-D-glucosaminidase,NAG)与肾小管萎缩和间质纤维化无关,但尿液 megalin 水平与慢性毛细血管外病变及系膜细胞增生相关。megalin 在肾小管而非肾小球表达,为何尿液中 megalin 与肾小球病变相关? 有两种可能的机制:一方面,肾小球病变引发了肾小管间质损伤,从而导致了 megalin 从损伤的肾小管进入尿液,这可能是由于足细胞 - 肾小管间的作用介导的;另一方面,IgA 肾病的肾小管损伤可能加重了肾小球病变,并导致肾小球硬化。megalin 能否作为 IgA 肾病的有效标志物还需进一步验证。

第五节   IgA 肾病足细胞致病机制

IgA 肾病的足细胞损伤机制仍不十分清楚。一些研究探索了异常 IgA 能否直接导致足细胞损伤。对 IgA 肾病患者肾组织进行免疫荧光染色后发现 IgA 与足细胞特异性标志物 nephrin 并无共定位,提示 IgA 可能没有与足细胞直接接触。并且,将 IgA 肾病患者血液中提取的异常糖基化的多聚 IgA 作用于体外培养的足细胞,IgA 既不能锚定在足细胞上,也不能改变足细胞标志物的表达或影响足细胞释放生长因子或其他细胞因子。同时,足细胞表面无已知 IgA 受体,这些结果提示 IgA 肾病时 IgA 无法直接造成足细胞损伤。

由于 IgA- 系膜细胞损伤是 IgA 肾病发病的始动因素,很多研究关注了足细胞损伤是否继发于系膜细胞损伤。循环中的半乳糖多聚 IgA1 或免疫复合物与系膜细胞结合后,刺激系膜细胞增殖,并合成、分泌各种凋亡、增殖细胞因子进一步引起病理损伤。为了研究该条件下对足细胞的影响,有研究者建立了 IgA- 系膜 - 足细胞通讯模型,该模型指将 IgA 肾病患者血清中的多聚 IgA 作用于体外培养的系膜细胞,再利用该系膜细胞的培养基(称作 IgA-系膜条件化培养基)干预体外培养的足细胞,由于 IgA 不对足细胞直接起作用,系膜细胞在条件性培养基中体外模拟了系膜细胞对足细胞的旁分泌作用,IgA 刺激系膜细胞可能通过导致足细胞骨架蛋白减少(nephrin、podocin)、足细胞活动性增加、上皮细胞向间充质细胞转化或凋亡介导足细胞损伤。

上皮细胞向间充质细胞转化是足细胞损伤导致肾小球硬化的重要机制,IgA 患者的肾小球足细胞上皮细胞标志物 nephrin 和紧密连接蛋白 ZO-1 表达水平减低,出现了间叶细胞标志物 FSP-1、desmin 和 α- 平滑肌肌动蛋白(α-smooth muscle actin,α-SMA),IgA- 系膜条件化培养基可活化足细胞中 PI3K/AKT 通路,促进足细胞表达间叶细胞标志 FSP-1、desmin 和 α-SMA,导致足细胞滤过屏障功能障碍,PI3K 抑制剂可部分阻断足细胞向间叶细胞的转化及恢复其滤过屏障功能,提示 PI3K/AKT 通路参与 IgA 肾病足细胞上皮细胞向间充质细胞转化。

转化生长因子 -β(transforming growth factor-β,TGF-β)是导致肾小球硬化的关键致病分子。IgA1 多聚体作用于体外培养的系膜细胞,可导致其合成和分泌的 TGF-β 增加;IgA- 系膜细胞条件化培养足细胞,抑制足细胞多种特异性标志物 nephrin、podocin 及 synaptopodin 的表达,这种抑制可被 TGF-β 中和抗体阻断。TGF-β 能促进足细胞、上皮细胞向间充质细胞转化,这提示 IgA 刺激系膜细胞,可通过分泌 TGF-β 导致足细胞损伤。

肿瘤坏死因子 -α(tumor necrosis factor-α,TNF-α)是介导炎症反应的重要分子,能诱导 T 细胞、巨噬细胞等多种炎症细胞浸润,系膜细胞、足细胞等多种肾脏固有细胞均可以分泌 TNF-α。IgA 肾病患者肾小球中 TNF-α 的水平明显增高,体外实验发现,IgA 肾病患者血清中提取的 IgA 可以诱导系膜细胞合成及分泌 TNF-α,而不影响足细胞 TNF-α 的合成及分泌;IgA- 系膜条件化培养作用或直接用 TNF-α 刺激,均可刺激足细胞合成及分泌 TNF-α,相应的足细胞 TNF-α 受体 1 和 TNF-α 受体 2 的水平均增加,TNF-α 的中和抗体可抑制 IgA-系膜条件化培养基对足细胞的损伤作用,因此,IgA 诱导系膜细胞旁分泌 TNF-α 作用于足细胞后,足细胞通过自分泌的方式进一步提高 TNF-α 的水平,从而进一步加重肾脏的炎症损伤。

IgA- 系膜条件化培养作用于体外培养的足细胞,促进足细胞凋亡。足细胞裂孔膜蛋白 dendrin 进入细胞核促进足细胞凋亡,是足细胞损伤的标志之一。随着肾小球病变的加重,IgA 肾病患者细胞核内 dendrin 阳性的足细胞数量明显增多,并与估算的肾小球滤过率(estimated glomerular filtration rate,eGFR)的下降相关,IgA 肾病患者尿液中细胞核内 dendrin 阳性的足细胞数量比微小病变肾病综合征患者的明显增高,前者尿液中出现了凋亡的足细胞,这些结果直接提示了 IgA 肾病患者系膜细胞通过促进足细胞凋亡从而导致足细胞损伤。

肾素 - 血管紧张素系统(renin angiotensin system,RAS)是调节足细胞稳态的必要因素,RAS 过度激活可造成足细胞活动性增加及丢失。IgA 肾病患者 RAS 系统过度活化,RAS 抑制剂可减轻 IgA 肾病患者的蛋白尿及改善其预后,并改善肾小球硬化动物模型中肾小球硬化程度及恢复 nephrin 水平,这提示 IgA 肾病患者的足细胞损伤可能与 RAS 过度激活有关。体外实验进一步证明了 IgA 可通过 RAS 系统导致足细胞损伤。IgA 肾病患者血清中提取的 IgA 可以促进体外培养的系膜细胞分泌血管紧张素 Ⅱ,在体外利用 IgA- 系膜条件化培养基导致的足细胞损伤(nephrin 降低和 TGF-β 合成增加)均可以被 RAS 抑制剂部分阻断。整合素连接激酶是与 β1 整合素及 β3 整合素相互作用的一种丝氨酸 / 苏氨酸激酶,调节足细胞中整合素锚定在基底膜上,整合素连接激酶过度激活可导致足细胞活动性增高及上皮细胞向间充质细胞转化。IgA 可以促进体外培养的系膜细胞分泌血管紧张素 Ⅱ,诱导系膜细胞活化,IgA- 系膜条件化培养基作用于足细胞可导致足细胞黏附性降低及整合素连接激酶过度激活,如给予缬沙坦同时作用,可部分恢复足细胞的黏附性及抑制整合素连接激酶活性。因此,IgA 肾病的系膜细胞可通过 RAS 过度活化导致足细胞骨架破坏、黏附性降低及上皮细胞向间充质细胞转化,这可能与激活整合素连接激酶有关。

(陈源汉　赵星辰)

参考文献

[1] CHOI S Y, SUH K S, CHOI D E, et al. Morphometric analysis of podocyte foot process effacement in IgA nephropathy and its association with proteinuria [J]. Ultrastruct Pathol, 2010, 34 (4): 195-198.

[2] LAI K N, LEUNG J C, CHAN L Y, et al. Podocyte injury induced by mesangial-derived cytokines in IgA nephropathy [J]. Nephrol Dial Transplant, 2009, 24 (1): 62-72.

[3] GAGLIARDINI E, BENIGNI A, TOMASONI S, et al. Targeted downregulation of extracellular nephrin in human IgA nephropathy [J]. Am J Nephrol, 2003, 23 (4): 277-286.

[4] FUKUDA A, SATO Y, IWAKIRI T, et al. Urine podocyte mRNAs mark disease activity in IgA nephropathy [J]. Nephrol Dial Transplant, 2015, 30 (7): 1140-1150.

[5] HARA M, YANAGLIHARA T, KIHARA I. Cumulative excretion of urinary podocytes reflects disease progression in IgA nephropathy and Schönlein-Henoch purpura nephritis [J]. Clin J Am Soc Nephrol, 2007, 2 (2): 231-238.

[6] ROBERTS I S, COOK H T, TROYANOV S, et al. The Oxford classification of IgA nephropathy: pathology definitions, correlations, and reproducibility [J]. Kidney Int, 2009, 76 (5): 546-556.

[7] EL K K, HILL G S, KARRAS A, et al. Focal segmental glomerulosclerosis plays a major role in the progression of IgA nephropathy. II. Light microscopic and clinical studies [J]. Kidney Int, 2011, 79 (6): 643-654.

［8］ COPPO R, TROYANOV S, BELLUR S, et al. Validation of the Oxford classification of IgA nephropathy in cohorts with different presentations and treatments [J]. Kidney Int, 2014, 86 (4): 828-836.

［9］ COOK H T. Focal segmental glomerulosclerosis in IgA nephropathy: a result of primary podocyte injury [J]. Kidney Int, 2011, 79 (6): 581-583.

［10］ HILL G S, KAROUI K E, KARRAS A, et al. Focal segmental glomerulosclerosis plays a major role in the progression of IgA nephropathy. I. Immunohistochemical studies [J]. Kidney Int, 2011, 79 (6): 635-642.

［11］ ASAO R, ASANUMA K, KODAMA F, et al. Relationships between levels of urinary podocalyxin, number of urinary podocytes, and histologic injury in adult patients with IgA nephropathy [J]. Clin J Am Soc Nephrol, 2012, 7 (9): 1385-1393.

［12］ BELLUR S S, LEPEYTRE F, VOROBYEVA O, et al. Evidence from the Oxford Classification cohort supports the clinical value of subclassification of focal segmental glomerulosclerosis in IgA nephropathy [J]. Kidney Int, 2017, 91 (1): 235-243.

［13］ TRIMARCHI H, BARRATT J, CATTRAN D C, et al. Oxford Classification of IgA nephropathy 2016: an update from the IgA Nephropathy Classification Working Group [J]. Kidney Int, 2017, 91 (5): 1014-1021.

［14］ SEKI T, ASANUMA K, ASAO R, et al. Significance of urinary full-length megalin in patients with IgA nephropathy [J]. PLoS One, 2014, 9 (12): e114400.

［15］ MENON M C, CHUANG P Y, HE J C. Role of podocyte injury in IgA nephropathy [J]. Contrib Nephrol, 2013, 181: 41-51.

［16］ WANG C, LIU X, KE Z, et al. Mesangial medium from IgA nephropathy patients induces podocyte epithelial-to-mesenchymal transition through activation of the phosphatidyl inositol-3-kinase/Akt signaling pathway [J]. Cell Physiol Biochem, 2012. 29 (5-6): 743-752.

［17］ ASANUMA K, AKIBA K M, KODAMA F, et al. Dendrin location in podocytes is associated with disease progression in animal and human glomerulopathy [J]. Am J Nephrol, 2011, 33 (6): 537-549.

［18］ KODAMA F, ASANUMA K, TAKAGI M, et al. Translocation of dendrin to the podocyte nucleus in acute glomerular injury in patients with IgA nephropathy [J]. Nephrol Dial Transplant, 2013, 28 (7): 1762-1772.

［19］ KANG Y S, LI Y, DAI C, et al. Inhibition of integrin-linked kinase blocks podocyte epithelial-mesenchymal transition and ameliorates proteinuria [J]. Kidney Int, 2010, 78 (4): 363-373.

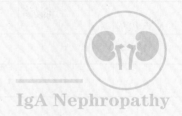

补体激活在IgA肾病中的意义

补体系统广泛参与人体微生物防御反应以及免疫调节过程,是体内具有重要生物学作用的效应系统和效应放大系统。在肾活检广泛开展后,临床发现多种补体成分在 IgA 肾病患者肾组织中沉积,提示补体系统在 IgA 肾病的发生发展中可能的重要作用。随着近年来对 IgA 肾病发病机制的深入认识,以及疾病基因组学研究的突飞猛进和生物制剂的开发等,补体激活越来越引起领域内的重视。

第一节　IgA 肾病患者中的补体成分

一、IgA 肾病患者循环中的补体成分

循环中的补体成分大多产生于肝脏,但是也有发现肾固有细胞即可产生,单个供肾即可产生循环 5% 的 C3。肾活检确诊 IgA 肾病患者的血清总补体活性(CH50)、C4、B 因子及备解素水平虽然多在正常范围内,但都较正常人高,提示在 IgA 肾病中肝脏补体生成增加。在该项研究中 IgA 肾病患者血 C3 及甘露糖结合凝集素(mannose-binding lectin,MBL)水平并不高。

但这些补体成分是否直接在循环中被激活仍然没有明确的结论。然而,IgA 肾病患者中 C3 裂解产物的血清浓度升高,提示 IgA 肾病中补体激活的位置可能存在于外周循环。在一项针对 IgA 肾病患者循环免疫复合物(Gd-IgA1 和抗糖链 IgG)和补体形成的体外蛋白质组学分析研究中检测到 C3 的裂解产物(iC3b、C3c、C3dg 和 C3d)存在,表明旁路途径的激活和调节直接发生在循环免疫复合物上。这一发现可能意味着这些复合物具有活化表面并携带 C3 转化酶(C3bBb)。

二、IgA 肾病患者肾脏内沉积的补体成分

在临床工作中发现,至少有 90% 的 IgA 肾病患者肾组织活检发现有系膜区补体 3(complement 3,C3)的沉积,其荧光染色强度低于 IgA。作为早期补体识别成分,绝大部分患者中 C1q 染色为阴性,即使出现,强度也多为弱阳性。而在 40% 的 IgA 肾病中有 C4d 的沉积,其中 C1q 均为阴性。同样,甘露糖结合凝集素(MBL)染色阳性约出现在 25% 的患者中,并且与纤维凝胶蛋白、MBL 相关的丝氨酸蛋白酶及 C4d 共沉积。这些患者的系膜毛细血管增生、小球硬化、间质浸润及蛋白尿水平更严重。其他的补体成分,如备解素、C5 以及 C5b-9 膜攻击复合物也可能共沉积在系膜区。除了系膜区外,也有报道在近端小管上皮细胞,肾小囊和肾间质浸润的单核细胞发现有 C3、C4、B 因子等的 mRNA 表达。这说明除了循环补体的沉积外,肾脏固有细胞也可产生补体成分,且这些固有细胞的 C3 转录水平可能与蛋白尿及肾损伤程度有关。

这些肾内沉积的补体是循环激活后沉积的还是被原位激活的呢?至少在 IgA 肾病中,系膜细胞已被证明是局部补体驱动的肾小球炎症的参与者。系膜细胞产生补体因子 H(complement factor H,FH),并且在炎性环境中可产生 C3。此外,IgA 肾病中的自身抗原(Gd-IgA1 聚合物),本身可刺激系膜细胞产生和分泌 C3。体外研究表明补体活化产物 C3a、C5a 可以诱导培养的人肾小球系膜细胞产生 DAF。通过原位杂交也证实 IgA 肾病中肾小球系膜细胞衰变加速因子(decay-accelerating factor,DAF,即 CD55)和 C3 信使核糖核酸

（messenger RNA，mRNA）的表达与疾病的相对特异性有关。C3a 可诱导体外培养的肾小球系膜细胞编码细胞外基质成分（胶原蛋白Ⅳ，骨桥蛋白和基质 Gla 蛋白）的基因表达增加，从而出现系膜增生。有研究已经显示该效应依赖于 C3a 受体，尽管使用原位杂交的另一项研究未能在正常人系膜上发现 C3a 受体表达。

第二节　补体系统在 IgA 肾病发病中的作用机制

一、补 体 系 统

补体系统是广泛存在于人和动物体液及细胞表面的一组蛋白，可由肝细胞、巨噬细胞及肠黏膜上皮细胞等多种细胞产生。它由近 40 种成分组成，包括 13 种固有成分（C1q、C1r、C1s、C2-C9、D 因子及 B 因子），多种调节蛋白（备解素、H 因子、I 因子、衰变加速因子等）以及补体受体等。其中 C3 为含量最高的成分。补体需活化后才能发挥生物学效应，其活化过程表现为一系列丝氨酸蛋白酶的级联酶解反应。

补体活化主要通过 3 条途径（图 6-2-1），即经典途径，旁路途径和凝集素（MBL）途径。其中经典途径是含 IgG（IgG1-3）或者 IgM 的免疫复合物被 C1q 识别并与之结合。随后 C1qrs 组装并切割 C2、C4 形成 C3 转化酶（C4b2a）。C3 转化酶可将 C3 切割成 C3a 和 C3b，后者将 C3 转化酶进一步形成 C5 转化酶。同样的，旁路途径通过 C3 自发的水解，形成 C3Bb，后者将 C3 裂解成 C3a 及 C3b。该途径的扩增基于 C3b 与活化表面（例如细菌表面）的共价结合，然后再切割因子 B，在因子 D 和备解素的存在下，形成 C3 转化酶（C3bBb）。凝集素途径的激活则基于通过甘露聚糖凝集素或纤维胶凝蛋白识别微生物细胞表面碳水化合物。该过程导致 C2 和 C4 的切割以形成经典途径 C3 转化酶（C4bC2a）。膜攻击为所有途径发挥作用的共同通路。C5 被 C5 转化酶裂解成 C5a 及 C5b，后者与 C6、C7、C8、C9 结合形成 C5b-9，即膜攻击复合物（membrane attack complex，MAC）。MAC 可插入细胞膜的脂质双层引起细胞裂解。对于肾实质细胞，C5b-9 的量很少，通常不足以诱导细胞裂解，但这些亚溶解量仍然可导致细胞损伤。

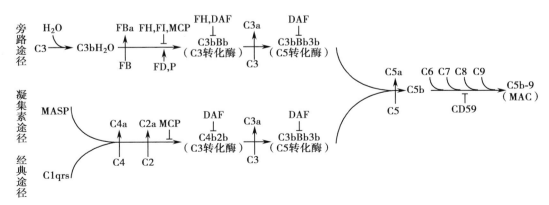

图 6-2-1　补体系统的活化途径

注：MASP，凝集素相关丝氨酸蛋白酶；FB，B 因子；FH，H 因子；FI，I 因子；MCP，膜辅因子蛋白；DAF，衰变加速因子；MAC，膜攻击复合物。

在补体系统中,多种调节蛋白发挥重要作用。如备解素促进 C3b 和 FB 之间的结合,从而稳定旁路途径 C3 转化酶。补体因子 H 和补体因子 I(complement factor I,FI)紧密负调节溶液和自身细胞膜上的替代途径,CD59 仅在自身细胞膜上调节旁路途径。

二、异常 IgA1 引导的补体反应

补体激活作为一把"双刃剑",在宿主防御中发挥不可或缺的作用,但同时也能介导免疫损伤。经典的多重打击模型认为(图 6-2-2),异常的半乳糖缺乏 IgA1(galactose-deficient IgA1,Gd-IgA1)水平增加导致第一重打击。增加的 Gd-IgA1 引起自免疫反应导致抗聚糖抗体的产生,此为第二重打击。增加的 Gd-IgA1 及抗聚糖抗体形成免疫复合物沉积于肾小球系膜区,此为第三重打击。沉积下来的免疫复合物激活补体途径、刺激系膜细胞增生、导致细胞因子、趋化因子及细胞外基质蛋白释放增加,从而导致炎症及纤维化,这是第四重打击。而系膜细胞在补体激活中起主要作用,主要通过旁路和凝集素途径激活补体系统。

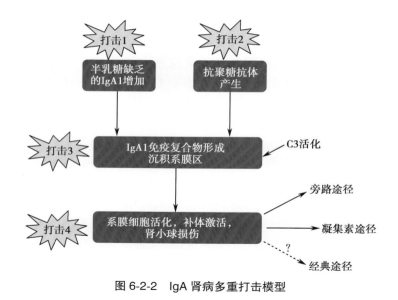

图 6-2-2 IgA 肾病多重打击模型

三、补体激活作用机制

在一项无症状 IgA 肾病的尸检分析中发现,这部分人群系膜区并无 C3 的沉积。而已有多项研究表明,IgA 肾病患者血 C3 水平的下降及系膜区 C3 的沉积强度,血 MBL 的缺乏及 MBL 在系膜区的沉积,均与不良的预后有关。说明在疾病进展期,补体旁路途径及凝集素途径被激活,C3 及 MBL 被消耗较多。这些研究提示,补体系统被激活指向 IgA 肾病的进展。

(一)旁路途径

旁路途径是 IgA 肾病中补体激活的主要方式。在 75% 以上的患者有发现备解素等对旁路途经有正向调节作用的成分与 IgA、C3 在肾脏共沉积。IgA 单体不能激活补体反应,但多聚 IgA(polymeric IgA,pIgA)及去糖基化的 IgA1 能直接激活旁路途径,但机制不明确。从全基因组关联研究(genome wide association study,GWAS)的研究结果来看,补体 H 因子

相关蛋白（complement factor H related protein，CFHR）1 和 3 基因的缺失可对 IgA 肾病有保护作用。

补体因子 H（FH）是补体旁路途径的一个重要调节因子。FH 分子的每个末端都呈现 C3b 结合位点。N 末端 C3b 结合位点介导旁路途径 C3 转化酶（C3bBb）的加速衰变，以及介导 FI 依赖的 C3b 蛋白水解失活的辅因子活性。C-末端区域结合通常存在于细胞表面上的 C3b 和聚阴离子（例如，硫酸乙酰肝素和糖胺聚糖）。该区域对于 FH 在细胞表面上的补体调节活性以及区分自身和病原体至关重要，因为大多数病原体在其表面缺乏这些聚阴离子。CFHR 基因位于编码 FH 基因的下游，由 5 个基因（CFHR1-CFHR5）组成，串联在 1 号染色体 q32 的补体活性簇调节子。CFHR 蛋白与 FH 具有高度序列同源性，有短共有重复（short consensus repeat，SCR）框架。其 C 端 SCR 序列高度保守，对应于 FH 特定 SCR 区域，可识别 C3b 和细胞表面的部位。因此，五种 CFHR 蛋白中的每一种都与 C3b 和 C3d 结合并区分细胞和非细胞表面。CFHR 蛋白可与 FH 竞争性结合 C3b，导致 FH 失去对补体激活过程的控制。C3 转化酶激活更多 C3 形成 C3a 沉积于肾脏组织，从而使组织出现损伤。有研究通过 GWAS 研究鉴定出，在 CFH 位点内 CFHR3 和 CFHR1 的基因突变，在 IgA 肾病、C3 肾病中具有保护意义。而这种保护作用与较高的血浆 H 因子水平、较低的 C3a 水平及较少的系膜 C3 沉积有关。在分析 20 612 例患者的荟萃分析中发现，单核苷酸多态性（single nucleotide polymorphism，SNP）rs6677604（Chr.1q32）位点的突变具有显著的保护作用。单个等位基因的缺失可减少 26% 的 IgA 肾病患病概率，两个等位基因均缺失可减少 45% 的患病概率。但这种等位基因的缺失有很大的人种差别，如非洲裔有 55%，而南美及东亚人群只有 0~5% 的缺失。在一项中国人群的对照研究（n=3 581），筛查有 84-kb 缺失的 CFHR3 和 CFHR1 基因。该项研究发现 4.4% 的 IgA 肾病患者和 7.1% 的对照人群有这 2 个基因的缺失。同时结果提示该缺失明显减少 IgA 肾病的发病风险，且使用牛津分型标准对临床和组织病理学参数分析发现，该缺失与肾小管间质损伤减少有关。但近期一项白种人的研究则发现虽然在 CFHR3 和 CFHR1 的基因缺失（无论是单个，还是 2 个缺失）人群中肾活检 IgA、IgG、C3 等的沉积强度较无基因缺失的人群弱，但该缺失与肾脏进展至慢性肾脏病 3~5 期无关。除了这两个基因编码的蛋白之外，CFHR5 也被发现在少数 IgA 肾病患者肾脏中有沉积。另一项中国人群的研究发现与正常人相比，IgA 肾病患者（N=1 126）外周血 CFHR5 水平显著升高（中位数 4.55 vs 3.19μg/ml）。且高水平的血 CFHR5 与 eGFR、高血压及 IgA 肾病牛津分型（T 和 C）有关，可作为 IgA 肾病进展的独立危险因素。有一项英国的研究发现，IgA 肾病患者外周血 CFHR5 与更严重的 IgA 肾病牛津分型有关。

（二）凝集素途径

近年来有越来越多的证据支持凝集素途径在 IgA 肾病发病机制中的作用。从 IgA 肾病患者血清中提取的 pIgA 可激活凝集素途径。Endo 等首次发现 25% 的 IgA 肾病患者有凝集素（MBL）/凝集素相关丝氨酸蛋白酶（mannan-binding lectin-associated serine，MASP）的沉积，而正常人群没有。且 MBL 沉积的频率高于其他的肾小球肾炎。有研究分析，发现 MBL/MASP 沉积的 IgA 肾病患者，其年龄较轻，肾穿刺前病程更短，且肾穿刺提示严重的肾脏损害，如系膜增生、新月体形成、小球硬化和间质纤维化等。有研究认为分泌型 IgA 有可能是 MBL 的配体。前者重链的 N-聚糖有 N-乙酰葡糖胺和甘露糖残基，有可能被 MBL 和纤维凝胶蛋白识别，从而启动凝集素途径。

由于基因编码多态性(多见于外显子 1 的第 54 个密码子),在健康人群中 10%~20% 存在 MBL 的缺乏。有研究比较了 MBL 缺乏和 MBL 充足 IgA 肾病患者的临床特征,发现前者的尿蛋白和 eGFR 水平均好于后者。Gong 等通过分析 MBL 第 54 个密码子基因多态性与感染的关系后发现,携带突变等位基因(GAC)的 IgA 肾病患者,在起病或疾病恶化前呼吸道或肠道感染的事件多于野生纯合子(GGC/GGC)。近期有一项国内的回顾性研究(IgA 肾病患者 749 例,正常人 489 例)检测了 MBL2 基因突变和外周血 MBL 水平,结果发现 5.2% 的患者有 MBL 缺乏(<100ng/ml),其中 LYPB/LYPB 和 LXPA/LYPB 是主要的 MBL2 单倍型(32/39)。且 MBL 缺乏似乎与更高的前驱感染发生率和肉眼血尿的出现有关。另外,MBL 缺乏与不良预后有关。

(三)经典途径

由于 IgA 肾病肾活检组织中 C1q 沉积极少,且 C1q 的出现一般与临床预后不良有关。因此,可认为在 IgA 肾病发病机制中无经典激活途径的参与,但与肾脏明显损害有关。另外,在肾小球中发现 C4、C4d 及 C4 结合蛋白的沉积,以往认为可能是经典途径激活的早期成分,但从目前的研究来看,更可能是凝集素途径参与的表现。

第三节　补体在 IgA 肾病中作为
生物标志物的可能性

一、外周血补体成分

在人体内 C3 是含量最多的补体成分。虽然 IgA 肾病患者的 C3 水平一般波动在正常范围,但有亚洲人群的研究提示血 IgA/C3 比值>3.01 有助于 IgA 肾病诊断。但该比值能否预测 IgA 肾病预后的多项回顾性研究并未得出一致结论。另有,研究发现 BMI 与补体水平,如 C3、C4、CH50 呈正相关。在营养过剩的状态下,C3 水平升高。而血 C3、C4 水平的波动,除了可能反映疾病活动外,也反映了 IgA 肾病患者的代谢情况。但 IgA 肾病患者外周血 C3、C4 基本都在正常范围内波动,因此单看其发病时的水平对临床意义不大,需要纵向观察。有报道对 122 例 IgA 肾病进行长达 6.7 年的随访,发现在血尿、蛋白尿、eGFR 等临床指标改善的患者中,其外周血 C3 水平较肾穿刺术时明显上升。因此,长期监测血 C3 水平的升高可能提示临床指标好转。而血 C3 水平的下降(<90mg/dl)则可能提示不良结局,表现为血肌酐快速翻倍从而进展至终末期肾病。

血甘露聚糖结合凝集素(MBL)水平也可能成为 IgA 肾病疾病严重程度的标志物。国内一项研究提示,MBL 缺乏的患者比 MBL 充足(100~3 540ng/ml)的患者有更高的前驱感染发生率和肉眼血尿的出现。另外,MBL 缺乏与不良预后有关。而 MBL 水平似乎不是越高越好,对 MBL>3 540ng/ml 的患者,其蛋白尿水平和新月体比例更高,但分析并无统计学差异。

其他外周血补体成分如 FH 水平可能升高,但目前研究结果不一致。

二、尿补体成分

IgA 肾病患者尿 FH、C5b-9 水平较之正常人明显升高,且可能与蛋白尿水平、血肌酐升高、间质纤维化和球性硬化正相关。但该研究没有设立疾病对照组。还需要进一步研究确定其相关性。而尿 MBL 水平也被发现可能可以提示 IgA 肾病预后,其升高与组织损伤、GFR 下降和蛋白尿有关。且随访终点病情无缓解的患者,尿 MBL 水平明显高于病情缓解者,提示尿 MBL 可能作为评价 IgA 肾病严重程度及预后的无创性生物学标志物。

三、肾组织补体成分沉积

多种补体成分在肾内沉积情况可能具有临床意义。在一项尸检调查人群 IgA 肾病患病率的研究中,那些无症状 IgA 肾病的系膜中未发现 C3 的沉积。提示 C3 的沉积可能与 IgA 肾病进展有关。一项伊朗的研究显示,系膜区 C3 的沉积与血肌酐水平升高、新月体形成、毛细血管内细胞增生、系膜细胞增生和节段性硬化有关。另一个来自韩国人群的研究提示血 C3 水平的下降及系膜区 C3 沉积强度相关,且都与发展至终末期肾病有关。另外就 C3 裂解产物而言,C3c 为主的沉积较之 C3d 为主的沉积更加与肾功能的快速恶化相关。

凝集素途径的激活也可反映疾病的严重程度。在一项队列研究中,肾活检组织发现 MBL 沉积的患者病理更差,如系膜细胞增生,节段性肾小球硬化,毛细血管内细胞增生和小管萎缩 / 间质纤维化。随访则发现该部分患者治疗后肾脏缓解率更低,因此提示 MBL 沉积可能是 IgA 肾病预后不良的标志。

补体旁路途径激活,可使 C4 裂解产生 C4d。后者能与毛细血管基膜Ⅳ型胶原及内皮细胞共键结合并能持久存在,方便检测。有研究发现有 C4d 沉积的 IgA 肾病患者,其 20 年内终末期肾病(end-stage renal disease,ESRD)的发生率明显高于无 C4d 沉积的患者(85% *vs* 28%),提示 C4d 是 IgA 肾病发生 ESRD 的独立危险因素。同时肾活检 C4d 沉积的患者血压更高,蛋白尿更明显,并发现更多的节段性硬化和小管损伤,这些都提示该部分患者预后不良。

第四节 补体系统对 IgA 肾病治疗的可能作用

补体激活被认为与 IgA 肾病发生发展密切相关,那么是否可通过阻断补体效应来达到治疗疾病的目的呢? 目前抗 C5 的依库珠单抗(eculizumab)已经在非典型溶血尿毒症综合征(atypical hemolytic uremic syndrome,aHUS)和 C3 肾病中发挥良好的治疗效果,但作为 IgA 肾病的治疗手段仍然很少。早期报道有一名患有 IgA 肾病的 16 岁男孩,肾活检提示细胞纤维性新月体(2/15)。在积极的免疫抑制剂治疗无效后出现肾功能恶化,使用依库珠单抗 3 个月后血肌酐好转并趋于稳定,但是中断使用后则出现反跳。补体功能检测提示补体活化被完全阻断。重复肾活检显示 75% 的球性硬化,有 2 个小球出现纤维性新月体。类似的报道还有一例 16 岁过敏性紫癜患者,起病时肾功能正常,肾活检发现细胞性新月体,牛津分型 M1S0E1T0,经过常规治疗效果不明显后改用每周 900mg 依库珠单抗 4 次及 1 200mg 1 次,肾功能即明显好转。起病 11 个月重复肾活检牛津分型 M1S1E1T1,2 年后进入终末期肾病。这两例患者提示阻断补体反应的治疗似乎并不能缓解肾脏慢性病变。值得一提的是,后 1 例患者筛查了 *FH* 及 *CFHR1-5* 基因未发现异常。另有报道一例 20 年病程的老年 IgA 肾病患者,出现溶血尿毒症综合征后基因检测发现 FH 基因突变,使用每周 900mg 的依库珠单抗治疗,随访 5 个月血肌酐明显下降。需要注意的是,此例无法鉴别是 IgA 继发的 aHUS,还是独立的疾病。最后 2 例报道分别是肾移植后 2 个月 IgA 肾病复发,以及 aHUS

合并新月体型 IgA 肾病，2 例均在进入透析后给了依库珠单抗治疗无效。这两例患者治疗效果欠佳可能与起始治疗肾功能太差有关。以上报道的 4 例患者均在激素及各种免疫抑制剂尝试后才开始使用单抗，治疗时机晚，所得到的治疗效果也可能是前者的作用。总之，该类药物在 IgA 肾病的治疗还需更多的临床经验及研究来确定其疗效，以及合适的治疗时机、治疗剂量及筛查、监测指标。

另外一些新药，如还未上市的 OMS17 可能作为一种突破性药物，用于激素治疗效果不好的 IgA 肾病患者。OMS17 是一种靶向于甘露糖结合凝集素相关的丝氨酸蛋白酶 -2 （mannan-binding lectin-associated serine protease-2，MASP-2）的人源单克隆抗体，后者是该免疫系统凝集素通路的关键调节因子。根据 2018 年美国肾脏病年会发布的结果提示，在治疗 18~36 周时，患者尿蛋白下降明显。目前该药物正在进行 III 期临床试验。

（王文健　文　枫）

参考文献

［1］ MAILLARD N, WYATT R J, JULIAN B A, et al. Current understanding of the role of complement in IgA nephropathy [J]. J Am Soc Nephrol, 2015, 26 (7): 1503-1512.

［2］ ESPINOSA M, ORTEGA R, SANCHEZ M, et al. Association of C4d deposition with clinical outcomes in IgA nephropathy [J]. Clin J Am Soc Nephrol, 2014, 9 (5),: 897-904.

［3］ RICKLIN D, HAJISHENGALLIS G, YANG K, et al. Complement: a key system for immune surveillance and homeostasis [J]. Nat Immunol, 2010, 11 (9): 785-797.

［4］ GHARAVI A G, KIRYLUK K, CHOI M, et al. Genome-wide association study identifies susceptibility loci for IgA nephropathy [J]. Nat Genet, 2011, 43 (4): 321-327.

［5］ TORTAJADA A, YEBENES H, ABARRATEGUI G C, et al. C3 glomerulopathy-associated CFHR1 mutation alters FHR oligomerization and complement regulation [J]. J Clin Invest, 2013, 123 (6): 2434-2446.

［6］ HOLMES LV, STRAIN L, STANIFORTH S J, et al. Determining the population frequency of the CFHR3/ CFHR1 deletion at 1q32 [J]. PLoS One, 2013, 8 (4): e60352.

［7］ XIE J, KIRYLUK K, LI Y, et al. Fine mapping implicates a deletion of CFHR1 and CFHR3 in protection from IgA nephropathy in Han Chinese [J]. J Am Soc Nephrol, 2016, 27 (10): 3187-3194.

［8］ JULLIEN P, LAURENT B, CLAISSE G, et al. Deletion variants of CFHR1 and CFHR3 associate with mesangial immune deposits but not with progression of IgA nephropathy [J]. J Am Soc Nephrol, 2018, 29 (2): 661-669.

［9］ ZHU L, GUO W Y, SHI S F, et al. Circulating complement factor H-related protein 5 levels contribute to development and progression of IgA nephropathy [J]. Kidney Int, 2018, 94 (1): 150-158.

［10］ MEDJERALl-THOMAS N R, LOMAX-BROWNE H J, BECKWITH H, et al. Circulating complement factor H-related proteins 1 and 5 correlate with disease activity in IgA nephropathy [J]. Kidney Int, 2017, 92 (4): 942-952.

［11］ OHSAW A I, ISHII M, OHI H, et al. Pathological scenario with the mannose-binding lectin in patients with IgA nephropathy [J]. J Biomed Biotechnol, 2012, 2012: 476739.

［12］ GUO W Y, ZHU L, MENG S J, et al. Mannose-binding lectin levels could predict prognosis in IgA nephropathy [J]. J Am Soc Nephrol, 2017, 28 (11): 3175-3181.

［13］ SHIMAMOTO M, OHSAWA I, SUZUKI H, et al. Impact of body mass index on progression of IgA nephropathy among Japanese patients [J]. J Clin Lab Anal, 2015, 29 (5): 353-360.

［14］ SUZUKI H, OHSAWA I, KODAMA F, et al. Fluctuation of serum C3 levels reflects disease activity and metabolic background in patients with IgA nephropathy [J]. J Nephrol, 2013, 26 (4): 708-715.

[15] KIM S J, KOO H M, LIM B J, et al. Decreased circulating C3 levels and mesangial C3 deposition predict renal outcome in patients with IgA nephropathy [J]. PLoS One, 2012, 7 (7): e40495.

[16] NASRI H, SAJJADIEH S, MARDANI S, et al. Correlation of immunostaining findings with demographic data and variables of Oxford classification in IgA nephropathy [J]. J Nephropathol, 2013, 2 (3): 190-195.

[17] SAHIN O Z, YAVAS H, TASLI F, et al. Prognostic value of glomerular C4d staining in patients with IgA nephritis [J]. Int J Clin Exp Pathol, 2014, 7 (6): 3299-3304.

[18] ROSENBLAD T, REBETZ J, JOHANSSON M, et al. Eculizumab treatment for rescue of renal function in IgA nephropathy [J]. Pediatr Nephrol, 2014, 29 (11): 2225-2228.

[19] RING T, PEDERSEN B B, SALKUS G, et al. Use of eculizumab in crescentic IgA nephropathy: proof of principle and conundrum [J]. Clin Kidney J, 2015, 8 (5): 489-491.

[20] NAKAMURA H, ANAYAMA M, MAKINO M, et al. Atypical hemolytic uremic syndrome associated with complement factor H mutation and IgA nephropathy: acase report successfully treated with eculizumab [J]. Nephron, 2018, 138 (4): 324-327.

[21] MATSUMURA D, TANAKA A, NAKAMURA T, et al. Coexistence of atypical hemolytic uremic syndrome and crescentic IgA nephropathy treated with eculizumab: a case report [J]. Clin Nephrol Case Stud, 2016, 4: 24-28.

[22] HERZOG A L, WANNER C, AMANN K, et al. First treatment of relapsing rapidly progressive IgA nephropathy with eculizumab after living kidney donation: a case report [J]. Transplant Proc, 2017, 49 (7): 1574-1577.

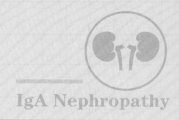

第七章

黏膜免疫和IgA肾病

IgA1 沉积在肾小球系膜区是 IgA 肾病的始动环节。IgA1 主要由骨髓分泌,为单体 IgA1(monomeric form IgA1,mIgA1),但也有部分来源于黏膜。此外,IgA 肾病患者系膜区也能检测到分泌型 IgA(secretory IgA,sIgA)成分,属于 IgA2 亚型。异常的黏膜免疫可能直接生成致病性 IgA1;另一方面,黏膜免疫异常也会改变系统性免疫平衡。尽管这些糖基化缺陷 IgA1 的产生机制,以及系膜区 sIgA 成分是否参与 IgA 肾病致病还没有阐明,但目前较公认的观点是这些异常的 IgA 分子可能与异常的黏膜免疫有关。

临床上容易观察到上呼吸道感染和 IgA 肾病发生血尿相关,因此扁桃体是最早被研究的黏膜免疫器官。在部分国家,例如日本,扁桃体切除术曾被广泛用于 IgA 肾病的治疗,但其疗效未能被进一步确认。近年来,随着对肠道黏膜免疫的认识加深,以及基于肠黏膜免疫异常的 IgA 肾病动物模型的建立,更多的证据表明,肠道的黏膜免疫异常可能是 IgA 肾病更重要的治疗方向。本章将介绍这一新观点。

第一节　黏膜免疫屏障系统构成

人类黏膜主要位于呼吸道、胃肠道、泌尿生殖道和眼。黏膜免疫系统独立于系统性免疫系统。黏膜相关淋巴组织(mucosa-associated lymphoid tissue,MALT)沿黏膜表面分布,是一种无明确范围的淋巴组织,由黏膜表皮细胞下方的淋巴小结以及表皮细胞之间的微皱褶细胞组成。

MALT 有多种类型,包括肠相关淋巴组织(gut-associated lymphoid tissue,GALT)、鼻咽相关的淋巴组织(nasopharynx-associated lymphoid tissue,NALT)、支气管相关淋巴组织(bronchus-associated lymphoid tissue,BALT)等。MALT 可被分为诱导部位和效应部位,这两个部位可能并不一致。当抗原侵入 MALT 后刺激局部免疫反应,活化的致敏性 T 细胞和 B 细胞通过血液或淋巴管进入循环,发育成熟后向上皮下的黏膜固有层迁移。活化的产 IgA 细胞多数倾向于向原位归巢,但也可能向其他地方迁移,最后定位场所受循环中活化的 T 细胞表面整合素归巢受体调控。T 细胞表达 $\alpha 4\beta 7$ 整合素倾向于向黏膜归巢,而表达 $\alpha 4\beta 1$ 的细胞则归巢到骨髓。

GALT 以小肠壁的 Peyer's 结为代表,还有孤立性淋巴滤泡、隐窝结节和淋巴腺复合体等组织以及固有层内散在的淋巴细胞。NALT 和 BALT 以扁桃体、腺体和 Waldeyer's 咽淋巴环为代表,存在于兔和大鼠。人体和小鼠只有诱导性 BALT,在感染或炎症时才形成,可分布于全肺。

第二节　扁桃体黏膜免疫

一、扁桃体黏膜免疫紊乱参与 IgA 肾病的证据

扁桃体黏膜免疫紊乱参与 IgA 肾病的观点主要来自于上呼吸道感染后发生肉眼血尿的临床观察。后续的研究表明,扁桃体 B 淋巴细胞可能生成糖基化缺陷的 IgA1,扁桃体和肾可能有交叉免疫反应。

扁桃体产 IgG、IgA、IgM 和 IgD 细胞比例为 65:30:3.5:1.2,产 IgA 的 B 淋巴细胞主要

位于滤泡外区域,尤其是上皮下区。扁桃体 B 淋巴细胞产生的 IgA 也可结合到肾小球系膜区;而从 IgA 肾病的肾组织洗脱抗体可以结合扁桃体细胞。扁桃体来源的 B 淋巴细胞下调 IgA 糖基化的半乳糖基转移酶基因表达,扁桃体 B 淋巴细胞中该酶水平与 eGFR 正相关,与蛋白尿和肾间质损伤程度负相关。从扁桃体分离淋巴细胞进行体外培养,与对照比较,来自 IgA 肾病患者扁桃体的培养液中糖基化缺陷的 IgA1 水平显著升高。

二、扁桃体切除临床疗效的争议

扁桃体切除治疗 IgA 肾病主要在日本开展,中国少数单位也曾采用这一疗法。扁桃体切除一般作为激素治疗的辅助手段。单纯扁桃体切除后,只有约一半患者的糖基化缺陷 IgA 水平下降,其余患者在联合使用激素后糖基化缺陷 IgA 水平才下降。单独扁桃体切除术不能诱导 IgA 肾病缓解。在激素基础上联合扁桃体切除能否减少蛋白尿也存在争议。个别研究提示,联合扁桃体切除的疗效与病理损害程度有关,在病理损害轻的个案中疗效不明显。近年 Meta 分析纳入的研究多为日本学者的研究,提示单独扁桃体切除对 IgA 肾病的缓解无显著获益。中国早年报道了一组 112 例 IgA 肾病的研究,其中 54 例接受扁桃体切除,平均随访 130 个月后,扁桃体切除术组的缓解率更高,但是两组的肾脏生存率无差别。欧洲的 VALIGA（European validation study of the Oxford classification of IgAN）研究观察了 1 147 例 IgA 肾病的远期（>4.7 年）疗效,经倾向性评分匹配了 41 对接受或未接受扁桃体切除术的患者,结果显示扁桃体切除并不能改善蛋白尿和远期肾功能。因此,扁桃体切除术治疗 IgA 肾病未能达成全球共识,没有被推广。

扁桃体黏膜免疫在 IgA 肾病发病中的作用还存在争议,研究热度有递减趋势,但近年还是有一些提示两者联系的新发现。例如,IgA 肾病和复发性扁桃体炎患者扁桃体的菌群类似。

第三节　肠黏膜屏障

肠道黏膜屏障主要由四部分组成,这些屏障具有协同作用,共同阻隔病原侵入肠道组织。

一、机 械 屏 障

黏膜上皮细胞层为单层柱状上皮细胞,包括吸收细胞、杯状细胞和帕内特细胞（又称潘式细胞）。吸收细胞通过细胞间紧密连接阻止细菌进入深部组织。杯状细胞分泌的黏液在黏膜表面形成疏水的黏液凝胶层,主要成分是黏液糖蛋白,它覆盖肠上皮表面,可阻抑消化道中的消化酶和有害物质对上皮细胞的损害。帕内特细胞具吞噬细菌的能力,并可分泌非特异性的溶菌酶,调节肠道菌群。还分泌天然抗生素肽和人类防御素等,这些小片段氨基酸组成的小分子肽具有广谱抗菌作用。

此外,肠道的液体动力系统也是肠道机械屏障的一部分。肠道节律性的定向蠕动,使肠内容物不停地下行冲刷。在这种动力的冲刷之下,松弛黏附在黏膜上的细菌容易被清除,从而可预防小肠细菌过度增生和肠源性感染。

二、免 疫 屏 障

一般认为,肠道黏膜免疫是局部免疫系统。近年发现肠道黏膜也广泛参与系统性免疫,但其机制不清楚,有待进一步研究。

根据功能和分布,肠道黏膜免疫系统分成 GALT 和弥散免疫细胞。GALT 主要指集中分布于肠道的集合淋巴小结,即 Peyer's 结。GALT 以 B2 型细胞为主,是免疫应答的诱导和活化部位,而黏膜固有层的弥散免疫细胞以 B1 细胞为主,是肠黏膜免疫的效应部位。

肠道黏膜主要分泌的是 sIgA,这种 IgA 亚型并非 IgA 肾病的直接致病分子。但 sIgA 为肠道屏障的重要组成部分,其相关生物学异常是破坏肠道免疫稳态的重要机制,可能直接或间接参与 IgA 肾病发病。另外,肠道黏膜也可以产生 IgA1 亚型。

黏膜也有不依赖 T 细胞的分泌 sIgA 机制。这些机制受上皮细胞、基质细胞和树突细胞分泌的生长因子调控,包括白细胞介素 -6(interleukin-6,IL-6)、白细胞介素 -10(interleukin-10,IL-10)、转化生长因子 -β(transforming growth factor-β,TGF-β)、肿瘤坏死因子配体超家族 13B 和肿瘤坏死因子配体超家族 13。最近的研究表明,固有层的 CD11c$^+$CX3CR1$^+$CD64$^+$ 巨噬细胞和 CD8$^+$ T 细胞对肠道 B 细胞产生 sIgA 具有重要作用,后者分泌 IL-9 和 IL-13,促进浆细胞分泌 sIgA。这些调控机制并不依赖 Peyer's 结。此外,嗜酸性粒细胞也参与了 IgA 的产生。肠细胞的淋巴毒素 β 受体信号是生成 IgA 的关键。Peyer's 结发育缺陷的小鼠仍具有产生 IgA 能力,表明肠黏膜中散在的浆细胞是产生 IgA 的主要场所。

活化的 B 淋巴细胞成熟后可分化为分泌 IgA1 或 IgA2 亚型的浆细胞。在浆细胞内,IgA1 或 IgA2 都可以和相同亚型的 IgA 分子结合形成二聚体(dimeric IgA,dIgA)或多聚体(polymeric IgA,pIgA)。这些二聚体或多聚体 IgA 与黏膜上皮基膜侧的多聚免疫球蛋白受体结合,跨细胞进入黏膜上皮的顶端侧。二聚体 IgA 获取多聚免疫球蛋白受体的分泌片段后与受体分离,形成 sIgA。多聚免疫球蛋白受体的分泌片段可以保护二聚体或多聚体 IgA 分子免受肠道酶等降解,是黏液中 sIgA 的特征。通过 F(ab)片段,sIgA 可以结合细菌,因而黏液中 sIgA 能包裹微生物,抑制它们侵入机体,这被称为免疫排除。黏膜上皮分泌 sIgA 时,细胞会同步合成和分泌防御素等抗菌小分子多肽,协同 sIgA 发挥抗菌作用。

此外,sIgA 在分泌过程中也能结合侵入上皮细胞的病原微生物,将它们“反向分泌”排出体外。这种需要跨上皮细胞的主动过程被称为免疫清除。

三、化 学 屏 障

胃肠道分泌的胃酸、胆汁、各种消化酶、溶菌酶、黏多糖、糖蛋白和糖脂等化学物质,组成成分复杂的肠道黏液。胃酸、溶菌酶、补体及免疫球蛋白等具有抗菌作用。消化液可稀释毒素,形成肠道的液体动力系统。

四、生 物 屏 障

肠道常驻菌群中 99% 左右为专性厌氧菌,与其他细菌构成一个相互依赖又相互作用的微生态系统,这种微生态平衡构成了肠生物屏障。

第四节　肠黏膜免疫与 IgA 肾病可能关联的机制

一、肠道屏障的作用

肠道黏膜屏障通透性增加或损伤可导致过敏原进入机体。最为有力的一个证据是饮食麸质(gluten)增加小鼠肠源性 IgA1 在肾系膜区沉积。

麸质又称谷胶,俗称面筋,是麦类(小麦、大麦、裸麦和燕麦)蛋白的主要成分。提取的麸质蛋白称为麸朊(gliadin),因一般用乙醇提取,也称醇溶蛋白。麸朊可作为抗原,致敏小鼠肠道 CD4$^+$CD45RB^{low}CD25-T 细胞,介导肠道炎症。过表达人类 IgA1 和 CD89 的小鼠可出现 IgA1 在系膜区沉积等 IgA 肾病样改变,而饲喂无麸质饮食可显著减少它们的肾小球系膜区 IgA1 的沉积。

二、改变系统免疫

肠道 sIgA 只和某些种类细菌结合,形成肠道局部免疫环境。通过流式分选 IgA 包被的细菌联合高通量细菌 16S-rDNA 检测,即 IgA-seq 技术,现已初步确认和肠道 sIgA 结合的细菌谱。据推测,sIgA 包被细菌谱改变可能参与了人类的一些自身免疫性疾病,例如炎症性肠病。新近的研究表明肠道 IgA 包被菌群改变可影响机体 T 细胞免疫,促进血清 IgA 水平升高。因此,sIgA 包被的肠道细菌谱改变,可能促进血清 IgA 升高和 IgA 肾病发生。这是肠黏膜局部免疫与全身系统免疫联系的一个重要节点。

三、产生致病性 IgA1

目前推测,淋巴细胞最初在肠黏膜致敏活化,然后迁移到骨髓分化为产 IgA1 的浆细胞。肠道菌群紊乱持续激活 Toll 样受体,可增加肠黏膜产生 IgA,尤其是利于糖基化缺陷的 IgA 生成。

近年新制备了两类改变肠黏膜免疫状态的小鼠,这两种小鼠血清 IgA 水平都显著升高,肾脏发生类 IgA 肾病样改变,是肠黏膜产生致病性 IgA 的重要证据。

一类小鼠模型通过干预淋巴毒素信号通路获得。前已述及,淋巴毒素 β 受体是肠产生 IgA 的关键信号通路。敲除肠淋巴毒素 β 受体的小鼠血清和粪便中 IgA 水平都明显降低。LIGHT 分子是淋巴毒素 β 受体的配体,与淋巴毒素协同发挥作用,促进 T 细胞活化。过表达 LIGHT 分子的小鼠发生 T 细胞介导的肠炎,肠产 IgA 浆细胞比例显著增多,IgA 的 mRNA 转录水平增加 35 倍;血清 IgA 水平从幼鼠时开始升高(此时肾脏尚无改变)。血清升高的 IgA 主要为 pIgA,出生 7 周时 IgA 升高到 10 倍,6~8 个月时升高达 30~40 倍,肾脏出现 IgA 沉积,部分合并 C3 沉积,部分老年鼠出现蛋白尿。这些证据表明,LIGHT 活化肠道炎症同时促进了肠道黏膜中产 IgA 浆细胞分化,引起血清 pIgA 升高并沉积到肾小球系膜,最终形成类 IgA 肾病的病理性损伤。

另一类小鼠模型通过表达肿瘤坏死因子家族 B 细胞活化因子(B cell activation factor of the TNF family,BAFF)获得。BAFF 是 B 细胞生存因子,过表达 BAFF 小鼠肠道产 IgA 浆细胞增加,血清中糖基化异常的多聚 IgA 水平显著升高;肾小球系膜区出现 IgA 沉积等 IgA 肾病样病理改变;清除上述小鼠血清中的 IgA 后,肾脏 IgA 沉积和病理改变将不再出现,表明是 IgA 介导的肾损伤。这种 IgA 产生依赖肠道共生菌群。过表达 BAFF 小鼠的血清和肠道共生菌间有交叉免疫反应；将这种 BAFF 活化小鼠置于无菌环境后，血清和共生菌间不再有反应，血清 IgA 水平下降 100 倍，肾小球系膜 IgA 沉积和肾脏病理减轻；进一步再将无菌小鼠重置于特定的共生菌环境，血清又可与特定的共生菌结合反应。这种模型表明，肠道产生的抗共生菌的多聚 IgA 是 BAFF 活化小鼠 IgA 肾病样改变的关键机制。

第五节　肠道黏膜与 IgA 肾病关联的证据

一、肠病和 IgA 肾病的共同遗传学背景

炎症性肠病是肠黏膜免疫紊乱的代表性疾病。这类患者肠黏膜产 IgA 的浆细胞显著增多，伴随血清 IgA 水平升高，血清 IgA 水平和血尿具有相关性，提示这两种疾病的临床相关性。Kiryluk K 等用全基因组关联分析（genome wide association study，GWAS）研究了欧洲及亚洲的 20 612 例 IgA 肾病人群的遗传背景，发现 IgA 肾病和炎症性肠病及肠道黏膜屏障相关。遗传风险和不同地域的病原学种类数量相关，尤其是蠕虫种类。肠道寄生虫在 IgA 肾病高流行地域的流行率也高，例如亚洲的日本和中国。推测肠黏膜抵抗寄生虫的 IgA 高反应性可能增加 IgA 肾病发病风险。

目前缺乏炎症性肠病人群肾脏病理的大型流行病学资料，报道率和肾穿刺指征密切相关。Vegh Z 等报道了匈牙利近 25 年 1 708 例炎症性肠病患者中有 6 例合并肾小球肾炎，发生率为 0.28 例 /（年·1 000 人），其中 2 例为单纯的 IgA 肾病，1 例为合并膜性肾病的 IgA 肾病。Ambruzs JM 报道美国的一组 33 713 例肾活检患者中，45 例为 Crohn 病，38 例为溃疡性结肠炎。IgA 肾病是这些炎症性肠病患者中最常见的肾小球疾病。

二、肠道 IgA 结合菌群谱与免疫平衡

肠黏膜只针对某些种类的病原菌产生免疫反应，分泌 sIgA 并结合这些病原菌。通过流式分选 IgA 包被的细菌联合高通量细菌 16S-rDNA 检测，即 IgA-seq 技术，可以分析肠黏膜 IgA 反应的细菌谱。人类肠道的 IgA 结合菌群谱多样性变异很大。目前未能建立正常肠道 IgA 结合的共生细菌库，但初步研究提示，IgA 结合细菌谱改变可能导致免疫系统疾病发病。

Dzidic M 等研究了肠道 IgA 包被细菌和儿童过敏症的关系。他们选择了 20 例合并过敏症的儿童和 28 例生长至 7 岁尚无过敏症的健康儿童作为对照。这些儿童对象来自一个随机双盲的大样本研究，该研究保存了这些儿童出生后 1 个月和 12 个月时的粪便标本。通过流式分选 IgA 包被的细菌联合高通量细菌 16S-rDNA 检测，即 IgA-seq 技术，他们发现合并过敏症或哮喘的儿童肠道中包被 IgA 的细菌数量要显著低于健康儿童。另外，在这两组儿童中，IgA 包被细菌的种类以及 IgA 反应也有显著区别。这些观察结果表明，婴儿期肠黏膜与接触细菌的 IgA 反应是人体免疫发育平衡的重要环节。

三、麸质敏感性肠病和 IgA 肾病

麦类食物中麸朊致敏可产生抗肠黏膜的自身抗体，损伤小肠绒毛并引起慢性腹泻，出现脂肪吸收不全综合征，即麸质敏感性肠病，又称乳糜泄。这种遗传性小肠自身免疫性肠病在

西方人群中的发生率高达 1%。

过表达 IgA1 及其受体 CD89 的小鼠可出现肾小球系膜区 IgA 沉积等典型的 IgA 肾病样改变。在这种 IgA 肾病样模型中,饲喂无麸质饮食可显著降低血清 IgA 水平,减少肾小球系膜区 IgA1 沉积。

抗组织转谷氨酰胺酶抗体(tissue transglutaminase antibodies,tTGA)是麸质敏感性肠病的标志物。在芬兰报道的一组 827 例肾活检队列(包括 147 例 IgA 肾病)中,肾活检时 45 例(5.4%)血清 IgA 型抗 tTGA 抗体阳性,其中 9 例(1.1%)被诊断过乳糜泄。和抗 tTGA 阴性的 IgA 肾病比较,抗体阳性的 IgA 肾病患者肾穿刺时 eGFR 水平更低,中位随访 5~6 年后,这种趋势仍然明显。这些观察表明 IgA 肾病可能和肠黏膜屏障相关。

四、经肠途径给药对 IgA 肾病的疗效

瑞典学者开展了一项双盲、随机对照试验,评估了在远端回肠靶向定位给予新型布地奈德靶向释放剂(TRF- 布地奈德)治疗 IgA 肾病的安全性和有效性(targeted-release budesonide versus placebo in patients with IgA nephropathy,NEFIGAN)。研究将 150 例活检确诊的成人原发性 IgA 肾病和持续性蛋白尿的患者随机分组,在支持治疗的基础上,给予 TRF- 布地奈德或安慰剂。治疗 9 个月时,TRF- 布地奈德组患者尿蛋白较基线降低 24.4%,而安慰剂组患者尿蛋白水平与基线类似。TRF- 布地奈德为局部用药,可以显著调节肠黏膜免疫状态,因此 NEFIGAN 研究是首个提示肠道黏膜免疫参与 IgA 肾病发病的人体干预性试验。但由于 TRF- 布地奈德仍具有全身作用,研究结果并不足以证实肠黏膜局部免疫。

第六节　IgA 肾病肠道黏膜免疫展望

肠道黏膜分泌 sIgA 抵抗肠道致病菌,发挥局部免疫防御功能。近年的研究表明,肠黏膜损伤后,活化的免疫细胞可以产生糖基化缺陷的异常 IgA1。尽管 IgA 肾病样动物模型在肠道可检测到显著增加的产 IgA 细胞,但不排除骨髓等其他部位也有增多的活化的产 IgA 细胞。在人类 IgA 肾病中,产异常 IgA1 的浆细胞位于肠道黏膜还是骨髓,以及其相关机制还不清楚。

肠道菌群和人类疾病关联是近期热点。婴幼儿肠道菌群发育异常和过敏反应有关,表明肠道对机体免疫平衡的重要性。现代社会中,麸质食品摄入、婴幼儿抗生素滥用,都可能改变人类进化过程中肠道免疫的保守性。阐明其中的机制将为多聚结合剂制品提供市场。这类制剂可能通过拮抗麸质麦朊保护肠黏膜。如果被证实能减少 IgA 生成,可望作为 IgA 肾病的辅助治疗。NEFIGAN 研究是首次抑制肠黏膜免疫的一个尝试,并初步显示了疗效。需要指出的是,靶向释放的布地奈德仍然可被吸收入血,因而具有全身作用。因此,研究结果并不足以证实肠黏膜局部免疫。

（张　敏　赵星辰　陈源汉）

参考文献

[1] FLOEGE J, FEEHALLY J. The mucosa-kidney axis in IgA nephropathy [J]. Nat Rev Nephrol, 2016, 12 (3):

147-156.

［2］ KAWAMURA T, YOSHIMURA M, MIYAZAKI Y, et al. A multicenter randomized controlled trial of tonsil-lectomy combined with steroid pulse therapy in patients with immunoglobulin A nephropathy [J]. Nephrol Dial Transplant, 2014, 29 (8): 1546-1553.

［3］ KATAFUCHI R, KAWAMURA T, JOH K, et al. Pathological sub-analysis of a multicenter randomized controlled trial of tonsillectomy combined with steroid pulse therapy versus steroid pulse monotherapy in patients with immunoglobulin A nephropathy [J]. Clin Exp Nephrol, 2016, 20 (2): 244-252.

［4］ FEEHALLY J, COPPO R, TROYANOV S, et al. Tonsillectomy in a European cohort of 1147 patients with IgA nephropathy [J]. Nephron, 2016, 132 (1): 15-24.

［5］ KIM Y I, SONG J H, KO H J, et al. CX3CR1+ Macrophages and CD8+ T cells ccontrol intestinal IgA production [J]. J Immunol, 2018, 201 (4): 1287-1294.

［6］ PAPISTA C, LECHNER S, BEN MKADDEM S, et al. Gluten exacerbates IgA nephropathy in humanized mice through gliadin-CD89 interaction [J]. Kidney Int, 2015, 88 (2): 276-285.

［7］ BUNKER J J, BENDELAC A. IgA responses to microbiota [J]. Immunity, 2018, 49 (2): 211-224.

［8］ WILMORE J R, GAUDETTE B T, GOMEZ A D, et al. Commensal microbes induce serum IgA responses that protect against polymicrobial sepsis [J]. Cell Host Microbe, 2018, 23 (3): 302-311. e3.

［9］ COPPO R. The gut-kidney axis in IgA nephropathy: role of microbiota and diet on genetic predisposi-tion [J]. Pediatr Nephrol, 2018, 33 (1): 53-61.

［10］ ROLLINO C, VISCHINI G, COPPO R. IgA nephropathy and infections [J]. J Nephrol, 2016, 29 (4): 463-468.

［11］ KIRYLUK K, LI Y, SCOLARI F, et al. Discovery of new risk loci for IgA nephropathy implicates genes involved in immunity against intestinal pathogens [J]. Nat Genet, 2014, 46 (11): 1187-1196.

［12］ MAGISTRONI R, D'AGATI V D, APPEL G B, et al. New developments in the genetics, pathogen-esis, and therapy of IgA nephropathy [J]. Kidney Int, 2015, 88 (5): 974-989.

［13］ VEGH Z, MACSAI E, LAKATOS L, et al. The incidence of glomerulonephritis in a population-based inception cohort of patients with inflammatory bowel disease [J]. Dig Liver Dis, 2017, 49 (6): 718-719.

［14］ AMBRUZS J M, WALKER P D, LARSEN C P. The histopathologic spectrum of kidney biopsies in patients with inflammatory bowel disease [J]. Clin J Am Soc Nephrol, 2014, 9 (2): 265-270.

［15］ NURMI R, MESSO M, PORSTI I, et al. Celiac disease or positive tissue transglutaminase antibodies in patients undergoing renal biopsies [J]. Dig Liver Dis, 2018, 50 (1): 27-31.

［16］ FELLSTROM B C, BARRATT J, COOK H, et al. Targeted-release budesonide versus placebo in patients with IgA nephropathy (NEFIGAN): a double-blind, randomised, placebo-controlled phase 2b trial [J]. Lancet, 2017, 389 (10084): 2117-2127.

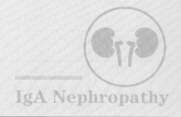

第八章

IgA肾病的动物模型

IgA 肾病是最常见的原发性肾小球疾病,是慢性肾脏病和 ESRD 的主要病因,但目前尚无特异的治疗方法,其发病机制尚不完全清楚。由于患者肾活检所取标本仅限于诊断,所以建立一个理想的 IgA 肾病的动物模型,对于深入探索人类 IgA 肾病的发病机制及其应对策略有着极为重要的意义。

只有人类和灵长类动物有 IgA1 亚类,而啮齿动物有一个单一的 IgA 基因,缺乏 IgA1 样结构。许多小鼠 IgA 也缺乏铰链区 O- 聚糖。健康人血液中循环 IgA 分子大都是单体形式,而小鼠循环中的 IgA 分子主要是聚合形态。人类 IgA 分子可以通过旁路途径和凝集素途径激活补体,而小鼠 IgA 可能缺乏这种功能。小鼠还缺乏髓系 IgAFc 受体(Fc receptor for IgA,FcαR)的同源物,该同源物与 IgA 肾病中致病性免疫复合物的形成有关。多年来,许多学者基于已知的发病机制构建了多种 IgA 肾病的动物模型,但现有的动物模型与人类 IgA 肾病的发病机制上存在着一定的差异。随着转基因技术的发展,一些转基因动物更加模拟了人类 IgA 肾病的特点,为研究人类发病机制提供了更好的工具。本章就 IgA 肾病常用的动物模型的分型、制作方法及其科学价值等方面作一介绍。

IgA 肾病发病机制研究和 IgA 肾病动物模型的构建是相辅相成的,人们根据已知的发病机制设计或发现了许多 IgA 肾病动物模型。其中常见的可分为免疫诱导型、继发病变型、自发病变型及转基因动物模型 4 类。这些模型一方面为研究 IgA 肾病提供了实验平台,另一方面也从不同侧面反应了 IgA 肾病的发病机制。

第一节　免疫诱导型及继发病变型

免疫诱导型 IgA 肾病的动物模型,是指通过不同途径使用抗原或免疫复合物诱导循环免疫复合物在肾小球系膜区沉积,诱导产生类似于 IgA 肾病的临床和病理表现。免疫诱导型动物模型的免疫复合物的使用方法有口服法,腹腔注射法和静脉注射法等。目前采用的免疫复合物多为复合型免疫物。继发病变型模型多采用肝切除或诱导动物肝硬化的方法使肝脏 IgA 清除减少。

一、免疫复合物诱导

IgA 肾病患者肾小球系膜区可有包括 IgA 在内的多种免疫复合物沉积,目前研究发现 IgA 肾病患者的血清 IgA 以各种不同的大分子形式存在,含有大分子 IgA 的免疫复合物较易被系膜细胞捕获,沉积于系膜区,从而诱发 IgA 肾病。1979 年开始有人使用免疫复合物来诱发 IgA 肾病,采用来源于 MOPC-315 杂交瘤抗二硝基苯酚(dinitrophenol,DNP)在体外与 DNP 化的牛血清白蛋白制成免疫复合物,经静脉注入 BALB/c 小鼠体内,引起肾小球系膜区免疫复合物沉积,但未见明显血尿。1981 年有人给裸鼠静脉注射右旋糖酐,结果出现血尿、蛋白尿,肾小球系膜区免疫复合物沉积。后有人利用脱氧雪腐镰刀菌烯醇(deoxynivalenol,DON)-IgA 复合物给小鼠静脉注射,发现循环免疫复合物在肾脏沉积。DON 是一种真菌毒素,在自然环境中存在,此模型提示环境因素可能诱发 IgA 肾病。

二、异　种　蛋　白

国内常用的模型为大 / 小鼠口服牛血清白蛋白(bovine serum albumin,BSA)加尾静脉注射葡萄球菌肠毒素（staphylococcal enterotoxin B，SEB）复合法。BSA 口服免疫机体可诱发 IgA 抗体产生，SEB 可破坏肝网状内皮系统，引起 IgA 清除不足，进而形成循环免疫复合物在肾小球系膜区沉积。SEB 作为一种超抗原，可以不经过抗原呈递细胞的加工处理直接与 MHC Ⅱ结合，激活 20% 左右 T 细胞，活化的 T 细胞释放过量的细胞因子，在肾小球慢性纤维化过程中起重要作用。

副粘病毒科仙台病毒（sendai virus）也常作为抗原诱发 IgA 肾病。仙台病毒是一种鼠类的副流感病毒，与人类副流感病毒有许多相似之处。为了研究黏膜免疫耐受对 IgA 肾病的影响，有学者用灭活的仙台病毒小量多次经鼻黏膜免疫小鼠，结果发现黏膜免疫耐受可以减少病毒血症造成的肾组织 IgG、补体 C3 沉积和血尿发生率，但对 IgA 沉积无影响。该结果提示，对于黏膜免疫异常参与的 IgA 肾病，诱导黏膜免疫耐受可以减轻肾损害，这也为 IgA 肾病的防治提供了一种可供选择的方法。

早先的研究表明仙台病毒感染可诱发小鼠出现 IgA 肾病，近来研究发现仙台病毒对不同品系小鼠作用不完全相同。将仙台病毒经口和鼻腔免疫一种带有纯合子视网膜变性基因不携带鼠乳头瘤病毒的 C3（C3HeB）小鼠和 BALB/c 小鼠，结果 2 种小鼠均发生相似的镜下血尿和肾小球 IgA 沉积，但只有 BALB/c 小鼠出现有意义的肾功能损害，而且与 C3HeB 小鼠相比，BALB/c 小鼠的抗仙台病毒 IgA 的半乳糖化和唾液酸化程度更低。将 C57BL/6 小鼠、BALB/c 小鼠的系膜细胞分别与仙台病毒在体外共培养，结果 BALB/c 小鼠系膜细胞在病毒刺激下产生的 IL-6、单核细胞趋化蛋白类似物、白细胞介素 -8（interleukin-8，IL-8）类似物、前列腺素 E_2（prostaglandin E_2，PGE_2）较 C57BL/6 小鼠肾系膜细胞明显增多，从而提示不同品系小鼠感染仙台病毒导致 IgA 肾病模型中，系膜细胞对病毒应答不同。

由于仙台病毒在人体并不作为主要致病病毒，人类上呼吸道常驻病毒抗原在 IgA 肾病中的作用将更有实用价值。镰刀菌毒素如单端孢霉烯族化合物脱氧雪腐镰刀菌烯醇（deoxynivalenol，DON）、雪腐镰刀菌烯醇（nivalenol，NIV）等也常被作为抗原诱导 IgA 模型。

三、微生物成分诱导

IgA 肾病患者常伴有上呼吸道感染等前驱表现，其肾副流感嗜血杆菌（haemophilus parainfluenzae，HP）抗原检出率和血清抗 HP-IgA 滴度高于其他类型肾病。把 HP 抗原与从 IgA 肾病患者扁桃体分离的淋巴细胞共孵育，发现 HP 抗原可激活淋巴细胞的抗 HP 活性，并可诱导 IgM 至 IgA 同种型转化。把副流感嗜血杆菌外膜蛋白抗原经口或腹腔免疫 C3H/HeN 小鼠，发现口服抗原 40 周、腹腔注射 30 周后小鼠肾小球系膜区内副流感嗜血杆菌外膜蛋白抗原 -IgA 沉积，且 IgA 沉积与系膜增生程度相关。

最近发现金黄色葡萄球菌外膜抗原也可以诱发 IgA 肾病。用该抗原混合不完全弗氏佐剂隔周免疫 BALB/c 或 C57BL/6 小鼠 4 个月，结果发现 Th1（type 1 T helper）优势型 BALB/c 小鼠可见系膜增生，伴 IgA、IgG 和 C3 沉积，证实分子量 30 000~35 000 外膜蛋白抗原可诱导 IgA 肾病。C57BL/6 组未见明显尿蛋白出现，肾小球系膜增生程度及小球免疫荧光强度均明显低于 BALB/c 组。模型鼠体内抗金黄色葡萄球菌 IgA 血清水平显著升高，尿蛋白自 8 周起逐渐出现，但尿液红细胞始终无显著变化。

四、继发病变型

继发病变型主要指某些全身性疾病发展时导致肾内 IgA 免疫复合物沉积，出现 IgA 肾病临床表现。正常情况下，约 90% 的 IgA 在肝内清除，当肝清除能力减低时，血液内 IgA 聚集则易形成免疫复合物，进而在肾小球系膜区沉积。此类模型多采用肝切除或诱导动物肝硬化的方法使肝脏 IgA 清除减少。

应用四氯化碳建立了肝硬化大鼠模型，发现在肾组织中系膜区和外周毛细血管襻有致密的 IgA 和 C3 以及较少的 IgG 和 IgM 沉积，并且血清 IgA、C3 和循环免疫复合物升高。肝胆功能不全也可诱发 IgA 和 C3 在肾小球的沉积。结扎大鼠胆管诱发胆汁淤积，发现大鼠血清 IgA 和 C3 升高，肾小球系膜区有选择性和进展性的 IgA 和 C3 沉积。也有人将蛋白抗原或结合型 IgA- 免疫复合物口服免疫小鼠后，观察胆管结扎对 IgA 在肾小球沉积的影响，这一模型证实胆汁淤积可促进分泌型 IgA 和 IgA- 免疫复合物在系膜区沉积。

另外，酒精性肝炎、狼疮性肾炎、过敏性紫癜肾炎也可见到继发性系膜区 IgA 沉积，但由于继发性肾脏改变常受原发病影响，限制了其实际应用。

五、鼠种差异及免疫方法

Gesualdo 等研究不同鼠种经口服途径免疫的敏感性，发现 Lewis 鼠比 Wistar 及 SD（Sprague Dawley）大鼠更易出现免疫复合物沉积。SD 大鼠口服含 0.1% 牛血清 γ 球蛋白（Bovine γ-Globulin，BGG）的酸化水免疫 8 周，或每日静脉注射 1mg 的 BGG，连续 3 天，可观察到大鼠出现尿改变，病理改变与人 IgA 肾病类似。

免疫诱导型模型动物免疫方法分为口服免疫、腹腔注射、静脉注射等。食物抗原及环境抗原常用口服法，以证实其是否与肠道黏膜免疫有关。近年来，深入研究肾小球内 IgA 发现系膜区沉积类型主要为多聚 IgA1，不同于黏膜分泌的 IgA，目前倾向认为 IgA1 主要由 B 细胞分泌。由此看来，腹腔或静脉免疫更有说服力。实验操作过程中腹腔注射较易操作，且动物死亡率较低，效果与静脉注射相近。目前免疫方法多采用复合法，有利于提高动物患病率。体内不同的大分子诱导免疫反应的机制并不十分清楚，体外合成免疫复合物后直接注射到动物体内又与人体发病相差较大，所以进一步探明不同生物大分子是否具有某些共性将改善免疫诱导方法。

目前国内研究者所用的 IgA 肾病动物模型主要是诱发的实验型 IgA 肾病动物模型，主要有下列 3 种方法：①利用口服免疫原 + 肝脏切除 + 免疫佐剂，此实验术后死亡率明显增高；②葡萄球菌肠毒素 + 口服免疫原 + 免疫佐剂，葡萄球菌肠毒素是外毒素，毒性大，易引起机体损害；③腹腔注射四氯化碳（CCl$_4$）引发的 IgA 肾病模型，此模型虽然有高强度的 IgA 沉积，但肝功能损害严重，常伴有肝细胞坏死变性和假小叶生成。有学者对以往的造模方法加以改进：①联合应用脂多糖（lipopolysaccharide，LPS）+BSA+CCl$_4$ 作为造模方法，LPS 是免疫佐剂，毒性较外毒素葡萄球菌肠毒素弱，不易对动物机体造成损害；②将口服免疫原 BSA 的剂量比既往加大 1 倍，改为 400mg/kg，隔日 1 次；③ CCl$_4$ 由以往的腹腔注射改为皮下注射，且剂量减少至诱导肝纤维化剂量的 1/3，尽可能减少对肝的损害，CCl$_4$ 常规诱导肝纤维化的剂量为 50%（体积比）。通过以上改良，模型组 IgA 在肾脏组织有较强沉积，操作起来更方便和安全，不易引起腹腔感染和动物死亡，并且无明显肝脏损害。改良造模组的 6 只大鼠均出现蛋白尿,其中 4 只出现肉眼血尿,2 只出现镜下血尿,免疫荧光显示肾组织 IgA 强度(2+~3+),光镜高碘酸 - 希夫(periodic acid Schiff,PAS)染色显示有弥漫性的轻中度系膜区增生,血白蛋白水平较正常对照组明显降低,差异有统计学意义,转氨酶较正常对照组没有升高。改良造模组大鼠无 1 例死亡,除了临床检测指标(蛋白尿、血尿)取得比较满意的结果外,病理方面也较为理想,6 只大鼠肾系膜区都以较强的 IgA 沉积为主,说明用 LPS+BSA+CCl₄ 作为 IgA 肾病的模型改良方法是成功的。运用改良的造模方法 LPS+BSA+CCl₄ 建立 IgA 肾病模型效果良好,病理、临床指标均与人类 IgA 肾病较为相似。

第二节　两种经典的 IgA 肾病动物模型的制作方法

一、经典的 IgA 肾病的实验动物模型

(一)材料与方法

用二硝基苯酚化(DNP)的牛血清白蛋白(BSA)作为抗原,用来源于 MOPC-315 杂交瘤的抗 DNP 作为抗体,制成免疫复合物。

1. **动物**　BALB/c 小鼠,雌性,2~3 月龄,重 20~25g。

2. **抗原**　DNP-BSA 由 DNP 与 BSA 在室温下,在碱性环境中反应生成。反应的持续时间决定提取的纯度,反应持续 3 小时和 22 小时分别产生 DNP_{12}-BSA 和 DNP_{33}-BSA。

3. **抗体**　将来源于 MOPC-315 杂交瘤的 Anti-DNP 抗体持续地皮下注射入 BALB/c 小鼠中,收集腹水在 4℃中放置 48 小时,然后离心(12 000g)去掉上层液体,提纯后的腹水保存在 –20℃环境中,腹水中的 Anti-DNP 成分通过定量的沉淀反应检测出来。

4. **Anti-DNP IgA 抗体纯化**　收集 MOPC-315 腹水,在 Tris 盐溶液中 4℃透析过夜,然后加入 DNP 琼脂凝胶组成的免疫吸附层析柱中,MOPC-315 蛋白吸附在层析柱上,通过 10mM 2,4-n-ε-DNP-L-Lysine 盐洗脱出 Anti-DNP。

5. **抗血清**　将 MOPC-315 杂交瘤中提纯出的二聚 IgA 抗体与完全福氏佐剂混合研匀后,取 1mg 注射到兔体内,制得特异性的兔抗鼠 IgA 抗体。在 4 周内兔被重复注射 2 次 2mg 不完全福氏佐剂包裹的提纯的 IgA,并在最后一次注射 1 周后放血。通过抗鼠血清的免疫电泳方法检测收集到血清的特异性。

制备山羊抗兔 γ- 球蛋白特异性的抗血清:给山羊肌内注射完全福氏佐剂包裹的兔 γ- 球蛋白 5mg,2 周后取羊血清,即可获得羊抗兔 γ- 球蛋白(GARG),通过免疫电泳法发现该抗血清是一种特异抗兔 IgG 抗体。

6. **放射性碘标记法**　DNP_{33}-BSA 通过氯胺法做碘处理。

7. **Anti-DNP IgA 抗体的放射学测量**　将 4.5μg 放射碘标记的 DNP-BSA 同时加入 2 份倍比稀释的实验鼠血清中,包含有 20% 胎牛血清的 Tris 碱缓冲液作为稀释液,在 37℃孵育 1 小时后,加入 50μl 兔抗鼠 IgA 抗体,并且把试管放置在 4℃中 2 小时。为了促使沉淀产生,可额外加入 75μl GARG 并孵化 4 小时。在 4℃、12 000g 离心 20 分钟获得片状沉淀,用 pH=7.2 的冷磷酸盐缓冲液洗涤 2 次,并加入自动 γ- 计数器中。用仅包含有 ^{125}I-DNP_{33}-BSA 标识的兔抗鼠 IgA 抗体和 GARG 的对照试管来检测非特异的沉淀。实验血清中的 IgG 含量通过以 MOPC-315 血清为参照获得的标准曲线来估算。参照血清中的 Anti-DNP 免疫球

蛋白浓度通过定量沉淀曲线来测定。

8. 血尿的测定　鼠尿中的不正常红细胞通过邻联甲苯胺试剂带检测。血尿量的评估方法参考试剂带中所附的说明书。

9. 免疫荧光实验　鼠肾组织速冻在 n- 己烷中并用低温切片机切割成 4μm 厚的薄片，风干，在 22℃丙酮中固定 10 分钟，用 PBS 洗涤 2 次后加入荧光标识的抗血清。所用的抗血清是：兔抗鼠 IgA、IgG、IgM、兔抗鼠 C3、兔抗鼠纤维素。切片在 37℃湿盒中孵育 30 分钟，用 PBS 洗涤 3 次，用 PBS 1∶50 稀释后的羊毛铬黑复染。洗涤 2 次后，用 PBS- 甘油缓冲液包埋。通过荧光显微镜检测。

（1）不同量抗原（DNP_{33}-BSA）（0.25~3.00mg）与含有相同量（1.7mg）Anti-DNP IgA 抗体的 MOPC-315 液形成的免疫复合物注射小鼠。24 只接受免疫复合物注射的小鼠，有 11 只小鼠在注射后 2 小时检测到血尿并持续 4~6 小时。接受 3~7 倍量抗原制备成的免疫复合物注射的小鼠更易产生血尿。

（2）相同量小剂量抗原（DNP_{12}-BSA）与不同量 Anti-DNP IgA 抗体形成的免疫复合物注射小鼠，观察血尿产生及免疫复合物在肾脏沉积的情况。只有接受含有大剂量抗体（3~4mg）的免疫复合物注射的小鼠产生血尿。但是，不论所注射的免疫复合物中所含的抗体量的多少，所有接受免疫复合物注射的小鼠的肾小球中均发现免疫复合物的沉积。对照组既没有产生血尿也没有发现 IgA 在肾小球的沉积。注射 DNP_{12}-BSA 36 小时后杀死小鼠，取肾组织用 PAS 染色法进行观察，发现所有小鼠的肾组织形态学改变相似。

（3）用免疫复合物注射的小鼠，肾小球系膜区可见明显的 PAS 阳性反应；而单用抗原或抗体注射的小鼠，仅产生节段性的 PAS 阳性。

10. 组织学检测　肾标本固定在 Vande Grift's 溶剂中 8 小时，然后保存在 80% 乙醇中直到加工处理。组织标本用石蜡包埋，切片，PAS 染色。

11. 补体的损耗　通过注射 10U 蛇毒因子使小鼠去补体化。

（二）结果

通过免疫荧光法检测到 IgA 与 C3 在肾小球的沉积情况随时间而变化。注射免疫复合物 36 小时后可以观察到 IgA 在系膜毛细血管的沉积，而在 96 小时只能看到很少量的沉积。C3 的沉积与 IgA 沉积类似，但是 C3 的沉积在注射免疫复合物 48 小时后才可以观察到，而在第 96 小时已完全看不到。

缺乏补体 C3 对 IgA 免疫复合物在肾组织的沉积没有影响。但只有在补体正常的小鼠中可以看到 C3 在肾组织的沉积，而在去补体化的小鼠中看不到 C3 在肾组织的沉积。只接受抗原或抗体注射对照组小鼠无 IgA 及 C3 沉积。

上述方法建立 IgA 肾病的动物模型，发现 IgA 免疫复合物在肾脏的沉积，不但可以产生血尿，而且可以引起肾脏的组织学和免疫病理学的变化，在人的 IgA 肾病中同样也发现了类似的情况。IgA 免疫复合物主要沉积在肾小球系膜毛细血管区，有时也伴随 C3 和 IgG 的沉积。循环中抗原和抗体的数量，而不是两者的比率，也对 IgA 肾病的产生有重要影响，大剂量抗体或高浓度抗原也是形成 IgA 肾病的重要因素。在人的 IgA 肾病中也有大量报道发现 C3 在肾小球沉积，尽管补体在人的 IgA 肾病形成中的作用尚不确切，但是目前在鼠 IgA 肾病模型中发现补体与 IgA 肾病的形成无必然联系。单聚 IgA 不能引起免疫复合物在肾脏的沉积，而多聚 IgA 可以引起免疫复合物在肾脏的沉积。因此，IgA 的聚合形式也是影响其致肾炎性的重要因素。

二、金黄色葡萄球菌外膜抗原诱发 IgA 肾病的实验动物模型

（一）材料与方法

1. **小鼠饲养**　BALB/c 小鼠和 C57BL/6 小鼠，雌性，6 周龄，饲养在特定的无菌动物棚。

2. **细菌外膜抗原**　将标准的 8325 型金黄色葡萄球菌放入肉汤培养基中，加入溶球菌酶，用超声粉碎金黄色葡萄球菌并用示差离心法（100 000rpm）离心 1 小时，沉淀物（细胞膜成分）即为金黄色葡萄球菌外膜抗原。

3. **实验设计**　分别取 5 只 BALB/c 小鼠（A 组）与 5 只 C57BL/6 小鼠（B 组）作为免疫组，用 250mg 金黄色葡萄球菌外膜抗原与不完全福氏佐剂混合后，分别注入 A 组、B 组中，每两周注射 1 次，共 4 个月。另取 5 只 BALB/c 小鼠（C 组）与 5 只 C57BL/6 小鼠（D 组）作为对照组，于 C 组、D 组中注入等量的不完全福氏佐剂。各组小鼠于 15 周后被处死，留取重要器官及血尿标本并保存在 –80℃环境中备用。

（二）实验结果

1. **光学显微镜**　对免疫化 15 周的 BALB/c 小鼠（A 组）与 C57BL/6 小鼠（B 组）进行观察：免疫 8 周后，两组均出现轻度肾小球系膜细胞增生；免疫 15 周后，两组均出现中度肾小球系膜细胞增生，但 A 组增生程度明显高于 B 组。关于肾小管间质损伤方面，A 组间质纤维化程度明显高于 B 组。两组均未发现新月体形成。

2. **免疫荧光**　对免疫化的 BALB/c 小鼠（A 组）与 C57BL/6 小鼠（B 组）进行观察：在免疫化后第 15 周，A 组与 B 组均出现免疫球蛋白与 C3 在肾小球的明显沉积，在对照组中也有一些 IgA、IgG 和 C3 的沉积。但是 IgA 和 IgG 抗体的沉积在 A 组与 B 组小鼠中有显著差异，C3 的沉积在两组中相似。仅仅在 A 组小鼠肾小球中检测到金黄色葡萄球菌抗原。在 A 组小鼠中，免疫后 8 周出现轻度金黄色葡萄球菌抗原在肾小球沉积，免疫后 15 周约 60% 的小鼠出现明显的金黄色葡萄球菌抗原在肾小球的沉积。A 组小鼠血清中抗金黄色葡萄球菌 IgA 抗体水平明显高于 B 组与对照组。与对照组相比，A 组与 B 组血清中的抗金黄色葡萄球菌 IgG 抗体水平均显著升高，但是 IgG 抗体浓度在两组中差异不大。

3. **尿检发现**　与免疫化的 C57BL/6 组小鼠及对照组相比，免疫化的 BALB/c 小鼠从第 8 周起逐渐出现蛋白尿，15 周后尿蛋白显著增加；对照组小鼠出现少量蛋白尿或无蛋白尿；实验组与对照组均未发现血尿。

4. **小鼠对金黄色葡萄球菌外膜抗原的免疫反应**　为评价对照组小鼠的免疫反应，对照组 C、D 组各取 3 只小鼠，通过 8325 型金黄色葡萄球菌外膜蛋白的免疫印迹法检测，没有蛋白带出现。而在免疫化 A、B 组小鼠中各取 3 只小鼠，用同样的免疫印迹法检测，抗原与抗体发生反应产生的免疫复合物被检测到。

5. **胞浆分析**　分析在两组免疫化小鼠中，淋巴细胞的 IL-4 和 IFN-γ 的表达发现：两组小鼠均出现 IL-4 表达，而 IFN-γ 仅在 C57BL/6 组表达。

在这个模型中，金黄色葡萄球菌抗原可诱发特异的 IgA 相关免疫反应，这种免疫反应可以导致特定的 IgA 抗体和抗原在肾小球系膜区沉积。但是 IgA 抗体单方面不足以引起 IgA 肾病。在过去的研究中发现，在 IgA 肾病患者的肾活检标本中，有大量金黄色葡萄球菌抗原与抗金黄色葡萄球菌抗原的 IgG、IgA 抗体出现。在这个模型中，发现了与上述人 IgA 肾病

相似的情况。本实验中发现两组小鼠肾小球系膜区均有细胞增殖,但是与 C57BL/6 组小鼠相比,BALB/c 组小鼠有较明显的蛋白尿,有更多的免疫球蛋白与补体的沉积;而 C57BL/6 组小鼠发现更多的巨噬细胞与 T 细胞在肾小球积聚,这些均提示不同类型的小鼠有不同的肾小球细胞结构。

尽管补体激活被认为在 IgA 肾病的发病机制方面起重要作用,但是许多临床研究都没有找到补体激活与 IgA 肾病发病之间的相关性。在这个模型中可以看出,IgA 抗体与补体沉积都不是肾小球损伤的主要因素。

在这个模型中,15 周时免疫化的 BALB/c 组小鼠,Th2(type 2 T helper)优势型,产生了与 C57BL/6 组小鼠不同的抗体反应,并且两组出现完全不同的蛋白带。在 BALB/c 组小鼠出现分子量大约 30 000~35 000 的蛋白,而 C57BL/6 组没有出现。有报道认为 Th2 优势型与 IgA 肾病发病关系较密切。

总的来说,这个模型证明了金黄色葡萄球菌外膜抗原,尤其是分子量为 30 000~35 000 的蛋白,在 IgA 肾病的发病机制方面起着重要作用。

第三节　自发病变型及转基因小鼠模型

IgA 肾病具有一定的家族遗传倾向,其发病与血管紧张素转换酶等多种基因多态性有关。自发病变型 IgA 肾病动物模型常指某些纯系动物或转基因动物具有 IgA 肾病易感性,如 ddY 小鼠即为一种高 IgA 血清水平的纯系小鼠。

一、自发病变型 IgA 肾病动物模型

ddY 小鼠起源于非近交系小鼠,携带有乳腺肿瘤的逆转录基因,可自发肺癌、恶性淋巴瘤、乳腺癌、卵巢癌。1985 年首次报道 ddY 小鼠可自发 IgA 肾病。目前,自发 IgA 肾病的小鼠模型分为 3 种:ddY 小鼠,高血清 IgA 小鼠(high serum IgA mice,HIGA 小鼠),gddY 小鼠(grouped ddY mice)。2005 年 Suzuki 等通过全基因组扫描技术发现 ddY 小鼠存在 4 个易感基因位点(D10Mit86、D1Mit216、D1Mit16、D9Mit252)与小鼠 IgA 肾病发病有关,极大推进了自发 IgA 肾病的 ddY 小鼠动物模型的研究。

(一)ddY 小鼠模型

ddY 小鼠可以作为一种自发 IgA 肾病的动物模型。该小鼠可以自发出现以 IgA 为主的免疫复合物系膜区沉积和系膜增殖。这种小鼠血清 IgA 水平从 6 周龄起逐渐升高,ddY 小鼠因其血清 IgA 浓度较高,在 28 周可见蛋白尿,肾脏免疫荧光出现 IgA、C3 和 IgG 沉积,59 周龄时血清 IgA 水平较 6 周龄时升高了 85%。至 59 周出现系膜基质增生,40 周龄后的 ddY 小鼠可作为自发性 IgA 肾病动物模型。

从 ddY 小鼠的小肠黏膜上的 Peyer's 淋巴结分离的淋巴细胞产生的多克隆 IgA 水平显著增高。免疫学检测发现,黏膜相关的网状淋巴组织在 ddY 小鼠的肾小球沉积和高血清 IgA 产生中发挥重要作用。在老龄 ddY 小鼠中多克隆的 IgA 中的酸性成分可以选择性沉积在肾小球。同时肾小球肾炎的严重程度与血清中的聚合型 IgA 所占比例呈正相关。这与文献报道的人类 IgA 肾病患者的血清 IgA 以带阴离子的聚合型为主一致。

切除 ddY 小鼠胸腺后,系膜区 IgA 沉积减少,但与假手术组比较,血清 IgA 水平及聚合

型 IgA 的比例并无差异。胸腺来源的 T 淋巴细胞似乎促进系膜区 IgA 沉积,而对血清 IgA 的产生影响不大,这提示细胞免疫异常在 ddY 小鼠的 IgA 肾病发生中有重要意义。应用单克隆抗体阻断鼠类 $CD4^+$ 分子,减少 $CD4^+$ T 淋巴细胞数目,虽然可以出现系膜区 IgA 沉积,但血清 IgA、尿蛋白和肾小球内的细胞数并无改变。相反,应用 CD8 单克隆抗体可以导致 ddY 小鼠系膜区增宽,但对蛋白尿和血清 IgA 水平并无影响。这提示 $CD4^+$ T 淋巴细胞与 IgA 沉积有关,而 $CD8^+$ T 淋巴细胞则与系膜基质增生有关。

将清除 T 细胞的 ddY 小鼠骨髓细胞移植到事先用环磷酰胺处理的 C57B/6J 小鼠后,C57B/6J 小鼠比接受同种骨髓移植的小鼠的血清 IgA 水平显著升高、聚合型 IgA 的比例升高、系膜区 IgA 和 C3 沉积更严重。将正常小鼠的骨髓异种移植到 ddY 小鼠,导致血清聚合型 IgA 下降和肾炎减轻。这些结果提示,ddY 小鼠异常产生的血清 IgA 的数量和类型都取决于骨髓干细胞所传递的信号。

(二) HIGA 小鼠模型

然而 ddY 小鼠是非近交系鼠,血清 IgA 水平波动较大,IgA 肾病的发病率也不高,限制了模型的应用。为了解决这一问题,有人将高血清 IgA 的 ddY 小鼠进行选择性交配,建立了一种稳定、表达高水平血清 IgA 的早发性、高发病率的近交系小鼠,即 HIGA 小鼠。在 10 周龄,10%HIGA 小鼠出现蛋白尿;在 25 周龄,64% 的 HIGA 小鼠肾脏出现了中到重度的 IgA 沉积,而普通 ddY 小鼠在 40 周龄才出现。在 40 周龄,30%HIGA 小鼠出现中度蛋白尿 (100~300mg/dl),76% 的 HIGA 小鼠肾脏出现中到重度的系膜增生,71% 的 HIGA 小鼠可见明显的系膜基质扩张。

HIGA 小鼠为研究血清 IgA 和 IgA 肾病发病之间的关系提供了有力的工具,提示高血清 IgA 小鼠可能存在某些未知的基因与血清 IgA 有关,后来被证实 12 号染色体上的 D12Mit20 与血清 IgA 水平有关。但是该模型仅部分 HIGA 小鼠出现了蛋白尿 (100~300mg/dl),全程未见血尿,与人类 IgA 肾病临床表现不符。如果将 HIGA 小鼠进行部分肾切除,这些小鼠出现进行性肾小球硬化,局部 TGF-β 升高,这种改良的模型可用于研究进行性硬化性 IgA 肾病。

在人类 IgA 肾病中,肾组织中沉积 IgA 的来源还存在争议。研究显示 30 周龄 HIGA 小鼠肠固有层 IgA^+ B2202 的浆细胞数较 BALB/c 小鼠和 C57BL/6 小鼠高 2.5 倍,较自身 10 周龄时升高了 2.7 倍。患有 IgA 肾病的 ddY 小鼠,肾小球与肠黏膜中的多聚免疫球蛋白受体表达缺陷,这就造成经肠道和尿道 IgA 排出减少。提示肾组织中沉积的 IgA 主要来自黏膜系统。将 C57BL/6 小鼠的骨髓干细胞移植给 HIGA 小鼠,结果 HIGA 小鼠血清 IgA 尤其是大分子 IgA 水平降低;同时系膜区 IgA 和补体 C3 沉积减少,肾小球硬化程度减轻,提示 HIGA 小鼠血清 IgA 可能为骨髓源性。

在 ddY 小鼠中,幼鼠呈 Th1 优势,随年龄的增加而呈现 Th2 优势,IgA 分泌增加,而且腹腔注射 IL-12 的 ddY 小鼠血清 IgA 水平较对照组降低;认为 IgA 的产生增加与 Th1/Th2 的平衡改变相关。ddY 小鼠随年龄增加伴有肾内 $TGF-β_1$ 表达增多,同时 Th2 细胞增加,这些都与 IgA 增加有关。有些学者通过数量性状遗传位点分析,对比 HIGA 小鼠与 BALB/c 小鼠的 IgA 编码区,发现二者在铰链区存在较大差异,因而认为铰链区编码的不同在 HIGA 小鼠多聚 IgA 形成中起重要作用。

(三) gddY 小鼠模型

ddY 小鼠属于非近交系鼠,因此导致发病不稳定。为克服其基因背景和临床表现的异质性,Yasuhiko 等将比较早出现蛋白尿、系膜区 IgA 沉积、肾小球损伤的 ddY 小鼠近亲杂交 20 代以上,建立了 gddY 小鼠系。HIGA 小鼠 IgA 水平明显高于 gddY 小鼠,但这与蛋白尿和血肌酐水平无关。所有 gddY 小鼠在 8 周龄出现蛋白尿,出现了系膜增生伴严重的肾小球和肾小管间质的损伤,肾小球系膜区扩张,肾间质浸润。在 8 周龄和 24 周龄,gddY 小鼠肾小球细胞数目和肾小球硬化得分都明显高于 HIGA 小鼠;电镜下电子致密物主要沉积在系膜区。24 周龄时,血清肌酐水平升高,肾衰竭。gddY 小鼠与人类 IgA 肾病临床表现类似,免疫荧光显示肾小球有 IgA、IgG 及 C3 的沉积。

同时发现 gddY 小鼠遗传了 D10Mit86、D1Mit216、D1Mit16、D9Mit252 四个易感基因位点,也发现 gddY 小鼠在生存率、蛋白尿、血肌酐、肾脏病理等方面出现了性别差异,雄性明显差于雌性。这与其他研究报道的 IgA 肾病的男性患者预后差、性别是 IgA 肾病的危险因素一致。基于 D12Mit20 位点将 gddY 小鼠分为 AA 型、BB 型、AB 型,其中 AA 和 BB 型分别对应 IgA 同种异型的 Igh-2b、Igh-2a。小鼠 IgA-Igh-2a 重链区皆存在 O 聚糖,BB 型小鼠的 Igh-2a 铰链区存在一个潜在的 O- 糖基化的受体位点,AA 型不具有,24 周龄时 BB 型小鼠(40%)生存率明显低于 AA 型小鼠(86%),IgA 分子的糖基化水平更低,暗示 IgA 的异常糖基化可以加速小鼠 IgA 肾病进展。

近年来,ddY 小鼠及其系列的 HIGA 小鼠及 gddY 小鼠成为人们研究 IgA 肾病的热点。随着转基因技术的成熟,转基因动物在 IgA 肾病模型制作中得到应用。利用新西兰白鼠与 C57BL/6 鼠杂交 1 代制备转 Bcl-2 基因鼠,发现其具有自发免疫疾病倾向。此动物 B 细胞过度增生,产生自身抗体,体内 IgA 抗体半乳糖苷化减少,唾液酸化能力降低,易于在肾脏沉积。相关研究表明 IgA 肾病是自身免疫疾病,异常糖基化的 IgA1 是自身抗原;另有研究提出自身免疫病的发病率和性别影响的病程进展,与性染色体或性激素有关,gddY 小鼠模型体现了性别差异和 IgA 的异常糖基化,有可能成为探索性别对人类 IgA 肾病影响和研究人类 IgA 肾病发病的分子机制的有力工具。

与之前的动物模型相比,自发 IgA 肾病的 ddY 小鼠在临床表现和基因位点上与人类 IgA 肾病高度相似,特别是 8 周 100% 稳定发病的 gddY 小鼠的成功建立,大大缩短了造模时间,减少了模型制作的工艺步骤,为研究人类 IgA 肾病提供了有力工具。但此系列动物模型仍有以下问题:①一直未见血尿,与人类 IgA 肾病临床表现不符;②小鼠 IgA 只有一种形式,而人 IgA 分子有 IgA1 和 IgA2 两个亚型,其中 IgA1 分子的异常糖基化及免疫复合物的形成在 IgA 肾病的发病机制中起重要作用;③人类 IgA 有 O- 和 N- 糖链,而小鼠 IgA 只有 N- 糖链;④小鼠缺乏作为 IgA 受体的 CD89 或其类似物,目前认为 CD89 参与了 IgA 肾病的发病;⑤ gddY 小鼠模型中的 AA 型与 BB 型小鼠都不含有 N- 乙酰半乳糖胺(N-acetylgalactosamine,GalNAc),而 O- 糖基化通过 GalNAc 转移酶,将丝氨酸或苏氨酸端连接。随着转基因技术的发展成熟,相信和人类基因重叠度更高的小鼠会被应用于 IgA 肾病相关研究中。

二、子宫球蛋白缺陷模型

子宫球蛋白(uteroglobin,UG)是在受孕兔子的子宫内发现的,一种由类固醇激素诱导分泌的蛋白。利用基因打靶技术制作了 UG 基因敲除小鼠,结果 UG-/- 的小鼠出现以明显蛋白尿、镜下血尿、体重下降为特征的进行性肾小球疾病;肾组织病理学检查发现,肾小球有嗜复红蛋白复合物沉积,伴有肾小管细胞增生和肾间质纤维化;免疫荧光显示 IgA、C3、纤维连接蛋白和胶原在肾小球沉积,而 UG+/+ 小鼠则无上述表现。进一步制作了 UG 反义转基因小鼠,不破坏内源 UG 基因,而是通过反义 RNA 抑制 UG 基因的蛋白产物,结果这种动物模型也出现了与人类 IgA 肾病相类似的临床和病理表现,这表明 UG 具有肾保护作用。体外研究显示:IgA-FN 复合物与系膜细胞有较强的结合能力,但当 UG 存在时,IgA-FN 复合物的这种结合能力则明显降低,证实 UG 能阻止 IgA-FN 复合物与系膜细胞的结合。

尽管 UG 缺陷的小鼠表现出与人 IgA 肾病相似的临床病理改变,但是 UG 缺陷小鼠与人类 IgA 肾病的关系还存在一些争议。有学者对 75 例 IgA 肾病患者的 UG 水平进行测定,发现患者的血清 UG 水平并没有下降,认为 UG 在人类 IgA 肾病发病中可能不起作用。在对 IgA 肾病患者 UG 基因 G38A 基因多态性分布与临床和预后的关系的研究中,有报道称日本 IgA 肾病患者 UG 基因中 38AA 型频率是正常对照人群的 2 倍,该基因型可能和日本人 IgA 肾病发病相关;然而多数研究却显示 G38A 多态性与 IgA 肾病的发病及临床无关,但对预后有影响。

三、FcαR(CD89)转基因小鼠模型

CD89 是人 IgAFc 受体,属于免疫球蛋白超家族,表达于单核巨噬细胞、中性粒细胞等表面上,而血清中存在可溶性 CD89(sCD89)。目前已发现 2 种可溶性 CD89:一种为分子量30 000 的蛋白,对 IgA 肾病无特异;一种为高度糖基化的分子量 50 000~70 000 的蛋白,这种蛋白在 IgA 肾病患者血清聚乙二醇提取物中升高。

有报道显示,IgA 肾病患者单核巨噬细胞表面 CD89 表达水平降低,而血清中检测出可溶性 CD89 和 CD89-IgA 循环免疫复合物,因此猜测可溶性 CD89 参与 IgA 肾病的发病,但小鼠中缺乏 CD89。将带有人类 CD89 编码基因的 DNA 片段,通过显微注射方法注入非肥胖性糖尿病小鼠(nonbese diabetic,NOD)受精卵,再种植于 C57BL/6 孕鼠子宫内,然后传代并筛选出携带外来基因的子代,让它们分别与 C57BL/6 小鼠、严重联合免疫缺陷病(severe combined immunodeficiency disease,SCID)小鼠连续杂交,获得 C57BL/6-CD89 转基因小鼠与 SCID-CD89 转基因小鼠。结果显示 C57BL/6-CD89 转基因小鼠自发出现镜下血尿和轻微蛋白尿,肾组织内 IgA 沉积和局灶节段性系膜增生,而 SCID-CD89 转基因小鼠无上述表现。这由于血清 IgA 与巨噬细胞表面的 CD89 相互作用,使 CD89 脱落成为可溶性 CD89 并与 IgA 结合形成 CD89-IgA 循环免疫复合物,沉积于肾脏造成肾损伤;而 SCID-CD89 转基因小鼠因免疫缺陷,血清中无 IgA,故无相应的肾脏病变。这提示 CD89-IgA 循环免疫复合物参与了 IgA 肾病的发病。

进一步将 C57BL/6-CD89 转基因小鼠的血清注射至 RAG-2$^{-/-}$ 小鼠,小鼠注射后 24 小时出现镜下血尿、肾小球系膜区 IgA 沉积;而将去除 CD89 后的转基因鼠血清注射至 RAG-2$^{-/-}$ 小鼠时,血尿、IgA 沉积和炎性细胞浸润程度都明显降低。有趣的是,将 IgA 肾病患者和正常人的血清分别注射入 SCID-CD89 转基因小鼠体内,结果输注患者血清的小鼠在 72 小时后出现持续性血尿,而输注正常人血清的小鼠仅出现一过性血尿。因此糖基化异常的 IgA 和可溶性 CD89 参与了 IgA 肾病的发生,二者间免疫复合物的形成在 IgA 肾病的病程进展中起关键作用。

随着转基因技术的成熟,近来建立了 Hu-IgA1-KI/CD89Tg 双重人源化小鼠模型,表明

了在建立人源化小鼠的 IgA 肾病模型方面取得重大突破。把人 Igα1 基因靶向性敲入小鼠，小鼠血清中大部分是单体人类 IgA1，同时把人 CD11b 启动子启动表达人 CD89 靶向敲入小鼠，小鼠单核细胞和巨噬细胞上表达人 CD89。这种双重人源化模型利用了人源性 CD89 的 IgA 亲和力，以及人源性 IgA1 与鼠转铁蛋白受体 1（transferrin receptor 1，TfR1，也称为 CD71，一种聚合的 IgA 受体）的结合能力。IgA1-KI/CD89Tg 小鼠发生自发性 IgA 肾病，其特征是血液循环中出现 IgA1/sCD89 免疫复合物，并出现血尿、蛋白尿，肾活检提示肾小球系膜 IgA1、C3 和 CD89 沉积、肾巨噬细胞浸润，肾小球系膜细胞 TfR1 和转谷氨酰胺酶 2（transgultaminase 2，TG2）上调。在这个模型中，可溶性 CD89、TfR1 和 TG2 在相互调节，并在肾小球系膜细胞表面形成 IgA1/sCD89/TfR1/TG2 分子复合物，这就是发生 IgA 肾病的重要致病因素。和之前的一些动物模型相比，这种双重人源化小鼠模型和 IgA 肾病患者的血清和肾脏病变特点相似度更高，该模型有望揭示与人 IgA 肾病相关的新的致病因素。

有研究使用此种双重人源化小鼠模型，提示麸质可能加重 IgA 肾病。该研究发现食物中的麸质可能通过肠道黏膜免疫应答，刺激产生醇溶蛋白 -CD89 相互作用，可能通过诱导 IgA1-sCD89 复合物的形成，从而加重 IgA 肾病的发展。疾病早期减少膳食中的麸质可能减缓 IgA 肾病的发展。尽管这个模型和人类疾病的特点仍有一些差异，但由于借用了转基因技术，在 IgA1 分子和 CD89 双重人源化，更贴近人类 IgA 肾病发病机制，为以后的研究提供了一种更好的动物模型，也为改进动物模型提供了一种思路。

四、F1-bcl-2 转基因小鼠模型

Bcl-2 是一种原癌基因，具有延缓或阻止细胞凋亡的作用。以往的研究表明，膜增生性狼疮性肾炎和 IgA 肾病患者的肾组织中，Bcl-2 的表达与系膜细胞增生呈明显正相关，提示 Bcl-2 的表达参与这些疾病系膜细胞的增殖过程。人们因此制作转基因小鼠模型证实了这一点。将 B6-bcl-2 转基因小鼠与 New Zealand White（NZW）小鼠（该小鼠的某些显性基因与系统性红斑狼疮连锁）杂交，获得了一种患有致死性 IgA 肾病伴狼疮样综合征的（NZW × B6）F1-bcl-2 转基因小鼠，该小鼠肾组织病理学检查显示与人类 IgA 肾病相似的肾脏损害：光镜下大量系膜细胞增殖，伴 IgA、IgM 沉积，伴明显的肾小管萎缩和间质纤维化；电镜下肾小球毛细血管基底膜增厚，上皮下和系膜区电子致密物沉积；尿生化检查可有大量蛋白尿；血清学检测发现这种小鼠血清 IgA、IgG 水平升高，并可检出高滴度的 IgA 型与 IgG 型抗 DNA 自身抗体以及 gp70 循环免疫复合物。同种非转基因小鼠无上述表现。将胸腺依赖性抗原免疫（NZW × B6）F1 小鼠，结果 Bcl-2 转基因小鼠血清特异性 IgA 和脾脏 IgA 抗体分泌细胞均较非转基因小鼠显著升高，证明 Bcl-2 的过表达可以显著增强 IgA 免疫系统对胸腺依赖性抗原的应答。

进一步研究发现，（NZW × B6）F1-bcl-2 转基因小鼠血清 IgA 半乳糖化与唾液酸化程度低，与正常糖基化的 IgA 相比，有较强的沉积于肾脏的能力，这与在 IgA 肾病患者中得出的结论相符。从出生起用抗 CD4 单克隆抗体处理（NZW × B6）F1-bcl-2 转基因小鼠，结果血清免疫球蛋白、抗 DNA 自身抗体和 gp70 循环免疫复合物水平下降，与非转基因组相似甚至更低；肾脏病变轻微，与对照组比较无显著差别。这说明该动物模型是 CD4$^+$T 细胞依赖的。

总之，（NZW × B6）F1-bcl-2 转基因小鼠成功证明，凋亡调节缺陷、CD4$^+$T 细胞、IgA 免疫系统对胸腺依赖性抗原应答亢进、IgA 糖基化异常和遗传因素参与了 IgA 肾病的发生，但是

这种小鼠还不能算严格意义上的原发性 IgA 肾病模型,更像是系统性红斑狼疮、狼疮性肾炎的实验模型。

基因敲除技术也在动物模型中应用,COX-2 基因敲除小鼠喂食 DON 制作 IgA 肾病模型。此模型证实 COX-2 减少并非导致体内 IgA 和 IgA 免疫复合物堆积的主要原因。

第四节   小   结

自 1979 年首次建立 IgA 肾病动物模型以来,学者们对采用多种方法所建立的动物模型进行了实验性 IgA 肾病的研究,IgA 肾病动物模型研究有了长足的发展,目前建立的几种 IgA 肾病动物模型均从不同的方面揭示了疾病的发病机制,但是这些新模型所用动物均为啮齿类动物,其血清 IgA 特性与人类存在较大差别,在它们身上诱导出的 IgA 肾病模型并不能完全代表人类 IgA 肾病的特点。目前没有任何一种模型能同时较好地模拟人 IgA 肾病的临床表现及病理特点。随着转基因技术发展,一些转基因动物更加模拟了人类 IgA 肾病的特点,为研究人类 IgA 肾病的发病机制提供了更好的工具。如能综合上述模型各自特点复制一种较为全面的 IgA 肾病模型,则关于 IgA 肾病发病机制及治疗的研究将会取得突破性进展。随着人们对 IgA 肾病认识的不断深入以及分子转基因技术水平的逐步提高,相信不断会有更新、更方便、更贴近人类特点的 IgA 肾病动物模型出现。

本章讨论了 IgA 肾病的实验模型制作,及其如何反映人类 IgA 肾病的临床特点。黏膜免疫系统受损,细胞免疫调节异常,黏膜耐受的损伤及其引起的骨髓合成 IgA 的异常都可能参与了 IgA 肾病的发病。重复地暴露于环境抗原可能会引起记忆细胞的异常激活,进而被连续不断地散布到诸如骨髓等组织器官,产生异常的致肾炎性 IgA。现有 IgA 肾病动物模型,显然并不能解释目前在人类观察到的 IgA 肾病的所有现象及其产生机制,更加接近于人类 IgA 肾病的动物模型,仍然有待于进一步研究。

(马建超)

参考文献

[1] OTANI M, NAKATA J, KIHARA M, et al. O-glycosylated IgA rheumatoid factor induces IgA deposits and glomerulonephritis [J]. J Am Soc Nephrol, 2012, 23 (3): 438-446.

[2] COULON S, DUSSIOT M, GRAPTON D L, et al. Polymeric IgA1 controls erythroblast proliferation and accelerates erythropoiesis recovery in anemia [J]. Nat Med, 2011, 17 (11): 1456-1465.

[3] SHARMIN S, SHIMIZU Y, HAGIWARA M, et al. Staphylococcus aureus antigens induce IgA-type glomerulonephritis in BALB/cmice [J]. J N ephrol, 2004, 17 (4): 504-511.

[4] 汤颖 , 娄探奇 , 成彩联 , 等 . 实验性 IgA 肾病模型的改进 [J]. 中山大学学报 (医学科学版), 2006, 27 (2): 184-187.

[5] 徐淑云 . CCl₄ 诱发的肝纤维化动物模型 [M]// 徐淑云 . 药理实验方法学 . 3 版 . 北京 : 人民卫生出版社 , 2002: 1350-1351.

[6] SHARMIN S, SHIMIZU Y, HAGIWARA M, et al. Staphylococcus aureus antigens induce IgA-type glomerulonephritis in BALB/cmice [J]. J Nephrol, 2004, 17 (4): 504-511.

[7] SUZUKI H, SUZUKI Y, YAMANAKA T, et al. Genome-wide scan in a novel IgA nephropathy model identifies a susceptibility locus on murine chromosome 10, in a region syntenic to human IGAN on chromosome

6q22-23 [J]. J Am Soc Nephrol, 2005,(5): 1289-1299.

［8］ ROBERT T, BERTHELOT L, CAMBIER A, et al. Molecular Insights into the Pathogenesis of IgA Nephropathy [J]. Trends Mol Med, 2015, 21 (12): 762-775.

［9］ OKAZAKI K, SUZUKI Y, OTSUJI M, et al. Development of a model of early-onset IgA nephropathy [J]. J Am Soc Nephrol, 2012, 23 (8): 1364-1374.

［10］ FOSTER M H. Optimizing the translational value of animal models of glomerulonephritis: insights from recent murine prototypes [J]. Am J Physiol Renal Physiol, 2016, 311 (3): F487-495.

［11］ NARITA I, SAITO N, GOTO S, et al. Role of uteroglobin G38A polymorphism in the progression of IgA nephropathy in Japanese patients [J]. Kidney Int, 2002, 61 (5): 1853-1858.

［12］ BERTHELOT L, PAPISTA C, MACIEL T T, et al. Transglutaminase is essential for IgA nephropathy development acting through IgA receptors [J], J Exp Med, 2012, 209 (4): 793-806.

［13］ DUCHEZ S, AMIN R, COGNE N, et al. Premature replacement of mu with alpha immunoglobulin chains impairs lymphopoiesis and mucosal homing but promotes plasma cell maturation [J]. Proc Natl Acad Sci USA, 2010, 107 (7): 3064-3069.

［14］ PAPISTA C, LECHNER S, BEN MS, et al. Gluten exacerbates IgA nephropathy in humanized mice through gliadin-CD89 interaction [J]. Kidney Int, 2015, 88 (2): 276-285.

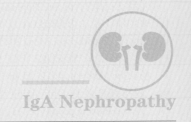

第九章

IgA肾病的病理生理

IgA Nephropathy

免疫球蛋白 A 肾病(immunoglobulin A nephropathy,IgAN)的确切发病机制尚未完全清楚,但一直是国内外研究的重点。目前比较一致的看法是 IgA 肾病的发病与多种因素有关,本质上是一种免疫复合物引起的肾小球疾病。近些年来国外学者经整合 IgA 肾病的所有免疫分子学机制,提出四重打击学说,并从四个步骤依次阐释其发生机制。包括半乳糖缺乏 IgA1 分子(galactose-deficient IgA1,Gd-IgA1)生成增加并进入血液循环;异常的低糖基化 IgA1 分子启动自身免疫产生抗聚糖抗体包括 IgG 和 / 或 IgA;Gd-IgA1 与抗聚糖抗体的共同增多导致免疫复合物形成并沉积于系膜区域;免疫复合物引起肾小球细胞因子及生长因子的活化,激活系膜细胞和补体系统,及产生氧化应激,并通过系膜、足细胞和小管间质相互作用,共同促进 IgA 肾病进展。遗传因素(详见第二章 IgA 肾病的遗传学特征)及 IgA 的分子结构异常发挥的作用贯穿以上全部或部分病理生理过程。本章将就目前 IgA 肾病相关的病理生理研究进展作深入阐述。

第一节　IgA 肾病病理表现

IgA 肾病的组织病理学表现多种多样,基本病理类型为系膜增生,但也可表现为其他各种病变,如毛细血管内皮细胞增生、节段性硬化及新月体形成等。大多数患者光镜下病理改变轻微,系膜增生是最常见病理类型,这种增生大多数表现为弥漫性和球性,但局灶节段增生也可见。随着疾病进展,系膜基质不断积聚。在肉眼血尿伴肾功能受损 IgA 肾病患者中常可见新月体。坏死瘢痕或节段性增生性病变促使节段性硬化形成。肾间质改变与其他类型肾小球肾炎相似这一特性反应了肾实质性疾病的共同途径。肾小球硬化形成通常与肾小管萎缩和间质纤维化相关。

IgA 肾病免疫病理学表现为肾小球系膜区或毛细血管壁的高强度、粗大颗粒状或团块状 IgA 沉积。30% 活检标本显示肾小球仅有单纯的 IgA 沉积,约 25% 有 IgA、IgG 和 IgM 沉积,95% 患者存在 C3 沉积,但 C1q 沉积在 IgA 肾病中较少见,如果看到明显沉积需注意诊断系统性红斑狼疮可能。IgA 沉积通常是弥漫性的,但是经过治疗后也可变为局限性或甚至阴性。IgA 沉积通常是在系膜区,但有部分病例也可见到 IgA 沿肾小球毛细血管壁颗粒状沉积。补体片段 C4d 沉积也可在少部分患者肾活检标本肾小球中见到。研究显示这可能与疾病活动和高风险进展为终末期肾病相关。

电镜观察的主要病变是肾小球系膜区高密度电子致密物沉积。有时电子致密物可延续副系膜区和毛细血管内皮细胞下,足细胞足突节段性融合。肾小球毛细血管壁 IgA 沉积通常发生在内皮下,而上皮下沉积少见。毛细血管壁 IgA 沉积与疾病活动性相关。部分 IgA 肾病患者存在有别于薄基底膜肾病的弥漫肾小球基底膜变薄,与典型 IgA 肾病患者不一致,目前还不清楚是否这一类患者具有特定临床表现和预后特点。

第二节　IgA1 分子的结构及正常糖基化过程

IgA 主要由胃肠淋巴样组织产生,少部分由唾液腺、呼吸道和生殖道黏膜组织合成。在人类,另有少量来自骨髓。人类的 IgA 分为功能和结构不太相同的 IgA1 和 IgA2 两个亚类,均以单体、二聚体和多聚体形式存在。其中 IgA1 就是骨髓产生,约占血清中 IgA 的 85%,

IgA2 约占 15%，IgA1 与 IgA2 的主要区别在于 IgA1 重链的 C1 区与 C2 区之间存在一个由 18 个氨基酸组成的可转动的铰链区。IgA 是一种糖蛋白，按自身糖基化连接方式不同可分为 O 糖基化与 N 糖基化 2 种。IgA1 分子通过该铰链区天冬酰胺（asparagine，Asn）残基侧链氨基的 N 原子与糖基连接形成 N- 糖基化，通过丝氨酸（serine，Ser）或苏氨酸（threonine，Thr）残基侧链羟基 O 原子相连形成 O- 糖基化。IgA1 分子 O- 糖基化是 N- 乙酰半乳糖胺（N-acetyl galactosamine，GalNAc）在 N- 乙酰半乳糖胺转移酶（N-acetylgalacto-saminyl transferase，GalNAcT2）的催化作用下，与 IgA1 分子铰链区部分的 Ser 或 Thr 的羟基相结合构成 O- 聚糖的结构，然后在 1,3- 半乳糖基转移酶（core1β1，3galactosyltransferase，C1GalT1）和分子伴侣蛋白 Cosmc 的共同催化作用下，以 1,3 键将半乳糖连接至 GalNAc 上；最终，N- 乙酰神经氨酸（N-acetylneuraminic acid，NeuNac）通过 α-2，6 唾液酸转移酶（α-2，6-sialyltransferase，ST6GALNAC2）或 α-2，3 唾液酸转移酶（α-2，3-sialyltransferase，ST3GAL）作用分别与 GalNAc 或 Gal 端相连接形成糖链。IgA1 分子的 O 糖基化使其带有负电荷，并且对于维持其分子构架稳定及避免被蛋白酶水解具有重要作用。

第三节　糖基化异常 IgA1 分子的形成与来源

　　Mestechy 等于 1993 年报道了 IgA 肾病患者的 IgA1 糖基化缺陷，特别是 IgA1 糖基侧链半乳糖的缺失。IgA1 分子的糖基化异常实际上是形成了低糖基化或半乳糖缺失的 IgA1 分子，即因 O 糖链 N- 乙酰半乳糖胺半乳糖基化降低，致 N- 乙酰半乳糖胺半乳糖基化或唾液酸化的糖基减少。大量的研究表明 Gd-IgA1 是 IgAN 发病的重要始动因素。C1β3GalT1 活性降低和伴侣蛋白 Cosmc 表达下调引起的 GalNAc 半乳糖糖基化减少导致 Gd-IgA1 增多。半乳糖基转移酶活性下降的异常机制尚不清楚。某些遗传变异及 C1GalT1 功能的多态性增加了中国人及意大利人对 IgA 肾病的易感性。

　　肝是 IgA 分子清除的主要场所，IgA 肾病患者存在肝清除 IgA 减少。肝清除 IgA 分子主要通过肝细胞受体，包括肝细胞表面的跨膜蛋白去唾液酸糖蛋白受体（asialoglycoprotein receptor，ASGPR）和 Kupffer 细胞表面的 Fcα 受体（Fcα receptor，FcαR/CD89）识别和清除 IgA1 分子。ASGPR 是一种肝细胞表面跨膜蛋白，可识别半乳糖苷，通过胞吞作用清除含半乳糖残基的蛋白。正常 IgA1 铰链区的 O 型寡糖侧链上含半乳糖残基，故可与唾液酸糖蛋白受体结合，从而被肝细胞清除。而半乳糖缺失的 IgA1 分子的 N- 乙酰半乳糖胺与唾液酸连接或其位点被相应抗体覆盖，因而不能被唾液酸糖蛋白受体识别。异常糖基化 IgA1 阻碍其与肝细胞表面的唾液酸糖蛋白受体结合，从而逃避肝细胞的清除。研究显示在 IgA 肾病患者，外周血及骨髓 CD89 的表达明显下调，导致 IgA1 清除发生障碍。另外，免疫复合物很难穿过肝毛细血管孔到达 Disse 腔，因而减少肝细胞表达的 ASGPR 的接触机会，不能被肝脏有效代谢，导致 Gd-IgA1 在体内蓄积，沉积在系膜区，刺激系膜增生与细胞因子的释放。此外，临床也观察到病情缓解的 IgA 肾病患者重复肾活检伴随 IgA 沉积消失；患有 IgA 肾病的肾被移植到非 IgA 肾病的终末期肾病患者后，移植肾的肾小球系膜区 IgA 沉积消失，这些临床观察提示异常 IgA 分子的来源非常重要，同时 IgA 肾病患者的系膜区清除存在异常，可能与系膜细胞受体介导的内吞和代谢障碍有关。

　　人类 IgA 主要来源于黏膜组织和系统腔室。IgA 大多数产生于黏膜，在黏膜分泌组织中,IgA1 和 IgA2 的主要形式为分泌型 IgA(secretory immunoglobulin A,sIgA),以聚合物(二聚体或四聚体)形式(pIgA)存在。而血清 IgA 主要亚型为 IgA1,主要以单体形式(mIgA)存在,大部分来源于骨髓。IgA 肾病患者血中升高的成分主要是 pIgA1,而 mIgA 和 IgA2 多正常。Gd-IgA1 主要由成熟 B 细胞生成,可能继发于黏膜免疫反应,如呼吸道感染等。但关于 Gd-IgA1 产生后是如何进入循环并最终沉积在肾脏的机制尚不清楚。国外有研究提出可能是因抗原刺激增强了黏膜 IgA1 的应答,使其从黏膜位"溢出",导致 Gd-IgA1 的循环水平增加。"黏膜 - 骨髓轴"(mucosa-bone marrow axis)学说认为,先天遗传及细胞免疫调节异常可引起黏膜免疫系统的黏膜耐受性改变,致使 IgA1 的记忆细胞生成并可能因细胞表面归巢受体的错误表达而迁移至骨髓,并在骨髓里分泌带 J 链二聚异常糖基化 IgA1 后进入循环系统,从而引发疾病。

第四节　IgA1 分子与 T 淋巴细胞免疫功能紊乱的关系

早期临床和随后实验研究显示 T 细胞参与 IgA 肾病的发病。然而关于 T 细胞的鉴定和效应功能在这些文献中显示不同,观点比较一致就是 T 细胞是由不同表型和功能特点的 T 细胞亚群组成。T 细胞主要由两类表达 αβ 受体 T 细胞亚群组成:CD4 阳性的辅助性 T 细胞(CD4 positive helper T cells,CD4$^+$Th)和 CD8 阳性的细胞毒性 T 细胞(CD8 positive cytotoxic T cells,CD8$^+$CTL)。据分泌的细胞因子的不同和表达特异的转录因子,CD4$^+$Th 细胞近来被分为 4 个主要的亚类:Th1、Th2、Th17 和调节性 T 细胞(T regulatory cells,Treg)。Th1 细胞主要合成和分泌白细胞介素 -2(interleukin-2,IL-2)、干扰素 α(interferon-α,IFN-α)和肿瘤坏死因子 γ(tumor necrosis factor-γ,TNF-γ)、肿瘤坏死因子 β(tumor necrosis factor-β,TNF-β);Th2 细胞主要合成和分泌 IL-4、IL-5、IL-6、IL-10 和 IL-13。而 IL-4、IL-5、IL-6 促进 B 细胞分化、增殖并产生 IgA 分子,同时由活化 T 细胞分泌的转化生长因子以及 IL-10 同样可增加 IgA 的分泌。Treg 主要通过细胞接触机制及分泌 IL-10 等细胞因子抑制对自身或外源抗原的有害免疫反应。Th17 主要通过分泌 IL-17A、IL-17F 等参与机体炎症和自身免疫反应。

研究显示 IgA 肾病患者产生的多聚 IgA1 是由多克隆活性 B 细胞生成,而 B 细胞分泌 IgA1 则受到 T 细胞调控。因此认为 T 细胞免疫调节功能紊乱导致失控的 B 细胞产生过量的 IgA。研究发现在 IgA 肾病患者外周血清中 Th2 细胞免疫应答增强,Th1 细胞功能减弱。实验发现在自发性产生 IgA 肾病的 ddY 小鼠模型中,幼鼠呈 Th1 细胞优势,但随年龄增长却呈 Th2 细胞优势、IgA 分泌增加,由此认为 IgA 的产生与 Th1/Th2 失衡有关。在 IgA 肾病患者中也存在 Treg/Th17 比例失衡,最近研究也显示 IgA 免疫复合物通过识别 IgA 的 Fc 受体(FcαR Ⅰ)选择性激活 CD103$^+$ 树突状细胞,通过增强 Th17 细胞反应,从而促进前炎症细胞因子 TNF、IL-1β 和 IL-23 产生。这些研究提示 Th17 可能参与 IgA 肾病肾脏炎症反应。

第五节　IgA1 免疫复合物形成

IgA 肾病被认为是由以 IgA 为主的免疫复合物诱导的增生性肾小球肾炎。目前文献显示可能存在 3 种类型多聚 Gd-IgA1 循环免疫复合物。

一、Gd-IgA1 特异抗体 IgG 复合物

Gd-IgA1 分子铰链区含有被唾液酸酸化或未酸化 N- 乙酰半乳糖胺残基。研究表明，IgA 肾病患者存在抗 N- 乙酰半乳糖胺的特异性抗体，半乳糖缺失的 IgA1 分子可暴露特异性抗体的结合表位容易被结合，形成 IgA1 循环免疫复合物。一些细菌和病毒表面可以表达 N- 乙酰半乳糖胺，因此这些抗原的感染可成为特异性抗体形成的始动因素。IgA 肾病患者循环免疫复合物成分分析显示这些特异性抗体大多属于 IgG 类型，但也存在 IgA 类型。人肾小球系膜细胞培养研究时发现，IgA1 循环免疫复合物沉积激活系膜细胞，但当仅存在 Gd-IgA1 时，系膜细胞不能被激活，提示 IgA1 循环免疫复合物的形成对肾小球致病作用非常重要。IgA1 分子糖基化异常导致构象的改变，易于自身聚集形成非共价结合的多聚体，引发机体产生抗 IgA1 的抗体 IgG，形成 Gd-IgA1 自身抗体复合物。然而，到目前为止，在 IgA 肾病患者肾活检标本中并没有发现 IgG 抗体，因此这种针对低糖基化的 IgA1 分子的特异 IgG 抗体是否参与 IgA 肾病发病目前仍然不确定。

二、Gd-IgA1-CD89 复合物

CD89 是 IgA 的 Fc 片段的特异性识别受体，表达于髓系细胞，是形成导致 IgA 肾病的循环免疫复合物（circulating immune complex，CIC）的另一个重要因素。CD89 与 Gd-IgA1 多聚体的亲和力大于与单体的亲和力。CD89 于 IgA 肾病的发病机制可分为 2 个方面。IgA 肾病患者中多聚 Gd-IgA 循环免疫复合物与 CD89 结合后被细胞吞噬并在细胞内分解代谢，但与单核细胞表面的 γ-lessCD89 聚合，则可诱导 CD89 细胞外的结构脱落，即引发的可溶性受体 CD89（soluble isoform of CD89，sCD89）释放。Gd-IgA1 聚合体 Fc 段被 sCD89 特异性识别并结合形成循环免疫复合物。研究发现 IgA 肾病患者 CIC 中 sCD89 比正常人的含量明显增多。并且在 IgA 肾病患者系膜区也发现 sCD89 的沉积。有研究表明在活动进展性的 IgA 肾病患者血循环免疫复合物中 sCD89 呈现为持续较低水平，可能与肾小球系膜区的大量免疫复合物沉积有关，而在非进展性 IgA 肾病患者则表现为血 sCD89 呈现为持续较高水平。科学家通过一些动物实验研究进一步探讨了 CD89 在 IgA 肾病的作用机制。老鼠细胞本身并不表达 CD89，科学家建立了人 CD89 的转基因小鼠。这种自发性 IgA 肾病动物模型，其肾脏病理被观察到系膜区大量 IgA 沉积及巨噬细胞浸润，且以血尿、轻度蛋白尿为主要临床表现，不发生肾功能不全。这是因为小鼠 IgA 对人类 CD89 具有低亲和性。α1-K1 转基因小鼠，仅显示内皮 IgA1 沉积，无尿和肾功能异常。将人 CD89 转基因小鼠（CD89 transgenic mice，CD89Tg）与 α1-K1 转基因小鼠交配，得到 α1K1-CD89Tg 小鼠，其可产生人源化 IgA1 及 CD89。在此种小鼠的循环及肾小球系膜区可观察到 IgA1-sCD89 复合物，同时小鼠短时间内也出现蛋白尿、血尿及血肌酐逐渐升高，以及肾小球系膜细胞增生、肾小球系膜区 IgA1 和 C3 沉积。如果没有 sCD89，IgA 将会结合到内皮细胞上，仅产生轻微的组织损伤及临床后果。推测，sCD89 可促进循环中含 IgA 的大分子复合物形成，并在肾脏大量沉积，从而造成肾损伤。CD89 与 pIgA 结合后，FcR-γ 链酪氨酸基序磷酸化，随后募集 syk、Blk、Btk 和 PI-3 等酪氨酸磷酸化激酶，以及细胞的活化，趋化炎症细胞迁移至肾脏系膜区，导致肾损伤。此外有研究也显示 IgA 肾病患者通过膜表面 CD89 的 FcR-γ 链与 Gd-IgA1

循环免疫复合物间相互作用使外周血单个核细胞活化,在 IgA 肾病疾病严重程度中发挥重要作用。最近研究显示 IgA 免疫复合物通过识别 IgA 的 Fc 受体选择性激活 CD103[+] 树突状细胞,通过增强 Th17 细胞反应,从而促进前炎症细胞因子 TNF、IL-1β 和 IL-23 产生。因此,以上研究均表明 CD89 在 IgA 肾病的发病机制及病情进展中起着重要作用。

三、Gd-IgA1 循环食物抗原复合物

乳球蛋白、牛血清白蛋白和醇溶蛋白是人类 3 种基本的食物:牛奶、肉类和面粉的成分。这 3 种蛋白与 IgA 的系统免疫反应有关,可形成循环食物抗原 -IgA 复合物。有文献已描述了醇溶蛋白的抗体和 IgA 肾病的关系。Papista 等在 α1K1-CD89Tg 小鼠的实验中已经确定醇溶蛋白抗原在 IgA 肾病进展中的作用。通过醇溶蛋白和 CD89 直接相互作用加剧 IgA1-sCD89 复合物形成和黏膜免疫反应。在无醇溶蛋白饮食的年轻小鼠未发展成为 IgA 肾病,而用含有醇溶蛋白膳食喂养的小鼠则发展为 IgA 肾病。因此,无醇溶蛋白饮食可能作为谷朊粉敏感性 IgA 肾病患者的一种可行、简单的治疗方法。

第六节　IgA1 免疫复合物在系膜区沉积

系膜细胞增生和基质扩张是 IgA 肾病典型的病理特征。这一过程依赖 IgA 诱导的系膜细胞活化。有研究表明 IgA 免疫复合物参与系膜细胞诱导活化。IgA1 免疫复合物结合系膜区促使系膜细胞内 Ca^{2+} 浓度增加,磷脂酶 C-G1 活化,三磷酸肌醇产生及蛋白酪氨酸磷酸化,从而导致系膜细胞释放细胞因子(IL-6、IL-8、IL-1β)和促纤维化转化生长因子 -β(transforming growth factor-β,TGF-β)。此外,IgA1 免疫复合物也促进细胞外基质蛋白表达。同时,研究也发现糖基化异常的 IgA1 分子调控系膜细胞功能,参与整合素表达和血管内皮生长因子合成。这些研究反应了循环多聚 IgA1 免疫复合物与系膜区 IgA1 免疫复合物沉积的密切关系。目前对于 IgA1 循环免疫复合物是如何沉积于肾小球系膜区的机制尚不明确。

当前文献显示 IgA 免疫复合物在系膜区的沉积可能通过多种机制参与。糖基化异常的 IgA1 分子对细胞外基质成分如纤维连接蛋白和Ⅳ型胶原有较高亲和力。IgA1 循环免疫复合物与系膜细胞 IgA 受体之间的受体 - 配体效应近年来受到关注。有研究表明,正常人肾小球系膜细胞与 IgA 结合具有特异性及饱和性,并可产生多种生物学效应,且与正常人相比,IgA 肾病患者 IgA1 所产生的生物学效应更强。人系膜细胞 IgA1 受体可分为:去唾液酸糖蛋白受体、IgAFc 受体(IgAFc alpha receptor,FcαR 或 CD89)、多聚免疫球蛋白受体、IgA/IgM Fc 受体、转铁蛋白受体(transferrin receptor,TfR1 或 CD71)。研究表明去唾液酸糖蛋白受体、IgAFc 受体及 IgA/IgM Fc 受体在 IgA 活化和系膜沉积中发挥中等作用,而近年来对于 CD71 转铁蛋白受体介导 Gd-IgA1 循环免疫复合物在系膜区沉积的重要作用受到普遍关注。研究已显示 IgA 肾病和过敏性紫癜患者系膜细胞 CD71 过度表达。CD71 能结合多聚 IgA1,且对糖基化异常的 IgA1 具有更高亲和力。在健康人血液中都是完整的糖基化的单体 IgA1,这也解释了 CD71 在正常人肾小球系膜区并不过度表达。CD71 是一种非特异性多配体,涉及参与多种细胞功能,特别是在维持铁的平衡,贫血小鼠促红细胞生成素的应答中发挥作用。利用 α1-K1/CD89Tg 小鼠的 IgAN 动物模型发现,sCD89 与 IgA1 形成循环免疫复合物(IgA1-CD89s),并与系膜区的 CD71 相结合,因此,sCD89 是 CD71 的一种配体。在体

外,sCD89 可单独诱导肾小球系膜 CD71 的表达,肾小球系膜细胞增殖以及促炎细胞因子的释放,并可自我放大循环。sCD89 与 Gd-IgA1 结合后可诱导肾小球系膜和谷氨酰胺转氨酶 2(transglutaminase 2,TG2)表达和细胞钙动员。TG2 是钙依赖性酶,参与肾脏的纤维化过程。Ikee 等发现 IgA 肾病患者肾小球 TG2 大量过度表达,且其表达程度与临床和组织病变严重程度相关。最近文献也发现存在其他系膜区 IgA 受体,如整合素 α1/β1、整合素 α2/β1 和 β1,4- 半乳糖基转移酶 1。尽管没有大量的来自 IgA 肾病患者数据,但研究显示 β1,4- 半乳糖基转移酶 1 在系膜细胞选择性表达,这种跨膜蛋白也许在系膜 IgA 清除和 IgA 沉积的初始反应中发挥作用。

第七节　肾损伤机制

IgA 肾病患者肾损伤始于系膜细胞,免疫复合物激活系膜细胞增殖,并释放胞外基质蛋白、趋化因子和细胞因子,如前炎症因子和前纤维化因子(TNF、IL-6、血管紧张素 Ⅱ、血小板源性生长因子),这些炎症因子改变足细胞基因表达,并通过肾小球滤过和血液运输至肾小球间质,刺激下一级细胞因子激活,激活肾小球上皮细胞,并呈级联式反应放大炎症过程。系膜区的 IgA1 免疫复合物沉积可能通过以下 3 种机制导致 IgA 肾病肾损伤:①肾小管间质单核细胞或巨噬细胞浸润;②持续性蛋白尿导致小管间质损伤;③肾小球 - 足细胞 - 肾小管 "交互对话",一个级联式反应环被激活。系膜细胞释放的炎症介质可能还改变足细胞的裂孔隔膜,并通过它在不同的肾小球疾病中刺激趋化性和免疫细胞迁移。

一、对系膜细胞的损伤

Gd-IgA1 及其免疫复合物被特异性识别在系膜区沉积后引起促炎症细胞因子和血管紧张素 Ⅱ 释放,引起局部炎症反应并呈现级联式放大,呈现为系膜细胞和系膜基质的增生,肾小管间质炎症细胞浸润,细胞外基质增生,小管间质纤维化,最终出现肾衰竭。研究发现 IgA 肾病患者血清 Gd-IgA1 水平升高,并且系膜区沉积的 IgA1 存在糖基化缺陷。而使用 IgA 肾病患者血清 Gd-IgA1 免疫复合物刺激系膜细胞发现,系膜细胞的增殖及细胞外基质增生程度与 Gd-IgA1 免疫复合物的量呈正相关,仅用 Gd-IgA1 与去除 IgA1 的免疫复合物刺激系膜细胞均未见系膜细胞增殖。此外,IgA 肾病中补体途径在系膜细胞损伤中起重要作用,目前研究表明,补体活化的经典途径、替代途径、甘露糖结合凝集素途径激活方式均可在 IgA 肾病患者体内发生,Gd-IgA1 可激活补体使 C3 沉积,并与 C5b-C9 形成复合物参与系膜细胞损伤(详见第六章补体激活在 IgA 肾病中的意义)。

二、足细胞损伤机制

系膜细胞与足细胞之间通过细胞因子进行 "交互对话",介导足细胞损伤的发生。一项体外研究发现,来源于 IgAN 患者系膜细胞的体液因子激活足细胞通过自分泌方式合成 TNF-α,进而上调足细胞 1 型肿瘤坏死因子受体(tumor necrosis receptor 1,TNFR1)、2 型肿瘤坏死因子受体(tumor necrosis receptor 2,TNFR2)和 IL-6 表达,TNFR1 表达的上调导致足细胞凋亡而 TNFR2 的表达上调则维持慢性炎症状态。而 IgAN 患者系膜细胞来源的 TNF 和 TGF-β 表达下调,引起足细胞的标记分子 nephrin、ezrin 和 podocin 的表达下调,并且发现足细胞 nephrin、ezrin 和 podocin 的表达与蛋白尿的程度呈负相关,与血肌酐水平升高和肌酐清除率的下降呈正相关。还有研究发现来源于 IgA 肾病患者 Gd-IgA1 免疫复合物刺激系膜细胞产生血管紧张素Ⅱ,共培养上清可介导足细胞 nephrin 表达下调。此外有体外研究发现来源于 IgA 肾病患者 IgA1 免疫复合物也明显促进系膜细胞分泌 CXCL1 和 TGF-β_1 表达,进而介导足细胞损伤。目前,Gd-IgA1 对足细胞的作用多局限于细胞因子的研究,其沉积于系膜细胞后引起足细胞损伤的具体机制尚需大量体外及临床研究进一步明确。

三、肾小管间质损伤机制

虽然肾活检病理结果提示 IgA 形成的免疫复合物主要沉积在肾小球,但 IgA 肾病患者多同时伴有肾小管的损伤。系膜细胞除与足细胞之间通过细胞因子行"交互对话",与肾小管之间也存在着类似的"对话"。IgA1 与系膜细胞共同培养产生的体液因子如 TNF-α、TGF-β 和血管紧张素Ⅱ等,通过肾小球滤过和血液运输到肾小管间质,刺激肾小管上皮细胞局部炎症反应并呈现级联式放大,引起肾小管上皮细胞损伤。IgA 肾病患者系膜细胞肾小管上皮细胞在炎症刺激下生成 TNF、IL-6、TGF-β、可溶性细胞间黏附分子 1 和血管紧张素Ⅱ,引起细胞外基质成分的过度生成,导致纤维化和肾衰竭。

（李锐钊　张　丽）

参考文献

［1］ MONTEIRO R C. Recent advances in the physiopathology of IgA nephropathy [J]. Nephrol Ther, 2018, 14 Suppl 1: S1-S8.

［2］ SUZUKI H, YASUTAKE J, MAKITA Y, et al. IgA nephropathy and IgA vasculitis with nephritis have a shared feature involving galactose-deficient IgA1-oriented pathogenesis [J]. Kidney Int, 2018, 93 (3): 700-705.

［3］ SUZUKI H. Biomarkers for IgA nephropathy on the basis of multi-hit pathogenesis [J]. Clin Exp Nephrol, 2019, 23 (1): 26-31.

［4］ SALVADORI M, ROSSO G. Update on immunoglobulin A nephropathy, Part I: Pathophysiology [J]. World J Nephrol, 2015, 4 (4): 455-467.

［5］ YEO SC, CHEUNG C K, BARRATT J. New insights into the pathogenesis of IgA nephropathy [J]. Pediatr Nephrol, 2018, 33 (5): 763-777.

［6］ AL H T, HUSSEIN M H, AL M H, et al. Pathophysiology of IgA Nephropathy [J]. Adv Anat Pathol, 2017, 24 (1): 56-62.

［7］ ESPINOSA M, ORTEGA R, SANCHEZ M, et al. Association of C4d deposition with clinical outcomes in IgA nephropathy [J]. Clin J Am Soc Nephrol, 2014, 9 (5): 897-904.

［8］ SAHIN OZ, YAVAS H, TASLI F, et al. Prognostic value of glomerular C4d staining in patients with IgA nephritis [J]. Int J Clin Exp Pathol, 2014, 7 (6): 3299-3304.

［9］ HEYBELI C, UNLU M, YILDIZ S, et al. IgA nephropathy: association of C4d with clinical and histopathological findings and possible role of IgM [J]. Ren Fail, 2015, 37 (9): 1464-1469.

［10］ FLOEGE J, FEEHALLY J. The mucosa-kidney axis in IgA nephropathy [J]. Nat Rev Nephrol, 2016, 12 (3): 147-156.

［11］ ROBERT T, BERTHELOT L, CAMBIER A, et al. Molecular insights into the pathogenesis of IgA nephropathy [J]. Trends Mol Med, 2015, 21 (12): 762-775.

[12]　LAI K N. Pathogenesis of IgA nephropathy [J]. Nat Rev Nephrol, 2012, 8 (8): 275-283.

[13]　NOVAK J, BARRATT J, JULIAN BA, et al. Aberrant Glycosylation of the IgA1 Molecule in IgA Nephropathy [J]. Semin Nephrol, 2018, 38 (5): 461-476.

[14]　SUZUKI H, RASKA M, YAMADA K, et al. Cytokines alter IgA1 O-glycosylation by dysregulating C1GalT1 and ST6GalNAc-II enzymes [J]. J Biol Chem, 2014, 289 (8): 5330-5339.

[15]　GALE D P, MOLYNEUX K, WIMBURY D, et al. Galactosylation of IgA1 is associated with common variation in C1GALT1 [J]. J Am Soc Nephrol, 2017, 28 (7): 2158-2166.

[16]　AI Z, LI M, LIU W, et al. Low α-defensin gene copy number increases the risk for IgA nephropathy and renal dysfunction [J]. Sci Transl Med, 2016, 8 (345): 345ra88.

[17]　HANSEN I S, KRABBENDAM L, BERNINK JH, et al. FcαRI co-stimulation converts human intestinal CD103[+] dendritic cells into pro inflammatory cells through glycolytic reprogramming [J]. Nat Commun, 2018, 9 (1): 863.

[18]　KNOPPOVA B, REILY C, MAILLARD N, et al. The Origin and activities of IgA1-containing immune complexes in IgA nephropathy [J]. Front Immunol, 2016, 7: 117.

[19]　BERTHELOT L, ROBERT T, VUIBLET V, et al. Recurrent IgA nephropathy is predicted by altered glycosylated IgA, autoantibodies and soluble CD89 complexes [J]. Kidney Int, 2015, 88 (4): 815-822.

[20]　PAPISTA C, LECHNER S, BEN MKADDEM S, et al. Gluten exacerbates IgA nephropathy in humanized mice through gliadinCD89 interaction [J]. Kidney Int, 2015,(88): 276-285.

[21]　ROBERT J, WYATT RJ, BRUCE A, et al. IgA nephropathy [J]. N Engl J Med, 2013, 368: 2402-2414.

[22]　BOYD J K, CHEUNG C K, MOLYNEUX K, et al. An update on the pathogenesis and treatment of IgA nephropathy [J]. Kidney Int, 2012, 81 (9): 833-843.

[23]　MOLYNEUX K, WIMBURY D, PAWLUCZYK I, et al. β1, 4-galactosyltrans-ferase 1 is a novel receptor for IgA in human mesangial cells [J]. Kidney Int, 2017, 92 (6): 1458-1468.

[24]　FLOEGE J, DAHA M R. IgA nephropathy: new insights into the role of complement [J]. Kidney Int, 2018, 94 (1): 16-18.

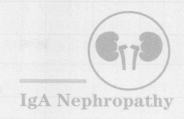

第十章

IgA肾病的病理及其评估系统

IgA Nephropathy

病理学诊断是 IgA 肾病确诊的"金标准"。IgA 肾病的共同特征为 IgA 分子在肾小球系膜区的沉积,但其具体病理形态学表现多种多样,包括轻微病变、不同程度的系膜增生、局灶节段硬化、新月体形成、系膜毛细血管增生以及增生硬化等。因此,了解 IgA 肾病的病理学特征,不仅有助于诊断和鉴别诊断,而且对于指导治疗、判断预后有着极为重要的意义。本章将重点阐述原发性 IgA 肾病的病理特征,并逐一介绍现行的 IgA 肾病的病理评价系统。

第一节　基本病理改变

　　原发性 IgA 肾病的主要病变在于肾小球,其基本病理改变:①不同程度的系膜增生(mesangial proliferation),包括系膜细胞增生(proliferation of cells within mesangial areas)和系膜基质增宽(expansion of matrix within mesangial areas)。②毛细血管内增生(endocapillary proliferation),包括局灶节段性毛细血管内增生和弥漫性毛细血管内增生。毛细血管内增生伴有系膜区增生,其细胞成分是系膜细胞、内皮细胞及浸润的白细胞。③节段性硬化与球囊粘连。④新月体(crescent)形成。⑤毛细血管袢坏死(necrosis of capillary loop)。

一、光　镜　改　变

(一)肾小球的基本病变

　　1. **系膜细胞增生和系膜基质增宽**　　IgA 肾病的病理改变的变异性很大,但在光镜下,系膜增生是 IgA 肾病的主要病理特征。IgA 肾病患者的病理改变主要表现为系膜细胞增生(proliferation of cells within mesangial areas),可伴有不同程度的系膜基质增宽(expansion of matrix within mesangial areas)(图 10-1-1)。

　　系膜细胞增生由系膜细胞增生或肥大及外来白细胞浸润引起,但其增生的主要成分为系膜固有细胞;浸润的白细胞包括淋巴细胞、单核/巨噬细胞及中性粒细胞,但不是 IgA 肾病稳定的病理特征。IgA 肾病牛津分型中数据显示,弥漫性系膜细胞增生的比例高达 80%;而这一数据在 VALIGA 研究及我国多中心回顾性研究中的数据分别为 28% 和 43%。Shoji 等进行的一项小样本量的随机对照试验(RCT)研究中,通过重复肾活检发现使用激素可减轻弥漫增生性 IgA 肾病患者的系膜细胞增生,因此认为系膜细胞增生在 IgA 肾病是一种可逆性病变。在既往的分级或分型的病理评价系统中,对于系膜细胞增生是否与肾脏预后相关,观点并不统一。而在新的牛津分型的相关研究中,系膜增生与 IgA 肾病患者的预后相关。

　　系膜基质增宽程度与系膜细胞增生程度并不完全一致。HS Lee 等对 IgA 肾病 Lee 氏分级进行再评估时发现,HS Lee 氏Ⅳ级和Ⅴ级的系膜细胞增生程度不如系膜基质增宽明显,而在Ⅲ级时则系膜细胞增生明显。增生的系膜基质成分与正常细胞外基质相似,如Ⅳ型胶原、FN 及硫酸乙酰肝素等,但光镜下观察系膜基质增多在 PAS 染色切片比在银染色切片明显,因为病理状态下增生的基质嗜银性不如正常细胞外基质,而 PAS 染色性状与正常细胞外基质相似。系膜基质增宽除系膜基质增生外,还与免疫复合物在系膜区的沉积(immune deposits within mesangial areas)有关;后者的光镜表现多数不明显;但在银染切片有时可见系膜区透亮小病灶,在 Masson 染色切片可见嗜复红蛋白沉积(图 10-1-2)。

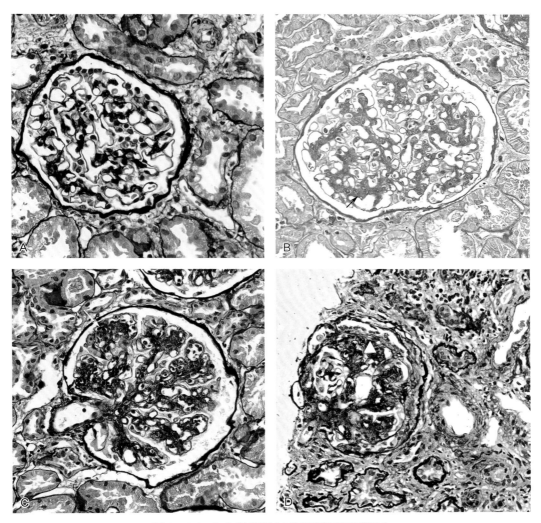

图 10-1-1　IgA 肾病肾小球不同程度系膜增生

注:A. 正常肾小球(PASM 染色 ×400 倍);B. 轻度系膜增生(如箭头所示,PAS 染色 ×400 倍);C. 中度系膜增生(PASM 染色 ×400 倍);D. 重度系膜增生(PASM 染色 ×400 倍)。

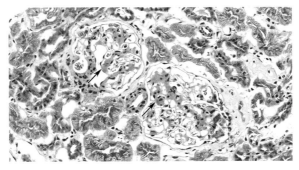

图 10-1-2　IgA 肾病肾小球系膜区嗜复红蛋白沉积

注:箭头所指为嗜复红蛋白沉积(Masson 染色 ×400 倍)。

2. **毛细血管内增生**　11%~42% 的 IgA 肾病表现为毛细血管内增生（endocapillary proliferation），以局灶节段分布为主，较少呈弥漫分布。毛细血管内增生多数伴有系膜区改变（系膜细胞增生和 / 或系膜基质增宽），且毛细血管内增生时的系膜增生程度比单纯系膜区病变时更为明显（图 10-1-3A）。但少数情况下可见单纯毛细血管内增生而无明显系膜增生（图 10-1-3B）。毛细血管内增生的一个重要后果是毛细血管袢阻塞（occlusion of glomerular capillaries），影响肾小球滤过功能。

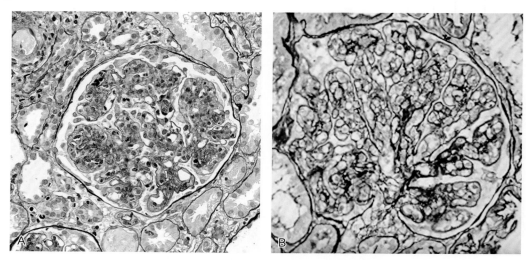

图 10-1-3　IgA 肾病肾小球毛细血管内增生

注：A. 伴有系膜增生的毛细血管内增生（PASM 染色 ×400 倍）；B. 不伴有系膜增生的毛细血管内增生（PASM 染色 ×400 倍）。

毛细血管内增生的细胞成分是系膜细胞、内皮细胞及浸润的白细胞，其中系膜细胞和内皮细胞是毛细血管袢阻塞的主要细胞成分，但这些细胞是否真的增生及增生的程度如何将有待讨论，因为细胞迁移及肥大也可能导致毛细血管袢阻塞。与单纯系膜区病变相比，毛细血管内增生的白细胞浸润严重，但少于典型的链球菌感染后肾小球肾炎（后者的基本病理改变也为毛细血管内增生）。在牛津分型中，虽然是否存在毛细血管内增生与患者预后并不直接相关，但是在有毛细血管内增生的患者中，使用激素或免疫抑制剂可改善预后，提示毛细血管内增生对于指导 IgA 肾病患者的治疗具有较大价值。

3. **新月体及毛细血管袢坏死**　肾小囊腔内出现细胞（除外塌陷型局灶节段硬化性肾小球病时增生的足细胞）或其他有形成分并挤压毛细血管袢时，这种有形成分被称为新月体。当新月体中细胞成分超过 50%，被称为细胞性新月体；细胞成分 <50%，同时基质成分 <90%，称为细胞纤维性新月体；当基质成分 >90% 时，则为纤维性新月体。至于新月体的细胞成分，可能有壁层上皮细胞、足细胞、单核细胞、纤维母细胞样细胞及 T 淋巴细胞等。除上皮细胞外，这些细胞主要有两种来源：①来源于肾小球毛细血管病变（包括毛细血管袢坏死），外周血单核 / 巨噬细胞由血管内向肾小囊迁移；②来源于肾小囊囊壁的病变，包括肾小囊囊壁的破裂、球周或间质的炎症细胞或纤维母细胞样细胞浸润入肾小囊（又称鲍曼囊）。

新月体往往见于病变较严重的肾小球（图 10-1-4）。细胞性新月体及细胞纤维性新月体属于活动性病变，对激素及免疫抑制剂有一定反应。Haas 统计了 4 项大型研究的数据

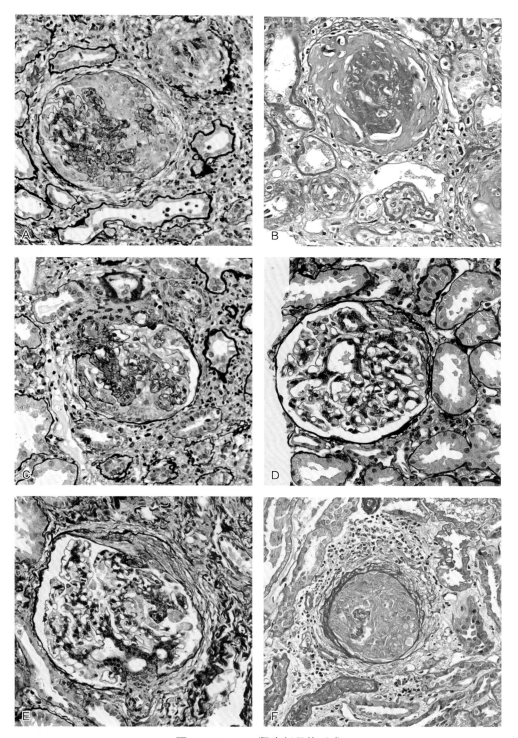

图 10-1-4　IgA 肾病新月体形成

注:A. 大细胞性新月体(PASM 染色 ×400 倍);B. 大纤维性新月体(PAS 染色 ×400 倍);C. 小
　　细胞性新月体(PASM 染色 ×400 倍);D. 小细胞纤维性新月体(PASM 染色 ×400 倍);E. 小
　　纤维性新月体(PASM 染色 ×400 倍);F. 盘状体(PAS 染色 ×400 倍)。

后,发现伴有细胞性或细胞纤维性新月体的 IgA 肾病患者占到 36%,且与 IgA 肾病的不良预后相关。当新月体累及 >50% 肾小球时,称之为新月体型 IgA 肾病。新月体型 IgA 肾病并不常见,占 IgA 肾病患者 3% 左右,但预后极差,可迅速进展为终末期肾病。在北京大学第一医院牵头的一项关于新月体型 IgA 肾病的多中心研究中,新月体型 IgA 肾病最常见的临床表现为急进性肾炎综合征(78%),其次为肾病综合征(10.6%),肾活检时平均血肌酐381.0μmol/L,1 年及 5 年肾存活率分别为 57.4%±4.7% 和 30.4%±6.6%。

　　毛细血管袢坏死在原发性 IgA 肾病患者不多见(图 10-1-5);但 D'Amico 等报道 340 例原发性 IgA 肾病中,有 10.3%(35/340)患者伴有毛细血管袢坏死。毛细血管袢坏死和新月体同属于毛细血管外病变,两者相互关联,可见于 20% 单纯系膜增生病变和 50% 弥漫性毛细血管内增生,是预后不良的病理指标。Haas 等认为,局灶节段毛细血管袢坏死合并大量新月体形成的患者,如果 IgA 仅在系膜区沉积,而肾小球细胞增生不明显时,应高度注意原发性 IgA 肾病合并 ANCA 相关性血管炎的可能。

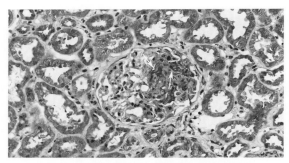

图 10-1-5　IgA 肾病合并纤维素样坏死
注:白色箭头示纤维素样坏死(Masson 染色 ×400 倍)。

　　4. 节段性硬化及球囊粘连　硬化是指细胞外基质增多引起毛细血管腔闭塞。当某个肾小球毛细血管袢并非全部硬化时,则称为节段性硬化(图 10-1-6);球囊粘连是指毛细血管袢基底膜与肾小囊基底膜的融合,一般存在毛细血管外的病变或局部硬化(图 10-1-6)。节段性硬化和球囊粘连既可以是毛细血管袢坏死性病变或毛细血管内细胞增生发展而来,也可能是由于足细胞损伤发展而来。节段性硬化及球囊粘连在 IgA 肾病肾活检病理中非常普遍,在VALIGA 研究及我国多中心回顾性数据中,节段性硬化和球囊粘连比例分别为 70% 和 83%。节段性硬化及球囊粘连也预示着 IgA 肾病的不良预后,因此也作为牛津分型评价指标之一。

　　5. 其他肾小球病变　肾小球病变尚有如下情况。

　　(1)肾小球正常或仅轻度病变:此类型仅表现轻度系膜细胞增生或基质增宽,难与正常人或轻微病变相鉴别,约占原发性 IgA 肾病的 16.0%。而当患者临床变现为肾病综合征水平蛋白尿,同时电镜下存在足细胞足突广泛融合时,较难鉴别是表现为轻微病变型的 IgA 肾病还是微小病变合并 IgA 沉积,也有部分学者认为是 IgA 肾病与微小病变叠加。这部分患者对激素敏感,预后类似于微小病变,其远期预后明显好于其他类型的 IgA 肾病患者。

　　(2)膜性 IgA 肾病:所谓"膜性 IgA 肾病",更确切地讲,是 IgA 肾病合并原发性膜性肾病,国内外学者均有报道,但较为罕见。其病理特点是膜性肾病与系膜增生性 IgA 肾病的相互重叠,即系膜增生的同时,肾小球毛细血管基底膜增厚,并有钉突形成。系膜区有大量IgA 沉积,毛细血管基底膜外侧有 IgG 沉积。电镜显示在系膜区及基底膜上皮细胞下均有电子致密物。免疫电镜证实 IgA 沉积于系膜区电子致密物内,IgG 沉积于上皮下电子致密物内。由于继发性膜性肾病通常伴有系膜区病变,故在这种情况下,应注意继发性膜性肾病的排除。由于膜性肾病和 IgA 肾病的致病机制不同,在排除继发因素的同时,诊断两者合并存在不成问题。多数报道 IgA 肾病合并原发性膜性肾病时,临床表现更似于膜性肾病,中到大量的蛋白尿、血尿轻微、肾功能正常,经数月随访,肾功能稳定的居多,说明这两种肾小球疾病合并存在可能对患者的预后并无额外负面影响。

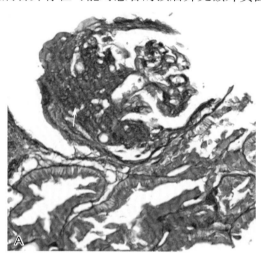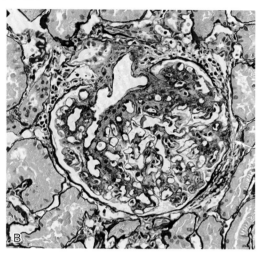

图 10-1-6　IgA 肾病合并肾小球节段性硬化 / 球囊粘连

注:A. 肾小球节段性硬化(PAS 染色 ×400 倍);B. 肾小球球囊粘连(PASM 染色 ×400 倍)。

综上所述,原发性 IgA 肾病的肾小球光镜基本病理改变主要可分为如下 5 种:①肾小球正常或仅轻微病变;②单纯系膜增生,包括系膜细胞增生和系膜基质增宽;③毛细血管内增生,包括局灶节段性毛细血管内增生和弥漫性毛细血管内增生;毛细血管内增生伴有系膜区增生,其细胞成分是系膜细胞、内皮细胞及浸润的白细胞;毛细血管内增生的一个重要后果是毛细血管袢的阻塞;④毛细血管外增生,包括毛细血管袢坏死和新月体;后两者在发生时通常相互关联;与单纯系膜区增生相比,毛细血管内增生更易伴发毛细血管袢坏死和新月体;⑤局灶节段肾小球硬化和球囊粘连。

(二)肾小管的基本病变

肾小管内红细胞和 / 或红细胞管型(red cell cast)是 IgA 肾病常见的肾小管病变(图 10-1-7)。肾小管内红细胞与血尿高度相关。蛋白尿严重时,肾小管上皮细胞胞浆脂质空泡和蛋白质小滴形成。部分 IgA 肾病患者临床表现为急性肾损伤或肾病综合征时,可出现肾小管上皮细胞刷状缘微绒毛脱落及细胞空泡样变性(图 10-1-8)。

局灶肾小管萎缩(皮质区小管上皮扁平、小管腔扩大、肾小管基底膜增厚)为 IgA 肾病慢性化病变。萎缩的肾小管伴随间质纤维化呈集簇状分布(图 10-1-9)。IgA 肾病小管病变很少累及 Henle 袢和集合管。来自多项临床研究的数据显示,1/4~1/3 的 IgA 患者合并超过 25% 肾皮质面积的肾小管萎缩,这部分患者预后明显变差,较易进入至终末期肾病(end-stage kidney disease,ESRD)。萎缩小管病灶以外肾小管并非完全正常,如小管腔扩张、上皮细胞扁平及管型,均比预想的严重,并且这些病变可能先于小管萎缩及间质纤维化。

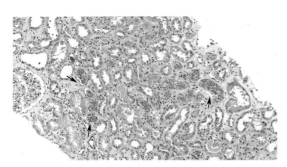

图 10-1-7 IgA 肾病合并红细胞管型
注：黑色箭头指示红细胞管型（PAS 染色 ×400 倍）。

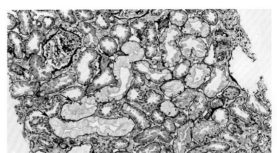

图 10-1-8 IgA 肾病合并肾小管空泡样变性
注：黑色箭头指示肾小管空泡样变性（PASM 染色 ×400 倍）。

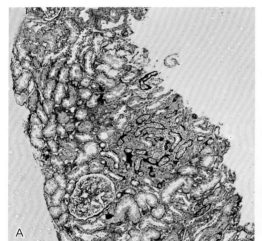

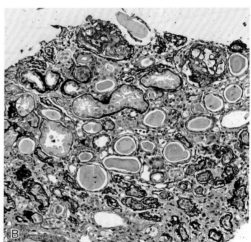

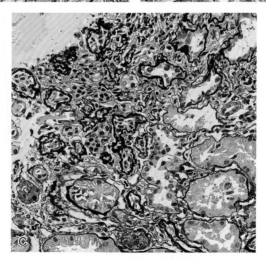

图 10-1-9 IgA 肾病不同程度肾小管萎缩
注：A. PASM 染色 ×200 倍；B、C. PASM 染色 ×400 倍。

部分 IgA 肾病患者还可见小管炎(白细胞浸润于肾小管上皮细胞之间),但这并非 IgA 肾病特有或常见的病理特征。Wyatt 和 Emancipator 认为,小管炎是预后不良的病理表现,也是少有的能判断预后的非慢性病理指标。

(三)间质的基本病变

1/4~1/3 的 IgA 肾病患者皮质区间质纤维化(interstitial fibrosis)程度超过 25%,多呈局灶分布(图 10-1-10),其中弥漫的中重度间质纤维化(>50%)占所有 IgA 肾病的 10%~20%。

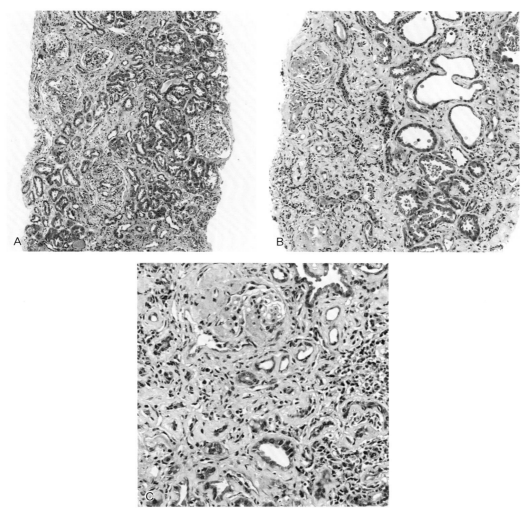

图 10-1-10　IgA 肾病不同程度间质纤维化
注:A. Masson 染色 × 200 倍;B、C. Masson 染色 × 400 倍。

肾小管萎缩及间质纤维化在几乎所有临床研究中均被认为是 IgA 肾病预后不良的独立危险因素,这点在 Haas 分型系统中有充分的体现,只要间质纤维化或小管萎缩的范围达到皮质区的 40%,无论其他病变轻重,均归为 Ⅴ 型。同样在牛津分型中,肾小管萎缩及间质纤维化程度超过皮质 25%,患者预后将明显变差。淋巴细胞浸润与灶状间质纤维化、小管萎缩部位相一致,但通常间质水肿不明显。仅 5% 的 IgA 肾病患者表现为急性小管间质炎症,伴有间质水肿、不规则簇状淋巴细胞 / 巨噬细胞浸润及小管退行性改变。IgA 肾病合并急性小管间质炎症时,在肾小球、小动脉周围,淋巴细胞浸润较轻,这有别于常规肾小球病变导致的小管间质病灶,因此 IgA 肾病合并的急性小管间质炎症与过敏性小管间质性肾炎较难鉴别。

(四)血管的基本病变

　　IgA 肾病血管病变的范围及程度明显高于其他类型原发性肾小球疾病。既往文献显示超过半数的 IgA 肾病患者,肾脏病理中可见到动脉壁中层增厚、透明变性 / 硬化、管腔狭窄等多种小动脉病变(图 10-1-11),其中小动脉玻璃样变是最常见的血管损伤表现(43.7%)。IgA 肾病动脉硬化部分由高血压导致,但多数情况高血压与 IgA 肾病动脉硬化不一致。目前认为,IgA 肾病动脉硬化独立于系统性高血压的肾小动脉损伤,而且肾内小动脉病变是影响 IgA 肾病高血压发生及其预后的独立影响因素,在肾病进展中起重要作用。

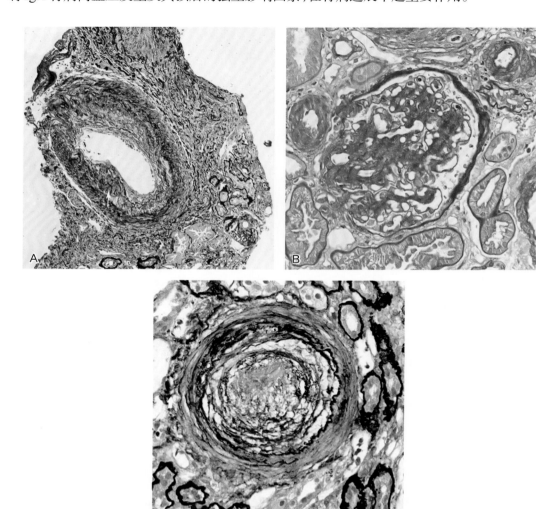

图 10-1-11　IgA 肾病血管病变

注:A. 小动脉管壁增厚及管腔狭窄(PASM 染色 ×400 倍);B. 小动脉玻璃样变(PAS 染色 ×400 倍);C. 小动脉内膜增生,呈"洋葱皮样"改变(PASM 染色 ×400 倍)。

　　肾内小动脉病变程度与肾小球及肾小管间质病变相互关联。肾小球病变时炎症介质通过肾小管和球后毛细血管网,导致小管间质炎症细胞浸润、间质细胞和小管上皮细胞转型,继而促进肾小管萎缩、间质纤维化及血管病变。同时,血管损伤又影响肾小球及间质的血供、增加肾小球球后的血管阻力,导致肾小球及肾小管间质进一步损伤,最终造成血管、肾小球及小管间质之间的恶性循环。

　　部分 IgA 肾病患者的肾活检病理中还可看到血栓性微血管病(thrombotic microangiopathy,TMA)样改变。急性期在光镜下可见到肾小动脉或细动脉内膜增生及黏液样变等,同时可合并动脉壁纤维素样坏死或管腔内血栓形成。慢性期小动脉内膜纤维组织增生,典型呈"洋葱皮样改变",管腔狭窄闭塞(图 10-1-11C)。TMA 不仅影响肾小动脉及细动脉,也可影响肾小球,出现内皮细胞增生、肿胀,基底膜内疏松层增厚,光镜下呈现"双轨征",出现系膜区纤维蛋白沉积甚至系膜溶解。探讨 IgA 肾病合并 TMA 样改变的研究极少,且所报道的发生比例相差极大。在 2013 年发表的一项研究中,报道 IgA 肾病合并 TMA 样改变的比例高达 53%,而在近期的另一项小样本研究中 TMA 样改变仅占 1.47%。虽然 IgA 肾病患者中 TMA 样改变的发生率尚存争议,但多项研究均提示这部分患者预后较差。

二、免疫荧光改变

(一)肾小球的免疫荧光表现

　　免疫荧光是诊断 IgA 肾病的关键(图 10-1-12)。根据 IgA 肾病的定义,IgA 是肾小球内主要的沉积物,且以 IgA1 亚型系膜区沉积为主。IgA 肾病患者系膜区 IgA1 分子铰链区 O 连接糖基半乳糖基化的水平降低显著,提示铰链区 O 连接糖基半乳糖基化缺陷的 IgA1 分子是 IgA 肾病主要致病因子。

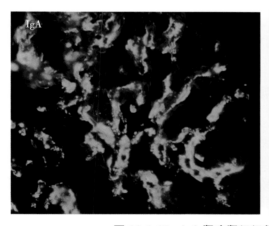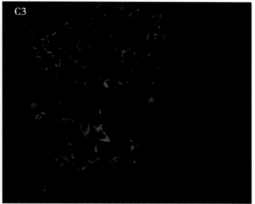

图 10-1-12　IgA 肾病肾组织荧光(免疫荧光染色 ×400 倍)

　　对 13 项研究进行荟萃分析后结果显示,单纯 IgA 沉积仅占 IgA 肾病的不到 10%,合并 IgG 沉积的比例超过 40%,合并 IgM 沉积的比例超过 50%。IgA 肾病的补体激活主要通过替代途径,因此肾中沉积的补体成分主要为 C3 及 C3 活化成分(C3a、C3b 等),而 C1q 作为补体经典途径的参与成分较少在 IgA 肾病患者肾小球内沉积。研究显示超过

90% 的 IgA 患者同时存在 C3 沉积(图 10-1-12),而仅有不足 10% 的患者同时存在 C1q 沉积。但是大约 30% 的 IgA 肾病病例中存在 C4 沉积,这是由于 C4 不仅参与补体经典途径,同时也参与了凝集素途径,而近年来的研究表明凝集素途径同样可能参与了 IgA 肾病的发病。

纤维蛋白(fibrin)沉积在 IgA 肾病并不多见,显著的纤维蛋白沉积局限于坏死灶和新月体,毛细血管袢纤维蛋白沉积时,病理改变比较严重,因此,纤维蛋白在毛细血管袢的沉积可能具有临床预后价值。

在其他免疫复合物介导的肾小球疾病中,往往同时存在免疫球蛋白轻链荧光染色阳性,通常情况下 κ 链的荧光强度强于 λ 链。但是在 IgA 肾病中恰恰相反,多数情况下往往是 λ 链荧光强度强于 κ 链。来自中国香港的一项研究显示 64% 的病例 λ 链荧光强度强于 κ 链,其中 38% 的病例仅有 λ 链沉积而无 κ 链沉积;仅有 2% 的病例 κ 链的荧光强度更强,剩余的病例中二者荧光强度相当。来自其他地区的研究结果与此类似。

系膜区弥漫性球性颗粒状 IgA 沉积应是所有 IgA 肾病共同特征,但不超过 40% 的患者可伴有毛细血管袢的免疫复合物沉积。在此,应该注意 3 种情况:①部分 IgA 肾病患者可合并内皮下节段性沉积,这部分患者易出现毛细血管内的增生;②如果 IgA 和 C3 沿毛细血管袢呈粗颗粒状沉积(合并于球性系膜区沉积之上),应该注意与 IgA 主导的感染后肾小球肾炎(尤其是链球菌感染后肾小球肾炎)鉴别,此时电镜查找上皮下"驼峰"样电子致密物很重要;③极少数 IgA 肾病患者 IgA 沿毛细血管袢呈线样沉积,此时应注意 IgG 的免疫荧光分布及抗基底膜病。部分文献报道,IgA 同时在毛细血管袢沉积的患者预后较差。

(二)肾小球外免疫荧光表现

在 IgA 肾病中,免疫球蛋白和补体很少沉积于肾小管和肾间质。伴随间质性肾炎时,IgG、IgA(有时合并 C3、C1q 或 IgM)散在沉积于肾间质,但较为罕见。5% 原发性 IgA 肾病患者 IgA 沉积于肾小动脉和叶间动脉。近 15% 患者,C3 沉积于皮质区细小动脉和致密斑。该区域 C3 的沉积很少伴有 IgA,但有可能预示病程的进展。IgA 在表皮 / 真皮交界处线样沉积见于 IgA 肾病,但由于敏感性低(阳性率为 50%)、特异性差(20% 非 IgA 肾病具有同样表现),限制了该指标在 IgA 肾病的诊断意义。

三、电 镜 改 变

与免疫荧光相对应,根据 IgA 肾病的定义,电镜下必须有系膜区电子致密物的沉积(图 10-1-13)。通过透射电镜,可以发现电子致密物沉积于系膜区的外围部分,即系膜与毛细血管袢的交界面或系膜基质与肾小球基底膜的交接部位。电子致密物通常表现为体积小(100~300nm)、电子致密度均一。典型的电子致密物可沿着毛细血管袢表面下系膜区沉积,长度可增加。因此,在这种情况下,电子致密物的大小多变,一般在 300~500nm,但也可达到 1 000nm,同样,电子密度在这种情形下也多变。有学者认为,电子致密物越深达系膜内侧,越是表明病程持续时间长。部分患者系膜区可见半透亮电子致密物沉积。20%~40% 的 IgA 肾病患者可见到系膜外的电子致密物沉积。系膜外电子致密物以内皮下沉积最为常见(约 22.1%),其次是上皮下沉积(13.2%),患者也可出现肾小球基底膜内沉积(6.1%),而少数患者(2.4%)可在系膜区、内皮下、上皮下及基底膜内同时出现电子致密物沉积。

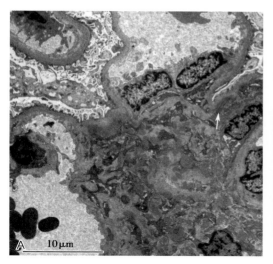
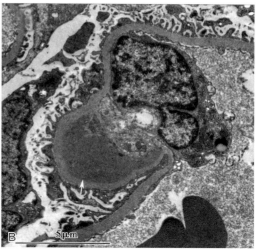
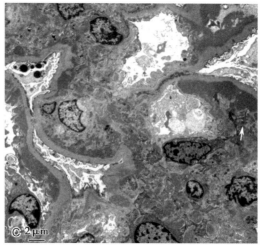

图 10-1-13 IgA 肾病肾组织的主要电镜改变

注:A. 系膜区散在电子致密物沉积(白色箭头)伴有系膜区增宽;B. 系膜区块状电子致密物沉积(白色箭头);C. 内皮下电子致密物沉积伴系膜细胞及基质插入(白色箭头)。

  电镜除了可以观察电子致密物形态及分布情况,也可以观察到 IgA 肾病时肾单位其他结构的异常变化(图 10-1-14)。系膜细胞在电镜下表现为数量增多、体积增大、细胞器增多、微丝和内质网明显、线粒体增多,部分情况下可见到系膜细胞插入至毛细血管腔。系膜基质增多,呈纤维状排列。在系膜基质明显扩张时,可见长胶原。脏层上皮细胞足突增宽、内涵体显著、溶酶体少见,合并大量蛋白尿时可见到足突局灶或广泛融合。内皮细胞改变一般不明显,患者合并毛细血管内增生时,可看到毛细血管腔内细胞增多,部分为浸润白细胞,甚至出现毛细血管腔堵塞。少数情况下肾小球基底膜致密层可发生变薄(12%)和撕裂(11%),两者类似于 Alport 综合征的电镜改变,但致密层纤维化不明显且无Ⅳ型胶原 α 链的缺失,后两者可见于 Alport 综合征。

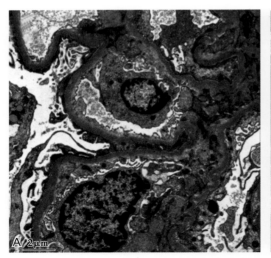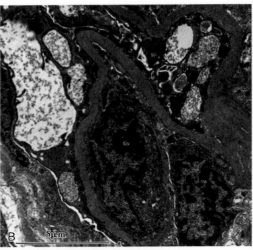

图 10-1-14 IgA 肾病其他结构的电镜改变
注:A. 电镜下 IgA 肾病足突融合;B. 电镜下 IgA 肾病内皮细胞增生。

第二节 病理评价系统

IgA 肾病是一种原发性肾小球疾病,免疫损伤造成的形态学证据有可能反映肾功能损害程度,对形态学证据的有效评价将有助于专科医生的临床决策,然而还存在一些悬而未决的问题,诸如肾的哪些成分(小球、小管、间质及血管等)对进行性肾脏损伤起更大的作用?肾小球的损伤是否与间质小管病变相关?哪一种小球病理类型更能预测肾死亡?病理类型是否也像狼疮性肾炎那样能转型?是否能通过对肾脏病理的客观评价预测肾存活?

进行病理评价的目的在于阐明各种病理改变的相互关系及其与临床预后的联系。具体而言,即建立诊断、判断预后、评价病程和治疗反应。但在病理评价过程中,不同作者根据各自的研究目的,对病理改变进行分级或分型,因而所制定的评价方法也各自有侧重点。Wyatt RJ 等把 IgA 肾病的病理评价系统分为两类:①单一评价系统,如美国西南儿童肾脏病学研究组、Lee SMK 分级、HS Lee 氏分级及 Haas M 分型等;②多项评价系统,如 Andreoli SP 积分法、Katafuchi R 半定量积分法等。总体而言,单一评价系统的优点在于简洁、易于操作、方便临床医生和病理医生实际运用;缺点在于病理诠释比较单一,孤立性病理类型容易漏诊。多项评价系统优点是能详细分析各个病理成分(小球、小管、间质及血管等),对急性指标和慢性指标能量化分析,适合研究交流;缺点在于复杂、各病理中心之间容易出现评价偏差、不能反映具体的病变类型。然而多项评价系统的总积分和单一评价系统相类似,比单项积分更有信息量。

在这里,我们将介绍几种 IgA 肾病病理评价系统,并逐个讨论对疾病进展的预测作用及其临床应用的局限性。

一、早期 IgA 肾病病理评价系统的介绍及其评价

1968 年 Pirani CL 和 Salinas-Madrigal L 首次制定了一种对肾小球疾病严重程度的半定

量积分方法,Alamartine E 等、Donadio JV 等均对此进行改良,并用于 IgA 肾病的研究中。这一分级方法根据肾组织中每一种成分(如肾小球,肾小管,间质及动脉)受损程度进行 0~3 或 4 的积分,同时也考虑到其他病理变化,如新月体或硬化废弃肾小球的百分比等。这些研究以及接下来的一系列类似研究使 IgA 肾病的积分/半定量积分法逐步完善。

(一) Andreoli SP 积分法和 Katafuchi 半定量积分法

Andreoli SP 等将活动指数积分定义为:①新月体形成的肾小球比例(0~3 分);②系膜增生程度(0~3 分);③间质浸润程度(0~3 分),其中最高分为 9 分。慢性化指标积分定义为:①小管萎缩和间质纤维化程度(0~3 分);②纤维性新月体形成的肾小球比例(0~3 分);③节段硬化肾小球比例(0~3 分);④球性硬化肾小球比例(0~3 分),最高分为 12 分。Andreoli SP 等使用该积分系统进行治疗前后的对比分析,并证实治疗 1 年后活动指标明显下降(从 4.35 ± 0.94 下降到 2.28 ± 0.75,$P<0.01$),而慢性指标并未改变(5.42 ± 1.7 $vs.$ 5.85 ± 2.0,$P>0.05$);使用这种分级系统,证实肾小球基底膜 IgA 沉积与新月体形成密切相关,也与节段或球性肾小球硬化及持续性蛋白尿有关。

Katafuchi R 等用半定量积分法单独评价肾小球,并与总积分(小球积分 + 小管间质积分 + 血管积分)比较,发现肾小球积分与 IgA 肾病预后相关,且更优于总积分法。Katafuchi 肾小球半定量积分法包括 3 部分:①肾小球细胞增生(系膜细胞增生和毛细血管内增生);②肾小球节段病变(粘连,新月体,节段硬化);③肾小球球性硬化(表 10-2-1)。

表 10-2-1　Katafuchi 肾小球半定量积分法

指标	定义
肾小球细胞增生指数	系膜区 ≥3 个细胞核或任何程度的毛细血管内增生,轻度:<25% 肾小球区;中度:25%~50% 肾小球区;重度:>50% 肾小球区
	1 分,无细胞增生;2 分,轻度;3 分,中度;4 分,重度
	切片上所有小球的积分相加除以肾小球数,即为平均值
	如 1 ≤平均值<2,肾小球细胞增生指数 1
	平均值为 2 ≤平均值<3,肾小球细胞增生指数 2
	平均值为 3 ≤平均值<4,肾小球细胞增生指数 3
	平均值为 =4,肾小球细胞增生指数 4
肾小球节段病变指数	计算节段病变的比例(包括球囊粘连、大或小新月体、节段硬化)
	无节段病变,肾小球节段病变指数为 0
	累及小球<10%,肾小球节段病变指数为 1
	累及 10% ≤小球<25%,肾小球节段病变指数为 2
	累及 25% ≤小球<50%,肾小球节段病变指数为 3
	累及小球 ≥50%,肾小球节段病变指数为 4
肾小球硬化指数	无肾小球球性硬化,肾小球硬化指数为 0
	球性硬化比例<10%,肾小球硬化指数为 1
	10% ≤球性硬化比例<25%,肾小球硬化指数为 2
	25% ≤球性硬化比例<50%,肾小球硬化指数为 3
	球性硬化比例 ≥50%,肾小球硬化指数为 4

(二) Lee SMK 分级系统和 Haas M 分型系统

1982 年 Lee SMK 等改良了 Meadow 组织学分级系统(Meadow SR 等用于评价过敏性紫癜性肾炎病理病变),通过对 20 例 IgA 肾病患者进行评价,证实此分级系统能准确地反映 IgA 肾病病理与临床的高度相关性。Lee SMK 分级系统(表 10-2-2)是根据组织学病变而确立的,它包括系膜增生程度、球性硬化、毛细血管外增生及小管间质病变。此后的临床验证表明 Lee SMK 分级系统有利于临床应用。

表 10-2-2　Lee SMK 分级系统

分级	肾小球病变	小管和间质病变
I	基本正常,偶尔轻度节段系膜增宽,伴或不伴细胞增生	—
II	系膜增生和硬化的肾小球<50%,很少见有小新月体	—
III	弥漫性系膜增生和系膜增宽(偶尔呈局灶节段),偶尔小新月体和粘连	偶尔局灶间质水肿和细胞浸润,罕见小管萎缩
IV	显著弥漫性系膜增生和硬化,新月体形成(累及<45%小球),部分或全部肾小球硬化	小管萎缩,间质炎症浸润,偶见间质泡沫细胞
V	性质类似IV级,但更为严重,新月体形成(累及>45%小球)	性质类似IV级,但更为严重

1987 年 Magil AB 和 Ballon HS 对 40 例 IgA 肾病(女性 9 例,男性 31 例)进行病理和临床指标分析,结果发现:局灶节段肾小球硬化(累及肾小球>10%)的 13 例患者肾脏预后差。但按照 Lee SMK 分级系统,这 13 例患者应该划归为预后较好的 II 级。因此,有学者认为在评价 II 级或 III 级组织学分级的患者时,Lee SMK 分级系统存在一些问题。1990 年 Bogenschutz 等对 239 例非肾病综合征 IgA 肾病患者的研究发现,间质纤维化是"肾死亡"最重要的预测指标。Lee SMK 分级系统的另一个缺陷在于该分级系统没能认识到间质纤维化可以作为预测"肾存活"的一个独立因素。多数情况下,肾小球病变程度与间质纤维化相一致,这是建立 Lee SMK 分级系统的理论依据,但同时也是 Lee SMK 分级系统的缺陷之所在,因为根据 Bogenschutz 等的资料,小球病变程度与间质纤维化可以不相一致:①部分患者肾小球病变严重,而无间质纤维化,其预后良好;②少数患者间质纤维化严重,而肾小球病变不显著,其预后差。因此,如果使用 Lee SMK 分级系统将很难划归间质纤维化严重而肾小球病变不显著的患者。1996 年 Haas 着手分析的 18 例病理改变类似局灶节段肾小球硬化病例(无新月体或间质纤维化,预后良好),按 Lee SMK 分级系统,该类患者将很难分级,有可能划归"II级""III级"或"II级和III级中间状态"。因此,Haas M 对 Lee SMK 分级系统进行改进,并提出了 Haas M 分型系统(表 10-2-3)。与 Lee SMK 分级系统不同,Haas 根据肾小球病变的严重程度,将病理类型分为 5 个亚型。其中的 II 型为独立类型,其病理特征类似于"FSGS 样"病变,且无新月体形成及严重的间质纤维化,或是小管萎缩<40%。这显然区分了没有新月体形成的 II 型和有新月体形成的 III 型,不同于 Lee SMK 分级系统的 II 级和 III 级(两级均有新月体),这就解决了 Magil AB 和 Ballon HS 提出的归类问题,其预后不良的 III 级病变患者,如果按照 Lee SMK 分级系统,则归为预后良好的 II 级,而按照 Haas M 分型系统,则可归为 III 型,因为 Magil AB 和 Ballon HS 的 40 例患者中 33% 有新月体形成。

重要的是 Haas M 认识到间质纤维化（>40% 的小管萎缩）是预后不良的指标（与 1990 年 Bogenschutz 提到的一致）。因此，Haas 提出无论肾小球病变属于哪种类型，只要皮质区>40% 的小管萎缩或消失，即可归于 V 型，其预后不良。但是 2000 年 Daniel L 等、2001 年 Bartosik 等、2005 年 Lee 等认为，Lee SMK 分级系统和 / 或 Haas M 分型系统的可重复性较差。Lee 等通过 Lee SMK 分级系统和 Haas M 分型系统评估 187 例 IgA 肾病后发现，仅 Haas M 分型系统的 V 型与 IgA 肾病的预后相关。因此，仍然需要对 IgA 肾病病理分级进行改良。

表 10-2-3　Haas M 分型系统

亚型	肾小球改变	小管和间质改变
Ⅰ　轻度组织病变	系膜细胞轻度增加，无节段硬化，无新月体	—
Ⅱ　局灶节段肾小球硬化样改变	类似原发性 FSGS 的局灶性、节段性肾小球硬化，伴系膜细胞轻度增加，无新月体	—
Ⅲ　局灶增生性肾小球肾炎	≤50% 的肾小球细胞增生，细胞增生可限于系膜区，或是毛细血管内增生导致毛细血管袢阻塞；可以有新月体；尽管绝大多数 Ⅲ 型病变的细胞增生呈节段性，但节段分布并非 Ⅲ 型的必要条件	—
Ⅳ　弥漫增生性肾小球肾炎	>50% 的肾小球细胞增生，可以有新月体；正如 Ⅲ 型，细胞增生可以节段分布，也可以球性分布	—
Ⅴ　晚期慢性肾小球肾炎[*]	≥40% 肾小球呈球性硬化[*]	和 / 或 ≥40% 皮质区小管萎缩或消失（在 PAS 染色条件下估计）

注:[*] 无论其他病理改变如何，凡是符合 V 型条件的均归属于 V 型。

（三）改良 HS Lee 氏分级系统

有关病理评价系统优劣的讨论一直都在进行中，在这之前，已详细介绍了以 Katafuchi 肾小球半定量积分法，Lee SMK 分级系统，Haas M 分型系统，前面 3 个系统都把"系膜增生"用于各自的病理评价中。然而，在光镜下判断系膜增生仍然具有主观性，而且系膜增生是个可逆性病理改变。部分学者认为，系膜增生不代表病变的严重程度，也不与肾功能减退和蛋白尿相关联。相反，当存在活动性坏死病变时，新月体形成和小球节段性硬化代表了肾小球最为严重的病理改变。2005 年，韩国病理学家 HS Le 等对他 1987 年提出的 HS Lee 氏分级系统进行了改良，并和 Lee SMK 分级系统、Haas M 分型系统做了比较，发现改良 HS Lee 氏分级系统（表 10-2-4）简洁、易于操作、对 IgA 肾病具有较好的预后价值。改良 HS Lee 氏分级系统是新制定的一个单一积分系统。与以往 Lee SMK 分级系统、Haas M 分型系统相比，该系统的特点是：①在 Ⅱ~Ⅴ 级，对新月体、节段硬化或球性硬化做了特别界定；②在 Ⅲ~Ⅴ 级放弃了对"系膜增生"的界定。如果没有新月体、节段硬化或球性硬化，而表现为局灶增生性肾小球肾炎，则归属于改良 HS Lee 氏分级系统的 Ⅰ 级。如果表现为弥漫增生性肾小球肾炎，则属于改良 HS Lee 氏分级系统的 Ⅱ 级或 Ⅱ 级以上，这以后的分级就取决于新月体、节段硬化或球性硬化的病变范围，而与增生情况无关。但改良 HS Lee 氏分级系统是否优于其他评价系统尚需验证。

表 10-2-4   改良 HS Lee 氏分级系统

分级	定义
I	正常,或<50% 的肾小球表现为系膜细胞增生,而无新月体及节段硬化
II	≥50% 的肾小球表现为系膜细胞增生,或<25% 的肾小球表现为新月体或节段硬化或球性硬化
III	25%~49% 的肾小球表现为新月体或节段硬化或球性硬化
IV	50%~75% 的肾小球表现为新月体或节段硬化或球性硬化
V	>75% 的肾小球表现为新月体或节段硬化或球性硬化

二、IgA 肾病的牛津分型标准及其相关评价

IgA 肾病病理分级标准很多,但是由于它们各自的局限和不足而没有取得共识。因此,2004 年国际 IgA 肾病网络(International IgA Nephropathy Network)和肾脏病理学会(Renal Pathology Society)提出了 IgA 肾病临床病理分级共识建议。该工作组制定了非常严谨的工作流程,具体如下:

1. 建立对 IgA 肾病预后分析的临床资料库协定。
2. 确定参与的研究中心,以便能为研究提供不同年龄、地域及种族的临床病理材料。
3. 统一病理指标的定义及评分标准。
4. 测试病理指标专家评分的可重复性。
5. 以临床结局为依据,分析考察病理指标,最终形成新病理分级标准。

工作组于 2005 年和 2008 年,在英国牛津举行了两次共识会议,并最终于 2009 年 7 月,在 *Kidney International* 通过网络提前发表了这一新的 IgA 肾病病理分型标准,即 IgA 肾病牛津分型标准(the Oxford Classification of IgA Nephropathy)。

该研究纳入的 265 例临床病理标本来自 4 大洲 8 个国家。其中包括 59 例儿童,各大洲儿童病例所占的比例相似(约 30%)。该研究中排除了估算的肾小球滤过率(estimated glomerular filtration rate,eGFR)<30ml/(min·1.73m^2)、尿蛋白<0.5g/24h、随访时间不超过 12 个月、继发性 IgA 肾病及肾穿刺病理肾小球<8 个的患者。入组患者均具备充足的病理及临床数据。在所有病例中,毛细血管内细胞增多占 42%,新月体占 45%,但每例受累肾小球的比例仅为 12% 和 9%。仅 6 例有坏死病灶,GBM 分层仅 30 例。绝大多数病例无肾动脉或肾小动脉病变。

与既往 IgA 肾病分级标准研究所不同,该研究在确定新分级标准的工作时并没有先入为主,而是大范围客观地对各病理指标进行测试,测试内容包括:

1. **病理指标的可重复性**   那些重复性差的病理指标,最终没有纳入分级标准中,因为日常工作中病理评价的可重复性可能比本研究的可重复性更低。这些重复性低的指标包括:正常肾小球的比例,粘连肾小球的比例,GBM 分层肾小球的比例,坏死肾小球的比例,动脉病变的比例,非硬化皮质区间质炎症的比例等。当粘连和节段肾小球硬化合并评价时,粘连评分的可重复性有所升高,说明同样的病变在不同病理学家,可被诊断为粘连或节段硬化。因此,在接下来的分析中,节段硬化和粘连合并分析处理。

2. **病理指标间的相关性分析**   考虑到可重复性、诊断的难易度及采样错误的因素,对高度相关的 2 个病理指标($r>0.8$),将在每组中选择其一。

最终,选择做进一步分析的病理指标包括:①系膜细胞增多评分;②节段肾小球硬化或粘连;③毛细血管内细胞增多;④仅有细胞性新月体或细胞纤维性新月体;⑤小管萎缩 / 间质纤维化;⑥动脉评分。

无论在单因素还是多因素分析中,均只有系膜细胞增多评分>0.5、节段肾小球硬化及小管萎缩 / 间质纤维化高度相关与临床终点指标"肾功能下降率""无 ESRD 生存率"或"初始 eGFR50% 的下降"具有相关性。因此上述指标被纳入最终牛津分型标准中。

虽然毛细血管内增生与临床终点的相关性不具有统计学差异。但是在没有使用免疫抑制剂治疗的患者中,毛细血管内细胞增多的患者每年肾功能下降率为 $(-5.4 \pm 11.1)\,\mathrm{ml/}$ $(\min \cdot 1.73\mathrm{m}^2)$,无毛细血管内细胞增多的患者则为 $(-2.6 \pm 5.1)\,\mathrm{ml/}(\min \cdot 1.73\mathrm{m}^2)$ $(P=0.02)$。在使用免疫抑制剂治疗时,毛细血管内细胞增多有或无,其肾功能下降率没有差异。这提示免疫抑制剂的使用可能减弱了毛细血管内增生与肾病预后的关系。同时,间接说明毛细血管内细胞增多对免疫抑制剂治疗有反应。因此,毛细血管内增生也被纳入牛津分型标准中。

基于上述研究的结果,2009 年提出的牛津分型标准如下 (表 10-2-5):

表 10-2-5　IgA 肾病病理分级标准病理指标的定义 (2009)

病理指标	定义	评分
系膜细胞增多	<4 个系膜细胞 / 系膜区 =0	M ≤ 0.5
	4~5 个系膜细胞 / 系膜区 =1	M > 0.5[a]
	6~7 个系膜细胞 / 系膜区 =2	M > 0.5[a]
	>8 个系膜细胞 / 系膜区 =3	M > 0.5[a]
	系膜细胞增多评分指的是对所有肾小球的平均分	
节段肾小球硬化	任何毛细血管袢的硬化,但不涉及整个小球或存在粘连	S0- 无
		S1- 有
毛细血管内细胞增多	肾小球毛细血管腔内细胞数增多,并导致管腔狭窄	E0- 无
		E1- 有
小管萎缩 / 间质纤维化	小管萎缩或间质纤维化的皮质区面积比例,选择高的比例值	0~25%-T0
		26%~50%-T1
		>50%-T2

注:[a] 系膜评分应在 PAS 染色切片做评估。如果有超过一半的肾小球系膜区细胞超过 3 个细胞,应该归为 M1。因此,系膜评分并非总是需要正规的系膜细胞计数。

同时该研究中也提供了不同病理指标对预后的影响 (表 10-2-6) 可用于指导临床实践。

纵观肾脏病理,一个成功的病理分级标准,首先解决的问题是"标准所采纳的病理指标能否与肾病临床结局建立联系"。既往众多研究都试图解决这一问题,并提出了一系列与肾病预后有关的病理指标,但这些研究结果相互间存在严重分歧。

由于研究对象的不同、治疗方案的影响和肾病临床结局设定的差异,导致分歧是在情理之中。一般而言,这些研究采用的肾病临床结局(终点)是进入透析 / 肾衰竭的时间;由此产生的有预测价值的病理指标主要集中在慢性指标,如小管萎缩、间质纤维化及肾小球硬化。这不足为奇,因为慢性指标反映的是肾病的晚期病理特征,进入 ESRD 的时间自然就更短。相反,如果把肾病终点设定为肾功能丢失的速率,那么活动性病理指标(如:系膜细胞增生、毛细血管内增生、毛细血管外增生及坏死)就具备显著的预后价值。非常重要的是,针对活动性病理指标的治疗对改善肾的预后意义重大,而对于慢性指标,目前几乎没有有效的治疗手段。

表 10-2-6　病理指标对预后的影响

肾小球病理指标		标准	患者数	斜率 /(ml·min^{-1}·1.73m^{-2}·年$^{-1}$)
(a)				
轻度系膜细胞增多	无节段硬化	M0,S0,E0	13	0.7 ± 2.5
	节段硬化	M0,S1,E0	22	−1.5 ± 2.7
系膜细胞增多	无节段硬化	M1,S0,E0	31	−2.2 ± 4.3
	节段硬化	M1,S1,E0	88	−4.7 ± 7.6
毛细血管内细胞增多	无节段硬化	M0/1,S0,E1	21	1. 2 ± 1.2
	节段硬化	M0/1,S1,E1	90	−4.9 ± 10.0
(b)				
轻度系膜细胞增多	≤25%	M0,E0,T0	30	0.6 ± 3.0
	>26%	M0,E0,T1~2	5	−1.0 ± 1.2
系膜细胞增多	≤25%	M1,E0,T0	89	−2.7 ± 5.5
	>26%	M1,E0,T1~2	30	−7.9 ± 9.1
毛细血管内细胞增多	≤25%	M0/1,E1,T0	88	−3.0 ± 1.9
	>26%	M0/1,E1,T1~2	23	−6.9 ± 1.2

注:(a)肾小球病理指标联合预测肾功能恶化的范例;(b)肾小球和小管间质病理指标联合预测肾功能恶化的范例。

　　既往病理分级标准没有取得广泛共识,主要原因还在于:①缺乏定义,概念没有统一;②缺乏证据基础;③对单一类别定义时,囊括了急性病变和慢性病变。如 2006 年 Wakai 等提出的分级标准,该分级标准分为 4 类:无(0)、轻度(<10%)、中度(10%~30%)、重度(>30%)。评价的指标为肾小球硬化、新月体形成及粘连。尽管这一分级比较精确的反应了进入肾衰竭的危险度,但对指导治疗没有助益,因为>30% 新月体形成的"重度患者"与>30% 肾小球硬化的"重度患者"的治疗方案明显不同。

　　鉴于上述 IgA 肾病病理分级标准的困局,新的分级标准(IgA 肾病牛津分型标准)在如下几方面做出了独特的贡献:

　　1. 建立全球人口特征的数据库,使基于证据的客观病理评价得以实现。在国际 IgA 肾病网络和肾脏病理学会的参与下,建立一个年龄段大跨度、地域和种族多样的研究队列。所纳入的 265 个病例来自 4 大洲 8 个国家;数据库体现了 IgA 肾病人群的全球人口学特征。

　　2. 明确病理指标的定义、测试病理指标的可重复性。基于多次对重复性的评估,每个病理指标有了统一的定义,剔除了不能协调的和少见的指标。这是既往病理学家没有实施的策略,基于该策略的病理数据库,能适合日常临床工作、易于操作、可重复性好、能独立预测肾脏结局。

3. 被选的病理指标,独立于临床,对 IgA 肾病结局有预测价值。这是该研究最关键、最独特的价值所在。在病理指标独立预测的评估模型中,纳入了 3 个被广泛接受的肾病结局(终点):替代结局(随访期蛋白尿),连续性变量(GFR 斜率),肾存活(ESRD 或基础 eGFR 下降 50%)。

简而言之,IgA 肾病牛津分型标准具备了如下特征:①有明确定义;②简单,易于日常临床操作;③指标可重复性好;④独立于临床指标的预后价值。

尽管如此,牛津分型标准仍存在尚需进一步解决的问题:①有待独立、前瞻的数据库检验。由于在牛津分型研究中剔除了极端病例[eGFR<30ml/(min·1.73m^2)、24h 尿蛋白<0.5g],对于这部分患者牛津分型是否适合使用,需要进一步验证。该研究的研究者预期,进展性病理指标很少出现在轻度病例中,并且把"轻度患者"从数据库入选中剔除。②牛津分型中并未把新月体这一被广泛公认的预后不良的病理学标志纳入分型标准中,这一方面是由于纳入患者新月体比例不高,另一方面由于这部分患者多数使用激素/免疫抑制剂,影响预后判断,这也是牛津分型需要进一步解决的问题。

在 2009 年牛津分型标准发布以来,许多学者对该分型标准进行了外部验证,只有肾小管萎缩/间质纤维化对预后的独立预测作用得到证实,其他纳入的病理标准的预后判断作用在不同研究中结果不一。本节仅对 2 项较大的临床研究进行详细介绍。

VALIGA 研究纳入了来自欧洲 13 个国家的 1 147 名患者,其中包括了 eGFR<30ml/(min·1.73m^2)及尿蛋白<0.5g/24h 的患者。该研究中位随访时间为 4.7 年,所纳入病例中 28% 患者存在弥漫的系膜增生(M1),11% 患者存在毛细血管内增生(E1),70% 的患者存在节段性硬化或球囊粘连(S1),21% 的患者存在>25% 皮质区的肾小管萎缩及间质纤维化(T1)。该研究结果与 2009 年牛津分型研究相类似,M、S 和 T 均与肾脏不良预后相关,但是 E 和预后无关,即使是在未使用免疫抑制剂的患者中。在亚组分析中:eGFR<30ml/(min·1.73m^2)的患者中,M 和 T 是预后不良的独立预测指标;尿蛋白<0.5g/24h 的患者中,E 则是预后不良的独立预测指标。

另一项研究是由原南京军区总医院牵头的我国的多中心研究,共纳入 1 026 例成年 IgA 患者,其纳入与排除标准与 2009 年牛津分型标准类似。该研究中位随访时间为 4.7 年,所纳入的病例 43% 患者存在弥漫的系膜增生(M1),11% 患者存在毛细血管内增生(E1),83% 的患者存在节段性硬化或球囊粘连(S1),27.3% 的患者存在>25% 皮质区的肾小管萎缩及间质纤维化(T1)。在该研究中仅 M 和 T 可作为肾脏不良预后的独立危险因素。

虽然,各个验证研究入选及排除标准不同、种族不同、入选患者合并用药上存在差别等因素,导致相关结果存在一些差异,但是均在不同程度上证明 IgA 肾病牛津分型的可行性及可靠性。

在 2009 年牛津分型研究中并未把新月体纳入分型标准,这与临床实践中的认识相悖。Hass 对 4 项大规模的针对牛津分型的验证研究进行综合分析后发现,在未使用免疫抑制剂的 IgA 患者中,存在细胞/细胞纤维性新月体是预后不良的独立标志。同时,发现细胞/细胞纤维性新月体比例超过 1/4 则发生肾脏终点事件的风险增加 1.29 倍。因此,Hass 建议在牛津分型中将细胞/细胞纤维性新月体的评分加入 IgA 肾病牛津分型(C0 无细胞/细胞纤维性新月体,C1 细胞/细胞纤维性新月体至少 1 个,但 ≤25%,C2 细胞/细胞纤维性新月体>25%)。在 2017 年更新的 IgA 肾病牛津分型最终采纳了该研究的结果,把细胞/

细胞纤维性新月体纳入了新的 IgA 肾病牛津分型中(表 10-2-7),并建议采用规范的报告模式
(表 10-2-8)。

表 10-2-7　IgA 肾病病理分级标准病理指标的定义 (2017)

病理指标	定义	评分
系膜细胞增多	<4 个系膜细胞 / 系膜区 =0	M ≤ 0.5
	4~5 个系膜细胞 / 系膜区 =1	M>0.5[a]
	6~7 个系膜细胞 / 系膜区 =2	M>0.5[a]
	>8 个系膜细胞 / 系膜区 =3	M>0.5[a]
	系膜细胞增多评分指的是对所有肾小球的平均分	
节段肾小球硬化	任何毛细血管袢的硬化,但不涉及整个小球或存在粘连	S0- 无
		S1- 有
毛细血管内细胞增多	肾小球毛细血管腔内细胞数增多,并导致管腔狭窄	E0- 无
		E1- 有
小管萎缩 / 间质纤维化	小管萎缩或间质纤维化的皮质区面积比例,选择高的比例值	0~25%-T0
		26%~50%-T1
		>50%-T2
细胞 / 细胞纤维性新月体	细胞 / 细胞纤维性新月体数目及比例	无 -C0
		至少 1 个 -C1
		>25%-C2

注:[a] 系膜评分应在 PAS 染色切片作评估。如果有超过一半的肾小球系膜区细胞超过 3 个细胞,应该归为 M1。因此,系膜评分并非总是需要正规的系膜细胞计数。

表 10-2-8　IgA 肾病病理报告的推荐格式

详细描述病理特征
光镜
免疫荧光
电镜
对 4 个病理特征的总结性描述
系膜评分 ≤ 0.5(M0)或 >0.5(M1)
节段肾小球硬化,无(S0)或有(S1)
毛细血管内细胞增多,无(E0)或有(E1)
小管萎缩 / 间质纤维化 ≤ 25%(T0),26%~50%(T1)或 >50%(T2)
量化数据
肾小球总数
表现为毛细血管内细胞增多、毛细血管外增生、球性硬化及节段肾小球硬化的肾小球、细胞 / 细胞纤维性新月体数量

IgA 牛津分型标准仍存在一些问题需要进一步完善：

1. 虽然在牛津分型标准制定之初已经对病理指标可重复性进行甄别，但是在 VALIGA 研究发现病理专家在 M 和 E 这两个病理指标判定方面仍然存在较大差异，尤其是区域性病理专家与中心病理专家间存在较大差异，中心病理专家评估的（而非区域病理专家评估的）M 和 E 才和预后有关联。因此，需要对病理医生使用牛津分型进行系统性培训，而牛津分型工作组也提供了相应培训工具（www.renalpathsoc.org）。同时，采用细胞标志物可能能够协助病理医生对病变进行更加精确的判断，例如采用 CD68 对毛细血管内巨噬细胞浸润进行评估等。

2. IgA 肾病牛津分型中将节段性硬化及球囊粘连（S）纳入分型标准。但实际上 IgA 肾病中节段性硬化及球囊粘连可能有两种病变所致：一是毛细血管内损伤性病变，另一则是足细胞损伤（类似于原发性 FSGS）。部分学者研究中发现仅具有足细胞损伤特征的 S 病变，例如足细胞增生、顶端型病变等才与预后相关。在新的牛津分型标准中，未对 S 的定义进行更新。这主要由于一方面重新定义 S 的重复性将大大下降，另一方面则是类似的研究较少。将来需要更多的证据来明确是否需要对 S 的定义进行更新。

新的 IgA 肾病牛津分型为 IgA 肾病的分级及评估提供了规范且有效的工具，能够较好地对预后做出预测，并且对临床治疗有一定指导作用。但未来仍需进行国际性多中心临床研究，进一步验证这一新的分型标准在 IgA 肾病中的适用性。另外，使用 IgA 肾病牛津分型联合临床指标或生物标志物是否可建立更好的判断预后的预测模型，也需要进一步研究。

第三节　继发性 IgA 肾病的病理改变

超过半数的肝硬化患者肾小球系膜区有 IgA 沉积，与原发性 IgA 肾病较难区别。病毒性肝炎、酒精性肝炎、囊性纤维化、肝毒性药物、胆道闭锁、胆管炎及高敏性胆管疾病导致的肝硬化，均有可能出现系膜区 IgA 沉积。其他严重的脂质变形症、酒精性/病毒性肝炎也可伴有肾小球 IgA 沉积。除了肝胆道疾病外，其他疾病也可继发系膜区 IgA 沉积（表 10-3-1），虽然没有肝胆道疾病那么高，但也高于普通人群。分泌性黏膜疾病是另一类继发 IgA 系膜区沉积的疾病，尤其使胃肠道黏膜的病变，包括克罗恩病、溃疡性结肠炎等风湿性疾病，包括类风湿关节炎、强直性脊柱炎、银屑病关节炎等均可引起继发性 IgA 肾病。肿瘤及骨髓增殖性疾病也是继发性 IgA 肾病的常见病因。另外，包括人类免疫缺陷病毒、结核等在内的一些感染性疾病也可继发 IgA 肾病。

一、光　镜　改　变

（一）肾小球病理改变

继发性 IgA 肾病光镜下改变大致可分两类：①肾小球基本正常；②轻度系膜增生性肾小球肾炎。弥漫系膜增生和局灶节段毛细血管内增生不常见。弥漫性毛细血管内增生未曾报道。粘连、坏死及新月体形成罕见。总体上，系膜增生性肾小球肾炎（系膜细胞增生和系膜基质增宽）发生率不高，但在临床表现不明显的患者中可能是最为常见的病理改变；系膜细胞增生和系膜基质增宽比例一致，且程度较轻。重度增生极少见。少数病例两者增生不成比例时，往往以系膜增宽为主。15% 病变严重的继发性 IgA 肾病患者毛细血管袢增厚、塌陷,伴随弥漫的中重度系膜基质增宽,后者在小球与小球间的严重程度不一致。少数严重病例可见结节状系膜增厚,这与伴 IgA 沉积的糖尿病肾病的 K-W 结节较难鉴别。少数继发于肝硬化的 IgA 肾病光镜表现类似于膜增,但荧光主要以 IgA 和 C3 为主,C1q 阴性。

表 10-3-1　伴系膜区 IgA 沉积的疾病(不含肝胆疾病)

Ⅰ.**黏膜疾病**
　A.慢性炎症性疾病
　　1.超敏性(干燥综合征)
　　2.特发性(克罗恩病、溃疡性结肠炎)
　　3.感染性(人类免疫缺陷病毒、耶尔森菌病、布鲁氏菌、结核病等)
　B.肿瘤(支气管肺癌、结肠癌等)

Ⅱ.**血液系统疾病**
　A.淋巴增生性疾病(淋巴瘤、冷球蛋白血症等)
　B.骨髓及外骨髓增生性疾病(红细胞增多症、血小板增多症等)

Ⅲ.**系统性自身免疫性疾病 / 超敏性疾病**
　强直性脊柱炎、类风湿关节炎、银屑病性关节炎

有 5% 继发性 IgA 肾病呈局灶、球性硬化,大于 20% 的肾小球废弃。但大多数患者,很少有小球硬化。尸检报告显示内皮细胞肿胀和脂质堆积,但这不一定是真正的病理改变,可能与尸检时处理滞后有关。与原发性 IgA 肾病和其他继发性 IgA 肾病相比,继发于肝硬化的 IgA 肾病更多表现为肾小球基底膜分裂,系膜基质插入。

(二)肾小管病理改变

在继发性 IgA 肾病,肾小管病变较少被重视。但仍有部分继发于肝硬化的 IgA 肾病患者肾小管呈局灶上皮细胞扁平、萎缩及空泡变性。肝囊性纤维化患者小管萎缩、上皮细胞有 Jone's 染色和 PAS 染色阳性的空泡和小滴,但这些改变并非 IgA 肾病特有。

(三)肾间质病理改变

局灶间质纤维化可见于继发性 IgA 肾病患者,尤其是肝硬化患者,但总的发生率较原发性 IgA 肾病少。肝囊性纤维化患者有较典型的间质纤维化,但小灶性纤维化也见于其他继发性 IgA 肾病患者。间质水肿和白细胞浸润极少发生。

(四)肾血管病理改变

在肝硬化患者,即便没有高血压,也可见肾细小动脉中层肥厚。在丙型肝炎相关肾病,血管炎可表现为显著的 IgA 沉积、坏死性或白细胞碎裂。但在其他的继发疾病,则很少有特定的血管病变,这与原发性 IgA 肾病不同,原发性 IgA 肾病在无系统性高血压时也可见动脉中层肥厚。

二、免疫荧光改变

正如原发性 IgA 肾病一样,继发性 IgA 肾病 IgA 弥漫沉积于系膜区,即便在正常的系膜或轻度系膜基质增宽的情况下也存在。IgA 的 J 铰链结合分泌段,以二聚体或多聚体形式沉积于肾小球。与 IgA2 亚型相比,IgA1 亚型更易沉积于系膜区。λ 和 κ 轻链均见于继发性 IgA 肾病。仅有 10% 的继发性 IgA 肾病可见毛细血管袢沉积,多见于临床征象明显的严

重患者。仅 20% 继发性 IgA 肾病患者伴有 IgG、IgM、C1q 或 C4 沉积。在原发性 IgA 肾病，90% 的患者有 C3 沉积，但在继发性 IgA 肾病仅有 25%~35%，多数呈节段分布，且荧光强度低。在非肾小球区域（肾小管、间质、血管）免疫球蛋白和补体很少沉积。但在酒精性肝炎时，IgA 可沉积于肝窦和肝细胞周围，后者可能是酒精性肝炎患者所特有，也可能与 IgA 在肾小球沉积有关。

无论与继发系膜区 IgA 沉积相关与否，胃肠道疾病和疱疹样皮炎患者 IgA 和 C3 可沉积于正常皮肤的表皮 - 真皮交界处。与原发性 IgA 肾病相似，所有继发性 IgA 肾病 IgA 和 C3 均沉积于皮肤毛细血管后小静脉。

三、电 镜 改 变

90% 的继发性 IgA 肾病患者可见电子致密物，散在分布于系膜区基质，这与原发性 IgA 肾病相似。1/5 继发性 IgA 肾病伴有内皮下沉积，1/10 患者伴有肾小球基底膜沉积，这些系膜区外沉积多见于临床征象较明显患者。系膜细胞增生者，电镜可见系膜细胞细胞器增多；系膜基质增宽者，可见长胶原蛋白。临床征象明显的继发性 IgA 肾病患者可见毛细血管袢断裂、分层、侵蚀，系膜细胞插入毛细血管基底膜，基底膜致密层分裂等，但这并非继发性 IgA 肾病特有表现。

第四节　过敏性紫癜性肾炎病理改变及其病理评价系统

过敏性紫癜性肾炎是一种累及多脏器的小血管炎。过敏性紫癜临床表现为紫癜、关节痛、急性腹痛及肾炎。所累及脏器及其病变程度与其对 IgA 沉积的免疫反应有关。过敏性紫癜性肾炎临床特征类似于原发性 IgA 肾病。接近半数的过敏性紫癜患者存在肾脏累及，约 2% 患者发生急性肾损伤，而发生肾病综合征的比例不一，部分研究报道仅 3% 的患者出现肾病综合征，但在另一些研究中可高达 30% 左右。部分学者把过敏性紫癜性肾炎看作是具有系统临床表现的原发性 IgA 肾病；或是把原发性 IgA 肾病看作是局限于肾脏的过敏性紫癜，因为两者均在系膜区有显著的 IgA 沉积。

一、光 镜 改 变

（一）肾小球病理改变

与原发性 IgA 肾病相似，过敏性紫癜性肾炎的病理情况多变。其多变性不仅体现在不同病人之间，而且在疾病的不同阶段。相比于 IgA 肾病，过敏性紫癜性肾炎的严重肾小球病变，尤其是毛细血管内增生及新月体的比例明显升高。而且，新月体形成对于过敏性紫癜性肾炎似乎具有较为稳定的预后价值，因此，在过敏性紫癜性肾炎病理分型标准的评价系统中，通常把新月体形成和 2 种基本病变（系膜增生和毛细血管内增生）作为主要的评价指标。超过半数的过敏性紫癜性肾炎患者肾脏病理可看到毛细血管内增生，而这一数据在 IgA 肾病患者中仅 30% 左右。约 40% 的过敏性紫癜性肾炎患者无新月体形成；而合并毛细血管内增生的过敏性紫癜性肾炎患者无新月体形成的比例则更低。与 IgA 肾病相类似，过敏性紫癜性肾炎的肾脏病理中,也可见到肾小球的节段硬化、球囊粘连/纤维素样坏死等病变。

(二)肾小管病理改变

原发性 IgA 肾病肾小管退行性病变仅见于小部分患者,而几乎所有过敏性紫癜性肾炎患者均有局灶肾小管退行性病变,如小管上皮细胞扁平、脱落、空泡、微绒毛刷状缘丢失等。但这些退行性病变程度轻,多数与红细胞管型或灶状间质性肾炎相关联。广泛的退行性病变仅见于 10% 患者,均伴有严重的肾小球病变。多数患者呈局灶管型和肾小管萎缩。10%的过敏性紫癜性肾炎可见肾小管淋巴细胞、单核/巨噬细胞浸润(小管炎)。表现为小管炎的患者均有间质炎性改变。

(三)肾间质病理改变

15%~20% 患者可见间质水肿和片状浸润的白细胞,后者包括淋巴细胞、巨噬细胞及浆细胞。肾小球周围和血管周围白细胞浸润加重,两者区域可占<25% 肾皮质区。即便存在严重的肾小球病变,非常广泛(>40% 皮质区)细胞浸润是不多见的。因此,该病理现象可能提示存在间质性肾炎、感染或肾梗死。

(四)肾血管病理改变

部分肾活检可见动脉中层肥厚和内膜纤维增厚。正如原发性 IgA 肾病,小动脉硬化也见于血压正常患者。血管病变还包括透明样变性和纤维素样坏死,但后者较为少见。少数学者认为,动脉中层透明样改变和小血管白细胞反应是血管炎的表现,因此这两种病变有助于过敏性紫癜性肾炎与原发性 IgA 肾病的鉴别,因为血管炎不是原发性 IgA 肾病的病理特点,但这一观点并没有得到广泛认可。

(五)肾外组织病理改变

过敏性紫癜患者的皮肤和消化道有血管炎表现。小动脉、毛细血管及静脉周围有中性粒细胞和单核细胞浸润。在部分患者,纤维素样坏死是血管炎的表现之一。局部毛细血管可见纤维素性血栓。真皮层浅表毛细血管,其血管炎表现较深层血管严重。

二、免疫荧光改变

(一)肾小球病理改变

过敏性紫癜性肾炎最具特征的荧光表现是 IgA 免疫球蛋白在肾小球的沉积。97% 的患者表现为弥漫性系膜区颗粒状 IgA 沉积,但在不同小球和小球的不同节段,其荧光强度不一致。30% 患者节段毛细血管袢呈弥漫性 IgA 沉积。少数患者毛细血管袢 IgA 沉积较系膜区沉积明显,在极少数患者,只有毛细血管袢沉积而无系膜区沉积。毛细血管袢 IgA 沉积可伴有节段性或弥漫性毛细血管内增生。广泛的毛细血管袢 IgA 沉积均伴有严重的毛细血管内增生和新月体形成。沉积的 IgA 免疫球蛋白主要是 IgA1 亚型,通常是 J 铰链,而无分泌段。λ 链沉积较 κ 链明显,但差异程度不如原发性 IgA 肾病明显,且不同学者报道也不太一致。其他免疫球蛋白,如 IgG 见于 44% 患者,IgM 见于 35% 患者,两者分布与 IgA 相似。75%患者补体 C3 与免疫球蛋白共同沉积。早期经典补体途径如 C1 和 C4 仅见于 10% 的患者,这与原发性 IgA 肾病相似。纤维蛋白相关抗原与新月体形成有关,但 65% 患者系膜区和毛细血管袢也存在纤维蛋白相关抗原。

(二)肾小管病理改变

少数伴有间质性肾炎患者表现为局灶散在的 IgA 和 C3 肾小管基底膜沉积,有时为 IgG

或 IgM。许多情况下,肾小管基底膜没有免疫复合物沉积,但一旦有上述肾小管基底膜沉积,将有助于过敏性紫癜性肾炎与原发性 IgA 肾病的鉴别。

(三)血管及肾外组织

15%~20% 皮质区小动脉和肾小管周围毛细血管有 IgA 和 C3 沉积。像这样的沉积仅见于严重的小球病变时的少数血管。紫癜区或正常真皮层的毛细血管也有 IgA 和 C3 沉积。近 20% 患者可同时伴有 IgG 和 IgM 沉积。15%~20% 患者正常或紫癜区真皮层和表皮层交界处有线样 IgA 沉积。

三、电镜改变

在电镜下,系膜基质增宽、系膜细胞增生和肥大明显。系膜细胞细胞器增多,特别是粗面内质网。基质内长胶原明显。90% 患者可见电子致密物。电子致密物多数位于临近毛细血管袢基底膜的系膜区。体积小(100~200nm),不连续,嗜锇性。在严重的或慢性 IgA 肾病患者,电子致密物体积大(可达 800nm),相互融合,电子密度不一,部位倾向于系膜区的中心部位。毛细血管内增生严重的患者,电镜下可见系膜细胞在毛细血管袢的基底膜内插入。57% 患者有毛细血管袢内皮下电子致密物沉积,呈无定型颗粒状。与狼疮性肾炎和 I 型膜增生性肾炎比较,过敏性紫癜性肾炎毛细血管内皮下电子致密物体积小(300~600nm),分布较为局限。基底膜内电子致密物沉积见于 31% 患者,上皮下电子致密物沉积见于 35% 患者。上皮下电子致密物有时类似于"驼峰"样沉积,但与典型的"驼峰"相比,过敏性紫癜性肾炎的上皮下电子致密物体积小(200~400nm),扁平,电子密度不一,边界不规整,多见于毛细血管袢的外周部分。上皮下电子致密物沉积是预后不良的病理指标。Yoshikawa 的研究发现,不伴有上皮下致密物沉积患者[ISKD Ⅲ级(n=19)和 ISKD Ⅵ级(n=4)]经平均 5.8 年的随访,无一例进展至终末期肾病;而伴有上皮下致密物沉积患者的 16 例患者中,有 6 例进入终末期肾病(其中,2 例为 ISKD Ⅲ级,2 例为 ISKD Ⅳ级,2 例为 ISKD Ⅴ级)。另外,部分患者在系膜基质和毛细血管袢的基底膜存在,"圆形病毒样细胞外嗜锇颗粒(round virus-like extracellular osmiophilic particles)"或称"lead shot";Bariety 认为"圆形病毒样细胞外嗜锇颗粒"并非过敏性紫癜性肾炎所特异,但该颗粒的存在与预后不良相关。

四、病理分型标准

对于过敏性紫癜性肾炎的病理分型,较常使用的有 2 个版本,最早的分型标准是 Meadow 于 1972 年提出,简称 Meadow 病理分型标准。第二个分型标准是国际儿童肾脏病研究组(the International Study of Kidney Disease in Children,ISKD)在 Meadow 病理分型标准基础上进行改良的分型标准,简称 ISKD 病理分型标准(表 10-4-1)。

Meadow、ISKD 这两个病理分型标准所包含的病理评价指标大致相似,并基本反映了过敏性紫癜性肾炎的预后。但是,Meadow 病理分型标准和 ISKD 病理分型标准存在一些共同的问题:①在 Meadow 和 ISKD 的 Ⅱ级中,不能区分系膜细胞增生是否合并了毛细血管内增生,而毛细血管内增生与否很可能与预后相关;②对于新月体的形成,并未区分其性质(细胞性、细胞/纤维性还是纤维性),而新月体的性质可能与是否积极治疗密切相关;③分级中忽视肾小管间质的病变,或者只是把他们作为肾小球病变的继发改变,而肾小管级间质的病变直接与患者预后相关。

表 10-4-1　ISKD 病理分型标准

Ⅰ 轻微病变
Ⅱ 不伴新月体形成的单纯系膜增生 　(a)局灶系膜增生 　(b)弥漫系膜增生
Ⅲ 伴新月体(受累肾小球<50%)的系膜增生 　(a)局灶毛细血管内增生 　(b)弥漫毛细血管内增生
Ⅳ 伴新月体(受累肾小球 50%~75%)的系膜增生 　(a)局灶毛细血管内增生 　(b)弥漫毛细血管内增生
Ⅴ 伴新月体(受累肾小球>75%)的系膜增生 　(a)局灶毛细血管内增生 　(b)弥漫毛细血管内增生
Ⅵ 膜增样肾小球肾炎

在儿童,ISKD Ⅰ~Ⅲ级患者很少进展到终末期肾病,而 33%ISKD Ⅳ级和 74%ISKD Ⅴ级患者进入终末期肾病。Meadow 及 ISKD 的病理分型标准均强调了新月体形成的重要性,新月体累及肾小球的数量与过敏性紫癜性肾炎预后不良相关。在儿童,当新月体累及小球比例大于 50%,则预后较差,而在成人,新月体累及小球比例少于 50% 也是预后不良的指标。Faull 等认为,在成人新月体累及肾小球的比例大于 20% 即为预后不良。将近67%ISKD Ⅲ级成人患者进入终末期肾病,而在儿童仅为 6%,因此,ISKD 病理分型标准不太适合成人患者。Pillebout 报道 250 例成人过敏性紫癜性肾炎(随访中位数 14.8 年),发现与预后不良相关的病理指标有间质纤维化程度、硬化肾小球的比例及纤维素样坏死的肾小球数量。但在所有的过敏性紫癜性肾炎病理分型标准中均未明确反映间质纤维化和硬化肾小球这两个指标。在儿童患者,间质纤维化发生率很低,但在成人患者,则情况有所不同,间质纤维化和硬化肾小球可能是成人过敏性紫癜性肾炎重要的预后指标。

在 IgA 肾病牛津分型标准中,纳入了系膜增生、毛细血管内增生、节段硬化、肾小管萎缩、间质纤维化及细胞/细胞纤维性新月体等病理指标。而过敏性紫癜性肾炎与 IgA 肾病的基本病变类似,且这些因素在既往研究中也多数与过敏性紫癜性肾炎患者预后相关,那么是否可使用 IgA 肾病牛津分型来对过敏性紫癜性肾炎进行分级呢?

在牛津分型标准制定的相关研究中,在入组时排除了过敏性紫癜性肾炎,因此牛津分型工作组并不建议使用牛津分型来对过敏性紫癜性肾炎进行分级。但由于过敏性紫癜性肾炎与 IgA 肾病的基本病理改变类似,也有学者使用 IgA 肾病的牛津分型对过敏性紫癜性肾炎进行分级,并观察对预后的影响。2014 年一项来自韩国的研究纳入了 256 例过敏性紫癜性肾炎患者,其中包括 92 例成人。该研究将 2009 年牛津分型标准的 4 项病理指标进行预后预测,发现 E 和 T 可独立预测过敏性紫癜性肾炎患者不良预后。2018 年来自我国的一项研究探讨了牛津分型在儿童过敏性紫癜性肾炎中的预后判断价值,该研究采用的是 2017 年发布的新的牛津分型标准。该研究发现,仅 S 和 T 是儿童过敏性紫癜性肾炎不良预后独立预测因子,而 M、E 和 C 均不能预测患儿预后。因此,目前研究的相关结论尚不足以支持在过敏性紫癜性肾炎患者中使用牛津分型。

五、基本肾脏病理术语的补充说明

肾脏病专科医生初次涉及肾脏病理时会遇到一些病理描述的问题,这些描述有其特定含义。国际上,对某些术语是统一的,但也有些术语尽管名词相同,但在不同文献其定义也不尽相同。近几年提出的分型标准,如狼疮性肾炎分型标准和 FSGS 分型标准,均有明确定义的术语,但 Lee 和 Haas 提出分型标准时并没有明确的定义。要求对每个名词进行界定是一项有益的工作,但实际上比较困难,正如 Haas 提到的,由于各家医院切片厚度不同,建立严格统一的定量标准变得不太可能,如美国芝加哥大学的切片厚度是 3.5μm。因此,该机构切片处理时,符合 Haas M 分型标准 Ⅰ 型和 Ⅱ 型的系膜细胞数就被界定在不超过 4 个 / 系膜区。实际上,肾脏病理常见术语缺乏统一的描述也在于肾组织不同切面,定量的病理描述也不尽相同。下面列举的概念是编者在参考了相关文献后提出的,仅供初学读者参考,不作任何分型标准附加的特定定义。

1. **弥漫**　病变累及 ≥50% 的肾小球。
2. **局灶**　病变累及 <50% 的肾小球。
3. **球性**　病变范围超过某一肾小球的 50%。
4. **节段**　病变范围小于某一肾小球的 50%。
5. **系膜细胞增生**　系膜区 ≥3 个系膜细胞(3μm 厚的切片)。
6. **毛细血管内增生**　由系膜细胞、内皮细胞、浸润的单核细胞增多导致的肾小球毛细血管腔狭窄或闭塞。
7. **坏死**　病变表现为细胞核碎裂、肾小球基底膜破裂并存在富含纤维蛋白的物质。
8. **新月体(细胞型)**　毛细血管外细胞增生致使细胞层超过 2 层,周长超过肾小球囊的 1/4。
9. **粘连**　肾小球和肾小囊之间胶原基质的连接。
10. **硬化**　肾小球细胞外基质的增加,并伴有肾小球毛细血管腔的阻塞。

(董 伟　陶一鸣　章 斌)

参考文献

[1] CATTAN D C, COPPO R, COOK H T, et al. The Oxford classification of IgA nephropathy: rationale, clinicopathological correlations, and classification [J]. Kidney Int, 2009, 76 (5): 534-545.

[2] COPPO R, TROYANOY S, BELLUR S, et al. Validation of the Oxford classification of IgA nephropathy in cohorts with different presentations and treatments [J]. Kidney Int, 2014; 86 (4): 828-836.

[3] LV J, SHI S, XU D, et al. Evaluation of the Oxford Classification of IgA Nephropathy: A Systematic Review and Meta-analysis [J]. Am J Kidney Dis, 2013, 62 (5): 891-899.

[4] CHAKERA A, MACEWEN C, BELLUR S, et al. Prognostic value of endocapillary hypercellularity in IgA nephropathy patients with no immunosuppression [J]. J Nephrol, 2016, 29 (3): 367-375.

[5] HAAS M, VERHAVE J C, LIU Z H, et al. A Multicenter Study of the Predictive Value of Crescents in IgA Nephropathy [J]. J Am Soc Nephrol, 2017, 28 (2): 691-701.

［6］LV J, YANG Y, ZHANG H, et al. Prediction of outcomes in crescentic IgA nephropathy in a multicenter cohort study [J]. J Am Soc Nephrol, 2013, 24 (12): 2118-2125.

［7］HERLITZ L C, BOMBACK A S, STOKES M B, et al. IgA nephropathy with minimal change disease [J]. Clin J Am Soc Nephrol, 2014; 9 (6): 1033-1039.

［8］LI XW, LIANG SS, LE WB, et al. Long-term outcome of IgA nephropathy with minimal change disease: a comparison between patients with and without minimal change disease [J]. J Nephrol, 2016, 29 (4): 567-573.

［9］ZHANG Y, SUN L, ZHOU S, et al. Intrarenal Arterial Lesions Are Associated with Higher Blood Pressure, Reduced Renal Function and Poorer Renal Outcomes in Patients with IgA Nephropathy [J]. Kidney Blood Press Res, 2018, 43 (2): 639-650.

［10］El KK, HILL GS, KARRAS A, et al. A clinicopathologic study of thrombotic microangiopathy in IgA nephropathy [J]. J Am Soc Nephrol, 2012, 23 (1): 137-148.

［11］TRIMARCHI H, BARRATT J, CATTRAN D C, et al. Oxford Classification of IgA nephropathy 2016: an update from the IgA Nephropathy Classification Working Group [J]. Kidney Int, 2017, 91 (5): 1014-1021.

［12］COPPO R, LOFARO D, CAMILLA R R, et al. Risk factors for progression in children and young adults with IgA nephropathy: an analysis of 261 cases from the VALIGA European cohort [J]. Pediatr Nephrol, 2017, 32 (1): 139-150.

［13］CHAKERA A, MACEWEN C, BELLUR SS, et al. Prognostic value of endocapillary hypercellularity in IgA nephropathy patients with no immunosuppression [J]. J Nephrol, 2016, 29 (3): 367-375.

［14］BELLUR SS, LEPEYTRE F, VOROBYEVA O, et al. Evidence from the Oxford Classification cohort supports the clinical value of subclassification of focal segmental glomerulosclerosis in IgA nephropathy [J]. Kidney Int, 2017, 91 (1): 235-243.

［15］HIKI Y, KOKUBO T, HORII A, et al. A case of severe IgA nephropathy associated with psoriatic arthritis and idiopathic interstitial pneumonia [J]. Acta Pathol Jpn, 1993, 43 (9): 522-528.

［16］XU K, ZHANG L, DING J, et al. Value of the Oxford classification of IgA nephropathy in children with Henoch-Schonlein purpura nephritis [J]. J Nephrol, 2018, 31 (2): 279-286.

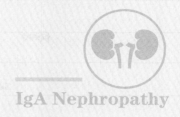

第十一章

IgA肾病的诊断及疾病活动性评估

IgA 肾病是一种免疫病理诊断的肾小球疾病,诊断 IgA 肾病的"金标准"即肾免疫病理。但 IgA 肾病并非一个独特的疾病实体,而是一个具有相同肾小球免疫病理改变的临床症候群,通常所提及的 IgA 肾病是指原发性 IgA 肾病,其临床表现及病理改变具有多元化、无特征化的特点。在诊断原发性 IgA 肾病之前必须排除继发性 IgA 肾病的可能,明确诊断之后,还必须明确其肾功能状况、并发症状况,以及疾病的活动性评估等。IgA 肾病的诊断必须靠肾穿刺活检,目前仍缺乏无创诊断 IgA 肾病的新手段。近 10 年关于诊断的重要进展主要是 IgA 肾病病理牛津分型的更新(见第十章)。本章主要介绍 IgA 肾病的诊断步骤及其过程中需要注意的要点。

第一节　IgA 肾病的诊断

一、临 床 线 索

IgA 肾病可有多种临床表现,从镜下血尿、肉眼血尿到大量蛋白尿及高血压,甚至合并急性肾衰竭,这些表现可重叠存在。绝大多数的 IgA 肾病患者均有不同程度的血尿,但是血尿并非 IgA 肾病特有的临床特点。根据主要临床表现及肾病理将 IgA 肾病分为孤立镜下血尿 IgA 肾病、反复发作肉眼血尿 IgA 肾病、轻度蛋白尿 IgA 肾病、中度蛋白尿 IgA 肾病、重度蛋白尿 IgA 肾病、慢性肾衰竭 IgA 肾病、新月体型 IgA 肾病及 IgA 肾病合并急性肾衰竭 8 个类型。尽管部分分型之间有交叉,但各型的病理改变及转归各有不同,对于指导治疗有重要意义,应区别对待。IgA 肾病并没有特异性的临床表现,其临床表现的重要意义在于结合肾病理改变选择相应的治疗方案和判断预后。IgA 肾病的确诊依靠其肾病理。

二、肾脏病理确诊

(一)肾活检指征
总的来说,肾活检毕竟为有创性操作,在诊断明确后没有特殊治疗措施或不改变治疗方案的患者,不建议行肾活检。另一方面,当患者肾活检潜在风险超过了肾活检可能益处时,应避免肾活检。

不同国家、不同学者在临床线索提示 IgA 肾病时,对肾活检指征掌握的尺度不一样。如国外对于无症状血尿患者,一般不主张积极进行肾活检。过去 IgA 肾病被认为预后良好,但研究表明,IgA 肾病患者自被确诊的时间开始,每年大概有 1%~2% 的患者进入终末期肾病。由于 IgA 肾病的预后与高血压、持续性蛋白尿(24 小时尿蛋白>1.0g)、起病时肾功能损害、肾病综合征及肾脏病理等因素密切相关,有学者认为在下列情况下,肾活检的意义较大:① 24 小时尿蛋白>1.0g;②起病时即有血肌酐升高;③血尿明显伴短期内血肌酐升高;④血尿伴有高血压;⑤怀疑继发于全身性疾病的肾小球疾病;⑥怀疑合并其他肾小球疾病。

然而,国内有学者在总结分析 1 000 余例 IgA 肾病的临床病理资料后发现,如果按持续性 24 小时尿蛋白大于 1g 方行肾活检这一标准,可能漏掉一些需要积极治疗的患者,部分患者虽然 24h 尿蛋白在 0.5g 左右,但肾脏病理显示已有中等度(Lee 氏分级 Ⅲ 级以上)损害。事实上,临床上表现为血尿伴轻微蛋白尿的 IgA 肾病并不少见,如中日友好医院的资料显示,血压、肾功能均正常,仅表现为单纯血尿或血尿伴微量蛋白尿的患者占 IgA 肾病的 8.9%。这些患者中,45.5% 的患者肾脏病理与预期不符,表现为 IgA 肾病 Hass 分级系统 Ⅱ~Ⅳ级。随访 75 个月后,16.2% 发生不良事件(进展至高血压、24 小时尿蛋白大于 1g 或肾功能损害)。因此,在肾活检技术比较成熟的单位,只要有持续性蛋白尿伴镜下血尿,就可以考虑肾活检。

至于单纯血尿(孤立性血尿,肉眼/镜下血尿)是否作为肾穿刺活检的指征目前还存在争议。有学者认为只要诊断为肾小球性血尿,即可以作为肾穿刺活检的指征;但也有部分学者认为即使是肾小球性血尿,仍要持续观察半年以上,在不能解释病情改变的情况下可以考虑做肾穿刺活检;还有部分学者认为单纯血尿,特别是肉眼血尿的患者预后良好,可以在门诊严密监测,而不必急于肾穿刺活检,只有在出现蛋白尿或出现肾功能快速进展或患者本人急于了解肾脏病理的情况下才做肾穿刺活检。

日本学者回顾了 56 例单纯镜下血尿(24 小时尿蛋白定量 <0.3g)、估算的肾小球滤过率(estimated glomerular filtration,eGFR)≥60ml/(min·1.73m^2)的肾活检病例,发现主要病种为 IgA 肾病(62%),其余为薄基底膜肾病(13%)或轻微肾小球病变(11%)等。我国学者在 88 例仅表现为孤立性血尿的 IgA 肾病患者中观察到,这部分病例多起病于 20~30 岁,半数以上表现为 IgA 肾病牛津分型中的 M1S0E0T0,但有 24.4% 伴有新月体形成。因此,部分学者认为在肾活检的指征中不能漏掉单纯表现为血尿的患者。鉴于单纯血尿多数预后良好,多为不需要治疗的 IgA 肾病和薄基底膜肾病,通常这部分患者不需要肾活检,可门诊随访观察。

(二)IgA 肾病免疫病理

IgA 肾病是依靠肾脏免疫病理诊断的肾小球疾病,其确诊首先依赖于肾组织免疫荧光或免疫组化。可以见到在肾小球系膜区、系膜旁区,IgA 呈弥漫性或节段性沉积。单纯 IgA 沉积者不多见,仅占肾活检标本的 15%。多数病例可以伴有其他免疫球蛋白和补体成分的沉积,IgG 和 IgM 分布与 IgA 分布相类似,但以 IgA 荧光强度最高。若 IgG 等与 IgA 同强度沉积,应高度怀疑狼疮性肾炎的可能性。部分患者的毛细血管壁可有 IgA 沉积,常提示预后不良。C3 经常合并存在,而 C1q 和 C4 则较少或缺如。此外,IgA 肾病还可伴有 properdin、C4d、甘露醇结合凝集素(mannan-binding lectin,MBL)和 C5b-9 的沉积。有研究报道,同时伴有 MBL 和 C4d 沉积者,病程更重。

荧光显微镜下所观察到的沉积物形态与其沉积的部位有一定的联系。大颗粒状沉积物多为系膜区沉积,而小颗粒状沉积物则为内皮下沉积的标志。

IgA 沉积的部位与病理损害的类型亦有密切关系。系膜区的沉积病理改变往往较轻,周边毛细血管祥的沉积则病变较重,往往提示不仅病变涉及范围较广,同时还合并有肾小球毛细血管祥病变以及新月体的形成。

(三)IgA 肾病组织病理

IgA 肾病的组织病理学特点变异很大,光镜下病理损害多样化,可见到除膜性及膜增生性病变外的其他各种类型肾小球肾炎的病理改变。因而有学者认为,缺乏特异性病理特征的本身可能就是 IgA 肾病的病理特点。

1. **光镜下改变**　局灶性或弥漫性肾小球系膜细胞及基质增多是 IgA 肾病最基本的病变,但此改变并非 IgA 肾病特有,在糖尿病肾病、局灶节段性肾小球硬化及其他伴有肾小球损害的系统性疾病中均可观察到此改变。IgA 肾病也可表现为其他类型的病理改变,如弥漫性毛细血管内增生、节段性硬化、局灶坏死及细胞性新月体形成等。在发作性肉眼血尿伴肾功能损害患者,常可见到节段细胞性新月体形成(<10%),无祥坏死。IgA 肾病还常伴有肾小管间质的改变,如肾小管萎缩、肾间质纤维化和炎症细胞浸润。此外,光镜下 Masson 染色时,肾小球系膜区出现大块状凸向肾小囊的嗜复红蛋白,可作为 IgA 肾病诊断的佐证。

为了更好地反映肾脏病理损害及其与预后的关系,病理学家对 IgA 肾病的光镜下病理改变先后提出了多种病理分型方法,主要是半定量评分及分级分型法,以便于指导临床治疗。2009 年以前,IgA 肾病组织学分级系统,从 1982 年 WHO 组织学分型的提出到 Lee 氏分级系统的确立,从 1996 年 Haas 对 IgA 肾病 Lee 氏分级的改进,到 Pemphis 积分系统的建立,经历了一系列演变过程。当时临床常用的是 Haas 和 IgA 肾病 Lee 氏分级系统,有学者也推荐组织学半定量评分方法。但由于上述分型方法对诸多病理指标无明确定义、使用术语模糊,临床工作中缺乏能够指导治疗、判断预后的公认的病理评价系统。

2004 年由国际 IgA 肾病协作组和肾脏病理学会组成的工作组发起了 IgA 肾病病理分型系统,即"牛津分型"(详见第十章)的相关工作,于 2009 年发表研究结果,提出应根据系膜细胞增生积分(M)、节段肾小球硬化或粘连(S)、毛细血管内细胞增生(E)、肾小管萎缩/间质纤维化(T)来分析肾脏病理与患者预后的相关性。

2009 年 IgA 肾病牛津分型提出以后,国内外学者针对该方法进行了很多的验证研究。越来越多的研究发现,新月体病变与 IgA 肾病患者预后相关。此外,有足细胞增生肥大或顶部病变者肾功能下降快,蛋白尿多。基于这些研究结果,工作组建议在 IgA 肾病牛津病理分型 MEST 基础上增加细胞性/细胞纤维性新月体评分,并建议 S1 定义不变,但增加对 S1 病变的描述(存在/不存在足细胞增生肥大或顶部病变)(详见第十章)。

值得注意的是,IgA 肾病临床表现与肾脏病理常有脱节现象,临床表现较重者,肾脏病理改变可较轻;而临床表现为无症状尿检异常者,肾活检却可能有明显的肾小球硬化和肾间质纤维化。因此,对怀疑 IgA 肾病患者,应及早行肾活检,有助于发现病理损伤较重的患者。

2. 电镜下改变　肾小球系膜细胞增生、系膜基质增多伴有团块状高密度电子致密物沉积于系膜区或副系膜区是 IgA 肾病的典型超微病理改变。电镜下可见电子致密物,其沉积部位与免疫荧光一致,细胞增生和基质膨胀的程度则与光镜组织学改变相吻合。临床表现为大量蛋白尿的 IgA 肾病患者可见上皮细胞足突融合。大多数患者电镜下少见有免疫复合物沉积于肾小球毛细血管壁,但少数严重病例可见内皮下和/或上皮下免疫复合物的沉积。电镜下观察到肾小球系膜溶解者常提示预后不良。此外,有研究表明,部分 IgA 肾病患者的电镜标本可观察到与薄基底膜肾病相似的表现,此类患者与典型的 IgA 肾病患者在临床及预后特征上有无差异,尚属未知。

有关 IgA 肾病的病理学知识及其评分的详细内容参见本书第十章的相关内容。

三、其他可能的诊断手段

虽然肾活检在诊断 IgA 肾病中起着决定性的作用,但鉴于其有创性,近年来越来越多的学者正致力于寻找一种无创的检测手段以期能诊断 IgA 肾病。

(一) IgA 肾病的血清学检查

陆续有学者报道,还可借助血清学检查辅助诊断 IgA 肾病,包括含 IgA1 的循环免疫复合物、抗 N- 乙酰半乳糖胺抗体、类风湿 IgA 因子及血清 IgA- 纤维连接蛋白(fibronectin,FN)(IgA-FN)等。近年发现,IgA 肾病发病及进展机制中,补体系统活化发挥着重要作用。但是包括补体系统（如 CH50、C4、B 因子、propedin、I 因子和 H 因子）在内的这些检查手段均不能代替肾脏免疫病理在诊断 IgA 肾病中的决定性作用。1986 年有学者首次发现 IgA-FN 对 IgA 肾病的诊断具有一定的特异性。纤维连接蛋白（FN）是一类与分子、细胞间黏附有关的二聚体冷聚糖蛋白，主要存在于血浆及细胞外基质和结缔组织。IgA 肾病患者血浆中 IgA 可与胶原 I 蛋白氨基末端结合区的溴化氰片段结合，而 FN 的功能区与溴化氰片段末端具有相同结构。该研究通过生化及免疫方法证实了 IgA-FN 复合物的存在。此后，相继有研究表明，血清 IgA-FN 的检测对于 IgA 肾病的诊断、鉴别诊断、疾病活动性及复发的判断均有一定价值。

目前已证实血清 IgA 分子浓度与 IgA 患者疾病的发生并不相关，而血清 IgA1 分子的理化性质改变与疾病的发生发展密切相关。有研究提示，血清 IgA1 分子的糖基化异常可能是 IgA 肾病发生发展的关键因素，血清 IgA1 分子的半乳糖水平缺失可能成为 IgA 肾病的一个无创性诊断指标。由于 IgA 肾病患者 IgA1 铰链区 O - 糖链末端半乳糖缺失，N- 乙酰半乳糖胺暴露增加，而植物凝集素可以识别 N- 乙酰半乳糖胺，因此可以用来检测血清 IgA1 水平。研究显示，与健康人相比，IgA 肾病患者植物凝集素 -IgA1 水平明显增高，该指标敏感性 76.5%，特异性 94%，阳性预测值为 88.6%，阴性预测值为 78.9%。因此 IgA1- 血凝集素结合试验可作为 IgA 肾病患者无创性诊断的指标之一。同时，在鉴别诊断方面，植物凝集素 -IgA1 也具有一定价值。国内有学者应用微量离心柱法联合 ELISA 法检测植物凝集素 -IgA1 水平，研究发现，IgA 肾病患者血清植物凝集素 -IgA1 水平较其他原发性肾病组及对照组明显增高，其鉴别诊断 IgA 肾病的灵敏度为 72.9%，特异度为 72.1%，准确度为 72.5%。因而认为检测 IgA 肾病患者血清低半乳糖 IgA1 对于鉴别诊断 IgA 肾病具有一定临床价值。

IgA 肾病的诊断除了上述单独的某个血清学指标，有学者认为还可以联合几个指标来提高诊断率。20 世纪 90 年代初，有学者提出，血清 IgA、IgA 循环免疫复合物水平、镜下血尿、血清肌酐及血尿素氮这 5 个指标能提示 IgA 肾病诊断的成立。日本学者 Tomino 等选取 100 例 IgA 肾病患者及 100 例 IgA 肾病患者，对他们的尿沉渣镜检、血清 IgA、C3 及蛋白尿等进行比较，发现符合以下 4 个条件者，诊断 IgA 肾病的准确率达 80% 以上，因而认为，在没有肾活检条件的情况下，可通过以下几个指标来区分 IgA 肾病与非 IgA 肾小球肾炎：①尿沉渣镜检：尿红细胞 >5 个 / 高倍镜视野；②血清 IgA/C3 比值 >3.01；③ 24 小时持续性蛋白尿 >0.5g；④血清 IgA 水平 >315mg/dL。

近年来发现的新的特异性生物标志物有，IgA1 铰链区 228 位苏氨酸和 / 或 230 位丝氨酸残基新的抗原决定簇等，但这些指标至今尚未作为 IgA 肾病的诊断手段应用于临床。

需要强调的是，IgA 必须沉积在肾小球系膜区才能致肾病。血清 IgA 升高不一定导致 IgA 肾病，如骨髓瘤患者或 HIV 患者常有 IgA 升高，但这些患者并没有 IgA 肾病。同样，IgA 肾病患者也不一定出现血 IgA 升高。尽管半数 IgA 患者血清 IgA 水平升高，但此指标对诊断 IgA 肾病并无特异性（仅在孤立性镜下血尿型可能有一定的特异性），与其预后也无关。

（二）IgA 肾病尿液的蛋白组学方法

尿液的蛋白组学对于 IgA 肾病的无创性诊断可能有重要帮助。有学者采用毛细管电泳 - 质谱仪（CE-MS）通过检测并分析尿液中近 2000 种多肽，比较了 IgA 肾病患者与正常健康人及膜性肾病患者的差异,发现该检测手段的敏感性及特异性接近 100%,因而认为 CE-MS 法分析尿液蛋白可作为 IgA 肾病的诊断手段。其他的蛋白组学方法还包括 2 相凝胶电泳(2-DE)、基质辅助激光解吸电离飞行时间质谱(MALDI-TOF-MS,表面增强激光解吸/电离飞行时间/质量光谱法(SELDI—TOF-MS)、2-DE 耦合到 MALDI-FOF-TOF、液体色谱-串联质谱法(LC-MS/MS)等。通过这些蛋白组学方法,发现了一些尿标志物,如水通道蛋白 2、层粘连蛋白 G 样 3、游离 kappa 轻链和其他多肽如血管缓激肽、尿调素和 α1-抗胰蛋白酶等,可能成为无创性诊断 IgA 肾病的潜在手段。

微小 RNA(microRNA,miRNA)是一类由内源基因编码的长度约为 22 个核苷酸的非编码单链 RNA 分子,通过调节基因表达调控细胞的增殖、凋亡及分化。尿液 miRNA 具有稳定性高、不易被降解、重复性及特异性高的特点。2010 年,Wang 等首次检测 IgA 肾病尿液的 miRNA,发现 miR-200a、miRNA-200b、miR-429 表达下调,且其降低程度与疾病的严重程度相关,提示尿液中 miRNA 水平的改变可作为判断 IgA 肾病严重程度的标志。他们发现与免疫相关的 2 种 miRNA(miR-146a 和 miR-155 水平),在 IgA 肾病患者尿液中的表达水平显著高于正常健康对照组,且与尿液中 IL-1、IL-6 和肿瘤坏死因子呈负相关。2012 年,他们又发现 IgA 肾病患者尿液中 miR-29b、miR-29c 较健康人群表达下调,而 miR-93 上调。而尿 miR-21、miR-29b、miR-29c、miR-93 的水平与尿 Smad3 的 RNA 水平显著相关。因此,尿液 miRNA 可能成为未来早期诊断 IgA 肾病的非侵入性生物标志物。

另有学者通过比较 IgA 肾病患者与非 IgA 肾病患者及健康成人的尿液发现,IgA 肾病患者尿中的 IgA-IgG 复合物水平明显高于后两组(后两组间无差异),认为尿 IgA-IgG 复合物可作为一个较特异的诊断 IgA 肾病的指标。尿转铁蛋白受体(transferrin receptor,TfR)在 IgA 肾病患者的系膜细胞中表达增加,有学者研发了尿可溶性 TfR 的检测试剂盒,用来诊断和监测 IgA 肾病的活动性,并发现 sTfR 在 5μg/L 的界值可作为区分部分或完全缓解的预测指标。

关于采用尿液学检查方法来诊断 IgA 肾病的文献报道甚少,更多的研究是通过尿液检测来评估 IgA 肾病患者的疾病活动性,将在后文中提及。

四、鉴 别 诊 断

IgA 肾病的确诊只能依靠肾脏活组织检查,免疫荧光示肾小球系膜区有以 IgA 为主的免疫球蛋白沉积。明确肾小球系膜区有 IgA 为主的免疫球蛋白沉积后,应根据患者年龄、性别结合全身其他表现以及特殊实验室检查排除继发性 IgA 沉积因素,方能诊断为原发性 IgA 肾病。原发性肾小球疾病中,IgA 肾病需要与急性链球菌感染后肾小球肾炎、非 IgA 系膜增生性肾小球肾炎、微小病变、膜性肾病、薄基底膜肾病、Alport 综合征和家族性 IgA 肾病等相鉴别;继发性 IgA 肾病的病因包括结缔组织病、肠道疾病、皮肤病、肿瘤、血液系统疾病、肝脏疾病、感染等几大类,常见为过敏性紫癜性肾炎、狼疮性肾炎及肝脏疾病引起的肾损害等。与上述疾病鉴别,除详细询问病史、仔细体格检查外,尚需要完善血清学指标如抗链球菌溶血素 O(antistreptolysin,ASO)、类风湿因子、血清补体、自身免疫性抗体、抗 HIV 抗体、肝炎标志物、肿瘤标志物、抗中性粒细胞胞浆抗体、血清免疫固定电泳等以及透射电镜检查,并根据具体病情有选择地进行听力检测、裂隙灯、皮肤或唇腺活检、关节 X 线平片等检查。值得重视的是,肾小球系膜区免疫球蛋白 IgA 的沉积存在多克隆 IgA 或单克隆 IgA 沉积的情况。临床上单克隆 IgA 沉积少见,往往伴随有血清免疫固定电泳阳性(单克隆 IgA-κ 或 IgA-λ 带)。IgA 肾病的诊断及鉴别诊断见表 11-1-1。

表 11-1-1　系膜区 IgA 沉积的肾小球疾病的主要鉴别诊断

IgA 肾病
　原发性
　继发性 (如肝疾病等)
　家族性

过敏性紫癜性肾炎

狼疮性肾炎
　C1q 肾病
　HIV 相关的狼疮样肾小球肾炎

IgA 沉积为主的感染后 (链球菌感染后) 肾小球肾炎

混合性损伤
　ANCA 相关的肾小球肾炎 + 系膜区 IgA 沉积
　微小病变 + 系膜区 IgA 沉积
　膜性肾病 + 系膜区 IgA 沉积

无症状的系膜区 IgA 沉积

注:ANCA,抗中性粒胞浆抗体。

(一)与原发性肾小球疾病相鉴别

1. 急性链球菌感染后肾小球肾炎　发病的高峰年龄在 2~6 岁的小儿。患者通常也有咽炎、扁桃体炎等链球菌感染的前驱病史。但与 IgA 肾病发作性肉眼血尿不同,急性链球菌感染后肾小球肾炎的潜伏期相对长,通常在 1~3 周后出现血尿、水肿及高血压等症状,且持续肉眼血尿时间较长,可从数天到数周;实验室检查发病的早期有典型的补体 C3 下降,在 8 周后多数可恢复正常;通常患者的 ASO、血沉升高。光镜下弥漫性毛细血管内皮细胞及系膜细胞增生伴中性粒细胞浸润,肾小球体积增大,可见少数新月体形成,但广泛新月体形成很少见。荧光显微镜下可见 C3 高强度呈粗颗粒状广泛沉积于毛细血管壁,伴不同程度的 IgG 沉积,而 IgM 和 IgA 少见。电镜下上皮下驼峰状致密电子物沉积,内皮下及系膜区也可见少量电子致密物。

2. 非 IgA 系膜增生性肾炎　即通常所说的系膜增生性肾小球肾炎,常隐匿起病,以蛋白尿或肾病综合征为主要表现,光镜下特征性改变为弥漫性肾小球系膜细胞增多伴基质增生,小管、间质基本正常。主要鉴别点是免疫荧光见系膜区以 IgG 或 IgM 沉积为主伴或不伴 C3 沉积或无免疫复合物沉积。

3. 薄基底膜肾病　为常染色体显性遗传病,多起病于青少年时期,表现为良性家族性血尿,多为镜下血尿,肉眼血尿少见,大多无蛋白尿,或仅存在轻中度蛋白尿(常少于 1~2g/24h),有血尿家族史,长期预后良好。绝大多数患者肾功能保持正常,病理以电镜下肾小球基底膜弥漫性变薄(基底膜宽度小于 250nm)为特征。免疫荧光偶见少量 IgA、IgM、IgG 等沉积,可结合家族史及电镜加以鉴别。应当注意的是,薄基底膜肾病可合并 IgA 肾病,此时免疫病理检查呈现 IgA 的高强度系膜区团块状沉积,电镜下见基底膜弥漫性变薄的同时,系膜区有高密度的电子致密物沉积。

4. **Alport 综合征**　又称遗传性进行性肾炎,以血尿伴或不伴进行性肾功能减退、感音神经性耳聋和眼的前锥形晶状体和 / 或黄斑病为临床特点,儿童期常见,多有家族史,镜下血尿呈持续性,伴发作性血尿,蛋白尿常为轻度,但随年龄增加有逐渐升高趋势。男性患者通常在 16~35 岁即发展至 ESRD,而女性患者预后相对较好。Alport 综合征的病因主要为编码基底膜Ⅳ型胶原 α 链(collagen type Ⅳ alpha 1,COL4A)的基因发生突变,遗传方式包括 X 连锁显性遗传型(*COL4A5*、*COL4A5/A6* 基因突变)和常染色体隐性遗传(*COL4A3*、*COL4A4* 基因突变)。光镜下无特殊诊断意义的病变,有人认为,肾间质出现泡沫细胞浸润是 Alport 综合征较特异的病理改变,但泡沫细胞在早期活检标本中很少见,且随着肾功能进展其数目逐渐减少,对诊断并无价值。免疫荧光多数为阴性,少数病例可见 IgM 和 C3 呈颗粒状非特异性节段性或球性沉积于系膜区或毛细血管壁。透射电镜检查是诊断 Alport 综合征的主要手段。肾小球基底膜弥漫增厚或薄厚不均、分层,致密层增厚,呈撕裂状。结合家族史、临床表现(眼、耳和肾损害)及电镜易于与 IgA 肾病鉴别。此外,皮肤活检检测Ⅳ型胶原 α-5 链,对于诊断 X 连锁显性遗传性较为特异,可与 IgA 肾病及薄基底膜肾病鉴别。

5. **合并微小病变**　IgA 肾病的临床表现多样,但多数表现为镜下血尿伴或不伴非肾病综合征水平的蛋白尿。肾病综合征仅见于约 5% 的 IgA 肾病,过去观察到这部分患者常伴肾功能不全,肾脏病理呈进展性改变,表现为毛细血管内皮细胞增生和肾小球硬化性损伤,内皮下常有 IgA 免疫复合物沉积。但是,近年来发现,表现为肾病综合征的 IgA 肾病患者中,部分病人肾脏病理仅表现为轻度系膜增生,电镜下见弥漫足突融合,毛细血管壁无免疫复合物沉积,这些与微小病变(minimal change disease,MCD)的病理改变非常相似,且这部分患者对糖皮质激素反应良好。因此,有学者倾向于认为这部分患者为轻度 IgA 肾病叠加 MCD。治疗上建议参考 MCD 的方案。

6. **合并膜性肾病**　IgA 肾病合并膜性肾病的发生率非常低,但也有学者报道同时合并 IgA 肾病的膜性肾病病例,这样的病例按照典型的膜性肾病的治疗效果不甚理想,同样此类病例需要同时有免疫荧光和与此一致的电镜的结果才能确诊,治疗需要兼顾 IgA 肾病的治疗。

(二)与继发性肾小球肾炎鉴别(表 11-1-2)

1. **过敏性紫癜性肾炎**　临床表现、病理与免疫病理变化与 IgA 肾病非常相似,很难与其鉴别,主要鉴别点是该病有典型的肾外表现,即皮肤紫癜、关节肿痛及腹痛、黑便等,常见于儿童,血清 IgE 增高现象多见,病理改变多为非进行性,但由于该病是免疫复合物介导的肾小血管炎,新月体、肾小球毛细血管袢坏死及纤维素沉积程度较重,且其预后与起病时肾脏病理新月体的多少有关;而 IgA 肾病无肾外表现,多见于成人,多为缓慢进展,新月体形成不明显,但节段性肾小球硬化较为突出。原南京军区总医院对具有相似病理改变的新月体性过敏紫癜性肾炎和新月体性 IgA 肾炎患者临床病理特征及预后相比较的资料表明,二者具有相似之处,如明显的肉眼血尿、大量蛋白尿发生率高、中重度肾功能减退发生率低、肾组织节段性病变多见;同时二者亦存在明显不同,前者较后者肾功能损害程度及肾组织慢性化病变程度轻,预后优于后者。

表 11-1-2　IgA 系膜沉积相关性疾病

疾病种类	疾病名称
结缔组织疾病	狼疮性肾炎、强直性脊柱炎、类风湿关节炎、混合性结缔组织疾病、感染后关节炎、重症肌无力、白塞病
肠道疾病	口炎性腹泻、溃疡性结肠炎、局灶性肠炎、克罗恩病
皮肤病	疱疹性皮炎、银屑病、结节性红斑
肿瘤	癌(支气管、喉、黏膜分泌性)、IgA 免疫球蛋白病、蕈样真菌病、非霍奇金淋巴瘤、肾细胞癌
血液系统疾病	过敏性紫癜性肾炎、周期性中性粒细胞减少症、混合性冷球蛋白血症、免疫性血小板减少症、红细胞增多症、良性单克隆球蛋白病
肝脏疾病	肝硬化、乙型肝炎相关性肾小球肾炎、非肝硬化性门脉高压、肝移植、白细胞介素治疗肝肿瘤后
感染性疾病	急性链球菌感染后、EB 病毒感染、HIV 感染、弓形虫病、骨髓炎、麻风病、结核病
其他	家族性地中海热、特发性肺含铁血黄素沉积、腹膜后纤维化、淀粉样变、结节性多动脉炎

2. **狼疮性肾炎**　肾活检标本光镜下显示系膜细胞增生，且免疫荧光观察到 IgA、IgG、IgM 等同时沉积在肾脏时，应注意排除狼疮性肾炎。二者在临床表现及病理上均有多样性的特点。狼疮性肾炎患者除了临床上可以表现为皮疹、脱发、关节痛、口腔溃疡、浆膜腔积液等多系统损害外，其血清学也有阳性发现，如抗 dsDNA 抗体滴度增高、低补体血症等。在免疫病理方面，狼疮性肾炎是少数几个能观察到免疫复合物在肾组织广泛沉积(肾小球、肾小管、间质及血管)的疾病之一，其免疫病理特征为多种免疫球蛋白共同沉积，即通常所说的荧光"满堂亮"，其中 IgG 多部位沉积，同时伴有 IgM、IgA、C3、C1q 沉积，且 C1q 强阳性。而 IgA 肾病者其免疫病理以 IgA 为主沉积于系膜区、系膜旁区，C1q 沉积较少或缺如。结合免疫病理、临床表现及血清学检查，可以鉴别。

3. **乙型肝炎病毒(HBV)相关性肾炎**　HBV 相关性肾损害包括乙型肝炎病毒相关性肾炎及肝硬化所致肾小球损害。乙型肝炎病毒相关性肾炎多表现为蛋白尿或肾病综合征，镜下血尿少见，起病时肾功能多正常。血清转氨酶正常或轻度升高。光镜表现以膜性肾病和膜增生性肾小球肾炎最为常见。免疫病理可呈现类似狼疮性肾炎的"满堂亮"现象。肝硬化患者表现为肾小球肾炎少见，但经肾活检或尸检发现半数以上患者有 IgA 沉积，病理上可观察到肾小球硬化(肝病性肾小球硬化)及膜增生性肾小球肾炎的改变。部分患者肾活检可显示与 IgA 肾病相同的光镜与免疫病理变化，这部分患者 90% 以上可发现血清 IgA 水平增高，其临床表现各异，可表现为尿检异常、肉眼血尿、肾病综合征及肾功能不全，主要鉴别点为免疫病理检查见乙型肝炎病毒标志物如 HbsAg、HbcAg。

4. **强直性脊柱炎相关的肾损害**　强直性脊柱炎是一种血清阴性脊柱关节病，好发于 20~40 岁成年人，主要症状为下腰痛、脊椎僵硬及运动范围受限，X 线显示有两侧骶髂关节炎为其特征。约 40% 患者可发生肾损害，其肾脏临床表现为肾病综合征、蛋白尿、血尿、肾功能减退、肾小管功能异常。强直性脊柱炎合并肾损害的病理类型有肾淀粉样变、IgA 肾病、系膜增生性肾小球肾炎、膜性肾病、局灶节段肾小球硬化症等，15%~30% 患者可继发

IgA 肾病，其机制可能与免疫异常有关，结合临床表现及 X 线可资鉴别。

5. **类风湿关节炎(rheumatoidarthritis,RA)相关的肾损害**　以关节疼痛、晨僵、乏力、红细胞沉降率快、RF 阳性为主要临床表现，其关节外表现可包括肾损害。RA 相关的肾损害并非少见，有学者对 1 000 例 RA 患者进行了长达 10 年的研究，结果发现 356 例死亡的 RA 患者中，有 20% 患者有肾脏损害。类风湿关节炎合并肾损害包括 3 大类，即继发性肾淀粉样变，药物如非甾体抗炎药、青霉胺、金制剂及环孢素等所致的肾损害，以及疾病本身所致的肾损害(RA 相关性肾病，RA-related nephropathy)如系膜增生性肾小球肾炎、IgA 肾病、膜性肾病、微小病变、肾血管炎等。其中最为常见的是肾淀粉样变，多见于病程超过 10~15 年的 RA 患者，临床表现为蛋白尿甚至肾病综合征，常有肾功能不全。RA 相关性肾病患者大部分肾功能正常，常见病理类型有系膜增生性肾小球肾炎、膜性肾病，而局灶节段性肾小球硬化症、微小病变及 IgA 肾病较为罕见。但也有研究发现，系膜区 IgA 的沉积与类风湿关节炎的疾病严重程度密切相关。根据患者关节表现、RF 阳性及 X 线表现可资鉴别。

6. **干燥综合征相关的肾损害**　干燥综合征是一种主要累及外分泌腺体的慢性炎症性自身免疫病，可分为原发性和继发性。临床有多系统受累。国内报道有 30%~50% 患者有肾损害。早期主要累及肾小管间质，表现为 I 型肾小管性酸中毒。部分患者早期可仅以 I 型肾小管性酸中毒为临床表现。干燥综合征患者后期可有肾小球损伤，表现为血尿、蛋白尿(偶见肾病综合征表现)、肾功能损害、冷球蛋白血症及高丙种球蛋白血症等，但血清补体通常正常。血清学检查常有 SSA、SSB、ANA 抗体阳性。原发性干燥综合征光镜下主要表现为间质性肾炎，荧光通常为阴性，部分患者有时可观察到肾小管基底膜 IgG 和 C3 的沉积，肾小球很少被涉及。而继发性干燥综合征病理上可出现类似狼疮性肾炎各种类型的肾小球病变。但表现为单纯肾小球系膜区 IgA 沉积者极为少见，仅见个案报道。

7. **银屑病相关性肾病**　银屑病是一种有明显微血管改变的慢性炎症性皮肤病，近年来的研究认为其是一种多基因背景下 T 细胞介导的自身免疫性疾病，肾受累率为 1.14%。有学者将合并肾损害的银屑病称为"银屑病相关性肾病"。在银屑病合并肾损害中，组织学改变多样，以 IgA 肾病为常见(多见于关节炎型银屑病)，也有报道以膜性肾病及膜增殖性肾炎为常见，结合典型的皮疹(红色丘疹或斑块上覆有多层银白色鳞屑)，以及银屑病与肾损害消长存在的一致性，易于鉴别。

8. **人类免疫缺陷病毒(human immunodeficiency virus,HIV)感染的相关性肾损害**　HIV 感染导致的肾损害包括 HIV 相关性肾病(HIV-associated nephropathy,HIVAN,约占 73%)及其他 HIV 相关的肾损害。HIVAN 是黑种人患者进展至 ESRD 的第 3 位病因，仅次于糖尿病和高血压。典型组织学病变为塌陷型 FSGS，此类型电镜下无免疫复合物沉积。其他 HIV 相关的肾损害还包括膜增生性肾小球肾炎、微小病变、淀粉样变、狼疮样肾炎、急性感染后肾小球肾炎、膜性肾病、IgA 肾病及免疫触须样肾病等，多数由免疫复合物介导，以膜增生性肾小球肾炎最常见，而继发性 IgA 肾病少见(约占 1%)。后者临床可表现为血尿、蛋白尿及肾功能不全，且常有皮肤血管炎伴过敏性紫癜的证据，光镜下可表现为系膜增生性肾小球肾炎及塌陷型肾小球硬化。主要鉴别点是电镜下见管状包涵体，且临床上找到 HIV 感染的确切证据。

(三)与单克隆 IgA 沉积的疾病鉴别
近年来具有肾脏意义的单克隆免疫球蛋白病(monoclonal gammopathy of renal significance,

MGRS)越来越受到关注。伴单克隆免疫球蛋白沉积的增生性肾小球肾炎是 MGRS 的类型之一,其中最常见沉积的单克隆免疫球蛋白为 IgG,而 IgA、IgM 沉积者极为少见。Vignon 等回顾了 19 例以单克隆 IgA 沉积的 MGRS,其中 5 例在光镜下表现为结节性肾小球硬化、14 例为增生性肾小球肾炎表现(系膜增生性或膜增生性肾小球肾炎)。患者电镜表现多样,可看到系膜区、多数内皮下、少数上皮侧点状或颗粒状的电子致密物沉积。在这些病例中,有 1/3 的病例最初诊断为 IgA 肾病,提示当看到 IgA 沉积的增生性肾小球肾炎时,需要注意寻找证据如血、尿免疫固定电泳,血清游离 κ 轻链与 λ 轻链的比例、肾组织轻重链染色,以及电镜观察是否存在特殊结构物质的沉积等,以排查单克隆 IgA 沉积的增生性肾小球肾炎。国内有学者报道了 1 例病例,该患者初始诊断为过敏性紫癜性肾炎,经 3 次活检,最终诊断为增生性肾小球肾炎伴微管状单克隆 IgA-λ 沉积。

五、肾功能诊断

在病理确诊为 IgA 沉积为主的系膜增生性肾小球肾炎并排除继发性 IgA 沉积因素后,原发性 IgA 肾病的诊断可以成立,此时应对患者的肾功能分期作出评价,有助于病情的判断。可参考 NKF-K/DOQI 对慢性肾脏病分期的建议(表 11-1-3)。

表 11-1-3　慢性肾脏病的分期及治疗策略

分期	描述	GFR/(ml·min^{-1}·1.73m^{-2})	治疗计划
1	肾损伤 GFR 正常或升高	≥90	CKD 病因诊断和治疗
2	肾损伤 GFR 轻度下降	89~60	评估 CKD 进展
3	GFR 中度下降	59~30	评价和治疗并发症
4	GFR 严重下降	29~15	肾替代治疗准备
5	肾衰竭	<15 或透析	肾替代治疗

注:GFR,肾小球滤过率;CKD,慢性肾脏病。

六、并发症诊断

慢性肾脏病通常会合并各种并发症,及时诊断肾脏病的并发症并予以正确的处理,对于延缓肾功能进展,提高肾脏病患者生存率有着重要意义。慢性肾脏病常见的并发症有:肾性高血压、肾性贫血、肾性骨病、心、脑血管钙化等。

综上所述,临床诊断 IgA 肾病的首要线索主要是新鲜晨尿检查,通常表现为持续性、反复发作的镜下或肉眼血尿,而持续性或间歇性蛋白尿亦多见。对于单纯性血尿患者,利用相差显微镜检查,观察有无畸形红细胞是判断肾小球损伤的可靠指标,可据此区分出非肾小球源性血尿和肾小球源性血尿。在肉眼血尿患者中,尿沉渣镜检若存在红细胞管型或异形红细胞则表明出血起源于肾小球。对于合并有蛋白尿的患者,应进一步测 24 小时尿蛋白定量,并明确尿蛋白性质;尿总蛋白/尿肌酐能更精确地反映蛋白尿情况。在明确患者存在尿沉渣及尿蛋白异常后,应进一步检查肾功能、肾脏 B 超及进行肾活检。IgA 肾病的诊断过程是一个依赖于免疫病理的排除性诊断过程,在观察到肾小球系膜区有以 IgA 为主的免疫球蛋白沉积后,若能排除引起继发性 IgA 沉积的因素,则原发性 IgA 肾病的诊断可以成立。另外要指出的是,虽然 IgA 肾病的其他实验室检查还包括血清 IgA1 水平、IgA-FN 等,但它们均无法替代肾活检在诊断 IgA 肾病中的决定性作用。IgA 肾病诊断思路见图 11-1-1。

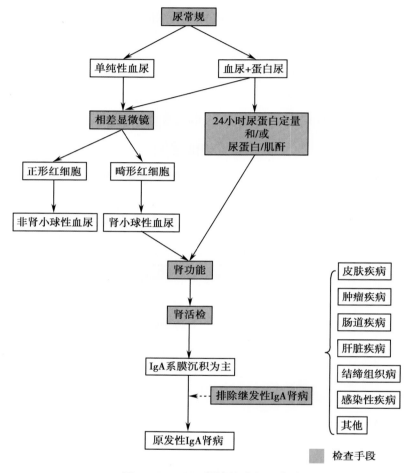

图 11-1-1　IgA 肾病的诊断思路

第二节　IgA 肾病的疾病活动性评估

　　尽管肾脏病理是 IgA 肾病诊断的"金标准",也是判断 IgA 肾病患者经治疗后疗效判断及预后的可靠手段,依赖重复肾活检来评估 IgA 肾病的活动性及预后往往难以实现。为此,近年来有很多学者探讨了更为简便且无损伤性的评估手段。

一、尿 液 检 查

　　IgA 肾病主要累及肾小球,病变的肾脏固有细胞、形成的炎症因子和补体活化成分都可以进入尿液。尿液检测以其标本容易获得且检测方法安全的特点,可能成为反映病情变化及对症治疗反应的重要手段,从而减少重复肾活检的次数。近年来,寻找尿液中生物标志物的研究备受关注。

（一）尿巨噬细胞数

有学者采用巨噬细胞的单克隆抗体（anti-CD68）通过免疫荧光方法观察到，尿巨噬细胞数目在 IgA 肾病患儿远比薄基底膜肾病及特发性肾性血尿患儿要多；尿巨噬细胞数与活动性指数、蛋白尿及尿白细胞数有显著相关性；尿巨噬细胞数与肾小球及小管间质巨噬细胞浸润数成正比。而患儿接受治疗后，尿巨噬细胞数目明显减少的同时，蛋白尿也显著减少。他们认为，相对蛋白尿这一指标而言，尿巨噬细胞数可能是一个更为敏感的评价 IgA 肾病活动性及治疗效果的无创性指标。

（二）尿颗粒膜蛋白 -140

颗粒膜蛋白 -140（granular membrane protein-140，GMP-140）是一分子量为 140 000 的新型黏附蛋白受体，广泛分布于激活的血小板及血管内皮细胞，在调节血栓形成和炎症反应中起重要作用。有学者用抗 GMP-140 单抗通过免疫荧光技术观察到，尿沉渣中激活的血小板数与 IgA 肾病患者肾小球损伤程度呈显著相关性。

（三）尿白细胞介素 -6（interleukin 6，IL-6）

IL-6 是一个多功能的细胞因子。近年有学者发现，IgA 肾病患者尿中 IL-6 水平与疾病活动性密切相关，同时免疫荧光也可见 IL-6 分布于肾小球和或肾小管腔，其原因可能为增生的系膜细胞分泌大量的 IL-6 以致尿中出现 IL-6，因而认为检测尿 IL-6 水平可能是一个评估 IgA 肾病患者肾小球损伤及预后的有用指标。有人随访了 IgA 肾病患者 10 个月，发现尿 IL-6 的持续增高与 IgA 肾病的组织学病变进展相关。另外一项研究对 59 例 IgA 肾病患者随访了（8.07 ± 1.72）年，发现确诊 IgA 肾病时尿 IL-6>2.5ng/d 者，比尿 IL-6<1.0ng/d 者疾病进展的风险增高 6.8 倍。

（四）尿单核细胞趋化蛋白 -1（monocyte chemoattractant protein-1，MCP-1）

部分学者观察到，活动性狼疮肾炎患者尿 MCP-1 水平相对非活动性患者或健康志愿者显著增高。在膜性肾病和 IgA 肾病患者中，MCP-1 在肾小管上皮细胞的表达强度与肾间质巨噬浸润数相关。还有学者发现，肾脏病理改变越重，尿 MCP-1 水平越高。高水平的 MCP-1 能反映肾小球炎症变化，如系膜增生、球囊粘连、新月体形成、肾小球硬化及肾小管间质损伤等。因而认为尿 MCP-1 水平同样能反映 IgA 肾病患者的疾病活动性。

（五）尿 IgA- 纤维连接蛋白（IgA fibronectin，IgA-FN）

波兰一项研究表明，尿 IgA-FN 亦可作为评价 IgA 肾病及过敏性紫癜性肾炎活动性的指标。

（六）尿足细胞

国内有学者最近观察了伴有足细胞尿的 IgA 肾病患者的临床特点，并对尿液足细胞排泄与肾脏病理作了相关分析，结果发现，IgA 肾病患者足细胞排泄水平与蛋白尿水平呈正相关，尿足细胞的排泄与细胞性新月体或细胞纤维性新月体、肾小球毛细血管腔狭窄和足突广泛融合病变有关，而与系膜、内皮细胞病变及局灶基底膜增厚无关，认为足细胞尿不仅是 IgA 肾病患者肾小球损伤的结果，也是其活动性评估的指标。

（七）尿 podocalyxin

尿 podocalyxin（urine podocalyxin，u-PCX）可表达于肾脏的足细胞，主要维持足细胞形态。足细胞损伤时 PCX 可在尿中检测到。有学者在 51 例 IgA 肾病患者中发现，u-PCX 水平及尿足细胞数目与组织学损伤相关,并可反映 IgA 肾病的疾病活动性。

二、外周血检查

IgA1 分子的糖基化缺陷指 IgA1 分子铰链区 O - 连接的唾液酸和 / 或半乳糖减少,造成半乳糖或 N- 乙酰氨基半乳糖暴露增多。研究发现,IgA 肾病患者 α-2,6 唾液酸水平比正常对照组和非 IgA 肾病患者明显降低,且其降低与肾脏存活率降低相关。有学者认为 IgA1 的 α-2,6 唾液酸水平与 IgA 肾病患者预后相关,可作为 IgA 肾病预后差的预测因子。

血清可溶性 IL-2 受体(IL-2 receptor,IL-2R)被认为是恶性肿瘤细胞或激活 T 细胞的产物,其水平增高往往提示预后不良。有学者发现 IgA 患者血清 IL-2R 的水平与疾病活动性显著相关,且随病程进展逐渐增高,提示其对疾病活动评估及预后有意义。

关于血清 IgA-FN,有学者认为,其与 IgA 肾病患者的疾病活动性一致。研究显示,活动性病变组血清 IgA-FN 聚合物水平显著高于非活动组。因此,对于已确诊的 IgA 肾病患者,血清 IgA-FN 聚合物可作为判断活动性的指标。

此外,国内有学者发现血清分泌型 IgA 水平与 IgA 肾病的病理类型有关。如局灶增生硬化性 IgA 肾病患者相比轻度系膜增生性 IgA 肾病,血清分泌型 IgA 水平明显增高;且血清分泌型 IgA 水平与血肌酐、尿蛋白明显相关。

综上所述,虽然众多学者探讨了多种评估 IgA 肾病患者疾病活动性的手段,但至今为止尚未有一种公认且被广泛推广的无创性检测手段。当前,重复肾活检仍然是最常用的评估手段。如何寻找一种简单易行的非侵入性检测方法,值得更进一步地探索。尿液的生物标志物可能成为评价 IgA 肾病疾病活动性的重要指标。

IgA 肾病是肾小球系膜 IgA 沉积或以 IgA 沉积为主的增生性肾小球肾炎,可伴 IgG、IgM 或补体 C3 的沉积。诊断 IgA 肾病的"金标准"即肾脏免疫病理。在排除继发性肾小球系膜区 IgA 沉积为主的因素后,原发性 IgA 肾病的诊断可以成立。单纯血尿或伴少量蛋白尿的肾活检时机仍有争议。血清 IgA1 分子的半乳糖缺失水平可能成为 IgA 肾病的一个无创性诊断指标。IgA 临床表现多样化,组织病变轻重不一,预后也相差甚远,可分为 8 个临床症候群。即便是已在临床应用多年的 Haas 和 Lee 病理评分系统,也有各自的局限和不足之处,不能满足临床需要,有待建立一个简明的临床病理定量评分系统。研究表明,IgA 肾病疾病的活动性判断可通过尿巨噬细胞数、尿血小板数、尿 IL-6 及单核细胞趋化因子 -1 水平,血清 IL-2R 及 IgA-FN 的水平等来评估。尿液的生物标志物可能成为评价疾病活动性的重要指标。

(李志莲　史　伟)

参考文献

[1] LUCIANO R L, MOCKELl G W. Update on the Native Kidney Biopsy: Core Curriculum 2019 [J]. Am J Kidney Dis, 2019, 73 (3): 404-415.

[2] TAN M, LI W, ZOU G, ZHANG C, FANG J. Clinicopathological features and outcomes of IgA nephropathy with hematuria and/or minimal proteinuria [J]. Kidney Blood Press Res, 2015, 49 (2): 200-206.

[3] HOSHINO Y, KAGA T, ABE Y, et al. Renal biopsy findings and clinical indicators of patients with hema-

turia without overt proteinuria [J]. Clin Exp Nephrol, 2015, 19 (5): 918-924.

［4］ MIGLINAS M. Utility of renal biopsy in the clinical management of renal disease: hematuria should not be missed [J]. Kidney Int, 2014, 86 (6): 1269.

［5］ Trimarchi H, Barratt J, Cattran D C, et al. IgAN Classification Working Group of the International IgA Nephropathy Network and the Renal Pathology Society. Oxford Classification of IgA nephropathy 2016: an update from the IgA Nephropathy Classification Working Group [J]. Kidney Int, 2017, 91 (5): 1014-1021.

［6］ MORESCO R N, SPEECKAERT M M, DELANGHE J R. Diagnosis and monitoring of IgA nephropathy: the role of biomarkers as an alternatvie to renal biopsy [J]. Autoimmun Rev, 2015, 14 (10): 847-853.

［7］ HERLITZ L C, BOMBACK A S, STOKES M B, et al. IgA nephropathy with minimal change disease [J]. Clin J Am Soc Nephrol, 2014, 9 (6): 1033-1039.

［8］ STROKES M B, ALPERS C E. Combined membranous nephropathy and IgA nephropathy [J]. Am J Kidney Dis, 1998, 32 (4): 649.

［9］ KOENIG M, HACINI J, THIBAUDIN D, et al. Distal renal tubular acidosis ten years before Sjogren's syndrome [J]. Rev Med Interne, 2004, 25 (10): 764-766.

［10］ 张翯 , 王锁刚 . 银屑病相关性肾病的研究现状 [J]. 中国医师进修杂志 , 2007, 30 (3): 73-74.

［11］ 梁少姗 , 朱小东 , 曾彩虹 . 增生性肾小球肾炎伴微管状单克隆免疫球蛋白 IgA-λ 沉积 [J]. 肾脏病与透析肾移植杂志 , 2018, 27 (4): 391-395.

［12］ VIGNON M, COHEN C, FAGUER S, et al. The clinicopathologic characteristics of kidney diseases related to monotypic IgA deposits [J]. Kidney Int, 2017, 91 (3): 720-728.

［13］ MARUHASHI Y, NAKAJIMA M, AKAZAWA H, et al. Analysis of macrophages in urine sediments in children with IgA nephropathy [J]. Clin Nephrol, 2004, 62 (5): 336-343.

［14］ HARADA K, AKAI Y, KURUMATANI N, et al. Prognostic value of urinary interleukin 6 in patients with IgA nephropathy: an 8-yerar follow-up study [J]. Nephron, 2002, 92 (4): 824-826.

［15］ ROSZKOWSKA B M, MIZERSKA W M, BARTLOMIEJCZYK I. Urinary fibronectin excretion as a marker of disease activity in children with IgA nephropathy and Henoch-Schonlein nephropathy [J]. Przeql Lek, 2006, 63 Suppl 3: 90-93.

［16］ 彭艾 , 顾勇 , 肖涛 , 等 . 伴足细胞尿的 IgA 肾病的临床病理特征 [J]. 中华肾脏病杂志 , 2007, 23 (5): 283-287.

［17］ ASAO R, ASANUMA K, KODAMA F, et al. Relationship between levels of urinary podocalyxin, number of urinary podocytes, and histologic injury in adult patients with IgA nephropathy [J]. Clin J Am Nephrol, 2012, 7 (9): 1385-1393.

［18］ NIELSEN J S, MCNAGNY K M. The role of podocalysin in health and disease [J]. J Am Soc Nephrol, 2009, 20 (8): 1669-1676.

［19］ HARA M, YANAGIHARA T, KIHARA I, et al. Apical cell membranes are shed into urine from injured podocytes: A novel phenomenon of podocyte injury [J]. J Am Soc Nephrol, 2005, 16 (2): 408-416.

［20］ DING J X, XU L X, LV J C, et al. Aberrant sialylation of serum IgA1 was associated with prognosis of patients with IgA nephropathy [J]. Clin Immunol, 2007, 125 (3): 268-274.

［21］ ZHANG J J, XU L X, LIU G, et al. The level of serum secretory IgA of patients with IgA nephropathy is elevated and associated with pathological phenotypes [J]. Nephrol Dial Transplant, 2008, 23 (1): 207-212.

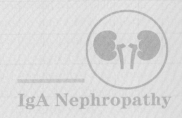
IgA肾病的检查方法

IgA 肾病的确诊依赖于肾穿刺病理活检,但在诊断程序中的病史资料的收集、体格检查以及相关的辅助检查对于诊断和鉴别诊断有着极为重要的价值,并不能忽视。由于 IgA 肾病是临床最常见的肾小球肾炎之一,临床诊断上有必要建立一个 IgA 肾病入院检查的标准流程,以降低漏诊、误诊的概率。本章主要介绍 IgA 肾病诊断中的体格检查、实验室检查和其他辅助检查的内容和价值。

第一节　病史和体检

一、病　史

(一)现病史

　　详细的现病史采集可以提供诊断 IgA 肾病的线索,在现病史中必须了解有无高血压、尿量的改变、尿色(肉眼血尿)的改变、腰痛、水肿、蛋白尿和 / 或血尿等症状和检查结果的主要特征、持续时间、发生顺序、影响因素(诱因)等,陈述发生以上各种症状后接受治疗的具体情况和治疗反应、转归等。现病史还要简要介绍与肾脏疾病有关的全身性疾病,如糖尿病、高血压病、慢性感染性疾病及免疫风湿性病等疾病。

(二)既往史、个人史及家族史

　　既往史方面重点注意乙型、丙型肝炎病史,以及其他感染性疾病如呼吸道炎、扁桃体炎、胃肠道炎症、泌尿系及妇科炎症的感染史,药物过敏史,妊娠史,高血压,水肿,以及尿异常的既往史和家族性肾病聚集现象等。

二、体 格 检 查

　　全身体格检查是必要的,可以发现肾疾病的全身表现,如贫血、水肿、高血压等,对诊断和评估 IgA 肾病的疾病程度和预后有意义。

(一)一般检查

　　1. **全身状态**　性别(急慢性肾盂肾炎、系统性红斑狼疮等多见于女性,IgA 肾病的发生率男性高于女性)、年龄(链球菌等感染后急性肾小球肾炎、微小病变型肾小球肾炎好发于青少年;狼疮性肾炎、肝炎相关性肾炎等好发于青年;糖尿病肾病、高血压良性小动脉肾硬化性肾病、前列腺增生症导致的梗阻性肾病好发于老年;IgA 肾病好发年龄为 19~42 岁)、血压(35 岁以前的高血压多为继发性或家族性,特别是肾性高血压;40 岁以后的高血压多为原发性)、营养状态和发育(慢性肾脏病者多有不同程度的营养不良,儿童合并慢性肾炎易出现发育不良)、面容(肾结石患者肾绞痛发作时可出现典型的急性痛苦面容;肾病伴贫血患者通常颜面、嘴唇、结膜和甲床苍白,双眼睑及颜面水肿,舌色淡,舌缘有齿痕,即肾性面容;慢性肾脏病患者面容憔悴、面色晦暗或苍白无华,目光暗淡呈典型的慢性面容)、体位(慢性肾衰竭合并心功能不全时可出现强迫性端坐呼吸体位,肾绞痛患者可出现辗转反侧、坐卧不安)、姿势(慢性肾衰竭合并肾性骨病影响到脊椎时可出现弯背、关节僵直;心力衰竭时出现强迫坐位等)。

　　2. **皮肤**　慢性肾脏病患者颜面部皮肤多显苍白,雷诺病、糖尿病肾病患者因闭塞性血管炎可出现肢端皮肤苍白;风湿病、结核病和佝偻病出汗较多,结核病常有夜间睡后出汗,即盗汗;低血糖、休克时手脚皮肤发凉而大汗,称为冷汗;肾病、肾功能不全时,皮肤因水肿或营养不良弹性下降;过敏性紫癜患者在腹部、四肢常见出血点和紫癜;风湿病和先天性红斑狼疮可见局部皮肤环形、蝶形或多形性红斑;冷球蛋白血症可见较典型的同心多环形紫癜。各种肾病都可见双侧眼睑晨起凹陷性水肿,严重者可延及全身和双下肢。风湿病在关节附近、长骨骺端出现无压痛、圆形硬质小结节。痛风在远端趾掌关节、耳部可出现白色、触痛的痛风结节。

3. **淋巴结**　慢性肾衰竭因抵抗力下降可导致结核菌感染,在颈部血管周围,出现多发性硬质、大小不等、相互粘连的淋巴结;由恶性肿瘤导致的肾损伤可同时见到遍及全身的大小不等的无痛性淋巴结肿大。

(二)头部

尿毒症患者头发多枯萎、无光泽;双睑皮下水肿;睑结膜苍白,有时可见球结膜出血;肾病同时合并有听力和视觉的障碍要除外遗传性肾病(如 Alport 综合征);鼻出血可见于尿毒症;肾性贫血可见嘴唇苍白,有时可见口腔黏膜,牙龈出血,长期肾病患者可有舌缘牙痕,舌痛等;急性肾炎或慢性肾炎急性发作多见咽喉壁淋巴滤泡增生、扁桃体肿大、咽红充血,甚至脓性分泌物;尿毒症患者口腔可伴尿素气味。

(三)颈部

颈部淋巴结肿大、质地不硬、压痛明显提示非特异性淋巴结炎;全身肿大的、无痛性淋巴结考虑为血液系统疾病;安静状态下颈静脉充盈、怒张,颈动脉搏动明显,多见于高血压、严重贫血和心功能不全的尿毒症患者。

(四)胸部

肾病患者胸部体征多与非特异性的并发症有关,需认真检查。如长期透析患者可因肾性骨病导致脊柱畸形引起胸廓外形改变;胸腔积液可见积液侧胸廓扩张,叩诊浊音或实音,语音震颤、呼吸音减弱,如积液较少或合并渗出性炎症时可闻及胸膜摩擦音。在合并严重的代谢性酸中毒时可出现典型的深快呼吸(Kussmaul 呼吸);左心衰竭时可见不同程度的呼吸急促、高枕卧位或端坐位,急性肺水肿时可出现大量粉红色泡沫痰,呼吸窘迫并大汗淋漓;触诊可出现交替脉,心尖区可闻及舒张期奔马律和第二心音亢进,双肺可有不同程度的哮鸣音和湿啰音;右心衰竭时则可见颈静脉怒张,周围性发绀,右心室增大,右心室舒张期奔马律和三尖瓣相对关闭不全的收缩期吹风样杂音。

(五)腹部

腹部检查对泌尿系统疾病的诊断非常重要,可为进一步选择其他辅助检查措施提供线索。腹部检查包括腹部外形,肾脏可否触及,有无包块及移动性浊音,腹部输尿管走行处有无压痛,肾区肋脊点、肋腰点有无压痛,肾区有无叩击痛,腹部有无血管杂音等。

1. **视诊**　腹部视诊应注意其外形是否对称,有无隆起及凹陷。先天性多囊肾患者可见腹部隆起,蛙腹多见于肾病综合征合并大量腹水,全腹凹陷见于尿毒症营养不良患者,可结合叩诊及触诊进一步检查。局限性隆起多与其部位下面的脏器有关。此外,尚应注意腹部皮肤的颜色,有无色素沉着、皮疹及瘢痕等;脐部有无凸起及溃疡;腹部有无搏动等情况。

2. **触诊**　正常肾脏一般不易触及,有时可触到右肾下极。身材瘦长者,肾下垂、游走肾或肾脏代偿性增大时,肾脏较易触及。在深吸气时能触到 1/2 以上的肾,即肾下垂。如肾下垂明显,并能在腹腔各个方向移动时称为游走肾。肾肿大见于肾盂积水或积脓、肾肿瘤、多囊肾等。当肾盂积水或积脓时,肾的质地柔软而富有弹性,有时有波动感;多囊肾时,肾为不规则形增大,有囊性感(一侧或两侧);肾肿瘤则表面不平,质地坚硬。

当肾和尿路有炎症或其他疾病时,可在一些部位出现压痛。①季肋点:第 10 肋骨前端,右侧位置稍低,相当于肾盂位置;②上输尿管点:在脐水平线上腹直肌外缘;③中输尿管:在髂前上棘水平腹直肌外缘,相当于输尿管第二狭窄处;④肋脊点:背部第十二肋与脊柱的夹角(肋脊角)的顶点;⑤肋腰点:背部第十二肋与腰肌外缘(肋腰角)顶点。

肋脊点和肋腰点是肾脏一些炎性疾病如肾盂肾炎、肾脓肿和肾结核等常出现的压痛部位。如炎症深隐于肾实质内、可无压痛而仅有叩击痛。季肋点压痛提示肾脏疾病,上输尿管点和中输尿管点出现压痛,提示输尿管结石、结核或化脓性炎症。

正常膀胱空虚时隐于盆腔内,不易触到,当膀胱积尿充盈胀大时,膀胱可越出耻骨上缘而在下腹中部触及,多呈扁圆形或圆形,触之囊性感,不能用手推动,按压时憋胀,有尿意。膀胱肿大最多见于尿道梗阻(如前列腺增生或癌)、脊椎病(如截瘫)所致尿潴留,也见于昏迷患者、腰椎或骶椎麻醉后、手术后局部疼痛患者。部分膀胱结石或肿瘤患者,在腹壁薄软的情况下,用双手触诊(左手戴手套插入直肠内)能在腹腔的深处耻骨联合后方触到。

3. **叩诊**　肾病变、腰椎和腰肌病变都可以引起腰痛,腹背部叩诊有助于明确疼痛的定位。检查时患者坐位或卧位,左手掌平放在其背部,右手握拳轻叩左手背。如肋脊角处叩痛提示肾区叩击痛,可能需要排除急性肾炎、肾盂肾炎、肾结石、肾结核和肾周围炎;腰椎叩击痛可能提示腰椎损伤、退行性变、腰椎结核、椎间盘突出等;竖脊肌、腰大肌劳损在相应的部位有压痛和叩击痛。膀胱触诊不满意时,叩诊有助于判断膀胱的膨胀程度。

4. **听诊**　肾动脉狭窄时,可在左右上腹听到收缩期血管杂音,多见于年轻的高血压患者。

(六)生殖器

注意有无包皮过长,阴茎有无充血水肿、分泌物、结节和新生物。阴茎颈是下疳和尖锐湿疣的好发部位,尿道口红肿、附着分泌物,或有溃疡提示淋球菌或其他病原体所致尿道炎,尿道口狭窄多由先天性畸形或炎症所致;精索和附睾红肿挤压痛提示炎症,精索串珠样改变见于精索结核。前列腺触诊有助于了解前列腺的大小、质地、形态等,触诊同时作前列腺按摩可以留取前列腺液作更进一步检查,了解前列腺的功能。

(七)四肢关节

慢性肾功能不全和肾病综合征时双下肢可见对称性凹陷性水肿;血栓性静脉炎或静脉外部受压多表现为单侧下肢水肿;双下肢黏液性水肿见于甲状腺功能减退症;双下肢非凹陷性水肿见于丝虫病或其他淋巴管阻塞的患者;类风湿关节炎相关的肾损伤可见梭形肿胀畸形,风湿性疾病时可有大关节游走性疼痛,但少有关节畸形;痛风性肾病患者可在远端多关节处出现关节肿胀、僵硬及畸形,无一定形状且不对称,严重时痛风石处皮肤发亮、菲薄,容易向皮肤表面溃破,并有豆渣样白色物质排出,一般以跖趾、指间和指掌等处多见。

三、专 科 检 查

(一)肾脏的检查

1. **视诊**　观察两肾区有无肿块、红肿、膨隆,脊柱有无侧弯及活动情况,在急性肾周围炎患者脊柱弯向患侧,腹部膨隆可见于巨大肾积水、多囊肾或梗阻性肾疾病患者。

2. **触诊**　触及双侧或单侧肿大的肾脏,常提示肾积水、积脓、肿块、多囊肾等,检查时应注意肿块是否随呼吸移动,表面是否光滑及质地如何,脊柱两旁肌肉有无强直和压痛。肋脊角有压痛常提示肾实质性疾病,腹前壁沿输尿管走行压痛常提示感染或结石等。

3. **叩诊**　肾区有叩击痛,提示肾脏有病变的可能。

4. **听诊**　肋弓下听到血管杂音,提示肾血管性疾病,如肾动脉狭窄。

(二)浆膜腔积液和水肿检查

颜面部的眼睑和球结膜是最容易检查到水肿部位,表现为肾病综合征的患者在合并严重水肿时胸部可以发现双侧肺底叩诊呈实音,肺下界上移,呼吸音减低或消失;腹部移动性浊音呈阳性,振水音阳性;双下肢的内踝和胫前是常见水肿的部位,一般对称性,久站者更明显;外阴和生殖器在严重水肿的时候可出现球囊样积水。

(三)眼底检查

在 IgA 肾病合并高血压、糖尿病、系统性红斑狼疮的患者的眼底均可出现较为特征的改变,需要仔细检查,为明确诊断提供依据。

1. **高血压眼底改变**　初期表现为动脉收缩、静脉淤血扩张,晚期表现为动静脉交叉压痕,动脉反光增强,视乳头水肿,眼底渗出甚至出血等。

2. **糖尿病眼底**　Ⅰ期:糖尿病超过 10 年,大部分患者血管瘤的形成,出血。Ⅱ期:血管瘤的形成,出血并有硬性渗出。Ⅲ期:出现棉絮状软性渗出。以上 3 期称为背景性视网膜病变。Ⅳ期:新生血管形成,玻璃体出血。Ⅴ期:机化物增生。Ⅵ期:继发性视网膜脱离,失明。以上 3 期称为增生性视网膜病变。

3. **系统性红斑狼疮**　15% 的患者有眼底病变,多为无特征性的出血、视乳头水肿、视网膜渗出等,原因为视网膜血管炎。

第二节　实验室检查

肾病常用的实验室检查有五部分,即尿液检查、肾功能检查、血液生化、血清免疫学检查和基因学检查。

一、尿 液 检 查

尿液检查是诊断有无肾损伤的主要依据之一。

(一)尿液的综合分析

分为:①物理学检查。包括尿量、气味、颜色、透明度、比重等。②化学检验。包括尿酸碱度、尿蛋白、尿糖、尿酮体、尿血红蛋白、尿胆红素、尿胆原等。③尿沉渣检验。包括尿液细胞、管型、结晶等。

1. **尿标本的收集与保存**　尿液的正确留取、收集、保存和尿量的准确记录对于保证检验结果的可靠性十分重要。成年女性留尿标本要避免月经血和白带的混入造成假阳性。

(1)清晨随意尿:做尿常规、化学检验以清晨首次尿为好,可获较多信息,能反映肾浓缩功能(比重),也可检测细胞和管型。新鲜晨尿最好半小时内送检。

(2)餐后随意尿:门诊患者临时检查,一般餐后 2 小时留尿,对病理性糖尿、蛋白尿的定性检测敏感。

（3）24 小时尿：用于检测肌酐、尿糖、尿蛋白、尿酸、尿 17- 羟皮质类固醇、尿 17- 酮皮质类固醇、电解质等定量检查。留尿方法：清晨排空膀胱并计时，以后尿液全部留下直至次日晨同一时间，最后一次排空膀胱，留下尿液，准确收集所有尿液并记录尿量，混匀后取 50ml 送检。留尿时应适当加防腐剂。

（4）清洁中段尿：用 1:1 000 苯扎溴铵清洗外阴及消毒尿道口，留取中段尿于消毒容器，用于尿细菌培养（必要时尿沉渣）等检验。

2. **一般性状检查**　主要包括尿量、颜色、气味、酸碱反应及比重等。

（1）尿量：正常人 24 小时尿量为 1 000~2 000ml，平均 1 500ml。24 小时尿量少于 400ml 或每小时尿量少于 17ml 称少尿，24 小时尿量少于 100ml 称为无尿，少尿和无尿多见于各种原因引起的急性或慢性肾衰竭以及尿路梗阻等；24 小时尿量多于 2 500ml 称为多尿，见于糖尿病、尿崩症、肾功能不全和精神性多尿等。

（2）颜色：新鲜正常尿，多为无色澄清至淡黄色或琥珀色，有色的食物、药物可影响尿颜色。病理性尿色改变如下。①血尿：尿内含有一定量的红细胞时称血尿。出血量不多时可呈淡红色云雾状、洗肉水样，出血量多时呈红色，可混有血凝块。每升尿中含血量超过 1ml 即可出现淡红色，称肉眼血尿；离心沉淀后每高倍视野红细胞超过 3 个，称镜下血尿。血尿多见于泌尿系结石、肿瘤、外伤、炎症以及肾小球肾炎等。②血红蛋白尿：血浆中游离血红蛋白大量存在以致超过肾阈值（1.3g/L）可在尿中出现，使尿呈浓茶色或酱油色，隐血实验阳性。多见于阵发性睡眠性血红蛋白尿、蚕豆病、血型不合的输血反应等溶血性疾病。③脓尿：尿中含有大量的脓细胞或细菌等炎性渗出物，排出的尿即可浑浊。菌尿是云雾状，静置后不下沉，脓尿放置可有白色云絮状沉淀。见于泌尿系感染。④乳糜尿：因乳糜液流入尿中所致，呈不同程度的乳白色，乳糜实验阳性。⑤胆红素尿：尿中含有大量结合胆红素，振荡后泡沫呈黄色。见于阻塞性黄疸及肝细胞性黄疸。

（3）气味：气味来自尿中挥发性酸和酯类。新鲜尿有氨味，见于慢性膀胱炎和慢性尿潴留；烂苹果样气味见于糖尿病酮症酸中毒；有机磷中毒尿呈蒜味。

（4）酸碱反应：新鲜尿多呈弱酸性，尿 pH 约 6.5，波动在 4.5~8.0。尿 pH 降低见于：酸中毒、发热、糖尿病、痛风、白血病、食入大量肉类等；尿 pH 增高见于：碱中毒、肾小管酸中毒、膀胱炎、呕吐、应用利尿剂、多食蔬菜等。

（5）比重：正常成人在普通饮食下，尿比重为 1.015~1.025，晨尿约为 1.020，婴幼儿尿比重偏低。尿比重增高（尿比重>1.020）见于：高热、多汗、血容量不足、少尿患者、糖尿病尿糖高者以及使用造影剂后。尿比重低（尿比重<1.015）见于急性肾小管坏死、肾衰竭、肾小管间质性疾病和尿崩症。

3. **化学检验**　主要包括尿蛋白、尿糖、酮体、尿胆红素、尿亚硝酸盐实验、尿隐血及尿白细胞反应等。

（1）尿蛋白：正常人 24 小时尿蛋白小于 120mg。每日尿蛋白量持续超过 150mg 或尿蛋白 / 肌酐比值>200mg/gCr 称为蛋白尿。微量白蛋白尿的定义是：24 小时尿白蛋白排泄在 30~300mg；或白蛋白 / 肌酐比值男性 17~250mg/gCr，女性在 25~355mg/gCr。尿蛋白定量 0.2~1g/24h，定性为 ±~+；1~2g/24h，定性为 +~2+；>3g/24h，定性为 3+~4+。尿蛋白主要见于肾小球疾病，其次为肾小管间质疾病或一些全身性疾病；少数可以是功能性、体位性、假性蛋白尿。蛋白尿的成分、多寡以及演变对肾脏病，尤其是肾小球疾病的诊断分型、预后判断极为重要。

（2）尿糖：正常人尿内含糖量为 0.56~5.0mmol/L，定性实验阴性。当尿糖水平达 50mg/dl，定量为阳性，称为糖尿。糖尿见于糖尿病、肾性糖尿、甲状腺功能亢进、嗜铬细胞瘤、Cushing 综合征腺垂体（又称垂体前叶）功能亢进、应激状况、大量进食其他糖类。尿中某些物质如：维生素 C、尿酸、异烟肼、链霉素及阿司匹林等可导致假性糖尿。

（3）酮体：尿中量为 0.34~0.85mmol/24h，一般检查法为阴性。酮体阳性多见于糖尿病酮症酸中毒、婴儿或儿童可因发热、饥饿、呕吐、腹泻、妊娠反应剧烈呕吐及饮酒后等。

（4）尿胆红素：正常人尿胆红素含量为 ≥2mg/L，定性为阴性；尿胆原含量 ≥10mg/L 定性为阴性或弱阳性。尿胆红素阳性见于急性黄疸性肝炎、阻塞性黄疸、门脉周围炎、药物所致的胆汁淤积以及先天性高胆红素血症；尿胆原阳性见于肝细胞性黄疸。

（5）尿亚硝酸盐实验：正常人尿中存在亚硝酸盐，肠杆菌可以将硝酸盐还原成亚硝酸盐，阳性结果表明细菌数量在 10^5/ml 以上，提示细菌感染。但高比重、进食维生素 C 及菠菜、卷心菜后可呈假阳性。

（6）尿隐血：阳性提示尿中含有血红蛋白，对少量红细胞（1~3 个 /HP）即可呈阳性，输血反应、尿中含有肌红蛋白、维生素 C 浓度超过 250ml/L 可呈假阳性。

（7）尿白细胞：阳性提示尿中含有白细胞，但高比重尿、淋巴细胞尿、维生素 C、头孢菌素、白蛋白、高葡萄糖尿等均可使白细胞测定结果偏低或假阴性。

4. 显微镜检查　主要检测细胞、管型及结晶。

（1）红细胞（血尿）：正常人尿沉渣红细胞 0~ 偶见 /HP，平均>3 个 /HP，称镜下血尿。多形性红细胞>80% 时，称为肾小球源性血尿（多形性血尿），见于急性肾小球肾炎、急进性肾小球肾炎、慢性肾炎、过敏性紫癜性肾炎、狼疮性肾炎等，其中 95% 的 IgA 肾病病例可合并肾小球源性血尿；多形性红细胞<50% 时，称为非肾小球源性血尿（均一型血尿），见于肾结石、泌尿系肿瘤、肾盂肾炎、多囊肾、急性膀胱炎、肾结核或血友病等。

（2）白细胞和脓细胞：正常人尿沉渣白细胞不超过 5 个 /HP。阳性提示肾盂肾炎、急性膀胱炎、肾结核或尿道炎等。女性混入白带时，除有成团脓细胞外并有多量扁平上皮细胞。

（3）小圆上皮细胞（肾小管上皮细胞）：提示肾小球肾炎、肾小管坏死。

（4）移行上皮细胞：正常尿偶见，泌尿系感染可出现，大量出现警惕移行上皮细胞癌。

（5）复层上皮细胞：成年女性尿中易见，尿道炎时大量出现。

（6）管型：是蛋白质、或细胞、或碎片在肾小管（远曲）、集合管中凝固而成的圆柱形蛋白聚体，常见的种类有：①上皮细胞管型：见于急性肾小管坏死、肾淀粉样变性、急性肾小球肾炎、慢性肾炎、间质性肾炎、肾病综合征、肾移植后排斥反应、子痫、重金属中毒等。②红细胞管型：急性肾小球肾炎、急进性肾小球肾炎、慢性肾炎、肾移植后排斥反应、过敏性紫癜性肾炎、狼疮性肾炎等，对肾小球疾病有重要诊断价值。③白细胞（脓细胞）管型：提示肾实质有活动性感染，见于肾盂肾炎、间质性肾炎。④粗颗粒管型：见于慢性肾炎、肾盂肾炎或某些药物中毒引起的肾小管损伤。⑤细颗粒管型：见于慢性肾炎和急性肾小球肾炎后期。⑥透明管型：健康人偶见，老年人清晨浓缩尿可见，在运动、体力劳动、麻醉、利尿剂、发热时可一过性出现，肾病综合征、慢性肾炎、恶性高血压及心力衰竭时可见增多。⑦蜡样管型：提示肾小管病变严重，见于慢性肾小球肾炎晚期、慢性肾衰竭及肾淀粉样变性，偶见于肾移植排斥反应。⑧脂肪管型：见于肾病综合征、慢性肾炎急性发作、中毒性肾病、偶见于长骨骨折。⑨肾衰竭管型:见于急性肾衰竭多尿期,慢性肾衰竭时出现提示预后不良。

(7)结晶体:尿中盐类结晶析出,决定于该物质的饱和度及尿液的 pH、温度和胶体物质(黏液蛋白)的浓度等影响,尿液中常见的结晶体如:尿酸、草酸钙、磷酸盐类,一般无临床意义。若经常出现于新鲜尿并伴有较多红细胞,应怀疑结石的可能。尿中出现磺胺药物结晶,对临床用药有参考价值。急性黄疸肝坏死的尿液中可出现亮氨酸和酪氨酸结晶。

5. 尿细胞计数　包括 Addis 尿沉渣计数及 1 小时白细胞排泄率。

(1)Addis 尿沉渣计数:计数 12 小时尿沉渣中有机物的数量,红细胞<50 万 /12h,白细胞<100 万 /12h,透明管型<5 000/12h。各类肾炎患者尿中的细胞和管型数可轻度增加,肾盂肾炎、尿路感染和前列腺炎时白细胞增高显著。

(2)1 小时白细胞排泄率:男性红细胞<3 万 /h,白细胞<7 万 /h;女性红细胞<4 万 /h,白细胞<14 万 /h。肾盂肾炎白细胞排出增多,可达 40 万 /h,急性肾小球肾炎红细胞排出增多,可达 20 万 /h。

(二)尿液的其他检查

1. 尿红细胞形态检查　正常人尿红细胞计数<8 000 个 /ml;肾小球源性血尿多形性红细胞大于计数的 80%。肾小球源性血尿(多形性)见于急性肾小球肾炎、急进性肾小球肾炎、慢性肾炎、过敏性紫癜性肾炎、狼疮性肾炎等;多形性红细胞<50% 时,称为非肾小球源性血尿(均一型)见于肾结石、泌尿系肿瘤、肾盂肾炎、多囊肾、急性膀胱炎、肾结核或血友病等。

2. 尿蛋白电泳　以肾小管损害为主的疾病出现小分子蛋白,主要电泳区在白蛋白和白蛋白以下,见于急性肾炎、肾小管酸中毒、慢性间质性肾炎早期以及重金属和药物引起的肾损害;以肾小球损害为主的疾病出现中分子和大分子蛋白,主要电泳区在白蛋白附近及以上,见于各种原发性和继发性肾小球肾炎和肾病综合征等;整个肾单位受损常出现混合性蛋白尿,电泳区以白蛋白为主,见于慢性肾炎晚期、严重肾间质肾炎累及肾小球,以及各种原因引起的慢性肾衰竭。

3. 尿补体 C3、免疫球蛋白　微小病变型肾炎及肾小管疾病尿中 C3 以及 IgG、IgM 多为阴性,尿中 C3 以及 IgG、IgM 阳性提示非选择性蛋白尿。尿 IgM 增高,提示肾小球滤过膜损害严重,治疗效果和预后差。

4. 尿微量白蛋白　正常人尿白蛋白排泄率为 5~30mg/24h,超过 30mg/24h 称微量白蛋白尿,见于早期糖尿病肾病以及大多数肾小球疾病、肾小管疾病,高血压、肥胖、高脂血症、吸烟、剧烈运动与饮酒也可以出现微量白蛋白尿。

5. 尿白蛋白 / 肌酐比值　可用作筛选实验,尤其适用于早期肾损害。比值在 0.03~0.3g/g Cr 即有临床意义。尿蛋白 / 肌酐比值>3.0~3.5g/gCr,提示尿蛋白排出量>3.5g/24h。

6. 尿 β_2- 微球蛋白　尿液中浓度<0.2mg/L 或 370μg/24h。升高提示肾小管重吸收功能受到损伤,如肾盂肾炎、肾小管中毒等,在恶性肿瘤血液和尿液中可异常升高。

7. 尿 α_1- 微球蛋白　尿液中浓度为 0~15mg/L,升高提示早期近曲小管损害。

8. 尿纤维蛋白降解产物　正常尿液中无纤维蛋白降解产物,升高见于新月体肾炎、肾病综合征高凝状态,也可见于弥散性血管内凝血和肾肿瘤。

9. 尿酶学检测　包括尿溶菌酶、尿 N- 乙酰 -D 氨基葡萄糖酐酶及尿淀粉酶。

(1)尿溶菌酶:尿中浓度为 0~2mg/L,升高则提示肾小管损伤、急性肾小管坏死、慢性肾炎以及急性单核细胞白血病。

（2）尿 N- 乙酰 -D 氨基葡萄糖酐酶：尿液中尿 N- 乙酰 -D 氨基葡萄糖苷酶<18.5U/L，升高则提示缺血、中毒引起的肾小管坏死、间质性肾炎、肾移植排斥、慢性肾小球肾炎、肾病综合征等。

（3）尿淀粉酶：Somogyi 法尿液中淀粉酶活性<1 000U/L，升高则提示急性胰腺炎或胰腺管阻塞性疾病。

10. 尿蛋白其他成分的检验　包括尿 Tamm-Horsfall 蛋白、本周蛋白及血红蛋白。

（1）尿 Tamm-Horsfall 蛋白（THP）：正常人 THP 排泄率为 29.8~43.9mg/24h，增高见于长期梗阻性肾病、反流性肾病、间质性肾炎、肾病综合征等；下降见于多种慢性肾脏疾病；体外震波碎石后次日含量达高峰，此后逐渐下降。

（2）本周蛋白：正常人阴性，阳性见于多发性骨髓瘤，巨球蛋白血症患者血清 IgM 显著升高，有约 20% 呈阳性。

（3）肌红蛋白：正常人阴性。阳性见于挤压伤、电击伤、子弹伤、原发性肌内疾病、动脉栓塞、心肌梗死等，也可见于遗传性肌红蛋白尿、阵发性肌红蛋白尿等。

（4）血红蛋白：正常人阴性，阳性见于葡萄糖 -6- 磷酸脱氢酶缺乏症（蚕豆病）、阵发性睡眠性血红蛋白尿、毒蛇咬伤、重症烧伤、毒蕈中毒，以及血型不合的溶血性输血反应。

11. 尿电解质　包括尿钠、滤过钠排泄分数、尿钾及乳糜尿试验等。

（1）尿钠：正常人 24h 尿钠排出量为 130~260mmol（3~5g），急性肾小管坏死时一次尿钠>40mmol/L，肾前性少尿时，尿钠<30mmol/L。

（2）滤过钠排泄分数（fractional excretion of sodium，FeNa）：代表钠的清除能力，FeNa≥1，提示肾小管重吸收钠的能力下降，见于各种原因引起的急性小管坏死；FeNa<1，提示肾小管重吸收钠的能力增强，见于肾前性少尿。

（3）尿钾：正常人 24h 尿钾排出量为 51~102mmol，尿钾排出增多见于肾小管间质性疾病、肾小管酸中毒、糖尿病酸中毒，以及呕吐、腹泻、原发性醛固酮增多症和 Cushing 综合征等；尿钾排出减少见于各种原因引起的钾摄入不足或胃肠道丢失过多。

12. 乳糜尿试验　正常人尿乳糜实验阴性，阳性见于丝虫病，也可由结核、肿瘤、腹部创伤等导致的肾周淋巴管破裂受阻引起。

二、肾功能检查

（一）肾小球功能检查

肾的最主要功能是滤过，评估滤过功能最重要的参数是肾小球滤过率（glomerular filtration rate，GFR），指肾在单位时间内清除某种物质的能力，通常以清除率测定 GFR，推算出肾每分钟能够清除多少毫升血浆中的该物质。

1. 血肌酐（creatinine，Cr）　机体内的肌酐主要通过肾小球滤过排出体外，由于每天肌酐的生成相当稳定，血肌酐主要取决于肾小球的滤过能力，当肾小球滤过率降至正常的 1/2 时，血肌酐浓度就会上升。血清肌酐正常值为：男性 53~106μmol/L，女性 44~97μmol/L（具体参考数值依据各个医疗检验机构提供的范围而定）。血肌酐升高见于各种原因引起的急性和慢性肾衰竭，在肾前性少尿时也可升高，但多不超过 200μmol/L。老年人、肌肉消瘦者肌酐可能偏低，一旦血肌酐上升需要警惕肾功能减退。

2. 内生肌酐清除率（endogenous creatinine clearance，Ccr）　内源性肌酐相对稳定，肾

脏对其清除率可以一定程度反映肾小球滤过率。正常成人 Ccr 的范为 80~120ml/min。Ccr 变化较血 Cr 可以更敏感的判断肾功能损害程度，指导临床治疗。临床上可以用血肌酐值推算 Ccr（估计的肾小球滤过率，eGFR），其计算公式包括最早的 CG 公式，MDRD 公式，还有就是经过改良的 MDRD 简化公式和近年来认同度较高的慢性肾脏病流行病学合作研究（CKD-EPI 公式，见表 12-2-1）。

表 12-2-1 CKD-EPI 公式

种族和性别	血肌酐水平 /(μmol·L^{-1}) (mg·dl^{-1})	公式
黑种人女性	≤62（≤0.7）	GFR=166×（Scr/0.7）−0.329×（0.993）年龄
	>62（>0.7）	GFR=166×（Scr/0.7）−1.209×（0.993）年龄
黑种人男性	≤80（≤0.9）	GFR=163×（Scr/0.9）−0.411×（0.993）年龄
	>80（>0.9）	GFR=163×（Scr/0.9）−1.209×（0.993）年龄
白种人或其他人种		
女性	≤62（≤0.7）	GFR=144×（Scr/0.7）−0.329×（0.993）年龄
	>62（>0.7）	GFR=144×（Scr/0.7）−1.209×（0.993）年龄
男性	≤80（≤0.9）	GFR=141×（Scr/0.9）−0.411×（0.993）年龄
	>80（>0.9）	GFR=141×（Scr/0.9）−1.209×（0.993）年龄

注：Scr，血肌酐。

CG 公式为：
男性：Ccr=［(140−年龄)×体重(kg)］/［72×血肌酐浓度(mg/dl)］
女性：Ccr=［(140−年龄)×体重(kg)］/［72×血肌酐浓度(mg/dl)］×0.85
MDRD 简化公式为：
eGFR=186×血肌酐 −1.154×年龄 −0.203×0.742（女性）×1.21（黑种人）
注（MDRD 简化公式）：血肌酐单位为 mg/dl（1mg/dl=88.4μmol/L）；年龄单位为岁；eGFR 单位为 ml/（min·1.73m^2）。

3. **血尿素氮**（blood urea nitrogen，BUN） 成人 3.2~7.1mmol/L，婴儿、儿童 1.8~6.5mmol/L。升高见于肾功能不全，也可见于发热、消化道出血、高蛋白饮食、大手术后等。BUN 可作为评估肾衰竭透析充分性指标，多以 Kt/V 表示，eKt/V1.0~1.2 表示透析充分。

4. **肾小球滤过率**（glomerularfiltrationrate，GFR） 99mTc- 二乙三胺五醋酸（99mTc-DTPA）几乎完全经肾小球滤过而清除，其最大清除率即为 GFR。用单光子发射计算机体层摄影（single-photon emission computed tomography，SPECT）的方法，可以精确地分别检测左右两侧肾的 GFR。正常值（100±20）ml/（min·1.73m^2），降低见于各种原因导致的急慢性肾衰竭，早期糖尿病可升高。

5. **血 β$_2$- 微球蛋白**（β$_2$ microglobulin，β$_2$-MG） 正常人 β$_2$-MG 浓度很低，为 0.8~2.4mg/L，可自由通过肾小球，之后在近端肾小管内几乎全部吸收。肾小球滤过功能下降时血 β$_2$-MG 水平升高，也见于体内有炎症或肿瘤时。

6. **血尿酸**（uric acid，UA） 正常人男性血尿酸为 268~488μmol/L，女性 178~387μmol/L，

增高见于原发性痛风、肾衰竭、白血病、长期禁食和糖尿病引起的继发性升高。

（二）肾小管功能试验

1. **肾浓缩和稀释功能实验**　试验时正常进食，每餐含水量不宜超过 500~600ml，除正常进餐外，不再饮任何液体，上午 8 时排尿弃去，10 时、12 时、下午 2、4、6、8 时及次日晨 8 时各留尿 1 次，分别测定尿量和尿比重，要注意排尿时间间隔必须准确，尿须排净。正常人 24 小时尿量为 1 000~2 000ml，昼尿与夜尿之比为 3:1~4:1，12 小时夜尿量不应超过 750ml；尿液最高比重应在 1.020 以上，最高比重和最低比重之差不应少于 0.009。少尿加高比重尿见于血容量不足引起的肾前性少尿；多尿（>2 500ml/24h），低比重尿，夜增多，或尿比重固定在 1.010，表明肾小管浓缩功能差，见于慢性肾炎、慢性肾衰竭以及各种肾小管间质性疾病。

2. **尿渗透压**　晚饭后禁水 8 小时后尿渗透压为 600~1 000mOsm/(kg·H_2O)，平均 800mOsm/(kg·H_2O)，血浆渗透压为 275~305mOsm/(kg·H_2O)，平均 300mOsm/(kg·H_2O)，尿/血浆渗透压比值为 3:1~4.5:1。等渗尿［300mOsm/(kg·H_2O)］、低渗尿［<300mOsm/(kg·H_2O)］，尿/血浆渗透压比值等于或小于 1 均表明肾脏浓缩功能障碍。

3. **尿酸化功能**　正常情况下尿碳酸氢根（HCO_3^-）小于 30mmol/L，可滴定酸大于 10mmol/L，NH_4^+ 大于 20mmol/L。酸化功能异常见于各种慢性肾脏病和各型肾小管酸中毒。

4. **有效肾血浆流量**　^{131}I- 邻碘马尿酸钠静脉注射机体后 20% 经肾小球滤过、80% 经肾小管分泌，几乎全部被清除出去。因此 ^{131}I- 邻碘马尿酸钠的清除率实质就代表检查肾有效血浆流量（effective renal plasma flow，ERPF），用单光子发射计算机体层摄影（SPECT）的方法，可以精确地分别检测左右两侧肾的 ERPF，正常肾脏的 ERPF 为 600~800ml/min。

5. **酸负荷试验**　仅适用于无全身酸中毒的患者。受试者饮食不限，但禁服酸碱药物。受试前膀胱排空，然后成人按每公斤体重 0.1g 的 NH_4Cl 一次服完，于服药后第 3、4、5、6、7 和 8 小时留取洁净尿，分别检测各次尿的 pH。正常人一般 2 小时后尿液 pH 应低于 5.3，此时可停止试验，如每次尿液 pH 均大于 5.5，包括服药前，可诊断远端肾小管酸中毒，一般尿液 pH 都在 6~7 之间。

6. **碱负荷实验**　按照 1~2mmol/kg 口服 $NaHCO_3$，逐日增加，连服 3 天，不断测定血液中 HCO_3^- 浓度，当达到 26mmol/L 时，检测尿液中的 HCO_3^- 和肌酐浓度，并同时检测此时的血 HCO_3^- 和血肌酐浓度，按下列公式计算 HCO_3^- 部分排泄率：

滤过 HCO_3^- 的部分排泄率 =［尿 HCO_3^-（mmol/L）× 血 Cr（mmol/L）］/［血 HCO_3^-（mmol/L）× 尿 Cr（mmol/L）］× 100%

正常人 HCO_3^- 的部分排泄率小于 1%，几乎接近 0，即原尿中 HCO_3^- 几乎全被吸收。在近端肾小管酸中毒患者此值增大，大于 15% 有诊断意义，<3%~5% 不支持近端肾小管酸中毒诊断而支持远端肾小管酸中毒诊断。

检测各肾单位功能的方法总结见表 12-2-2。

三、血液生化检查

（一）肝功能

应当注意患者的肝功能检查。有学者认为 HBV 感染与 IgA 肾病的发生有关。国内学者研究发现 IgA 肾病肾组织 HBsAg 阳性率高达 30.59%~69.20%，发现 IgA 肾病 HBV 的感染率为 15.41%，显著高于普通健康人群。这些患者绝大多数属慢性 HBV 携带状态，其肝功能正常。明确患者的肝功能情况,对于指导治疗,预防药物不良反应有十分重要意义。

表 12-2-2 不同检测方法在检测各肾单位肾功能的适用范围

功能定位	临床常用的检查方法
肾小球滤过功能	内生肌酐清除率、血尿素氮、血肌酐、血 β_2-MG、核素法(99mTc-DTPA)检查 GFR
近端肾小管功能	尿 NAG、尿 β_2-MG、尿 α_1-MG、尿溶菌酶、尿滤过钠排泄分数(FeNa)、尿氨基酸、尿糖
远端肾小管功能	禁水尿渗透压、肾脏浓缩和稀释功能实验、晨尿比重、尿渗透压(少尿时)
肾有效血流量(ERPF)	^{131}I- 邻碘马尿酸钠检查肾有效血浆流量
肾小管酸中毒诊断试验	酸负荷试验、碱负荷试验

注:β_2-MG,β_2- 微球蛋白;GFR,肾小球滤过率;NAG,N- 乙酰 -β-D 氨基葡萄糖苷酶;α_1-MG,α_1- 微球蛋白。

(二)血脂分析

出现大量蛋白尿的患者,由于血浆白蛋白丢失增加,肝脏合成白蛋白增加,脂质合成也同时增加,出现高脂血症,包括胆固醇、甘油三酯均升高。

(三)血尿酸

部分 IgA 肾病患者尿酸增高,IgA 肾病患者中高尿酸血症的发生率为 29.6%,与高尿酸血症相关因素有:血清肌酐升高、高甘油三酯血症、高血压及肥胖等。血尿酸的水平与 IgA 肾病肾动脉病变的程度密切相关。

(四)其他项目

血 β_2- 微球蛋白增高者,常提示有肾小球硬化。近年来,有报道显示 IL-6 水平与 IgA 肾病患者肾病变程度有一定的价值,有外国学者总结认为,尿 IL-6 水平可作为 IgA 肾病患者长期肾脏预后的预测指标。在诊断时尿 IL-6 水平大于 2.5ng/d 的患者预后较差。最近研究表明,尿单核细胞趋化蛋白 -1(monocyte chemoattractant protein-1,MCP-1)水平可以反映 IgA 肾病患者肾脏病变程度。

四、血清免疫学检查

(一)免疫球蛋白和补体测定

B 淋巴细胞受抗原刺激后,引起一系列细胞形态和生化特性的改变,最后转化为浆细胞,产生 5 种具有抗体特异性的免疫球蛋白(Ig)即 IgA、IgM、IgD、IgG、IgE。其中 IgA、IgM、IgG 与肾脏疾病的关系较为密切,IgD 和 IgE 与肾脏疾病的关系尚在进一步研究中。血浆中免疫球蛋白浓度的高低取决于其合成分解代谢的速率及体内丢失的速度。免疫球蛋白多克隆增高:即 IgA、IgM、IgG 等增高,血清蛋白电泳 α1、α2、β、γ 各种球蛋白均增高,见于系统性红斑狼疮、类风湿关节炎、慢性肝病、慢性感染、肝癌、淋巴瘤等。免疫球蛋白单克隆增高,即血中仅有 1 种免疫球蛋白增高,主要见于免疫增殖性疾病如:IgA 增高见于 IgA 肾病、过敏性紫癜性肾炎;IgA、IgM、IgG、IgE 的增高见于相应的骨髓瘤;IgM 增高见于原发性巨球蛋白血症;IgE 增高见于过敏性皮炎、哮喘和寄生虫等。免疫球蛋白水平的降低,主要见于各种先天性和获得性体液免疫缺陷症、使用免疫抑制剂和营养不良的患者。

补体系统是血浆中具有酶活性的一组球蛋白,共有 11 个组成成分。按其发现的先后,依次命名为 C1~C9,其中有 C1q、C1r、C1s 三个亚单位组成。补体系统正常循环中以非活化状态存在,须活化以后参与免疫防御反应,起到杀菌、灭活病毒、增加血管通透性、免疫黏附、加强吞噬等作用。同时在免疫病理上又可以引起组织损伤、炎症和过敏反应。补体的激活途径有两种:一种是 C1、C4、C2 开始使 C3 激活的经典途径,另一种是直接从 C3 开始的旁路途径。C3、C4 均降低提示补体经典途径的激活,C4 正常而 C3 降低提示旁路途径的激活。

尿中出现 C3 提示基底膜损伤严重,通常表明病情重、预后差。并且尿中的浓度与疾病严重程度成正比。

在 IgA 肾病的患者中,部分患者可出现血清 IgA 水平增高。血清 IgA 水平增高的发生率,各国报道不一,西班牙、葡萄牙患者血清 IgA 水平增高明显,我国 10%~30% 患者血清 IgA 水平增高。IgG/IgM 与正常对照相比无显著变化,血清 C3、CH50 正常或轻度升高。半数患者 IgA-纤维连接蛋白聚集物测定值可有一过性增高,虽然有助于与其他肾病鉴别,但其与本病活动无关,故并无诊断价值。IgA 循环免疫复合物滴度亦可升高,有报道 C3b~C3d 在 75% 成年人 IgA 肾病患者中增高。近来有人提出应用血清 IgA/C3 的比率来进行 IgA 肾病诊断和预后分级,但没有一致的意见。

(二)自身抗体

各种自身抗体的检测在 IgA 肾病的鉴别诊断中具有重要价值,肾脏专科医师有必要全面了解其检查价值和临床意义。

1. 抗核抗体(antinuclear antibody,ANA) ANA 包含一组自身抗体,无种属和器官特异性,见于多种疾病。在自身免疫性疾病中,细胞核常成为自身免疫反应的靶子。ANA 主要是指对核内成分所产生的抗体,此外也包括对核内成分相同的物质所产生的抗体。所以,ANA 是抗核酸抗体和抗核蛋白抗体的总称。其临床意义如下。

(1)系统性红斑狼疮(systemic lupus erythematosus,SLE):约 99% 的活动期 SLE 患者 ANA 阳性,其滴度也常 >1:80,但它的特异性差。对于未经治疗的疑似患者,多次检查抗核抗体,若结果阴性,应考虑其他疾病的可能。ANA 阳性本身不能确诊任何疾病,但 ANA 阳性且伴有特征性狼疮症状则支持狼疮诊断。ANA 阴性几乎可除外 SLE 的诊断。但应注意有 5% 的 SLE 患者 ANA 可为阴性,这其中大部分为抗 SSA 抗体、抗 SSB 抗体阳性,因为测定 ANA 通常用鼠肝或鼠肾作为底物,而这些组织核内含 Sm、Jo-1、rRNP 等抗原相对较少,所以不易测出 ANA。可加做人喉癌上皮细胞为底物的方法进行检测。

有学者认为效价滴度可作为反映病情的参考指标。由于抗脱氧核糖核蛋白因子,尤其是抗脱氧核糖核酸因子与病情活动性有关,当病情好转或使用大量糖皮质激素治疗后,其滴度下降甚至完全消失。一般说来抗核抗体滴度的高低大多数与病情的好转或恶化是平行的,即认为 ANA 在狼疮活动期阳性率和滴度均增高,在缓解期阳性率和滴度均减低。

(2)其他结缔组织病:可见于盘状红斑性狼疮、皮肌炎、类风湿关节炎、硬皮病、干燥综合征、血管炎等。在非狼疮性结缔组织病中,ANA 阳性率为 50%,ANA 作为自身免疫性结缔组织疾病的筛选试验必须强调中高滴度。

(3)正常人:只有少数 ANA 阳性。一般当血清稀释度 1:4 时,男性有 3% 阳性,女性有 7% 阳性,而 80 岁以上健康老年人阳性率可达 49%。

（4）其他疾病：消化系统疾病（如慢性活动型肝炎、溃性结肠炎）、造血系统疾病（如巨球蛋白血症、淋巴瘤、特发性自身免疫性溶血性贫血、恶性贫血）、感染性疾病、原发性肺纤维化、恶性肿瘤、重症肌无力、结核病等，这类疾病的滴度往往较低。

（5）药物反应：服用某些药物如普鲁卡因胺、三甲双酮、肼屈嗪、苯妥英钠、异烟肼、磺胺类、保泰松、对氨基水杨酸等均可出现 ANA 阳性。但停药后即降至正常水平。

需强调的是，由于某些原因 ANA 可呈假阳性和假阴性。ANA 主要用于自身免疫性结缔组织病的筛选试验，因为低滴度的 ANA 可在感染、肿瘤及正常人中出现，未加稀释的正常人血清约 1/3 也可呈阳性反应，一般滴度在 1：40 以上应考虑结组织病可能，ANA>1：80 有较大临床意义。

2. **抗双链 DNA（anti-double stranded deoxyribonucleic acid，anti-dsDNA）抗体**　高浓度的抗 dsDNA 抗体几乎仅见于 SLE，所以抗 dsDNA 对 SLE 来说，特异性非常高。且抗 dsDNA 抗体与疾病活动度、特别是与活动性狼疮性肾炎密切相关，可以用来作为系统性红斑狼疮诊断和疗效观察的一项指标。在 SLE 缓解期抗 dsDNA 抗体可转阴或滴度减低，因此单次测定结果阴性，不能除外 SLE。

3. **抗 ENA 抗体（anti-extractable nuclear antigen antibody）**　可提取性核抗原的抗体，是抗小分子细胞核蛋白（small nuclear RNA，snRNA）和小分子细胞浆核糖核蛋白（small cytoplasmic ribonucleoproteins，scRNPs）的自身抗体，不含组蛋白。主要有七种：抗 Sm 抗体、抗 SSA/Ro 抗体、抗 SSB/La 抗体、抗 Scl-70 抗体、抗 Jo-1 抗体、抗 U1RNP 抗体、抗 rRNP 抗体。对结缔组织疾病诊断和鉴别诊断有重要意义，与疾病严重程度和活动性无明显关系。

结缔组织疾病患者体内存在有 ENA 抗体，不同的抗 ENA 抗体与其疾病的类型有关。约有 1/2 的系统性红斑狼疮患者具有抗 ENA 抗体，SLE 的特点是多种抗体同时存在，其中抗 Sm 抗体是 SLE 的标记抗体。临床上抗 Sm 抗体阳性，常同时伴 RNA 抗体阳性，单一抗 Sm 抗体阳性者较少见。一般方法难以将 Sm 与 RNP 抗原纯化、分离。混合结缔组织病患者呈高频率、高效价的抗 ENA 抗体，主要是针对核糖核蛋白。血清中几乎都有高滴度抗 RNP 抗体，抗 RNP 抗体测定阴性可作为排除诊断混合结缔组织病的一项指标。具有抗 DNA 抗体的患者，若同时具有抗 ENA 抗体其预后较好。抗 Ro 和抗 La 抗体常常伴随干燥综合征（Sjogren 综合征）同时出现。因此检测 ENA 抗体有助于结缔组织疾病的早期诊断和鉴别诊断。非风湿病患者和正常人血清中未检测到抗 Sm 抗体和抗 RNP 抗体，抗 Sm 抗体与 SLE 疾病活动和肾脏损害无关，故不能作为判断 SLE、肾病活动、好转和疗效的依据。

（1）抗 Sm 抗体：是 SLE 的特异性抗体。Sm 抗原是 U 族小分子细胞核核糖核蛋白（UsnRNP），具有抗原性的蛋白的分子量是 29 000、28 000、13 500。在 SLE 中阳性率为 30.2%。虽然敏感性较低，但特异性较高。在全部抗 Sm 抗体阳性的病例中，92.2% 为 SLE。因此，抗 Sm 抗体为 SLE 的标记抗体。另外，有人还发现 SLE 患者由活动期转为缓解期后，狼疮细胞可转阴，ANA、抗 dsDNA 抗体效价可降低，但抗 Sm 抗体依然存在。因此，对早期、不典型的 SLE 或经治疗缓解后的回顾性诊断有一定意义。Sm 和 SnRNP 是同一分子复合物中的不同抗原位点。因此，抗 Sm 抗体很少单独出现，常与抗 U1RNP 抗体相伴，约 60% 抗 U1RNP 抗体与抗 Sm 抗体中的分子量 28 000/29 000 蛋白有交叉反应。抗 Sm 抗体阳性均伴有抗 U1RNP 抗体，而抗 U1RNP 抗体可以单独存在。

（2）抗 SSA/Ro 抗体：抗 SSA/Ro 抗体 Ro、SSA 抗原在免疫学上是一致的，即有共同的抗原决定簇。SSA/Ro 是小分子细胞浆核糖核蛋白(scRNPs),是蛋白和小分子核糖核酸形成的复合物。抗原是含有 Y-YRNA 的蛋白质,它更多的存在于胞浆中,其分子量有 52 000及 60 000。52 000 的多肽条带与干燥综合征(SS)相关,而 60 000 的多肽条带则更多存在于SLE 患者中。以鼠肝为底物的 ANA 检测常呈阴性反应,而 Hep-2 细胞为底物的,ANA 常为阳性。抗 SSA 抗体主要见于原发性干燥综合征,阳性率高达 60%~75%。此外,抗 SSA 抗体常与亚急性皮肤型红斑狼疮、抗核抗体阴性狼疮、新生儿狼疮等相关(抗 SSA 抗体可通过胎盘进入胎儿引起新生儿狼疮综合征)。抗 SSA 抗体与广泛光过敏性皮炎症状相关。

(3)抗 SSB/La/Ha 抗体:是抗小分子细胞核核糖核蛋白(snRNP)。抗原是 RNA 多聚酶转录中的小 RNA 磷酸蛋白质。其分子量为 48 000、47 000、45 000,其中 48 000 对干燥综合征的诊断具有特异性。抗 SSB/La/Ha 抗体 SSB/La/Ha 抗原在免疫学上是一致的。抗 SSB抗体阳性几乎总伴有抗 SSA 抗体阳性,抗 SSB 抗体较抗 SSA 抗体诊断干燥综合征更特异,是干燥综合征血清特异性抗体。原发性干燥综合征阳性率达 40% 左右。其他自身免疫性疾病中如有抗 SSB 抗体,常伴有继发性干燥综合征。唾液腺、唇腺活检可见大量淋巴细胞浸润。

在原发性干燥综合征中,抗 SSA 和抗 SSB 的阳性率分别是 60% 和 40%,但在其他结缔组织病中,该 2 种抗体也可出现,且常提示继发性干燥综合征的存在。抗 SSB 和抗 SSA 抗体相伴出现,有单独的抗 SSA 抗体出现,但单独的抗 SSB 抗体出现的少,抗 SSA 和抗 SSB抗体阳性,可造成新生儿狼疮及先天性房室传导阻滞。且常与血管炎、淋巴结肿大、白细胞减少、光过敏、皮损、紫癜等临床症状相关。

(4)抗 Scl-70 抗体:是分子量为 100 000 的 DNA 拓扑异构酶 I 的降解产物,首先在皮肤弥漫型进行性系统性硬化症(progressive systemic sclerosis,PSS)患者血清中发现抗 Scl-70抗体。因其主要见于硬皮病,且其相应抗原分子量为 70 000,故取名为抗 Scl-70 抗体。

PSS 患者阳性率达 30%~40%,虽然阳性率不高,但对 PSS(SSc)有较高特异性(特异性达 100%)。有抗 Scl-70 抗体阳性表示病情进展较迅速,皮肤病变往往弥散广泛,易发生肺间质纤维化和指骨末端吸收。重症弥漫型 PSS(SSc)中抗 scl-70 抗体阳性率高达 75%。有雷诺现象的患者存在抗 Scl-70 抗体,提示可能发展为 PSS。抗 Scl-70 抗体与恶性肿瘤有明显相关。

(5)抗 Jo-1 抗体:Jo-1 抗原是组氨酰 tRNA 合成酶,在胞浆中以小分子核糖核蛋白(scRNPs)形式出现,分子量为 50 000,它是组氨酰 tRNA 合成酶之一。抗 Jo-1 抗体对多发性肌炎的诊断具有较强的特异性,是目前公认的多发性肌炎(PM)的血清标记抗体。在多发性肌炎(polymyositis,PM)中阳性率达 25% 左右。在皮肌炎(dermatomyositis,DM)中阳性率为 7.1%。合并肺间质病变的 PM/DM 患者,阳性率高达 60%。67% 抗 Jo-1 抗体阳性的患者有 HLA-DR3 抗原。其他结缔组织病为阴性。在抗 Jo-1 和抗 SSA 二项阳性者,约 80% 的多发性肌炎和皮肌炎患者合并有干燥综合征。而抗 Jo-1 与抗 RNP 两项阳性者临床上都发现有雷诺现象。

抗 Jo-1 抗体综合征:抗 Jo-1 抗体阳性、急性发热、对称性关节炎、"技工手"、雷诺现象、肌炎、肺间质病变。

(6)抗 rRNP(ribosome)抗体:抗 rRNP 抗体的靶抗原是核糖体大亚基上磷酸蛋白。为胞浆抗原(主要存在于胞浆中的一种磷酸蛋白)。免疫印迹法测得抗 rRNP 主要有 38 000、16 000、15 000 三条蛋白多肽。抗 rRNP 抗体主要见于 SLE,常在 SLE 活动期中存在,阳性率在 10%~20%,是诊断 SLE 的特异性抗体。如仅有抗 rRNP 抗体阳性的 SLE 患者,ANA 常为阴性。抗 rRNP 抗体阳性患者中枢神经系统病变发生率高。抗 rRNP 抗体与抗 dsDNA 抗体的消长相平行,但与抗 dsDNA 抗体不同的是,前者不会随病情好转立即消失,甚至会持续 1~2 年才转阴。

(7) 抗 nRNP(nuclear RNP)抗体:临床上应用较多的是 U1RNP 抗体,U1 snRNP 由 U1RNP 和 9 种不同的蛋白质组成。具有抗原性的分子量有 70 000、32 000 和 22 000。因为是以抗核内的核糖核蛋白得名,所作用的抗原是 U1 小分子细胞核核糖核蛋白(U1snRNP),所以又称抗 U1RNP 抗体。

1)混合性结缔组织病(mixed connective issue disease,MCTD):几乎均为阳性,且滴度很高,对确立 MCTD 的诊断很有帮助。高滴度的抗 RNP,尤其在没有其他自身抗体存在的情况下,一般认为是混合性结缔组织病(MCTD)的诊断标志。MCTD 的抗 RNP 阳性率>95%。此种抗体阳性的患者,常有双手肿胀、雷诺现象、肌炎和指(趾)端硬化。

2)系统性红斑狼疮(SLE):抗 RNP 抗体在 SLE 中的阳性率为 40% 左右,仅产生抗 RNP 抗体的 SLE 患者,常常抗 dsDNA 抗体阴性,肾脏受累较少,一般来说糖皮质激素类药物有很好的治疗效果,预后理想,定期监测抗 RNP 对疗效观察及预后判断有实际意义。抗 RNP 抗体如和抗 dsDNA 抗体、抗 Sm 抗体同时存在,则发生狼疮性肾炎可能性较大。

3)其他结缔组织病:抗 RNP 抗体在其他结缔组织病阳性率较低且滴度低。

(8)其他 ENA 抗体:抗增殖细胞核抗原抗体(proliferating cell nuclear antigen antibody,抗 PCNA 抗体):该自身抗体是检查细胞的 DNA 合成开始 48 小时的 S 期细胞核出现特异复制的 DNA 的抗体,故称作增殖细胞核抗原抗体。其抗原是分子量为 35 000 的 DNA 聚合酶副蛋白。虽免疫双扩散法测得在 SLE 血清中阳性率只有 3%~5%,但它是 SLE 的特异抗体,具有诊断价值。其他结缔组织病中常为阴性。与 ANA 共存在时,呈斑点型,对荧光法判断 PCNA 有干扰。抗 DNP 抗体:主要见于 SLE,尤其是活动期 SLE 其阳性率可达 90%。有时其他结缔组织病亦可见阳性。

抗 PM-1 抗体:在皮肌炎中阳性。

抗 RANA 抗体:在类风湿关节炎中有特异性,阳性率达 95%。

抗 KU 抗体:抗原 KU 是直接与 DNA 结合的分子量 70 000 和 80 000 的蛋白二聚体,多见于 PM/SSc 和 SSc,也可在 MCTD、SLE 中见到。50% 的 Graves 病患者有抗 KU 抗体。

抗 PM-Scl 抗体:抗原是分子量为 110 000~120 000Da 不等的多种蛋白,此抗体主要出现在 PM/DM 相叠的患者中,PM/DM 重叠且伴有肾炎的患者中,阳性率高达 80%。

(三)抗中性粒细胞胞浆抗体(antineutrophil cytoplasmic antibody,ANCA)

ANCA 是一种抗中性粒细胞胞浆内颗粒的血浆免疫球蛋白。目前已知的胞浆内颗粒的主要抗原成分有:髓过氧化物酶,弹性硬蛋白酶 3 及丝氨酸蛋白游等。根据抗原抗体的结合物在细胞内的位置不同,ANCA 可以分为胞浆型(cytoplasmic antineutrophil cytoplasmicantibodies,c-ANCA)、周边型(perinuclear anti-neutrophil cytoplasmicantibodies,p-ANCA)以及定位不清楚的 x-ANCA 等。通常会采用免疫荧光的方法确定其在细胞内的位置,采用酶联免疫酶标记法(ELISA)或放射免疫的方法进行滴度测定。ANCA 可以激活血液中的中性粒细胞,使其在血管壁附着、黏附、游走、渗出,最后导致血管炎症反应。

ANCA 与韦格纳肉芽肿关系密切,在其他多种全身性血管炎中多呈阳性。ANCA 检测是一种对坏死性血管炎病变最具有特异性的实验室检查方法。在韦格纳肉芽肿、血管炎和显微镜下多血管炎的患者 c-ANCA 呈阳性,其诊断特异性较高。在肺出血肾炎综合征患者 p-ANCA 和 c-ANCA 都呈阳性。此外 ANCA 还用于急进性肾炎的诊断,其中 60% 的患者呈 p-ANCA 阳性,40% 的患者呈 c-ANCA 阳性。

(四)血清抗肾抗体测定

1. 抗肾小球基底膜抗体(anti-glomerular basement membrane antibody,抗 GBM 抗体) 抗 GBM 抗体可以诱发肾小球基底膜损伤,导致急进性肾炎,是诊断抗 GBM 肾炎的有力证据,观察血液中的抗 GBM 的浓度消长对于了解病情的发展以及该类患者接受肾移植手术的时机十分重要。

2. 抗肾小管基底膜抗体(anti-tubular basement membrane antibody,抗 TBM 抗体) 通常在急性肾小管的损伤如间质性肾炎、急性肾小管坏死等患者有一定的诊断意义,但临床应用并不广泛。

3. 抗 Tamm-Horsfall 蛋白抗体(抗 THP 抗体) THP 是髓袢升支粗段及远端肾小管分泌的一种表面黏糖蛋白,当髓袢升支粗段及远端肾小管受损,THP 进入肾间质及血流诱发机体产生抗 THP 抗体,有报道在慢性肝病伴肾小管性酸中毒的患者的血清中可以检测到抗 THP 抗体,而将抗 THP 抗体注入大鼠可以诱导出肾小管 - 间质的免疫损伤。

4. 抗利福平抗体 有文献报道在间断使用利福平的患者,可以出现利福平诱导的急性肾衰竭,其机制是由于利福平可以诱导机体产生抗利福平抗体,这种抗体可以攻击红细胞导致溶血,从而产生肾小管血红蛋白管型阻塞,抗利福平抗体本身也可以直接攻击肾小管基底膜诱发肾小管的损伤。

(五)抗心磷脂抗体

抗磷脂抗体(antiphospholipid antibody)主要包括抗心磷脂抗体 ACA 和狼疮抗凝物 LA。抗磷脂抗体可引起一组以动静脉血栓形成为特征的血栓性疾病,称为抗磷脂抗体综合征(antiphosphol ipid antibody syndrome)。机制:①与血管内皮细胞的磷脂结合,使前列腺素合成减少,血管收缩;②与血小板磷脂作用,使血小板聚集形成血栓;③直接损伤内皮细胞,抑制纤溶酶原激活释放而促进血栓形成;④中和 β2 糖蛋白的抗凝作用。临床上根据病因可分为:①原发性抗磷脂抗体综合征;②继发性抗磷脂抗体综合征:原因有 SLE 和其他自身免疫性疾病、淋巴增生性疾病、肿瘤、感染(细菌、病毒、原虫)、炎症、药物等。根据抗体可分为:①狼疮抗凝因子血栓综合征:伴 LA 持续阳性,往往引起静脉血栓。②抗心磷脂抗体综合征:伴 ACA 持续阳性,主要引起动脉血栓。③混合性抗磷脂抗体综合征:指 LA、ACA 同时阳性。虽然原发性和继发性抗磷脂抗体综合征其病因、发病机制、临床表现、实验室检查、诊断和治疗不同,但二者均伴有血栓、流产和血小板减少。治疗原则:用华法林、低分子肝素抗凝治疗血清学检查阳性的血栓患者和有过流产史的怀孕妇女。血清学检查阳性,但无症状患者不推荐预防性抗凝治疗。因为华法林可致畸,仅低分子肝素可用于妊娠妇女。抗凝治疗开始应用肝素治疗,随后长期口服华法林,剂量要大,使国际标准化比值 INR ≥ 3.0,有时甚至更大。对于有 SLE 或其他结缔组织病,可用泼尼松,柳氮磺胺吡啶无效,但对血小板减少或溶血性贫血柳氮磺胺吡啶有效。

(六)冷球蛋白

冷球蛋白(cryoglobulin)是指血浆在温度降至 4℃ ~20℃时发生自然沉淀或形成胶冻

状、温度回升到 37℃ 时又溶解的一类蛋白质或蛋白质复合物。正常血清仅含有微量的冷球蛋白,当血清冷球蛋白浓度超过 100mg/L 时称为冷球蛋白血症。这些冷球蛋白可以以免疫复合物的形式沉积在全身的中小血管并激活补体,导致中小血管炎。在肾脏受累的患者,多表现为膜增生性肾小球肾炎,免疫荧光表现为"满堂亮"。

冷球蛋白血症的病因未明,大多数继发于能够导致淋巴细胞持续增生的各种疾病,例如各种慢性感染、淋巴系统肿瘤或良性增生、多种免疫紊乱的自身免疫性疾病,在 IgA 肾病的鉴别诊断时必须排除。

五、基因学检查

IgA 肾病的发病和预后与遗传基因有关,详见第二章(IgA 肾病的遗传性特征)和第十五章(IgA 肾病的预后)。

在患者的家系中进行易感基因筛查有助于更早进行发病监测。同样,在 IgA 肾病患者中检测可能影响预后的基因型有助于分析预后并指导治疗。已有的证据显示,一些基因和 IgA 肾病预后及治疗疗效有关,如 ACE-Ⅱ 基因型患者对 ACEI/ARB 治疗反应较好,预后也较好。

但是,IgA 肾病发病机制复杂,涉及多种基因和多种因素。目前还没有完全掌握人类 IgA 肾病相关的基因谱,已知基因对发病和预后的影响权重也还有待于进一步研究。因此, IgA 肾病的基因学检查目前还处于研究阶段。

第三节　肾脏活体组织病理检查

IgA 肾病的临床表现繁杂,无标志性特征,所以 IgA 肾病诊断仍然依赖于肾活检。活检标准:国内外学者对于肾活检病例的选择标准尚不统一。国外大多数学者主张对持续性尿蛋白大于 1g/24h 的 IgA 肾病患者进行肾活检。部分国内学者认为如果按这一标准可能会漏掉一些需要积极治疗的患者,因为部分该病患者虽然尿蛋白在 0.5g/24h 左右,却可能有中等度(Lee 氏分级 Ⅲ 级以上)的病理损害。因此,主张只要有持续性的蛋白尿伴有镜下血尿,就可以考虑肾活检。但有不少学者认为呈孤立性血尿的 IgA 肾病病理改变轻,可暂时不做活肾检。国内外大量有关 IgA 肾病临床病理分析的循证医学资料表明,肾活检的病理改变与临床及预后的诸多因素有关,一些病理改变经过积极的干预治疗是可以好转的,而另一些病理改变经治疗后却收效甚微。因此应用组织学、免疫病理和超微病理技术了解肾脏病变的程度、范围、性质和活动性等,有助于明确诊断、指导治疗和判断预后,具有极为重要的意义。

一、肾穿刺活检的适应证

尽管肾穿刺活检在临床的应用已有 40 余年的历史,但在国际上对于经皮肾穿刺活检的指征并无统一意见。因此是否适应作肾穿刺活检,应视患者的具体情况权衡利弊。表 12-3-1 列举了可以考虑肾活检的适应证。当然,这些适应证肯定会随着肾脏病学的快速发展而进一步修正。

表 12-3-1　穿刺活检的适应证

临床诊断	肾穿刺活检适应证
原发性肾脏病	
急性肾炎综合征	肾功能急剧恶化,疑为急进性肾炎时,应及早穿刺 或按急性肾炎治疗 2~3 个月病情无好转
原发性肾病综合征	激素治疗 8 周无效,或先穿刺再根据病理类型进行治疗
无症状性血尿	畸形红细胞血尿,且临床诊断不清时
无症状性蛋白尿	蛋白尿持续>1g/d 诊断不清时
肾小管间质性疾病	临床不能确定的肾小管间质疾病
继发性或遗传性肾脏病	临床怀疑但无法确诊 或临床已确诊,但肾脏病理资料对指导治疗和判断预后有意义
急性肾衰竭	临床和实验室检查无法确定病因(包括慢性肾脏病患者肾功能急剧恶化)
移植肾	肾功能明显减退原因不明时 或严重排异反应需决定是否切除移植肾 或怀疑原有肾脏病在移植肾中复发

对于妊娠期间的肾疾病一般不宜进行肾活检,应尽可能延期到分娩后,但在早期突然出现的大量蛋白尿和 / 或肾功能改变,关系到患者的健康和胎儿的存活时,可以根据病情考虑肾活检。对疑有家族性遗传性肾疾病的妇女进行肾活检有利于优生优育。

目前重复肾活检尚无公认的指征,但多数学者认为无论哪种肾病,只要正规治疗后疗效不佳,病理类型有可能变化者,均为重复肾活检的对象。

一般认为下列情形的患者接受肾活检没有价值:①肾衰竭且双肾已经萎缩;②囊性肾脏疾病;③单纯的糖尿病肾病;④高血压病引起的肾小动脉硬化症;⑤急性肾小管 - 间质感染性疾病。

二、肾穿刺活检的禁忌证

经皮肾穿刺活检的禁忌证需要临床医生的高度重视,即使是相对禁忌证也要予以及时的处理和全面综合的权衡利弊,再做出是否进行肾穿刺的决定(表 12-3-2)。

表 12-3-2　肾穿刺活检的禁忌证

绝对禁忌证	相对禁忌证
明显出血倾向重度高血压	活动性肾盂肾炎、肾结核、肾盂积水
精神病或不配合操作	或积脓、肾或肾周脓肿
孤立肾	肾肿瘤或肾动脉瘤
小肾	多囊肾或肾脏大囊肿
	肾位置过高(深吸气也达不到十二肋)或游走肾
	慢性肾衰竭
	过度肥胖、重度腹水
	其他:心力衰竭、严重贫血、低血容量、妊娠和垂危状态

三、肾穿刺活检的术前准备

（一）询问病史

详细了解病史,特别是有无出血性疾病史,体格检查排除出血性疾病、全身性感染和心肺疾病,注意有无肾下垂、独肾、先天性肾发育不良等。

（二）知情同意

向患者及家属解释肾穿刺操作,获得同意,让患者了解手术过程及术前、术后的注意事项。患者须练习在俯卧位呼吸及屏气(肾移植除外),卧床排尿。术前一天训练患者,以便配合。

（三）出凝血指标

化验血常规及血型、出凝血时间、血小板计数、凝血酶原时间、血小板凝集功能,以了解有无出血倾向。使用抗血小板治疗的患者需在术前 7 天停用药物,术前检测的凝血指标、血小板功能指标不符合者,应给予相应治疗,直到指标纠正为止。

（四）肾功能检测

查肌酐清除率、血肌酐及尿素氮了解肾功能,查同位素肾图了解分肾功能,并作 B 超检查了解肾脏大小、位置及活动度。

（五）术前药物准备

术前 2~3 日口服或肌内注射维生素 K(G-6-PD 缺乏者除外)。

（六）其他方面

重度肾衰竭患者最好在穿刺前做血液透析数次,肾穿刺 24 小时前停止透析,并予以鱼精蛋白中和肝素,或使用无肝素透析。控制血压(130~140/80~85mmHg)。

四、肾活检方法与步骤

（一）肾穿刺的准备与消毒

1. **人员配备**　肾穿刺活检手术的参加人员应当是由受过专门训练的手术医师及助手,手术护士、B 超医师、病理技师各一人组成。

2. **手术包**　肾穿刺活检的手术包应包括:活检枪 2 个,手术尖刀片 1 个,弯盘 1 个,纱布 5~10 块,穿刺探头 1 个,位卡 1 个,血管钳 2 个,烧杯 1 个,长注射针头 1 个。由专科手术护士常规打包,蒸汽消毒。

3. **B 超机**　带有普通探头和穿刺探头 B 超机。

4. **手术间**　配备可以进行空气消毒设施的手术室,空间要足够大。

5. **解剖显微镜**　应配备可以放大 10 倍的解剖光学显微镜。

（二）定位方法

用 B 超穿刺探头分别检查双侧肾脏的存在与否,大小、位置,皮质与髓质的回声情况后,选择右侧肾脏的下极肾实质较为宽厚的地方,避开肾窦,分别显示肾脏的纵切及横切体表划线的交点为穿刺进针点,如肾脏距皮肤的距离较深,穿刺点的位置应当适当向上极移动,如距离皮肤较浅则应向下极移动,以穿刺引导线全线穿过肾脏下极的皮质为最高标准。

（三）穿刺针的选择

采用自动弹簧活检枪,和 Biopty 活检针进行穿刺,成人患者可选用 16G(直径 1.5mm)

穿刺针,移植肾和儿童患者采用较细的 18G(直径 1.2mm)穿刺针。

(四) 具体步骤

1. **一般患者的穿刺**　取俯卧位,腹部垫较硬的枕头,常规消毒、铺巾;用无菌 3.5MHz B 超导向探头重新验证穿刺点,测定穿刺点肾脏与皮肤的距离,用 1% 利多卡因在穿刺点局麻至肾脏包膜下(即进针深度为测得的肾与皮肤的距离),用刀片划开穿刺点的皮肤层,安装穿刺针到穿刺枪上,从划开的穿刺点插入穿刺针,在导向探头引导下(一般使用 4 号线)进针至肾包膜下,拨动穿刺枪的激活按钮,令患者深吸气,调整肾脏与穿刺针的位置和角度至最佳状态,令患者屏气,在 B 超下上下移动穿刺针可见肾脏呈点头样移动时,迅速再进针 0.3~0.4cm 后,按压扳机,枪响退针,令助手以大鱼际按压穿刺点 5~10 分钟。术毕取出针芯中的组织,在解剖显微镜下观察肾小球的数目,确保其数量达到检查要求,以此决定是否需要多次穿取肾脏组织。

2. **术后处理**　患者绝对仰卧硬板床休息 6 小时,嘱其饮水 500ml(无尿者例外),大便、小便和进食均不可起身,不可抬头饮水。注意观察患者的血压、心率及尿色的改变。注意观察穿刺局部有无剧烈的疼痛、腹痛等。出现血压下降、心率加速、穿刺局部剧痛或腹痛、腹部包块者应立即检查血红蛋白水平,评估有无出血。

3. **活组织标本的处理**　获取的组织标本要及时分割,分别送作光镜、电镜和免疫荧光的检测。每份标本都应当确保有肾小球组织。光镜检查的组织约占总量的 80%,用 10% 甲醛固定;电镜检查的组织约占 10%,用 2% 的戊二醛固定;用作免疫荧光检查的组织约占 10%,用生理盐水湿纱布包裹,装于培养皿中,置于冰块上。

(五) 特殊患者的肾穿刺活检的注意事项

1. **移植肾活检**　多数移植肾位于患者的右侧髂窝,定位更为简单,但由于该位置位于腹膜下,有肠管随呼吸移动,有可能误伤,所以也应当嘱患者屏气配合,在肾脏上极穿刺。

2. **小儿肾活检**　取得小儿患者的配合对于行使肾穿刺活检的手术极为重要,通常建议小儿患者手术当天给予镇静剂,必要时在术前可以临时肌内注射适量的地西泮或水合氯醛灌肠;小儿应当使用 18G 穿刺针。

3. 血肌酐升高、血管炎患者、狼疮肾炎患者术后大量出血的概率远远高于其他患者,尤其肾实质回声增强,皮髓质分界不清患者,应将生命体征观察和血红蛋白监测作为术后常规,术前备血、联系介入治疗科以便及时抢救。

4. **大量腹水患者的体位变换**　对于大量腹水而又急需肾穿刺活检的患者,可取坐位行肾穿刺活检,也可以在术前分次行腹腔穿刺,抽去适量的腹水减压,争取肾穿刺活检的机会。

5. **穿刺针的进入方向和位置**　对于肾位置特别高的患者,定位较为困难,除嘱患者尽量深吸气屏气配合外,也可以改变进针的方向,但进针的深度也应保持一致,以防穿刺针进入髓质而引起出血。

五、肾穿刺活检的并发症

经皮肾穿刺活检是一种创伤性检查,一般来说比较安全,但也可发生以创伤性血尿为主的多种并发症。

(一) 血尿

绝大多数接受肾穿刺的患者均有镜下血尿,但一般常在 1~2 天内自行缓解,无须处理。

少数患者可出现肉眼血尿,但如无脉搏、血压及血红蛋白水平变化,无须输血,仅延长卧床时间即可。

(二)肾周血肿

肾周血肿的发生也很普遍,在 50% 以上,多为小血肿,并无临床症状,在 1~2 周内自行吸收,B 超检查如发现有大血肿形成,需密切观察,并加强抗感染治疗。如出现生命体征的变化,应及时予以输液、止血、输血、监测血压、血红蛋白水平等,若经上述处理,出血仍然不能控制,如血压、血红蛋白水平不升,应怀疑活动性出血,需要行肾动脉造影,确定出血的位置,然后行相应的血管栓塞。大出血多发生在血肌酐升高、血管炎患者、狼疮患者,特别是肾实质回声增强,皮髓质分界不清的患者。广东省人民医院肾内科统计资料表明,肾穿刺活检大出血的发生率约为 0.1%,均发生在血肌酐达到 445μmol/L,B 超显示肾皮质回声增强、皮髓质分界不清的患者。经介入治疗均可以有效控制病情,无死亡病例。

(三)动静脉瘘

发生率为 15%~19%,具有典型症状的患者为 0.1%~0.5%,表现为严重血尿和肾血肿、顽固性高血压、进行性心力衰竭及腰腹部血管杂音。

(四)疼痛

肾穿刺以后的疼痛程度因人而异,通常在穿刺部位有轻微疼痛,一般 3~5 天消失,如果疼痛持续的时间较长、较剧烈应予以关注,可能是肾周围血肿增大,或肾周围机化牵拉邻近组织所致。

(五)感染

发生率在 0.2% 以下,多发生于活动性肾盂肾炎患者。经抗感染治疗可防治。因此,对于存在泌尿道感染及穿刺区域皮肤感染者,需要经过抗感染治疗后,再安排肾穿刺。

(六)误穿其他脏器

文献报道有肾盏瘘、肾破裂、误穿肝、脾、胰等脏器者,但随着现在定位方法的改进,已极少发生。

六、肾脏病理检查结果的解读

肾活检病理检查的结果不能单纯地依靠病理形态的表现来作出最后的诊断,需要结合患者的临床表现、体征及实验室检查资料综合分析判断。一个符合临床的病理报告需要病理科医生和临床医生共同协商讨论决定。

(一)肾穿刺活检病理报告的可信性

1. **肾小球的数量**　标本中肾小球的数量对于判断病理诊断的可信性极为重要。研究表明,仅含有 5 个肾小球的标本对诊断局灶性肾小球肾炎的诊断的可信度仅有 35%,如标本中含有 10 个肾小球时,可信度可以提高到 90%,故要求每个患者的光镜组织标本中的肾小球的数量应当至少在 10 个以上。光镜、电镜和免疫荧光等不同的检查标本中也应同时包含肾小球、肾小管间质和肾血管。缺少肾小球的组织标本可能会导致错误的诊断。

2. **切片的厚度**　光镜检查要求的切片的厚度应在 2μm 左右。切片过厚容易造成细胞重叠,基底膜厚度增加等假象。

3. **检查项目的全面**　Masson 染色、PAS 染色和 Jones 染色对于判断肾活检标本的意义各不相同,缺一不可。光镜、电镜和免疫荧光对于判断结果也同等重要,不能偏废。其他染色如刚果红和氧化刚果红染色、乙型肝炎病毒相关的抗原和抗体染色等特殊染色在 IgA 肾病的鉴别诊断中具有重要作用。

（二）注意区分肾脏的年龄生理变化

人类 40 岁以上，每年 GFR 以 0.8~1ml/(min·1.73m²) 的速度衰退，表现为硬化的肾小球数目以相同的速率增加，肾小球基底膜的厚度也会随着年龄的增加而增厚。因而在老年患者硬化肾小球的数目和基底膜的厚度应当予以充分的考虑。

（三）注意区分免疫介导和非免疫介导的病变

电镜下发现致密物沉积是诊断免疫介导的肾脏疾病的重要线索，通常和免疫病理检查结果互为印证。同样，免疫病理的检查为阴性，电镜下也没有电子致密物的沉积表明为非免疫复合物介导的肾脏疾病。

（四）注意病变的范围和分布

通常 <25% 和 25%~50% 肾小球或肾小管间质病变，被认为是局灶性病变；而把 50%~75% 和 >75% 的肾小球或肾小管间质病变认为是弥漫性病变。局灶性和弥漫性病变直接关系到临床表现、治疗方法和预后。

（五）注意区分活动性病变和陈旧性病变

细胞增生、血管襻纤维素样坏死、微血栓形成、免疫复合物和嗜复红蛋白沉积、肾小管严重变性坏死、肾间质炎症细胞浸润、血管壁的炎症细胞浸润和纤维素样坏死等均属于活动性病变，可以通过治疗而得到逆转；肾小球硬化、肾小管消失、肾间质纤维化和血管硬化均为陈旧性病变，不应作为治疗的重点。

（六）临床和病理诊断出现矛盾

由于在病理标本的取材、制作、染色方面存在着不可避免的缺陷，疾病在不同阶段具有不同的临床特点，另外，病理医生和临床医生存在各自专业的局限，因此要作出一个可靠的诊断，需要临床和病理医生的密切配合和共同协商，使得到的结论与患者实际情况更为符合，从而制定出一个有利于患者治疗和预后的方案，这时有病理医生和临床医生共同参加的临床病理讨论可以互通有无，相互补充，对于获得正确的诊断具有极其重要的意义。

第四节　肾脏超声检查

肾脏由于其本身的解剖结构，形成了很好的声学界面，构成肾脏固定的超声形态，成为超声检查显示较好的脏器之一。超声检查不仅能显示肾脏的位置、大小、形态和内部结构，还能观察肾脏及其周围的各种病变。而肾脏超声检查无痛苦、无创伤、不受肾功能影响、检查时间短、可重复性强，是比较理想的检查方法，可用于检测肾脏的实质回声和大小，对肾下垂、肾先天性畸形、肾结石、肾肿瘤、肾积水、肾外伤、感染性肾脏病、肾静脉血栓以及胡桃夹现象等均具有诊断意义，也是肾活检的良好定位方法。彩色多普勒超声技术的使用使肾血管显示达到小叶间动脉，拓宽了肾脏疾病的诊断范围，增强了鉴别诊断能力。

一、检查前的准备

一般不需要特殊的准备，但在探测肾血管、下腔静脉和肾门淋巴结时，需空腹进行；小儿不能合作者需镇静后进行。重点检查肾盂或进行残余尿量测定时，最好在检查前大量饮水，以使肾盂和膀胱充盈。

超声机的超声频率,成人为 3.5MHz,小儿为 5.0MHz。

接受检查者的体位:一般经侧腰部位可以获得肾脏最长径,并可探测肾门的声像图;经背部容易获得肾脏的完整声像图,并可以确定病变在肾脏内外前后的位置;经腹部可以观察右肾特别是肾外血管;站立位经侧腰部可以确定有无肾下垂及其程度,同时有利于显示肾上极。

二、正常的声像图

肾脏纵切面呈长椭圆形,横切面呈椭圆形或卵圆形。肾的轮廓线明亮光滑。肾的外周部分为肾实质,包括皮质和髓质,皮质为低回声,其强度低于肝、脾,髓质回声稍低于皮质回声。肾脏的中心部位有肾盂、肾盏、肾血管及肾窦脂肪组织构成集合系统,呈密集而明亮的光点群。集合系统中间可见裂隙状无声区,正常情况下其前后径一般小于 1.5cm。彩色多普勒超声可显示肾内动、静脉呈树枝状分布,脉冲多普勒可测到小叶间动脉频谱,表现为收缩期陡直上升,舒张期有较高血流,为低阻型。从主肾动脉到肾内各级动脉分支,流速递减。肾静脉呈负向连续带状频谱。

正常肾脏的长径 10~12cm,宽 5~6cm,厚 4~5cm。肾实质厚 1.5cm,肾脏大小个体差异较大,但双肾的大小差距不应太大,如左右肾脏长径差异不应超过 1.5cm。肾动脉内径 0.5~0.6cm,肾静脉内径 0.8~1.0cm。肾动脉峰值流速 ≥100cm/s,收缩期加速度时间 0.07s,肾动脉阻力指数 0.55~0.7。

三、IgA 肾病时常见的声像图

在没有出现并发症或肾功能异常时,IgA 肾病没有特殊的声像图改变,也不能判断其病理类型,但在合并下列病症时可出现较为特征的声像图改变,在鉴别诊断中具有一定的价值。

(一)合并急性肾衰竭

双肾肿大,肾皮质回声增强,增厚,髓质肿大,回声特低。彩色多普勒显示在少尿期:肾内血流减少,其树枝状血流不完整,甚至部分皮质血流缺失,肾动脉血流阻力指数(RI)明显升高,可达 0.8 以上;多尿期肾内血流增加,血流十分丰富,肾动脉血流阻力指数可降至正常。

(二)合并慢性肾衰竭

早期双肾可以呈正常声像图,终末期可以表现为双肾缩小,轮廓不清,肾皮质回声增强,皮质厚度变薄,皮、髓质分界不清,肾窦回声不明显或消失,整个肾结构层次不清。

(三)移植肾

B 超是肾移植术后首选的影像学检查方法,特别是在判断急性和慢性肾排斥反应,以及肾移植术后并发症的诊断方面具有重要意义。

1. **急性肾排斥反应**　主要声像图的改变包括:①二维图像。肾肿大,回声减弱,短期内体积增加超过 25%,厚径大于或等于宽径,肾窦与肾实质的宽度比例 ≥1/2。②彩色多普勒。皮质血流少树状血流不完整甚至消失。③脉冲多普勒。各级动脉收缩期最大血流速度增加,舒张期血流降低、缺如甚至反向流血,RI>0.8,PI>1.5。

　　2. **慢性肾排斥反应**　声像图表现为肾脏体积代偿性增大或体积缩小,肾实质回声增强、结构紊乱,皮、髓质分界不清;彩色多普勒显示血流减少,血流速度减低,RI 增高,多 ≥0.7(特异性 ≥70%,敏感性 ≥48%)。

　　3. **肾移植术后的其他并发症**　肾周血肿、脓肿、尿性囊肿、淋巴囊肿;移植肾积水、积脓;肾移植动脉吻合口狭窄等均可表现相应的声像图改变。

　　(四)左肾静脉压迫综合征

　　左肾静脉走行于腹主动脉与肠系膜上动脉之间,受到挤压时可以出现血尿和蛋白尿、腹痛等临床综合征,又称胡桃夹现象(nut cracker phenomenon)。超声检查是临床诊断左肾静脉压迫综合征常规方法之一。诊断指标包括:①主要诊断指标:仰卧位时,左肾静脉受压前位于腹主动脉的左侧缘,扩张部位近端内径比受压狭窄部位内径宽 2 倍以上;脊柱后伸位 15~20 分钟后,左肾静脉扩张部位近端内径比受压狭窄部位内径宽 4 倍以上。②综合诊断指标:脊柱后伸位 15~20 分钟后,左肾静脉扩张部位近端血流速度儿童 ≥0.09m/s,成人 ≥0.08m/s,腹主动脉与肠系膜上动脉之间的夹角 ≥9°。

　　(五)合并肾动脉狭窄

　　主要依靠彩色超声多普勒来进行诊断,其诊断标准为:①肾动脉收缩期峰值流速增加,多 ≥180m/s;②肾动脉收缩期峰值流速与邻近的腹主动脉收缩期峰值流速之比(RAR)升高,正常 RAR 为 1:1,≥3.5 时提示肾动脉内径狭窄程度 ≥60%;③肾动脉狭窄远端频谱改变,加速度时间延长(≥0.07s),加速度指数减低(<3m/s^2)。

　　(六)肾静脉血栓形成

　　一般表现为肾静脉内径增加,>0.8cm,可以在肾静脉内见到相应的赘生物形成。肾动脉峰值流速减低,肾动脉阻力指数增高。

　　(七)先天性肾发育不良

　　一侧肾明显缩小,肾皮质较薄,肾内结构清楚,彩色多普勒显示血流较正常稍少,对侧肾脏代偿性增大,形态结构均正常。据此可与肾动脉狭窄相鉴别。

四、介 入 超 声

　　对于 IgA 肾病患者而言,介入超声的最主要价值在于定位引导肾穿刺活检,广东省人民医院 2 000 多例肾穿刺活检病例的统计表明,其成功率为 100%,无死亡或肾切除病例。另外在肾肿瘤穿刺活检、肾囊肿穿刺硬化治疗、肾盂穿刺造影中,B 超也有着极为重要的价值,本章不再赘述。

五、B 超的局限性

　　分辨度不够高,对早期的慢性肾脏病变难以做出准确判断。其次对于某些肾扭转不良的患者,肾 B 超无法判断,甚至容易做出错误的诊断。

第五节　X 线和磁共振检查

　　X 线检查对肾脏疾病的诊断有一定的价值,特别是新的无创伤、无痛苦技术的发展,对于了解肾脏的形态和功能提供了许多重要的资料。如泌尿系统 X 线平片和静脉肾盂造影对于了解肾盂结构,有无结石、肾积水,有无肾功能受损有极大帮助,在效果不满意的情况下还可以使用逆行肾盂造影作进一步了解;肾动脉造影对了解肾血管性疾病有着诊断价值。但在合并肾功能损伤时,使用造影剂会加重损伤,应慎用或及时清除血液中的造影剂。

一、腹 部 平 片

腹部平片是诊断肾脏和尿路疾病的初步检查步骤。由于肾是一个较致密的实质性器官,肾周围又有大量的脂肪组织形成的脂肪囊,形成较好的天然对照。因此腹部平片能较清晰地显示肾的外形轮廓。

腹部平片应包括双肾、输尿管和膀胱所在区域。上界达第 11 胸椎高度,下界至耻骨联合稍下方。除小儿和急诊患者外,一般需要在摄片前做好肠道清洁工作,检查前一晚口服泻药,必要时清洁灌肠。

二、造 影 检 查

(一) 静脉肾盂造影(intravenous pyelography,IVP)

也称静脉尿路造影(intravenous urography,IVU),是通过静脉内注入含碘造影剂而达到肾盂、输尿管、膀胱等泌尿系器官而显影的一种检查方法。泌尿系是人体排泄废物及有毒物质的主要场所,很多药物及其代谢产物是通过泌尿系统排出体外的。含碘造影剂经静脉注射后随血液循环流经肾,随尿液排入肾盂,然后依次通过输尿管、膀胱、尿道排出体外,由于造影剂中的碘不透 X 线,所以当其在泌尿系统中积聚时就可使泌尿系统显影,目前常用的造影剂有泛影葡胺、碘普胺等。

为使静脉肾盂造影影像更加清晰,检查前也需要进行肠道准备,方法与腹部平片检查相同。由于个别患者对造影剂有过敏反应,所以造影前必须做碘过敏试验,无过敏反应者方可进行造影。碘普胺是新近开发的一种非离子化造影剂,一般不会发生过敏反应。但价格要比泛影葡胺高出许多,故仅用于有过敏反应者。

静脉肾盂造影时往往需要通过压迫腹部而达到暂时性输尿管梗阻,以便使造影剂滞留于肾盂内,使造影更为清晰。压迫腹部往往会给患者造成一定不适。对那些不能耐受腹部压迫的患者可以用头低位达到相同的目的。

静脉肾盂造影时拍片时机的选择也是非常重要的,常规的拍片时间一般为注射造影剂后压迫腹部在 10~20 分钟时,然后解除腹部压迫 30 分钟后分别拍 3 张片,前 2 张以肾盂为主,最后一张应包括肾、输尿管、膀胱及后尿道整个泌尿系统。特殊情况下拍片的时机应根据需要由医生来掌握,例如当主要为了解肾脏的功能状态及肾实质的影像时,需提早拍片时间、缩短拍片间隔;当显影较差时可增加拍片张数或延退拍片。

静脉肾盂造影除可了解泌尿系统的形态外,还可分别了解双肾功能状态。例如根据肾功能损害程度可表现为显影迟缓、显影差或不显影,可以了解积水的程度和梗阻的原因及部位,对于泌尿系结石除有确诊价值外,还可了解结石的部位、是否造成泌尿系梗阻以及梗阻的程度,这些结果对制定结石的治疗方案也是非常有用的。

静脉肾盂造影时虽然需拍数张 X 线片,但一般不会对患者造成放射性损害。

下列情况为静脉肾盂造影的禁忌证:①对碘过敏或过敏性体质的患者;②严重肝、肾和心血管疾病;③甲状腺功能亢进、妊娠、多发性骨髓瘤及糖尿病患者。

（二）逆行肾盂造影（retrograde pyelography）

经膀胱插入导管至输尿管，每侧注入 12.5% 的碘化钠或 30% 的泛影葡胺 5~10ml，使肾盂显影，优点是显影不受肾功能限制，缺点是需膀胱镜插管，且有上行性感染可能，一般仅用于 IVP 达不到诊断目的患者。

（三）经皮顺行性肾盂造影

可用于诊断 IVP 不显影的重度肾盂输尿管积水或肾盂积脓，方法是透视下取俯卧位或 B 超下于背部 12 肋缘下肋脊角处局麻下穿刺，当针进入肾盂时即有尿液或脓液流出，经穿刺针注入造影剂使肾盂肾盏显影。本法还适用于膀胱挛缩、尿道狭窄及儿童不宜施行逆行造影者。

（四）膀胱造影（cystography）及排尿性膀胱造影（mictural cystography）

普通膀胱造影只需经尿道注入 100~200ml 造影剂使膀胱显影，了解有无先天性畸形及外伤后膀胱受损情况。排尿性膀胱尿道造影则需加大造影剂剂量至出现排尿感，拔管后嘱患者排尿同时摄全尿路片。本检查除显示尿路病变外，主要目的在于了解有无膀胱输尿管反流（vesicoureteral reflux，VUR）及其程度。

按照国际放射学 VUR 分度：Ⅰ度为反流至输尿管；Ⅱ度为反流至肾盂；Ⅲ度为输尿管肾盂中度扩张，但肾盏杯口正常或仅轻度变钝；Ⅳ度为输尿管、肾盂和肾盏中度扩张，杯口显著变钝；Ⅴ度为输尿管、肾盂和肾盏重度扩张、扭曲，肾盏呈杵状。

（五）肾动脉造影（renal arteriography）

目前常用的方法为经股动脉插管的腹主动脉肾动脉造影和选择性肾动脉造影。前者是将导管插至 12 胸椎水平即腹主动脉分支的上方，用高压注射器在 2 秒内注入 76% 泛影葡胺（成人用量 40ml）。此法简单，可以同时显示主动脉和肾动脉，但肾动脉显影较淡。后者是用可弯曲的导管插至第 1 和第 3 腰椎之间，当导管在其间上下活动而突然弯曲成角不动时，即说明已插入肾动脉，试验性注入 5ml 造影剂证实导管在肾动脉内，再注入 60% 的泛影葡胺 10~15ml。此法可以清楚显示肾动脉，造影剂用量少，但不能同时显示主动脉。

三、计算机体层成像

计算机体层成像（computed tomography，CT）扫描检查较经典 X 线摄片技术可获得高分辨率图像，对于使用 B 超和普通 X 线检查不能明确诊断的肾脏疾病可以适用。

（一）适应证

1. 对肾及肾区肿块的定位定性诊断。如肾脏囊性疾病、各种肾脏原发肿瘤和继发肿瘤、肾脏炎性包块等。

2. 对肾肿瘤，包括良性的肾血管平滑肌脂肪瘤 - 结节硬化综合征、肾小球旁细胞瘤、肾上腺瘤等以及恶性肿瘤如肾细胞癌、肾炎癌、淋巴瘤累及肾脏等。

3. 对静脉尿路造影及 B 超检查仍不能明确诊断的肾疾病。

4. 对肾脏的创伤，包括钝伤、穿刺伤、包膜下血肿、肾周围血肿、肾实质挫伤、肾撕裂伤、肾门大血管创伤等。

（二）扫描技术

1. **扫描前的准备**　空腹，扫描前 30 分钟口服 2% 的泛影葡胺 300~600ml，检查前 10 分钟追加 200ml。目的是充盈胃肠道，避免肾脏周围肠管干扰诊断。

2. **平扫**　即不使用造影剂的普通扫描。

3. **增强扫描**　先做碘过敏试验,然后肘静脉注入 60% 泛影葡胺 80~100ml,以每秒 2ml 速度注射,全部造影剂注完后开始扫描。

4. **螺旋 CT 扫描**　先做平扫,再做增强扫描(碘过敏试验同普通 CT)。应用压力注射器,自肘静脉注入 60% 碘造影剂 100ml(体重超过 70kg 的患者按 1.5ml/kg 体重计算),速率 3ml/s。开始注射 30 秒后做肾脏皮质期增强扫描,60 秒后做肾实质期扫描,4 分钟后做肾排泄期扫描。

四、磁共振成像

磁共振成像(magnetic resonance imaging,MRI)对肾脏占位性疾病的诊断价值基本与 CT 相似,但又各有特点,如 MRI 在明确肿瘤与大血管之间的关系上明显优于 CT,而在发现小病灶(<5mm)方面则不如 CT 敏感,其适应证大致同 CT,与 CT 比较,MRI 扫描时间长,空间分辨率不如 CT,价格昂贵,MRI 的优点是无辐射损伤,MRI 水成像对于已经有肾功能损伤的患者相对较为安全,能直接显示肾、输尿管积水情况,由于使用含钆的造影剂,造影剂肾病的发生率也大为降低。

五、造影剂肾病的预防

敏感的肾功能检测表明,大多数血管内注射碘类造影剂的患者都会出现轻度、一过性的肾功能变化,有临床意义的肾功能损害(常称为造影剂肾病)则少见得多。造影剂肾病的一般定义是暴露于造影剂后血清肌酐成一定量升高 0.5mg/dl(44.2μmol/L)或成比例升高(25%)。然而,如果这类变化是一过性的,则其在临床上的意义还不明确。Nash 等进行的研究表明,造影剂肾病是住院患者发生急性肾衰竭的第 3 大常见病因。在这项研究中,如果患者在肾衰竭前 24 小时注射了造影剂,同时又没有其他严重的肾脏损伤,则认为造影剂是肾衰竭的病因。但是,使用造影剂可能是急性肾衰竭的促进因素而不是唯一因素,同时存在的有害因素可能包括低血容量、手术、动脉粥样硬化栓塞性疾病和存在其他肾毒素等。

(一)造影剂肾病的发病机制

体外研究和动物研究提示,造影剂肾病同时存在肾小管毒性损伤和缺血性损伤,部分由活性氧介导。血管周围流体静力压升高、黏度升高、血管活性物质(如内皮缩血管肽、一氧化氮和腺苷)的变化,都会导致需氧量很高的肾髓质血流减少。降低肾髓质血管扩张的因素,如非甾体抗炎药,可能加重造影剂肾病。

(二)造影剂肾病的危险因素及其评估

糖尿病是血管造影后肾功能恶化的一个危险因素。其他可能与使用造影剂后急性肾衰竭发病率升高有关的因素包括年龄超过 75 岁、造影期血容量减少、心力衰竭、肝硬化或肾脏疾病、高血压、蛋白尿、同时使用非甾体抗炎药和动脉内注射。在急性心肌梗死和进行经皮冠脉介入治疗时,低血压或使用主动脉球囊反搏与使用造影剂后急性肾衰竭的发生相关。虽然这些因素可能仅仅是并存疾病,然而,目前不明确这些因素在多大程度上独立加重了肾功能损害。患者对造影剂的耐受剂量取决于肾功能,大剂量造影剂会增加肾功能损伤可能性。

危险评估:降低肾损伤危险的首要步骤是寻找危险因素,核查使用造影剂的适应证。大多数危险因素都可以通过采集病史和体格检查发现。诸如脱水之类的危险因素至少可以在使用造影剂前就部分纠正。

注射造影剂后肾功能下降的危险,随着危险因素数量的增多而呈指数增加。经验证的危险预测模型已用于经皮冠脉介入治疗患者的危险预测。

没有必要在造影剂使用前检测每例患者的血清肌酐水平,但在下列情况时应当检测:动脉内使用造影剂前以及有肾病、蛋白尿、肾脏手术、糖尿病、高血压或痛风病史者。应当根据 Cockcroft-Gault 公式或饮食改变对肾脏疾病的影响(modification of diet in renal disease, MDRD)公式,用血清肌酐估计肌酐清除率或肾小球滤过率,以便更准确识别出肌酐清除率或肾小球滤过率<50ml/(min·1.73m²)的患者,这些人发生肾病的危险增高。对于具备所有危险因素的患者,应当考虑使用不需要造影剂的影像学方法替代。如果确实需要使用造影剂,则应当在注射造影剂后 24~48 小时监测血清肌酐。由于接受二甲双胍治疗的糖尿病患者出现造影剂肾病时,有发生乳酸酸中毒的危险,所以,患者使用造影剂前停药 48 小时,直至肾小球滤过率超过 40ml/(min·1.73m²)。

(三)预防措施

1. 水化方案　有学者建议通过输液来降低造影剂肾病的危险。但是,目前尚缺乏最佳输液方案。在 1 项临床试验中,接受口服补水的患者中有 9 例(34.6%)血清肌酐水平升高 0.5mg/dl,与之相比,注射造影剂前 12 小时开始接受连续 24 小时静脉滴注生理盐水的患者中,只有 1 例(3.7%)血清肌酐水平升高。对于动态性操作,长期静脉输液很难维持。1 项小规模研究比较了(在注射造影剂前后)静脉输液 12 小时和口服补液加一次静脉推注补液的效果,发现注射造影剂后 48 小时,静脉输液组患者肾小球滤过率平均下降值较小[18.3ml/(min·1.73m²) vs. 34.6ml/(min·1.73m²)]。但另 1 项试验未能证实该结果。1 项试验对等张盐水和 0.45% 氯化钠溶液进行了比较,都是 1ml/(kg·h),从使用造影剂当天清晨开始,连续使用 24 小时。结果表明,在接受等张盐水的患者中,注射造影剂后 48 小时内血清肌酐升高 0.5mg/dl 的可能性更低。

有假说认为,通过碱化肾小管液,降低 pH 依赖的自由基水平,可能对患者有益。有学者在报告中指出,与输入生理盐水的患者相比,输注等张碳酸氢钠溶液的患者注射造影剂后 2 天内血清肌酐水平升高 25% 的可能性更低。但是对于这些结果,要注意其在方法学上存在的问题。该试验提前终止,原因是碳酸氢钠组的"事件"率低于预期值,但该试验并未预先规定中期分析时间和试验终止规则,而且事件率差异的 P 值(P=0.02)也高于提前终止试验的标准。

2. N-乙酰半胱氨酸　N-乙酰半胱氨酸通过抗氧化和血管扩张作用,有可能降低造影剂的肾毒性。在 1 项初期试验中,血清肌酐升高 0.5mg/dl 的患者百分比在 N-乙酰半胱氨酸组是 2%,而在对照组是 21%(P<0.01)。在对照组中,接受低剂量静脉内低渗性造影剂的患者的事件率高得出乎意料。随后的大部分试验纳入的都是行冠脉造影术的肾功能降低的患者。有些研究表明 N-乙酰半胱氨酸有益,而其他研究又显示其无效。很多研究的局限性在于把握度不高、未采用盲法。最近的荟萃分析提示,N-乙酰半胱氨酸有一定的益处(造影剂肾病的 RR 值是 0.54~0.73,但各研究对造影剂肾病的定义不同)。然而,必须谨慎判读这些估计值,因为各个试验的结果差异很大,可能存在发表偏倚以及小规模的阴性研究结果未全部发表等。同时,除了血清肌酐有轻微变化之外,N-乙酰半胱氨酸对其他转归指标

的影响也不明确。我们需要有更多数据,才能强烈推荐使用 N- 乙酰半胱氨酸预防造影剂肾病。

3. 其他预防措施　为降低造影剂诱发肾病的危险,有人提议了多种其他干预措施,但支持这些干预措施的数据也有限。与单纯预防性输液相比,在使用造影剂时使用呋塞米、甘露醇、多巴胺或联合使用这些药物进行强力利尿,造影剂诱发肾病的发病率相似或更高。叠加效应可能是由于液体负平衡所致。在一项小规模随机试验中,与输液治疗相比,使用各种血管扩张剂,包括多巴胺、非诺多泮、心房钠尿肽、钙通道阻滞剂、前列腺素 E,或非选择性内皮缩血管肽受体拮抗剂等,并没有降低造影剂肾病的危险。另一项小规模随机试验表明,与接受安慰剂者相比,接受卡托普利治疗 3 天患者的血清肌酐升高 0.5mg/dl 的频率更低。也有实验表明,与接受安慰剂者相比,接受维生素 C 抗氧化治疗的患者中,注射造影剂 2~5 天内血清肌酐升高(>25% 或 0.5mg/dl)的可能性显著减小。安慰剂组患者的基线肌酐水平较低,暴露于造影剂后两组患者的肌酐达到相似水平。

还有一些预防措施包括以下内容。

(1)茶碱和氨茶碱:也被提议作为有可能降低造影剂肾病危险的药物。最近的 1 项荟萃分析发现,注射造影剂 48 小时,接受上述任何一种药物者的血清肌酐升幅均显著低于接受安慰剂治疗的患者,前者平均比后者低 0.17mg/dl(15μmol/L)。但是,此结果的临床意义受到怀疑,而且在血清肌酐水平变化幅度方面,各研究的结果也变异较大。总的来看,没有任何一种预防性药物已经确切显示能够预防有临床意义的造影剂肾病。

(2)血液透析和血液滤过:血液透析在有造影剂肾病高度危险的患者中的作用仍不清楚。在晚期肾脏疾病(平均肌酐清除率 26ml/min)的患者中,血清肌酐升高 ≥25% 的患者比例,在随机分配于注射造影剂前后接受预防性血液滤过的患者中是 5%,显著低于单纯接受输液者中的比例(50%)(P<0.001)。血液滤过组中的院内死亡病例也显著减少。然而,干预治疗直接改变了血清肌酐水平,而干预与死亡率降低的关系尚不明确。因此,这些结果有待证实。鉴于实施这种干预措施所消耗的资源量,该方法只适用于病情最重的患者。

(3)造影剂选择:碘化造影剂可根据渗透压浓度分型(高渗性造影剂如泛影酸钠,低渗性造影剂如碘海醇,等渗性造影剂如碘克沙醇)。在比较性试验所进行的荟萃分析中,与使用高渗性造影剂者相比,使用低渗性造影剂的肾功能降低患者中,注射造影剂后血清肌酐升高 0.5mg/dl 的比例较低(OR=0.50,95% CI:0.36~0.68)。但由于事件数少,对于重量克分子渗透压浓度对需要透析的影响,不能得出结论。

有学者已经提议使用等渗性造影剂作为替代物。一项纳入有肾功能损伤的糖尿病患者的随机对照试验显示,与接受低渗性造影剂者相比,接受等渗性造影剂碘克沙醇的患者中,血清肌酐水平升高 0.5mg/dl 的频率显著降低。但是,接受低渗性造影剂组中患者发生肾功能减退的比例比预期高。同样,在一项开放标签试验中,注射造影剂后 1 周内血清肌酐水平升高的患者比例,碘克沙醇组小于碘海醇组(3.7% vs 10%),但是这两组患者的血清肌酐水平检测的时间不同,可能使试验结果有偏倚。与之相比,其他试验则显示,碘克沙醇组和低渗性造影剂组之间,需进行干预治疗或使住院时间延长的肾衰竭的发生率无显著差异,注射造影剂后血清肌酐水平的平均变化也无显著差异。在推荐等渗性造影剂替代低渗性造影剂之前,还需要进一步研究。

总之,造影剂肾病的发病机制仍不明确。可能的干预策略(包括 N- 乙酰半胱氨酸、血管扩张剂和等渗性造影剂）在降低造影剂肾病的危险及其相关病残率方面的价值也不明确。

（四）预后

造影剂肾病通常为一过性，注射造影剂后 3 天血清肌水平达到峰值，注射后 10 天内降到基线水平。如果在 24 小时内血清肌酐升高水平 ≤0.5mg/dl，就不可能出现明显的肾损伤。很少有研究报告患者使用造影剂后数天的肾功能情况。在 1 份报告中，21 例老年患者在血管造影后初期血清肌酐突然升高，其中 5 人最终的肌酐比基线至少升高了 0.5mg/dl。在使用造影剂后需要透析的患者中，13%~50% 的患者可能需要长期依靠透析治疗。

注射造影剂后肾功能下降与住院时间延长、不良心脏事件、住院期间死亡率高和远期死亡率高有关。但是，这些转归与肾功能下降的关系至少一部分可归因于并存的疾病、发病的急性程度或急性肾衰竭的其他病因（如动脉粥样硬化栓塞）。

（五）指南与建议

欧洲泌尿放射学会和美国放射学会建议，对有肾功能降低危险的患者进行危险因素评估，包括：脱水、心力衰竭、年龄超过 70 岁，同时使用肾毒性药物以及血清肌酐水平。如果存在危险因素，则推荐考虑使用备选的影像学技术，停用肾毒性药物，限量使用低渗性造影剂或等渗性造影剂。也推荐维持充分水化和进一步补液，但具体的治疗方案尚未确定。应当避免短期内多次注射造影剂，避免使用甘露醇或利尿药等。美国的放射学指南提到使用 N- 乙酰半胱氨酸或其他潜在的预防性药物疗法，但并没有专门推荐这些治疗方法。

对肾功能有可能降低的患者，推荐测量血清肌酐，评估肾小球滤过率。如果肾小球滤过率<50ml/(min·1.73m²)，特别是同时有其他危险因素时，应当考虑使用备选的影像学方法。如果认为必须输注造影剂，则应当使用最小必需量的低渗性造影剂，并且在使用造影剂后24~48 小时重复测量血清肌酐。如有可能，在使用造影剂前后至少停用非甾体抗炎药和利尿药 24 小时。应当在使用造影剂前 48 小时停用二甲双胍，直到明确没有发生造影剂肾病时才能再用。应当给患者补液，尽管最佳方案仍不明确，现有数据支持的方案是静脉滴注生理盐水 1ml/(kg·h)，从使用造影剂前 12 小时开始，直至使用造影剂后 12 小时，并密切观察液体平衡。不推荐常规使用 N- 乙酰半胱氨酸，因为临床试验结果不一致。

六、含钆磁共振造影剂引起的肾源性系统纤维化

美国食品药品监督管理局（FDA）于 2007 年 5 月在网站上发出通告，要求企业对所有含钆磁共振成像（MRI）造影（以下简称含钆造影剂）加入一个新的黑框警告。警告有严重肾功能不全的患者使用含钆造影剂有发生肾源性系统纤维化（nephrogenic systemic fibrosis，NSF）的风险。此外，还警告要进行肝移植或刚刚完成肝移植的患者，或有慢性肝病的患者，如果他们存在任何程度的肾功能不全也会发生 NSF。

含钆造影剂可能诱发 NSF 不是最近才发现的。早在 2006 年 1 月，奥地利一项研究中报道 5 例 NSF 患者可能与使用过含钆造影剂相关。随后丹麦医药管理局于 2006 年 5 月报告了 25 例使用含钆造影剂后发生 NSF 病例，其中 20 例发生在丹麦，5 例发生在奥地利。同年 6 月美国也通告了此信息。随着与含钆造影剂有关的 NSF 病例报告逐渐增多，多项相关研究的陆续发表，美国 FDA 于 2006 年 12 月更新了含钆造影剂可能会诱发 NSF 的信息，认为含钆造影剂与 NSF 有一定的相关性。英国、丹麦等欧洲国家于 2007 年 2 月警告了含钆

造影剂可能引起 NSF 的风险,并修改了含钆造影剂的说明书。

自 2006 年报道含钆造影剂可能诱发 NSF 以来,国家药品不良反应监测中心一直对含钆造影剂引起 NSF 的风险保持高度关注,及时跟踪国外最新的安全性信息,并在中心网站和《中国药物警戒》杂志等载体中刊载了相关信息及相关研究,同时密切关注我国含钆造影剂的不良反应发生情况。虽然我国目前尚未发现含钆造影剂诱发 NSF 的报告,但是为了广大医护人员和患者及时了解含钆造影剂可能诱发 NSF 的风险,保障临床用药安全,国家药品不良反应监测中心特通报此安全信息。

(一)含钆造影剂种类

含钆造影剂用以提高图像的对比度,使身体各部分的异常组织或患处显像,静脉注射后,主要用于头部、脊髓和身体等一般 MRI 造影。游离的钆具有高毒性,在体内分布于骨骼和肝,并可迅速导致肝坏死。所有的含钆造影剂都是螯合物,螯合后能改变其在体内的分布以确保图像对比强度,同时改善其不良反应。与 X 线增强剂不同,钆螯合物对肾脏没有毒性。因此,近年来对严重肾损伤或曾对含碘造影剂严重过敏的患者,推荐使用含钆造影剂来替代传统的放射成像用造影剂。

在我国,含钆造影剂钆喷酸葡胺注射液(商品名:钆喷葡胺)首先于 1988 年获得进口批准,目前我国上市的含钆类造影剂有钆贝葡胺注射液(商品名:莫迪司)、钆双胺注射液(商品名:欧乃影)、钆喷酸葡胺注射液和钆特酸葡胺注射液(商品名:多它灵)。

(二)肾源性纤维化皮肤病 / 肾源性系统纤维化(NFD/NSF)

1997 年,肾源性纤维化皮肤病(nephrogenic fibrosing dermopathy,NFD)首次在美国被发现,于 2000 年首次在杂志上公开发表。NFD 作为一种特发性皮肤病,其主要特征为:四肢皮肤变厚变硬,有时会发生在躯干部,同时伴有皮肤纤维母细胞样细胞的增生、胶原重组及黏蛋白沉积。

NFD 较 NSF 具有更明显和可见的皮肤病变特征,NSF 涉及肺、肝、肌肉和心脏等器官。国际肾源性纤维化皮肤病研究中心认为,NSF 这一术语比 NFD 更确切,它能更准确地反映目前人们对此疾病的理解。因此,在国际肾源性纤维化皮肤病研究中心通报中用 NSF 来表示 NFD 和 NSF。

NSF 仅发生在肾功能损害的患者身上。NSF 的发病时间为几天到几个星期。皮肤变化首先是发红或发黑、出现丘疹斑块,随后皮肤麻木,表皮呈现橘黄色条形纤维状。疾病诊断根据皮肤活体组织检查的特定组织学病理特征来确定:胶原束增厚且周围出现裂缝,黏蛋白沉积,纤维母细胞样细胞和弹性纤维增生而无发炎症状。

皮肤损害一般发生在踝关节至大腿之间,呈对称状。疾病后期,损害部位会扩展到腕关节和上臂之间。患者感到患部烧灼、瘙痒或剧烈刺痛,也可能出现手脚水肿并呈水泡状。另外,有些患者眼睛或附近出现黄色丘疹、斑块;也曾有病例在皮肤损害前出现不明原因血压快速波动的情况。

许多患者皮肤增厚阻碍了关节的弯曲和伸展,导致挛缩变形,严重的患者有可能不能行走,甚至手臂、手部、腿和脚关节不能活动。患者一般均呈现肌肉无力的症状。X 射线检查显示软组织钙化,髋骨、肋骨出现深部骨痛。

大约有 5% 的患者呈现出快速进展的严重发病过程。NSF 引起的身体器官纤维化(损伤机体正常生理功能)可能会导致死亡,呼吸抑制或行动障碍(易引起意外摔伤,而导致骨折)所致并发症使病情进一步恶化。

目前,对 NSF 尚无有效的治疗方法。免疫抑制疗法是无效的,物理治疗或局部、系统类固醇药物疗法的疗效还不确切,血浆去除法、光量子疗法和镇静对部分患者的症状有改善作用,有些患者在自然条件或在肾移植恢复正常肾功能后症状获得改善。

(三) 含钆造影剂引起 NSF/NFD 的风险分析

钆双胺注射液(商品名:欧乃影)是第一个被报道与 NSF 有关的含钆造影剂。目前全球有关含钆造影剂引起 NSF 病例报告 261 例,其中钆双胺注射液(欧乃影)180 例;钆喷酸葡胺注射液(商品名:钆喷葡胺)78 例;钆氯塞胺 2 例;钆贝葡胺注射液(莫迪斯)1 例。

2006 年 1 月,一项奥地利的研究认为含钆造影剂可能是诱发 NSF 的因素。9 例重症肾病患者中有 5 例(平均年龄 58 岁),在使用含钆造影剂进行磁共振血管造影后 2~4 周患上了 NSF。这 5 例患者开始表现为下肢和足部皮肤变厚硬结,然后蔓延至躯干和身体上部。NSF 患者与其他患者相比,具有更长的血液透析史,但年龄、性别、用药、潜在肾病、透析阶段或并存疾病方面未表现出差异。

一项来自丹麦的大型研究也显示含钆造影剂与 NSF 发生相关。在 2005 年 8 月至 2006 年 5 月,哥本哈根的肾病中心回顾分析了所有 NSF 病例后发现,所有 13 例严重肾病患者(平均年龄 50 岁),在第一次出现 NSF 的症状前均使用过钆双胺,7 例发展成严重残疾(其中 1 例在使用含钆造影剂后 21 个月死亡),其余的 6 例没有产生严重的影响。自 2006 年 3 月该中心停用钆双胺后,未再发现 NSF 病例。

Broome 等的研究结果表明肾透析患者使用钆双胺后有发生 NSF 的风险。研究中使用过钆双胺的 301 例肾透析患者中有 12 例已确诊患有 NSF,而未使用过钆双胺的 258 例中未发现 NSF 病例,使用钆双后发生 NSF 的 R 值为 22.3(95% CI:1.3~378.9),另外,研究还表明当钆双胺使用剂量为推荐剂量的 2 倍时,其风险将明显增加。

在另一项研究中,254 例肾功能不全的患者,在使用含钆造影剂后有 7 例发生了 NSF,发生率为 3%。在 Broome 的研究中,透析患者使用含钆造影剂后 NSF 的发生率为 4%。接受过肝移植手术的患者也报道存在 NSF 发生的风险。

综上所述,含钆造影剂存在诱发 NSF/NFD 的风险。

(四) 含钆造影剂诱发 NSF 的机制

含钆造影剂引起 NSF 的机制目前还在研究阶段。目前认为:肾损伤是一个重要的因素,因为 NSF 只发生在严重肾功能不全的患者身上,他们需要花费更长的时间排除体内的造影剂。在肾损害患者中,三价钆离子可能从螯合物中通过机体内离子的金属转移作用释放出游离的钆离子,能刺激组织和器官发生纤维化,从而导致 NSF。

钆在人体组织内沉积已在 NSF 患者组织中得到核实。High 等人检测了 7 例发生 NSF 前使过含钆造影剂的患者体内的 13 个组织,其中有 4 个组织出现了钆沉积现象。而且患者在用含钆造影剂 11 个月后仍能在其组织样本中检测到钆,而未发生 NSF 的患者组织样本中未检测到钆。Boyd 等也证实了 NSF 患者体内钆的沉积现象,发现沉积的发生一般有区域性限制,且该区域内也出现磷酸钙的沉积。钆在组织中沉积可以通过多种机制诱发 NSF,如循环成纤维细胞和转化生长因子的介入等。

(五) 建议

鉴于含钆造影剂具有可能诱发 NSF 的风险,建议广大医护人员严格按照适应证使用,不要超剂量使用,在使用前应注意患者肾功能情况,并且应在体内的造影剂清除后,才可再次使用。严重肾功能不全的患者使用含钆造影剂后,应及时进行血液透析,以帮助患者尽快排出体内的钆,减少钆在患者体内停留的时间。

第六节　放射性核素检查

放射性核素在肾脏病中的早期应用主要是利用各种放射性药物及肾脏功能测定仪获得肾摄取、分泌及清除功能的放射性活度 - 时间曲线图(即肾图),随着γ相机、SPECT 的临床应用以及相关放射性药物开发,人们可进一步获得有关肾血流、肾皮质及集合系统等静态、动态和下尿路的功能影像。

一、肾动态显像

(一)显像剂

肾动态显像剂主要有肾小球滤过型和肾小管分泌型两类。目前常用检测肾小球滤过功能的药物是 ^{99m}锝 - 二乙三胺五乙酸(^{99m}Tc—DTPA)。肾小管分泌型药物主要有反映肾小管分泌功能的 ^{131}碘 - 邻碘马尿酸钠(^{131}I-Hippuean,^{131}I-OIH)。由于 ^{131}I 半衰期较长(8.02 天),发射 β 射线(99%)和 γ 射线(1%),故用 ^{99m}Tc 标记的同类药物已成为检测肾功能的药物,如 ^{99m}TC-硫基乙酰三甘氨酸(^{99m}Tc-MAG3)和 ^{99m}Tc-双半胱氨酸(^{99m}Tc-EC)。

(二)显像方法

1. 常规肾动态显像　包括肾血流灌注显像及肾功能显像,使用 ^{99m}Tc 标记物时无须特殊准备。检查前 30 分钟常规饮水 300ml,以保持生理状态下血浆流量,脱水状态会导致放射性药物吸收和排泌延迟,可产生类似肾功能受损的假象。

患者取坐位或仰卧位,坐位时探头中线对准脊柱中线,卧位时探头置于检查床下,视野应包括双肾及膀胱。要求"弹丸"式静脉注射,注射体积小于 1ml。儿童可根据 Webster 法则计算用药量｛用药量 =［(年龄 +1)/(年龄 +7)］× 成人剂量｝或按 3.2~42MBq/kg 来估算用药量。"弹丸"式静脉注射放射性药物是否成功直接影响动态显像结果及肾图形态。

^{131}碘(^{131}I)标记物需在检查前一天口服卢戈(Lugol)液 10 滴,检查后继续服 2 天,使用 ^{131}I 标记物注射剂量为 11.1~18.5MBq,对 ^{131}I 标记物应配置高能准直器,能峰选 360keV。由于 ^{131}I 用量少,图像质量不理想,一般不做灌注显像。

2. ACEI 介入肾动态显像

(1)原理:肾动脉狭窄、肾呈低灌注状态时,通过血管紧张素 Ⅱ 收缩肾小球出球小动脉,达到维持肾小球滤过压和球管平衡的目的。而 ACEI 可阻止血管紧张素 Ⅰ 转化为血管紧张素 Ⅱ,从而扩张出球小动脉,原尿生成减少;同时也阻断了 ACEI 刺激的醛固酮效应,利用 ACEI 介入肾显像,可增加肾动脉狭窄累及的肾皮质与正常肾皮质摄取和分泌放射性药物的差异,以鉴别肾血管性高血压。常用的 ACEI 有卡托普利(captopril)、依那普利(enalapril)、赖诺普利(lisinopril)等,其中卡托普利生物利用度达 65%,口服 15~30 分钟即出现降压作用,降压作用于 1~1.5 小时最大,最常用于介入肾显像;也有人尝试采用氯沙坦(losartan)诊断肾动脉狭窄。

(2)显像方法:检查前停服 ACEI(卡托普利、赖诺普利或依那普利)2 天或 4~5 天。否则,有可能降低检查的灵敏度。大多数降血压药,对肾显像结果影响不大,但利尿剂、血管紧张素 II 受体拮抗剂(如氯沙坦),须停服 1 周,以免强化 ACEI 的作用,并可能导致严重低血压。有文献报道,使用钙通道阻滞剂可出现双肾图曲线对称性异常。此外检查前,还需充分水化,不要进食固体食物。对于有可能出现严重低血压的患者,如近期卒中(中风)或短暂性脑缺血发作、冠心病、新近心肌梗死或心绞痛及任何原因所致的脱水(利尿剂、静脉给予依那普利等),最好预留静脉通道。显像前 30 分钟饮水 500ml 左右。给药后要注意监测血压,以防出现低血压。

一日法:在同一天内进行基础肾显像和介入肾显像。基础肾显像方法同常规肾显像,但剂量偏小。在基础肾显像后 1 小时行介入肾显像。首先检测未服药时的基础血压,而后将 25~50mg 卡托普利碾压后溶于 250ml 水中口服,并连续检测血压至少 1 小时(最长间隔 15 分钟)。在服药后 1 小时再进行肾动态显像,比较两次显像结果。检测前 4 小时内,禁食固体食物,以免影响药物吸收。两次显像中,要注意保持患者的水化状态。

隔日法:先做介入肾动态显像,若肾显像出现异常,则次日做基础肾显像,若介入肾显像未见异常,则不必做基础肾显像。注意前后两次显像条件的一致性。

3. 利尿剂介入肾动态显像

(1)原理:单纯肾盂、输尿管扩张时,由于张力下降和“蓄电池”效应,使得尿液积聚,常规核素肾动态显像表现与上尿路结石等所造成的机械性梗阻难以鉴别,给予利尿剂,在肾功能尚未进入尿毒症期时,借助于利尿剂(呋塞米)可短时间内增加尿液生成、肾盂内压力增加,内源性地增高尿液流出速度。而机械性梗阻,给予利尿剂后,虽尿量增加,由于流出道的阻塞,难以加速尿液的排出,仍表现出上尿路梗阻的核素影像学特点。

(2)显像方法:显像前 2 天不进行静脉肾盂造影,停服任何利尿药物。显像前 30 分钟饮水 500ml 左右(尿比重>1.015),在显像进行前排空膀胱。显像剂选用肾小管分泌型显像剂。显像方法与常规肾显像相同。静脉注射呋塞米的时间可以是在注射放射性药物的同时或开始显像后 60 秒内,也可以在显像 15~20 分钟后注射,但应延长显像时间 15~20 分钟,以便有足够的时间观察对呋塞米的反应,呋塞米剂量成人可根据血肌酐浓度、肌酐清除率等指标确定。儿童若肾功能正常按 1mg/kg 给予呋塞米。

(三)核素影像学表现

1. 正常影像 图像分析包括血流灌注图像和功能图像两部分。

(1)血流灌注图像:静脉注射放射性药物后 1 分钟内系列图像为血流灌注图像。注射后 9~15 秒腹主动脉开始显示,其放射性明显增高且均匀,边缘清楚,无异常放射性浓聚影,腹主动脉显示后 2~3 秒双肾开始显影,随时间肾显影由淡变浓,放射性分布均匀,双肾呈椭圆形,大小相等,并可见肝脾的灌注影像,双肾血流灌注曲线大致对称,曲线上升支斜率代表灌注速度,高度代表灌注量。

(2)肾功能图像:静脉注射放射性药物 1 分钟后系列图像为肾功能图像。注射后 2~4 分钟肾内放射性逐渐增高并达到高峰,肾显影完整,边界清楚,放射性分布均匀,它反映肾实质影像,随后肾显影从周边开始放射性逐渐减退,集合系统和肾盂放射性增高,膀胱影逐渐明显,输尿管影有时隐约可见,反映放射性药物随尿液经肾盂、输尿管排入膀胱。20~30 分钟肾显影大部分消退,输尿管和肾区无放射性计数增高现象。

肾功能显像获得的系列图像,应用 ROI 技术生成放射性药物通过肾脏时被摄取和清除

的时间 - 放射性活度曲线,称肾图曲线,并获得有关肾功能的定量参数。正常肾图曲线由 a、b、c 三部分组成。肾图 a 段称示踪剂出现段,指静脉注射放射性药物后约 10 秒,迅速出现的上升曲线,反映肾血管床的放射性(60%),肾内血流灌注的放射性(10%)及肾实质摄取最初到达的示踪剂放射性。b 段称摄取段,是继 a 段之后较缓慢上升直至峰顶的曲线,其上升速率主要与肾有效血浆流量和肾小球滤过或肾小管上皮细胞分泌的功能有关。c 段称排泄段,是 b 段之后的下降曲线,反映放射性药物随尿经肾盂、输尿管进入膀胱的排泄过程,与尿路通畅情况、肾有效血浆流量改变及肾实质功能状态有关。描述了肾图曲线半定量分析的主要指标和正常参考值。

　　2. 异常影像

　　(1)异常血流灌注影像:异常表现多见单侧肾影显示延缓,体积缩小,放射性分布减低,边缘欠清晰等,表示肾血流灌注缓慢且灌注量减少,常见于一侧肾动脉狭窄及肾血管主干病变。若单侧肾不显影,对侧肾影增大,放射性增强且分布均匀,可见于一侧肾先天性缺如或无功能,健侧肾代偿性血运增强。双肾影出现时相当正常,但放射性分布减低,多见于双侧肾实质性病变。肾内局部放射性分布减低或缺如,可见于急性肾栓塞。肾内占位性病变的病灶部位放射性分布正常或增强,多见于恶性病变或血管瘤,相反则多见于良性病变如肾囊肿、肾脓肿等,肾癌囊肿性变或组织坏死,也可显示为放射性减低或缺如。

　　(2)异常肾功能影像:异常肾功能系列图像可分为缺血型和梗阻型两类。

　　缺血型图像表现除第一时相血流灌注减少外,第二时相肾摄取也下降,同时,通过时间及清除时间明显延迟,例如肾动脉狭窄,ACEI 介入肾显像常呈现阳性,即病变在介入后肾影变差、摄取高峰延迟、肾图曲线异常更加明显、肾通过时间延长等。

　　梗阻型肾动脉图像表现肾区放射性随时间逐渐增强,放射性药物在肾实质或肾盂内滞留,如有积液可见肾门向外膨隆。静脉注射放射性药物同时或显像早期(60 秒内)注射呋塞米,显像表现为梗阻型肾动态图像,则为机械性梗阻。单纯肾盂、输尿管扩张(功能性梗阻)时,在注射放射性药物后 15~20 分钟注射呋塞米,肾盂影可明显缩小,肾图曲线的 c 段于注射呋塞米后 1~2 分钟出现明显的直落下降。而结石等原因所致是机械性梗阻,注射呋塞米后肾盂影无明显减退。肾图曲线的 c 段保持原有水平或仅稍微下降。然而肾功能受损严重或使用其他干扰肾分泌功能的药物时,可干扰结果的可靠性。梗阻与缺血常相伴发生,使异常图像呈多样化。

　　肾不显影表明该肾的血流灌注和功能近于消失,或为先天性缺如。有时患侧肾与健侧肾影相比,出现时相上的颠倒,即健侧肾影最初明显而后渐渐消退,患侧肾影最初显像较差而后逐渐明显,称为"倒相"。肾实质影像持续不退,肾盂部位无放射性积聚,表明放射性药物滞留于肾实质内,弥漫性肾小管管腔内淤塞或压力明显增高。肾盂或输尿管影像明显扩大并消退缓慢,显示尿路梗阻或扩张,扩张影像的下端为梗死部位。在肾外出现放射性影像,表明尿漏存在。

　　(3)异常肾图通常有 4 种类型。

　　1)功能受损型肾图:肾图 a 段有不同程度降低,b 段上升缓慢,$C_{1/2} > 8$ 分钟,15 分钟残留率 > 50%,此类肾图显示肾血流灌注不良和肾功能不同程度受损,RI 值 30%~50% 为轻度受损,20%~30% 为中度受损,小于 20% 为重度受损。部分患者肾图 a 段和 b 段基本正常,仅 c 段下降缓慢,如能排除干扰肾动态显像检查的技术因素,如静脉"弹丸"注射不符合要求或失败,并排除患者由于多汗、缺水等因素影响使正常尿流量减少等,此类肾图显示患者肾有效血浆流量轻度减少,也是功能受损型肾图的一种表现。当肾功能严重受损时,a段高度明显降低,仅为健侧的30%左右,a段后无继续上升的b段,使b段、c段不明显,肾图曲线呈低水平延长改变。

2)无功能型肾图:a段降低至健侧30%以上,无b段和c段,肾图曲线呈低水平递降,此类肾图显示肾脏已无功能或肾功能极重受损,肾脏切除术后患者也可以获得类似的曲线。

3)排出不良型肾图:肾图a段下降正常或降低,b段上升缓慢或持续上升,c段下降缓慢或无c段,$C_{1/2}$>8分钟,甚至无法计算,肾图曲线峰形圆钝,呈抛物线状态或持续上升。此类肾图不能反映肾功能的改变,计算分浓缩率或参考b段上升斜率对评估患肾功能有一定帮助。当患者尿流量减少(如肾缺血或脱水等)或肾小管广泛水肿和淤塞时,肾图也出现相同的改变。

4)小肾图:肾图b段上升斜率和c段下降速率均匀正常,但a段仅为健侧1/3左右,肾图明显低矮,但形态正常,多见于一侧肾动脉狭窄或先天性小肾。肾动态显像反映在肾图上的改变是多样化的,须结合动态系列影像及临床资料进行分析。

(四)临床应用

1. 肾血管性病变

(1)肾血管性高血压:肾动脉狭窄,肾动脉瘘等肾血管本身病变导致肾缺血,是最常见引起继发性高血压的病因,部分患者可通过手术治愈。肾动态显像已成为诊断血管性高血压的常用方法。通过对患肾血流灌注、实质功能及形态的全面观察,如一侧肾血流灌注不良,肾实质显影峰时后延,放射性清除缓慢,肾显影较健侧缩小等,发现其肾图曲线也出现相应改变。a段明显降低,b段上升和c段下降缓慢,呈抛物线状,在肾缩小病例中部分是典型的肾图改变。上述异常结合临床资料对肾动脉狭窄高血压诊断的准确性大于90%,并可与其他血管性病变和尿路病变鉴别。假阴性发生率与肾动脉狭窄程度有关,动物实验证实狭窄程度>50%者可见明显异常改变,狭窄程度为20%~25%,只有50%有放射性分布异常,这部分病例进一步做卡托普利介入试验可提高检出阳性率。双侧肾血管病变者检查阳性率较单侧病变者明显降低。此法与X线血管造影比较,影像粗糙,不能判断动脉狭窄程度和狭窄部位。但此法简单,无创伤,无过敏,是有价值的过筛检查方法。ACEI介入肾图在肾功能正常的肾性高血压受检人群中的灵敏度为90%,特异性95%以上,但其灵敏度和特异性在肾功能不全人群中相应地降低。ACEI介入显像阴性的病例往往预示预后良好。

(2)肾梗死:肾梗死是肾外伤或手术后遗症,也可伴发于肾动脉狭窄及血栓栓塞。肾血流灌注显像及功能显像均可见梗死部位呈单发楔形放射性缺损,严重者甚至不显影。急性肾梗死初期即可出现血流灌注异常改变,但此时肾形态结构仍未见发生变化,故超声和CT检查可能阴性,肾动态显像可获得早期诊断结果。陈旧性肾梗死,由于侧支循环建立,肾动态显像及肾图可转为阴性,但肾皮质楔形结构异常仍然存在,易被超声波和X线造影所检出。

(3)肾血管栓塞:肾动脉主干急性闭塞,98%是由于栓塞,栓子76%来源于心脏(如风湿性心脏病、亚急性细菌性心内膜炎等),约50%是双侧性,一般临床症状典型。肾血流灌注显像可显示血管损伤范围,表现为腹主动脉显示后,患侧肾脏部分不显影或全肾不显影。肾动脉分支栓塞症状常不典型,X线造影患肾可不显影,肾血流灌注显像表现患肾显影时间延迟,摄取不良或仅部分显影。

(4)肾静脉血栓形成:多发生于儿童,形成原因较多,如低血容量、充血性心力衰竭、原发性肾病、外伤或肾肿瘤等。肾动态显像表现为肾血流灌注及皮质摄取功能减低,放射性在皮质内滞留时间明显延长。急性肾静脉血栓形成常伴肾肿大,可与肾动脉狭窄鉴别。

2. 尿路梗阻及肾功能评价　尿路梗阻由于尿流受阻,尿流率减低,尿路扩张使肾内压改变,可导致肾功能受损。20 世纪 70 年代,人们首次采用 Whitaker 试验测定肾盂的压力—流量关系,能准确地根据灌注液前后压力梯度变化,鉴别梗阻与扩张,但需进行肾造口术、X 线透视观察,接受射线量大,易造成系统感染、不能用于急性感染期患者,且操作的重复性低,故一般不用该方法。

利尿剂介入肾动态显像(利尿肾图)是目前唯一的可以同时评测肾功能和尿液动力学的检查,是诊断尿路梗阻的灵敏有效方法。临床表现提示有上尿路梗阻可能时,常规肾动态显示集合系统和肾盂有放射性积聚,清除时间明显缓慢,肾图 $C_{1/2}>8$ 分钟,则支持尿路梗阻诊断,慢性梗阻的诊断灵敏度为 80%~90%,急性梗阻的诊断灵敏度近 100%。输尿管下段梗阻检查的阳性率较低,下尿路梗阻时(如前列腺肥大),必须导致上尿路压力增强时,才可能在肾动态显像和肾图上有所表现,多数表现为双侧性,肾图 c 段延缓的程度大致反映梗阻程度。

(1)功能性与机械性尿路梗阻的鉴别:梗阻原因很多,大致可分为两种:一是集合系统扩张,由尿道梗阻所致;二是肌肉松弛或其他结构异常。最简单和有效的鉴别方法是利尿剂介入肾动态显像和利尿肾图。尿路梗阻的诊断及鉴别诊断为核医学日常工作项目之一。机械性尿路梗阻的肾动态显像表现为注射呋塞米后,肾内的放射性清除加快,肾内放射性浓度降低,肾图曲线为明显的陡降线。

(2)尿路梗阻合并肾功能损害:尿路梗阻是否伴有肾功能损害及其损害程度对临床治疗有重要意义。尿路梗阻后肾小管内压力长期增高,使肾功能逐渐损害,肾盂扩大也可导致肾实质受压变薄。有实验证明肾小球功能受损早于肾小管,当梗阻因素解除后肾小球功能恢复也较快。因此,肾小球过滤型放射性药物动态显像及肾小球滤过率测定,是判断梗阻性肾小球功能受损的最灵敏方法,肾图分析时可采用分浓缩率指标或参考 b 段斜率改变来判断肾功能受损程度。肾小管分泌型放射性药物肾动态显像和肾有效血浆流量测定,则是观察肾实质残余功能的最佳方法,即使肾皮质变薄至 2mm 或 IVP 不显影时,肾动态显像仍未见到肾皮质影像。如果肾动态显像肾不显影,即使梗阻因素解除后,肾功能也难以恢复,可考虑手术切除。急性梗阻时肾功能可明显减退,如短期内解除梗阻,肾功能可在 2 周内有明显恢复。

急性梗阻肾显像表现为梗阻部位以上放射性急剧增加,无减低趋势,肾图为持续上升型。若梗阻几个月未解除,肾功能逐渐受损,肾功能图像显示患侧肾摄取高峰后移,阻塞部位以上见放射性积聚,肾图呈高水平延长型或抛物线型肾图改变,伴有肾功能严重受损的慢性尿路梗阻,肾功能图像显示患侧肾摄取明显减少,肾图呈低水平延长线改变,此时不能判断或鉴别梗阻因素是否仍然存在,需结合临床和其他影像学检查资料。随着梗阻时间延长,肾盂扩张压迫肾单位,最后可发展为肾功能完全受损,肾图表现为无功能肾图。急性肾梗阻可能引起肾小球出入球小动脉反射性痉挛,也可出现无功能肾图和低水平延长型肾图,但当梗阻因素及时解除后,肾图可恢复正常。由于肾缺血,肾实质病变引起肾功能不良和急性肾衰时,肾图 c 段也可缓慢,甚至 b 段持续上升而不出现 c 段,是由于肾小管尿流量下降所致,此时肾动态影像可见肾内放射性滞留主要在肾实质而非尿路系统,可与尿路梗阻鉴别。

3. 肾实质病变的肾功能检查　肾实质性病变如肾小球肾炎、肾小管间质病变、糖尿病肾病、放射性肾炎等肾实质功能受到损害,此时 X 线造影剂可进一步损害肾功能,糖尿病患者尤其明显,非糖尿病但血清肌酐增高者,使用造影剂后其血清肌酐也将进一步升高。因此超声波检查与肾动态显像是观察这类患者肾脏形态和测定双侧肾功能的首选方法,也是治疗后随访简单有效的方法。

肾小球肾炎患者动态显像可见血流灌注不良和肾摄取时间延缓,放射性通过肾实质时间延长,表明放射性药物滞留在肾实质,此为肾小球滤过率降低所致。肾图改变随肾功能损害程度不同,呈多样化,多为双侧对称。肾炎急性期的少尿期或恢复期的多尿期,肾图表现为双侧排出不良型,呈抛物线型肾图改变,不要误诊为尿路梗阻,要结合临床症状作出判断。慢性肾衰竭,可见双肾血流灌注及摄取放射性药物均明显减少,显影模糊,周围软组织放射性本底增高,有时可见腰椎隐约显影,肾图表现为低水平延长线型改变,表明患者肾功能严重受损,临床上常有尿毒症症状。

二、肾小球滤过率和肾有效血浆流量测定

(一)肾小球滤过率(GFR)测定

肾小球滤过率指单位时间内从肾小球滤过的血浆流量。选择由肾小球滤过并不为肾小管上皮细胞重吸收或分泌的放射性药物,进行动态采集,利用计算机感兴趣区(region of interes,ROI)技术和 SPECT 程序可计算出 GFR。

1. 显像前准备　一般准备同常规肾显像:显像前要求水化患者、测身高和体重。检查前 3 天停服任何影响肾功能的药物,尤其是利尿剂以及静脉肾盂造影剂。使用肾小球滤过型放射性药物,如 ^{99m}Tc-DTPA。^{99m}Tc-DTPA 为快速通过肾小球放射性药物,仅经肾小球滤过,而不经肾小管分泌及重吸收。注射放射性药物的体积应不大于 0.5ml。检查前 30 分钟左右,嘱患者饮水约 500ml,并排空膀胱。

2. 显像方法　注射前,将注射器放在距探头 30cm 处,居探头视野中心。采集一定时间的放射性计数。显像方法同常规肾动态显像。显像结束后,以同等条件测定注射器残余计数。

3. GFR 值计算　利用 ROI 技术,根据 Gates 公式,计算出 GFR 或 ERPF 值。GFR 正常值(除婴儿外,随年龄增加均有相应降低)为 100ml/(min·1.73m^2)。

4. 临床应用　肾小球滤过率测定是观察整体肾功能、分肾功能及残留肾功能的灵敏指标,对移植肾功能检测具有较大的临床意义。

(二)肾有效血浆流量(ERPF)测定

肾有效血浆流量测定用肾小管分泌型放射性药物,注射放射性药物的体积不大于 0.5ml。

1. 显像前准备　一般准备同常规肾显像;显像前要求水化患者、测身高和体重。检查前 3 天停服任何影响肾功能的药物,尤其是利尿剂以及静脉肾盂造影剂。使用肾小管分泌型放射性药物,如 ^{99m}Tc-MAG3、^{99m}Tc-EC 或 ^{131}I-OIH。检查前 30 分钟左右,嘱患者饮水约 500ml,并排空膀胱。

2. **显像方法**　注射前,将注射器放在距探头 30cm 处,居探头视野中心。采集一定时间的放射性计数。显像方法同常规肾动态显像。显像结束后,以同等条件测定注射器残余计数。

3. **ERPF 值的计算**　利用 ROI 技术,根据 Schlegel 公式,计算出 ERPF 值。ERPF 正常值(除婴儿外,随年龄增加均有相应降低)为 500ml/min。

三、肾静态显像

(一)放射性药物

肾静态显像主要反映肾皮质的摄取功能。临床常用的肾静态显像放射性药物有 ^{99m}Tc-二巯基丁二酸(DMSA)和 ^{99m}Tc- 葡萄糖盐酸(GH)。^{99m}Tc-DMSA 在血液中 95% 与血浆蛋白结合,主要通过肾小管分泌,它随血流通过肾时每次被摄取 4%~5%,血浆有效半清除时间为 54 分钟。静脉注射后 1 小时 54% 的放射性聚积于肾皮质,主要分布在肾小管细胞,大部分与细胞质蛋白和线粒体结合,皮质和髓质的放射性比值为 22∶1,另有 5% 左右的放射性聚积于肺和脾。^{99m}Tc-DMSA 的 1 小时随尿液排出放射性为注入量的 4%~8%,1~5 小时皮质放射性浓度保持相对稳定,此时间内显像,皮质影像不受肾盂、肾盏放射性的干扰,利于肾实质病变的诊断。

^{99m}Tc-GH 在血液中大部分经肾小球滤过,静脉注射 5 分钟绝大部分进入肾脏,30~120 分钟肾脏摄取达最高值。60 分钟尿液排出量为 36%~38%,因此早期显像就可获得肾集合系统资料。进入肾脏的放射性部分被肾小管重吸收并停留在肾皮质细胞内,血浆里未清除的 ^{99m}Tc-GH 大部分转入细胞外液,部分和血浆蛋白结合。虽然肾实质放射性不断被清除,但存在于细胞外液与血浆蛋白结合的葡萄糖酸盐同时不断地补充进入肾小管,在数小时内仍维持肾实质一定的放射性水平,故晚期显像可获得肾实质的影像,少量 ^{99m}Tc-GH 可从胆汁分泌进入胆道,特别是肾功能不全时,有时可见胆影。

(二)显影方法

患者无须特殊准备,在显像前宜排空膀胱,部分儿童可给予适量镇静剂使其在显像过程中保持体位不变。静脉注射放射性药物 ^{99m}Tc-DMSA 或 ^{99m}Tc-GH 后 1~2 小时,取坐位或卧位做后位及左右后斜位显像,必要时加做前位或左、右侧位显像,探头视野应包括两侧肾脏,探头中线对准脊椎,中心点与第 1 腰椎平齐。若肾功能较差可在 3~6 小时再做延迟显像。断层显像对肥胖患者,X 线肾盂造影对有可疑或肾深处较小病灶有一定应用价值,可在平面显像后立即进行断层显像。

(三)正常图像

肾位于腰椎两侧椭圆形,轮廓清晰,两肾纵轴呈“八”字形,肾门稍凹陷,其位置约在第 12 胸椎与第 3 腰椎之间,肾门与第 1 腰椎平齐。成人右肾由于肝的位置缘故通常较左肾低 1cm,右肾纵径平均 10.25cm,横径平均 6.18cm,左肾纵径平均 10.30cm,横径平均 5.95cm。两肾纵径差平均 1.5cm,横径差小于 1cm。肾皮质区放射性密度略高,分布均匀,髓质和肾门区放射性密度略低,可影响该处占位性病变的诊断。由于部分放射性药物随尿液排出而影响图像分析,必要时通过肾动态显像加以鉴别。

在平面显像上,根据两肾摄取放射性药物的浓缩可半定量计算其分肾功能。每一侧的肾功能以总肾功能的百分比率表示,计算时应用 ROI 技术分别在前位图和后位图划出左、右肾区轮廓、肾下方相应的本底区,分别计算左、右肾的净计数。根据左、右肾净计数值可计算左、右肾分肾摄取功能。

左肾净计数 = 前位左肾总净计数 × 后位左肾总净计数

右肾净计数 = 前位右肾总净计数 × 后位右肾总净计数

左肾功能 = ［左肾净计数 /（左肾净计数 + 右肾净计数）］× 100%

右肾功能 = ［右肾净计数 /（左肾净计数 + 右肾净计数）］× 100%

肾断层显像与其他传感器断层方法相同，各 3 个轴面进行断层，即横断面，冠状面和矢状面。各层面皮质显影清晰，髓质放射性密度较低，分布均匀，肾边界清楚，无异常放射性缺损区。

四、膀胱尿路显像

（一）膀胱输尿管反流测定

膀胱输尿管反流通过 X 线排尿性膀胱造影多可明确诊断，但患者接受照射剂量较大不宜反复检查。1959 年 Winter 首先推荐放射性核素直接测定法（插管法）检查膀胱输尿管反流。随后，Dodge 又介绍均须插管的放射性核素间接测定法（静脉注射法），目前已在临床常规采用。

1. 原理和方法

（1）直接测定法：患者在检查前常规放置导尿管，导尿管中注入放射性药物 ^{99m}Tc-DTPA 37MBq 约 5ml 至膀胱，并用消毒生理盐水充入膀胱至患者有尿意。检查时取坐位或仰卧位，γ 相机探头放置背部，有效视野包括膀胱、双侧输尿管和肾区。嘱患者排尿，在排尿前、排尿时和排尿后进行动态采集 3 分钟。在膀胱排空过程的系列图像中，若输尿管行径甚至肾盂、肾实质出现放射性增高的影像，即为膀胱输尿管反流阳性，放射性增高的程度和部位反映流量的多少。

（2）间接测定法：检查方法与肾功能动态显像相似，患者无须特殊准备。检查前 30 分钟饮水 300~400ml，静脉注射放射性药物 ^{99m}Tc-DTPA 18.5~37MBq。20~30 分钟后待膀胱充盈或患者有尿意时进行检查，患者取坐位或站位，探头贴紧背部，有时也包括膀胱、双输尿管和肾区，嘱患者排尿，在排尿前、排尿时和排尿后进行动态采集 3 分钟。在膀胱排空的系列图像中，若输尿管行径甚至肾盂、肾实质出现放射性增高的影像，即为膀胱输尿管反流阳性。间接法无须插导尿管，但要求患者合作控制排尿时间，当患者肾功能不全时，由于肾内和血中放射性本底较高而影响结果的准确性。

2. 临床应用　应用放射性核素检查膀胱输尿管反流，一般仅反流到输尿管，认为是轻度反流，反流到肾盂则属中度，严重时反流到肾实质。有学者参照 X 线排尿性膀胱造影的五级诊断标准，将直接测定法阳性结果也划分五级，与 X 线造影对照的结果基本相似。通过 ROI 技术描绘膀胱、输尿管和肾在膀胱排空时的时间放射性活度曲线，可对膀胱在排空前期、排空期和排空后期的尿流动力变化进行研究。

（二）尿道膀胱反流测定

1. 原理和方法　排尿过程中，由于尿道、会阴等部位的炎症刺激，引起尿道处括约肌异常收缩使尿流中断，或中前尿道有明显器质性或功能性梗阻导致后尿道扩张，造成尿液在后尿道产生涡流，促使部分尿液反流至膀胱。把微量的放射性示踪剂注入后尿道腔，在排尿过程中如有反流存在，膀胱内可出现放射性影像。

检查时患者取仰卧位,γ相机探头放置背部,有效视野包括尿道和膀胱,常规消毒后插导尿管至膀胱,注入适量消毒生理盐水至患者有尿意,然后渐退导管至膀胱口,再后退1cm 固定,此时导管口定位于后尿道腔。在监视屏幕直视下缓慢注入微量 ^{99m}Tc-硫胶体 (1.110~1.85MBq/0.3~0.5ml),监视屏幕显示膀胱区有无放射性污染。嘱患者排尿,在排尿时进行动态采集 2 分钟,观察排尿过程的动态图像,并通过 ROI 技术生成后尿道腔和膀胱区的时间 - 放射性活度曲线,若在动态图像中膀胱出现放射性影像和时间 - 放射性活度曲线出现放射性增高的反流峰,即为尿道膀胱反流阳性。

2. **临床应用** 各种原因引起的尿道狭窄和排尿功能障碍,可导致尿道膀胱反流引起反复尿路感染,这部分患者特别是儿童常常可通过外科方法治疗而痊愈。应用放射性核素测定尿道膀胱反流,可直观地显示反流的存在和反流程度。此法需插导尿管,但操作较简单,患者受辐射剂量甚小,即使对儿童也是安全的。因此对有反复尿路感染并疑尿道外括约肌痉挛或尿道有器质性或功能性异常患者,选择性进行本法检查,对明确诊断、制定治疗方案和疗效观察均有价值。

(三)膀胱残余尿量测定

1. **原理和方法** 下尿路梗阻或膀胱排空功能障碍的患者,在排尿后膀胱内所潴留的残余尿量增加。用导尿法直接测量残余尿量,其结果准确,但需插导尿管。应用能迅速被肾脏清除的放射性示踪剂静脉注射一定时间后,用肾图仪探头或 γ 相机探头在体表测量膀胱区排尿前后放射性改变,可计算出膀胱残余尿量。此方法简单易行,测量结果与导尿法基本一致,比 X 线和超声检查法灵敏度高。

患者无须特殊准备,测定前 30 分钟饮水 300~400ml,使膀胱充盈以减少误差。静脉注射 ^{131}I-OIH 或 ^{99m}Tc-DTPA,1 小时后取立位或仰卧位,将肾功能仪一侧探头或 γ 相机探头对准膀胱中心,测量膀胱区放射性计数率,然后让患者排尿并收集尿液、测量其体积,排尿后在相同条件下测量膀胱区放射性计数率,同时测量心前区放射性计数率作为身体本底,按公式计算膀胱残余尿量。

膀胱残余尿量(ml)= {(排尿后膀胱放射性 – 身体本底放射性)/(排尿前膀胱放射性 – 排尿后膀胱放射性)} × 排尿量(ml)

2. **临床应用** 正常人在排尿后的残余尿量小于 25ml。大于此值可能与尿道梗阻,特别是前列腺增生有关,对于观察膀胱逼尿肌功能,对寻找反复泌尿系感染,也有一定的价值。

五、正电子发射断层显像

正电子发射断层显像(PET 或 PET/CT)是利用人体组织中天然的同位素等正电子核素标记特定的示踪物,引入人体后由于正电子湮没辐射产生射线,经探测器接收,计算机重建处理,获得标记化合物在体内的断层图像的一种技术,在分子水平上,从体外无损伤、定量、动态地观察代谢物或药物在人体内的代谢和生化活动。

本章所阐述的内容是作者根据多年的临床经验和文献报道的总结,多数 IgA 肾病患者的临床资料的收集可能不必如本章内容所述这般详细,但相关的理论知识和临床经验是一个合格的肾脏专科医生必不可少的。在熟练的基础上尽量精简患者的诊疗程序和费用是医务人员应有的职责,但这一切均以医疗安全和不误诊、漏诊为前提。

(叶智明 冯仲林)

参考文献

［1］ SHEN P, HE L, LI Y, et al. Natural history and prognostic factors of IgA nephropathy presented with isolated microscopic hematuria in Chinese patients [J]. Nephron Clin Pract, 2007, 106 (4): c157-161.

［2］ LAZIO M P, COURTNEY D M. Nephrogenic systeme fibrosis [J]. Ann Emerg Med, 2008, 51 (2): 214-215.

［3］ FOGAZZI G B, GARIGALI G, PIROVANO B, et al. How to improve the teaching of urine microscopy. Clin Chem Lab Med [J]. 2007, 45 (3): 407-412.

［4］ MAEDA A, GOHDA T, FUNABIKI K, et al. Significance of serum IgA levels and serum IgA/C3 ratio in diagnostic analysis of patients with IgA nephropathy [J]. J Clin Lab Anal, 2003, 17 (3): 73-76.

［5］ WANG N S, WU Z L, ZHANG Y E, et al. Existence and significance of hepatitis B virus DNA in kidneys of IgA nephropathy [J]. World J Gastroenterol, 2005, 11 (5): 712-716.

［6］ SULIKOWSKA B, MANITIUS J, ODROWAZ S G et al. Uric acid excretion and dopamine-induced glomerular filtration response in patients with IgA glomerulonephfitis [J]. Am J Nephrol, 2007, 28 (3): 391-396.

［7］ LIM C S, YOON H J, KIM Y S, et al. Clinicopathological correlation of intrarenal cytokines and chemokines in IgA nephropathy [J]. Nephrology (Carlton), 2003, 8 (1): 21-27.

［8］ HI Y, PESTKA J J. Attenuation of mycotoxin-induced IgA nephropathy by eicosapentaenoic acid in the mouse: dose response and relation to IL-6 expression [J]. J Nutr Biochem, 2006, 17 (10): 697-706.

［9］ TORES D D, ROSSINI M, MANNO C, et al. The ratio of epidermal growth factor to monocyte chemotactic peptide-1 in the urine predicts renal prognosis in IgA nephropathy [J]. Kidney Int, 2008, 73 (3): 327-333.

［10］ ONDA K, OHI H, TAMANO M, et al. Hypercomplementemmia in adult patients with IgA nephropathy [J]. J Clin Lab Anal, 2007, 21 (2): 77-84.

［11］ WANG C, PENG H, TANG H, et al. Serum IgA1 from IgA nephropathy patients induces apoptosis in podocytes through direct and indirect pathways [J]. Clin Invest Med, 2007, 30 (6): E240-249.

［12］ ZHANG J J, XU L X, LIU G, et al. The level of serum secretory IgA of patients with IgA nephropathy is elevated and associated with pathological phenotypes [J]. Nephrol Dial Transplant, 2008, 23 (1): 207-212.

［13］ MOLDOVEANU Z, WYATT R J, LEE J Y, et al. Patients with IgA nephropathy have increased serum galactose-deficient Iga1 levels [J]. Kidney Int, 2007, 71 (11): 1148-1154.

［14］ TOMINO Y. Relationship between the serum IgA/C3 ratio and the progression of IgA nephropathy [J]. Intern Med, 2004, 43 (11): 1011.

［15］ GHARAVI A G, YAN Y, SCOLARI F, et al. IgA nephropathy, the most common cause of glomerulonephritis, is linked to 6q22-23 [J]. Nat Genet, 2000, 26 (3): 354-357.

［16］ NARITA I, SAITO N, GOTO S, et al. Role of uteroglobin G38A polymorphism in the progression of IgA nephropathy in Japanese patients [J]. Kidney Int, 2002, 61 (5): 1853-1858.

［17］ HAASE M, HAASE FA, RATNAIKE S, et al. N-Acetylcysteine does not artifactually lower plasma creatinine concentration [J]. Nephrol Dial Transplant, 2008, 23 (5): 1581-1587.

［18］ FUNG J W, SZETO C C, CHAN W W, et al. Effect of N-acetylcysteine for prevention of contrast nephropathy in patients with moderate to severe renal insufficiency: a randomized trial [J]. Am J Kidney Dis, 2004, 43 (5): 801-808.

［19］ KURTKOTI J, SNOW T, HIREMAGALUR B. Gadolinium and nephrogenic systemic fibrosis: association or causation [J]. Nephrology (Carlton), 2008, 13 (3): 235-241.

第十三章

治疗IgA肾病的药物

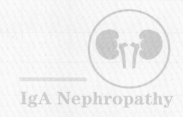

IgA Nephropathy

第一节 血管紧张素转换酶抑制剂及血管 紧张素 II 受体拮抗剂

肾素 - 血管紧张素系统（renin-angiotensin system，RAS）在肾脏疾病的发生、发展中起重要作用，可促进肾小球高滤过、加重肾小球内高压；增加尿蛋白的排出；加重肾小管、间质纤维化，最终导致肾小球硬化及肾纤维化。RAS 抑制剂及其受体的拮抗剂能抑制 RAS 的活性，减轻肾小球硬化和肾间质纤维化，延缓慢性肾病进展。

一、RAS 系统对肾的影响

RAS 由肾素 - 血管紧张素等组成，可分为循环型和组织型（局部内分泌系统）两大类。循环型 RAS 约占 15%，作用时间短，具有影响心率、收缩血管等生理作用。组织型 RAS 占 85%，作用时间长，可调节局部组织器官诸多生理功能，也是组织生长的刺激因子，可引起各种病理生理改变。

当肾血流灌注减少时，肾小球球旁细胞释放肾素增多，肾素使肝脏分泌的血管紧张素原转化为血管紧张素 I（angiotensin，Ang I），而 Ang I 在肺的脉管系统中被血管紧张素转换酶（angiotensin converting enzyme，ACE）转换成具有高血管活性和刺激醛固酮分泌的血管紧张素 II（Ang II），使组织中 Ang II 浓度增加。Ang II 具有调节肾小球压力的功能。对离体的肾微血管灌注 Ang II 的研究发现，Ang II 对出球小动脉的收缩作用强于对入球小动脉的作用，导致肾小球高压、高滤过。肾小球高压导致毛细血管腔扩张，引起肾小球上皮细胞受损。Ang II 诱导的系膜细胞收缩能增大肾小球毛细血管滤过孔的直径，加重蛋白尿，大量蛋白尿引起肾小管炎症反应和瘢痕形成，导致肾小管与间质纤维化的进展。

Ang II 可以上调系膜细胞和内皮细胞血小板源性生长因子（platelet derived growth factor，PDGF）、表皮生长因子（epidermal growth factor，EGF）等细胞因子的表达，还可以促进转化生长因子 β（transforming growth factor-β，TGF-β）表达，导致细胞外基质（extracellular matrix，ECM）产生亢进和间质纤维化。TGF-β1 是一种多功能的细胞介质，一方面引起细胞肥大，另一方面促进 ECM 的进行性积聚。TGF-β1 可直接刺激 ECM 中多种成分如纤连蛋白（fibronectin，FN）、胶原和蛋白多糖形成；也可通过增加纤溶酶原激活剂抑制剂 -1（plasminogen activator inhibitor-1，PAI-1）的活性而抑制基质降解。目前大多数动物模型中均证实 Ang II 是诱发 TGF-β1 表达的重要因素，给予 ACEI 或 ARB 可明显抑制 TGF-β1 的产生并延缓肾病进展。

Ang II 通过上调肾小球、间质的炎性细胞趋化因子，如单核细胞化学趋化蛋白 -1（monocyto chemoattractant protein-1，MCP-1）、骨桥蛋白（osteopontin）等的表达，促进单核 / 巨噬细胞浸润。此外，通过上调致癌基因 *c-fos* 和 *c-jun* 表达，参与促进细胞增殖；另外 Ang II 促进炎症相关性转录因子 NF-κB（nuclear factor-κB）基因活化，增强肿瘤坏死因子 α（tumor necrosis factor-α，TNF-α）和白细胞介素 -6（interleukin-6，IL-6）等炎性细胞因子表达。其中，NF-κB 又可增进血管黏附分子 1（vascular cell adhesion molecule-1，VCAM-1）的表达和巨噬细胞浸润；Ang II 还可加剧肾小管氧化应激反应。通过 RAS 系统功能的活化，导致醛固酮生成增多,促进细胞增殖。这一作用与前述 RAS 系统对 TGF-β 的促进作用相叠加,加重肾脏纤维化进展。

二、血管紧张素转换酶抑制剂

(一) 定义

血管紧张素转换酶抑制剂(angiotensin converting enzyme inhibitors,ACEI)是通过竞争性地抑制血管紧张素转换酶(angiotensin converting enzyme,ACE)而发挥作用的一类药物。

(二) 分型

现有的 ACEI 可根据其与 ACE 分子表面锌原子相结合的活性基团而分成含巯基、羧基或膦酸基三类。

(三) 药代动力学

ACEI 的吸收率变化很大(25%~75%),食物或可减慢吸收速率,但不影响吸收,口服后血药浓度达峰时间为 1~10 小时。大多数 ACEI 及其代谢产物主要经肾排泄,故肾功能异常时需调小剂量;福辛普利、佐芬普利和螺普利经肝肾排泄,肾功能异常时一般无须调整药物剂量。各种常见 ACEI 制剂半衰期详见表 13-1-1,但因 ACEI 吸收后与组织 ACE 结合以后,又可逐渐解离,故可形成较长的半衰期。

表 13-1-1 常见 ACEI 制剂药代动力学特点

类别	药物	吸收率	代谢	蛋白结合力	作用及达峰时间	半衰期	排泄
巯基类	卡托普利	75% 以上	肝	25%~30%	15min 起效,1~1.5h 达峰,持续 6~12h	约 2~3h	40%~50% 经肾原形排泄,其余以代谢产物排泄
	佐芬普利	接近完全吸收	经肝转化为有效代谢物佐芬普利拉	约 88%	1.5h 佐芬普利拉浓度达峰	4.5~5.5h	约 70% 经肾排泄,26% 经粪便排泄
羧基类	贝那普利	37% 以上	经肝转化为有效代谢物贝那普利拉	约 95%	1~2h 贝那普利拉浓度达峰	贝那普利 0.6h,贝那普利拉 11h	主要以代谢产物经肾排泄,11%~12% 经胆道排泄
	依那普利	约 68%	经肝转化为有效代谢物依那普利拉		1h 依那普利浓度达峰;3~4h 依那普利拉浓度达峰	依那普利拉 11h,2d 达稳态后最终半衰期延长为 30~35h	主要经肾排泄,肾功能不全可引起药物蓄积,血透可清除
	培哚普利	65%~70%	经肝转化为有效代谢物培哚普利拉	<30%	3~4h 培哚普利拉浓度达峰	4d 达稳态后培哚普利拉有效半衰期为 24h	主要经肾排泄
	雷米普利	60%	经肝转化为有效代谢物雷米普利拉		1h 雷米普利浓度达峰 2~4h 雷米普利拉浓度达峰	4d 达稳态后雷米普利拉有效半衰期为 13~17h	代谢产物 60% 经肾排泄,40% 经肝排泄

续表

类别	药物	吸收率	代谢	蛋白结合力	作用及达峰时间	半衰期	排泄
羧基类	赖诺普利		吸收后不再进一步代谢		6~8h	3d 后达稳态,有效半衰期为12.6h,最终半衰期为30h	主要经肾原形排泄,血液透析可清除
膦酸类	福辛普利	36%	在胃肠黏膜及肝水解为有效代谢物福辛普利钠	>95%	3h 福辛普利钠浓度达峰	有效半衰期11.5h	经肝肾排泄,肝或肾功能不全时可相互代偿排泄

(四)作用及作用机制

ACEI 竞争性地抑制 ACE,从而阻断血管紧张素 Ⅰ 转换为血管紧张素 Ⅱ,降低循环和局部的血管紧张素 Ⅱ 水平。ACEI 可增高缓激肽的水平,增加一氧化氮和有血管活性的前列腺素(依前列醇和地诺前列酮)释放。ACEI 还能阻断血管紧张素 1-7 的降解,使其水平增加,从而通过加强刺激血管紧张素 1-7 受体,进一步起到扩张血管作用。除降压作用外,还有抗动脉粥样硬化作用,能使动脉斑块显著减少,抑制内膜增生,减少动脉表面粥样斑块的覆盖率等。实验研究显示,ACEI 可能还有抑制低密度脂蛋白氧化,抑制平滑肌细胞肥大和增生,抑制平滑肌细胞迁移,增加血管缓激肽等作用。此外,还有降低肾血管阻力和降低肺动脉压、肺毛细血管楔压、左心房和左心室充盈压的作用。故 ACEI 对肾病和心力衰竭也有保护和治疗作用。

ACEI 可改善肾小球血流动力学。ACEI 可通过减少 Ang Ⅱ 产生及抑制缓激肽降解来扩张出球小动脉,降低肾小球内压力,减轻肾小球损伤;ACEI 抑制肾组织局部多种细胞因子(如 PDGF、TGF-β)的产生,减轻肾脏细胞增殖、肥大和细胞外基质的产生;抑制肾小球系膜细胞、成纤维细胞和巨噬细胞的活性,抑制这些细胞的过度增生及肥大,减轻肾间质纤维化;通过抑制 Ang Ⅱ,使肾小球滤过膜孔径恢复正常,减少尿蛋白排泄对肾小管间质的损伤。此外,ACEI 还可改善血脂、血糖代谢,防止因血脂、血糖代谢紊乱引起的肾脏损害。因此 ACEI 不但可减少蛋白尿,还可明显延缓慢性肾脏病进展,延缓患者进入透析时间。

各种 ACEI 制剂的作用机制相同,故在总体上可能具有类似效应,但各种制剂与组织中 ACE 结合的亲和力不同。病理状态下,组织中 ACE 表达增强,导致组织 RAS 活性亢进及 Ang Ⅱ 在组织中大量产生。组织 RAS 在靶器官损害中起关键作用。实验证实,ACEI 与组织 RAS 的亲和力越强,对组织 RAS 的阻断越完全,对靶器官的保护作用越大。因此,在选用 ACEI 时,应考虑该药对组织 RAS 的亲和力。各种 ACEI 对组织 RAS 的亲和力排序如下:贝那普利 > 喹那普利 > 雷米普利 > 培哚普利 > 依那普利 > 福辛普利 > 卡托普利。

(五)用法及用量

各种常见 ACEI 制剂用法及用量详见表 13-1-2。

表 13-1-2　常见 ACEI 制剂用法及用量

药物	用法	剂型	起始剂量	常规剂量
卡托普利	口服	片剂:12.5mg,25mg	6.25~12.5mg,每天 2 次或每天 3 次	25~50mg,每天 2 次或每天 3 次
佐芬普利	口服	片剂:7.5mg,15mg,30mg,60mg	7.5~15mg,每天 1 次	30mg,每天 1 次最大剂量 60mg/d
贝那普利	口服	片剂:5mg,10mg	2.5mg,每天 1 次,每 2~4 周逐渐加量	20mg,每天 1 次或每天 2 次,最大剂量 40mg/d
依那普利	口服	片剂:2.5mg,5mg,10mg 胶囊:5mg,10mg	2.5~5mg,每天 1 次或每天 2 次,每 2~4 周逐渐加量	20mg,每天 1 次或每天 2 次,最大剂量 40mg/d
培哚普利	口服	片剂:4mg,8mg	1~2mg,每天 1 次,每 2~4 周逐渐加量	4mg,每天 1 次最大剂量 8mg,每天 1 次
雷米普利	口服	片剂:2.5mg,5mg,10mg	1.25~2.5mg,每天 1 次	10mg,每天 1 次
赖诺普利	口服	片剂:5mg,10mg,20mg 胶囊:10mg	2.5~5mg,每天 1 次	20~30mg,每天 1 次
福辛普利	口服	片剂:10mg,20mg	5~10mg,每天 1 次	20~40mg,每天 1 次

三、血管紧张素 Ⅱ 受体拮抗剂

(一) 定义

血管紧张素 Ⅱ 受体拮抗剂(angiotensin Ⅱ receptor antagonist,ARB)是通过阻断 Ang Ⅱ 效应而发挥作用的一类药物。Ang Ⅱ 只有与特异性受体结合后才能发挥其生物学作用,目前已知 Ang Ⅱ 受体有 4 种亚型:AT1、AT2、AT3 及 AT4,而了解较多地是 AT1 及 AT2 受体亚型,目前已经证实肾脏、心脏、大脑、血管组织、肾上腺、血小板、脂肪细胞及胎盘中存在着丰富的 AT1 受体,AT2 受体则主要存在于胚胎组织中,发育成熟后明显减少。大量的研究证实,Ang Ⅱ 的绝大部分生物学作用是由 AT1 受体介导,它直接参与肾脏进行性损害过程。在 AT2 受体基因缺失小鼠的实验发现,缺失该类受体将导致基础血压升高,可见 AT2 受体参与了降低血压的过程。

(二) 分型

临床使用的 AT1 受体拮抗剂为非肽类药物,依据结构可分为联苯四氮唑类、非联苯四氮唑类。

(三) 药代动力学

常见 ARB 类药物的半衰期,详见表 13-1-3。

(四) 作用及作用机制

血管紧张素受体拮抗剂(ARB)对 AT1 的亲和力比对 AT2 更强大(约为 20 000 倍)。ARB 可以高选择性、高亲和性地结合 AT1 受体,不结合或阻滞与心血管调节密切相关的激素受体或离子通道。AT1 受体被阻断后,Ang Ⅱ 收缩血管与刺激肾上腺素释放醛固酮的作用受到抑制,导致血压下降,产生与 ACEI 相似的抗高血压作用,又能通过减轻心脏后负荷治疗慢性心力衰竭。其阻滞 Ang Ⅱ 的促心脏血管细胞增殖肥大作用,能防治心血管的重构,有利于提高抗高血压与抗心力衰竭的治疗效果。AT1 受体被阻断后,反馈性的增加血浆肾素 2~3 倍,导致血浆 Ang Ⅱ 浓度升高,但是由于 AT1 受体被阻断,这些反馈性作用难以表达,但是血浆中升高的 Ang Ⅱ 通过激活 AT2 受体,进而激活缓激肽——一氧化氮(nitric oxide,NO)途径,产生舒张血管、降低血压、抑制心血管重构作用。另外,AT1 受体被阻断后醛固酮产生减少,水钠潴留减轻。ARB 药物对肾脏的影响与 ACEI 相似,可增加肾血流量,减少尿蛋白排泄。ARB 药物与 ACEI 不同,对 ACE 无抑制作用,无显著抑制缓激肽降解和促进 P 物质生成的作用,因而无 ACEI 引起的咳嗽、血管水肿等副作用。

表 13-1-3 常见 ARB 类药物的药代动力学特点

类别	药物	生物利用度	代谢	蛋白结合力	作用及达峰时间	半衰期	排泄
联苯四氮唑类	缬沙坦	23%	80% 不发生生物转化,20% 转化为代谢产物	94%~97%	2~4h	约 6h	83% 经粪便,13% 经尿以原形排泄
	氯沙坦	33%	肝,形成羧酸型活性代谢物	≥99%	1h 氯沙坦浓度达峰;3~4h 活性代谢物浓度达峰	氯沙坦 2h 活性代谢物约 6~9h	经肝肾排泄
	厄贝沙坦	60%~80%	通过葡糖醛酸化或氧化代谢	约 90%	1~1.5h,3d 后达稳态	11~15h	经胆道及肾脏排泄
	坎地沙坦	约 15%	极少部分在肝脏经 O- 去乙基化反应成无活性代谢物	>99%	3~4h	约 9h	主要经尿、粪原形排泄
非联苯四氮唑	替米沙坦	呈剂量依赖,42%~58%	通过母体化合物与葡糖苷酸结合代谢成无活性产物	>99.5%	0.5~1h	本品为二级衰变动力学,终末半衰期约为 24h	几乎完全经粪排泄

(五) 用法及用量

各种常见 ARB 制剂用法及用量详见表 13-1-4。此外,因 ARB 类药物在较宽剂量范围内的耐受性均非常好,目前已有不少大型临床研究支持较大剂量的 ARB 使用会产生更大的、非其降压作用依赖的肾保护获益。在 DROP 研究中入选高血压合并 2 型糖尿病和蛋白尿患者,经 3 周的安慰剂导入期后,随机分为 3 个组,在前 4 周均接受缬沙坦 160mg/d 治疗,从第 5 周开始至第 30 周,分别接受缬沙坦 160mg/d、320mg/d 及 640mg/d 治疗。结论示缬沙坦 160~640mg 的降压作用具有剂量依赖性;640mg、320mg 与 160mg 相比显示了更强的降低蛋白尿作用;640mg 降低蛋白尿效果不优于 320mg,但可使更多患者的蛋白尿恢复到正常水平。各组患者均耐受性良好,仅 640mg 组头晕、头痛稍有增多。RENAAL 研究显示氯沙坦 100mg/d 可有效降低尿蛋白。而一项前瞻、随机、开放性研究(ROAD 研究),入选了 360 例非糖尿病的慢性肾脏病(chronic kidney disease,CKD)患者,随机分为 4 组,包括常规剂量贝那普利组(10mg/d)、氯沙坦组(50mg/d)及倍增剂量贝那普利组(每 4 周递增 10mg 至最大剂量 40mg/d)、氯沙坦组（每 4 周递增 50mg 至最大剂量 200mg/d)，结论显示对于伴有明显蛋白尿、非糖尿病性慢性肾功能不全的患者，与常规剂量比较，氯沙坦最佳抗蛋白尿剂量的应用与肾脏预后的明显改善相关；超过半数的接受剂量倍增治疗的患者在氯沙坦增至 100mg 时达到了最佳抗蛋白尿效果。厄贝沙坦降低蛋白尿的有效剂量为 300mg/d，替米沙坦最大降蛋白尿剂量为 80mg/d，坎地沙坦 64mg/d 较 32mg/d 和 16mg/d 能进一步降低尿蛋白。

表 13-1-4　常见 ARB 类药物的用法及用量

药物	用法	剂型	起始剂量	常规剂量
缬沙坦	口服	片剂：80mg,160mg 胶囊：80mg	80mg，每天 1 次	160~320mg，每天 1 次
氯沙坦	口服	片剂：50mg,100mg	25~50mg，每天 1 次	50~100mg，每天 1 次
厄贝沙坦	口服	片剂：150mg	150mg，每天 1 次	150~300mg，每天 1 次
坎地沙坦	口服	片剂：4mg	2~4mg，每天 1 次	4~8mg，必要时可逐渐加量至 32mg
替米沙坦	口服	片剂：40mg,80mg	20~40mg，每天 1 次	40~80mg，每天 1 次

四、ACEI 及 ARB 在 IgA 肾病中的应用

早在 1989 年就有报道 ACEI 可以保护 IgA 肾病患者的肾功能。随后的回顾性分析发现，其对降低尿蛋白及肾脏保护作用优于其他降压药物，且该作用为非血压依赖。也有研究证实氧化应激、高级氧化蛋白产物（advanced oxidation protein products，AOPPs）的水平升高可加重 IgA1 的肾毒性作用，与 IgA 肾病患者的蛋白尿和疾病进展显著相关。而早期应用 ACEI 治疗可显著降低 IgA 肾病患儿血浆氧化应激水平，从而带来肾脏保护作用。

此外，较多研究也证实 ARB 在 IgA 肾病中同样具有降尿蛋白和保护肾功能作用，且降尿蛋白作用呈剂量依赖性。在 IgA 肾病保护肾功能方面 ACEI 与 ARB 的作用相似。

ACEI 和 ARB 联合用药其疗效和安全性尚不确定。目前现有的临床研究结论存在相互矛盾。部分研究认为联合用药较单药治疗，疗效无明显差异，且高钾、低血压等不良反应发生率增高。但亦部分研究显示，排除血压的影响后，ACEI 和 ARB 联合治疗较单药治疗在减少尿蛋白方面更具优势。ACEI 和 ARB 半量联合和单一药物足量应用可以达到相似的降压效果，但前者可更有效的降低蛋白尿，这可能与联合用药明显减少血管紧张素 II 的水平有关。然而近年有 Meta 分析指出，纵使联合治疗较单独应用可更有效地减少蛋白尿，但最终并没有带来肾小球滤过率（glomerular filtration rate，GFR）的改善。

目前，ACEI/ARB 已被 KDIGO 指南推荐作为 IgA 肾病中的基础支持治疗。指南推荐：24 小时蛋白尿>1g，ACEI/ARB 长期治疗；24 小时蛋白尿 0.5~1g，ACEI/ARB 剂量逐渐增加至耐受性水平。而基于其潜在的肾毒性，在临床实际操作中，对于已合并中至重度肾功能受损的患者是否启动或继续使用 ACEI/ARB 治疗仍存在争议。即使既往大量研究证明 ACEI/ARB 可有效降低蛋白尿，延缓肾脏病进展，但大部分研究入选的多为早期的慢性肾脏病（chronic kidney disease，CKD）患者，而对中至重度肾功能受损的患者，特别是 CKD4~5 期患者，是否仍存在肾脏获益及其利弊，目前仍缺乏相关临床资料证实。

五、ACEI 及 ARB 常见的副作用

（一）呼吸系统副作用

咳嗽是 ACEI 药物的常见不良反应,发生率为 3%~22%。一般在用药次日或数日后发生,咳嗽常为干咳,夜间重,停药后咳嗽消失。在所有的 ACEI 致咳嗽反应中,以卡托普利和培哚普利最常见,占引起咳嗽的 75% 以上。有研究认为 ACEI 用量大小与咳嗽发生率密切相关。咳嗽发生的机制为 ACEI 类药物抑制激肽酶 II 活性,减少缓激肽的降解,从而使支气管上皮内缓激肽、P 物质、前列腺素增加,诱发咳嗽。近年来的研究认为 ACE 基因 I/D 多态性也与咳嗽有关,ACE 基因 II 型患者服用 ACEI 后易出现咳嗽,并且其血清 ACE 水平低。咳嗽可以耐受者,应鼓励继续使用 ACEI,部分患者症状会自行消失。咳嗽持续、剧烈者可减少剂量或对症使用镇咳药。如需停药,可改用 ARB 类药物,此类药物无明显增加缓激肽的作用,诱发咳嗽的概率极低。

（二）心血管系统副作用

心血管系统的不良反应,主要症状为高钾血症、心力衰竭、低血压、心律失常等,尤其是慢性心力衰竭患者应用 ACEI 更易引起低血压。ACEI 及 ARB 类药物具有减少钾离子丢失的作用,在肾功能恶化、补钾、使用保钾利尿剂、合并糖尿病时更易发生高钾血症。应用 ACEI 治疗过程中,患者可出现心律失常,多与冠脉供血不足有关。其发生原因可能与使用 ACEI 后血压降低,促使冠脉供血进一步减少,心肌缺血引起心律失常。因此,对冠脉供血不足的患者,应慎用 ACEI,并从小剂量开始。

（三）泌尿系统的副作用

泌尿系统的不良反应,主要为肾衰竭,以 ACEI 最为常见,而 ARB 影响较轻。ACEI 影响肾功能是由于抑制血管紧张素 II 生成,使肾小球出球小动脉的扩张大于入球小动脉,肾小球内压降低,而使 GFR 下降。

有研究分析了 1 102 例患者接受 ACEI 治疗的血清肌酐浓度或 GFR 变化情况,随访时间至少 2 年。结果显示,CKD 患者开始用 ACEI 或 ARB 治疗,当其血压控制达到目标值,血肌酐浓度升高一般发生在开始治疗的 2 周内。如果液体和钠摄入正常,血肌酐浓度于治疗 2~4 周内趋于稳定。对于糖尿病肾病患者的两项长期研究发现,应用 ACEI 初期患者出现 GFR 降低,ACEI 停药 1 个月后,GFR 恢复到基础水平,说明 ACEI 治疗初期出现的 GFR 降低是可逆的。

既往临床研究显示,无论糖尿病肾病还是非糖尿病肾病,ACEI、ARB 均可延缓肾病进展,特别是 CKD1~2 期患者获益明显。但对于中至重度肾功能受损患者,尤其是 CKD4~5 期患者,继续应用 ACEI 及 ARB 对稳定或延缓肾脏病进展是否获益仍存在争议。

（四）皮肤黏膜系统的副作用

皮肤黏膜系统、表层血管等方面的不良反应,主要为皮疹、外周性水肿、血管性水肿等,而发生血管神经性水肿者较为罕见。有人认为引起血管性水肿的机制可能与缓激肽的皮下组织作用有关。发生血管神经性水肿后应立即停药,症状可消失,抗胆碱药可减轻此不良反应。如水肿发生在舌、声门、咽喉,可危及生命,应立即停药并给予皮下注射肾上腺素。

(五)消化系统及其他副作用

偶见恶心、腹痛、腹泻、疲乏、肝功能损害等。ACEI 及 ARB 可影响胚胎发育,引起胎儿及新生儿疾病,包括肾衰竭、面部及头颅发育畸形、肺组织发育不良。

六、注 意 事 项

对于严重脱水、大量应用利尿剂、严重心力衰竭或合并高血管病变风险患者,使用 ACEI 或 ARB 易导致血肌酐升高,合用非甾体抗炎药者更易发生 AKI。故其使用应从小剂量开始,并于服药 1 周检查肾功能,以后继续观察患者耐受情况,2~4 周后逐渐增加剂量,并注意避免同时服用大剂量利尿剂。双侧肾动脉狭窄者禁用 ACEI 或 ARB 类药物。

在使用 ACEI 及 ARB 时应注意补钾和保钾类药物的合理使用,给予低钾饮食,应用 1 周后复查血钾含量,如果血钾>5.5mmol/L,则应停药。

如使用 ACEI 或 ARB 后出现血肌酐进行性升高,或开始的 2 个月内肌酐浓度升高超过 30%,则应停用。

在 ACEI 及 ARB 联合用药方面,有研究指出与单药对比,在重度糖尿病肾病患者中,联合治疗后高钾血症和 AKI 的发生率较高,而在其他不良反应方面无明显差异。

育龄期妇女用 ACEI 或 ARB 时,应尽量采取避孕措施;计划妊娠的妇女,应尽早停用 ACEI 或 ARB。

大部分 ACEI 经肾排泄,严重肾功能不全时可引起药物蓄积,需调整药物剂量及使用频率。其中培哚普利在肌酐清除率为 30~60ml/min 患者服用剂量为 2mg/d,肌酐清除率在 15~30ml/min 患者剂量为 2mg(隔天 1 次)。

对于存在肝功能损害病史者,应考虑低剂量使用氯沙坦;因 70% 缬沙坦以原形由胆汁排泄,故胆道梗阻或胆汁淤积型肝硬化患者,应用缬沙坦需谨慎。

第二节 糖皮质激素

近半个世纪以来,糖皮质激素一直是治疗炎症性疾病和抗移植排斥的最有效和应用最广泛的药物之一。在肾脏学领域,自 20 世纪 60 年代以来,它们一直被用于治疗肾小球疾病。IgA 肾病所致的肾病综合征及急进性肾炎是糖皮质激素使用的指征。每日给药或隔日给药均在 IgA 肾病患者中获得不同程度的成功。近年来 IgA 肾病的治疗取得了长足进步,各种新型免疫抑制药物的应用,相当程度地改善了 IgA 肾病的预后,但糖皮质激素在 IgA 肾病治疗中的地位仍无可取代。因此对糖皮质激素的结构与功能、药理作用、应用指征、使用方法、药物不良反应,以及防治方法应有足够的认识。

一、糖皮质激素的种类

肾上腺皮质细胞分泌三类激素:糖皮质激素、盐皮质激素和性激素。糖皮质激素有多种衍生物,其生物学特性各异。根据其作用时间,糖皮质激素可分为短效(8~12 小时)、中效(12~36 小时)及长效(36~72 小时)3 种类型(表 13-2-1)。

表 13-2-1 糖皮质激素药物作用特点

类别	药物	对受体的亲和力（比值）	对水盐的影响（比值）	对糖代谢的影响（比值）	抗炎作用（比值）	等效剂量/mg	半衰期/min
短效	氢化可的松	1.0	1.0	1.0	1.0	20	90
	可的松	0.01	0.8	0.8	0.8	25	90
中效	泼尼松	0.05	0.6	3.5	3.5~4.0	5	200
	泼尼松龙	2.2	0.6	4.0	4.0	5	200
	甲泼尼龙	11.9	0.5	5.0	5.0	4	200
长效	地塞米松	7.1	0	30	26~30	0.75	300
	倍他米松	5.4	0	33~35	25~35	0.60	300

二、糖皮质激素的功能

糖皮质激素对糖、脂肪、蛋白质代谢具调节作用，在较大的药理剂量时有抗炎、免疫抑制等多种作用。生理状态下，糖皮质激素在机体生长、发育和代谢中发挥重要调节功能。在应激状态下，糖皮质激素参与代谢调节、维持内环境稳定和保护脏器功能。大剂量糖皮质激素在抗炎、抑制免疫反应，及减轻机体对伤害刺激的反应强度、维持内环境稳定及保护组织器官功能上具有其他药物不可替代的作用。

（一）糖皮质激素对代谢的影响

糖皮质激素促进蛋白质分解，减少氨基酸向细胞内的转运，抑制蛋白质合成；体内糖皮质激素过多时，出现血氨基酸增高，尿氮排出增加，而出现负氮平衡、肌肉萎缩和淋巴组织缩小。大剂量糖皮质激素可抑制脂肪合成，促进脂肪的分解，使血中脂肪酸增多。长期大量糖皮质激素作用于四肢的脂肪组织，抑制脂肪生成，增加脂肪分解，导致四肢消瘦，并促使脂肪组织向面部、颈部、胸部转移。糖皮质激素促进糖异生，增加肝糖原和肌糖原；减慢葡萄糖的氧化过程，减少外周组织对葡萄糖的摄取和利用。因此，糖皮质激素可增加血糖浓度，导致类固醇性糖尿病。

糖皮质激素尚有一定的盐皮质激素作用，促进肾小管对 Na^+ 的重吸收、增加 K^+ 和 H^+ 的排泄；减少胃肠道对 Ca^{2+} 的吸收，减少肾小管对 Ca^{2+} 的重吸收。因此，长期使用糖皮质激素而不补充钾盐可引起低血钾、水钠潴留、钙丢失和骨质疏松。

（二）影响生长发育

儿童长期应用糖皮质激素治疗可抑制生长发育，主要是因为糖皮质激素有拮抗生长激素的作用，并增加蛋白分解代谢。一般小剂量短期应用糖皮质激素对生长发育无影响，而大剂量应用 1~2 周即可能抑制生长发育。妊娠早期使用大剂量可的松可能会影响胎儿发育，甚至发生畸形。

（三）对心血管系统的作用

糖皮质激素可导致动脉硬化症及高血压，其发生机制：①糖皮质激素可上调血管肾上腺素受体的表达，增加血管对去甲肾上腺素、血管紧张素 II 等血管活性物质的反应性，增强心肌收缩力，并有引起水钠潴留的作用，故糖皮质激素可升高血压。②激素促进蛋白质分解，并加速糖原异生及增加脂肪沉积；促进垂体分泌脂质动员激素，使血浆中游离胆固醇、胆固醇脂、磷脂类及总脂酸浓度增加。此外,糖皮质激素可减少毛细血管的通透性,改善微循环。

(四) 对中枢神经系统的作用

糖皮质激素可提高神经系统对听觉、嗅觉和味觉的感受性,提高认知能力,但也引起注意力不集中、幻觉、妄想及谵妄、感应性精神病等。大剂量的糖皮质激素可引起失眠、欣快、焦虑、忧郁及躁狂等多种精神症状。

(五) 对消化系统的影响

糖皮质激素可增加胃酸和胃酶的分泌,减少胃黏膜黏液的分泌,抑制上皮细胞的更新和修复,削弱黏膜屏障作用,诱发溃疡病。糖皮质激素可诱发肠道出血和穿孔,在原有肠道病变或处于慢性营养不良状态下,使用糖皮质激素会抑制蛋白质合成代谢,或因并发血栓致使肠壁发生溃疡出血或穿孔。长期应用糖皮质激素者,可引起高脂血症,发生肝脏脂肪浸润,肝大,停药后肝可自行缩小,肝功能检查多在正常范围内。糖皮质激素还可使血清淀粉酶增高,此与胰腺腺泡周围脂肪坏死有关,同时还可见到胰管增生及急性胰腺炎。

(六) 对骨骼和肌肉的作用

糖皮质激素能增强破骨细胞的活性,增加骨质的吸收,抑制成骨细胞功能,减少骨的形成。加之其促进蛋白质分解和骨钙丢失的作用,糖皮质激素可引起骨质疏松,并引起软骨破坏。同时糖皮质激素具有对抗维生素 D 的作用,抑制小肠对钙的吸收,并且能促进肾小管排钙,也可导致骨质疏松发生。糖皮质激素可促进蛋白质分解和电解质紊乱,尤其是低钾血症,长期应用糖皮质激素导致肌肉无力和肌肉萎缩。

(七) 对皮肤和结缔组织的作用

糖皮质激素抑制皮肤上皮细胞增生,长期应用可引起皮肤萎缩、菲薄,皮下组织减少,血管显露形成紫纹、紫癜,紫癜多分布在上肢伸侧、手背、面和颈的侧部,亦可发生在小腿。糖皮质激素抑制成纤维细胞增生和分化,抑制胶原、透明质酸等细胞外基质的合成,减少瘢痕形成和粘连,但也延迟伤口愈合。此外,还可引起多汗症、花斑癣、毛细血管扩张、色素沉着、毛囊角化及结节性脂膜炎等。

(八) 对血液系统的影响

糖皮质激素对正常人骨髓造血功能无明显影响,但可促进中性粒细胞和血小板从骨髓中的释放,抑制它们从血液中向血管外逸出,导致中性粒细胞和血小板的增加;同时使淋巴细胞、嗜酸性和嗜碱性粒细胞解体,而导致淋巴细胞、嗜酸性和嗜碱性粒细胞在血中减少。大量外源性糖皮质激素可在 4~6 小时内使外周血淋巴细胞、嗜酸性粒细胞、嗜碱性粒细胞和单核细胞数目减少,中性粒细胞数目增多,但抑制其游走、吞噬功能。糖皮质激素可增加血液凝固性和刺激血小板生成,故易发生静脉血栓。

(九) 抗炎作用

糖皮质激素对各种原因(感染性、机械性、化学性、放射性、免疫反应等)引起的炎症以及炎症的不同阶段都有明显抑制作用。对早期炎症所致水肿、渗出、毛细血管扩张及白细胞向炎症区域游走有抑制作用,炎症区域内多形核白细胞和单核 - 巨噬细胞数量减少;使局部炎症的红、肿、热、痛症状得以改善。在炎症后期,糖皮质激素抑制毛细血管成纤维细胞的增生和肉芽组织形成,减轻炎症所引起的粘连和瘢痕形成;但也延缓创伤的愈合过程。

(十) 免疫抑制作用

糖皮质激素可作用于免疫反应的多个环节,大剂量糖皮质激素有显著的抑制免疫作用。

其作用机制如下：①抑制巨噬细胞吞噬和处理抗原。巨噬细胞加工抗原，并致敏淋巴细胞。糖皮质激素在小剂量时兴奋、大剂量时抑制巨噬细胞吞噬，使抗原加工受阻。糖皮质激素可抑制巨噬细胞溶酶体酶的释放，从而限制炎症反应，另一方面可抑制巨噬细胞移动抑制因子，从而防止巨噬细胞进入炎症部位。②对淋巴细胞的崩解作用。给予一次糖皮质激素可以降低循环血中淋巴细胞的数量，此种作用于摄入后 4~6 小时最为明显，但通常于 24 小时恢复至正常水平，所有淋巴细胞亚群均受影响，但对 T 淋巴细胞的影响要大于对 B 淋巴细胞的影响。引起循环血中淋巴细胞减少的机制主要是通过影响淋巴细胞的再分布实现的。成熟的淋巴细胞在有糖皮质激素存在时并不发生溶解，但一些激活的淋巴细胞亚群则易通过凋亡的方式被清除。③糖皮质激素在体内和体外均可抑制淋巴细胞增殖反应。抗原与 T 细胞受体结合可以引起 IL-2 的产生，后者又可刺激 T 细胞的增殖。糖皮质激素可以抑制 IL-2 的产生，并能抑制 IL-2 与其受体结合和依赖于 IL-2 的细胞内蛋白质的磷酸化。此外，糖皮质激素还可以通过抑制其他细胞因子来抑制淋巴细胞的增殖，但它对 B 细胞和免疫球蛋白的影响较小，在低剂量时，它对免疫球蛋白的水平或抗原刺激所产生抗体的能力影响不大。④糖皮质激素可使胸腺、淋巴结和脾脏体积缩小、重量减轻，并促使循环中的淋巴细胞再分布至骨髓、肝和淋巴结等，而使外周血淋巴细胞明显减少。

三、糖皮质激素的作用机制

糖皮质激素的药理作用主要是通过与细胞浆内糖皮质激素受体结合，经复杂的信号转导，增加或减少靶基因的表达而完成。糖皮质激素为脂溶性类固醇激素，穿过细胞膜与细胞质中的受体（glucocorticoid receptor，GR）结合，形成糖皮质激素 -GR 复合物。GR 的中央部为 DNA 结合区域，C 端为类固醇激素结合区域，N 端为调节基因转录活性区域。GR 是由两个相同亚单位组成的二聚体，GR 的 DNA 结合区域含有 9 个半胱氨酸，每 4 个半胱氨酸和 1 个锌原子连接，构成两个并列的螺旋型指状结构。GR 的 C 端由 250 个氨基酸构成。

在生理状态下，GR 与热休克蛋白（heat shock protein，HSP）结合。HSP 遮盖了 GR 的 DNA 结合部位，阻滞 GR 活性。糖皮质激素进入细胞后与 GR 的 C 端结合，GR 发生温度依赖性立体构型变化，HSP 被解离为 2 个分子的 HSP，DNA 结合部位得以暴露，抑制活性被解除，成为能与 DNA 结合的活化型受体。这种活化的 GR 与糖皮质激素一起向核内移行，与细胞核基因中特定的糖皮质激素反应元件（glucocorticoid response element，GRE）结合，引起信息改变而产生生物效应。糖皮质激素引起转录活性增强的原因，是由于 GR 与 1 个或多个存在靶基因调节区域的 GRE 结合所致。目前大量研究资料表明，糖皮质激素与 GR 结合后，通过靶基因调节区域序列的介入，导致 mRNA 转录的增强。在研究 GR 促进靶因子表达的同时，也发现 GR 抑制基因表达的作用。糖皮质激素 -GR 复合物直接激活 MAD-3 基因，使 IκBα 合成增加。新合成的 IκBα 与解离的 NF-κB 重新结合，阻断 NF-κB 进入细胞核，最终抑制靶基因的激活，抑制细胞因子与炎症介质的合成与释放，从而达到免疫抑制作用。

糖皮质激素在肾病中的作用机制还没有得到比较深入的研究。其作为免疫抑制剂，可选择性地抑制 Th1- 细胞免疫轴，并向 Th2 介导的体液免疫转移。这可能会降低引起和延续肾小球肾炎的免疫致病因素。此外，活化蛋白 -1（activating protein 1，AP-1）和 NF-κB 均调节与肾小球损伤相关的多种基因的表达，如转化生长因子 -β₁、内皮素、白细胞介素 -6、白细

胞介素 -1β、白细胞介素 -8 和肿瘤坏死因子 -α 等。而体外实验数据显示糖皮质激素可抑制 AP-1 和 NF-κB 活性。另一个可能的分子机制是 GR 与 p21 的转录调控之间的功能联系可阻滞系膜细胞的细胞周期。糖皮质激素还可抑制由肾小球上皮细胞产生的单核细胞趋化蛋白 -1,从而减少单核细胞趋化蛋白 -1 在肾小球肾炎中引起单核细胞 / 巨噬细胞的聚集作用。最后,糖皮质激素对足细胞具有抗凋亡作用。

四、糖皮质激素的药代动力学

生理和特殊情况下糖皮质激素在的药代动力学如下。

(一) 吸收及转运

糖皮质激素口服及肌内注射均可被很好地吸收。口服泼尼松或泼尼松龙后,50%~90% 被吸收。吸收入血的糖皮质激素 90% 与血浆蛋白结合,其中 80% 与糖皮质激素结合球蛋白(corticosteroid binding globulin,CBG)结合,其余的与血浆白蛋白结合。在大剂量时,更多的泼尼松龙与白蛋白结合,但其亲和力较低,在大剂量应用泼尼松龙时,游离泼尼松龙可达 35%~55%。肾病综合征时由于 CBG 和白蛋白从尿中丢失而减少,可影响糖皮质激素的结合。糖皮质激素主要经肝转化和代谢,代谢产物从尿中排出,从粪便和胆汁中排泄较少,1%~2% 的泼尼松和 6%~12% 的泼尼松龙是从尿中以原形排出的。泼尼松本身无活性,吸收后需在肝转化为有活性的泼尼松龙,在肝功能正常情况下,此种转化非常迅速。肝功能不全者需使用氢化可的松和泼尼松龙,而不宜应用可的松和泼尼松。

(二) 妊娠和哺乳对激素代谢的影响

通常妊娠期的妇女对糖皮质激素有较好的耐受性。糖皮质激素可能会延迟胎儿的发育,一般不引起胎儿畸形。胎盘具有将泼尼松龙转化为无活性的泼尼松的能力,使用泼尼松和泼尼松龙后,从母体转运到胎儿的量较少,其母体血浓度是胎儿的 10 倍。但地塞米松易于穿过胎盘,使胎儿的血中浓度与母亲血中的浓度相似,因此,在治疗孕妇疾病时应当使用泼尼松或泼尼松龙,而不要用地塞米松。但如果要治疗胎儿的心肌炎或预防呼吸窘迫综合征时,则宜用地塞米松。母乳中糖皮质激素的含量很低,是新生儿内源性产生氢化可的松量的 10%,即使在哺乳期妇女使用每天 80mg 剂量,母乳中的药物浓度仍然非常低。

(三) 药物的相互作用

1. **肝微粒体酶诱导剂**　利福平、苯妥英、巴比妥酸盐和卡马西平等可增加糖皮质激素清除量达 80%~90%,因而会降低其血浆浓度,在应用这些药物时,糖皮质激素的剂量应适当增加。

2. **肝微粒体酶抑制剂**　微粒体酶抑制剂如西咪替丁、大环内酯类抗生素、环孢素等一般对泼尼松龙的代谢无明显影响,酮康唑可部分抑制泼尼松的代谢;含有雌激素的口服避孕药可减慢泼尼松代谢达 50% 以上。

五、糖皮质激素在 IgA 肾病中的应用

糖皮质激素治疗 IgA 肾病仍备受争议,2012 年发表的《改善全球肾脏病预后组织(KDIGO)临床实践指南》首次尝试总结提供 IgA 肾病糖皮质激素适应证文献的结果,其建议当 eGFR>50ml/(min·1.73m²) 时,在使用 3~6 个月的肾素 - 血管紧张素系统抑制(renin-angiotensin system inhibitor,RASI)最优支持治疗,24 小时尿蛋白仍持续 ≥1g,建议加用 6

个月糖皮质激素治疗。具体方案为第 1、3、5 个月前 3 天使用 1g/d 甲泼尼龙静脉冲击,序贯(0.5mg/kg)泼尼松隔日口服;或泼尼松[0.8~1mg/(kg·d)]口服 2 个月,戒断超过 6 个月。2 种方案均能减少疾病进展和蛋白尿,无严重副作用,且观察到静脉注射方案具有长期的遗留效应。然而,这些证据被认为是低质量的。在 Maria Stangou 等的研究中,在给予 6 个月 ACEI/ARB 支持治疗后尿蛋白仍大于 1g/d 的患者给予激素治疗,分为口服泼尼松龙组 76 例[1mg/(kg·d)起始,逐渐减量,12 个月戒断],和静脉冲击组 57 例[第 1、3、5 个月前 3 天使用 1g/d 甲泼尼龙静脉冲击,序贯泼尼松龙(0.5mg/kg)隔日口服]。结果显示,两组患者在达到 ESRD 或血肌酐翻倍方面无显著性差异。而蛋白尿降至 <0.5g/24h 的,前者 35 例(46%),后者 41 例(72%)。

2015 年,一项针对 Cochrane 数据库中关于 IgA 肾病接受免疫抑制剂治疗的 32 项随机对照试验(RCT)研究,共包含 1 781 例患者。结果显示皮质类固醇显著改善了进展为 ESRD 和血清肌酐加倍的风险,同时也可有效减少蛋白尿。

然而糖皮质激素治疗获益是否延伸至肾功能不佳[GFR<50ml/(min·1.73m²)]、晚期 CKD[GFR<30ml/(min·1.73m²)]、轻度 - 中度蛋白尿(0.5~1g/24h)、不同肾脏病理分型的 IgA 肾病患者,以及多少为最优剂量可达到疗效更好、副作用最小等问题,目前仍存在争议。

一项针对 VALIGA 研究的回顾性分析,包括 1 147 例 IgA 肾病患者,几乎全部为高加索人,分为糖皮质激素联合 ACEI/ARB 的联合治疗组及单独使用 ACEI/ARB 作支持治疗的对照组,通过组织学特征及临床特点进行匹配,将两组患者进行比较,发现当尿蛋白 >1g/24h 时,联合使用糖皮质激素较单独使用 RAAS 抑制剂可进一步获益。亚组分析中显示,这些肾脏保护效应存在于各种 MEST 病理分型中,在 M1,E1,S1,T1-2 病理状态下比 M0,E0,S0,T0 更明显;糖皮质激素的治疗获益也可延续于 GFR<50ml/(min·1.73m²)的患者;糖皮质激素的治疗获益随着其使用前的尿蛋白水平增加而显著增加,在尿蛋白 ≥3g/24h 的患者中,使用糖皮质激素者有 64% 尿蛋白下降至 <1g/24h,未使用者仅为 4%。但没有证据支持尿蛋白 <1g/24h 的患者,在 ACEI/ARB 的基础支持治疗上联合使用糖皮质激素可获益,糖皮质激素对晚期病变的疗效亦无显著性差异。

而另一项多中心、双盲、随机对照试验(TESTING 研究),入选经过 3 个月 RASI 持治疗蛋白尿仍超过 1g/24h 的 IgA 肾病患者,并且 eGFR 为 20~120ml/(min·1.73m²)。分为治疗组,口服甲泼尼龙[0.6~0.8mg/(kg·d),最大剂量 48mg/d,136 例]及对照组,给予安慰剂(126 例),疗程 2 个月,4~6 个月后戒断。结果显示,甲强龙组较安慰剂组随访期间的平均尿蛋白水平显著降低,达到部分缓解(partial remission,PR)或完全缓解(complete remission,CR),比例分别为 45.1%、13.7%。甲强龙组和安慰剂组平均每年 eGFR 降低的速率分别是 –1.79ml/(min·1.73m²)和 –6.95ml/(min·1.73m²)。甲强龙组和安慰剂组出现了主要肾脏结局的分别为 5.9% 和 15.9%,危险比值 HR 为 0.37,危险度差为 10%。这再次强调了皮质类固醇减少蛋白尿与肾功能保护作用之间的联系。

相反,在关于 Stop-IgA 肾病的 RCT 研究中发现,虽然皮质类固醇或免疫抑制治疗比单纯的支持性治疗更容易导致蛋白尿的减少或缓解,但 eGFR 的下降率没有明显差异。

此外,值得注意的是在应用糖皮质激素治疗 IgA 肾病的过程中,越来越多的不良反应被报道。其中 TESTING 研究在随访过程中因过度严重不良事件(serious adverse events,SAE)而停止招募,其 SAE 包括严重的感染、糖尿病、胃出血、骨折 / 骨坏死和心血管事件。

甲泼尼龙组发生严重事件的比例为 14.7%，安慰剂组为 3.2%。危险因素主要是严重感染过多（8.1% 比 0%），其中 2 例死亡。而另一项大型回顾性研究对 1 034 例 IgA 肾病患者进行随访，在 369 例激素治疗患者中，46 例（12.5%）发生了 SAE，未接受激素治疗患者中只有 18 例（2.7%）发生了 SAE。其 SAE 包括糖尿病 19 例（5.1%）、严重或致死性感染 18 例（4.9%）、股骨头骨坏死 6 例（1.6%）、心脑血管疾病 4 例（1.1%）、白内障 3 例（0.8%）、消化道出血 1 例（0.3%）。而多因素 Logistic 回归分析显示，高龄和高血压是糖皮质激素相关 SAE 的危险因素；肾功能受损是严重感染的危险因素。

近年的临床研究结果显示，在 ACEI/ARB 基础上加用糖皮质激素（GS）可有效降低 IgA 肾病患者尿蛋白水平及延缓肾脏病进展，需除外初始治疗前尿蛋白<1g 及晚期肾脏病患者。但是，这种治疗的 SAE 发生率较高。因此，糖皮质激素在 IgA 肾病治疗中的最佳应用时机、剂量、疗程及利弊仍有待更多大型临床研究讨论。

六、用法及用量

糖皮质激素在临床中应用广泛，鉴于各种糖皮质激素的药效学和人体药代动力学（吸收、分布、代谢和排出过程）特点不同，因此各有不同的临床适应证，应根据不同疾病和各种糖皮质激素的特点正确选用糖皮质激素品种。生理剂量及药理剂量的糖皮质激素具有不同的作用，应按不同治疗目的选择剂量。一般认为给药剂量（以泼尼松为例），可分为以下几种情况。①长期服用维持量：2.5~15mg/d；②小剂量：<0.5mg/（kg·d）。③中等剂量：0.5~1mg/（kg·d）。④大剂量：>1mg/（kg·d）。⑤冲击剂量（以甲泼尼龙为例）：7.5~30mg/（kg·d）。而在治疗肾脏疾病中，常用口服激素种类为泼尼松、泼尼松龙、甲泼尼龙，常用静脉激素种类为甲泼尼龙，具体常用类型及用法见表 13-2-2。临床上（以泼尼松为例）足量激素为 1mg/（kg·d）；半量激素为 0.5mg/（kg·d），小剂量常用量为 0.15~0.3mg/（kg·d）。

表 13-2-2　各类糖皮质激素常见用法用量

药物	治疗目的	成人剂量	儿童剂量
氢化可的松	替代治疗	20~30mg/d，分两次口服，上午 2/3，傍晚 1/3	
	药理治疗	起始 60~240mg/d，分 2~3 次口服，维持 20~40mg/d	
	静脉治疗	100~500mg，每天 1 次或每天 4 次	1 周岁 25mg/ 次；2~5 岁 50mg/ 次；6~12 岁 100mg/ 次
可的松	替代治疗	12.5~37.5mg/d，分 2~4 次口服	
	药理治疗	起始 75~300mg/d，分 2~3 次口服，维持 25~50mg/d	5mg/（kg·d），分次口服
泼尼松	药理治疗	视病情需要 5~60mg 每天 2 次或每天 3 次，或 1mg/（kg·d）	1mg/（kg·d）每天 1 次或 2mg/（kg·d）隔天 1 次
泼尼松龙	药理治疗	视病情需要 20~40mg，每天 2 次或每天 3 次；或 1mg/（kg·d）	同泼尼松
甲泼尼龙	药理治疗	视病情需要 8~12mg，每天 2 次；或 0.8mg/（kg·d）；冲击治疗静脉 10~15mg/（kg·d），连续 3~5 天	1~30mg/（kg·d）

续表

药物	治疗目的	成人剂量	儿童剂量
地塞米松	药理治疗	0.75~3mg 每天 2 次、每天 3 次、每天 4 次；严重休克，静脉推注 2~20mg 每 2~6h 重复给药，持续不超过 72h	
倍他米松	药理治疗	1~4mg/d，分次给药	

七、不良反应及防治

糖皮质激素带来临床获益，但也增加了潜在不良反应发生的危险，必须熟悉其不良反应的特点和防治方法。

（一）诱发和加重感染

糖皮质激素的抗炎、免疫抑制作用减弱了机体对病原微生物的防御和清除能力，易诱发感染或是体内潜在的感染灶扩散、恶化。大剂量、长疗程使用更易并发呼吸道、泌尿道和皮肤的病毒、细菌、真菌感染，尤其增加病毒感染的机会，如带状疱疹的感染。糖皮质激素的抗炎作用可以掩盖发热及合并感染的体征，增加了诊断的困难，因此临床上必须提高警惕。另外，由于糖皮质激素可引起白细胞增多，也易误认为感染，导致抗生素滥用。对于确实合并细菌感染的患者应迅速给予强力、有效的抗生素治疗，而不能轻易骤停糖皮质激素。否则，有可能引起患者肾上腺皮质功能不全，严重者合并肾上腺皮质危象而危及患者生命。对于合并带状疱疹者，可以使用阿昔洛韦治疗。另一方面，在激素治疗前，应仔细排除潜在感染，必要时可使用抗生素预防治疗。

（二）代谢和内分泌紊乱

受糖皮质激素对代谢的影响，长疗程糖激素治疗可导致患者出现满月脸、水牛背、皮肤菲薄、紫纹、负氮平衡、肌肉萎缩、血糖升高、糖尿、低血钾性碱中毒、水钠潴留、水肿、高血压，以及多毛、痤疮、月经失调及自身肾上腺皮质功能抑制等症状。对于库欣综合征样的体态变化可无须治疗，随着糖皮质激素减量、停用会逐渐减轻直至消失。应用糖皮质激素治疗期间，特别是长期及大剂量使用糖皮质激素，可抑制自身皮质醇分泌，因此需逐渐减量至停药，以避免造成肾上腺皮质功能减退症。糖皮质激素治疗的早期，可引起水钠潴留，加重患者水肿，导致血压升高，此时应在限制患者水、盐摄入的基础上，给予利尿剂对症治疗。糖皮质激素可抑制胰岛素与其受体结合，同时导致外周组织对葡萄糖的摄取，其引起的血糖升高，首先应实施饮食控制，必要时加用降糖药治疗。而对于糖皮质激素引起的负氮平衡，应适当增加饮食中蛋白质摄入，但如果原有肾衰竭患者应用糖皮质激素治疗后氮质血症进行性加重，宜迅速减量并停用激素。

（三）诱发和加重溃疡

类固醇性溃疡的发生与糖皮质激素的种类无关，但与糖皮质激素剂量及用药时间长短是否有关尚无一致结论。部分学者认为无关，也有学者则认为剂量越大，用药时间越长，则发生溃疡的危险性越大。我国一项大规模流行病学调查研究显示，糖皮质激素是药物性胃肠黏膜损伤的最常见的致病药物之一。糖皮质激素治疗后消化性溃疡发病率显著增加，为 11%~31%，口服糖皮质激素显著增加胃溃疡风险达 2.4 倍，上消化道出血或穿孔风险高达 43%。

糖皮质激素诱发消化性溃疡的机制包括局部作用及全身作用。在局部，糖皮质激素可使胃体壁细胞增生,刺激胃酸和胃蛋白酶的分泌;使胃黏液形成量减少及其成分改变,削弱了胃黏膜屏障的保护作用;使胃壁各层变薄甚至萎缩,从而使胃防御机制减弱;阻碍组织修复,使溃疡愈合迟缓。此外,糖皮质激素对于全身的作用,可诱导环氧合酶 -2(cyclo-oxygenase,COX-2) mRNA 高表达,介导前列腺素 E_2 等重要炎性介质和致热源,同时引起炎症细胞浸润、血管通透性增加均可导致消化道黏膜损伤。其病理特点是溃疡多发生在胃幽门窦部;溃疡面积较大,边缘锐利;溃疡周围炎症反应较轻,基底无结缔组织增生。有研究表明,老年、严重吸烟、嗜酒、联用非甾体抗炎药(nonsteroid anti-inflammatory drug,NSAID)、既往有消化性溃疡病史者,是增加激素相关消化道损伤风险的高危因素。因此,对于长期服用糖皮质激素患者,应使用胃黏膜保护药和质子泵抑制剂;对于原有或新出现溃疡病患者,应积极进行溃疡病治疗。溃疡急性穿孔时,手术治疗刻不容缓。

(四)骨质疏松和骨坏死

糖皮质激素对整体骨骼产生两方面的影响,一方面,直接抑制成骨细胞的功能,降低其更新转换率,缩短其寿命,并可直接刺激破骨细胞,增加骨组织对 PTH 和 $1,25\text{-}(OH)_2D_3$ 的敏感性,从而在总体上造成成骨作用减弱,破骨作用加强。另一方面减少肠道钙吸收,增加尿钙排出,负钙平衡,渐致骨盐丢失及骨质疏松发生。长疗程糖皮质激素治疗后约 30% 或更多的患者存在骨密度降低及骨质疏松,尤其是绝经后的妇女。在服用糖皮质激素治疗过程中合用维生素 D_3 和补充钙剂有一定的预防作用,而间歇性服用唑来膦酸(5mg/d,每年 1次)或第三代双膦酸盐制剂阿仑膦酸钠(5mg/d 口服),并补充钙剂对预防骨质疏松效果更佳。

长期大剂量应用糖皮质激素不仅可导致骨质疏松,还可引起股骨头缺血坏死。研究认为糖皮质激素应用不当而引起的股骨头缺血性坏死相当常见,占非创伤性股骨头缺血性坏死病例的 2/3。

激素性股骨头缺血性坏死发病机制有如下 5 个方面:①脂质代谢紊乱学说。目前大多数学者接受脂质代谢紊乱学说。Jones 实验动物摄入大剂量激素后,股骨头血压低,血流量减少,流速缓慢,流向改变,脂肪栓子容易沉积,最终导致血管栓塞。②骨质疏松。长期应用糖皮质激素直接抑制成骨细胞的功能,刺激破骨细胞的活性。结果骨小梁变细、疏松、萎缩或断裂,发生细微骨折,负重时,拱形结构在机械力的作用下,发生微细骨折而塌陷,继而压迫骨内微血管引起缺血,最终导致股骨头坏死。③血液高黏滞度。大剂量应用糖皮质激素可以使血中纤维蛋白原升高,由于纤维蛋白原在血浆中形成网状结构,加之红细胞聚集,使血液黏滞度增加,微循环灌注量下降,造成骨组织细胞缺氧和酸中毒,导致骨细胞坏死。此乃激素引起股骨头坏死的一个重要因素。④血管内凝血。有研究表明糖皮质激素通过抑制网状内皮系统,降低其纤溶蛋白溶解活性,引起血浆的高凝及低纤溶状态。血管内凝血、微血栓形成导致骨细胞代谢障碍,是激素性股骨头缺血性坏死的又一因素。⑤骨内高压。糖皮质激素可使血小板聚集,血管闭塞,局部酸性代谢物质积聚,毛细血管通透性增高,骨髓间质水肿,骨内压升高,导致股骨头坏死。

激素性股骨头缺血性坏死有非手术疗法和手术治疗。非手术疗法包括以下 3 个方面。①中药治疗:除活血祛瘀药外,补益类药物中也有许多具有抗凝血、降血脂、扩张血管、降血压和抗炎等作用。改善骨髓微循环,促进骨髓的修复和再生,抑制股骨头缺血性坏死的发生、发展。②介入治疗:用 Seldinger 技术,通过导管直接将扩血管、溶栓、抗凝药物注入股骨头供血动脉,改善患侧股骨头的微循环,加快坏死骨质吸收,减少无菌性炎症反应,促进新骨形成,使股骨头得以修复。患者髋部疼痛迅速缓解,关节活动功能改善。③针对脂质代谢紊乱的治疗:氯贝丁酯能活化脂蛋白分解酶,促进含丰富甘油三酯的脂蛋白的分解代谢,还能抑制胆固醇和甘油三酯的合成,增加固醇类的排泄。应用降脂药物还可以减少激素所致骨髓脂肪细胞的膨大。

成人股骨头缺血性坏死的手术治疗方法种类较多,根据病情可行下列手术。①髓心减压术:适用于 Ficat Ⅰ 期和 Ⅱ 期病例。②带肌蒂骨瓣移植术:移植带肌蒂骨瓣既能填补骨缺损,还能给股骨颈带来新的血供,即使在股骨头有缺血性坏死的危险时,也有促进愈合和修复的作用。③带血管蒂骨瓣移植术:带旋髂深血管的髂骨瓣移植术、带臀上血管深上支的髂骨瓣移植术、带旋髂深血管的髂骨瓣移植术、带血管蒂的大转子骨膜移植术等。④带旋髂深血管蒂的髂骨骨膜移植术:此法优点为清除死骨,彻底减压,重建股骨头血液循环系统,为股骨头带入成骨效应成分,加速骨重建。适于治疗各种类型股骨头缺血性坏死Ⅰ期、Ⅱ期、Ⅲ期患者。

(五)肌病

糖皮质激素引起蛋白质分解和电解质紊乱,长期使用可引起肌肉无力和肌肉萎缩,严重者影响患者的行走,停用激素后肌病恢复较慢,甚至不能完全恢复。出现此情况时,应迅速实施糖皮质激素的减量直至停用,改用蛋白质摄入限制、给予血管紧张素抑制剂或血管紧张素受体拮抗剂等非特异性治疗。

(六)生长迟缓

长疗程糖皮质激素的应用可引起儿童生长发育迟缓,主要是因激素有拮抗生长激素的作用,并有引起蛋白分解代谢的作用。一般认为泼尼松或泼尼松龙每日小于 10mg 对患儿的生长发育影响不大,因此儿童的首治阶段不宜过长。

(七)神经精神异常

糖皮质激素可引起神经过敏、激动、欣快、失眠等多种神经精神症状。严重者可引起幻视、幻听等精神分裂症状。应用激素可诱发癫痫发作,非癫痫患者也偶尔引起癫痫发作。对于有家族性精神病史的患者和糖皮质激素治疗后经常失眠的患者,可给予地西泮等适当的镇静药物治疗。

(八)白内障和青光眼

全身或局部使用糖皮质激素可引起晶体后囊下混浊,导致糖皮质激素性白内障。单纯糖皮质激素性白内障一般不损害视力,少数严重者才影响视力,但由于可能同时合并糖皮质激素性青光眼,对视觉功能有潜在威胁。因此,应引起重视。

青少年比成年人更容易发生糖皮质激素性白内障,可能由于青少年处在生长发育相对较旺盛时期,晶体对激素更为敏感。研究表明晶体混浊程度与用药时间及总量明显相关。由于同一个体双眼对激素的敏感性有差异,其双眼糖皮质激素性白内障的程度不同。

白内障可能是激素眼部并发症的迟发表现。由于白内障对视力影响不大,容易造成漏诊。因此,对长期应用糖皮质激素治疗的患者,应散瞳仔细检查晶体后极部的细微改变,一旦发现白内障,应警惕合并激素性高眼压或糖皮质激素性青光眼的可能。

糖皮质激素性青光眼发生时间一般早于糖皮质激素性白内障,其患病率也远高于白内障。典型糖皮质激素性青光眼的临床诊断并不困难,但由于不同患者应用糖皮质激素的时间不一致,故用药后所致的高眼压、视盘和视功能损害程度也有所不同。如应用糖皮质激素时间较短又能及时停药者,所引起的高眼压在停用糖皮质激素后能自然缓解。

糖皮质激素性青光眼防治:①定期复查和监测眼压的变化。局部应用糖皮质激素尽量不要超过 2~4 周,对用药超过这一时间又不能停药者,应在医生的指导和监测下用药,一旦眼压升高即应停药或改用其他药物。②出现眼部症状的患者,应尽可能减少糖皮质激素用量直至停用激素,加用其他免疫抑制药物治疗。

(九)下丘脑 - 垂体 - 肾上腺皮质轴的抑制作用

大剂量、长疗程的糖皮质激素治疗将出现不同程度的下丘脑 - 垂体 - 肾上腺皮质轴的抑制,引起垂体前叶分泌促肾上腺皮质激素减少,肾上腺皮质萎缩、分泌功能减退。患者平时并无症状,仅在感染、外伤、麻醉或手术等应激情况下,突然发生头晕、恶心、呕吐、休克及低血糖昏迷等症状。此时患者主要依靠外源性糖皮质激素维持机体正常的代谢和稳态。

长期应用糖皮质激素除肾上腺皮质功能不全外,还有以下综合征。①外源性糖皮质激素戒断综合征:其表现有肌痛、关节疼痛、全身疲乏无力、情绪消沉、无欲状态、发热、恶心、呕吐等;②反跳现象:某些疾病使用激素治疗后,症状可完全控制或部分缓解,突然停用或较快减量即出现病情复发或者恶化,称为反跳现象。因此,激素的减量必须缓慢,否则可引起肾上腺皮质功能不全,严重者引起肾上腺皮质危象而危及患者生命。治疗阶段糖皮质激素的晨起顿服和维持治疗阶段糖皮质激素的隔日晨起顿服,能最大限度地减轻糖皮质激素对下丘脑 - 垂体 - 肾上腺皮质轴的抑制作用。

第三节　环磷酰胺

环磷酰胺(cyclophosphamide,CTX)是一种烷化剂,抑制淋巴细胞增殖,具有较强的免疫抑制作用,在 IgA 肾病的治疗中有重要作用。

一、作　用　机　制

环磷酰胺本身无活性,进入体内后在肝微粒体中转化为有活性的磷酰胺氮芥,它是最具有活性的代谢产物。如有严重肝功能障碍,环磷酰胺则不能转化为具有活性的代谢产物,因此对这些患者不宜使用。

有关环磷酰胺的作用机制,目前已经知道它是通过与 DNA 鸟嘌呤的第 7 位氮共价结合,产生 DNA 双链内的交叉联结或 DNA 同链内不同碱基的交叉联结,使细胞由 Gl 期进入 S 期延迟,大剂量时对各周期的细胞和非增殖细胞均有杀伤作用。此外,它还可诱导细胞凋亡。

临床所用的治疗剂量对 B 淋巴细胞和 T 淋巴细胞都有抑制作用,环磷酰胺对 B 淋巴细胞作用强于 T 淋巴细胞。动物实验发现,低剂量的环磷酰胺对抑制性 T 细胞有抑制作用,但较高剂量对辅助性和抑制性 T 细胞均有抑制作用。对初次和二次抗体产生细胞介导的免疫反应也有抑制作用,并且是能够诱导对特定抗原免疫耐受的唯一一种免疫抑制剂。

二、药　代　动　力　学

口服环磷酰胺容易吸收,吸收后可迅速全身分布,生物利用度为 74%~97%。口服和静脉内注射环磷酰胺均可达到相似的血浆浓度,在口服后 1 小时达到血浆峰值浓度,并迅速形成活性的磷酰胺氮芥。环磷酰胺的蛋白结合率低（低于 20%），药物分布广泛，在多种体液中的浓度可达血浆浓度的 50%~80%。环磷酰胺本身无活性，进入体内后迅速由肝代谢为有活性和无活性的代谢产物，在细胞色素 P_{450} 的催化下，形成 4- 羟基环磷酰胺，后者自发开环生成醛磷酰胺，二者分别被氧化成无细胞毒作用的 4- 酮基环磷酰胺和羧基酰胺。未经氧化的醛磷酰胺可生成丙烯醛和磷酰胺氮芥（PM），PM 是环磷酰胺的活性代谢物。环磷酰胺的半衰期是 2~8 小时，在轻度肝功能障碍者，其半衰期可延长至 12 小时。肝功能正常者使用环磷酰胺 12mg/kg 的剂量，在 24 小时后，已测不到其烷化活性。药物血浆浓度不能作为判定效果或毒性的指标。给药 48 小时内，50%~70% 由肾排出，其中 68% 为无活性代谢产物，32% 为原形。在尿中也发现其活性代谢物，如磷酰胺氮芥和丙烯醛。由于部分环磷酰胺原形及活性产物是通过肾排泄，肾功能障碍可导致它们在体内积聚。因此，对肾功能减退者应减少剂量。

三、环磷酰胺在 IgA 肾病中的应用

作为免疫抑制剂，环磷酰胺在 IgA 肾病的治疗中有一定适应证。环磷酰胺在进展性 IgA 肾病中被推荐与糖皮质激素同时使用。既往研究证实，伴新月体型 IgA 肾病患者给予环磷酰胺治疗后，重复肾活检发现间质纤维化和肾小管萎缩无明显改善，但毛细血管内细胞增生程度、细胞性新月体及纤维素样坏死等明显减少，尿蛋白减少，ESRD 的发生率明显下降，提示环磷酰胺对于重症 IgA 肾病患者，能减少细胞增殖，降低蛋白尿和稳定肾功能。

但在 KDIGO 指南中，除肾功能进行性恶化的新月体型 IgA 肾病患者推荐加用 CTX 治疗外，对于其他 IgA 肾病患者并未推荐激素与环磷酰胺或硫唑嘌呤联用；对于 GFR<30ml/$(min \cdot 1.73m^2)$ 的患者不建议使用免疫抑制剂。然而在 VALIGA 研究中，Coppo 等却发现免疫抑制剂在 eGFR<30ml/$(min \cdot 1.73m^2)$ 患者中的使用频率高于 eGFR ≥30ml/$(min \cdot 1.73m^2)$ 患者，分别为 60% 和 44%（P=0.004），这表明既往大多数肾内科医生在进展性及严重肾衰竭患者中采取了更积极的治疗态度。许多来自亚洲的回顾性研究或病例报告表明，糖皮质激素和 CTX 或硫唑嘌呤治疗进展性 IgA 肾病的疗效明显优于其他治疗方案。然而，这些研究在患者病例登记、观察偏倚方面均存在缺陷，且大部分均缺乏 ACEI/ARB 的支持治疗。

STOP-IgA 研究为进展性及肾功能不全 IgA 肾病患者，免疫抑制剂治疗是否获益及其安全性提供了有力证据。该研究纳入经肾活检证实为原发性 IgA 肾病的患者，尿蛋白>0.75g/24h 伴动脉压高（需使用降压药物或动态血压 ≥140/90mmHg）、肾功能受损［eGFR：30~90ml/$(min \cdot 1.73m^2)$］或两者兼而有之。排除继发性、快速进展型、新月体型 IgA 肾病。最后共 337 例患者接受为期 6 个月的最大耐受剂量 ACEI/ARB 治疗，均将血压降至 125/75mmHg 以下，蛋白尿仍维持 0.75~3.5g/24h 且 eGFR>30ml/$(min \cdot 1.73m^2)$ 患者随机分为支持治疗组（80 例）及免疫抑制剂组（82 例）。免疫抑制剂组中 eGFR ≥60ml/$(min \cdot 1.73m^2)$ 者（55 例）给予 6 个月糖皮质激素治疗（第 1、3、5 个月前 3 天 1g/d 甲泼尼龙静脉冲击治疗，序贯予 0.5mg/kg 泼尼松隔日口服）；eGFR30~59ml/$(min \cdot 1.73m^2)$ 者（27 例），连续 3 个月，环磷酰胺剂量为 1.5mg/（kg·d），第 4 至 36 个月期间，硫唑嘌呤剂量为 1.5mg/kg，加上口服泼尼松 40mg/d，在前 3 个月内逐渐减量至 10mg，第 4~6 个月 10mg/d，第 7~36 个月 7.5mg/d。主要的分级终点是完全临床缓解［定义为蛋白质/肌酐比值<0.2，36 个月后 eGFR 较基线下

降<5ml/(min·1.73m²)] 且 eGFR 较基线下降>15ml/(min·1.73m²)。次要终点是 eGFR 比基线下降>30ml/(min·1.73m²)、需要透析、血清肌酐浓度倒数斜率的平均年变化、12 个月和 36 个月的蛋白尿。结果显示支持治疗组 4 例(5%),而免疫抑制组 14 例(17%)获得了完全的临床缓解。缓解组蛋白尿基线水平明显低于未缓解组(尿蛋白/肌酐比 0.7±0.3 vs 1.1±0.6;P<0.001)。免疫抑制组的完全临床缓解率高于支持治疗组,与蛋白尿的缓解有关。但两组在试验期间 eGFR 下降<5ml/(min·1.73m²)的患者数无显著性差异(每组 38 例)。两组间 eGFR 下降>15ml/(min·1.73m²)病例数、eGFR 下降>30ml/(min·1.73m²)病例数、eGFR 平均绝对变化、血清肌酐浓度倒数斜率平均年变化、进展终末期肾病病例数均无显著性差异(P>0.05)。因此该研究作者认为,在最优支持治疗基础上加用免疫抑制剂,对欧洲高风险的 IgA 肾病患者并没有提供实质性的肾相关益处。尽管皮质类固醇/免疫抑制剂使用比单独的支持治疗更容易导致蛋白尿的完全缓解,但因为 3 年后 eGFR 的下降率没有差别,取而代之的是,免疫抑制治疗显著增加了不良反应,尤其是感染、体重增加和糖尿病的发生。

四、用法及用量

环磷酰胺临床应用广泛,具有抗肿瘤及免疫抑制作用。在各种不同疾病中,环磷酰胺均有不同用法、用量及疗程,且同时需要根据患者疾病进展情况及不良反应予个性化调整。

(一)抗肿瘤作用

成人:静脉,15~20mg/kg 或 400~800mg/m²,每周 1~2 次,总量 8~10g 为 1 个疗程;或 1 000~1 500mg/m²,每 3~4 周 1 次。静脉冲击疗法,一般每次不超过 1 500mg,用生理盐水稀释后缓慢滴注,每周 1 次,冲击 2~3 次,治疗无效则停药。口服,100~200mg/d 或 60~120mg/m²,分 2~3 次口服,总量 10~15g。

儿童:静脉,2~6mg/kg 每天 1 次或隔天 1 次,2~3g 为 1 疗程。静脉冲击治疗,每次 10~20mg/kg,每周 1 次或分 2 次应用。口服,2~8mg/(kg·d),分 2~3 次口服。

此外,环磷酰胺可以肌内注射、胸腹腔内注射、肿瘤内注射,但临床应用较少。

(二)免疫抑制作用

常规环磷酰胺口服剂量为 2~3mg/(kg·d),静脉目前多推荐为间歇给药,CTX 0.2g 隔日静脉注射,总量 6~8g,病情较重者可用 CTX 0.6~1.0g/m² 冲击治疗。目前 CTX 的安全剂量尚未很明确,有报道指出在男性中 CTX 最大累积剂量达 168mg/kg [2mg/(kg·d)12 周],总剂量约 300mg/kg 引起无精子症风险尤其明显,总量>7.5g/m² 时无精子症恢复概率小于 10%。

五、不 良 反 应

环磷酰胺最常见的毒副作用为厌食、恶心、呕吐、脱发,其他毒副作用有骨髓抑制、继发感染、出血性膀胱炎、恶性肿瘤、影响生育等。这些毒副作用与剂量有关,也与个体的敏感性有关。

(一)骨髓抑制

骨髓抑制是较常见的毒副作用,一般是可逆的,常与剂量呈正相关。主要为粒细胞抑制,少数患者出现血小板减少;而几乎不出现红细胞系统受抑制。骨髓抑制一般出现在大剂量用药后 3 天,用药后 10~14 天达到最低值,持续 1~2 周,3~5 周后可恢复正常。

（二）胃肠道症状

常见为恶心、呕吐、纳差，发生率为 60%~90%，严重程度与环磷酰胺使用剂量相关，常出现于大剂量冲击治疗后。大剂量冲击治疗时常会出现，可给予甲氧氯普胺或中枢性止吐药物治疗，效果肯定。

（三）肝毒性

环磷酰胺的主要代谢产物丙烯醛存在肝细胞毒性，可引起肝细胞坏死及肝小叶充血，导致肝功能损害。

（四）继发性感染

感染是环磷酰胺最严重的不良反应之一，也是治疗风险之所在。由于环磷酰胺对骨髓和免疫功能的抑制作用，长期应用者特别是使用较大剂量患者，易发生多系统的感染，可累及泌尿道、血液、肺、皮肤、中枢神经系统等。在应用环磷酰胺治疗之前，须常规排除结核病等潜在的慢性感染。在治疗中，出现发热等感染症状时，要积极使用足量、有效的抗生素，并注意在使用或更换抗生素时做细菌学检查，如血培养、痰培养等，并警惕真菌、病毒、寄生虫及条件致病菌感染。粒细胞减少常常是感染不易控制的原因。因此，在环磷酰胺治疗期间，尤其在出现感染时，须重视和纠正粒细胞减少症。结核病在我国是常见病，用环磷酰胺等免疫抑制剂治疗者更应该警惕结核杆菌感染。必要时给予静脉输注人体免疫球蛋白，以提高机体的非特异性抗病能力。带状疱疹是应用免疫抑制剂治疗后患者常见的病毒感染，没有预兆，一旦出现，应立即使用阿昔洛韦等抗病毒药物。

（五）泌尿系统毒性

环磷酰胺可引起膀胱毒性，近期可出现出血性膀胱炎，远期出现膀胱纤维化，少数可致膀胱癌。这些毒副作用与药物使用的方法、治疗时间以及治疗所用的总剂量等有关。静脉冲击疗法不易引起膀胱毒性，但在长期口服时则易引起此种毒副作用，此种毒副作用主要与环磷酰胺的代谢产物 - 丙烯醛有关。在静脉冲击治疗的患者，同时使用聚磺苯乙烯（可以与尿中的丙烯醛结合，并使它灭活）可以预防对膀胱的毒性，但由于聚磺苯乙烯半衰期短，对口服环磷酰胺患者，联合使用一般无明显预防膀胱毒性的作用。如果发生无菌性出血性膀胱炎，应当进行膀胱镜检查并且应仔细询问患者的常规用药情况。膀胱炎通常可以通过适当补液或饮水以增加排尿量来预防。

（六）继发性恶性肿瘤

大剂量环磷酰胺治疗还可增加多种恶性肿瘤发生的可能性，如引起膀胱癌、皮肤癌、白血病、口咽部肿瘤等，其中以膀胱癌最为常见。在用环磷酰胺治疗的 145 例 Wegener 肉芽肿患者中，随访 0.5~27 年发现，发生膀胱癌者 7 例，但这些患者使用的剂量都较大，其中 6 例使用环磷酰胺的累积量达 100g 以上，治疗时间达 2.7 年以上。长期口服环磷酰胺的患者远期出现血液系统肿瘤，尤其是淋巴瘤的发生率增高。据估计，环磷酰胺累积剂量在 10g 以下，没有远期致癌作用，累积剂量在 30g 以上，致癌的危险性会随剂量增加而增加；若累积剂量超过 100g，致癌的危险性明显增高。有研究显示，长期口服环磷酰胺治疗的患者，发生血液系统肿瘤的危险率为 0.1%~1.0%，而采用间歇大剂量冲击治疗者发生恶性肿瘤的危险率尚未确定，多数学者认为比长期口服者低或相似。

（七）对生殖系统的影响

环磷酰胺对性腺有明显的毒性，此毒性与剂量呈明显的相关性，累积剂量越大，对生殖系统的影响越大。性腺抑制可使男性精子数量减少、活性降低；女性提早闭经。接受治疗的女性，年龄愈大者，提早闭经的危险性就愈大，值得注意的是，在青春期前的影响小于青春期后。部分患者在使用环磷酰胺后出现闭经，如果及时停药，月经常可恢复正常，如果继续用药，可导致严重的卵巢功能抑制、不可逆的闭经，患者提早出现更年期症状。根据文献显示，用药起始年龄及累积剂量是 CTX 导致卵巢功能衰竭的独立危险因素。CTX 的卵巢危险剂量与用药起始年龄呈负相关。根据文献研究显示 CTX 至卵巢衰竭累积剂量可能为 18.9g，CTX 累积剂量 <10g、11~20g、21~30g、>30g 的闭经发生概率分别为 4%、25%、31%、70%。性腺抑制一般不会威胁患者的生命，但会严重影响患者的生活质量。

（八）致畸性

环磷酰胺可增加染色体畸变率，存在致突变作用，可导致死胎、胚胎发育迟缓及先天畸性，孕妇及哺乳期妇女禁用。

六、注 意 事 项

在治疗前应检查血常规、尿常规、肝功能和肾功能，然后每 2 周复查 1 次，直到剂量、疾病活动性、血细胞和血小板稳定后，改为每月复查 1 次。在用药过程中，将白细胞控制在不低于 $3.0 \times 10^9/L$、中性粒细胞不低于 $1.5 \times 10^9/L \sim 2.2 \times 10^9/L$ 的水平。如末梢血白细胞数少于 $3.0 \times 10^9/L$ 应暂停 CTX 使用，待末梢血白细胞数恢复至 $4.0 \times 10^9/L$ 以上后再继续应用。如引起白细胞缺乏应给予重组粒细胞集落刺激因子等积极治疗。糖皮质激素升高末梢血中性粒细胞的作用能部分拮抗 CTX 的白细胞减少作用，一般在 CTX 使用前或同时应用激素治疗。

CTX 可使血清中胆碱酯酶减少，使血尿酸水平升高，因此与抗痛风药物联用时，应调整抗痛风药物剂量。此外，CTX 也增强琥珀胆碱的神经肌肉阻滞作用，可使呼吸暂停延长。

静脉用药时，需注意避免渗漏到血管外引起皮下组织坏死。

第四节　硫 唑 嘌 呤

硫唑嘌呤（azathioprine，AZA）是 6- 巯基嘌呤的衍生物，细胞周期特异性抗代谢药，通过抑制淋巴细胞增殖和抗体生成而发挥免疫抑制作用。硫唑嘌呤在体内需先转变为 6- 巯基嘌呤，但它的免疫抑制作用较 6- 巯基嘌呤为强，毒副作用较少。

一、作 用 机 制

硫唑嘌呤在肝脏经谷胱甘肽 S- 转移酶催化，形成无活性的中间产物 6- 巯基嘌呤（6-MP），6MP 再次由黄嘌呤 - 鸟嘌呤磷酸核糖转移酶催化合成巯基次黄嘌呤单磷酸盐和巯基鸟嘌呤单磷酸盐。巯基鸟嘌呤单磷酸盐经磷酸化分别形成二磷酸盐及三磷酸盐，这三种物质整合到肿瘤细胞中影响 DNA 的复制和 RNA 的表达，生成无功能的核苷酸及核酸，导致细胞凋亡。硫唑嘌呤主要影响细胞周期中的 S 期，对 B 细胞和 T 细胞均有抑制作用，但后者的抑制作用更为明显。硫唑嘌呤抑制淋巴细胞增殖，通过阻止抗原敏感的淋巴细胞转化为淋巴母细胞，而抑制抗体的产生，并能相对选择性地作用于辅助 / 诱导性 T 细胞。新研究机制为 6-TGTP 替代体内的三磷酸鸟苷（guanosine triphosphate，GTP）与 Racl（Rac GTP

酶)结合,阻断 Racl 活性,抑制下游靶基因(如 MEK、NF-κB)表达,激活线粒体凋亡途径,从而引起激活的 T 细胞凋亡,减轻炎症反应。

二、药代动力学

口服硫唑嘌呤后,约 50% 在 2 小时内被吸收,60~80 分钟后血药浓度达峰,约 30% 与血浆蛋白结合。口服 1~3 小时后,6- 巯基嘌呤衍生物达最高浓度,6- 巯基嘌呤的衍生物的半衰期是 1~2 小时,但是有活性的硫唑嘌呤在细胞内半衰期是 1~4 周。硫唑嘌呤和 6- 巯基嘌呤的衍生物血浆浓度的测定并不能预见其有效性或毒性。嘌呤类药物有两条主要代谢途径:其一是硫鸟嘌呤核苷单磷酸催化的甲基化;其二是黄嘌呤氧化酶催化下形成尿酸排除。大约有 1% 的 6- 巯基嘌呤衍生物以原形从尿中排出,肾功能障碍者可使其毒性作用增加,对此类患者应适当降低剂量。硫唑嘌呤和 6- 巯基嘌呤的衍生物可通过胎盘,但胎儿体内浓度较低,提示胎盘对其有代谢作用。

三、硫唑嘌呤在 IgA 肾病中的应用

在 IgA 肾病治疗中,硫唑嘌呤常与糖皮质激素联用。既往研究认为硫唑嘌呤联合糖皮质激素可减少尿蛋白。但近年来越来越多的研究及 Meta 分析指出,在使用激素治疗 IgA 肾病基础上加用硫唑嘌呤并未得到更好治疗获益。对于非进展性 IgA 肾病患者,经皮质激素冲击治疗后序贯硫唑嘌呤[1.5mg/(kg·d)]治疗 6 个月后,在 5 年后随访与单用皮质激素对比,没有任何额外的益处,但更多的副作用。

一项研究的亚组分析也验证了上述结论。该研究入组患者在应用免疫抑制剂前均给予 6 个月最优支持治疗,且 24h 尿蛋白仍 >1g。两组的临床和组织学特征相似。尽管联合治疗组蛋白尿缓解率明显高于单药组,但两组在进展为 ESRD 及血肌酐翻倍硬终点上无显著性差异。

而在中 - 重度慢性肾功能不全 IgA 肾病患者中,在激素基础上加入硫唑嘌呤亦未见更多临床获益。一项临床研究入组血肌酐 >2.0mg/dl 的 IgA 肾病患者,随机分为单纯激素组及激素联合硫唑嘌呤组,两组间尿蛋白下降水平及 6 年的肾存活率亦无显著性差异。一项 Meta 分析入选的 IgA 肾病患者包括 CKD 各阶段,其指出单纯激素或激素联合硫唑嘌呤治疗在短期内减少蛋白尿的效果优于单纯给予支持治疗,随时间推移可保持较低的平均期间蛋白尿值。但在肾功能受损的患者中使用激素治疗发生 SAE 约 15.4%,而加入硫唑嘌呤时发生 SAE 风险将进一步增加至 30%。因此,纵使激素及 AZA 可能对降低尿蛋白有帮助,但与单用激素对比,并不能进一步延缓 GFR 下降,且在激素基础上加用硫唑嘌呤,副作用增加,对预后无益。

四、用法及用量

AZA 为多种自身免疫性疾病的二线药物,常与糖皮质激素联用。常用剂量为口服 2~2.5mg/(kg·d)。也应用于器官移植,大多与环孢素、泼尼松联合用药,移植术前 1~2 天或手术当日剂量为 3~10mg/(kg·d),术后为 1~3mg/(kg·d)维持。

五、不 良 反 应

AZA 不良反应可能出现在疗程中任何时间,多发生于用药早期,不良反应发生率与用药时间的长短无关。常见不良反应如下。

（一）骨髓抑制

低剂量硫唑嘌呤治疗［1~2mg/（kg·d）］时,有 45% 的患者发生白细胞减少,2% 发生血小板减少,个别患者可出现严重的骨髓抑制。大剂量应用可引起骨髓严重抑制,导致粒细胞减少和血小板减少,严重者可引起粒细胞缺乏和再生障碍性贫血,一般常于用药后 6~10 天出现。硫唑嘌呤干扰核酸（尤其是 DNA）的生物合成,抑制细胞分裂增殖,而由于骨髓增生活跃,对硫唑嘌呤的敏感性比免疫系统高,容易发生骨髓抑制及骨髓细胞基因突变（AZA 相关性 s-AML/s-MDS）并且呈明显的时间和剂量依赖性。国内外研究证实,AZA 所导致的致命性骨髓抑制与个体内的硫嘌呤甲基转移酶的活性及其遗传多态性有关。

（二）消化道损害

AZA 可引起恶心、呕吐等胃肠道反应。肝功能损害也较为常见,多数程度较轻,可表现为肝区隐痛、阻塞性黄疸、转氨酶升高等,一般认为致肝损害机制是其代谢产物 6-甲基巯基嘌呤在肝内蓄积,干扰特殊代谢过程,引起组织脂肪变性而坏死。

AZA 可致胰腺炎,发病率为 1.4%~1.6%,症状往往比较轻微,多见于炎症性肠病患者,多发生在服药后 3~6 周。基于大多数患者存在诱导胰腺炎发生的其他病因,有些学者认为 AZA 只是一个诱因,然而对于发生过 AZA 诱导的胰腺炎的患者仍旧主张禁用 AZA。

（三）继发性感染

应用硫唑嘌呤后发生继发感染的可能性增加,特别是长时间应用。因其免疫抑制作用,可诱发带状疱疹病毒和巨细胞病毒的感染,但总体而言,它引起感染的概率要低于烷化剂。

（四）继发性恶性肿瘤

使用硫唑嘌呤治疗后发生恶性肿瘤的危险目前尚有争议。一些研究发现,使用此药后发生恶性肿瘤的危险性增加,特别易发生淋巴增殖性恶性肿瘤。

（五）高敏感性综合征

硫唑嘌呤所致过敏反应是一类罕见的异质性和非剂量依赖性的临床综合征,多见于用药前 4 周。临床表现多变,从局部皮疹到系统性损害,包括发热、肝损害、胰腺炎、肾衰竭,严重者出现休克及心力衰竭等。

（六）致畸性

对孕期接受硫唑嘌呤治疗的肾移植患者的研究发现,新生儿缺陷的发生率并未增加。但硫唑嘌呤和 6-巯基嘌呤的衍生物可通过胎盘,因此在孕期应尽可能避免服用硫唑嘌呤。

六、注 意 事 项

在治疗前应检查血常规,肝肾功能,用药前 8 周复查。肾衰竭患者应适当减量,肝功能损伤者禁用。治疗前存在严重血细胞减少者,如白细胞（white blood cell,WBC）< 2.5×10^9/L 或血小板 < 50×10^9/L 不推荐使用;治疗过程中 WBC < 3.0×10^9/L 应停药。在治疗前需常规排除急慢性感染。

AZA 与别嘌醇联用时,AZA 需减量 25%,因别嘌醇可抑制黄嘌呤氧化酶,从而影响

AZA 的代谢,极易导致骨髓抑制。AZA 可阻碍华法林的抗凝作用,联用时需检测凝血指标。

第五节　吗替麦考酚酯

吗替麦考酚酯(又称麦考酚酸酯,mycphenolate mofetil,MMF),是霉酚酸(mycophenolic acid,MPA)的 2- 乙基酯类衍生物,MAP 是一种次黄嘌呤核苷酸脱氢酶抑制剂。吗替麦考酚酯最初是作为一种抗细菌和抗真菌的药物,20 世纪 60 年代后期开始作为抗肿瘤药物应用于临床。直到 20 世纪 80 年代,人们在寻找高选择低毒性的免疫抑制剂来治疗自身免疫性疾病时,发现 MPA 在体外具有抑制淋巴细胞的能力,人们才将它作为免疫抑制剂应用于临床。MMF 在体内脱酯化后形成具有免疫抑制活性的代谢物 MPA。MPA 高效、选择性、非竞争性、可逆性抑制次黄嘌呤单核苷酸脱氢酶,阻断鸟嘌呤核苷酸的从头合成途径,使鸟嘌呤核苷酸耗竭,进而阻断 DNA 的合成。1995 年通过美国食品药品监督管理局(FDA)批准上市,1997 年在国内获准上市。

一、作用机制

(一)干扰 DNA 的合成,抑制淋巴细胞增殖

体内 DNA 的合成需要嘌呤核苷酸与嘧啶核苷酸作为原料,嘌呤核苷酸的合成有两种途径,即从头合成途径和补救合成途径。绝大多数体细胞同时具备 2 种途径合成嘌呤核苷酸的能力,而 T、B 淋巴细胞却高度依赖从头合成途径。MMF 在体内脱酯化形成具有药理活性的 MPA 而发挥作用。MPA 是体内次黄嘌呤单核苷酸脱氢酶的非竞争性、可逆性抑制剂,阻断鸟嘌呤核苷酸的从头合成,结果使 T、B 淋巴细胞的鸟嘌呤核苷酸耗竭,进而阻断 DNA 的合成,从而产生抑制淋巴细胞的作用。而其他的组织细胞则可以通过补救途径来获得分化增殖所需的鸟嘌呤核苷酸,而且 MMF 抑制淋巴细胞增殖所需的 MPA 浓度对大多数非淋巴细胞等无抑制作用,因而较少有其他免疫抑制剂常见的肝、肾、骨髓不良反应。

(二)抑制淋巴细胞表面黏附分子形成

MMF 尚可通过抑制淋巴细胞表面黏附分子形成而发挥免疫抑制作用。黏附分子能促进淋巴细胞黏附于内皮细胞和靶细胞上。许多黏附因子属于糖蛋白家族,糖蛋白合成过程中的岩藻糖、甘露糖等寡糖向糖蛋白前提转运需要鸟嘌呤核苷酸(guanosine triphosphate,GTP)参与。MMF 抑制鸟嘌呤核苷酸合成后 GTP 的量也随之下降,从而使糖蛋白合成受阻。导致属于糖蛋白家族的许多黏附分子如整合素、Ⅰ 型血管细胞黏附蛋白(vascular cell adhesion protein 1,VCAM-1)、极迟抗原 -4(very late antigen 4,VLA-4)等在细胞表面表达减少。

(三)抑制血管平滑肌细胞和系膜细胞增殖

在体内 MMF 显示出特有的抑制血管平滑肌细胞(vascular smooth muscle cell,VSMC)及系膜细胞(mesangial cell,MC)增殖的效应。在肾小球疾病中,VSMC 及 MC 的增殖加速了疾病进展。目前 MMF 抑制 VSMC 及 MC 的作用机制尚不明确,但有学者认为与抑制嘌呤合成作用无关。

二、药代动力学

MMF 口服吸收完全,在体内迅速被水解脱酯为其活性代谢产物 MPA,MMF 在体内很

少测到。约 1 小时后 MPA 药物浓度达到高峰,由于肝肠循环作用,服药后 6~12 小时将出现第 2 个血浆 MPA 高峰(峰值较第 1 次低)。在临床有效浓度下,血浆中 MPA 大多以结合的形式存在,血浆蛋白结合率高达 97.5%,只有少量游离的 MPA 发挥生物学活性。MPA 的生物半衰期为 17.9 小时,在肝内通过葡萄糖醛酸转移酶,代谢成霉酚酸葡萄糖醛酸酯,失去药理活性。87% 的 MMF 以霉酚酸葡萄糖醛酸酯的形式通过肾小管排泄,6% 从粪便排出,极少量(≥1%)以 MMF 原形从尿中排泄。活性的 MPA 在血浆中 97% 与白蛋白结合,因此,不能通过血液透析的方法被清除。肾和肝疾病对于活性药物 MPA 的分布影响相对较小,对这些患者通常不需调整药物剂量。

三、吗替麦考酚酯在 IgA 肾病中的应用

MMF 在 IgA 肾病的治疗中争议较大,因目前现有的临床研究结果之间结论存在相互矛盾,而 KDIGO 指南中并未推荐 MMF 应用于 IgA 肾病的治疗。部分学者认为 MMF 可减少 IgA 肾病患者尿蛋白水平及改善肾组织损伤。我国学者的研究选择了病理诊断Ⅳ ~ Ⅴ级(Lee 分级),尿蛋白>2.0g/24h,血肌酐<355μmol/L 的 IgA 肾病患者共 62 例,分为 MMF治疗组和激素治疗组。MMF 组初始剂量 1.0g/d(体重<50kg)或 1.5g/d(体重 ≥50kg),治疗6 个月后减量至 0.75~1.0g/d,12 个月后减至 0.5~0.75g/d。激素组给予醋酸泼尼松片 0.8mg/(kg·d),规律减量。在治疗 3 个月时,MMF 组尿蛋白定量较治疗前明显减少,血浆白蛋白较治疗前明显升高;激素组尿蛋白定量、血浆白蛋白与治疗前比较差异无显著性。治疗 12、18个月时,两组尿蛋白均明显减少,但 MMF 组尿蛋白定量明显低于激素组。治疗 18 个月的完全缓解率(44.4%)及总有效率(88.9%)明显高于激素组(19.1%、61.9%)。对 MMF 组 5 例重复肾活检患者治疗前后的肾脏病理改变进行半定量分析发现,肾小管、间质炎细胞浸润均有不同程度的减轻,未见肾毒性副作用。此结果提示 MMF 对 IgA 肾病Ⅳ ~ Ⅴ级伴中重度间质炎细胞浸润、尿蛋白>2.0g/24h 的患者,降低蛋白尿的幅度优于激素疗法。

另一项针对激素联合 MMF 治疗对急性炎症性组织学改变的 IgA 肾病患者的影响的前瞻性研究。入组患者蛋白尿水平中位数 2 400mg/d(1 130~5 250mg/d),血尿中位数 76 个 /HP(30~100 个 /HP)和血清肌酐中位数 1.6mg/dl(1.2~2.9mg/dl)。患者有弥漫性系膜增生,至少有 10% 新月体,轻度至中度肾小球硬化和间质改变。治疗包括 3 次甲泼尼龙(15mg/kg)静脉冲击,序贯口服泼尼松(0.8mg/kg,4 个月)和 MMF2g/d,疗程 6 个月。结果显示:治疗6 个月时血肌酐、蛋白尿和镜下血尿水平较基线值明显下降,51 个月后仍低于基线值。

但也有高危 IgA 肾病的多中心、随机对照研究认为,对于已经有肾功能损害的患者,MMF 治疗可能无效。

另一项针对伴有增殖性病变的 IgA 肾病患者,关于单用糖皮质激素与 MMF 联合糖皮质激素的疗效和安全性对比研究认为,在激素基础上加入 MMF 联合治疗可减少激素用量,从而降低不良反应。

基于 MMF 在 IgA 肾病中的疗效争议,近年有不少关于 MMF 在 IgA 肾病中疗效及安全性评价的 Meta 分析,但结果仍存在较大差异。一篇 Meta 分析收录 8 项随机对照试验,高质量和低质量分别为 5 项和 3 项,结果示 MMF 组较安慰剂具有较高的尿蛋白缓解率;且MMF 单药治疗亚洲人群 IgA 肾病的疗效比安慰剂或皮质类固醇单一疗法更有效,但副作用更高。另一篇 Meta 分析同样入选 8 项 RCT 研究,共 357 例患者,尿蛋白大于 1g/24h,血肌

酐水平 1.04~2.6mg/dl。其中 MMF 治疗组 190 例,对照组 167 例(48 例服用安慰剂,31 例接受类固醇,68 例接受环磷酰胺,20 例接受来氟米特)。其分析结果显示 MMF 与安慰剂对比,在降低尿蛋白及肾保护疗效无统计学差异。亚组分析表明,短期治疗(<18 个月)可能对 IgA 肾病患者有益,而长期使用 MMF 则没有优势。而 MMF 与其他免疫抑制剂对比,MMF 疗效优于环磷酰胺,且副作用较低,但与来氟米特对比无明显差异。

目前 MMF 并非 IgA 肾病中的一线治疗药物,其在 IgA 肾病中的治疗时机、剂量、疗程及疗效等尚未明确,仍需更多临床研究进行评价。

四、用法及用量

MMF 广泛应用于防治各种器官移植急性排斥反应及难治性移植物抗宿主反应。应用于器官移植时,常规剂量为 1~3g/d,分 2 次间隔 12 小时口服,用药 3 个月后减量,以 1g/d 维持。

近年来,MMF 也应用于自身免疫性疾病及肾脏疾病,推荐成人起始应用剂量为 1.5g/d,个别体重超大或病情严重者可给予 2.0g/d,每天分 2 次间隔 12 小时口服。诱导治疗期为 3~6 个月,以后逐渐减量。维持剂量不应小于 0.5g/d。维持治疗时间过短(如 6 个月)则停药后易复发,但应维持多长时间尚无研究资料,有待临床进一步积累资料。

五、不 良 反 应

MMF 相关的近期不良反应主要有胃肠道症状,其中以腹泻为主;而远期的不良反主要是骨髓毒性、恶变、移植术后淋巴细胞增殖疾病等。

(一)胃肠道副作用

最常见,具有剂量依赖性的特点。MMF 代谢过程中存在肝肠循环,空腹服药可以提高药物利用度。部分患者空腹服用可以出现腹泻,多数减量后好转。消化道症状主要表现为轻度的恶心、偶有呕吐、腹泻、厌食、胃肠痉挛、腹痛,严重的胃肠道副作用是胰腺炎和出血性胃炎。可以出现一过性肝功能损害,如不伴有黄疸可密切观察并继续用药,多可以在 2~4 周恢复正常。严重者或不恢复者应及时停药。

(二)感染

MMF 增加患者感染的机会。MMF 长期与激素或细胞毒性药物等其他免疫抑制剂合用,感染机会明显增加,甚至危及生命。常见的感染性并发症是尿路感染、呼吸系统感染、巨细胞病毒感染和疱疹病毒感染。大剂量 MMF 治疗过程中可合并各种细菌感染,如肺炎、淋巴结炎、疖肿和丹毒。加用敏感抗生素可控制感染者不须停用 MMF,严重者应将 MMF 减量或停用。也可出现各种病毒感染,如疱疹病毒感染。如无严重感染,加用抗病毒治疗,MMF 可继续维持原剂量或适当减量。

(三)潜在的骨髓抑制

理论上 MMF 可选择性地作用于 T 和 B 淋巴细胞,对大多数非淋巴细胞无抑制作用,因而对骨髓无抑制作用,较环磷酰胺、硫唑嘌呤等经典细胞毒性药物更安全。然而在临床上确实观察到少数长期大剂量使用 MMF 的患者,出现骨髓抑制,外周血白细胞减少,严重者甚至发生粒细胞缺乏。

（四）泌尿系统的毒副作用

有尿急尿频、尿道烧灼感、排尿困难、无菌性脓尿。服用 MMF 大约 1 年后上述症状发生率下降。此外，有报道 MMF 可引起血尿、急性肾小管坏死。

（五）神经系统毒性

神经系统毒副作用如疲倦乏力、头疼、耳鸣、失眠，一般较轻，无须停药。

（六）诱发肿瘤

目前尚无肯定的结论，但在应用 MMF 的患者中发现有肿瘤发生率增加及肺间质纤维化的发生。

（七）生殖毒性

有报道指 MMF 可致畸，最常报道的先天性畸形为耳畸形。英国药品和健康产品管理局（MHRA）发布信息称，吗替麦考酚酯及其活性代谢产物麦考酚酸导致出生缺陷的发生率和自发性流产的风险升高。美国 FDA 警告应尽量避免孕妇及哺乳期妇女应用，因为药物可经乳汁分泌影响哺乳婴儿。

（八）不良反应与药物浓度的关系

MMF 作为一种强效免疫抑制剂，不同个体间由于血浆蛋白、肝肾功能、免疫抑制方案等因素的不同，导致 MPA 血浆浓度的不同，所产生的临床结果也可能不同。MPA 浓度过低导致免疫抑制不足，影响治疗效果；MPA 浓度过高可能引起不良反应（如胃肠道反应、血液系统异常、感染等）发生率增加，因此 MPA 浓度的临床监测日益受到重视。有研究认为胃肠道不良反应与 MPA 的药理学参数密切相关，但存在争议。有学者认为不良反应与口服 MMF 之前空腹浓度的 MPA-AUC0-12h 密切相关；而另外一些则发现，不良反应与口服 MMF 后 30 分钟时的血药浓度更具密切关系。所以在临床上 MPA 浓度监测将十分有利于 MMF 个体化合理应用。

六、注 意 事 项

用药开始时应每 2 周监测血常规、肝功能。用药过程中如无副作用出现，应每月定期检查血常规和肝功能。出现轻度异常时应至少每周检查 1 次，直至恢复正常后再改为每月 1 次。半年内无副作用可每 3 个月检查 1 次。

当 WBC$<3.0\times10^9$/L 时 MMF 应减半量，待 WBC 计数恢复正常后 MMF 剂量可考虑回到原量；如 WBC$<2.0\times10^9$/L 或血小板（platelet，PLT）下降至$<60\times10^9$/L 则应停药。个别患者可出现贫血，减量后可恢复，但较快出现的严重贫血（如 2 周内下降达 20g/L）则应及时停药。当肝功能损害表现为一过性谷丙转氨酶（alanine aminotransferase，ALT）升高，不伴有黄疸可观察继续给药，多在 2~4 周恢复正常，严重者或不恢复者应及时停药。

MMF 一般需与糖皮质激素合用，除非对激素有禁忌证者可考虑单用 MMF，但单用 MMF 的疗效有待进一步临床观察。激素在合用 MMF 时，其剂量有可能比单用激素稍小，以减低激素不良反应。MMF 不能与硫唑嘌呤合用。但 MMF 停药后继用硫唑嘌呤是可行的（序贯治疗）。MMF 与其他免疫抑制剂合用的利弊尚缺乏足够的临床资料。

与阿昔洛韦共用可使两种药物浓度均升高，丙磺舒可使 MMF 血浆浓度升高 3 倍，氢氧化铝、氢氧化镁可使 MMF 吸收减少。服用考来烯胺 4g（每天 3 次），4 天后 MMF 的血浆浓度下降 40%，可用作 MMF 过量时的清除剂。

第六节　环孢素 A

环孢素 A(cyclosporin A,CsA)是一种脂溶性真菌代谢物,1970 年人们首次将其从 tolypocladium inflatum gams 培养液中提取出来。最初人们发现它具有抗菌作用,但作用谱很窄,1972 年 Jean Borel 等首次证明了此种环状多肽具有免疫抑制作用。此后,人们对其进行了大量的研究,目前已被广泛用于治疗肾脏疾病、风湿性疾病、器官和组织移植免疫排斥反应,成为当今最重要的免疫抑制剂之一。

一、作用机制

CsA 主要抑制 T 淋巴细胞,对细胞免疫反应有显著的抑制作用,此外还发现它对体液免疫反应有一定的抑制作用。此种抑制作用是通过抑制淋巴细胞增殖和多种淋巴因子产生实现的,但其确切的作用机制尚不完全清楚。目前已经知道它可作用于免疫反应的多个环节,但主要是抑制促进 T 细胞激活的因子(如 IL-2、肿瘤坏死因子等)和 T 细胞在炎症部位聚集。CsA 首先进入靶细胞内,与细胞内的环孢亲和素结合形成复合体,然后进入核内,与神经钙蛋白结合,干扰 mRNA 的产生,并最终影响蛋白质的合成。

CsA 可以阻断 T 细胞内基因的激活。它可以与结合于 IL-2 的激动剂(如核内激活 T 细胞的因子,它有助于 IL-2 基因的转录)发生反应,从而影响 IL-2 基因的活化。因此,对 T 细胞介导的免疫反应有明显的抑制作用。有关 CsA 的作用方式,有研究发现它可封闭 IL-2 受体的表达,因此,使得静止的细胞不能被激活,也不能对 IL-2 发生反应;最近研究则发现它主要是影响了 IL-2 的释放,对受体的表达并无抑制作用。实际上它的作用方式可能与 T 细胞激活状态及 T 细胞激活的类型有关。受影响的 T 细胞主要为诱导性 T 细胞亚群。

已有研究表明,CsA 可干扰 T 细胞识别抗原提呈细胞(antigen presenting cell,APC)表面的 HLA-DR 抗原受体。因此,可抑制 T 细胞尤其是辅助性 T 细胞对抗原提呈及对 IL-1 的反应,从而抑制 T 细胞的激活。

CsA 已经作为一个新的免疫抑制剂被用于治疗肾病综合征等多种原发及继发性肾小球疾病。CsA 治疗肾疾病的机制可能与以下途径有关:①通过免疫因素发挥作用。CsA 可抑制激活的 T 淋巴细胞产生 IL-2 和其他淋巴因子,导致细胞毒性 T 细胞减少,免疫反应及炎症反应减弱。②通过血流动力学因素而起作用,CsA 选择性地收缩入球小动脉,肾小球滤过率下降,从而降低肾小球毛细血管内压力,减少蛋白滤过。③通过非免疫作用改变肾小球基底膜对蛋白的通透性。有研究在抗基底膜抗体所致的实验性肾炎模型中发现,CsA 可使肾小球毛细血管屏障发生变化,改善电荷及分子屏障,减低肾小球基底膜对蛋白的通透性,并且这个作用不是通过减低 GFR 实现的。

二、药代动力学

CsA 口服制剂有两种,一种是含 12.5% 乙醇的 CsA 橄榄油制剂,服用时可同时口服牛奶或水果以增加吸收,口服吸收变异较大,从 4%~60% 不等,约 1/3 被吸收。另一种是较近研制的微乳剂,此种制剂生物利用度较好,而且个体间变异较小。其吸收率可随治疗时间延长和药物剂量增加而增加,肝移植、肝病、胃肠功能紊乱的患者吸收可能减少。该药与血浆蛋白的结合率高达 90%,主要与脂蛋白结合。

口服 CsA 后达峰时间约 3.5 小时,全血浓度可为血浆浓度的 2~9 倍,成人的血浆 $t_{1/2}$ 为 19 小时(10~27 小时),而儿童仅约 7 小时(7~19 小时)。该药在血液中有 33%~47% 分布在血浆,4%~9% 在淋巴细胞,5%~12% 在粒细胞,41%~58% 则分布在红细胞中。CsA 与红细胞的结合易受温度的影响,温度上升结合率增加,温度下降结合率下降。因此,测定全血浓度时常将所取的血标本置 25℃ 2 小时后再进行离心,这样才能反映血浆的"真实"浓度。同一标本在 25℃ 下放置 2 小时所测的血浆浓度是取血后立即进行测定的血浆浓度的 5 倍。在血浆浓度达到 5 000ng/ml 时,与红细胞的结合即达饱和状态,此浓度已大大高于治疗浓度。

CsA 在含脂的组织中有很高的浓度,它主要分布于脂肪、乳腺、胰腺、肝、肾和淋巴细胞,而脑和肌肉中浓度最低,在脂肪中的浓度可高于血浆浓度的 10 倍,因此脂肪是 CsA 的贮存库。在脑脊液中的含量很低,一般达不到治疗浓度。

CsA 在肝进行代谢,细胞色素 P_{450} 到微粒体使其发生氧化改变,但多肽的环状结构一般不发生改变。血清胆红素升高以及伴肝功能障碍者可使其半衰期延长。目前已经发现其代谢物有 20 种之多。其代谢产物主要通过胆汁和肠道排出,仅 6% 通过肾排出,可分泌到乳汁。

三、环孢素 A 在 IgA 肾病中的应用

环孢素用于肾病综合征治疗已有 30 余年历史。首先报道应用环孢素治疗肾病综合征是在 1986 年,此后有大量的研究报道,显示环孢素 A 可有效地减少蛋白尿及诱导肾病综合征缓解,但停药后,患者肾病综合征的复发率高,并且由于环孢素本身的肾毒性,目前很少作为一线治疗药物。

现有临床资料显示激素联合 CsA 治疗可有效减少伴有中~大量蛋白尿 IgA 肾病患者的蛋白尿水平,以及延缓肾病进展。

一项前瞻、临床对照研究,探讨环孢素 A 联合中/小剂量泼尼松对进展性 IgA 肾病的临床疗效和安全性。结果显示:环孢素 A 联合中/低剂量泼尼松可有效减少尿蛋白,提高血浆白蛋白水平;环孢素 A 联合泼尼松较单用泼尼松治疗,能更有效地缓解 IgA 肾病进展;Lee 氏Ⅲ级的 IgA 肾病患者给予环孢素 A 联合泼尼松治疗,将获得比单用泼尼松更高的临床缓解率;Lee 氏Ⅳ级和 V 级的 IgA 肾病患者应用环孢素 A 联合泼尼松治疗,临床有效率与单用泼尼松差别不大。

由于目前已有的临床研究样本量均较小,且大部分缺乏 ACEI/ARB 的支持治疗,因此 CsA 治疗 IgA 肾病是否获益难以评价,仍需更大型的 RCT 研究去证实。

四、用法及用量

CsA 常应用于器官移植、自身免疫性疾病及肾病。常规剂量为 3~5mg/(kg·d),分两次间隔 12 小时服药,建议空腹服药,服药 1~2 小时后再进食。一般从小剂量开始用起,根据病情、不良反应及血药浓度调整剂量,病情稳定后逐渐减量,每月减少 0.5mg/(kg·d),以最小有效剂量维持,总疗程 1~2 年。CsA 谷浓度目标为 100~200ng/ml。目前已有较多动物及临床实验证明,地尔硫䓬、五酯胶囊等药物与 CsA 联用,可提高 CsA 血药浓度,减少其用药剂量,

减轻其不良反应。同时在动物实验当中已证实钙通道阻滞剂如维拉帕米、硝苯地平可改善 CsA 诱导的肾毒性,姜黄素对 CsA 诱导的内皮功能障碍和氧化应激具有保护作用。

五、不 良 反 应

CsA 使用过程中可能出现下列不良反应。

(一) 肾毒性

肾毒性是最常见的毒副作用,发生率为 10%~40%,长期用 10mg/(kg·d) 的剂量,约 100% 的患者发生肾小球滤过率降低。可分为急性肾毒性及慢性肾毒性。急性肾毒性是服用 CsA 后可使入球小动脉收缩,肾血流量降低。其机制包括:① CsA 能改变前列环素与血栓素 A_2(thromboxane,TXA_2)的平衡,引起血管平滑肌内膜增生。② CsA 通过对细胞钙信号传导影响,改变系膜细胞、平滑肌细胞膜钙内流的通透性,使胞浆内钙增加,从而使小动脉平滑肌和系膜细胞对缩血管活性介质介导的收缩反应增强。③ CsA 可能抑制一氧化氮合成并阻断肾动脉中的内皮依赖性舒张。但也有学者认为 CsA 对一氧化氮合成无影响,而是选择性地抑制从乙酰胆碱到 NO 和环磷酸鸟苷(cyclic guanosine monophosphate,cGMP)之间的信号传递。此外,近年越来越多的证据表明氧化应激在 CsA 至肾毒性中起重要作用。具体而言,CsA 诱导内质网应激并增加线粒体活性氧产生,这改变了氧化还原平衡,导致脂质过氧化,从而诱导肾毒性。对肾小管的损害,在近曲小管,可引起血钾、尿酸分泌减少,碳酸氢盐重吸收减少,镁分泌增加,可出现血肌酐、尿素氮升高,高氯血症、低镁血症和代谢性酸中毒。急性肾毒性在用药 1 周内出现,亚急性在 7~60 天之间,通常为剂量依赖,停药或减量后改善。慢性肾毒性一般出现在 30 天后,长期较大剂量使用时,可使入球小动脉透明样变性、管腔狭窄、肾小球硬化、肾小管萎缩、肾间质纤维化等。

(二) 消化系统并发症

口服 CsA 悬液可发生厌食、腹胀和恶心呕吐等不良反应。服用胶囊者症状可减轻。偶见急性胰腺炎。肝毒性是另一常见而又严重的毒副作用。肝脏对 CsA 较肾脏更为敏感,肝损害发生率在 34%~49%,为剂量依赖性。肝损害主要表现为高胆红素血症、胆汁淤积、转氨酶升高和白蛋白降低。一般而言,减少 CsA 剂量或停药、应用护肝药物后大多数肝功能可恢复。

(三) 神经系统并发症

少数患者可有手震颤、手掌和足底烧灼、刺痛、麻木等异常感觉,也可有头痛、面红、忧郁、精神错乱和嗜睡。当合并低胆固醇、高血压、低镁血症、感染、出血和脑梗死时,可促发癫痫、视力障碍、轻瘫、定向障碍和昏迷,停药后可缓解,但再用 CsA 又可复发。

(四) 对心血管系统影响

应用 CsA 治疗的患者中,15%~25% 发生血压升高或使原有高血压加重,在联合糖皮质激素治疗的患者中,此毒副作用更为常见,有肾功能障碍者也易出现此毒副作用。长期用 CsA 治疗的患者突然出现血压升高,往往提示出现了危急的肾毒性,应立即进行血清肌酐和其他肾功能指标检查。

(五) 内分泌并发症

偶可引起血糖升高、糖耐量减低。其原因可能是抑制肝糖原的合成,也可能是对胰岛细胞的直接毒性作用。CsA 可引起血清催乳激素浓度升高,减少雄性激素,使男性乳房发育,女性出现良性乳腺增生。

（六）血液系统

CsA 不引起白细胞减少,但可引起正细胞性贫血,发生率可达 20%,红细胞沉降率加快。并出现高凝状态,血栓发生率升高。偶有报道在用 CsA 治疗的患者可发生肾小球毛细血管血栓并且可能发展为肾衰竭。病理变化类似于溶血尿毒症综合征。

（七）肿瘤

器官移植后使用 CsA 的患者,皮肤癌和淋巴癌的发生率增高。但是此种疾病可能不是药物本身所造成的,可能与药物所造成的免疫抑制有关。

（八）其他不良反应

多毛是一常见的毒副作用,特别易发生于女性和儿童患者,多发生在治疗的最初数月内,停药后,多毛现象可完全消失。牙龈增生也相当常见,在治疗的最初 3 个月内,其发生率可达 25%,口腔卫生不良可加重牙龈增生。一些患者出现高尿酸血症、痛风性关节炎、高胆固醇血症和碱性磷酸酶升高。此外,由于 CsA 具有强大的免疫抑制作用,使用后易出现病毒性感染如肺部巨细胞病毒感染、带状疱疹病毒感染等,增加细菌感染及真菌感染如白色念珠菌病或其他真菌性感染、肺孢子虫病等机会感染。

六、注 意 事 项

（一）孕妇及哺乳期应慎用或禁用

CsA 易于穿透胎盘,目前尚无证据证明其具有致畸作用。有报道指出器官移植后患者,在妊娠期间使用 CsA 似乎与早产及出生低体重婴儿有关,但这部分患者常同时合并高血压、先兆子痫、妊娠糖尿病等合并症,有学者认为早产及胎儿发育迟缓可能更多与母体因素相关。CsA 可存在于乳汁中,孕妇及哺乳期的妇女一般不宜应用。

（二）对特殊患者应注意调整剂量

儿童患者由于对 CsA 的清除率比成人患者高 45%,所以在使用时应加大剂量,但老年患者,药物清除率较成人低,所以应使用较小的剂量。对于 Ccr<60ml/min、高钾血症、严重高血压、严重肾间质纤维化或肾小管萎缩患者,应调整剂量。CsA 是一种毒副作用较大的免疫抑制,其毒性并不比传统的免疫抑制剂小。在治疗前应详细进行肾功能检查,特别要注意血清肌酐水平的变化,一些患者血清肌酐水平本身低,使用后其水平比基线上升 30% 者,不管它是否在正常值范围内,均应减量至 1mg/(kg·d),1~2 周内再检测血清肌酐,如仍在基线的 30% 以上,则应停用此药。避免血药浓度过高,谷浓度维持在 100~200ng/ml,定期监测 CsA 水平。为避免复发,宜缓慢减量(每月减少 0.5mg/kg)至维持剂量 2.5~3.0mg/(kg·d),如果肾病综合征复发,CsA 可恢复到以前剂量。此外,尚应注意肝功能的改变,并在治疗过程中定期检查。对精神病患者,因其可能诱发精神病,也应慎用。

（三）药物相互作用

CsA 与多种药物有相互作用,影响其血药浓度,而且可以增加其药物毒性。同时 CsA 对其他药物的代谢有直接或间接的影响。增加 CsA 血浓度的药物有:钙通道阻滞药(尼卡地平、硫氮䓬酮、维拉帕米);抗真菌药(酮康唑、氟康唑、伊曲康唑);抗生素(红霉素、多西环素)及口服避孕药。降低 CsA 血浓度的药物有:巴比妥类、卡马西平、磺胺增效剂、苯妥英、安乃近、利福平、新青霉素Ⅱ、异烟肼。增加 CsA 肾毒性的药物有:二氯苯胺苯乙酸钠、氨基糖苷类、两性霉素 B、酮康唑、万古霉素、盐酸西咪替丁、美法仑、雷尼替丁、环丙沙星、非甾体抗炎药、甲氧苄啶片、复方磺胺甲噁唑。促进 CsA 引起齿龈增生的药物有：硝苯地平、苯妥英钠。CsA 对其他药物的影响：降低泼尼松的清除率；增加洛伐他汀引起横纹肌溶解和肌病发生的危险性；增加秋水仙碱引起神经肌病和毒性的发生率；增加地高辛的浓度；增加补钾药物所致的高钾血症。

第七节　他 克 莫 司

他克莫司（tacrolimus）又名 FK506，是 20 世纪 90 年代新推出的一种免疫抑制剂，是一种新型的大环内酯抗生素类免疫抑制剂。它是从土壤"筑波链霉素"中分离出来的。FK506 的免疫抑制特性类同于环孢素，且效力更强，能选择性抑制不同免疫应答中淋巴细胞分泌的各种细胞因子，如 IL-2、IL-3、IL-4、IFN-γ 等，还能减少同种异型抗原刺激的 T 细胞上 IL-2 受体的表达。FK506 的免疫抑制作用在体内和体外都较环孢素强 10~100 倍。

一、作 用 机 制

FK506 作用机制与环孢素相似，靶细胞主要是 T 细胞，其作用位点与环孢素不同。FK506 与 T 淋巴细胞内的相应受体 FK506 结合蛋白（FK506 binding protein，FKBP）结合形成 FK506/FKBP 复合体，再与 T 细胞胞浆内的 Ca^{2+}- 钙调蛋白依赖性蛋白磷酯酶活性蛋白（calcineurin）结合，竞争性抑制 calcineurin 与其底物 T 细胞核因子（nuclear factor of activated T cells，NF-AT）结合，从而抑制 NF-AT 去磷酸化，使之不能激活 IL-2、γ 干扰素的 mRNA 转录，同时还抑制了 IL-2 受体的表达。最终抑制细胞因子的产生和 T 细胞的活化。

已经发现 FK506 对辅助性 T 细胞、嗜碱性粒细胞、肥大细胞有抑制作用，可以抑制自身抗原或有丝分裂原（如植物血凝素、刀豆蛋白 A）对淋巴细胞的刺激作用，抑制混合淋巴细胞反应、迟发型过敏反应，还可抑制 γ- 干扰素、肿瘤坏死因子等基因表达。

动物体内实验证明，FK506 可抑制多种动物同种异体或异种动物间皮肤、心脏、肝、胰腺、肾和角膜等复合组织器官移植排斥反应及移植抗宿主反应等。体外实验证明，FK506 可以抑制同种异体抗原、T 细胞丝裂原引起的 T 细胞增殖，进而影响其他细胞功能。有研究提示 FK506 与环孢素有协同作用，但其作用机制有所不同。同时 FK506 与皮质激素、硫唑嘌呤也有协同作用。

二、药代动力学

FK506 主要经肝细胞色素 P4503A 酶代谢，是 CYP3A 酶和 P- 糖蛋白（P-glycoprotein，P-gp）的底物，其中 CYP3A4、CYP3A5 参与 FK506 的代谢，P-gp 则主要与药物转运相关。口服 FK506 的生物利用度个体差异很大，范围为 5%~67%，平均生物利用度为 25%。小肠和肝吸收过程中的首过效应以及肠道的泵出作用均能降低 FK506 的生物利用度。CYP3A 酶和 P-gp 协同阻碍 FK506 在小肠内吸收。P-gp 的转运作用实现 FK506 在小肠细胞的重复吸收和外排，这种在细胞内重复接触 CYP3A 酶的途径也增加了 FK506 被代谢的概率。由于 FK506 具有很高的脂溶性，所以它在体内广泛分布，在血液中它与红细胞结合，只有部分游离药物才能进入淋巴系统发挥其主要的免疫抑制效应。在血浆中 88% 与血浆蛋白（主要为白蛋白)结合,FK506 的特异性血浆 - 红细胞分布受到药物浓度、血细胞比容和温度等因素的影响,37℃时血浆浓度是 24℃时浓度的 2 倍,因此,血浆浓度和全血浓度不一定呈线性相关关系。FK506 可随血液循环分布到全身各器官,如肺、脾、心及肾等组织中,而 P-gp 能够抑制 FK506 进入器官。

口服 FK506 后血药浓度达峰时间约 0.5~3 小时,静脉给药后血药浓度很快达到高峰,持续有效浓度维持 12 小时以上。血浆半衰期为 3.5~40.5 小时,平均 8.7 小时。

FK506 主要在肝通过 CYP3A 酶代谢,在体内主要形成四种初级代谢产物,M1、M2、M3 和 M6。CYP3A5 催化这四种代谢物的形成,而 CYP3A4 主要催化 M1、M2 和 M3 这 3 种去甲代谢产物。大约 95% 的 FK506 代谢产物通过胆汁排泄,尿液排泄大约只占 2%。肝功能不良者血浆药物的高峰水平高于肝功能正常者,且容易引起肾毒性。FK506 分子量 822,不能被透析清除。

三、他克莫司在 IgA 肾病中的应用

既往他克莫司(FK506)在 IgA 肾病中的应用较少见,且大部分为个案报道,但随着其在难治性肾综治疗中的优越性展露,近年少数学者针对其对 IgA 肾病的疗效及安全性做相关 RCT 研究。一项探讨小剂量 FK506 联合糖皮质激素治疗 IgA 肾病伴中度蛋白尿的临床疗效和安全性研究,入选 64 例 IgA 肾病伴中度蛋白尿(1~3.5g/24h)患者,分为小剂量糖皮质激素联合 FK506 组[FK506 :0.02~0.05mg/(kg·d),泼尼松初始剂量为 0.5mg/(kg·d),最大剂量不超过 40mg/d],激素组[泼尼松 1mg/(kg·d),最大剂量不超过 70mg/d]。治疗后 1、3、6 个月,FK506 联合小剂量激素组较激素组尿蛋白明显降低(P<0.05),对增加副作用无明显影响,但对临床完全缓解率和总有效率两组无差异。

另一项针对难治性 IgA 肾病患者,每例口服他克莫司[0.05~0.1mg/(kg·d)]和泼尼松[0.5mg/(kg·d)]至少 6 个月;3 例因血肌酐(Scr)较基线增加 30% 而退出,9 例完全缓解或部分缓解,7 例在 1 个月内缓解;提示他克莫司治疗可使难治性 IgA 肾病患者的尿蛋白迅速缓解。

我国学者针对中度肾功能受损的 IgA 肾病患者进行回顾性分析。所有病例均按 Lee 氏分级 Ⅲ、Ⅳ 或 Ⅴ 级,eGFR 30~60ml/(min·1.73m²),尿蛋白 >1g/24h,或高血压合并尿蛋白在 0.3~1g/24h 之间。所有患者均接受 ACEI 作为基础治疗,以及 FK506 联合糖皮质激素治疗[FK506 开始剂量为 0.05mg/(kg·d),6 个月内以 5~10ng/ml 作为谷浓度,6 个月后降至 4~6ng/ml;糖皮质激素以 0.5mg/(kg·d)的剂量开始,持续 2 个月,然后缓慢减量]。12 个月后完全缓解率为 40.1%,部分缓解率为 43.4%,总有效率为 83.5%。与基线对比,eGFR 随时间延长而升高[(71.32±44.71)ml/(min·1.73m²) vs (80.17±32.33)ml/(min·1.73m²),P=0.027],血肌酐随治疗时间的延长而降低[(136.57±73.71)μmol/L vs (106.33±53.88)μmol/L,P=0.023]。但该实验缺乏对照组,无法判定肾功能改善获益源于糖皮质激素或 FK506。

在一篇入组 472 例患者共 10 项 RCT 研究的 Meta 分析中,6 项研究评估 24 小时尿蛋白,FK506 组(n=111)与对照组(n=107)相比,蛋白尿显著减少;9 项研究评估完全缓解率、部分缓解率,FK506 组较对照组可获得更高的缓解率。

基于目前临床研究结论,普遍认为 FK506 在 IgA 肾病中降低尿蛋白水平方面具有一定疗效,且患者药物耐受性良好。但现有的临床研究样本量均较小,且对于何时选用 FK506

治疗未做具体描述。总之,FK506 在 IgA 肾病治疗中的疗效、安全性以及对延缓 GFR 下降是否获益仍有待进一步研究。

四、用法及用量

FK506 广泛应用于器官移植抗排斥、自身免疫性疾病及肾病治疗。成人肝移植者为 0.1~0.2mg/(kg·d),肾移植患者为 0.15~0.3mg/(kg·d)。在肝移植手术后约 6 小时及肾移植手术 24 小时内开始给药。如果患者的临床状况不适于口服给药,则应给予连续 24 小时的静脉输注他克莫司治疗。肝移植患者起始静脉注射剂量为 0.01~0.05mg/(kg·d),而肾移植患者为 0.05~0.1mg/(kg·d)。儿童病患通常需要成人剂量的 1.5~2 倍,才能达到相同的治疗血药浓度。如果不能口服给药时,应给予连续 24 小时静脉输注。

FK506 治疗肾病综合征时可单独用药或联合糖皮质激素给药,剂量一般为 0.05~0.075mg/(kg·d)。并根据其血药浓度调整 FK506 的用量,使有效血浓度维持在 5~12ng/ml。当 FK506 血药浓度 <5ng/ml 时,剂量可增加 0.025~0.05mg/(kg·d),当浓度 >12ng/ml 时,则在原剂量基础上减少 0.025~0.05mg/(kg·d)。治疗 3~6 个月,然后逐渐减量,减量时需加用其他免疫抑制剂维持。口服 FK506 时,建议空腹或至少进食前 1 小时或进食后 2~3 小时服用,以达到最大吸收量。地尔硫䓬、五酯胶囊提高 FK506 血药浓度,可减少用药剂量。

五、不 良 反 应

FK506 的作用机制与环孢素相似,其毒副作用也非常相似,但副作用轻。主要表现为肾毒性、神经毒性、高血压、高血糖等。研究发现,钙敏感蛋白 -CN 在肾和中枢神经系统呈高表达,FK506 在这些器官呈现高分布或累积现象,这可能是 FK506 肾毒性和神经毒性的物质基础。

(一)肾毒性

肾毒性是 FK506 常见毒副作用,主要临床表现为血肌酐升高、血尿素氮增高、尿量减少,但程度不严重,多为可逆性,停药后肾功能可逐渐恢复。其机制与环孢素相似。研究发现 FK506 肾毒性主要表现在肾小球系膜细胞增生和基质增加、肾血管阻力增高、肾小管钙质沉积、肾小管萎缩和变性、肾小动脉硬化和间质纤维化。FK506 致肾毒性除了与其免疫抑制机制有关外,核因子 -κB 对损伤也有调控作用。一氧化氮也参与了 FK506 肾毒性的各个环节,转化生长因子 -β 是间质纤维化发生的关键。此外,细胞凋亡的发生和血管活性物质的产生在 FK506 肾毒性中也起了重要作用。

(二)神经系统不良反应

FK506 可引起轻至中度甚至重度的神经系统反应,如头痛、失眠、感觉过敏、震颤、麻木感、失语、癫痫、运动失调、缄默症,甚至昏迷。发生率不到 10%,可能与剂量较大有关,并且多见于静脉给药。

(三)高血糖

有些应用 FK506 的患者可出现短暂的血糖升高和糖耐量降低,也有一些患者可出现持久的血糖升高,需短期或长期使用胰岛素治疗。减药或停药后病情可缓解。动物实验已证实,较大剂量的 FK506 可导致胰岛管退化,胰岛细胞脱颗粒及空泡变性,胰岛素的合成与分泌减少,使胰腺组织及血中胰岛素浓度下降,从而影响糖代谢。

（四）胃肠道反应

FK506 可引起恶心、呕吐、腹泻、食欲下降和腹痛等毒副作用，多数可耐受，对症处理可缓解。FK506 的肝毒性较环孢素少，并且轻微。

（五）心血管系统不良

FK506 可引起高血压，但发生率较低。一旦发生往往需要用药治疗。此外，还可引起胸痛、胸部不适、心悸、心动过速、心电图 ST-T 段下移，曾有报道可引起心室肥大、室间隔增厚等。

（六）其他

部分患者因免疫抑制过度，导致细菌、真菌、病毒及其他病原体的感染机会增加。偶有发生肿瘤的报道。

六、注 意 事 项

（一）对特殊患者应注意调整剂量

影响 FK506 药代动力学个体差异的因素很多，如肝功能、肠道代谢、血清蛋白、血细胞比容、种族等。FK506 主要在肝脏代谢，尿中排出的原形药物不到 1%，肝功能的变化会影响到 FK506 的药代动力学，但肾功能的变化对此影响不大。肝功能不全可引起 FK506 的清除率降低和血浆药物浓度升高。对肝功能异常者应慎用此药或降低药物用量。老年人、高血糖、高血压患者在治疗过程中应定期随访观察。

在治疗前应详细进行肾功能检查，特别要注意血肌酐的变化，一些患者血清肌酐本身低，使用后肌酐比基线上升 30%，不管是否在正常值范围内，均应减量。

（二）药物相互作用

FK506 是由细胞色素 P450 所介导的，抑制或增强 P450 酶活性的药物都可影响其代谢。钙离子拮抗剂、抗真菌药、大环内酯类抗菌素、胃肠动力药、西咪替丁、溴隐亭、雌激素、地塞米松、甲泼尼龙等药物能通过抑制肝微粒体细胞色素 P450 的活性，从而使 FK506 的血浓度提高。苯巴比妥、苯妥英钠、利福平等可降低其血药浓度。FK506 与环孢素的作用机制相同，二者同时使用，可增强对肾的毒性，二者不应联合应用。

（三）致畸性

FK506 可通过胎盘，其致畸性尚有争议，目前尚无足够证据表明服用 FK506 后出现重大先天性畸形的风险增高。早产和婴儿低出生体重常被报道，但这些情况也同样可发生在移植患者使用其他免疫抑制剂治疗时。已发现孕期使用 FK506 可使新生儿肾功能异常和血钾过高，因此，孕妇应慎用。

第八节　咪 唑 立 宾

咪唑立宾（mizoribine，MZR），为咪唑核苷，由 eupenicillium brefeldianum M-2166 菌中分离得到。MZR 是一种嘌呤核苷合成抑制剂，属于代谢免疫抑制剂，为嘌呤类似物，能特异性地抑制快速增长的淋巴细胞（T 细胞、B 细胞）的分裂和增殖，从而产生免疫抑制作用。1984 年获日本厚生省批准用于肾移植术后排异反应的预防及系统性红斑狼疮、狼疮性肾炎、类风湿关节炎、肾病综合征等的治疗。在日本 MZR 已取代硫唑嘌呤，并与其他免疫抑制剂组成不同的方案,在临床肾移植中被广泛使用,主要用于肝功能不正常,严重白细胞减少,难以使用硫唑嘌呤的患者。但是,日本以外的国家却很少使用,我国有少量肾移植患者使用 MZR 联合其他免疫抑制剂的治疗方案。

一、作 用 机 制

鸟苷酸(guanosine monophosphate,GMP)的合成有从头合成途径及补救合成途径。从头合成途径由 4 步构成,即由 5- 磷酸核糖和腺苷三磷酸(adenosine triphosphate,ATP)合成磷酸核糖焦磷酸(phosphoribosyl pyrophosphate,PRPP),由 PRPP 合成中间体肌苷酸(inosine monphosphate,IMP),IMP 在 IMP 脱氢酶的作用下,形成黄苷酸(xanthylic acid,XMP),然后在 GMP 合成酶的作用下合成 GMP。在补救合成途径中,细胞可利用核酸分解释放的鸟嘌呤,直接合成 GMP。在此基础上,GMP 又可被磷酸化,形成鸟苷三磷酸(guanosine triphosphate,GTP),最后合成核酸,参与细胞的增殖过程。

MZR 进入机体内,由于细胞内、外的浓度差而向细胞内移动。作为一种前体药,进入细胞后,它在腺苷激酶的作用下磷酸化,形成活性物质 MZR-5'- 单磷酸化物,它可以竞争性地抑制 IMP 脱氢酶和 GMP 合成酶,使细胞内的 GMP 减少,核酸的合成减少,从而抑制细胞的增殖。由于增殖旺盛的淋巴细胞 GMP 合成主要依赖从头合成途径,而几乎不经过补救合成途径,中性粒细胞的 GMP 合成却可同时通过 2 种途径进行,所以,MZR 对淋巴细胞的增殖有特异性抑制作用。体外实验证明,MZR 具有以下免疫抑制作用:①抑制淋巴细胞增殖;②抑制各种致有丝分裂因子引起的母细胞化反应;③抑制初次应答及二次应答的抗体产生。

MZR 不仅具有免疫抑制功能,而且尚可直接抑制系膜细胞的增殖,作用时相在 G1/S 期转化,其机制是通过部分上调 P27^{kib1} 蛋白实现的。有动物实验表明,MZR 可以减少非胰岛素依赖糖尿病大鼠肾组织炎细胞浸润,减轻肾损伤。这是由于活化的单核巨噬细胞可以产生各种炎症因子和生长因子,前者如白细胞介素 -6、白细胞介素 -8,后者如血小板源性生长因子等。血小板源性生长因子在人类系膜增殖性肾小球疾病及 Anti-thy1 肾炎系膜细胞增殖中发挥重要作用。

二、药代动力学

MZR 口服吸收迅速,肾功能良好的肾移植患者的药物达峰时间为 2 小时,$t_{1/2}$ 为 2.2 小时,口服 1~2 天后达最大临床疗效,与单剂量产生的血浆峰浓度相对应。动物实验结果表明,大鼠口服 ^{14}C 标记的 MZR 后,药物吸收迅速,血药浓度在 1.5 小时达峰值。给药后 1 小时,药物在胃、小肠、肝、肾、脾和胸腺中分布浓度高,但几乎不移行于脑内。MZR 不在肝代谢,故无肝毒性。9.7% 的药物通过粪便排出,不足 1% 的药物通过胆汁排泄。主要以原形经尿液排出,4 小时内 57%、6 小时内 82%、24 小时内 85% 的药物以原形通过尿液排泄。肾衰竭的患者口服 MZR 后,血中 MZR 的高浓度状态可维持 24 小时,这种情况下,MZR 可通过血液透析清除。MZR 的清除受肾功能的影响,血中的消除速率常数与肌酐清除率呈高度相关,根据肌酐清除率调整 MZR 的剂量。

三、咪唑立宾在 IgA 肾病中的应用

咪唑立宾首先在日本研发,因此在日本应用较多,早在 1998 年就已经发现咪唑立宾对

IgA 肾病的治疗作用。在动物实验中发现咪唑立宾可使 B 细胞数量及产生 IgA 的 B 细胞数量显著减少,并减少系膜区及毛细血管壁的 IgA 沉积,减少系膜基质的增生。

目前大部分关于咪唑立宾治疗 IgA 肾病的研究来源于日本,尤其是儿童 IgA 肾病。一项实验性研究入组 23 例伴弥漫性系膜增生、大量蛋白尿及低蛋白血症的 IgA 肾病患儿,以咪唑立宾代替硫唑嘌呤为抗代谢药物,同时联合糖皮质激素、华法林及双嘧达莫治疗 24 个月。18 例患儿治疗结束后晨尿蛋白 / 肌酐比<0.2;尿蛋白排泄中位数从治疗开始时的 1.19g/(m²·d) 降至治疗结束时的 0.05g/(m²·d) (P<0.000 1);尿血红蛋白变化无差异;所有患儿血压和肌酐清除率均正常。19 例患者在治疗结束时接受重复肾活检,肾小球硬化中位百分比没有增加;新月体的百分率明显降低(P=0.000 3);球囊粘连的中位百分比不变。最初的肾活检显示所有患者都有中~重度 IgA 在系膜区沉积,治疗结束时系膜区 IgA 沉积明显减弱(P=0.014)。所有患者耐受性良好,未发生严重不良反应,高尿酸血症为最常见副作用,但该研究未设置对照组,未使用 ACEI/ARB 等药物作支持治疗,其目的是评价咪唑立宾有效性和安全性,为咪唑立宾在 IgA 肾病中应用提供治疗依据。

在糖皮质激素基础上加用咪唑立宾是否存在额外获益,一项前瞻随机对照试验尝试明确这个问题。该试验入组 40 例中、重度肾小球损伤 IgA 肾病患者,随机分为使用糖皮质激素组(甲泼尼龙冲击治疗后序贯口服泼尼松 25 个月,n=20),或联合 MZR(150mg/d,共 24 个月,n=20)。主要终点是尿蛋白较基线值降低>50%。次要终点为血清肌酐升高 ≥50%,估计肾小球滤过率降低 50%。治疗结束时,两组中所有患者均达到主要终点,尿蛋白均明显下降,但两组无显著性差异;没有 1 例患者达到次要终点。在这个小规模的对照试验中,证明两种治疗方案均能显著降低尿蛋白,但未能证明在糖皮质激素基础上加用咪唑立宾可获得额外获益。

另一项多中心、随机、开放试验,随机分为支持治疗组(允许糖皮质激素、抗凝剂、抗高血压药物,除外其他免疫抑制剂)和支持治疗联合咪唑立宾组。总随访时间为 36 个月,MZR 组的血尿消失率在 30 个月和 36 个月时显著高于对照组(分别为 100% vs 53.3% 和 88.9% vs 46.7%),两组间蛋白尿排泄率、临床缓解率、eGFR 绝对变化均无显著性差异。

目前,咪唑立宾在 IgA 肾病治疗中患者耐受性较好,主要不良反应为高尿酸血症,前期临床研究认为该药可降低 IgA 肾病患者尿蛋白排泄,但病例数均较少,随访时间较短,缺乏对长期肾脏存活率及预后评价,且在最优支持治疗基础上加用咪唑立宾是否可获得额外疗效,仍需更大型临床研究提供评价依据。

四、用法及用量

MZR 目前应用于器官移植、自身免疫性疾病及肾脏疾病治疗。MZR 用于抑制肾移植排斥反应的初始量为 2~3mg/(kg·d);维持量为 1~3mg/(kg·d),每日早餐后顿服或分早晚服用。治疗肾病综合征剂量为 5mg/(kg·d)(最大剂量不超过 150mg/d),或 10mg/(kg·d)隔日给药。

五、不良反应及注意事项

MZR 的不良反应与其抑制核酸合成的作用密切相关。动物毒性实验结果表明其不良反应主要有:①摄食量减少,体重降低,撤药后该现象会逐渐消失。②对消化系统、生殖器官有轻微影响,如腹泻、血便、输精管萎缩等,但停药后有恢复倾向。③骨髓抑制作用(约2.42%),表现包括全血细胞减少、粒细胞缺乏症、白细胞减少、血小板减少、红细胞减少、血细胞比容降低等;白细胞低于 $3 \times 10^9/L$ 的患者服用 MZR,有时引起骨髓功能抑制等严重不良反应;故应定期检测血常规,如出现严重骨髓抑制,应停药并适当对症处理。④诱发感染(1.28%),可出现肺炎、脑膜炎、败血症、病毒性肝炎恶化、带状疱疹等,应注意观察患者状态,若发现异常,应停药并予以对症处理。⑤诱发间质性肺炎(发生率不详),伴有发热、咳嗽、呼吸困难、胸部 X 线异常的间质性肺炎,应停药并予糖皮质激素治疗。⑥急性肾衰竭(0.04%),可能与其抑制嘌呤合成、加速尿酸生成有关。因此应定期行血尿酸、肌酐、尿素氮等的检查,若出现异常,应停药并给予血液透析等治疗。⑦肝功能损害及黄疸(1.83%),可伴有 AST、ALT、ALP 升高及黄疸。应定期监测肝功能,出现肝损害时,应停药并护肝治疗。⑧治疗剂量下有致畸和致染色体突变性,尚未确立哺乳期用药的安全性,所以妊娠期和哺乳期妇女禁用。

第九节　来 氟 米 特

来氟米特(leflunomide,LEF)是一种合成的异噁唑类化合物,具有免疫抑制及抗增殖作用,与其他免疫抑制剂相比,具有多环节作用,可抑制嘧啶合成及蛋白酪氨酸激酶活性等特点。美国食品药品监督管理局(FDA)于 1998 年批准该药用于治疗类风湿关节炎,中国的国家食品药品监督管理局(SFDA)于 1999 年批准在中国上市。研究显示该药物对包括系统性红斑狼疮、IgA 肾病及移植排异反应等均有较好的治疗效果。

一、结构及药代动力学

来氟米特是人工合成的异噁唑类药物,由苯环、异噁唑和酰胺组成,分子量 270。为白色晶体,性质稳定,呈高度脂溶性,不溶于水。口服来氟米特后,经小肠黏膜吸收,来氟米特在血浆中浓度非常低,大部分代谢成为活性产物 A771726(M1),并通过 M1 在体内发挥免疫作用。在动物及人体内 M1 为水溶性,性质非常稳定。6~12 小时后人体内 M1 达到峰浓度,平均半衰期 15 天(个体差异范围 5~40 天)。人体内 M1 吸收后主要分布于肝、肾及皮肤组织。在肝内氧化成三氟甲基苯胺羧酸,同时产生微量的三氟甲基苯胺,经乙酰化后进一步氧化成苯胺羧酸衍生物。来氟米特代谢产物大部分与白蛋白结合(95%),并可经肝肠循环被再吸收,导致半衰期延长,有 43% 从尿中排泄,48% 从胆汁经粪便排泄。

二、作 用 机 制

来氟米特的活性代谢产物 M1 可以高效、特异、非竞争性地抑制线粒体内二氢乳酸脱氢酶活性。二氢乳酸脱氢酶是嘧啶核苷酸从头合成途径的限速酶之一,被抑制后嘧啶核苷酸从头合成途径在早期即被中止。静息淋巴细胞主要通过补救合成途径获取细胞代谢所需嘧啶核苷酸,但在免疫激活状态下,淋巴细胞对于嘧啶核苷酸的需求增加至静息状态下的 8 倍以上,此时淋巴细胞增殖和各种免疫功能的完成都需要启动从头合成途径补充嘧啶核苷酸。在来氟米特作用下,淋巴细胞从头合成途径被抑制,而补救合成途径无法满足激活状态下的代谢需要,淋巴细胞内嘧啶核苷酸参与的多种代谢活动停滞,基因转录、表达均受到抑制,糖蛋白、糖脂的糖基化受到影响,淋巴细胞增殖停止、细胞膜合成受限、抗体和淋巴因子合成分泌受到抑制,IL-2R 等细胞表面受体表达也受到影响。来氟米特同样抑制骨髓细胞、内皮细胞等细胞内的二氢乳酸脱氢酶,但淋巴细胞外的多种体细胞仅通过嘧啶核苷酸补救合成途径即可满足代谢需要,从头合成途径抑制后受影响较小,因而来氟米特的抗代谢作用表现出相对的特异性。来氟米特使 B 淋巴细胞和 T 淋巴细胞的增殖都停止在 G1 期,从而抑制淋巴细胞介导的细胞和体液免疫反应。体外研究还显示,B 淋巴细胞对于嘧啶核苷酸从头合成途径受抑制的反应比 T 淋巴细胞更加敏感。来氟米特对二氢乳酸脱氢酶的抑制作用外源性嘧啶核苷酸可以阻断,显示非竞争性的特点。

免疫反应中淋巴细胞接受第一信号和第二信号并完成细胞内信号转导后进入基因转录和表达阶段。特定基因序列的转录需要启动子与转录因子,包括 NF-κB、NF-AT 的结合。研究证实,来氟米特可以在活化和转位两个环节上抑制 NF-κB 的活化。首先,它抑制 IκB 降解酶,使活化淋巴细胞中 NF-κB 无法摆脱抑制状态。其次,它可以抑制 NF-κB 亚单位向细胞核内的转移,使已活化的 NF-κB 无法发挥作用。来氟米特还可以抑制结合于 CD4 和 TCR-CD3 复合体的蛋白酪氨酸激酶 Src 家族 Fyn(p59Fyn)和 Lck(p56Lck)的活性,使淋巴细胞无法将 MHC/ 抗原肽复合体所携带的活化信息通过蛋白酪氨酸激酶 Fyn 和 Lck 的作用向下游传递,阻断早期阶段抗原识别所启动的信号转导。由于 CD4 和 TCR-CD3 分子内侧的 Src 家族蛋白酪氨酸激酶同时也参与 CD28 分子酪氨酸残基的磷酸化,因此来氟米特对 Fyn 蛋白和 Lck 蛋白的抑制也间接地作用于第二信号系统启动的信号转导。

来氟米特抑制蛋白酪氨酸激酶活性的作用对于细胞因子启动的非特异性 T 淋巴细胞激活也有重要影响。多种细胞因子与淋巴细胞表面相应受体结合后通过受体内侧连接的 Jak 家族蛋白酪氨酸激酶启动信号转导过程,最终通过相应的转录因子启动基因转录与表达。来氟米特对于 Jak 家族中的 Jak1 和 Jak3 有明显的抑制作用,使淋巴因子启动的活化信息传导在早期即被阻断,抑制 IL-2、IL-4、IFN-γ 等多种淋巴因子对于 T 淋巴细胞的激活。来氟米特对于蛋白酪氨酸激酶的抑制作用见于多种 PKT 家族成员,但具体作用机制有待进一步研究。体外研究发现,来氟米特抑制蛋白酪氨酸激酶所需的药物浓度远高于抑制 DHODH 所需药物浓度。它的这一作用特点显示在不同剂量药物治疗中可能侧重于不同的效应途径发挥免疫抑制作用。

体内和体外试验显示,来氟米特可以减少记忆 CD4$^+$ 淋巴细胞激活,Th1 生成减少而对 Th2 细胞影响较小,因此体内 Th1/Th2 细胞比例发生变化,免疫调节作用为主的 Th2 淋巴细胞占优势,淋巴细胞亚群分布变化伴 Th1 细胞抑制,淋巴因子和 / 或抗体的合成分泌发生改变,产生免疫调节作用。体外培养细胞中加入外源性嘧啶核苷酸,可以逆转来氟米特引起的 Th 细胞亚群变化,显示该药对 Th 细胞分化的调节与其抑制二氢乳酸脱氢酶有关。

来氟米特并不能抑制病毒 DNA、RNA 的复制、转录,但是却能够抑制酪氨酸激酶的活性,对部分病毒的包膜合成产生抑制作用,从而发挥抗病毒作用。体外研究发现,其代谢产物 M1 可以抑制脐带上皮细胞和纤维母细胞中人类巨细胞病毒(cytomegalovirus,CMV)的复制,而且该作用不被外源性嘧啶核苷酸逆转,也不影响巨细胞病毒 pp65 蛋白表达,显示来氟米特对病毒的抑制作用并不依赖于二氢乳酸脱氢酶的抑制,也不同于更昔洛韦等抗病毒药物对病毒 DNA 转录表达的抑制。

动物的体外、体内实验证实,来氟米特对 CMV、单纯疱疹病毒(herpes simplex virus,

HSV)产生抑制作用,且抗病毒作用呈剂量依赖性;临床方面的相关研究尚未见报道。但是在抗器官移植排斥反应的研究中,观察到 CMV 感染的患者在应用来氟米特治疗后,病毒感染消失;原有病毒感染的移植患者,改用来氟米特治疗后,病毒感染也随之消失。

三、来氟米特在 IgA 肾病中的应用

来氟米特治疗 IgA 肾病的文献报道较少,但是在基础及临床研究中均提示来氟米特在 IgA 肾病治疗中有一定价值。研究发现来氟米特能够减少实验性 IgA 肾病大鼠免疫复合物在肾脏的沉积,减轻系膜区基质增生,并且下调单核细胞趋化因子在肾脏的表达,减少局部炎症反应,减轻肾损害。

我国学者对在 ARB 基础上加用来氟米特治疗 IgA 肾病进行相关临床研究。一项多中心 RCT 研究,入组 13 个临床机构共 400 例患者,给予替米沙坦 80mg/d 洗脱治疗 4 周,替米沙坦继续用药,并随机分组后给予安慰剂组、50mg/d 氯吡格雷、20mg/d 来氟米特组、50mg/d 氯吡格雷联合 20mg/d 来氟米特组。治疗 24 周,结果显示替米沙坦联合来氟米特治疗,减少蛋白尿、血清肌酐和尿酸有明显的疗效,并能有效提高 eGFR;然而,替米沙坦与氯吡格雷联合治疗无效。另一项 RCT 研究在给予 2 个月缬沙坦治疗后,分为缬沙坦组(1 组)、缬沙坦联合氯吡格雷组(2 组)、缬沙坦联合来氟米特组(3 组)、三药联合治疗组(4 组)。治疗前四组基线特征比较,差异无显著性。治疗 4 个月后,24 小时尿蛋白排泄明显减少;24 个月结束时,第 3 组和第 4 组蛋白尿分别减少 62.35% 和 69.47%;随访结束时,1、2 组血清肌酐明显升高,eGFR 显著降低。以上研究提示,来氟米特联合 ARB 治疗 IgA 肾病,可减少尿蛋白丢失和减轻肾功能恶化,不良反应较少,这为 IgA 肾病的临床治疗提供了一种新的选择。

有研究指出使用来氟米特和中/低剂量皮质类固醇联合治疗 IgA 肾病可在早期获得缓解,并且在撤药后缓解率保持稳定。

一项与环磷酰胺的疗效及安全性比较研究中显示,激素联合 CTX 或来氟米特治疗慢性进展性 IgA 肾病均有相同的疗效,但 CTX 组尿蛋白下降较来氟米特快。

近年来,在 IgA 肾病患者中应用来氟米特治疗的相关临床研究相对缺乏,从目前的临床结果来看,在无对照的临床观察中,来氟米特联合糖皮质激素治疗能减少 IgA 肾病患者蛋白尿,但在与 CTX 和吗替麦考酚酯的对照中并未显示出其优越性。

四、用法及用量

来氟米特广泛应用于治疗类风湿关节炎,也应用于部分结缔组织病及肾脏病治疗。常先予以负荷剂量 50~100mg/d,连续 3 天,后改为 10~20mg/d 维持。来氟米特可单独用药或联合糖皮质激素、甲氨蝶呤等药物。

五、不良反应及注意事项

来氟米特主要不良反应有皮疹、胃肠道反应、一过性转氨酶升高、白细胞数量下降、可逆性脱发等。近来日本学者报道,11 位服用来氟米特的患者出现了新发或加重的间质性肺炎,其中 5 例死亡。虽然目前尚未有确切的研究证据表明该药与间质性肺炎有直接关联,但是不能完全排除间质性肺炎源于继发性感染。

来氟米特的不良反应一般是可逆的,但对于严重肝功能损害、酗酒、肝炎患者,不建议使

用该药。如果在用药过程中出现肝酶升高或白细胞数量下降的情况,处理原则如下:如果
ALT 升高在正常值的 2 倍以内,继续用药、密切观察;升高 2~3 倍,减半量服用,继续观察;
继续升高或仍然维持 2~3 倍,应中断治疗;>3 倍,停药观察。停药恢复正常后可继续用药,
同时加强保肝治疗及随访,多数患者 ALT 不会再次升高。如果服药期间出现白细胞数量下
降,处理原则如下:若白细胞数量不低于 $3.0 \times 10^9/L$,继续服药观察;$2.0 \times 10^9/L$~$3.0 \times 10^9/L$,
减半量观察,继续用药,多数患者可以恢复正常;复查白细胞仍低于 $3.0 \times 10^9/L$,中断治疗;
若白细胞数量下降至 $2.0 \times 10^9/L$ 以下,中断治疗。来氟米特的不良反应一般出现在用药半
年以内,特别是 3 个月以内,国外的 5 年随访资料并没有发现新的不良反应。

根据目前已有的动物实验及临床资料还没有发现来氟米特导致肿瘤发生率增高的
报道。

在动物实验中已证明来氟米特具有胚胎毒性,可阻碍胎儿生长,甚至导致死胎,也存在
致畸性。若妊娠妇女使用来氟米特可能增加胎儿死亡或致畸风险。美国 FDA 将来氟米特
归为妊娠分级 X 级药物,在妊娠妇女中应用危害确定大于潜在益处。目前认为 <0.02μg/ml
的浓度可将生殖毒性降至最低。由于其活性代谢产物 M1 的血浆半衰期长,且个体差异大,
因此对计划妊娠的女性建议立即停药,并采取药物消除措施:口服考来烯胺 8g(每天 3 次),
疗程 11 天,可间断服药,除非想尽快降低血药浓度;至少间隔 14 天后用 2 种不同方法测定,
确保 M1 血药浓度 <0.02μg/ml,若高于此浓度,继续服用考来烯胺。对于男性患者,目前尚
无相关研究数据,但为尽量降低胎儿风险,建议有生育计划的男性患者停用来氟米特,并采
取药物消除措施。

第十节　利妥昔单抗

利妥昔单抗(rituximab)是一种与 CD20 抗原特异性结合的人鼠嵌合的单克隆抗体
(mAb),是 1997 年美国 FDA 批准上市的第一个单克隆抗体,自问世以来,其有效改善 B 细
胞恶性肿瘤的预后,包括弥漫性大 B 细胞淋巴瘤、滤泡性淋巴瘤和慢性淋巴细胞白血病等。
近 20 年来,单克隆抗体经历了快速的发展并且成为肿瘤治疗的主要药物。同时其消耗 B 细
胞方面的有效作用已被用于治疗广泛的自身免疫性疾病。近年的研究发现,该药除了可以
清除恶性 B 细胞,减少自身抗体,对 T 细胞的功能也有一定影响,并在此基础上进一步拓展
了该药的应用范围。

一、作用机制

CD20 抗原位于前 B 和成熟 B 淋巴细胞的表面,而造血干细胞、前 B 细胞、正常浆细
胞或其他正常组织不表达 CD20。利妥昔单抗与 B 细胞上的 CD20 抗原结合后,启动介导
B 细胞溶解的免疫反应。基础研究显示,利妥昔单抗主要通过以下生物学机制发挥抗肿瘤
作用:抗体依赖细胞介导的细胞毒作用、补体依赖细胞毒作用以及直接诱导凋亡、抗肿瘤
细胞增殖作用。利妥昔单抗通过与 B 细胞表面 CD20 结合后启动 MAP 激酶和 p38,通过
Caspase-3 介导的信号通路诱导 B 细胞凋亡。通过调理作用促进 B 细胞在网状内皮系统的
清除。在补体依赖的细胞毒作用中,C1q 与利妥昔单抗的 Fc 片段结合,激活补体系统,形成
C3 转化酶和 C5 转化酶,并最终形成攻膜复合物,插入细胞膜的攻膜复合物通过破坏细胞膜

局部磷脂双层而形成"渗漏斑"或形成穿膜的亲水通道,破坏局部磷脂双层,最终导致 B 细胞溶解。在抗体依赖的细胞毒作用中,利妥昔单抗注射液的 Fc 片段与效益细胞(巨噬细胞、中性粒细胞、自然杀伤细胞)上的 FC 段 γ 受体结合,激活 T 细胞的细胞毒作用。由于抗体是由 B 细胞分泌,利妥昔单抗在杀伤 B 细胞同时,也可以减少 B 细胞分泌的抗体,从而治疗某些由 B 细胞抗体引发的疾病。

随着研究的深入,研究者逐渐发现利妥昔单抗注射液对 T 细胞也有一定作用。具体表现为可以影响 T 细胞的功能和数量。使用利妥昔单抗注射液治疗后,由 CD4 和 CD8 阳性的 T 细胞分泌的炎性细胞因子可迅速下降,如干扰素和白细胞介素 -2 等。而且疗程越多,下降越明显。体外实验显示,在利妥昔单抗注射液的作用下,T 细胞在受到树突细胞的刺激时分泌的炎性介质明显减少。而对于其他刺激,在利妥昔单抗注射液存在的情况下,T 细胞的分泌也受到抑制。除了影响 T 细胞功能,还可以增加调节性 T 细胞的数量。很多自身免疫病源于具有调节功能的 T 细胞缺失。而有研究显示使用利妥昔单抗注射液治疗后,此类患者的调节性 T 细胞增加,且该类细胞数量的增加与疾病好转相关。如难治的特发性血小板减少性紫癜患者,调节性 T 细胞一般明显缺少,使用利妥昔单抗注射液治疗有效后,此类细胞的数目明显增加。尽管具体的机制仍不清楚,但多数学者认为利妥昔单抗注射液的这种作用应该是一种间接作用。

二、药代动力学

利妥昔单抗在体内的血清抗体浓度随剂量增加而增加,在给予 375mg/m^2 的患者中,第 1 次滴注后,其平均血浆半衰期为 68.1 小时,最大浓度为 238.7μg/ml,平均血浆清除率为 0.045 9L/h。在第 4 次静脉滴注后,其血浆半衰期、最大浓度和血浆清除率分别是 189.9 小时、480.7μg/ml 和 0.014 5L/h。此外,利妥昔单抗的血清浓度在缓解患者中的增高也具有统计学意义,其典型意义是 3~6 个月后仍可检测到利妥昔单抗的存在。在第 1 次给药后,中位外周 B 淋巴细胞数明显降低至正常水平以下,6 个月后开始恢复,在治疗完成 9~12 个月后恢复至正常。

三、利妥昔单抗在 IgA 肾病中的应用

随着对利妥昔单抗的认识加深,近年来利妥昔单抗在肾脏疾病中应用越来越广泛。包括原发肾小球疾病及继发性免疫性肾脏疾病,如难治性肾综合征、ANCA 相关血管炎所致肾损害、狼疮性肾炎等;已有不少临床研究证实,利妥昔单抗在特发性膜性肾病、激素依赖或频复发的 MCD 或 FSGS 中,具有较好的尿蛋白缓解率。其中一篇 Meta 分析结果显示,利妥昔单抗在治疗难治性肾病综合征方面,与其他常规免疫抑制剂相比未发现明显优势;但并不意味该药在肾病综合征的应用无益处。临床试验已证实对于很多激素和 CNI、烷化剂等药物不能耐受或者依赖的患者,利妥昔单抗治疗仍可获益。

利妥昔单抗在 IgA 肾病治疗中应用较少,缺乏大规模临床研究,多为小样本临床研究及个案报道。Lundberg 等在 4 例不能耐受高剂量糖皮质激素及其他免疫抑制剂的 IgA 肾病患者中给予利妥昔单抗治疗,治疗后 3 例患者尿蛋白完全缓解,所有病例肾功能得到改善。其中 1 例伴重度血管炎病变患者治疗前毛细血管内皮细胞大量免疫复合物沉积,伴系膜细胞中~重度增生,治疗后重复肾活检示内皮细胞内免疫复合物基本消失,系膜细胞轻度增生。

另一例伴新月体病变的 IgA 肾病患者,治疗后 9 月重复肾活检未见肾脏病理恶化。另一例难治性 IgA 肾病患者,起病时尿蛋白 2.06g/24h,血肌酐 149μmol/L,肾穿刺病理示局灶节段肾硬化型 IgA 肾病,先后以足量激素、激素联合环磷酰胺、来氟米特、环孢素 A 治疗无效,血肌酐水平缓慢升高。后给予利妥昔单抗 375mg/m²,每周 1 次,共 4 周治疗,6 月后随访尿蛋白完全缓解,血肌酐水平下降至基线范围。

而 Lafayette 等的研究结果认为,利妥昔单抗未能有效降低 IgA 肾病患者血清中半乳糖缺乏的 IgA 1 和抗半乳糖缺乏的 IgA 1 抗体,从而未能有效降低尿蛋白及改善肾功能。该研究为随机开放多中心研究,入组 34 例 IgA 肾病患者,24 小时尿蛋白>1.0g,GFR<90ml/(min·1.73m²),中位数血肌酐水平 1.4mg/dl(0.8~2.4mg/dl),中位数 24 小时尿蛋白水平 2.1g(0.6~5.3g),随机分为基础治疗和利妥昔单抗联合基础治疗。1 年后随访,利妥昔单抗治疗组没有明显改善肾功能或蛋白尿,治疗组虽耗尽了 B 细胞,但血清特异性抗体无下降。

因此,目前尚缺乏大型临床研究数据证明,利妥昔单抗在治疗 IgA 肾病中的疗效及安全性。但对于高剂量激素、其他免疫抑制剂不能耐受或依赖的难治性 IgA 肾病患者,利妥昔单抗可能为一种新的治疗手段。

四、用法及用量

利妥昔单抗适用于初治、复发或耐药 CD20⁺B 淋巴细胞非霍奇金淋巴瘤,CD20⁺ 急性淋巴细胞白血病、慢性淋巴细胞白血病,联合化疗可显著提高疗效。也可用于特发性血小板减少性紫癜、自身免疫性溶血、造血干细胞移植的移植物抗宿主病等。其成人单一用药剂量为 375mg/m²,静脉滴注,每周 1 次,共 4 次,静脉滴注前可先给予止痛药或抗过敏药。首次滴入速度为 50mg/h,随后可每 30min 增加 50mg/h,最大可达 400mg/h。如发生过敏反应或输液有关反应,应暂时减慢滴速或停止输入。如患者症状改善,则可将输入速度提高一半,随后输入速度开始可为 100mg/h,后每 30 分钟增加 100mg/h,最高达 400mg/h。

近年来,利妥昔单抗在治疗风湿性疾病及自身免疫性疾病方面也备受关注。2006 年美国 FDA 批准利妥昔单抗用于治疗对肿瘤坏死因子拮抗剂无效的类风湿关节炎。对原发性干燥综合征、皮肌炎等亦有一定疗效。大部分研究推荐给药剂量为每次 1 000mg 静脉滴注,共给药 2 次,间隔 2 周。利妥昔单抗亦应用于治疗活动性及难治性系统性红斑狼疮,但其最佳剂量及给药频率尚无明确规定,但通常需联合糖皮质激素应用。有研究报道可小剂量给药,100mg/ 次,每周给药 1 次,共 4 次,可伴或不伴联合使用其他免疫抑制剂。大剂量用药为 375mg/m²,静脉滴注,每周 1 次,共 4 次。

近年来,越来越多研究证实利妥昔单抗可明显缓解由 B 细胞功能紊乱引起的相关肾脏疾病,除狼疮性肾炎外,亦应用于 ANCA 相关血管炎、特发性膜性肾病及成人或儿童难治性肾病综合征等。常规用法为 375mg/m²,静脉滴注,每周 1 次,共 4 次,或 1 000mg/ 次,2 周给药 1 次,共 2 次。

五、不良反应及注意事项

利妥昔单抗常见不良反应如下。

(一) 输液反应

利妥昔单抗的不良反应主要为输液反应,可能与细胞因子或其他化学介质的释放有关。

主要出现于第 1 次静脉滴注,而且常出现于滴注开始 1~2 小时内。常见症状包括:发热、寒战、皮疹、胸闷、气促、头晕、头痛、关节及肌肉疼痛、低血压等。针对其输液反应,可减慢或中断滴注,停药后症状一般可自行缓解,必要时可予退热、抗组胺、吸氧、扩容、类固醇等对症处理。

(二)感染

利妥昔单抗导致了患者 B 细胞耗竭,仅少数患者伴有血浆免疫球蛋白的降低。常发生细菌性感染、病毒性感染、真菌性感染以及病因不明的感染,包括:败血症、肺炎、泌尿系感染、带状疱疹等。用药前需排除潜在感染灶。

(三)血液和淋巴系统异常

利妥昔单抗可引起白细胞、中性粒细胞减少,亦可引起贫血及血小板减少。少见可引起凝血功能异常。对中性粒细胞 $<1.5 \times 10^9/L$ 或血小板 $<75 \times 10^9/L$ 的患者用药需谨慎,治疗期间需监测血常规。

(四)代谢紊乱和营养不良

常见为高血糖、体重减轻、外周血水肿、LDH 升高、低钙血症。

(五)神经系统异常

常见为感觉异常、感觉迟钝、精神激动、失眠、头晕、焦虑等。

(六)心血管系统影响

低血压和高血压为最常见事件。在利妥昔单抗输注过程中,可见心律失常(包括室性和室上性心动过速)和心绞痛。在长期维持治疗患者中,罕见严重心血管不良反应包括心肌梗死、左心室衰竭、心肌缺血。对有心脏疾病病史患者用药时,需密切监护。对既往有高血压病史长期服用降压药物者,需评估低血压风险,必要时可于用药前 12 小时停用抗高血压药物。

(七)呼吸系统影响

在输液过程中可引起支气管痉挛、咳嗽、呼吸困难,以往有肺部疾病患者用药时发生支气管痉挛的危险性增高,若出现上述情况,应立即停药,给予抗过敏及支气管扩张药处理。近年有报道指出,利妥昔单抗可导致间质性肺疾病,诊断依赖临床表现及影像学检查,一旦确诊及时停用利妥昔单抗和应用糖皮质激素治疗。

(八)肝损害

可引起肝炎病毒激活,增加急性肝炎发生率。但有报道指出,在应用利妥昔单抗前,HBV 感染患者已预防性给予抗病毒治疗,但仍有 16% 患者出现肝损害,考虑为药物性肝损害。

(九)生育、妊娠、哺乳影响

利妥昔单抗对生殖力影响未明确。已知 IgG 可通过胎盘,在猕猴中进行的发育毒性研究没有发现利妥昔单抗治疗具有子宫内胚胎毒性的证据。在研究中观察到母体动物暴露于利妥昔单抗时,其新生子代在出生后阶段出现 B 细胞群缺失现象。在人类临床试验中,还没有对母亲暴露于利妥昔单抗后对新生儿 B 细胞水平的影响进行研究。根据文献报道,已有 200 例使用利妥昔单抗的妊娠妇女,尽管先天畸形及新生儿感染的报道很少,但由于资料有限,仍建议妊娠前停药 6~12 个月。尚不清楚乳汁中是否存在利妥昔单抗排出,但母体 IgG 可通过乳汁分泌,哺乳对婴儿影响的资料缺乏,尚不建议哺乳期使用。

第十一节　其　他　药　物

　　除上述传统的 IgA 肾病治疗药物外,近年也逐渐出现非传统药物及新型药物应用至 IgA 肾病当中。

　　羟氯喹(hydroxychloroquine)常作为二线免疫抑制剂,应用于风湿免疫性疾病,但在系统性红斑狼疮治疗中作为辅助治疗应用广泛,既往已有报道其对系统性血管炎、过敏性疾病具有一定疗效。羟氯喹在 IgA 肾病中应用的相关报道罕见。然而新近有文献报道在优化 RAAS 抑制剂治疗基础上,短期加用羟氯喹治疗,可显著降低 IgA 肾病患者的尿蛋白水平,且无明显不良事件发生。这提示羟氯喹可能作为治疗 IgA 肾病的另一种选择手段。但该研究的样本量较小,缺乏有效的停药后观察,未能对长期肾脏保护的有效性和安全性作出评价,存在一定的局限性。

　　在近年的 IgA 肾病治疗研究当中,靶向释放布地奈德(targeted-release formulation of budesonide),也展示出一定的临床疗效。基于 IgA 肾病被认为与黏膜免疫系统功能障碍有关,该药旨在将药物输送到 IgA 肾病患者的远端回肠再进行释放。一项多中心、随机、双盲、安慰剂对照的 2b 期试验显示,在优化 RAAS 抑制剂治疗基础上加用靶向释放布地奈德,治疗 9 个月后,靶向释放布地奈德组(16mg/d 及 8mg/d)平均尿蛋白肌酐比水平较基线下降 24.4%,而安慰剂组平均尿蛋白肌酐比水平则较基线升高 2.7%,而所有组别中不良事件发生率相似。该研究者认为靶向释放布地奈德添加到优化的 RAAS 抑制剂治疗中,减少 IgA 肾病患者的蛋白尿,可降低未来进展为终末期肾病的风险,可成为第一种针对以肠道黏膜免疫为表现的 IgA 肾病的特异性治疗方法。

（黎思嘉　刘双信　史　伟）

参考文献

［1］ PEI Y, XU Y, RUAN J, et al. Plasma oxidative stress level of IgA nephropathy in children and the effect of early intervention with angiotensin-converting enzyme inhibitors [J]. J Renin Angiotensin Aldosterone Syst, 2016, 17 (2): 1470320316647240.

［2］ BHANDARI S, IVES N, BRETTELL EA, et al. Multicentre randomized controlled trial of angiotensin-converting enzyme inhibitor/angiotensin receptor blocker withdrawal in advanced renal disease: the STOP-ACEi trial [J]. Nephrol Dial Transplant, 2016, 31 (2): 255-261.

［3］ REN F, TANG L, CAI Y, et al. Meta-analysis: the efficacy and safety of combined treatment with ARB and ACEI on diabetic nephropathy [J]. Ren Fail, 2015, 37 (4): 548-561.

［4］ ATANGOU M, PAPASOTIRIOU M, XYDAKIS D, et al. IgA nephropathy in Greece: data from the registry of the Hellenic Society of Nephrology [J]. Clin Kidney J, 2018, 11 (1): 38-45.

［5］ VECCHIO M, BONERBA B, PALMER S C, et al. Immunosuppressive agents for treating IgA nephropathy [J]. Cochrane Database Syst Rev, 2015, 3 (8): CD003965.

［6］ TESAR V, TROYANOV S, BELLUR S, et al. Corticosteroids in IgA nephropathy: a retrospective analysis from the VALIGA study [J]. J Am Soc Nephrol, 2015, 26 (9): 2248-2258.

［7］ COPPO R, TROYANOV S, BELLUR S, et al. Validation of the Oxford classification of IgA nephropathy in cohorts with different presentations and treatments [J]. Kidney Int, 2014, 86 (4): 828-836.

［8］ LV J, ZHANG H, WONG M G, et al. Effect of oral methylprednisolone on clinical outcomes in patients with IgA nephropathy: The TESTING randomized clinical trial [J]. JAMA, 2017, 318 (5): 432-442.

［9］ CAI Q, XIE X, WANG J, et al. Severe adverse effects associated with corticosteroid treatment in patients with IgA nephropathy [J]. Kidney Int Rep, 2017, 2 (4): 603-609.

［10］ CAPLAN A, FETT N, ROSENBACH M, et al. Prevention and management of glucocorticoid-induced side effects: a comprehensive review: gastrointestinal and endocrinologic side effects [J]. J Am Acad Dermatol, 2017, 76 (1): 11-16.

［11］ COPPO R. Treatment of IgA nephropathy:recent advances and prospects [J]. Nephrol Ther, 2018, 14Suppl1: S13-S21.

［12］ RAUEN T, EITNER F, FITZNER C, et al. Intensive supportive care plus immunosuppression in IgA nephropathy [J]. N Engl J Med, 2015, 373 (23): 2225-2236.

［13］ COPPO R. IgA Nephropathy: a european perspective in the corticosteroid treatment [J]. Kidney Dis, 2018, 4 (2): 58-64.

［14］ SARCINA C, TINELLI C, FERRARIO F, et al. Changes in proteinuria and side effects of corticosteroids alone or in combination with azathioprine at different stages of IgA nephropathy [J]. Clin J Am Soc Nephrol, 2016, 11 (6): 973-981.

［15］ HOU J H, LE W B, CHEN N, et al. Mycophenolate fofetil combined with prednisone versus full-dose prednisone in IgA nephropathy with active proliferative lesions: a randomized controlled trial [J]. Am J Kidney Dis, 2017, 69 (6): 788-795.

［16］ ZHANG Y, LUO J, HU B, et al. Efficacy and safety of tacrolimus combined with glucocorticoid treatment for IgA nephropathy: a meta-analysis [J]. J Int Med Res, 2018, 46 (8): 3236-3250.

［17］ LUNDBERG S, WESTERGREN E, SMOLANDER J, et al. B cell-depleting therapy with rituximab or ofatumumab in immunoglobulin A nephropathy or vasculitis with nephritis [J]. Clin Kidney J, 2017, 10 (1): 20-26.

［18］ LAFAYETTE R A, CANETTA P A, ROVIN B H, et al. A randomized, controlled trial of rituximab in IgA nephropathy with proteinuria and renal dysfunction [J]. J Am Soc Nephrol, 2017, 28 (4): 1306-1313.

［19］ LI J L, YA Z Y, SU F S, et al. Effects of hydroxychloroquine on proteinuria in IgA nephropathy: a randomized controlled trial [J]. Am J Kidney Dis, 2019, 74 (1): 15-22.

［20］ FELLSTROM B C, BARRATT J, COOK H, et al. Targeted-release budesonide versus placebo in patients with IgA nephropathy (NEFIGAN): a double-blind, randomised, placebo-controlled phase 2b trial [J]. Lancet, 2017, 389 (10084): 2117-2127.

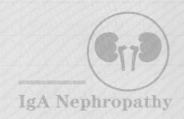

第十四章

IgA肾病的治疗

IgA Nephropathy

第一节　IgA 肾病的治疗概况

IgA 肾病是慢性肾小球肾炎最常见的类型,在肾活检诊断的肾小球疾病中占第一位。IgA 肾病临床及病理表现为多样性,其治疗及预后相差悬殊。研究发现 IgA 肾病尿蛋白多少及是否缓解、肾功能和肾脏病理是判断预后的最重要指标。根据患者尿蛋白、肾功能及病理损伤程度,给予不同的治疗方案。

尿蛋白对 IgA 肾病治疗方案的选择及预后具有重要意义。目前将 24 小时尿蛋白<1g 者称为轻度蛋白尿、24 小时尿蛋白 1~3g 者称为中度蛋白尿、24 小时尿蛋白>3g 者称为重度蛋白尿。由于 IgA 肾病 24 小时尿蛋白<1g、1~3g 及>3g 患者的肾脏预后有明显差别,而且在治疗方案的选择上也有不同,笔者认为将 24 小时尿蛋白分为轻度、中度及重度蛋白尿的分型方法合理,而且简便、实用。因此,本章采用此种蛋白尿程度的分型方法。

IgA 肾病治疗的主要目标是减少蛋白尿、减轻肾损伤及延缓肾衰竭进展。目前公认的原则是 IgA 肾病的治疗方案要依据临床及病理表现,根据已有的循证医学证据,采取不同的治疗方法。临床实践中既不能单独依据临床表现,也不能仅凭借病理类型而决定治疗方案。如同为病理类型较轻的 IgA 肾病,轻度蛋白尿患者的治疗方案与中度或重度蛋白尿患者的治疗方案不同;同为中度蛋白尿的 IgA 肾病患者,病理类型轻者与病理类型重者治疗方案也不同;病理类型以慢性病变为主者与活动性病变为主者治疗方案也大不相同。

对于病理损伤轻、尿蛋白<1g/24h 的 IgA 肾病患者,与单独使用 RAS 抑制剂的对照组相比,使用糖皮质激素或免疫抑制剂治疗并不能使肾脏进一步获益,因此,对此类型的 IgA 肾病患者,不需要使用糖皮质激素或免疫抑制剂。但是,IgA 肾病是由于异常的免疫球蛋白 A(IgA)沉积在肾组织并激活补体导致肾脏的免疫性损伤,因此,对于病理损伤重的 IgA 肾病患者,过度强调肾素 - 血管紧张素系统(renin-angiotensin system,RAS)抑制剂治疗,而忽视甚至排斥糖皮质激素和 / 或免疫抑制剂治疗,会导致患者失去治疗时机。

在 IgA 肾病患者的病理损伤中,肾小管萎缩 / 间质纤维化这种慢性病变使用糖皮质激素和 / 或免疫抑制剂是无效的。但是重度系膜细胞增生、内皮细胞增生、细胞性新月体及毛细血管袢纤维素样坏死,这些活动性病变使用糖皮质激素联合免疫抑制剂治疗是可以获益的。因此,在临床上应根据每个患者的肾脏病理损伤的不同,选择相应的治疗方案,给予个体化治疗。

有些临床研究缺乏肾脏病理资料、只根据蛋白尿分组,这样的分组不可避免地会包括不需要糖皮质激素 / 免疫抑制剂治疗的病理损伤很轻微的患者,以及对糖皮质激素 / 免疫抑制剂治疗无效的肾小管萎缩 / 间质纤维化及肾小球硬化的患者,这些病理表现为慢性病变的患者,加之总体病例数不足够大,由此得出结论认为 IgA 肾病糖皮质激素 / 免疫抑制剂治疗患者不能获益。笔者认为这样的结论有待商榷,对临床治疗指导意义有限。

根据临床及病理表现,可将 IgA 肾病分为孤立镜下血尿 IgA 肾病、反复发作肉眼血尿 IgA 肾病、轻度蛋白尿 IgA 肾病、中度蛋白尿 IgA 肾病、重度蛋白尿 IgA 肾病、慢性肾衰竭 IgA 肾病、新月体型 IgA 肾病及 IgA 肾病合并急性肾损伤等类型。尽管上述类型之间有交叉,但各类型均有其特点,对于治疗有重要指导意义。这些不同类型的 IgA 肾病治疗概况如下。

一、孤立镜下血尿 IgA 肾病

孤立镜下血尿指有镜下血尿,无蛋白尿或 24 小时尿蛋白很少(<0.3g),肾脏病理表现较轻,不伴高血压及血肌酐升高的类型。虽然 IgA 肾病患者尿蛋白表现悬殊,但绝大多数的 IgA 肾病患者均有镜下血尿。由于大多数孤立镜下血尿 IgA 肾病进展缓慢,大部分预后相对较好,少部分患者病情隐匿性进展,对肾脏病理表现轻的孤立镜下血尿无须特殊治疗,但需定期随访。当孤立镜下血尿 IgA 肾病患者在随访过程中,出现高血压、蛋白尿增多或肾功能减退时,要按照相应的类型给予积极治疗。

二、反复发作肉眼血尿 IgA 肾病

反复发作肉眼血尿 IgA 肾病是指肉眼血尿反复发作,次数 ≥2 次。发作前数小时至数天有前驱感染。肉眼血尿发作间期可有持续尿检异常,但 24 小时尿蛋白很少(<0.5g),肾功能正常。大多数反复发作肉眼血尿 IgA 肾病的病理改变较轻。目前认为反复发作肉眼血尿的 IgA 肾病预后良好。对于肉眼血尿发作间期尿蛋白很少、病理改变轻、无高血压、肾功能正常的患者,要定期随访,无需特殊治疗。

三、轻度蛋白尿 IgA 肾病

临床实践中,将 24 小时尿蛋白<1.0g 定义为轻度蛋白尿。对于病理改变较轻的轻度蛋白尿患者,必须定期随访。对于 24 小时尿蛋白小于 0.5g 者,可不给予特殊治疗,但至少每年要评估 1 次;当 24 小时尿蛋白>0.5g,应给予血管紧张素转换酶抑制剂(ACEI)或血管紧张素 Ⅱ 受体拮抗剂(ARB)治疗,有助于减少尿蛋白,稳定肾功能。对于尿蛋白>0.5g/d 者,要增加随访次数,每 3 个月评估 1 次。此类型患者,若合并高血压,应首选 ACEI 或 ARB 治疗。轻度蛋白尿患者在随访过程中,一旦出现高血压、24 小时尿蛋白增加(>1g)和 / 或肾功能减退时,需要按照相应的类型给予积极治疗。

四、中度蛋白尿 IgA 肾病

中度蛋白尿是指 24 小时尿蛋白在 1.0~3.0g 范围内。现在认为 24 小时尿蛋白持续>1.0g 是预测 IgA 肾病预后不良的临床指标。这类患者在 IgA 肾病中所占比例较高,积极治疗对 IgA 肾病的总体预后有重要意义,临床上需要高度重视。中度蛋白尿 IgA 肾病患者,肾脏病理大多数为中度损伤,以 Lee 氏 Ⅱ ~ Ⅳ 级为多见,但也可见轻度病变。对于 24 小时尿蛋白超过 1.0g 的 IgA 肾病患者,要严格控制血压,血压靶目标值为<125/75mmHg。治疗方面除基础治疗如使用 ACEI/ARB 药物外,还要根据病理类型给予相应治疗。对于 24 小时尿蛋白在 1~3g、血肌酐正常、肾病理为轻至中度系膜增生或局灶增生硬化的 IgA 肾病患者,应给予糖皮质激素治疗;对于肾脏病理损伤重且以活动性病变为主、血肌酐轻度升高的 IgA 肾病患者,应给予糖皮质激素联合免疫抑制剂治疗。

五、重度蛋白尿 IgA 肾病

本章重度蛋白尿是指 24 小时尿蛋白大于 3.0g 的 IgA 肾病患者。多见于小儿及青春期前后,常伴镜下血尿,但无明显肉眼血尿病史。重度蛋白尿 IgA 肾病患者,临床上可表现为

典型的"三高一低"肾病综合征,但也有重度蛋白尿患者,其水肿不明显。重度蛋白尿 IgA 肾病患者病理上以 Lee 氏Ⅳ、Ⅴ级为多见,但也可见Ⅰ、Ⅱ级病理改变,进行性肾硬化和轻微肾损伤均可见肾病综合征水平的蛋白尿。对伴有重度蛋白尿、表现为肾病综合征的 IgA 肾病患者,如果肾脏病理改变轻、肾功能正常,应给予糖皮质激素治疗;如果肾脏病理改变重,且以活动性病变为主者,应给予糖皮质激素联合免疫抑制剂治疗。

六、慢性肾衰竭 IgA 肾病

尽管 IgA 肾病发展为慢性肾衰竭速度较慢,但起病 10 年和 20 年后分别有 20%、30% 发展至终末期肾衰竭。少数患者在初诊为 IgA 肾病时已有慢性肾衰竭。大多数慢性肾衰竭 IgA 肾病患者的肾脏病理改变较重,Lee 氏分级以Ⅳ及Ⅴ级为多见。临床上对尚未进入终末期肾病的 IgA 肾病患者,应积极控制蛋白尿,严格控制血压;间质有大量炎细胞浸润患者,要给予积极治疗,可以延缓其进展到终末期肾病(end-stage renal disease,ESRD)。对于这类患者,治疗的重点是保护肾功能。病变如进展至后期,原则上按慢性肾衰竭处理。对血肌酐<250μmol/L、中等程度进展性 IgA 肾病患者,可以给予激素 40mg/d,同时给予环磷酰胺 1.5mg/(kg·d)治疗。3 个月后,环磷酰胺替换为硫唑嘌呤 1.5mg/(kg·d)治疗,疗程共 2 年。当血肌酐>250μmol/L,病理改变多为慢性病变,处理原则同终末期肾衰竭。此阶段以治疗高血压、纠正酸中毒、纠正钙磷代谢紊乱及纠正贫血等并发症为主,不推荐使用激素及免疫抑制剂。

七、新月体型 IgA 肾病

IgA 肾病可伴有新月体,当新月体数量超过肾活检所取肾小球总数的 50% 以上,且新月体占肾小球面积的 50% 以上时,称为新月体型 IgA 肾病。新月体型 IgA 肾病多表现为急进性肾炎综合征,肾脏衰竭进展快,尿毒症可达 30%。新月体型 IgA 肾病光镜检查可见细胞性新月体及纤维性新月体,肾小球可见内皮细胞增生,中至重度系膜细胞增生,节段硬化乃至全球硬化,中至重度小管萎缩,间质纤维化。在病程的早期以细胞性新月体为主,病程>2 个月者,纤维性新月体明显增加。目前新月体型 IgA 肾病的治疗方案,大多按血管炎方法积极治疗,主要是给予激素加环磷酰胺(cyclophosphamide,CTX)等细胞毒性药物治疗。

八、IgA 肾病合并急性肾损伤

IgA 肾病合并急性肾损伤的发生率约为 3%。此型在肾病理上分为无大量新月体及有大量新月体 2 种类型。无大量新月体形成的 IgA 肾病合并急性肾损伤者,病理改变以急性肾小管坏死为主,但也可有少量新月体形成。常有肉眼血尿,多伴有红细胞管型及红细胞阻塞肾小管。IgA 肾病合并急性肾损伤,肾脏病理改变轻者,一般给予透析及对症处理即可。

肾脏病理表现为大量新月体的 IgA 肾病,临床表现与急进性肾炎类似,起病后肾功能迅速恶化,重者几天内即进展至肾衰竭,出现少尿或无尿。大量新月体形成的 IgA 肾病发生急性肾损伤时,应给予大剂量糖皮质激素冲击、CTX 及抗凝剂治疗,并辅以血液净化等支持治疗,对改善预后有重要意义。

第二节　IgA 肾病的治疗

一、一 般 治 疗

(一) 预防及治疗感染

IgA 肾病患者在黏膜感染时,血尿通常会加重。最常见的感染是上呼吸道感染或胃肠道感染。IgA 肾病肉眼血尿加重,通常出现在感染后 24 小时内,一般在 2~3 天后会自行消失,但镜下血尿可持续存在。

研究显示,IgA 肾病的肉眼血尿与感染等炎症密切相关,去除诱发血尿发作的诱因,如治疗反复发作性扁桃体炎、胆囊炎、鼻窦炎及慢性肠炎等,可减少血尿发作。有报道用柳氮磺吡啶有效治疗溃疡性结肠炎后,血尿骤然消失。另有报道,多西环素清除潜在感染可减少血尿。对 IgA 肾病患者合并上呼吸道感染、胃肠道感染或其他部位感染时,应给予抗生素治疗以清除感染;对反复发作性扁桃体炎与发作性肉眼血尿关系密切者,可考虑使用抗生素控制感染后,择期手术切除扁桃体。

(二) 控制高血压

IgA 肾病患者发病时合并高血压是肾脏预后不良的指标。此外,IgA 肾病发病时无高血压,但在随访过程中出现高血压,临床医生要高度重视。在 IgA 肾病的病程进展中,伴随着肾损害的加重,高血压的发生也增加。IgA 肾病的肾损伤可导致高血压,而高血压本身又是加重肾损害的重要因素。对于 24 小时尿蛋白<1.0g 者,血压的靶目标应控制在130/80mmHg;对于 24 小时尿蛋白>1.0g 者,血压靶目标为 125/75mmHg。对于 IgA 肾病合并高血压者,降血压治疗应首选 ACEI 或 ARB 类药物;若患者血压不能达标,可联合使用其他降血压药,如钙通道阻滞剂、利尿剂、β 受体阻滞剂、α 受体阻滞剂等药物。

(三) 饮食

IgA 肾病患者体内可出现抗醇溶蛋白(antigliadin)的抗体,提示 IgA 肾病患者也许由于通过黏膜屏障的抗原增加,导致 IgA 复合物在肾脏沉积。已有研究证实,食物抗原可参与 IgA 肾病的发生发展。可疑的食物抗原有酪蛋白、卵蛋白、大豆蛋白等。有研究者用口服 vomitoxin 制备 IgA 肾病小鼠模型。vomitoxin 是饮食中的一种酪蛋白,作为抗原刺激小鼠,参与 IgA 肾病的形成。

曾有对 21 例 IgA 肾病患者给予低抗原饮食的研究,主要是无麸质饮食,14~24 周后,患者尿蛋白显著减少。另外一项研究给予 29 例 IgA 肾病患者无麸质饮食 6~48 个月后,发现患者血中 IgA 循环免疫复合物明显下降,针对多数饮食抗原的 IgA 水平也降低,尿中蛋白和红细胞显著减少,但肾功能并无改善。对于临床上有明显食物过敏或对食物抗原产生抗体的患者,低抗原饮食是合适的,但在长期实践中限制抗原饮食是很难实行的。

此外,对于进展至慢性肾衰竭阶段的 IgA 肾病患者,应根据肾功能的水平适当限制蛋白质摄入量。

二、药物治疗

(一) ACEI/ARB

IgA 肾病发病时的高血压是影响预后的重要危险因子,应严格控制血压。大量试验证实,与其他降压药物相比,血管紧张素转换酶抑制剂(angiotensin converting enzyme inhibitors,ACEI)或血管紧张素 II 受体拮抗剂(angiotensin II receptor antagonist,ARB),通过抑制血管紧张素系统(RAS),在减少 IgA 肾病患者的尿蛋白、降低其发展为终末期肾病的危险及保护肾功能等方面优于其他降压药。ACEI 或 ARB 降血压的同时,还有降血压以外的减少尿蛋白、延缓肾衰竭进展的益处。研究证实 ACEI/ARB 对血压正常的 IgA 肾病患者,仍有减少尿蛋白和稳定肾功能的作用。

在一项 ACEI 治疗 IgA 肾病的随机对照研究中,44 例 IgA 肾病患者(尿蛋白 0.5~5.3g/d,Scr ≤ 1.5mg/dl)被随机分为依那普利治疗组和以其他药物控制血压的对照组。两组血压控制目标<140/90mmHg。以基线 Scr 升高 50% 或 Scr>1.5mg/dl 作为随访终点。治疗组平均随访 78 个月,对照组随访 74 个月。结果对照组 57% 的患者达随访终点,而 ACEI 治疗组仅有 13% 患者达随访终点。7 年随访终点时,肾脏存活率 ACEI 治疗组明显优于对照组(92% *vs* 55%),同时 ACEI 治疗组尿蛋白明显减少。该结果显示对于尿蛋白在 0.5~5.0g/d、肾功能正常的 IgA 肾病患者,使用 ACEI 类药物治疗,可明显降低尿蛋白,保护肾功能,并且该作用为非血压依赖性。

同样,在一项多中心、双盲、随机对照研究中,66 例 IgA 肾病患者,平均年龄 20.5 岁,24 小时尿蛋白 1.0~3.5g,肌酐清除率[Ccr>50ml/(min·1.7m^2)],随机分为贝那普利治疗组或安慰剂组,共随访 38 个月。治疗前两组的 Ccr 相似,治疗结束时 ACEI 组的 Ccr 明显高于安慰剂组。ACEI 组尿蛋白由(1.61 ± 0.70)g/d 下降到(0.94 ± 0.98)g/d,而对照组尿蛋白治疗前为(1.87 ± 0.74)g/d,治疗后为(1.8 ± 1.34)g/d,尿蛋白无减少。显示 ACEI 能明显减少 IgA 肾病患者的尿蛋白及保护肾功能。

基于上述临床试验的结果,现在认为 ACEI 类药物对于有蛋白尿、肾功能正常的 IgA 肾病患者,可明显降低尿蛋白、保护肾功能。ARB 的作用及适应证与 ACEI 相同。一项随机对照研究比较了氯沙坦和氨氯地平对 IgA 肾病患者尿蛋白及尿 TGF-β$_1$ 的影响。在两组患者血压相同的情况下,研究结束时氨氯地平组患者尿蛋白及尿 TGF-β$_1$ 均无减少,而氯沙坦组患者尿蛋白及尿 TGF-β$_1$ 均显著下降。

在中国香港的 1 项多中心、双盲、随机对照临床试验中,109 例 IgA 肾病患者随机分为缬沙坦治疗组和安慰剂组,血压靶目标控制在 140/90mmHg,随访 2 年,缬沙坦组尿蛋白从(1.8 ± 1.2)g/d 下降到(1.2 ± 1.2)g/d,而安慰剂组尿蛋白无明显变化。研究还发现缬沙坦组能显著减慢肾小球滤过率(glomerular filtration rate,GFR)下降的速度,提示缬沙坦在 IgA 肾病中具有降尿蛋白和保护肾功能作用。

循证医学证据显示,ARB 对 IgA 肾病具有降尿蛋白和保护肾功能作用。对 ACEI 不能耐受的患者(咳嗽、血管神经性水肿及过敏),ARB 通常可以耐受。在一定的剂量范围内,ARB 的降尿蛋白效果呈剂量依赖性,大剂量 ARB 的降尿蛋白作用优于常规剂量。

此外,IgA 肾病的治疗中 ARB 还可与 ACEI 联合使用。在降低尿蛋白方面,ACEI 和 ARB 联合治疗比单独用 ACEI 或 ARB 更有效,ACEI 与 ARB 联合应用可以使尿蛋白下降增加 18%~25%,24 小时尿蛋白下降到 1g 以下对患者预后有帮助。关于 IgA 肾病中 ACEI/ARB 合用问题,有重复活检提示 ACEI/ARB 联用可以改善 IgA 肾病的肾脏病理慢性指数及肾小管间质评分。该研究有 9 例儿童 IgA 肾病患者,给予激素加硫唑嘌呤的同时,4 例患者同时给予依那普利及氯沙坦治疗,另外 5 例患者仅仅给予免疫抑制剂治疗,尽管两组患者治疗后蛋白尿都明显下降,但是使用 ACEI/ARB 联用组肾脏病理慢性指数明显改善,而未使用 ACEI/ARB 组肾脏病理慢性指数明显增加,提示 ACEI/ARB 可以改善肾脏慢性病变。

另外,多个随机对照研究也显示,ACEI 和 ARB 联合应用能进一步减少 IgA 肾病患者的尿蛋白,更好地保护肾功能。尽管这些文章提示 ACEI 与 ARB 联合使用可以进一步改善 IgA 肾病患者的尿蛋白,但是对于其他慢性肾脏病(chronic kidney disease,CKD)患者是否联合使用 ACEI 与 ARB 也有争议。COOPERATE 研究及 ONTARGET 研究的对象分别是非糖尿病 CKD 患者及具有发生心血管事件的高度风险的患者,使用 ACEI 与 ARB 联合治疗,COOPERATE 研究认为联合治疗改善预后,但是 COOPERATE 研究由于病例资料不全被撤稿。ONTARGET 研究发现 ACEI 与 ARB 联合使用可以增加血肌酐翻倍和 ESRD 的发生率。值得注意的是 ONTARGET 研究对象多是年龄大及血管病变重的患者,而 IgA 肾病患者年龄普遍偏小(平均年龄 36~38 岁),这些因素可能是导致研究结果不一致的原因之一。

基于循证医学的证据,建议对 24 小时尿蛋白 ≥ 0.5g 和 / 或高血压的 IgA 肾病患者,给予 ACEI/ARB 类药物治疗,可减少尿蛋白、保护肾功能(A 级建议)。对于 IgA 肾病患者,降压药应首选 ACEI/ARB 类药物,对于 ACEI 或 ARB 单个药物治疗欠佳时,可以联合使用 ACEI 及 ARB 类药物,但是需要防止血压过低,导致脏器供血不足而出现的临床症状。血压控制的目标:24 小时尿蛋白小于 1g 者,血压应控制在 130/80mmHg;24 小时尿蛋白大于 1g 时,血压应控制在 125/75mmHg。最近的研究显示,在使用 ACEI/ARB 类药物治疗的基础上,联合糖皮质激素治疗,可以进一步减少蛋白尿,保护肾功能。

（二）糖皮质激素

糖皮质激素是治疗 IgA 肾病的基础药物之一。临床试验证实,激素能够减少 IgA 肾病患者的尿蛋白及进入 ESRD 的危险。尤其对中 - 重度蛋白尿患者,激素治疗可改善 IgA 肾病远期预后。

IgA 肾病的临床和病理呈多样性表现,治疗需要遵循个体化治疗原则,糖皮质激素多用于治疗 24 小时尿蛋白大于 1.0g 的 IgA 肾病患者。但是因患者的肾功能、肾脏病理各异,糖皮质激素的使用剂量、方法以及是否与其他免疫抑制剂联合使用均不一致。

在一组前瞻性、随机对照研究中,7 个肾脏中心的 86 例 IgA 肾病患者,血肌酐 ≤ 133μmol/L;24 小时尿蛋白 1.0~3.5g,至少持续 3 个月。患者随机分为泼尼松治疗组和对照组,治疗组隔日口服泼尼松 0.5mg/kg,共 6 个月;在第 1、3、5 个月的前 3 天每日静脉滴注甲泼尼龙 1g,连用 3 天。对照组仅接受降血压等支持治疗。随访第 5 年时,血肌酐较基线上升 50% 者,治疗组 9 例(21%)、对照组 14 例(33%),达到第一个终点(P<0.05);血肌酐较基线上升 100% 者,治疗组 1 例(2%)、对照组 9 例(21%);泼尼松治疗组肾脏生存率显著优于对照组。泼尼松治疗组在 6~60 个月间平均尿蛋白量降低,但对照组无变化。该研究结果显示,接受糖皮质激素治疗 6 个月的 IgA 肾病患者,5 年肾脏生存率显著优于单纯支持治疗者,且尿蛋白减少,未见严重副作用。该研究继续随访 10 年后的二次分析显示,糖皮质激素治疗组 10 年肾脏生存率仍然持续显著优于对照组(97% *vs* 53%,P=0.000 3)。由于 6 个月疗程糖皮质激素

治疗耐受良好,可阻止 IgA 肾病进展,对于病理改变轻、尿蛋白持续＞1g/24h 的患者,推荐使用糖皮质激素治疗及 ACEI/ARB 治疗。

IgA 肾病被认为与黏膜免疫系统功能障碍相关。瑞典乌普萨拉大学的 Fellström 教授开展一项试验(NEFIGAN),这是一项 2b 期、双盲、随机对照试验,设计将药物递送至 IgA 肾病患者的远端回肠,旨在评估新型布地奈德靶向释放剂(TRF- 布地奈德)远端回肠靶向定位给药治疗 IgA 肾病的安全性和有效性。研究者对 2012 年 12 月—2015 年 6 月欧洲十个国家的 62 个肾病医院的 150 例活检确诊原发性 IgA 肾病和持续性蛋白尿的患者进行分析,年龄 ≥18 岁。按 1∶1∶1 的比例随机分成 3 组,分别给予 TRF- 布地奈德 16mg/d、TRF- 布地奈德 8mg/d 和安慰剂,每天 1 次,早餐前 1 小时服用。试验期间受试者继续行 RAS 优化阻断治疗。主要终点:治疗 9 个月患者尿蛋白肌酐比(urine protein-to-creatinine ratio,UPCR)平均变化值。治疗 9 个月,TRF- 布地奈德组(16mg/d+8mg/d)患者 UPCR 相比基线降低 24.4%,而安慰剂组患者 UPCR 相比基线仅降低 0.74%,TRF- 布地奈德 16mg/d 组患者 UPCR 平均降低 27.3%,TRF- 布地奈德 8mg/d 组患者 UPCR 平均降低 21.5%,安慰剂组患者 UPCR 平均增加 2.7%。研究结果发现:TRF- 布地奈德 16mg/d 联合 RAS 阻断剂,可降低 IgA 肾病患者蛋白尿,继而降低进展到终末期肾病的风险。TRF- 布地奈德有望成为首个靶向作用于肠黏膜免疫系统治疗 IgA 肾病的特异性药物。

根据 KDIGO 指南的推荐,对于 GFR＞30ml/(min·1.73m^2)患者,给予 24 小时尿蛋白＞1g 的 IgA 肾病患者糖皮质激素治疗 6 个月,具有保护肾功能的作用,但是大剂量糖皮质激素的使用需要注意药物副作用。对于 GFR＜30ml/(min·1.73m^2)患者,STOP 研究及 TESTING 研究均认为糖皮质激素改善蛋白尿及肾功能,并且 VALIGA 研究也证实对于 GFR＜50ml/(min·1.73m^2)的患者,糖皮质激素效果肯定,这些研究都肯定了糖皮质激素在 IgA 肾病中的治疗价值。

(三)免疫抑制剂

当患者肾病理损伤严重时,单纯使用糖皮质激素虽然可以减少蛋白尿,但不足以保护肾功能,不能延缓肾衰竭的进展,此种情况需要与免疫抑制剂联合使用。

IgA 肾病治疗中常用的免疫抑制剂有环磷酰胺(CTX)、硫唑嘌呤(azathioprine,AZA)、吗替麦考酚酯(mycophenolate mofetil,MMF)及咪唑立宾(mizoribine)等,通常与糖皮质激素联合使用。

1. 环磷酰胺 环磷酰胺在进展性 IgA 肾病中常被推荐使用。临床研究显示环磷酰胺对组织增生严重的 IgA 肾病(系膜增生,新月体形成)效果明显。有研究将 38 例血肌酐升高的(130~250μmol/L)IgA 肾病患者,随机分为治疗组和非治疗组,治疗组联合应用泼尼松 40mg/d,环磷酰胺 1.5mg/(kg·d)×3 个月,然后给予硫唑嘌呤 1.5mg/(kg·d)治疗 2 年,结果显示在第 2、3、4 及第 5 年治疗组肾脏存活率明显高于非治疗组(82% vs 68%,82% vs 47%,72% vs 26%,72% vs 6%),提示糖皮质激素加细胞毒性药物能显著改善肾预后。

2. 硫唑嘌呤 IgA 肾病重度蛋白尿患者,糖皮质激素加硫唑嘌呤(AZA)能减少尿蛋白及改善预后。回顾性研究显示,对大量蛋白尿(24 小时尿蛋白＞3g)的 IgA 肾病患者,使用泼尼松龙(60mg/d)及 AZA［2mg/(kg·d)］治疗,在 2 年内逐渐减量,可明显减少血肌酐翻倍和慢性肾衰竭的发生。并且免疫抑制剂的副作用并不常见。对于肾组织严重慢性化改变、肾功能恶化进展较快的 IgA 肾病,不主张使用激素加 AZA 方案,因为有一定的风险,且未能达到预期效果。考虑糖皮质激素加 AZA 方案效果欠佳,推荐糖皮质激素联合环磷酰胺治疗方案。

3. 咪唑立宾 咪唑立宾是一种抗代谢药物,通过抑制淋巴细胞增殖发挥其免疫抑制作用。在一组泼尼松龙加咪唑立宾治疗 IgA 肾病的研究中,入选弥漫系膜增生性 IgA 肾病 61例,A 组(21 例)给予泼尼松龙 + 华法林 + 双嘧达莫治疗,B 组(20 例)给予泼尼松龙冲击 +华法林 + 双嘧达莫治疗,C 组(20 例)给予泼尼松龙 + 华法林 + 双嘧达莫 + 咪唑立宾治疗。治疗 24 个月后,C 组尿蛋白较其他两组明显减少,重复肾活检显示各组活动性指数均下降;慢性指数在 A 及 B 组均升高,但在 C 组无变化;并且在 A 及 B 组均有肾衰竭,但在 C 组无肾衰竭病例发生。提示糖皮质激素加咪唑立宾更能改善患者肾脏病理及预后。在一项临床研究中,使用咪唑立宾治疗 23 例儿童重症 IgA 肾病,以评价咪唑立宾的疗效和安全性。经过为期 2 年的治疗,18 例患者到达了初级终点(尿蛋白 / 肌酐<0.2)。通过 Kaplan-Meier 曲线发现累积的蛋白尿消失率是 80.4%,24 小时蛋白排泄率的中位数由 1.19g 降至 0.05g,但治疗后肾小球硬化百分比的中位数没有变化。该研究认为在儿童重症 IgA 肾病治疗中,可以联合使用咪唑立宾。

国内有一个多中心、随机对照研究,随访 12 个月,评价咪唑立宾与氯沙坦治疗 IgA 肾病的安全性及有效性。99 例 IgA 肾病患者,随机被分到氯沙坦组(30 例)、咪唑立宾组(35 例),以及氯沙坦 + 咪唑立宾组(34 例),研究的重点是 24 小时尿蛋白定量,结果发现 3、6、9、12 个月时,24 小时尿蛋白显著低于基线,在 12 个月时咪唑立宾及联合治疗组的尿蛋白低于单独氯沙坦组。

尽管以上临床试验显示咪唑立宾有较好的疗效,但有些文献报道咪唑立宾对 IgA 肾病蛋白尿无效。Hirai 等研究发现患者按 1∶1 比例被分配为标准治疗组及标准治疗加咪唑立宾组,咪唑立宾的剂量为 150mg,每天 2 次,治疗 12 个月。42 例患者分别被分配于咪唑立宾组(21 例)及对照组(21 例),最后咪唑立宾组 9 例、对照组 15 例完成研究。结果发现两组间的主要终点及次要终点无明显差异。同样,有研究认为糖皮质激素冲击的基础上加咪唑立宾治疗 IgA 肾病,咪唑立宾不能提供额外益处。实验设计是一个前瞻性 RCT 研究,40 例患者中重度肾脏损伤,被随机分为甲泼尼龙冲击及口服泼尼松龙治疗组(20 例),或者糖皮质激素冲击加咪唑立宾治疗组(20 例)。随访 25 个月后,尿蛋白的排泄率都较基线明显下降,但是两组之间无明显差异,作者认为在糖皮质激素冲击治疗的基础上,咪唑立宾对于进展性IgA 肾病的蛋白尿治疗无效。

咪唑立宾具有保护 IgA 肾病患者肾功能作用。研究分为糖皮质激素冲击、扁桃体切除加咪唑立宾组(34 例),以及单独糖皮质激素冲击、扁桃体切除组(32 例),随访 12 个月,两组蛋白尿均明显下降,但是咪唑立宾组 eGFR 升高,而在非咪唑立宾组下降,在 eGFR 小于60ml/(min·1.73m^2)时,也有类似的结果。研究者认为咪唑立宾联合激素冲击可以保护肾功能,在肾功能不全患者中尤为明显。因此,考虑到咪唑立宾毒性低于硫唑嘌呤,对不能耐受硫唑嘌呤的 IgA 肾病患者,可作为备选药物。也有肾内科医师在临床中观察到,使用硫唑嘌呤出现血红蛋白持续下降的患者,替换为咪唑立宾后血红蛋白持续稳定。

4. 吗替麦考酚酯 吗替麦考酚酯(MMF)在 IgA 肾病的治疗中争议较大,目前的研究都是治疗时间较短的结果,并且由于选择的病例轻重程度不一,不同的研究得出的结论互相矛盾。在单用 MMF 治疗的研究中,有研究认为可减少蛋白尿,但未报道其在肾功能保护方面的作用。而另外的一些研究认为 MMF 既不能减少蛋白尿,也无肾功能保护作用。国内的一项 RCT 研究显示,在使用糖皮质激素治疗的基础上,加上 MMF 并不能使肾脏进一步获益。目前,MMF 对 IgA 肾病治疗是否有效,争议极大,有待于更多的 RCT 研究去证实。因此,不建议 MMF 作为 IgA 肾病一线免疫抑制剂。

5. **环孢素**　环孢素(又称环孢素 A)治疗 IgA 肾病方面,只有一些小规模的临床研究资料。目前还没有证据表明环孢素 A 能阻止 IgA 肾病的发展或延缓 IgA 肾病的长期进程。有作者用环孢素 A 治疗蛋白尿大于 1.5g/d 的 IgA 肾病,尽管环孢素 A 治疗组患者尿蛋白明显下降,但患者血肌酐上升,提示环孢素 A 对 IgA 肾病患者肾功能有潜在不利影响。因此,临床不常规推荐环孢素 A 作为 IgA 肾病的治疗药物,仅仅用于表现为肾病综合征的 IgA 肾病。

6. **他克莫司**　在免疫抑制剂抵抗伴有大量蛋白尿的 IgA 肾病患者中也有一定效果。14 例难治性 IgA 肾病,他克莫司联合半量泼尼松治疗 6 个月,结果 3 例患者血肌酐较基线升高>30% 而停止治疗,9 例患者完全缓解或部分缓解。在另外一项研究中也证明他克莫司有效,34 例 IgA 肾病患者,给予他克莫司治疗 12 个月,有效率 73.5%,平均有效时间(7.0±4.7)周。总之,他克莫司对于难治性 IgA 肾病可以快速缓解蛋白尿,但需要注意肾功能变化。

三、其 他 治 疗

(一)抗凝及抗血小板治疗

尽管医生们依据自己的习惯应用抗凝药与抗血小板聚集药物治疗 IgA 肾病已有多年,但目前并没有抗凝药与抗血小板聚集药物应用于 IgA 肾病治疗的循证医学证据。目前常用药物包括双嘧达莫、华法林、尿激酶、肝素及低分子肝素等。

在 1 项包含 52 例 IgA 肾病患者的前瞻性、对照研究中,27 例接受双嘧达莫、华法林和环磷酰胺联合治疗,21 例为对照组。随访 36 个月,治疗组肾功能稳定,尿蛋白减少。停药继续随访 5 年后,治疗组与对照组比较,肾功能无差异。治疗组 6 例患者进入终末期肾衰竭,对照组 7 例进入终末期肾衰竭。另有小样本研究显示,用双嘧达莫(75mg,每天 3 次)和华法林(维持 INR1.3~1.5)联合治疗 IgA 肾病,与对照组比较,可减少蛋白尿。但另一研究将 IgA 肾病患者随机分为环磷酰胺(治疗 6 个月)、双嘧达莫和低剂量华法林(治疗 2 年)三联治疗组 25 例,未治疗的对照组 27 例。随访 2 年,结果提示三联治疗可减少尿蛋白,但无肾功能保护作用。

在其他前瞻性随机对照临床研究中,有研究报道尿激酶联合 ACEI 治疗 IgA 肾病,较单用 ACEI 效果好,短期内尿蛋白下降,肾功能改善,但对长期预后并无影响。

总之,应用抗凝药与抗血小板聚集药联合环磷酰胺治疗 IgA 肾病,短期可取得减少蛋白尿的疗效,但长期无保护肾功能的作用。而且减少蛋白尿的疗效是来自于抗凝药与抗血小板聚集药还是来自于环磷酰胺,也不能确定。抗凝药与抗血小板聚集药物对治疗 IgA 肾病的疗效,目前无循证医学支持,仍需更多的临床研究去证实。在目前并不能肯定其获益的情况下,选用时需要慎重考虑其潜在的出血风险。因此,不推荐抗凝及抗血小板作为 IgA 肾病的常规治疗方案。

(二)抗氧化治疗

IgA 形成的免疫复合物刺激系膜细胞产生氧自由基。体外实验证实 IgA 聚合物能诱导外周血单核细胞 Fca 受体和超氧化物的表达。维生素 E 是脂溶性小分子抗氧化剂,有治疗 IgA 肾病的报道。在口服牛 γ- 球蛋白诱导的 IgA 肾病大鼠模型中,维生素 E 组饮食中添加维生素 E(100U/kg),对照组饮食中不添加维生素 E。结果维生素 E 组中血尿的发生率为 20%,而对照组为 80%。此外,维生素 E 组尿蛋白排出明显减少,肾功能改善,肾小球肥大减轻。该研究认为肾脏损伤的减轻与肾脏皮质中脂质过氧化的减少密切相关。而且,TGF-β_1 是肾小球硬化和纤维化的关键因子,而维生素 E 可抑制 TGF-β_1 表达。在一个前瞻性、双盲随机对照研究中,患者随机分为维生素 E 组和对照组,两组治疗前在性别、年龄、血压、血尿及蛋白尿等指标无差异,随访 2 年。在维生素 E 组,体重小于 30kg 者,维生素 E 剂量为 400U/d;体重大于 30kg 者,维生素 E 剂量为 800U/d。结果维生素 E 组中患者体内维生素 E 水平明显高于对照组,两组 GFR 及血尿无明显差别,但是维生素 E 组蛋白尿明显低于对照组。在治疗过程中两组患者均无明显不适。需要注意的是,在本研究中患者病变程度均较轻,对于大量蛋白尿患者维生素 E 无效。

最近的研究发现,临床中广泛应用的非他汀类调脂药普罗布考(probucol)具有强大的抗氧化作用,其抗氧化作用是维生素 E 的 5~6 倍。在系膜增生性肾炎大鼠模型试验中,在使用足量 ARB 的基础上,普罗布考组(ARB 加普罗布考组)比对照组(ARB 组)尿蛋白明显减少,肾损伤减轻。普罗布考在糖尿病肾病的随机对照研究中,与对照组比较,普罗布考组明显减少糖尿病肾病患者的尿蛋白;在使用 ACEI 的患者中,普罗布考组仍比对照组明显减少尿蛋白。亚组分析显示,两组血肌酐>2mg/dl 患者中,普罗布考组明显延缓肾衰竭的进展。在 ARB 的基础上加用普罗布考,分析其对 24 小时尿蛋白>1g 的 IgA 肾病患者影响,结果发现普罗布考可以减少蛋白尿,但对 IgA 肾病进展至 ESRD 的发生影响不大。

(三) 扁桃体切除术

扁桃体切除或加糖皮质激素治疗方案在日本得到广泛应用,但主要是一些回顾性研究。扁桃体切除,或加免疫抑制剂治疗 IgA 肾病的结果不一致。有研究认为,上呼吸道感染后 IgA 肾病的血尿增加,扁桃体滤泡是产生异常 Gd-IgA1 的主要部位,切除扁桃体是减少 Gd-IgA1 产生的重要方法。但也有研究认为产生异常 IgA1 的淋巴组织不仅仅是扁桃体,其他淋巴组织如骨髓也可能是产生 Gd-IgA1 的重要部位,这也许是扁桃体切除效果不一致的主要原因之一。

一项较大样本的长期研究显示,扁桃体切除可提高 IgA 肾病患者肾的长期存活率,降低发生终末期肾衰竭的风险。该研究中 48 例患者接受扁桃体切除,对照组 70 例,平均随访 16 年。结果显示扁桃体切除对肾功能有长期稳定作用,在接受扁桃体切除手术组,20 年肾脏存活率(89.6%)明显好于对照组(63.7%)。Cox 回归分析显示与未行扁桃体摘除相比,扁桃体摘除组患者发生终末期肾衰竭相对风险低。

日本的几项对照研究显示,患者在使用糖皮质激素治疗的基础上,给予扁桃体切除的 IgA 肾病患者蛋白尿缓解率明显优于无扁桃体切除组。在一个前瞻性对照研究中,比较了扁桃体切除联合糖皮质激素冲击治疗与单纯糖皮质激素冲击治疗 IgA 肾病的差异。55 例患者平均随访(54.0 ± 21.2)个月,其中 35 例接受了扁桃体切除 + 糖皮质激素冲击治疗,20 例接受了单纯糖皮质激素冲击治疗,两组均应用甲泼尼龙静脉冲击后改为口服泼尼松 0.5mg/(kg·d),共治疗 12~18 个月。结果显示在最初的 24 个月内,扁桃体切除联合糖皮质激素冲击治疗组尿蛋白的消失率高于单纯糖皮质激素冲击组,其治疗效果一直持续到随访结束。扁桃体切除联合糖皮质激素冲击治疗组没有一例患者出现血肌酐倍增,而单纯糖皮质激素冲击组有一例发展至 ESRD。有 18 例患者接受了重复肾活检,结果显示扁桃体切除联合糖皮质激素冲击治疗组患者系膜增生和 IgA 沉积的状况较单纯糖皮质激素冲击组显著减轻。Cox 回归分析显示联合治疗消除蛋白尿的疗效 6 倍优于单纯糖皮质激素冲击治疗。该研究结果显示了糖皮质激素治疗的基础上联合扁桃体切除对 IgA 肾病的益处。

　　然而,近年来,日本前瞻性 RCT 研究证明扁桃体切除加糖皮质激素不优于单独使用糖皮质激素。欧洲回顾性研究 1 147 例 IgA 肾病患者,扁桃体的切除与肾功能恶化无关。但最近有 1 项 Meta 分析,纳入了 7 个非随机对照研究(日本 6 个,中国 1 个),结果提示扁桃体切除加糖皮质激素可以改善临床症状及蛋白尿。另外一个 Meta 分析研究了 1 794 例患者,也得出类似的结果,但这些研究结果多是回顾性研究。在汉族人和高加索人中不能肯定扁桃体切除带来的益处,需要更多的 RCT 研究去证实扁桃体切除对 IgA 肾病的疗效。因此,目前 KDIGO 指南不推荐 IgA 肾病患者切除扁桃体。

　　总之,目前有关扁桃体切除对肾功能的保护作用仍存争议,尚需更多的前瞻性临床研究证实。但病情活动与扁桃体炎发作密切相关的患者可考虑行扁桃体切除。我们认为扁桃体炎反复发作的 IgA 肾病患者,行扁桃体切除有助于减少血尿及蛋白尿,对肾的长期预后可能有保护作用。考虑到可能的益处,对于扁桃体肿大且反复感染发作、感染与肉眼血尿密切相关的 IgA 肾病患者,建议行扁桃体切除术。

(四) 骨化三醇治疗

　　近年来,实验和临床研究显示维生素 D 及其类似物对免疫系统功能和肾小球系膜细胞增殖有影响。动物实验研究发现活性维生素 D 尚有预防足细胞凋亡及减少蛋白尿的作用。Meta 分析提示维生素 D 的类似物可以减少 CKD 患者的蛋白尿,与对照组比较维生素 D 可以减少蛋白尿 16%。一个开放标签的小样本非对照研究观察了骨化三醇在 IgA 肾病患者中降尿蛋白的作用。肾活检证实为 IgA 肾病患者 10 例,经 ACEI 或 ARB 的治疗,仍存在持续蛋白尿。给予骨化三醇 0.5μg/ 次,每周 2 次,共治疗 12 周。尿蛋白随着时间延长明显下降。尿蛋白肌酐比值在治疗后的前 6 周进行性下降,从 (1.98 ± 0.74) 降到 (1.48 ± 0.81) g/gCr,并持续至整个研究期间。同时可以看到 TGF-β 水平下降,且 TGF-β 下降的百分比与尿蛋白变化的百分比正相关($r=0.643$,$P=0.02$)。在研究期间血管紧张素 Ⅱ 没有变化。没有观察到血压和肾功能的显著变化。同样,国内有研究发现长期使用骨化三醇具有降尿蛋白作用,该研究是一个随机、开放标签及非安慰剂对照的临床研究,共有 50 例 IgA 肾病患者入组,入组标准是 RAS 阻断剂治疗至少 3 月后,患者 24 小时尿蛋白>0.8g,患者被随机分为骨化三醇组(每周 2 次,每次 0.5μg)及非骨化三醇组,共随访 48 周,主要终点事件是 24 小时尿蛋白下降比例,每 8 周检测 1 次 24 小时尿蛋白、血钙、血磷及全段甲状旁腺激素(iPTH)。结果对照组 24 小时尿蛋白增加 21%,而在骨化三醇组尿蛋白下降 19%,提示在 RAS 阻断剂的基础上,骨化三醇具有额外降尿蛋白的作用。有 Meta 分析发现,骨化三醇对于非肾病综合征蛋白尿的 IgA 肾病患者,不仅有减低蛋白尿的作用,而且副作用少,骨化三醇是 IgA 肾病的一个补充治疗方法。

第三节　不同临床及病理表现的 IgA 肾病治疗方案

一、孤立镜下血尿 IgA 肾病的治疗

IgA 肾病血尿根据临床表现,可分为持续镜下血尿和反复发作肉眼血尿。孤立镜下血尿(isolated microscopic hematuria)是指有镜下血尿,尿蛋白量很少,不伴高血压,无血肌酐升高的临床类型。24 小时尿蛋白<0.3g,同时不伴高血压及肾功能减退等临床表现,是大家对孤立镜下血尿的共识。孤立镜下血尿在临床上较常见,其患病率可达 2%~13%,其中 IgA 肾病及薄基底膜肾病是其主要病因,尤其在持续血尿的儿童中。资料显示 IgA 肾病患者几乎均有镜下血尿,表现为无症状血尿的有 30%~50%,其比例多少与临床医生对肾活检指征的掌握有关,如果肾活检指征放宽,其比例可能会增加。

(一)临床与病理

患者常在体检中发现尿红细胞增多,或因其他疾病行常规尿检查时发现尿红细胞增多,尿红细胞形态检查以畸形红细胞为主。孤立镜下血尿 IgA 肾病上呼吸道感染后,镜下血尿明显加重,甚至可以出现肉眼血尿。患者血清 IgA 升高,有报道 67 例孤立镜下血尿患者中,血清 IgA 升高者有 9 例,其中 8 例为 IgA 肾病,血清 IgA 升高对孤立镜下血尿 IgA 肾病诊断的特异性为 98%,敏感性为 65%。

需要注意的是部分患血尿的儿童,肾脏病理可表现为 IgA 肾病合并薄基底膜肾病,其发生率达 1.8%~37.4%,男性比较多,常出现肉眼血尿,这些患者蛋白尿常较 IgA 肾病患者少,而薄基底膜肾病患者蛋白尿常阴性。

一般而言,IgA 肾病的临床表现与病理改变密切相关,即临床表现轻的患者,病理改变相应也较轻。但 IgA 肾病的病理改变复杂多样,一定程度上存在着临床表现与病理表现轻重的不一致性。一项 58 例孤立镜下血尿 IgA 肾病的肾脏病理分析显示,Lee 氏病理分级Ⅰ级 7 例(12.1%)、Ⅱ级 16 例(27.6%)、Ⅲ级 22 例(37.9%)、Ⅳ级 11 例(19%)、Ⅴ级 2 例(3.4%)。其中部分患者表现为较严重的类型,如局灶节段肾小球硬化、球性硬化、纤维性新月体及细胞纤维性新月体、肾间质纤维化及肾小管萎缩、小动脉壁增厚等;且病理 Lee 氏分级达Ⅳ级、Ⅴ级的病理改变占一定比例。儿童 IgA 肾病合并薄基底膜肾病病理类型可以是 HassⅠ、Ⅱ、Ⅲ及Ⅳ型,但是以 HassⅠ及Ⅱ型为多见。最近有研究报道,尽管孤立镜下血尿 IgA 肾病临床表现轻,但其病理上可见多种活动性病变。根据牛津分型,这组患者系膜增殖 M1 比例为 25.0%~29.7%、内皮细胞增生 E1 比例为 24.3%~29.5%、节段性 S1 比例为 62.2%~70.5%、肾小管萎缩及间质萎缩 T1/T2 比例为 16.2%~13.6%。

Gutiérrez 等报道 141 例高加索人 IgA 肾病患者,肾功能正常、镜下血尿、轻微蛋白尿或无蛋白尿,随访 108 个月。根据 IgAN 牛津病理分型标准,其 M1 占 32.6%,E1 占 8.5%,S1 占 15.6%,T1/T2 占 5%,病理 S1 患者与病理 S0 患者比较,其蛋白尿、高血压及血肌酐升高发生率明显升高。随访过程中,血肌酐增加 50% 及 100% 的比例为 3.5% 及 0.7%,没有患者发展为 ESRD,生存分析发现 10 年、15 年及 20 年血肌酐增加小于 50% 的比例分别为 96.7%、91.9% 及 91.9%。回归分析发现节段性硬化是血肌酐增加 50% 的唯一危险因素。在随访 48 个月后有 37.5% 的患者达到临床缓解,24 小时尿蛋白进展>0.5g 及 >1.0g 的比例分

别是 14.9% 及 4.2%，随访结束时 24 小时平均尿蛋白 0.1g，29.1% 患者无蛋白尿。在随访过程中，高血压发生率由开始时 16.3% 增加到 21.3%，41.8% 患者由于蛋白尿或血压升高使用了 RAS 阻断剂。

最近研究认为 IgA 肾病的新月体也是判断预后的独立危险因素。1985 年 Kincaid-Smith 认为持续高水平的镜下血尿提示持续免疫反应、毛细血管袢及足细胞持续损伤，有局灶、节段性新月体持续形成的可能，需要进一步研究血尿与新月体的关系。其次，补体的激活可能是导致 IgA 肾病未能控制的慢性炎症及硬化损伤的原因之一，实际上 C4d 的沉积与 IgA 肾病的进展可能密切相关。

总之，IgA 肾病患者肾脏病理与临床表现的不一致性，高度提示要重视肾活检在孤立镜下血尿诊断中的地位，必要时应立即进行肾活检。

（二）治疗方案

目前普遍认为孤立镜下血尿 IgA 肾病的进展缓慢，预后较好，对于肾脏病理轻者，一般无需特殊治疗。但与薄基底膜肾病比较，孤立镜下血尿 IgA 肾病进入 ESRD 的危险明显增加。孤立镜下血尿 IgA 肾病在随访过程中，患者一旦出现高血压、尿蛋白增加或肾功能减退时，需要积极治疗。当 24 小时尿蛋白 >0.5g，要给予 ACEI/ARB 治疗，有助于减少尿蛋白、降低显性蛋白尿的发生率。孤立镜下血尿 IgA 肾病患者肾脏病理重者，如出现弥漫增生性改变、纤维素坏死性变化时，要积极给予激素加免疫抑制剂治疗，以延缓慢性肾衰竭的发生。

对于孤立镜下血尿 IgA 肾病患者，必须定期随访。如果肾脏病理改变不重，不需要激素或免疫抑制剂治疗。但有报道，给予激素加免疫抑制剂治疗能改善血尿症状及肾脏病理。在一项前瞻性、对照研究中，临床表现为孤立镜下血尿 IgA 肾病的 43 例患者，治疗组 21 例，肾脏病理为中 - 重度系膜增生 3 例，轻度系膜增生 18 例，有肾小球硬化 1 例，肾小管萎缩 1 例，给予泼尼松龙加硫唑嘌呤治疗 4 个月。泼尼松龙起始剂量为 40mg/d，第 3 个月时泼尼松龙减为 20mg/d，然后逐渐减量，硫唑嘌呤 100mg/d。经 4 个月治疗后，21 例中有 17 例血尿消失，在 60 个月的随访中，血尿无复发。对照组 22 例，未给予特殊治疗，在随访中有 3 例出现肉眼血尿及尿蛋白 >0.5g，另 19 例血尿持续存在。治疗组有 8 例重复肾活检，其中 4 例系膜增生改善，1 例系膜增生无变化，1 例肾小球硬化及肾小管间质萎缩无变化。对照组有 5 例重复肾活检，病理显示系膜增生恶化。尽管该研究是前瞻性对照研究，但由于病例数较少，且缺乏肾脏的长期预后资料，故仍需要大规模临床研究去证实。

由于孤立镜下血尿表现的患者总体预后较好，考虑到激素联合免疫抑制剂治疗的副作用，以及缺乏该治疗对肾脏长期预后的资料，因此，对于肾脏病理表现轻的孤立镜下血尿 IgA 肾病患者，不应使用激素或联合免疫抑制剂治疗。但在随访过程中，若患者出现病情加重（如出现高血压、尿蛋白增加或肾功能减退），需要给予相应的治疗。此外，表现为孤立镜下血尿的 IgA 肾病患者，如果肾脏病理表现为弥漫重度增生性损伤，则应给予激素联合免疫抑制剂治疗。

（三）预后

孤立镜下血尿 IgA 肾病患者血尿的缓解率 5%~30%，儿童血尿的缓解率高于成人。一般认为孤立镜下血尿 IgA 肾病发展慢，预后较好。在几个临床研究中已经证实中期预后良好（随访 3.5~10 年），在随访的 5 年中，肾脏 5 年无事件存活率达 100%，提示本型临床进展缓慢。Tanaka 分析血尿对孤立镜下血尿 IgA 肾病的影响，入选 88 例 IgA 肾病患者，其 24 小时尿蛋白<0.5g,未使用激素、免疫抑制剂及扁桃体切除,根据血尿多少分为高血尿(≥20/高倍镜)及低血尿组(<20/ 高倍镜)。结果发现,在低血尿组男性及高血压者明显增多,两组患者平均蛋白尿、eGFR 及肾脏病理类型相似,肾活检后随访 5 年,各组平均 24 小时蛋白尿仍然<0.5g,根据生存分析方法,在高血尿组肾脏 15 年生存率是 100%,而低血尿组是83.4%,尽管两组生存率没有明显差别。回归分析提示使用 RAS 抑制剂可以减少疾病进展的风险。本结果认为肾活检时血尿多少对 IgA 肾病的进展可能无明显影响。

但是孤立镜下血尿 IgA 肾病患者随着随访的时间延长,部分患者出现高血压、蛋白尿、甚至肾功能减退。有回顾性研究分析 135 例 IgA 肾病患者,其中男性 43 例,女性 92 例,随访(92±28)个月,在随访过程中血尿消失 16 例(12%),持续血尿 119 例(88%),出现蛋白尿39 例(29%),高血压 43 例(32%),肾功能不全 27 例(20%),其中高血压在微量蛋白尿组明显高于蛋白尿正常组,不良的肾脏预后与血尿、微量蛋白尿及肾间质损伤有关。同样,以色列有一项回顾性研究,根据以色列服兵役体检资料及其 ESRD 登记系统数据,将无症状性血尿定义为 24 小时尿蛋白<200mg,有 1 203 626 例 16~25 岁的年轻人参加体检,其中男性 60%,发现持续性孤立镜下血尿有 3 690 例(0.3%),在 21.88 年的随访时间中(平均随访 16 年),进展到 ESRD 有 26 例(0.70%),这 26 例中有 4 例是 IgA 肾病,而无持续性孤立镜下血尿发展到 ESRD 为 539 例(0.045%)。研究提示尽管年轻人持续性孤立镜下血尿的发生率低及发生ESRD 的风险低,但是还是需要高度重视。日本 181 例小于 15 岁的儿童肾活检诊断 IgA 肾病,其中 30% 的儿童表现为增殖性肾炎,并给予免疫抑制剂治疗,平均随访 7.3 年,临床缓解率 50.3%,46% 患者仍然有血尿和 / 或蛋白尿,4% 患者进展为 ESRD,肾脏 10 年的存活率 92.3%,20 年肾脏存活率 89.1%,其中年龄及肾间质纤维化是预测儿童 IgA 肾病进展的重要因子。有研究报道孤立镜下血尿 IgA 肾病在平均随访 123 个月中,44.4% 患者出现血肌酐>123.8μmol/L、24 小时蛋白排泄>0.5g、或高血压等事件。另有报道在长达 17 年的随访中,孤立镜下血尿患者,ESRD 相对危险性增加了 3~4 倍,其病理分级为Ⅳ级、Ⅴ级的患者,更易发展到 ESRD 阶段。

IgA 肾病患者血尿的缓解可以改善肾脏预后。有学者收集 IgA 肾病血尿的患者 30 年的尿红细胞计数资料,发现患者持续性尿红细胞>10^6/ml,肾活检标本有新月体形成者占80%;持续重度镜下血尿常有进行性慢性肾小球和间质病变。因而认为持续镜下血尿及重度持续性血尿(>10^5/ml)是 IgA 肾病患者预后不良的危险因素。最近也有类似的报道,112例 IgA 肾病患者随访(14.0±10.2)年,在持续血尿患者中肾功能接近 ESRD 或肾功能下降50% 的比例分别为 30.4% 及 37.0%,而在轻微血尿及无血尿患者中仅为 10.6% 及 15.2%。多因素回归分析发现基线时间平均血尿、时间平均蛋白尿及肾功能水平是预测 ESRD 的重要危险因素,其中时间平均血尿与系膜增生、内皮细胞增生及节段性硬化程度相关,血尿间接反应了肾脏病理损伤程度。在随访过程中 46% 的患者血尿消失,其肾功能下降的速度也从每年(−6.45±14.66)ml/(min·1.73m²)下降到(−0.18±2.56)ml/(min·1.73m²),提示血尿的缓解也是判断 IgA 肾病预后良好的重要指标之一。

二、反复发作肉眼血尿 IgA 肾病的治疗

反复发作肉眼血尿(recurrent macroscopic hematuria)是指肉眼血尿反复发作次数 ≥2次,发作前数小时至数天有前驱感染,肉眼血尿发作间期可有持续尿检异常,但肾功能正常。

（一）临床与病理

反复发作肉眼血尿的 IgA 肾病患者发病年龄多为青少年，常发生于 20~30 岁年轻人。反复发作肉眼血尿占 IgA 肾病患者的 35%~42%，通常在黏膜感染或运动时出现。血尿常在黏膜感染后发生，最常见的感染是上呼吸道感染，也可在胃肠道感染后发生。IgA 肾病肉眼血尿通常出现在感染后的 24 小时内，有别于链球菌感染后肾炎出现的血尿。链球菌感染后肾炎出现的血尿常发生于感染后的 2~3 周，常伴高血压和水肿，而 IgA 肾病早期很少出现这些症状。IgA 肾病肉眼血尿在 2~3 天后会自行消失，但镜下血尿却持续存在。有报道过度运动也可诱发肉眼血尿。

患者尿的颜色常为茶色，而非红色，一般尿中较少出现血凝块。血尿常为无痛性，血尿发作时可伴有双侧腰痛，也可有全身症状如发热、疲倦、乏力、弥漫性肌痛及下腹部钝痛，临床需同其他类型的血尿进行鉴别。对于中老年肉眼血尿患者，应首先排除泌尿系肿瘤和结石，尿红细胞形态以正形为主；如果以畸形红细胞为主，可考虑行肾穿刺活检。

反复发作肉眼血尿 IgA 肾病患者肾脏病理改变一般较轻。一项 45 例肉眼血尿 IgA 肾病的肾脏病理分析显示，Lee 氏分级病理显示 I 级者 6 例（13.3%）、II 级 17 例（37.8%）、III 级 13 例（28.9%）、IV 级 8 例（17.8%）、V 级 1 例（2.2%）；极少部分患者出现较严重的类型，如局灶节段肾小球硬化、新月体、肾间质纤维化及肾小管萎缩等，病理 Lee 氏分级达 IV 级或 V 级。肉眼血尿发作 1 个月内，肾活检可见节段细胞性新月体（<10%），但常无毛细血管袢的坏死。肾小球硬化少，偶伴肾间质纤维化，但肾间质纤维化不严重，罕见血管病变，同孤立镜下血尿患者比较，其肾小球硬化少。最近的研究也证实肉眼血尿的患者病理比非肉眼血尿者轻。该研究肉眼血尿组 158 例，根据牛津分型，肉眼血尿组 M1 比例为 28.9%，S1 比例为 67.1%，T1/2 比例为 12.1%；非血尿组 741 例，M1 比例为 49.4%，S1 比例为 77.5%，T1/2 比例为 31.1%。MST 结果有统计学差别，但是内皮细胞增生（E1）、坏死及新月体（C）无明显差别。该组患者随访 7.9 年，肉眼血尿组 5.7% 的患者发展到 ESRD 阶段，而非血尿组 16.1% 的患者发展到 ESRD，提示肉眼血尿的 IgA 肾病患者预后相对良好。

需要注意的是，IgA 肾病的肉眼血尿可导致急性肾损伤（acute kidney injury, AKI），尽管血尿导致 AKI 的发生率不清楚，但是发生 AKI 后有 9%~36% 的患者肾功能不能恢复到先前水平，其病理生理机制是红细胞或血红蛋白管型堵塞肾小管及急性肾小管坏死。IgA 肾病伴肉眼血尿，需要排除新月体型 IgA 肾病。新月体型 IgA 肾病预后不佳，需要积极治疗。

（二）治疗方案

目前认为反复发作肉眼血尿 IgA 肾病的预后良好，如果肾脏病理表现轻，只须定期随访，无需特殊治疗。

研究提示 IgA 肾病肉眼血尿与感染等炎症密切相关，当局部黏膜免疫系统激活后，巨噬细胞、淋巴细胞分泌的大量 IL-1、IL-6 等炎症因子，作用于肾脏导致肉眼血尿反复发作。因此，去除诱发血尿发作的诱因，如治疗反复发作性扁桃体炎、胆囊炎、鼻窦炎及慢性肠炎等，将减少血尿发作。有报道用柳氮磺吡啶成功地治疗溃疡性结肠炎后，血尿迅速消失。另有报道多西环素能减少血尿，在对照研究中，患者被随机分配给予多西环素（100mg/d）或未予治疗，随访 12 个月，治疗组 12 例中 9 例镜下血尿减少，其中 7 例血尿达到正常水平以下，在未治疗的 9 例中仅有 3 例血尿减少，且血尿未达到正常水平。

有研究显示扁桃体切除对肉眼血尿型的 IgA 肾病患者血尿发作具有较好的疗效。可以明显减轻镜下血尿,减少血尿的次数,并可减少蛋白尿和降低血清 IgA 和免疫复合物,使疾病得以缓解。因此临床实践中,对于反复肉眼血尿的 IgA 肾病合并扁桃体肿大者,应择期行扁桃体切除术。但 6 岁以下的儿童不宜做扁桃体切除。

另有报道,糖皮质激素隔日治疗也有减少肉眼血尿发作次数和减轻镜下血尿的效果。推荐的用法为:成人泼尼松龙 25mg/d 用 4 周,接着以 12.5mg/d 用 2 周,然后 10mg/d 至 6 个月。虽然有以上报道,但由于本类型 IgA 肾病的预后较好,考虑到糖皮质激素的副作用,对肾脏病理表现轻者,不主张给予糖皮质激素治疗。

有关 IgA 肾病血尿的治疗指征争议较大,上述观点也未获公认。比较公认的是,肉眼血尿若伴有新月体或增生病灶则必须积极治疗。

(三) 预后

多数临床研究显示肉眼血尿 IgA 肾病患者预后好。缺乏肉眼血尿史的患者反而不如有肉眼血尿史患者的预后好。表现为肉眼血尿的 IgA 肾病患者就医时血压和血肌酐值较孤立镜下血尿患者低,可能是此类患者因为发作性肉眼血尿而更早就医,故病情较轻。但是,近年来注意到一些以肉眼血尿起病的 IgA 肾病患者,肾活检可见到小新月体形成。有报道对肉眼血尿期间的 IgA 肾病行肾活检,常见到肾小球毛细血管袢节段性坏死和小细胞新月体,因而对以往认为肉眼血尿 IgA 肾病预后良好的观点提出不同看法,认为肉眼血尿可能是 IgA 肾病预后的不良因素。

临床上,在 2 次肉眼血尿发作之间有持续镜下血尿,有可能是预后不良的表现。有报道肾脏预后不良的风险与尿中红细胞数量相关。所以,笼统地认为肉眼血尿的 IgA 肾病预后良好是不准确的,判断肾脏预后不能脱离肾脏病理表现。

三、轻度蛋白尿 IgA 肾病的治疗

根据多个研究结果,24 小时尿蛋白>1.0g 是预测 IgA 肾病预后不良的临床指标。因此,本章将 24h 尿蛋白<1.0g 定义为轻度蛋白尿,有利于判断预后及指导治疗。轻度蛋白尿患者常在体检或出现肉眼血尿时被发现。IgA 肾病表现为轻度蛋白尿可达 56%~61%,其中孤立镜下血尿为 27%~36%,孤立性蛋白尿为 9%~12%,蛋白尿合并镜下血尿为 16%~17%。

北京大学第一医院研究资料显示,轻度蛋白尿在 IgA 肾病中发生率为 16.7%。在广东省人民医院 280 例 IgA 肾病中,24 小时尿蛋白<1.0g 的患者 161 例(57.5%)。日本的资料显示在 IgA 肾病患者中 24 小时尿蛋白<0.9g 的患者达 54.4%。IgA 肾病轻度蛋白尿发生率,各单位的报道有较大差异,主要与肾活检的标准不尽相同有关。

(一) 临床与病理

轻度蛋白尿 IgA 肾病患者临床表现不典型,常表现为无症状性蛋白尿,在尿检或感冒后尿色加深而就医时发现,表现隐匿。体检时患者可见扁桃体肿大,但无特异性。偶见眼睑水肿,但无明显颜面水肿及双下肢凹陷性水肿,部分患者可伴高血压。广东省人民医院 161 例 24 小时尿蛋白<1.0g 的 IgA 肾病患者中,伴高血压的有 43 例(26.7%),提示高血压在轻度蛋白尿中并非少见。尿常规检查蛋白定性试验 ±~+,可有红细胞及白细胞,血清白蛋白正常,患者血清 IgA 可升高。

轻度蛋白尿 IgA 肾病的肾脏病理大部分较轻,以 Haas 分级 Ⅰ、Ⅱ 及 Ⅲ 级为多见,但也可见 Ⅳ 级病理改变,甚至可见局灶性坏死。文献报道 783 例 IgA 肾病中有 131 例表现为轻

度蛋白尿(16.7%),其中 24 小时尿蛋白在 0.15~0.5g 组有 56 例,占 42.7%;24 小时尿蛋白在 0.5~1.0g 组中有 75 例,占 57.3%。24 小时尿蛋白 0.15~0.5g 组中,病理 Haas 分级Ⅰ、Ⅱ及Ⅲ级分别为 62.5%、7.1%、28.6%。24 小时尿蛋白 0.5~1.0g 组中,病理 Haas 分级Ⅰ、Ⅱ及Ⅲ级分别为 50.7%、16%、29.3%。值得注意的是,在 24 小时尿蛋白小于 0.5g 组,病理Ⅳ级及局灶坏死型有 1 例;在 24 小时尿蛋白 0.5g~1.0g 组,病理Ⅳ级及局灶坏死型有 3 例。以上资料显示尽管 24 小时尿蛋白小于 1.0g,但仍有少数患者肾脏病理损伤相当重,提示临床表现与病理改变有时不一致,临床医生需要高度重视。

挪威肾活检登记系统回顾分析 1988—1999 年轻度蛋白尿(尿蛋白<1g/24h)145 例患者的预后,重新用牛津分型评价肾脏病理发现:系膜增生(M1)12.3%,内皮增生(E1)10.7%,节段性硬化(S1)23.8%,间质萎缩(T0)为 100%,肾活检时临床及病理没有进展性病例。确诊 IgA 肾病后平均随访 22 年(19~25 年),22 例(18.6%)患者 GFR 下降≥50%,4 例(2.8%)患者进入 ESRD,临床缓解 42 例(29.0%)。累积 eGFR 下降≥50% 的患者 10 年时为 2.1%,15 年为 4.1%,20 年为 13.9%,25 年为 24.7%。本研究结果提示尽管临床及病理改变轻的 IgA 肾病患者,随访 22 年后仍然有 2.8% 的患者缓慢进展至 ESRD。

(二)治疗方案

对于 24 小时尿蛋白<0.5g、无高血压、无血肌酐升高且肾脏病理表现轻者,一般无需特殊治疗,但需要定期随访。有研究表明 ACEI 对低蛋白尿患者似乎影响不大,60 例 24 小时尿蛋白<0.5g 的 IgA 肾病患者,肾功能正常,血压低于 140/90mmHg,被随机分配给雷米普利组(2.5mg/d)及安慰剂对照组,随访 5 年,蛋白尿、血压及肾功能减退程度无明显差别,对于患者长期预后有无影响尚不清楚。但是有作者认为这种类型患者也会缓慢进展,建议给予 ACEI/ARB 治疗。尽管 24 小时尿蛋白<0.5g 患者病程发展慢,但是必须定期随访,至少半年评估 1 次。

当 24 小时尿蛋白>0.5g 时,要给予 ACEI/ARB 治疗,有助于减少尿蛋白、降低显性蛋白尿的发生率,稳定肾功能,对阻止 IgA 肾病向 ESRD 进展具有重要意义。有资料显示在 24 小时尿蛋白为 0.5~1.0g 的患者中,约 50% 的 IgA 肾病患者病理在 Haas Ⅱ级以上,少数可为 Haas Ⅳ级及局灶坏死性病变。对轻度蛋白尿患者,若肾脏病理表现重,如弥漫性中至重度增生,纤维素性坏死,要积极给予激素加免疫抑制剂治疗,以延缓慢性肾衰竭的进展。对于 24 小时尿蛋白 0.5~1.0g 者,则要每 3 个月评估 1 次。轻度蛋白尿 IgA 肾病在随访过程中,患者一旦出现高血压、24 小时尿蛋白增加(>1g)和 / 或肾功能减退时,需要积极治疗。

有报道对于 24 小时尿蛋白 0.5~1.0g,不伴或仅有轻微镜下血尿的 IgA 肾病的患者,单服雷公藤多苷可有良好反应。但是,考虑到雷公藤多苷的毒副作用,对于 24 小时尿蛋白 0.5~1.0g,肾脏病理表现轻者,建议给予 ACEI 或 ARB 治疗已经足够了。

循证医学资料显示,IgA 肾病患者 24 小时尿蛋白 0.5~1.0g、肾功能正常者,定期随访(每 3 个月检查 1 次),即使血压正常,也应给予 ACEI/ARB 类药物治疗,治疗的靶目标为 24 小时尿蛋白<0.5g、血压目标≤130/80mmHg。ACEI/ARB 无论在降低尿蛋白,还是稳定肾功能方面都是有益的。

(三)预后

轻度蛋白尿 IgA 肾病患者的肾功能恶化进展缓慢,预后较好。大量临床研究证实持续性蛋白尿是肾脏预后的强预测指标。24 小时尿蛋白>1.0g 与肾脏预后不良显著相关。24

小时尿蛋白持续>1.0g 是预测 ESRD 的重要指标之一。研究发现,IgA 肾病患者血肌酐正常,且 24 小时尿蛋白<1.0g 者,98% 患者肾脏存活达 15 年;如果 24 小时尿蛋白持续>1.0g,大多数患者 GFR 都持续下降、肾功能恶化。持续 24 小时尿蛋白>1.0g 或血肌酐>1.7mg/dl,7 年肾存活率为 87%;如果二者均存在,7 年肾脏存活率下降到 21%。临床观察到 24 小时尿蛋白<0.5g、<1.5g、<3.0g 或 ≥3.0g 的 IgA 肾病患者,随访 5 年后发生 ESRD 的风险分别为 0、10%、15% 及 60%。

在治疗过程中 24 小时尿蛋白持续缓解并<1.0g,其发生 ESRD 的风险明显低于 24 小时尿蛋白>1.0g 者。有资料显示,起病时蛋白尿分别为 24 小时 1~2g、2~3g 及>3g 的 3 组 IgA 肾病患者,治疗后 24 小时尿蛋白缓解,均持续<1g,结果 3 组患者肾脏的长期预后无差异,说明经积极治疗后,蛋白尿的持续缓解比起病时蛋白尿多少更重要。因此,要积极控制尿蛋白,将 24 小时尿蛋白控制在<0.5g,对预后更有利。

有研究认为蛋白尿与 IgA 肾病患者肾脏病理的病变程度显著相关,即使轻度蛋白尿者(24 小时尿蛋白<1.0g)也是如此。持续镜下血尿的 IgA 肾病患者,其肾脏病理损伤较重的危险增加 3.5 倍;而且随着尿蛋白量的增加,病理损伤程度加重的危险也逐渐增加。研究发现轻度蛋白尿患者中有 1/3 的患者肾脏损伤偏重,且 1/4~1/3 的患者伴有不同程度的肾小球硬化或肾间质纤维化,提示相当一部分临床表现轻微的 IgA 肾病的病理损伤并不一定轻微,有可能随病程的进展而出现加重。既往资料显示肾脏病理是判断预后的最强预测因子。临床表现轻微的 IgA 肾病患者,只有同时病理改变也轻微者,才预后良好。因此,轻度蛋白尿的 IgA 肾病并非绝对"良性",在病程中部分患者蛋白尿加重或出现高血压,对这部分患者更要密切随访,并要给予相应治疗。

四、中度蛋白尿 IgA 肾病的治疗

IgA 肾病患者 24 小时尿蛋白在 1.0~3.0g 的比例较高,其预后显著差于轻度蛋白尿 IgA 肾病患者(24 小时尿蛋白<1.0g),却又显著优于重度蛋白尿 IgA 肾病患者(24 小时尿蛋白>3.0g)。IgA 肾病患者在开始随访的 1 年中,24 小时尿蛋白<3.0g 与 ≥3.0g 者,其 5 年后发生 ESRD 的风险分别为 15% 及 60%;显示 24 小时尿蛋白>3.0g 似乎是判断预后的分水岭。故本章对中度蛋白尿定义为 24 小时尿蛋白 1.0~3.0g。

IgA 肾病伴中度蛋白尿者在 IgA 肾病中可达 28.5%~39.7%。国内 524 例 IgA 肾病资料显示,24 小时尿蛋白 1.0~3.0g 者有 208 例(39.7%),在 IgA 肾病中比例最高。日本资料显示 IgA 肾病患者中 24 小时尿蛋白 1.0~3.5g 者占 39.1%。广东省人民医院 280 例 IgA 肾病患者中,24 小时尿蛋白 1.0~3.0g 者有 80 例(28.5%)。IgA 肾病患者中度蛋白尿的比例之所以有差别,主要与各单位肾活检标准不同有关,最终导致各型 IgA 肾病分布有差异。

(一) 临床与病理

中度蛋白尿的 IgA 肾病患者主要表现为肾炎综合征,即血尿、蛋白尿甚至高血压等。患者可表现为无症状性蛋白尿,但常伴镜下血尿。25% 的 IgA 肾病患者有肉眼血尿单次发作史。以水肿起病者较少,因而起病及疾病进展均较隐匿,往往在体检中意外发现,确切病程往往难以估计。在临床上常不易引起患者及医生的重视。在长期随访中,有相当比例的患者逐渐进展为慢性肾衰竭。中度蛋白尿 IgA 肾病患者可有眼睑及双下肢轻度水肿,或伴高血压。尿常规检查示尿蛋白定性试验 +~+++,可有红细胞。24 小时尿蛋白定量 1.0~3.0g,患

者血清白蛋白可轻度下降。

中度蛋白尿 IgA 肾病患者的肾脏病理大部分为中重度损伤,以 Lee 氏分级 Ⅱ ~ Ⅳ 级为多见,但也可见轻度病变。有资料显示 24 小时尿蛋白 1.0~1.9g 的 IgA 肾病患者 243 例,肾脏病理表现为 Lee 氏分级 Ⅲ 级者 159 例(65.4%)、Ⅳ 级者 58 例(23.8%)、Ⅴ 级者 26 例(10.7%)。TESTING 研究 262 例 IgA 肾病患者,24 小时尿蛋白 2.33~2.55g,其病理按牛津分型标准,M1 比例为 57.6%,E1 比例为 27.8%,S1 比例为 69.8%,T0 比例为 35.9%,T1 比例为 45%,T2 比例为 61.5%,C0 比例为 42.4%,C1 比例为 41.2%,C2 比例为 13.7%。这些结果提示中度蛋白尿患者的病理损伤无论是活动性病变或慢性病变均较轻度蛋白尿者重,其肾脏病理可出现较严重的改变,如局灶性坏死、球性硬化、细胞及纤维性新月体、肾间质纤维化及肾小管萎缩等。

(二) 治疗方案

蛋白尿持续存在或蛋白尿程度不断加重且肾脏病理重,预示肾功能进行性丧失和预后不良。因此,对 24 小时尿蛋白>1.0g 的 IgA 肾病患者要积极治疗,严格控制血压,血压的靶目标为<125/75mmHg。

对肾功能正常、24 小时尿蛋白>1.0g 或组织学检查示肾小血管管壁增厚、肾小管 - 间质纤维化或慢性病变明显者,不论其是否合并高血压,均应使用 ACEI 或 ARB 作为基础治疗。ACEI 或 ARB 的降尿蛋白疗效及肾脏保护作用并不依赖其降压作用,其肾脏保护作用与尿蛋白减少的程度有关,用 ACEI 或 ARB 降低尿蛋白往往需用较大剂量。长效 ACEI(如贝那普利)的初始剂量一般为 10mg,1 次 /d,口服。ARB(如缬沙坦)则为 80mg,1 次 /d,口服。2~4 周后,如果患者血肌酐及血钾无上升,且无低血压不良反应,可将剂量加倍。对有肾功能减退或疑有肾动脉硬化 / 肾动脉狭窄的患者,应密切监测肾功能变化,每 1~2 周检测血肌酐和血钾。足量的 ACEI 或 ARB 可使尿蛋白减少 30%~40%。

研究显示 ACEI 和 ARB 联合使用可能比单独用 ACEI 或 ARB 降尿蛋白效果更好,与单用 ACEI 或 ARB 比较,ACEI 与 ARB 联合应用可以使尿蛋白下降增加 18%~25%,24h 尿蛋白下降到 1g 以下对患者预后有改善。尽管 ACEI 与 ARB 联合使用可以进一步改善 IgA 肾病患者的尿蛋白,但是对于 CKD 患者是否联合使用 ACEI 与 ARB 尚有争议。联合使用较单个 ACEI/ARB 高剂量是否更有效,需要进一步随机对照研究。COOPERATE 研究由于病例资料不全被撤稿,ONTARGET 研究发现尽管 ACEI+ARB 可以减少蛋白尿,但是增加血肌酐翻倍和 ESRD 的发生率。但是 ONTARGET 研究的对象是年龄大、糖尿病及血管病变的患者,而 IgA 肾病的患者年龄普遍偏小(平均年龄 37 岁),这些可能是导致研究结果不一致的原因之一。因此,IgA 肾病患者使用 ACEI 或 ARB 降尿蛋白及降压时,如果 ACEI 或 ARB 的剂量已经达到最大剂量,但尿蛋白仍然未达标(24 小时尿蛋白小于 500mg),建议 ACEI 联用 ARB,但需要密切关注肾功能及血钾的变化。

然而,对于中度蛋白尿患者,仅靠 ACEI/ARB 或二者联合使用很难使蛋白尿降至 24 小时尿蛋白<0.5g 的目标,并且肾脏病理表现为中 - 重度损伤的比例较高,仅仅使用 ACEI/ARB 或二者联合治疗是不够的。因此,治疗方面除基础治疗如使用 ACEI 或 ARB 药物以外,还要根据肾脏病理类型及损伤的程度给予糖皮质激素或糖皮质激素联合免疫抑制剂治疗。

糖皮质激素治疗 IgA 肾病效果肯定,不仅可以降低尿蛋白,还可以改善肾脏长期预后。

糖皮质激素的用法及剂量各家报道不一致。Pozzi 报道一组糖皮质激素治疗 IgA 肾病的随机对照研究，将 24 小时尿蛋白 1.0~3.5g，血肌酐 ≤ 133μmol/L，肾脏病理轻、中度损伤的 IgA 肾病患者随机分为治疗组和对照组。治疗组给予糖皮质激素治疗，泼尼松 0.5mg/kg 隔日口服，共 6 个月；同时在第 1、3、5 月每个月的前 3 天，静脉滴注甲泼尼龙 1g/d，连用 3 天。对照组给予支持疗法。两组均给予降血压（包括使用 ACEI/ARB）及抗血小板治疗。随访 5 年，糖皮质激素治疗组尿蛋白显著减少（$P<0.05$）；肾脏生存率显著优于对照组（糖皮质激素治疗组血肌酐较基线升高 ≥ 50% 者为 20.9%，对照组为 32.6%，$P<0.05$）。治疗组所有患者均完成 6 个月糖皮质激素治疗，无明显副作用。继续随访 10 年的二次分析显示，糖皮质激素治疗组肾脏生存率仍然持续显著优于对照组（97% *vs* 53%；$P=0.0003$）。该研究结果证实，大剂量静脉滴注甲泼尼龙冲击联合小剂量糖皮质激素治疗 IgA 肾病，可明显降低尿蛋白，显著改善肾脏长期预后，副作用少。

TESTING 研究也证实了糖皮质激素在 IgA 肾病中的疗效，但是激素相关的感染需要高度重视。TESTING 研究招募经过至少 3 个月 RAS 阻断剂严格控制血压等优化支持治疗后，24 小时尿蛋白>1g，并且 eGFR 在 20~120ml/（min·1.73m^2）之间的 IgA 肾病患者。经过洗脱期后经 1∶1 随机分配至口服甲泼尼龙组［0.6~0.8mg/（kg·d），最大剂量 48mg/d］或相匹配的安慰剂组。根据 24 小时尿蛋白水平（<3g 或 ≥3g）、eGFR 水平［<50ml/（min·1.73m^2）或 ≥50ml/（min·1.73m^2）］，以及肾活检标本有无毛细血管内皮细胞增生进行分层。治疗 2 个月，随后逐渐减量，总治疗疗程 6~8 个月。对参与者规律定期随访，计划随访至少平均 5 年。主要终点是进展至 ESRD，由于肾衰竭导致的死亡或 eGFR 降低 40%。次要终点包括 ESRD、eGFR 降低 40% 和全因死亡的复合结局、时间平均蛋白尿水平变化和时间平均 eGFR 斜率变化。结果泼尼松龙组和安慰剂组分别有 136 例患者和 126 例对照者被纳入研究。基线时 262 例参加者的平均年龄是 38.6 岁，96 例（37%）是女性患者，平均 eGFR 是 59.4ml/（min·1.73m^2），24 小时平均尿蛋白 2.40g，经过随机化后，经历了中位 2.1 年的随访，因为严重不良事件（SAE）太多停止招募患者。甲泼尼龙组和安慰剂组分别有 20 例患者（14.7%）和 4 例患者（3.2%）发生了 SAE。大部分不良事件发生在治疗的前 3 个月，主要是严重感染，包括 2 例死亡病例。有 14 例受试者进入了 ESRD，甲泼尼龙组和安慰剂组两组之间未见明显差异。糖皮质激素治疗组的患者出现 eGFR 降低 25% 和 40% 的风险较低，但对 eGFR 降低 50% 的风险无影响。TESTING 研究的中期结果证实，在 24 小时尿蛋白>1g 的 IgA 肾病患者中，口服足量甲泼尼龙与严重不良事件风险增加有关，主要是感染。虽然结果与潜在的肾脏获益一致，但由于早期终止了试验，无法得出关于糖皮质激素治疗获益的明确结论。

对 24 小时尿蛋白>1.0g 者，在使用糖皮质激素的同时联合使用 ACEI 或 ARB，可进一步改善肾脏的预后。在一组随机对照研究中，38 例 IgA 肾病患者随机分为甲泼尼龙联合氯沙坦治疗组 20 例（简称"联合用药组"），单独使用甲泼尼龙治疗组 18 例（简称"单用激素组"）。两组患者基线资料在尿蛋白、Ccr 及血压等指标上无差别。甲泼尼龙给药方法为：甲泼尼龙 30mg/d×2 个月，25mg/d×2 个月，20mg/d×2 个月，15mg/d×6 个月，10mg/d×12 个月，共 24 个月。联合用药组在给予甲泼尼龙的同时给予氯沙坦 50mg/d 口服；单用激素组仅给甲泼尼龙治疗。24 个月后两组尿蛋白均较治疗前明显减少。联合用药组 24 小时尿蛋白从（1.6±0.6）g 降至（0.3±0.1）g；单用激素组 24 小时尿蛋白从（1.6±0.3）g 降至（0.5±0.1）g。随访至 24 个月时联合用药组的肾功能明显优于单用激素组［Ccr:（100.4±38.9）ml/min *vs*

(84.8 ± 34.3)ml/min,$P < 0.05$]。国内一项随机对照研究报道 63 例 IgA 肾病患者,24 小时尿蛋白 1~5g,eGFR>30ml/$(min \cdot 1.73m^2)$,随机分为西拉普利组(ACEI 组)30 例和西拉普利组联合糖皮质激素组(联合组)33 例,以基线血肌酐值升高 50% 为主要终点。两组均使用西拉普利,从每天 2.5mg 渐增至 5mg;联合组口服泼尼松 0.8~1.0mg/$(kg \cdot d)$,8 周后逐渐减量(每 2 周减少 5~10mg),治疗 6~8 个月,随访 48 个月。结果显示 ACEI 组 7 例(24.1%)患者达到主要终点,联合组 1 例(3%)患者达到主要终点,36 个月时 ACEI 组与联合组肾脏生存率为 66.2% vs 96.6%(P=0.001);24 小时尿蛋白 ACEI 组与联合组为(1.57 ± 0.86)g vs (0.04 ± 0.54)g(P=0.01)。显示对于中度蛋白尿的 IgA 肾病患者,糖皮质激素联合 ACEI/ARB 治疗,能更好地减少蛋白尿、保护肾功能。

Manno 等报道了一个长时间、前瞻性、开放性、多中心的随机研究,比较雷米普利加激素联合治疗与雷米普利单药治疗的效果。97 例肾活检诊断 IgA 肾病患者[24 小时尿蛋白 ≥ 1.0g,eGFR ≥ 50ml/$(min \cdot 1.73m^2)$]被分为两组:糖皮质激素加雷米普利及单雷米普利组,主要终点事件是血肌酐翻倍或 ESRD,次要终点是肾功能下降的速率,24h 尿蛋白的减少。随访 96 个月,单用雷米普利组 13/49(26.5%)达到终点事件,而联合用药组 2/48(4.2%)达到终点事件,生存分析提示联合治疗组优于单用雷米普利组,联合治疗组可减少蛋白尿及减慢肾脏恶化速度,提示糖皮质激素为延缓肾脏病进展可以提供额外益处。

除上述激素治疗方案外,尚有报道对肾功能正常、肾脏病理轻度损伤的中度蛋白尿 IgA 肾病给予环磷酰胺治疗 6 个月,同时联合华法林及双嘧达莫治疗 2 年,可明显减少尿蛋白,但无稳定肾功能的作用。日本一组关于儿童 IgA 肾病的多中心、前瞻性、随机对照研究中,患者肾功能正常,24 小时尿蛋白(1.35 ± 1.01)g,病理表现为弥漫系膜增生,56.4% 的患者病理类型较重[$(23.6\% \pm 20.7\%)$的肾小球有新月体、$(9.6\% \pm 10\%)$的肾小球有囊粘连、$(5.7\% \pm 8.6\%)$的肾小球硬化]。78 例患者随机分为治疗组和对照组。治疗组 40 例联合使用泼尼松龙、硫唑嘌呤、双嘧达莫及华法林治疗 24 个月;对照组 38 例单纯使用双嘧达莫及华法林 24 个月。治疗组泼尼松龙用法为每天 2mg/kg × 1 个月(最大量不超过 80mg/d)、2mg/kg(隔天 1 次)× 1 个月、1.5mg/kg(隔天 1 次)× 1 个月、1.0mg/kg(隔天 1 次)× 21 个月;硫唑嘌呤用法为每天 2mg/kg × 24 个月。24 个月时结果显示,两组肾功能均正常;治疗组尿蛋白显著减少;对照组尿蛋白无变化。重复肾活检显示,治疗组硬化的肾小球百分比无变化,但对照组硬化的肾小球百分比明显升高。该研究结果显示,肾脏病理改变较重的儿童 IgA 肾病,早期使用糖皮质激素联合免疫抑制剂治疗可以减轻肾损害,避免肾小球硬化的发展(A 级推荐)。

吗替麦考酚酯(MMF)抗细胞增殖,对于中度蛋白尿 IgA 肾病的疗效,目前的研究结果互相矛盾。国内一组研究显示,中度蛋白尿患者给予 MMF 可以减少尿蛋白。该研究选择病理诊断 Lee 氏分级 IV ~ V 级,24 小时尿蛋白>2.0g,血肌酐<355μmol/L 的 IgA 肾病患者共 62 例,分为 MMF 组和对照组。MMF 组初始剂量为 MMF1.0~1.5g/d,6 个月后减量至 0.75~1.0g/d,12 个月后减至 0.5~0.75g/d;对照组给予泼尼松片每天 0.8mg/kg,规律减量。结果显示两组尿蛋白均较治疗前明显降低;MMF 组尿蛋白明显低于对照组(MMF 组蛋白尿完全缓解率为 44.4%,总有效率为 88.9%;对照组蛋白尿完全缓解率为 19.1%,总有效率为 61.9%)。

来自中国香港的研究也显示 MMF 能减轻 IgA 肾病患者的蛋白尿。该研究入选 24 小时尿蛋白>1g 的 IgA 肾病患者,入组时平均肌酐清除率为 72ml/(min·1.73m²),病理分级为 Haas 分级Ⅱ~Ⅳ级,排除非增殖性或进展硬化肾小管萎缩的病例。MMF 治疗剂量 1.5~2g/d,治疗 24 周,随访 72 周。72 周时两组血肌酐及肌酐清除率无明显差别;MMF 组尿蛋白比对照组显著减少。

但比利时的一组前瞻性、随机对照 3 年研究,发现在 IgA 肾病 MMF(2g/d)治疗组与安慰剂组比较无论肾功能还是尿蛋白均无差别。研究认为 MMF 治疗 IgA 肾病无效。另一组美国的多中心、随机对照研究也认为 MMF 在高危 IgA 肾病治疗中无效。该研究入选患者至少同时包括以下高危因素中的 2 项:①男性;②血压 ≥150/90mmHg;③入选时肌酐清除率 ≤80ml/min;④病理上表现为肾小球硬化,小管间质纤维化和 / 或新月体 ≥25%。患者随机分为 MMF 和安慰剂组,MMF 剂量逐渐增加到 2g/d,治疗时间为 1 年,所有患者均接受 ACEI 或 ARB 或 ACEI+ARB,总随访时间为 2 年。结果显示 MMF 治疗组与安慰剂组肾功能及尿蛋白均无差别(血肌酐较基线增加 50% 者 MMF 组 17 例中 5 例,安慰剂组 15 例中有 2 例,P=0.4。24 小时尿蛋白下降 50% 者 MMF 组 17 例中 3 例;安慰剂组 15 例中 2 例)。结果显示对于高危且伴有肾功能损害的 IgA 肾病患者,MMF 治疗可能无效。

最近,原南京军区总医院肾脏科进行了一项多中心、前瞻性、开放标签、随机对照试验,比较 MMF 联合泼尼松治疗和足量泼尼松治疗对伴有活动性增生性病变的 IgA 肾病患者的治疗效果。研究纳入中国 5 家肾脏中心 176 例肾活检证实伴有活动性增生性病变的 IgA 肾病患者,其病理按牛津分型标准,球性硬化 10%~11.8%,M1 比例为 22.2%,E1 比例为 39.2%,S1 比例为 87.5%,T0 比例为 87.5%,T1 比例为 15.9%,C1 比例为 85.2%,其中新月体 10%~50% 比例是 57.4%,新月体 10%~25%(不包含 25%)比例是 44.9%,新月体 25%~50% 比例是 12.5%,坏死比例是 57.9%。这些患者 24 小时尿蛋白 2.47~3.27g、eGFR>30ml/(min·1.73m²)。患者被随机分至 MMF 联合泼尼松组(87 例)和泼尼松组(89 例)。MMF 联合泼尼松组:MMF 1.5g/d×6 个月,泼尼松起始剂量每天 0.4~0.6mg/kg×2 个月,之后 4 个月里激素每个月逐渐减量 20%。泼尼松组:泼尼松起始剂量每天 0.8~1.0mg/kg×2 个月,之后 4 个月里激素每个月逐渐减量 20%。所有患者另外再随访 6 个月,试验为期 1 年。主要终点是 6 个月和 12 个月时的尿蛋白完全缓解率(CR)。次要终点是 6 个月和 12 个月时总的应答率[CR+ 部分缓解(PR)]、到达 CR 的中位时间、停止治疗后的复发率及重复肾活检后的活动性增生性病变的改善情况。基线时,MMF 联合泼尼松组和泼尼松组的中位 eGFR 水平分别是 90.2ml/(min·1.73m²) 和 90.4ml/(min·1.73m²),24 小时尿蛋白分别是 2.37g 和 2.47g。6 个月时,MMF 联合泼尼松组和泼尼松组的 CR 分别是 37%(32/86)和 38%(33/88)(P=0.9)。MMF 联合泼尼松组和泼尼松组达到 CR 的中位时间分别是 8.7 个月和 8.5 个月(P=0.6),总的应答率分别是 76%(61/80)和 81%(64/79)(P=0.5)。MMF 联合泼尼松组和泼尼松组的复发率均是 7%(P=0.9)。第 12 个月时,MMF 联合泼尼松组和泼尼松组 CR 分别是 48%(35/73)和 53%(38/72)(P=0.6)。总的应答率在 MMF 联合泼尼松组和泼尼松组分别是 82%(60/73)和 85%(61/72)(P=0.7)。随访 6 个月,34 例患者重复肾活检,其中完全缓解患者 16 例(9 例在 MMF 联合泼尼松组,7 例在泼尼松组),部分缓解患者 13 例(8 例在 MMF 联合泼尼松组,5 例在泼尼松组),重复肾活检的结果显示肾小球硬化积分的中位数,MMF 联合泼尼松组从基线时的 8.7% 增加至 23.3%,泼尼松组从基线时的 11.9% 增加至 18.0%。肾小球的毛细血管内皮增生、新月体和坏死性病变在免疫抑制治疗后消失或改善。12 个月时,总的不良事件(78% *vs* 77%)和严重不良事件发生率(6% *vs* 7%),在 MMF 联合泼尼松组和泼尼松组之间没有统计学显著性差异。Cushing 综合征的发病率(18% *vs* 48%)和新诊断的糖尿病的发病率(1% *vs* 14%)在 MMF 联合泼尼松组显著低于泼尼松组(*P*=0.002)。该试验证实了在伴有活动增殖性病变的 IgA 肾病患者中,MMF 联合泼尼松治疗与足量泼尼松治疗在降低蛋白尿方面没有差别,但是 MMF 联合泼尼松治疗组不良事件较少。该试验的不足在于并非所有的参加者都接受了肾素血管紧张素受体的拮抗剂治疗,随访时间相对较短。

以上 5 个 MMF 治疗 24h 尿蛋白>1g 的 IgA 肾病随机对照研究,单用吗替麦考酚酯治疗在减少尿蛋白方面疗效不能肯定、未显示出保护肾功能作用。MMF 联合泼尼松降尿蛋白及改善病理活动性病变效果肯定,但是与单用泼尼松相比,肾脏并没有进一步获益。有意义之处是可以减少糖皮质激素的剂量及副作用。因此,目前对于 24 小时尿蛋白>1g 的 IgA 肾病,是否使用 MMF 治疗,单从肾脏获益角度考虑,并不推荐。MMF 在 IgA 肾病中的使用仍需要进一步研究。

值得注意的是,病理与临床表现密切相关,有效的治疗可以减轻病理损伤。激素可以显著改善 IgA 肾病儿童系膜细胞的增殖(病理 M1),随访 10 年后,其肾脏的存活率明显高于对照组,M1 的病理类型可能是需要激素及免疫抑制剂治疗的重要指标。节段性硬化(S1)是 IgA 肾病进展的重要危险因素之一,在欧洲的 VALIGA 研究中,足细胞肥大或顶端型硬化与大量蛋白尿及肾功能的快速恶化密切相关,S1 的病理类型需要给予激素及免疫抑制剂治疗。在未给予糖皮质激素及免疫抑制剂治疗的患者中,新月体(C)是 GFR 下降 50% 或 ESRD 的重要预测指标之一,如果患者新月体>25%,需要给予激素加免疫抑制剂治疗。

综上所述,对 24 小时尿蛋白 1.0~3.0g、血肌酐 ≤ 133μmol/L、肾脏病理轻、中度损伤的 IgA 肾病患者,应在使用 ACEI/ARB 的基础上给予糖皮质激素治疗。该治疗方案降尿蛋白效果明显、保护肾功能效果肯定、副作用少。迄今随访时间最长(10 年)的治疗方案,是 Pozzi 提出的大剂量静脉滴注甲泼尼龙冲击联合小剂量糖皮质激素(0.5mg/kg,隔天 1 次)口服 6 个月短程疗法。采用 Pozzi 的方案治疗 IgA 肾病患者,证实降尿蛋白效果好,副作用少。对 Pozzi 方案进行改进,在第 1、3、5 个月的前 3 天每天给予甲泼尼龙 0.5g,前 3 个月每日口服泼尼松 0.5mg/kg,后 3 个月隔日口服泼尼松 0.5mg/kg,尿蛋白完全缓解率可进一步提高,副作用少。对于 24 小时尿蛋白 1.0~3.0g、肾功能正常、肾脏病理损伤为重度增生性病变,尤其是进展性 IgA 肾病,建议给予糖皮质激素联合免疫抑制剂治疗。免疫抑制剂可选用环磷酰胺序贯硫唑嘌呤。

(三) 预后

目前公认影响 IgA 肾病预后的主要因素有肾脏病理、24 小时尿蛋白>1.0g 及血肌酐水平。IgA 肾病的病理表现呈多样性和多变性,涵盖了原发性肾小球疾病绝大多数的病理类型。Hass 分级 I 级者临床表现隐匿,肾脏病变轻,而 V 级者肾脏病变较严重,肾小球弥漫性硬化。同样,IgA 肾病牛津分型中 S1、T1 及 C 比例高者,其预后不佳。有研究认为某些免疫病理表现影响预后,如毛细血管袢 IgA 沉积是预后不良的指标,但 IgA 沉积的强度及是否伴 IgM、IgG 或 C3 沉积与预后无关。有研究根据肾小球硬化及肾小管间质纤维化程度分级,结果发现级别越高、慢性化程度越重,其预后越差。肾脏病理系膜增生程度常与肾小管萎缩程度基本一致,肾小球呈球性硬化者,其肾小管萎缩程度明显重于无球性硬化者。病理上慢性化指标如 T 比例高,以及 C>25% 者,其临床预后不佳,易进入 ESRD。

中至重度尿蛋白可最终导致肾小球硬化以及肾间质纤维化。24 小时尿蛋白缓解并持续 <1.0g 者,其发生 ESRD 的风险明显低于 24 小时尿蛋白 ≥1.0g 者,24 小时尿蛋白每增加 1g,其肾功能减退的速率增加 10~25 倍。因此,疑为 IgA 肾病且伴蛋白尿的患者应及早行肾活检,以便明确病理类型及早进行治疗,最大限度地减少尿蛋白,延缓肾衰竭进展。

五、重度蛋白尿 IgA 肾病的治疗

IgA 肾病临床表现特点是多样性,可表现为隐匿性肾小球肾炎、肾炎综合征、肾病综合征、慢性肾衰竭及急性肾损伤等,其中表现为肾病综合征者占 5%~7%,一般不超过 10%,但是由于各单位肾活检标准的差异,肾病综合征比例有明显差异。中国香港一组资料显示,在 145 例 IgA 肾病中表现为肾病综合征者 36 例(24.8%)。广东省人民医院 280 例 IgA 肾病患者中,24 小时尿蛋白 >3.0g 的患者有 26 例(9.2%)。意大利一项随访 30 年 IgA 肾病的临床荟萃分析显示,24 小时尿蛋白 ≤3.0g 或 >3.0g 两组,5 年后其发生 ESRD 的风险有明显差别。本章重度蛋白尿是指 IgA 肾病患者 24 小时尿蛋白 >3.0g。

(一) 临床与病理

IgA 肾病临床表现为持续性重度蛋白尿,多见于小儿及青春期前后,常伴镜下血尿,但无明显肉眼血尿史。临床上重度蛋白尿的 IgA 肾病患者,可表现为典型的“三高一低”肾病综合征,但也有重度蛋白尿患者,其水肿表现不明显,此类患者大都出现高血压。在广东省人民医院 24 小时尿蛋白 >3.0g 的 IgA 肾病患者中,出现高血压者占 65.3%。临床上仅有蛋白尿而无血尿的 IgA 肾病少见,如果仅见重度蛋白尿,其病理多数可见免疫球蛋白沿系膜区及毛细血管壁沉积。蛋白尿伴血尿者多数为免疫球蛋白单纯系膜区沉积。前者病理较重,患者可出现肾功能减退。

IgA 肾病的肾脏病理表现几乎涵盖了原发性肾小球疾病的所有病理类型,如轻微病变、局灶节段硬化、系膜细胞及系膜基质增生、内皮细胞增生、新月体形成、纤维素坏死、肾间质纤维化及肾小管萎缩等。重度蛋白尿 IgA 肾病患者病理上以 Lee 氏分级Ⅳ、Ⅴ级为多见,但也可见Ⅰ、Ⅱ级病理改变,进行性肾硬化和轻微肾损伤均可出现肾病综合征水平的蛋白尿。有报道 723 例 IgA 肾病中 51 例表现为肾病综合征(7.1%),其中肾病综合征组 Lee 氏分级以Ⅳ、Ⅴ级(占 58.8%)和Ⅰ、Ⅱ级(占 31.4%)为主,呈双峰分布;而非肾病综合征组以Ⅱ~Ⅳ级为主(81.5%),呈单峰分布。肾病综合征组肾小球系膜细胞及基质增生和新月体比例均显著高于非肾病综合征组,而肾小管-间质慢性改变和血管改变两组间差异无显著性。

血尿及非肾病综合征蛋白尿是 IgA 肾病的主要临床表现,表现为肾病综合征水平的蛋白尿不常见,其病理通常损害严重,如内皮细胞增生、节段性坏死及新月体形成。但是 IgA 肾病的病理中有一种特殊类型即 IgA 肾病合并微小病变(MCD)的类型。KDIGO 将其列为不典型 IgA 肾病,称为 MCD 合并系膜区 IgA 沉积。有学者认为本型是 IgA 肾病与 MCD 同时存在,但也有人认为这是 MCD 的另外一种特殊类型,其肾病综合征易复发。肾脏病理免疫荧光可见系膜区 IgA 沉积,系膜轻度增生,电镜下系膜区电子致密物沉积及足突广泛融合。有文章回顾性分析 17 例 IgA 肾病患者,其中男性 10 例,女性 7 例,成年人 15 例,儿童 2 例,平均血肌酐 0.9mg/dl,给予激素治疗,随访 20 个月,14 例患者完全缓解,3 例患者部分缓解,平均激素的反应时间是 2 个月,至少有一次肾病综合征复发 9 例(53%),所有患者在随访期间肾功能稳定。

蛋白尿作为独立的致病因子直接参与 IgA 肾病肾小管间质损害的病理过程,并且是导致 IgA 肾病恶化的主要因素之一。研究表明肾小球滤过的蛋白可引起肾小管上皮细胞损伤,促进小管间质纤维化。其可能机制为:①蛋白管型阻塞管腔导致肾小管萎缩或消失。②大量尿蛋白进入肾小管,使溶酶体活性增加,肾小管刷状缘脱落。③由肾小球滤过的尿蛋白,大部分在近端小管通过受体介导的胞吞作用被重吸收,促进肾小管上皮细胞增生且伴有血管活性物质、炎症物质及细胞因子的产生。④尿氨生成增多,氨通过旁路途径激活补体,形成攻膜复合物 C5b。⑤肾小管重吸收蛋白质时需消耗大量能量,造成肾小管缺氧,氧自由基生成增多。⑥某些蛋白质如本周蛋白、转铁蛋白、补体等均对肾小管间质有毒性作用。

IgA 肾病患者肾脏病理有活动性病变和慢性病变。有学者采用类似 Austin 对狼疮性肾炎肾脏活动性病变及慢性化病变的积分系统,对 IgA 肾病病理进行组织学分析。肾小球活动病变主要指系膜细胞增生、内皮细胞增生、纤维素坏死及细胞新月体;每个肾小球的系膜增生及内皮增生病变进行评分,分轻度、中度及重度改变;细胞性新月体为重度活动病变,根据其累及肾小球的比例进行评分。肾小球中的慢性化病变为肾小球硬化及纤维新月体,根据其累及肾小球的比例进行评分。肾小管间质的急性病变为肾间质淋巴单核细胞浸润程度,根据细胞浸润比例评分。肾小管间质的慢性病变表现为肾间质纤维化、肾小管萎缩,根据病变比例评分。各项活动性病变评分之和及各项慢性化病变评分之和分别被作为总活动指数及总慢性化指数。Andreoli 等将活动指数分为:①新月体形成的肾小球比例(0~3 分);②系膜增生程度(0~3 分);③间质浸润程度(0~3 分);其中最高分为 9 分。慢性化指标分为:①小管萎缩和间质纤维化程度(0~3 分);②纤维性新月体形成的肾小球比例(0~3 分);③节段硬化肾小球比例(0~3 分);④球性硬化肾小球比例(0~3 分);最高分为 12 分。

IgA 肾病活动性病变与慢性病变的评定方法有多种,尽管其评分方法不尽相同,但都以肾小球、肾小管及肾间质为中心,探讨其急、慢性病变与治疗及预后的关系。病理上活动性、慢性病变对临床有重要意义,不仅可以明确是否需要积极治疗,而且可以预测患者对药物的反应性。

(二) 治疗方案

由于 IgA 肾病临床与病理表现的多样性,对 IgA 肾病的治疗不能制定一个统一的方案。需要结合每一个 IgA 肾病患者的临床表现与肾脏的病理改变,制定具体的治疗方案。尽管评价治疗效果的硬终点是肾功能,但是许多临床研究证实蛋白尿缓解是 IgA 肾病组织病变减轻和预后改善的标志。因此,蛋白尿是否缓解是评价治疗效果的重要指标。

糖皮质激素在 IgA 肾病治疗中有重要作用,作为治疗中重度蛋白尿 IgA 肾病的基础药物。对于 IgA 肾病临床表现为肾病综合征,少或无血尿,肾功能正常的患者,如果光镜下肾脏病理轻度损伤,电镜下足突弥漫融合。有文献认为这种表现是 IgA 肾病合并微小病变(MCD),可使用足量糖皮质激素联合 ACEI/ARB 治疗。糖皮质激素使用方法同治疗 MCD 方案,但其复发及激素依赖型比例高。泼尼松 1mg/(kg·d)诱导治疗,诱导 8 周后,逐渐递减剂量至维持量。对于 IgA 肾病复发或激素依赖者,可联合免疫抑制剂治疗。有研究 17 例 IgA 肾病患者,随访 20~30 个月,开始给予糖皮质激素治疗,14 例患者完全缓解,但其中 8 例患者激素依赖或复发,随后分别给予免疫抑制剂如 CTX、环孢素 A(cyclosporin A,CsA)、FK506 或 MMF 治疗;另外 3 例患者糖皮质激素治疗后部分缓解,给予 MMF、CsA 或促肾上腺皮质激素(ACTH)治疗,患者肾功能稳定。

中国香港的一组随机对照研究中,将临床表现为肾病综合征、肾脏病理轻度至重度损伤、血肌酐(115.3 ± 49.7)μmol/L 的 IgA 肾病患者 34 例,随机分为糖皮质激素治疗组 17 例(肾脏病理轻度损伤 7 例、中度损伤 7 例、重度损伤 3 例);对照组 17 例(肾脏病理轻度损伤 4 例、中度损伤 7 例、重度损伤 6 例)。糖皮质激素治疗组给予 40~60mg/d 泼尼松,8 周后逐渐减量,总疗程 4 个月。对照组不使用糖皮质激素。平均随访 38 个月,结果糖皮质激素治疗组 7 例患者蛋白尿缓解(24 小时尿蛋白<1g);对照组 3 例患者蛋白尿缓解。两组患者肾功能无差别(两组各有 9 例患者出现血肌酐值升高或肌酐清除率下降)。在糖皮质激素治疗组,肾脏病理轻度损伤的 7 例患者中有 6 例蛋白尿缓解(24 小时尿蛋白<1g)、7 例肾功能均好转(肌酐清除率增加;$P<0.05$);肾脏病理中度损伤的 7 例患者中仅有 1 例蛋白尿缓解及肾功能好转,6 例肾功能恶化;而肾脏病理重度损伤的 3 例患者蛋白尿均无缓解,3 例均出现肾功能恶化。该研究显示对于表现为肾病综合征、肾脏病理轻度损伤的 IgA 肾病患者,给予糖皮质激素治疗,可缓解蛋白尿、保护肾功能;但对于肾脏病理中至重度损伤的 IgA 肾病患者,单用糖皮质激素治疗不能缓解蛋白尿,也不能保护肾功能、不能改善肾脏预后。

在一组重复肾活检的 IgA 肾病研究中,发现高剂量糖皮质激素加扁桃体切除能明显改善肾脏病理,重复活检的患者中有 23 例蛋白尿消失,2 次活检的间隔为 18~138 个月(平均 77.1 个月),首次肾活检时的血肌酐为(1.11 ± 0.35)mg/dl,重复肾活检时血肌酐为(0.96 ± 0.24)mg/dl,系膜增生程度明显减轻[系膜增生积分由(2.49 ± 0.74)下降到(0.91 ± 0.89)]。第一次肾活检时在 32 例患者中出现急性炎症性肾小球损伤,如毛细血管内增生、毛细血管袢坏死及细胞性新月体等,在重复肾活检时已经消失。尽管全球硬化的比例无明显下降,但节段性肾小球硬化的比例,在第二次肾活检时已经明显减少。治疗后间质纤维化面积、水肿程度及单核细胞浸润均明显减轻,系膜区 IgA 沉积强度也减弱或消失,提示积极治疗可以从病理上逆转 IgA 肾病,尤其对急性活动性病变;对于部分慢性病变如节段性肾小球硬化可能也有一定疗效。

糖皮质激素对慢性指数较高的患者治疗无效。一项 275 例 IgA 肾病患者回顾性分析观察了不同的病理改变对糖皮质激素的反应性。在慢性指数(CI)≥5 的一组病例中,治疗前糖皮质激素组 24 小时尿蛋白为(4.7 ± 3.0)g,无糖皮质激素组 24 小时尿蛋白为(2.2 ± 1.6)g,其余临床指标相似,最终两组发生 ESRD 的风险相似。该分析显示当慢性指数 < 5,活动性指数 ≥5 或 24 小时尿蛋白 ≥1.0g 时,糖皮质激素治疗 3 个月后能显著降低尿蛋白,而无糖皮质激素组未见尿蛋白有明显下降。达到观察终点时,糖皮质激素组血肌酐升高及肾衰竭的发生明显均低于未治疗组。提示糖皮质激素对于活动性病变效果肯定,而对慢性化病变重者疗效不好。

IgA 肾病临床表现为肾病综合征患者,如果病理损伤严重、活动性病变明显如弥漫重度系膜增生、细胞性新月体或纤维素坏死或在减药过程中病情复发者,应给予糖皮质激素联合免疫抑制剂(如环磷酰胺、硫唑嘌呤等)治疗。在一组对照研究中,糖皮质激素加环磷酰胺组 12 例 IgA 肾病患者,其中有 11 例病理为细胞弥漫增生;伴有细胞性新月体 10 例、球性硬化 8 例;未用糖皮质激素及免疫抑制剂治疗组 8 例中局灶性增生 2 例,弥漫性增生伴新月体 6 例;纤维素坏死在治疗及未治疗组各 1 例。治疗组在肾活检后即给予糖皮质激素 1g冲击治疗 3 天,随后泼尼松 0.8mg/(kg·d)治疗 2 周,然后 0.6mg/(kg·d)治疗 2 周,再 0.4mg/(kg·d)治疗 4 周,然后每月减量 5mg。CTX 1.5mg/(kg·d)共 8 周。治疗组及未治疗组在治疗前的血肌酐分别为 (167 ± 96) μmol/L、(132 ± 61) μmol/L，24 小时尿蛋白分别为 (3.0 ± 1.5) g、(3.3 ± 4.2) g。随访 6 个月后，治疗组血肌酐及尿蛋白明显减少；随访 5 年后，两组血肌酐有明显差别，未治疗组肾存活率仅为 37.5%，而治疗组高达 91.6%。尽管本研究的例数较少，但是对于病理较重、活动性病变程度较高的患者，强化治疗与未治疗的预后有明显差别，提示对于预后不良、肾脏病理活动性病变重者，要及时给予强化治疗。

环磷酰胺（CTX）的用法各家不尽相同，但在临床上一定要注意其副作用。有作者使用每天口服 CTX［1.5mg/（kg·d）× 3 个月］，也有研究者建议每个月静脉使用 CTX 1 次，如 CTX 0.8~1.0g 静脉滴注 1 次 / 月 ×6 次，若病情不缓解可追加疗程，0.8~1.0g 静脉输注每 3 个月 1 次，仅用于撤减药物过程中病情复发者。一些对糖皮质激素治疗反应不佳或无效的患者，其肾脏组织学改变往往呈局灶节段性肾小球硬化和 / 或较重的肾小管间质病变，同时给予 ACEI/ARB 治疗，部分患者能达到良好的疗效。

细胞毒性药物除了 CTX 外，硫唑嘌呤（AZA）及吗替麦考酚酯（MMF）也被用于 IgA 肾病的治疗。有研究对重度蛋白尿 IgA 肾病患者使用糖皮质激素联合硫唑嘌呤（AZA）治疗，可明显减少尿蛋白及改善预后。该研究对 74 例 IgA 肾病患者随访 10 年，41 例患者起病后使用糖皮质激素（60mg/d）及 AZA［2mg/（kg·d）］，并在（24 ± 9）个月内减量，对照组 33 例患者未使用免疫抑制剂。随访结束时，免疫抑制剂治疗组与对照组比较，血肌酐翻倍分别为 29% 与 78%（$P < 0.05$）；ESRD 的发生率分别为 17%、55%（$P < 0.05$）；显示糖皮质激素加 AZA 能明显减少血肌酐翻倍和慢性肾衰竭的发生。要注意的是，在重度蛋白尿或肾衰竭的 IgA 肾病患者中，使用糖皮质激素及 AZA 能改善临床预后。但对于肾脏病理呈严重慢性化者，不仅难以达到预期的效果，而且增加药物副作用的发生，因此不主张使用糖皮质激素加 AZA 方案；有作者报道吗替麦考酚酯（MMF）对于儿童激素耐药的 IgA 肾病有一定疗效，IgA 肾病伴肾病综合征 58 例儿童（男 39 例，女 19 例），给予 8 周糖皮质激素［2mg/（kg·d）］治疗，14 例激素敏感，44 例表现为严重的病理及激素抵抗，激素抵抗组的 eGFR 为 (86.69 ± 26.85) ml/（min·1.73m²），而激素敏感组 eGFR 为 (106.89 ± 26.94) ml/（min·1.73m²），两组的 eGFR 有显著差异。随后 33 例激素抵抗患者联合 MMF［20~30mg/（kg·d）］治疗 6~12 个月，治疗 4 个月时，21 例患者蛋白尿完全缓解，6 例患者部分缓解，6 例患者无效，其中完全缓解组 eGFR 高于部分缓解组，无反应组的 eGFR 最低。研究结果提示 MMF 对于激素抵抗的 IgA 肾病患儿是安全有效的，但是对于肾小管萎缩、肾间质纤维化及肾功能不全患者效果欠佳。

他克莫司在难治性肾病综合征如局灶节段性肾小球硬化、膜性肾病中治疗效果肯定，在免疫抑制剂抵抗伴有大量蛋白尿的 IgA 肾病患者中也有一定疗效。有报道 14 例难治性 IgA 肾病，给予他克莫司 0.05~1mg/（kg·d），泼尼松 0.5mg/（kg·d），治疗 6 个月，结果 3 个患者血肌酐较基线升高 >30% 而停止治疗，9 个患者完全缓解或部分缓解。在另外一项回顾性研究中也有类似的结果，34 个 IgA 肾病患者，给予他克莫司治疗 12 个月，完全缓解率 58.8%，部分缓解率 14.7%，总的有效率 73.5%，平均有效时间 (7.0 ± 4.7) 周。提示他克莫司对于难治性 IgA 肾病可以快速缓解蛋白尿，但需要注意肾功能变化。

总之，对于 24 小时尿蛋白 >3.0g 的 IgA 肾病患者，如果肾功能正常、肾脏病理类型轻，给予 4~6 个月的糖皮质激素治疗，可减少尿蛋白。如果病理损伤重、活动性病变明显、肾功能减退或在减药过程中病情复发者，应给予激素联合细胞毒性药物治疗，可减少尿蛋白，改善肾脏预后，减少 ESRD 发生。对于难治性 IgA 肾病可以考虑他克莫司治疗。

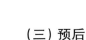

（三）预后

所有研究均显示持续性大量蛋白尿是 IgA 肾病进展的强预测指标。有报道 IgA 肾病患者在开始随访的 1 年中，24 小时尿蛋白分别为 <0.5g、<1.5g、<3.0g 或 >3.0g，其 5 年后确切发生 ESRD 的风险分别为 0、10%、15% 及 60%。因此，肾内科医师在治疗过程中需要重视对蛋白尿缓解的评估，积极控制尿蛋白，将 24 小时尿蛋白的目标定为 <0.5g，比定为 <1.0g 更合适。研究表明大量蛋白尿的 IgA 肾病患者，其蛋白尿的缓解可以改善预后。韩国报道一个多中心的观察性研究，共纳入 1 076 例 IgA 肾病患者，其中 100 例（10.2%）表现为肾病综合征，平均随访 45.2 个月，完全缓解 48 例（48%）、部分缓解 32 例（32%）、无反应 20 例（20%），与完全缓解组比较，部分缓解组及无效组终点事件发生率高。尽管大量蛋白尿是预后不良的指标，但是仍有 24 例（24%）患者自发缓解，自发缓解更多发生在女性及血肌酐 ≤ 1.2mg/dl 的患者，并且常在开始的 3 个月内尿蛋白减少大于 50%，在随访过程中自发缓解的患者很少复发及达到主要终点事件。研究结果提示大量蛋白尿的 IgA 肾病患者，除非蛋白尿缓解，否则预后不佳。

六、慢性肾衰竭 IgA 肾病的治疗

慢性肾衰竭 IgA 肾病是指患者在首次诊断为 IgA 肾病时即已存在慢性肾衰竭，主要是 CKD 3~5 期患者。由于 IgA 肾病患者起病隐匿，且病情持续进展，待水肿或肾衰竭症状明显而就医时，已进展至 CKD 3~5 期。尽管 IgA 肾病发展为慢性肾衰竭速度较慢，但起病 10 年和 20 年后分别有 20%、30% 发展为终末期肾衰竭。日本的统计资料显示，有近 40% 的患者在肾活检后 20 年内进展到终末期肾衰竭。

IgA 肾病患者就医时，CKD 3~5 期占 10%~20%。有一组报道 332 例 IgA 肾病患者，在诊断 IgA 肾病时，肾功能达 CKD 3~5 期有 69 例（21%）。但有其他报道 IgA 肾病慢性肾衰竭的发生率在 9%~52% 之间，而 ESRD 发生率可达 7%~19%。广东省人民医院 928 例 IgA 肾病，诊断 IgA 肾病时 CKD 3~5 期的比例为 40.8%。慢性肾衰竭患病率有如此之大的差别，主要与各单位肾活检的标准有关。

（一）临床与病理

慢性肾衰竭 IgA 肾病患者临床呈多样性表现，可表现为慢性肾炎综合征、肾病综合征及急性肾炎综合征等，但以慢性肾炎综合征为多见。临床以蛋白尿、血尿、高血压及水肿为其基本表现，同时有不同程度的慢性肾衰竭。患者早期可有乏力、疲惫、腰痛等表现，水肿可有可无，一般不严重，晚期患者可出现一系列症状。胃肠道症状可表现为食欲缺乏、甚至恶心呕吐等，血液系统可表现为贫血及出血等，神经系统可出现尿毒症脑病，心血管系统可出现心室肥厚、心力衰竭及心包炎等表现。

国内报道 106 例慢性肾衰竭 IgA 肾病患者血肌酐在 135.9~633μmol/L，其中血肌酐在 134~177μmol/L 为 43 例（40.6%），血肌酐在 178~266μmol/L 为 36 例（33.9%），血肌酐大于 266μmol/L 为 27 例（25.5%）。发病平均年龄为（30.16+10.18）岁，以中青年男性为多见。临床表现为血尿 66 例（62.2%），尿蛋白 102 例（96.2%），肾病综合征 16 例（15.1%），高血压 93 例（87.7%），水肿 30 例（28.3%），24 小时尿蛋白（3.14 ± 2.08）g。广东省人民医院 280 例 IgA 肾病中有 76 例伴慢性肾衰竭，其中 24 小时尿蛋白 <1g 者 30 例（39.4%）、1~3g 者 30 例（39.4%）、24 小时尿蛋白 >3g 者 16 例（21.2%），在这 76 例患者资料中伴高血压者 46 例

(60.5%)。而在所有 IgA 肾病中高血压的发生率为 34.3%,提示慢性肾衰竭 IgA 肾病患者高血压发生率明显增加。这些患者实验室检查多为中重度蛋白尿,尿沉渣镜检常见畸形红细胞增多,可见管型。这些患者血肌酐升高,肾小球滤过率下降。肾脏 B 超显示肾体积缩小、肾轮廓欠清晰、肾皮质变薄、皮质髓质分界不清及皮质回声增强等表现。

慢性肾衰竭 IgA 肾病患者的病理表现大部分较重,Lee 氏分级以Ⅳ、Ⅴ级为多见。上述 106 例患者 Lee 氏分级Ⅳ级者 61 例、Ⅴ级者 45 例。血肌酐大于 266μmol/L 组中,Lee 氏分级Ⅴ级患者数量明显多于另外 2 组。血肌酐大于 266μmol/L 的患者肾小球硬化程度及肾间质纤维化和肾小管萎缩程度与其他组比较有明显差异。IgA 肾病患者进入慢性肾衰竭后,肾脏病理改变已经相当严重,肾小球、肾间质纤维化及肾小管萎缩是肾脏的主要病理改变。肾小球硬化程度、肾间质积分与血肌酐、肌酐清除率有显著相关性,肾小管萎缩、肾间质纤维化也与血肌酐、肌酐清除率显著相关,多元回归分析显示肾小管萎缩是预测肾功能的主要相关因素。

(二)治疗方案

由于 IgA 肾病临床与病理表现的多样性,其临床及病理差异性大。因此,对肾功能丢失的评估非常重要,根据疾病的进展可以分为低危、中危及高危,低危定义为肾功能稳定[每年 GFR 下降<1.5ml/(min·1.73m²)],占 20%~30%;中危为肾功能恶化较快[每年 GFR 下降>1.5~3ml/(min·1.73m²)或 3 个月内下降>3ml/(min·1.73m²)],约占 50%;高危为快速进展性 IgA 肾病[每月 GFR 下降>3ml/(min·1.73m²)或每年下降>30ml/(min·1.73m²)],常为新月体性 IgA 肾病,大概占 10%。由于 IgA 肾病危险度的差异性,治疗需要根据其危险度制定对应方案,同时在评价不同的研究结果时,也需要考虑 IgA 肾病的异质性。

对于尚未进入终末期肾病的 IgA 肾病患者,应积极控制蛋白尿。间质有大量炎细胞浸润的患者,若血肌酐<250μmol/L,仍应给予激素积极治疗,并使用 ACEI/ARB 有效控制血压,力求把血压控制在 125/75mmHg 左右,可以延缓其进展到 ESRD。这类患者治疗的重点应放在保护肾功能上,病变进展至后期,则基本上按慢性肾衰竭处理。

在一组进展性慢性肾衰竭 IgA 肾病患者的 RCT 研究中,38 例患者入选,血肌酐在 133~250μmol/L。治疗组 19 例给予泼尼松 40mg/d,并逐渐减量,环磷酰胺 1.5mg/(kg·d)治疗 3 个月后,替换为硫唑嘌呤 1.5mg/(kg·d),最少治疗 2 年(如患者同意可持续到 6 年);对照组给予支持治疗;血压均控制于 150/90mmHg 左右,平均随访 5 年。结果治疗组 3 年、5 年肾脏生存率分别为 82% 及 72%,对照组分别为 47% 及 6%,有显著性差别。副作用显示治疗组出现骨髓抑制 1 例,出现糖尿病 1 例。此结果提示免疫抑制剂对伴肾衰竭的进展性 IgA 肾病,有明显肾功能保护作用。

Roccatello 等的研究结果也支持上述结论。35 例病理呈中度进展的 IgA 肾病患者,27 例患者接受泼尼松龙 + 环磷酰胺治疗,开始泼尼松龙 30mg/d+ 环磷酰胺 50mg/d,环磷酰胺治疗 6 个月到 2 年时泼尼松龙逐渐减量至 2.5mg/d;对照组 8 例仅给予支持治疗。泼尼松龙 + 环磷酰胺组平均随访时间为 64.3 个月,5 年肾脏存活率为 89.8%,与对照组比较有显著差异。治疗组根据血肌酐的水平(≤2mg/dl 或>2mg/dl)分为 2 个亚组,结果 5 年肾脏存活率相似,仅有轻到中度副作用。

在进展性 IgA 肾病中,CTX 及糖皮质激素可以减少肾功能的丢失,但是治疗结束后疾病进展仍然持续,而 MMF 序贯治疗可以减少肾功能继续丢失。20 例患者平均 GFR 为 22ml/(min·1.73m²),给予 CTX 治疗(18 例)或糖皮质激素冲击治疗(2 例)后给予 MMF 治疗 27 个月,MMF 每天剂量 0.5g,每日 2 次,MMF 目标浓度是 1.5~4mg/ml。尿蛋白显著减少(1.1g/L 下降到 0.4g/L),在随访开始的 12 个月内,16 例患者肾功能改善或稳定,在随访 24 个月时,10 例患者肾功能稳定。结果提示 MMF 在其他免疫抑制剂治疗的基础上,可以减慢肾功能丢失。2016 年 Rasche 等的研究发现对于进展性 IgA 肾病患者给予 CTX+ 糖皮质激素序贯 MMF 治疗优于 CTX+ 糖皮质激素方案,47 例 IgA 肾病患者给予 CTX 加糖皮质激素治疗,其中 16 例未给予序贯治疗,患者的基线血肌酐平均 226μmol/L,而 31 例患者 CTX 加糖皮质激素治疗后给予 MMF 序贯治疗(MMF:0.5g,每天 2 次),患者的基线血肌酐平均 248μmol/L,平均随访时间 6.2 年,结果发现在非序贯治疗、"非恢复点"(血肌酐>2.5~3mg/dl,即 220~265μmol/L)组的患者 100% 都达到 ESRD,而序贯治疗组仅有 53% 的患者进展到 ESRD,提示在进展性 IgA 肾病患者中,MMF 序贯治疗对肾脏存活率及蛋白尿持续缓解程度均较非序贯组好。

AZA 在伴肾功能不全的 IgA 肾病中有一定作用,一项前瞻性研究探讨单用糖皮质激素及糖皮质激素加 AZA 在血肌酐>2.0mg/dL 的 IgA 肾病患者中的疗效。20 例患者被随机分配进入糖皮质激素加 AZA 组,方案是在第 1、3、5 个月时甲泼尼龙 1g 冲击 3 天,隔天口服泼尼松 0.5mg/kg,AZA 1.5mg/(kg·d)治疗 6 个月,然后隔天泼尼松 0.2mg/(kg·d)加 AZA 50mg/d 治疗 6 个月;另外 26 例患者单独给予糖皮质激素治疗,治疗的主要终点是肾脏存活率(血肌酐基线水平升高 50%),次要终点是尿蛋白的变化及副作用。随访 6 年,单因素分析发现两组血肌酐及蛋白尿无差别,而多因素回归分析发现加用 AZA 对患者预后有益,但是糖皮质激素加 AZA 组不良反应多,提示对于血肌酐升高的 IgA 肾病患者使用 AZA 治疗,需要注意不良反应。

对于免疫抑制剂在 IgA 肾病中的治疗价值,有不同意见。2015 年德国 Jürgen Floege 等人报道了 STOP-IgA 肾病试验的结果。在 STOP-IgA 肾病研究中,162 例患者经过 6 个月支持治疗,24 小时尿蛋白仍>0.75g,具有病情进展高风险的 IgA 肾病患者被随机分至以下两组:继续支持治疗或另外加用免疫抑制剂治疗。加用免疫抑制剂的患者中,eGFR ≥ 60ml/(min·1.73m²)者,6 个月糖皮质激素单药治疗;GFR 在 30~59ml/(min·1.73m²)者,环磷酰胺治疗 3 个月后接着口服硫唑嘌呤和泼尼松治疗。STOP-IgA 肾病试验的主要终点是临床完全缓解和为期 3 年的试验期间 GFR 丢失 ≥ 15ml/(min·1.73m²)。最后试验发现,在 3 年的随访期中,接受免疫抑制剂治疗的患者更容易获得临床完全缓解,但是每年肾功能丢失率与支持治疗组相当,且不良反应更多。但是 2018 年 Jürgen Floege 等对这个资料进行了一项二次意向分析,在高 eGFR 组,支持治疗组和糖皮质激素单药治疗组临床完全缓解率分别是 5.6%(3/54)和 20%(11/55)。在低 eGFR 组,支持治疗组和免疫抑制剂联合治疗组的临床完全缓解率分别是 3.8%(1/26)和 11.1%(3/27),两组之间无显著性差异(P=0.30)。eGFR 丢失 ≥ 15ml/(min·1.73m²)的终点事件率在高 eGFR 和低 eGFR 的两组之间也没有显著性差异。在高 eGFR 组,支持治疗组和糖皮质激素单药治疗组分别有 29.6%(16/54)和 21.8%(12/55)的患者达到这一终点(P=0.32)。在低 eGFR 组,支持治疗组和免疫抑制剂联合治疗组分别有 23.1%(6/26)和 30%(9/27)的患者达到这一终点(P=0.42)。只有糖皮质激素单药治疗组较支持治疗组在第 12 个月时暂时降低了蛋白尿水平[(0.50 ± 0.52)g *vs*(0.79 ± 0.74)g,P=0.01],但研究结束时两组尿蛋白没有显著差别[(0.57 ± 0.53)g *vs*(0.80 ± 0.64)g,P=0.26]。严重感染、糖耐量受损和 / 或体重增加等不良事件的发生率在 2 个免疫抑制治疗组中都高于支持治疗组。该研究认为糖皮质激素单药治疗在少数 GFR 相对良好、但有持续蛋白尿的 IgA 肾病患者中有利于疾病的缓解。因此,对于肾功能良好的 IgA 肾病患者,需要平衡糖皮质激素单药治疗的潜在获益与不良事件增加的风险,临床治疗需要个体化处理。

尽管 Jürgen Floege 等认为免疫抑制剂对进展性 IgA 肾病无意义,但是这个观点导致了很多争议。有学者认为这类患者不使用免疫抑制剂,将增加肾功能丢失的速度。重复肾活检资料也提示糖皮质激素加免疫抑制剂对进展性 IgA 肾病仍然有积极治疗价值。Beckwith 等报道 18 例 IgA 肾病患者单独使用 MMF 后重复肾活检的结果,其中 9 例患者是男性(50%),平均年龄 35 岁,平均随访时间 2 年,血肌酐 97μmol/L(79~153μmol/L),肾脏病理表现为内皮细胞增生,并且肾小管萎缩<50%,MMF 剂量根据 MPA 浓度调整(MPA 1.2~2.4mg/L),MMF 治疗后可以显著改善内皮细胞增生及细胞性或细胞纤维性新月体比例,系膜区 IgA 沉积也明显减少,并且即使停止 MMF 治疗对组织改善也是有益的,但是对系膜细胞增生、节段性硬化及肾小管萎缩无改善。随访 3 年后血肌酐仍然稳定在 104μmol/L。该研究认为单独 MMF 治疗可以改善 IgA 肾病活动性损伤的病理表现。

同样,国内有报道 60 例 IgA 肾病重复肾活检结果,免疫抑制剂可以减轻 IgA 肾病患者肾脏活动性病变,其中 16 例 IgA 肾病患者给予标准糖皮质激素治疗,5 例患者给予静脉甲泼尼龙冲击治疗,39 例患者给予 MMF 治疗,MMF 剂量根据体重调整,体重 ≥60kg 时给予 MMF 2g/d,体重<60kg 给予 MMF 1.5g/d,同时给予 ACEI/ARB 治疗。第 2 次肾活检平均时间是 10 个月,血尿及蛋白尿均有不同程度下降,肾脏病理显示内皮细胞增生、新月体及坏死均有不同程度改善,但是系膜细胞及节段性硬化无改善,而且有 14 例患者间质损害从 23.3% 增加到 50.0%。本结果提示免疫抑制剂可以部分逆转活动性病变,以及改善临床蛋白尿及血尿,但是对于病理表现中的慢性损伤无改善。

因此,笔者认为对血肌酐值 133~250μmol/L,病理为活动进展性 IgA 肾病患者,需要积极治疗,在支持治疗的基础上,应该给予泼尼松 40mg/d,在 2 年内减至 10mg/d,并联合环磷酰胺 1.5mg/(kg·d)口服治疗 3 个月,或者每个月环磷酰胺静脉滴注 1.0g,治疗 6 次,然后给予 MMF 0.5g,每天 2 次,或硫唑嘌呤 1.5mg/(kg·d)序贯治疗,以保护肾功能及降低尿蛋白,最大限度延缓肾功能的丢失,在治疗过程中需要密切监测免疫抑制剂的副作用,对症处理如糖尿病、感染及骨髓抑制等并发症。

当血肌酐>250μmol/L 时,处理原则同终末期肾衰竭。纠正酸中毒,纠正钙磷代谢紊乱,此时不推荐使用糖皮质激素及免疫抑制剂治疗。高血压时要控制高血压并力求把血压控制在 125/75mmHg 左右。具体措施有:使用钙通道阻滞剂联合小剂量利尿剂,慎用 ARB/ACEI(如选用 ARB/ACEI,则首选 ARB 或双通道排泄 ACEI),治疗的重点在于延缓肾功能恶化的速度,减少并发症,维持机体内环境稳定。

对于慢性肾衰竭患者,应给予慢性肾衰竭的三级预防治疗措施。一级预防,是指对已有的肾脏疾患或可能引起肾损害的疾患进行及时有效的治疗,防止慢性肾衰竭的发生。对于 IgA 肾病而言,一级预防就是积极治疗 IgA 肾病,降低尿蛋白及抑制活动性病变,防止病情的进展。

二级预防,是指对已有轻、中度慢性肾衰竭的患者及时进行治疗,延缓慢性肾衰竭的进展,防止尿毒症的发生。IgA 肾病患者合并肾衰竭时,积极治疗恶化因素,以预防进入 ESRD 阶段。影响慢性肾衰竭持续进展的因素有:病因控制的程度、肾小球高滤过、肾小管高代谢、代谢性酸中毒、继发性甲状旁腺功能亢进症转移性钙化、高脂血症等。在渐进性进展过程中,一些危险因素可导致慢性肾衰竭急剧加重,主要有严重高血压、急性心力衰竭、低血压或休克、脱水、大出血、肾毒性药物、严重感染、泌尿道梗阻、高凝 - 高黏滞状态等。为了延缓慢性肾衰竭的进展,不仅要积极控制某些影响渐进性进展的因素,而且要避免上述导致病情急剧加重的危险因素,在其发生时要及时加以控制或消除。为此,除积极治疗病因外,还可根据病情适当应用抗高血压药、抗氧化剂、纠正酸中毒药、磷结合剂、降脂药等;并合理应用低蛋白 [0.6~0.8g/(kg·d)] 饮食,必要时适当加用 α- 酮酸制剂。对早、中期慢性肾衰竭患者(一般血肌酐<265μmol/L),ACEI/ARB 治疗具有延缓病情进展的作用。

三级预防是指对早期尿毒症的患者及早采取治疗措施,防止尿毒症的某些严重并发症,如急性左心衰竭、高钾血症、尿毒症脑病、严重感染、上消化道出血等。慢性肾衰竭第三级预防的主要目标,就是防止和减少尿毒症的急、慢性并发症、提高患者生存率和生活质量。对尿毒症早期患者,需合理地应用非透析治疗。对有透析指征的患者,可考虑择期安排透析治疗,防治并发症和代谢紊乱(贫血、高血压、水钠潴留、高钾血症、低钙血症、肾性骨病及感染等)。而对伴急性心力衰竭、严重高钾血症、尿毒症脑病、尿毒症性心包炎及少尿的尿毒症患者,应进行紧急透析。要根据患者实际情况选用血液透析、腹膜透析或其他血液净化疗法。既要防止延误透析时机,也要防止过早透析或滥用透析。

（三）预后

肾小球硬化是最重要的预后不良因素。国内 106 例慢性肾衰竭 IgA 肾病患者的病理分析显示,肾小球病变主要为全球硬化比例高,球性硬化的程度与血肌酐及肌酐清除率密切相关。当血肌酐超过"非恢复点"(血肌酐>2.5~3mg/dl 即 220~265μmol/L)时,患者肾小球硬化比例高。IgA 肾病患者在进入慢性肾衰竭阶段后,肾小球球性硬化是导致肾功能严重损害的最重要因素。

肾间质纤维化和肾小管萎缩也是影响 IgA 肾病预后的重要因素。肾小管间质损害在IgA 肾病中广泛存在,并随肾小球病理损害程度的加重而加重。伴有慢性肾衰竭的 IgA 肾病患者均有不同程度的间质纤维化和肾小管萎缩,其病变与肾功能的损害程度呈正相关。间质大量炎细胞浸润最终可进展为间质纤维化,针对炎细胞浸润的治疗措施(糖皮质激素 +免疫抑制剂),可能会延缓 IgA 肾病患者慢性肾衰竭的进展。

有肾病综合征水平蛋白尿的 IgA 肾病患者,其病理改变多为肾小球硬化、间质纤维化及新月体形成,通常预后不良。但临床也可见肾病综合征水平蛋白尿的 IgA 肾病患者,其病理改变在光镜下呈轻微病变,此类型预后较好。

近年发现伴有恶性高血压的 IgA 肾病患者,其尿蛋白增多、血肌酐升高、中重度系膜增生和肾小管间质慢性化病变重,这些都是终末期肾病的高危因素。高血压以男性多见,起病多隐匿,部分患者因高血压就诊而发现 IgA 肾病。伴高血压的 IgA 肾病患者,有 63.2% 的患者在起病时已有肾衰竭、肾脏体积缩小。临床上需要高度重视 IgA 肾病患者的高血压,积极控制血压可减轻患者的肾脏损伤。

七、新月体型 IgA 肾病的治疗

IgA 肾病伴新月体占总 IgA 肾病的比例达 5%~60%,新月体的比例与肾活检的时机有关。法国一个研究提示 5% 的 IgA 肾病患者有新月体,而中国及日本的报道 IgA 肾病伴新月体达 60%。当 IgA 肾病的新月体数量超过肾小球总数 50% 以上,且新月体面积占肾小球鲍曼囊的 50% 以上时,称为新月体型 IgA 肾病。新月体型 IgA 肾病的发生率报道不一,成人原发性 IgA 肾病中发病率 3.1%~17.0%,青少年 IgA 肾病中,有 21.3% 患者伴不同程度新月体形成,但新月体型 IgA 肾病发病率为 0.9%。国内另一组 463 例 IgA 肾病中,新月体型 IgA 肾病 20 例(4.32%)。新月体型 IgA 肾病是国内除狼疮性肾炎之外,最常见的 Ⅱ 型免疫复合物型新月体肾炎。

少数新月体型 IgA 肾病患者同时有 ANCA 阳性,有学者称之为血管炎与 IgA 肾病重叠综合征;也有人认为该型是新月体型 IgA 肾病的一种亚型,仅见一些个案报道。其临床及病理与血管炎更接近,治疗方案也与血管炎相似。

根据 IgA 肾病病理牛津分型更新的标准,新月体分为 C0、C1 及 C2,新月体的存在提示预后不良。尽管新月体的数量少于 50%,且新月体占肾小球鲍曼囊的面积小于 50%,新月体为细胞性新月体或细胞纤维性新月体,伴肾小球毛细血管袢出现节段性纤维素坏死、毛细血管内微血栓形成时,其临床表现较本文所讨论的新月体型 IgA 肾病稍轻,但这种病理变化提示肾脏有活动性病变,临床需要高度重视,应给予积极治疗。

(一)临床与病理

新月体型 IgA 肾病常表现为急进性肾炎综合征,广东省人民医院肾内科收治的病例中有以急性肾衰竭为突出表现者。新月体型 IgA 肾病有不同程度的肾功能减退,其中约 30% 可表现为尿毒症。肾功能减退者常有水肿、尿少及血尿等表现,肉眼血尿的发生率高达 75%;肉眼血尿的发生与新月体的形成有关。新月体型 IgA 肾病常伴有明显蛋白尿、高血压及肾功能减退,预后不良;而反复肉眼血尿型 IgA 肾病尿蛋白少或阴性,无明显肾功能减退和高血压,预后良好,在临床中要注意鉴别。新月体型 IgA 肾病患者有不同程度的蛋白尿,24 小时尿蛋白>1.0g,部分患者尿蛋白可达到肾病综合征水平。新月体>25% 的患者,其高血压的发生率明显增高。儿童新月体型 IgA 肾病,在血尿、蛋白尿的基础上,可急性起病或加重,表现为持续肉眼血尿(>2 周)及大量蛋白尿(24 小时尿蛋白>3g),但肾脏损伤相对较轻。

2016 年 IgA 肾病牛津分型重点是增加了新月体的分型:C0 没有新月体;C1 新月体不超过 25%,未给予免疫抑制剂治疗将增加不良预后表现;C2 新月体 ≥25%,即使给予免疫抑制剂治疗,患者肾脏表现为活动进展性损害。而新月体型 IgA 肾病光镜下可见细胞性新月体和/或细胞纤维性新月体及纤维性新月体,常伴肾小囊囊壁断裂。可有毛细血管内微血栓形成,病变肾小球可有内皮细胞增生,中~重度系膜细胞增生,节段硬化乃至全球硬化,小管间质病变重,中-重度小管萎缩,间质纤维化。病程的早期以细胞性新月体为主,如病程>2 周者,纤维性新月体明显增加。新月体型 IgA 肾病其间质内可见单核细胞及 T 细胞浸润,且较无新月体的 IgA 肾病明显增加。

新月体型 IgA 肾病免疫病理与普通 IgA 肾病无明显差异,但有学者认为新月体型 IgA 肾病的免疫病理中常合并 IgM 沉积,补体 C4 沉积也较常见。有报道儿童新月体型 IgA 肾病免疫荧光可呈现"满堂亮",且可见 IgA、IgM 及 IgG 沿毛细血管袢沉积,需注意与狼疮性肾炎及乙型肝炎病毒相关性肾炎等疾病鉴别。

新月体型 IgA 肾病的机制尚无定论,目前认为与细胞免疫及体液免疫有关,特别是与巨噬细胞浸润有重要关系。单核巨噬细胞的浸润虽多见于多种增殖性肾炎,但非新月体形成的肾病却难以见到,而伴新月体形成的 IgA 肾病中均有巨噬细胞浸润。用单克隆标记法发现 IgA 肾病合并新月体肾炎肾小球的活动性病灶处(如增殖部位),常有激活的巨噬细胞

(CD68$^+$)、大量巨噬细胞和 T 细胞(主要是 CD4$^+$ 细胞)浸润。局部处理和呈递抗原的能力明显增加,分泌 IL-2 和 IL-2 受体的表达能力增加,促使免疫反应,特别是 IV 型迟发超敏反应的启动和扩大,最终导致新月体的形成和毛细血管袢闭塞。

体液免疫尤其是补体,在新月体肾炎形成中也有重要作用。尽管有人认为 IgA 抗体不能激活补体,且免疫复合物与肾小球内攻膜复合物无关。但原位杂交和逆转录 PCR 技术揭示 C3 不仅在远端肾小管上皮细胞和间质细胞中表达,还见于新月体当中,显示补体参与了 IgA 肾病的毛细血管内细胞增殖、间质纤维化和新月体形成。此外,大量红细胞及其破碎后释放的物质进入肾小囊可刺激上皮细胞增殖,致使新月体的形成。

（二）治疗方案

尽管新月体型 IgA 肾病临床不常见,但此型肾脏病理损伤重,如不积极治疗,病程进展较快,短时间内将发展到 ESRD,故需要强化治疗。

目前新月体型 IgA 肾病的治疗方案,大多按血管炎肾脏损害的方案给予积极治疗,主要是给予糖皮质激素加 CTX 等细胞毒性药物治疗。在一组临床报道中,16 例 IgA 肾病伴 25%~75% 新月体及伴毛细血管袢坏死,6 例患者给予泼尼松 60mg/d,逐渐减量,同时给予环磷酰胺 2mg/(kg·d),3 个月后改硫唑嘌呤(100mg/d);另外 10 例患者在接受糖皮质激素治疗的同时,给予硫唑嘌呤(100mg/d)治疗,治疗 5~30 个月,中位数时间为 12 个月。治疗结束后,每例患者重复肾活检,结果血管炎病变明显减轻;但球性硬化及肾小管萎缩等慢性化病变指标明显加重,显示肾小管的萎缩与肾小球的活动性病变并不一致。在随访 12、24 个月时,4 例患者进入了 ESRD,其余患者血肌酐无明显增加。在另一组报道中,9 例新月体型 IgA 肾病(20%~70% 新月体),给予泼尼松[0.8mg/(kg·d)]及环磷酰胺[1.5mg/(kg·d)]治疗 6 个月,然后给予糖皮质激素加硫唑嘌呤治疗 2 年,随访 10~36 个月。重复肾活检发现 8 例患者的新月体完全消失,Scr 由(149.60 ± 16.50)μmol/L 降至(115.90 ± 7.49)μmol/L,24 小时尿蛋白由(4.54 ± 1.10)g 降至(1.49 ± 0.29)g。

除以上口服 CTX 治疗外,CTX 静脉冲击治疗也有同样效果。报道 20 例至少 10% 新月体的 IgA 肾病患者,24 小时尿蛋白>1.0g。首先静脉甲泼尼龙(15mg/kg)治疗 3 天,接着给予口服泼尼松[1mg/(kg·d)],共 60 天,泼尼松渐减量至 10mg/d。每月 CTX 静脉冲击 1 次(0.5~0.75g/m^2),共 6 次。治疗 6 个月后,17 例患者给予重复肾活检,肾脏形态学上给予活动性和慢性指数评估,同既往历史对照发现,甲泼尼龙加 CTX 冲击治疗能明显降低血肌酐峰值,减少蛋白尿,减慢肾功能下降的速度及降低 ESRD 的发生率。以上结果显示糖皮质激素加免疫抑制剂能改善血管炎,并可以延缓病程的进展。泼尼松、环磷酰胺及硫唑嘌呤在新月体型 IgA 肾病治疗中有重要价值。甲泼尼龙加 CTX 静脉冲击治疗新月体型 IgA 肾病效果肯定。

既往研究发现 MMF 不仅对伴血管炎病变的狼疮性肾炎疗效显著,而且在 ANCA 相关的血管炎及抗 GBM 肾炎中均有一定疗效。有学者主张对新月体型 IgA 肾病在甲泼尼龙冲击治疗基础上,给予 MMF 和中小剂量醋酸泼尼松治疗,MMF 1.5~2.0g/d 治疗 6~12 个月,然后将剂量减至 1.0g/d,持续应用半年,然后减至 0.75g/d 维持,总疗程 2 年。适用于肾脏病理上有较多的细胞性新月体及血管袢坏死,同时合并大量蛋白尿及肾功能急骤恶化的 IgA 肾病患者。若体重 50kg 以下的患者,MMF 的起始剂量为 1.5g/d。泼尼松 20mg/d,1 个月后开始逐渐减量,每 2 周隔日减量 5~10mg,后改隔日维持,视病情变化决定维持时间长短。但有人认为 MMF 在 IgA 肾病中治疗效果差。目前 MMF 在 IgA 肾病治疗的地位争议较大。

对于进展迅速的 IgA 肾病患者,也有人主张用免疫球蛋白静脉滴注方法治疗,可改善蛋白尿、血尿及白细胞尿。重复肾活检显示肾组织活动性指标降低,肾小球 IgA 和 C3 沉积减少。为了清除血浆中循环 IgA,有作者对急进性 IgA 肾病患者行血浆置换。治疗 4 周,13 例中 7 例患者肾功能恶化得以延缓,血肌酐水平降低,延迟透析。由于直接消除了循环免疫复合物,部分急进性 IgA 肾病的病情得到缓解。但由于此类研究多为个案报道,临床证据水平较低,人们对此疗法存在争议。

IgA 肾病伴新月体形成,同时 P- 抗中性粒细胞胞浆抗体(perinuclear anti-neutrophil cytoplasmic antibodies,P-ANCA)及髓过氧化物酶(myeloperoxidase,MPO)抗体阳性患者,也应给予强化治疗,可以参考血管炎的治疗方案。激素冲击加 CTX 治疗效果肯定。如果病情严重,可以行血浆置换治疗,经过积极有效的治疗后,部分患者可以脱离透析,患者 MPO 抗体滴度下降,甚至转阴,P-ANCA 抗体滴度也可下降,但较难变为正常。

对于新月体少于 50% 的 IgA 肾病患者,伴新月体形成则预后均不佳,日本的一项 430 例 IgA 肾病研究,18.8% 的患者伴有新月体,随访 61 个月,有新月体的患者 19 例(23.5%)发展至 ESRD,而无新月体的患者 40 例(11.5%)发展至 ESRD,二者有统计学差别(P=0.01),生存分析发现 10 年的生存率新月体组明显低于对照组(P=0.01)。因此,对于 IgA 肾病伴发的新月体数量少于 50%,且新月体占肾小球鲍曼囊的面积小于 50% 的患者,若新月体为细胞性新月体,或伴肾小球毛细血管祥出现节段性纤维素坏死、毛细血管内微血栓形成者,提示其肾脏有活动性病变,应给予强化治疗。

总之,目前对于血管炎和新月体型 IgA 肾病的治疗尚无 RCT 研究,但是一系列回顾性研究表明,激素联合免疫抑制剂能够减轻新月体或血管炎性的急性损伤,稳定肾功能,降低尿蛋白,改善新月体型 IgA 肾病的预后。激素加 CTX 方案中的 CTX 可以口服,也可静脉冲击治疗。甲泼尼龙(0.5~1.0g/d,静脉滴注 3 天),然后泼尼松 1mg/(kg·d),2 个月后开始逐渐减量,以每 2 周隔日减 5mg 的速度减至隔日 10mg 的剂量维持,视病情变化决定维持时间长短。并给予环磷酰胺(每月 1.0g,静脉滴注,连续用 6 个月后,肾功能恢复或总累积量 8~10g,改为环磷酰胺每 3 个月 1.0g 或 AZA0.1g/d,维持 2 年)的治疗方案。根据笔者的观察,新月体型 IgA 肾病,在给予激素加环磷酰胺治疗 6 个月后,即使尿量和肾功能恢复正常,但重复肾活检肾脏病理仍显示重度增生,应给予激素联合 AZA 继续治疗 2 年。该法适用于肾组织中有较多的细胞性新月体及血管祥坏死,同时临床上合并有大量蛋白尿及肾功能急骤恶化的患者。对于肾脏病理以慢性病变为主者,要权衡患者的整体情况,决定是否给予积极治疗。

新月体型 IgA 肾病,因肾病理损伤重,肾功能恶化进展迅速。因此,临床上无法设立对照组,尽管临床试验循证级别不高,但是新月体或血管炎 IgA 肾病通常呈快速进展,预后不良。因此,应当早期诊断、尽早给予免疫抑制强化治疗。

(三)预后

研究表明 IgA 肾病伴新月体形成的预后较无新月体患者差,不论新月体比例多少都是如此,而且肾活检时新月体的比例越多,其发生 ESRD 的危险性越高。在 4 项大型回顾性 IgA 肾病队列研究中,作者将新月体作为肾脏结局的预测指标进行了研究,并确定新月体与 eGFR 下降 ≥ 50% 或 ESRD 是否相关。在研究的 3 096 例患者中,患者初始平均值

eGFR 为每 (78 ± 29) ml/$(\min \cdot 1.73m^2)$，24 小时蛋白尿 1.2g$(0.7\sim2.3g)$，36% 受试者有细胞或纤维细胞性新月体。新月体是达到终点事件的高危因素，尤其在没有接受免疫抑制治疗的 IgA 肾病患者中更为明显。伴有 1/6 或 1/4 新月体的患者达到终点事件危险度分别是 1.63$(1.10\sim2.43)$ 及 2.29$(1.35\sim3.91)$，而且伴 1/4 新月体的患者不论是否使用免疫抑制剂都是达到终点事件的高危因素。因此，Mark Haas 等建议在牛津分型中增加以下新月体分型：C0（无新月体）；C1（<25% 的新月体），在没有接受免疫抑制治疗的情况下患者预后不佳；C2（≥25% 的新月体），即使用免疫抑制治疗，其进入终点事件的风险也非常大。

同样，有文献报道，肾脏病理中，25%~30% 的肾小球为新月体的患者，随访 3 年，有 10% 发生 ESRD；而 >50% 的肾小球为新月体的患者，有 45% 发生 ESRD。在另一随访中，8 例 IgA 肾病伴新月体的患者，细胞性新月体占肾小球的 10%~40%，随访 5 年后，有 >62% 的患者进入 ESRD。IgA 肾病患者新月体在肾小球中仅占 10% 的，随访 36 个月时，肾功能的丢失仍在持续。内皮细胞重度增生也提示预后不良，内皮细胞增生 >50% 的 IgA 肾病患者，3 年后有 35% 进入 ESRD。其他肾脏病理表现提示预后不良的指标有：肾小球硬化比例、肾间质纤维化及肾小管萎缩程度。肾脏病理表现慢性化程度越重，发生 ESRD 的概率越高。

新月体型 IgA 肾病血肌酐水平是预测 IgA 肾病快速恶化的重要因子。有作者对 113 例新月体型 IgA 肾病随访研究，在肾活检时血肌酐 (4.3 ± 3.4) mg/dl，新月体比例是 66.4%±15.8%，肾活检后 1、3、5 年肾存活率分别是 57.4%±4.7%、45.8%±5.1% 及 30.4%±6.6%，多因素 Cox 回归分析提示血肌酐是 ESRD 的独立危险因素，肾活检时血肌酐超过 2.7mg/dl，1 年后进展到 ESRD 的危险性非常高，而肾活检时血肌酐达到 6.8mg/dl 时，患者基本需要长期透析维持。总之，新月体型 IgA 肾病患者预后差，血肌酐是临床预测进展至 ESRD 的重要因素。

积极强化治疗新月体型 IgA 肾病，能改善新月体型 IgA 肾病预后。给予泼尼松、环磷酰胺治疗 6 个月，然后再给予糖皮质激素加 MMF 或硫唑嘌呤治疗 2 年，能减少活动性新月体及毛细管内皮增生，减轻尿蛋白及稳定肾功能。

八、IgA 肾病合并急性肾损伤的治疗

IgA 肾病临床表现轻者仅为镜下血尿，重者可表现为新月体性肾炎，甚至急性肾损伤。既往急性肾损伤命名为急性肾衰竭，但在肾脏受损早期，肾脏损伤程度轻，纠正了可逆因素，肾脏可以完全恢复。因此，目前急性肾衰竭改称为急性肾损伤（acute kidney injury，AKI），分为 3 期。1977 年首次报告 3 例表现为急性肾损伤的 IgA 肾病以来，陆续有类似的病例报道，但仍属较少见。IgA 肾病患者合并急性肾损伤，其病理表现为肾小管损伤，临床呈自限性，轻者通常不经治疗可自行恢复，严重者经短期替代治疗后肾功能恢复。但部分患者肾脏病理表现为新月体型 IgA 肾病，需要激素加环磷酰胺冲击治疗，内容参考新月体型 IgA 肾病章节。

（一）急性肾损伤发病率

IgA 肾病合并急性肾损伤的发病率各家报道不一致。一组报道在 1 512 例 IgA 肾病中，145 例发生急性肾损伤，发病率为 9.59%，而在另一组报道中 123 例患者出现 15 例 AKI，AKI 的发病率 12.2%。AKI 发病率的差异，与不同医院肾活检的标准存在显著差异有关。此外，还可能与部分急性肾损伤患者的病情轻微、不治疗可自愈、临床漏诊有关。

（二）急性肾损伤临床特征

IgA 肾病并发急性肾损伤前常有明显的肉眼血尿。有报道 10 例 IgA 肾病患者,发生急性肾损伤 14 次,其中 13 次伴发肉眼血尿。肉眼血尿持续时间最长可持续达 6 个月,但再次出现肉眼血尿时,急性肾损伤可重新发生。因此,肉眼血尿发作时,需注意肾功能的变化。偶见伴高血压者,甚至以视物模糊、血压增高为首发症状者。患者可以水肿、少尿为主诉,但极少患者出现无尿。IgA 肾病从起病到出现急性肾损伤的时间最早为 3 天、最晚为 6 个月,急性肾损伤病程 3~45 天,部分少尿可持续时间 5~14 天。尿检有红细胞管型或颗粒管型,通常蛋白尿轻微,但也可有肾病综合征水平的蛋白尿。除此之外,IgA 肾病合并 AKI 尚有其他因素参与,如高龄、男性、吸烟、高血压、高脂血症、高尿酸血症及既往肾功能不全等都是导致AKI 重要易感因素,其病理损伤较普通 AKI 重,急性间质性肾炎比较多见。肉眼血尿导致红细胞管型引发的 AKI,一般损害程度比较轻,多数不需要透析治疗;但是病理损伤重,如伴有新月体、急性肾小管坏死、急性间质性肾炎,其临床表现比较重,部分患者需要透析。

（三）急性肾损伤病理改变

IgA 肾病合并急性肾损伤的病理,除 IgA 肾病的基本病理表现外,还可表现为以下 4 个方面:新月体性肾炎、急性肾小管坏死伴红细胞管型、急性小管坏死不伴红细胞管型、急性间质性肾炎。肾小球系膜区除大量 IgA 沉积外,还有 IgG、C_3 的颗粒状沉积,但无 IgM、C1q、C4 和纤维蛋白原的沉积。肾小管的改变也很明显,可见很多红细胞管型,此种改变要比其他有肉眼血尿的 IgA 肾病患者明显。此外,可见肾小管管腔扩张,上皮变性、坏死或再生,上皮细胞数量减少,上述这些改变主要见于有红细胞管型的近曲小管。部分患者出现急性间质性肾炎,肾间质伴嗜酸性粒细胞浸润。有些 IgA 肾病伴急性肾损伤时,肾活检显示有新月体形成的肾小球数量并不多,似乎不足以引起严重的肾功能减退,提示 IgA 肾病伴急性肾损伤的机制并非单一因素。

（四）急性肾损伤发病机制

IgA 肾病并发急性肾损伤的确切机制尚不明了。由于急性肾损伤的发生常有肉眼血尿,尤其肉眼血尿持续时间较长的患者,因此,认为急性肾损伤与肉眼血尿密切相关。IgA 肾病并发急性肾损伤的患者,约有 50% 的肾活检可见肾小管内有红细胞存在,故推测红细胞在急性肾损伤的发生发展中有重要的作用。红细胞阻塞肾小管致急性肾小管坏死是急性肾损伤最常见的原因。此外,IgA 肾病中,肾小管上皮细胞对红细胞的吞噬作用,红细胞的潜在毒性也不容忽视。溶血及横纹肌溶解所导致的急性肾损伤中,血红蛋白和肌红蛋白的肾毒性已引起了人们的高度重视,血红蛋白的色素和离子,只有在动物脱水或肾脏已有病变的情况下才具有肾毒性,而系膜区和近小球的球旁器可直接影响肾小球滤过率,从而产生与脱水相似的病理生理改变,诱发红细胞的肾毒性。在 IgA 肾病伴急性肾损伤患者的肾组织中,有较多的肾小球存在新月体。推测急性肾损伤的发生与此也有关系。

（五）急性肾损伤诊断

IgA 肾病伴发急性肾损伤前,常有明显肉眼血尿。部分患者血液中 IgA 增高,尿红细胞位相以畸形为主,无补体 C3、C4 降低。对于血尿合并急性肾损伤的肾小球肾炎患者,及时肾活检对诊断十分重要。在急性肾损伤时,经皮肾活检难度不大,然而如有肾皮质变薄、皮髓质分界不清等情况时,B 超引导下经皮肾活检有一定难度和危险性。术前要检查血小板、凝血指标,术后要用止血药及抗感染治疗,肾活检当天避免行血液净化治疗。随后几天内,血液净化时要使用无肝素治疗,以免增加肾穿刺术后出血危险。

（六）急性肾损伤治疗

IgA 肾病并发急性肾损伤病理改变轻者,给予对症处理即可。文献报道并发急性肾损伤的 IgA 肾病患儿 6 例,临床表现多为肉眼血尿及大量蛋白尿,血肌酐平均为 289μmol/L。其中 5 例患儿经常规补液、利尿及护肾等治疗后,肾功能在 5~14 天好转。1 例新月体形成的患儿,经甲泼尼龙、环磷酰胺、双嘧达莫和肝素四联治疗,45 天后急性肾损伤好转,无需透析治疗而痊愈。随访中病情稳定,远期追踪无慢性肾衰竭表现。

IgA 肾病合并新月体肾炎发生急性肾损伤时,在给予血液透析支持治疗的同时,联合用血浆置换、甲泼尼龙冲击及 CTX 治疗对于改善预后有重要意义。

（七）急性肾损伤预后

IgA 肾病伴发急性肾小管损伤,病理轻者肾功能大多能自行恢复。回顾性分析 20 例伴 AKI 的 IgA 肾病患者特点,发现新月体性肾炎 11 例(55%)、急性肾小管坏死 11 例(55%)、急性间质性肾炎 4 例(20%)、肾小管伴红细胞管型 4 例(20%)。随访 2 年,2 例(10%)患者死亡,11 例(55%)患者缓解,7 例(35%)患者进入 ESRD。影响肾脏预后的因子包括血肌酐峰值、透析需求、新月体累及比例,以及间质浸润程度。有文献报道,这类患者肾功能恢复后,随访 65 个月,仅 4% 患者发展成慢性肾衰竭。同样有文献报道成人肉眼血尿导致的急性肾损伤,在肉眼血尿 15~70 天后,肾功能可恢复到基线水平,但有 25% 的患者肾功能不能恢复到基线水平。伴有新月体的患者较非新月体患者预后差,但给予糖皮质激素加 CTX 冲击积极治疗后,肾功能恶化减慢,部分患者甚至可脱离透析。

（刘双信　史　伟）

参考文献

［1］ZHAO Y F, ZHU L, LIU L J, et al. Measures of urinary protein and albumin in the prediction of progression of IgA nephropathy [J]. Clin J Am Soc Nephrol, 2016, 11 (6): 947-955.

［2］SEVILLANO A M, GUTIERREZ E, YUSTE C, et al. Remission of hematuria improves renal survival in IgA nephropathy [J]. J Am Soc Nephrol, 2017, 28 (10): 3089-3099.

［3］KDIGO Board. KDIGO clinical practice guideline for glomerulonephritis [J]. Kidney Int Suppl, 2012 Suppl 2, 2: 1-143.

［4］HAAS M, VERHAVE J C, LIU Z H, et al. A multicenter study of the predictive value of crescents in IgA nephropathy [J]. J Am Soc Nephrol, 2017, 28 (2): 691-701.

［5］LV J, ZHANG H, WONG M G, et al. Effect of oral methylprednisolone on clinical outcomes in patients with IgA nephropathy: the TESTING randomized clinical trial [J]. JAMA, 2017, 318 (5): 432-442.

［6］TESAR V, TROYANOV S, BELLUR S, et al. Corticosteroids in IgA nephropathy: a retrospective analysis from the VALIGA Study [J]. J Am Soc Nephrol, 2015, 26 (9): 2248-2258.

［7］HIRAI K, OOKAWARA S, KITANO T, et al. Efficacy and safety of adding mizoribine to standard treatment in patients with immunoglobulin A nephropathy: A randomized controlled trial [J]. Kidney Res Clin Pract, 2017, 36 (2): 159-166.

［8］MASUTANI K, TSUCHIMOTO A, YAMADA T, et al. Comparison of steroid-pulse therapy and combined with mizoribine in IgA nephropathy: a randomized controlled trial [J]. Clin Exp Nephrol, 2016, 20 (6): 896-903.

［9］DENG J, ZHENG X, XIE H, et al. Calcitriol in the treatment of IgA nephropathy with non-nephrotic range proteinuria: a meta-analysis of randomized controlled trials [J]. Clin Nephrol, 2017, 87 (1): 21-27.

［10］ TRIMARCHI H, BARRATT J, CATTRAN DC, et al. Oxford classification of IgA nephropathy 2016: an update from the IgA Nephropathy Classification Working Group [J]. Kidney Int, 2017, 91 (5): 1014-1021.

［11］ COPPO R, FERVENZA F C. Persistent microscopic hematuria as a risk factor for progression of IgA nephropathy: new floodlight on a nearly forgotten biomarker [J]. J Am Soc Nephrol, 2017, 28 (10): 2831-2834.

［12］ DUAN Z Y, CAI G Y, LI J J, et al. Urinary erythrocyte-derived miRNAs: emerging role in IgA nephropathy [J]. Kidney Blood Press Res, 2017, 42 (4): 738-748.

［13］ TANAKA K, MORIYAMA T, IWASAKI C, et al. Effect of hematuria on the outcome of IgA nephropathy with mild proteinuria [J]. Clin Exp Nephrol, 2015, 19 (5): 815-821.

［14］ RODRIGUES J C, HAAS M, REICH H N, et al. IgA nephropathy [J]. Clin J Am Soc Nephrol, 2017, 12 (4): 677-686.

［15］ KNOOP T, VIKSE B E, MWAKIMONGA A, et al. Long-term outcome in 145 patients with assumed benign immunoglobulin A nephropathy [J]. Nephrol Dial Transplant, 2017, 32 (11): 1841-1850.

［16］ WOO K T, LIM C C, FOO M W, et al. 30-year follow-up study of IgA nephritis in a Southeast Asian population: an evaluation of the Oxford histological classification [J]. Clin Nephrol, 2016,(11): 270-278.

［17］ THOMPSON A, CARROLL KA, INKER L, et al. Proteinuria reduction as a surrogate end point in trials of IgA nephropathy [J]. Clin J Am Soc Nephrol, 2019, 14 (3): 469-481.

［18］ GLASSOCK R J. Mortality risk in IgA nephropathy [J]. J Am Soc Nephrol, 2019, 30 (5): 720-722.

［19］ RASCHE F M, KELLER F, RASCHE W G, et al. Sequential therapy with cyclophosphamide and myco-phenolic acid in patients with progressive immunoglobulin A nephropathy: a long-term follow-up [J]. Clin Exp Immunol, 2016, 183 (2): 307-316.

［20］ ZHENG J N, BI T D, ZHU L B, et al. Efficacy and safety of mycophenolate mofetil for IgA nephropathy: An updated meta-analysis of randomized controlled trials [J]. Exp Ther Med, 2018, 16 (3): 1882-1890.

［21］ HOU J H, LE W B, CHEN N, et al. Mycophenolate mofetil combined with prednisone versus full-dose prednisone in IgA nephropathy with active proliferative lesions: a randomized controlled trial [J]. Am J Kidney Dis, 2017, 69 (6): 788-795.

［22］ COPPO R. IgA Nephropathy: A European perspective in the corticosteroid treatment [J]. Kidney Dis (Basel), 2018, 4 (2): 58-64.

［23］ SRIVASTAVA A, PALSSON R, KAZE A D, et al. The prognostic value of histopathologic lesions in native kidney biopsy specimens: results from the bostonv kidney biopsy cohort study [J]. J Am Soc Nephrol, 2018, 29 (8): 2213-2224.

［24］ THOMPSON A, CARROLL K, INKER L, et al. Proteinuria reduction as a surrogate end point in trials of IgA nephropathy [J]. Clin J Am Soc Nephrol, 2019, 14 (3): 469-481.

［25］ RAUEN T, FITZNER C, EITNER F, et al. Effects of two immunosuppressive treatment protocols for IgA nephropathy [J]. J Am Soc Nephrol, 2018, 29 (1): 317-325.

［26］ TRIMARCHI H, BARRATT J, CATTRAN D C, et al. Oxford classification of IgA nephropathy 2016: an update from the IgA nephropathy classification working group [J]. Kidney Int, 2017, 91 (5): 1014-1021.

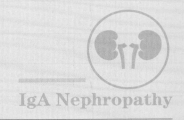

第十五章

IgA肾病的预后

IgA 肾病是一种常见的慢性肾小球肾炎,其临床表现呈多样性,肾脏病理变化复杂,对治疗反应及预后差异悬殊。既往认为 IgA 肾病是一种良性肾小球疾病,临床上确实部分 IgA 肾病患者预后非常好,但近年来研究发现,部分 IgA 肾病患者预后差,病理上肾小球硬化或间质纤维化明显者,预后尤为不佳。有文献报道 IgA 肾病随访 20~25 年,最终有 25%~30% 的患者进入终末期肾病(end stage renal disease,ESRD)。在我国 IgA 肾病 10 年、15 年肾的生存率分别为 85%、70.9%。

IgA 肾病患者预后差别大,主要同病理类型及临床表现有关。病理上表现为中重度弥漫性系膜细胞增生和基质增加,肾小球硬化、新月体形成,有肾小管萎缩及间质纤维化形成者,预后欠佳;而病理仅表现为轻度系膜细胞增生和基质增加,肾间质、肾小管或血管没有明显改变者,预后好。IgA 肾病的临床表现多样,蛋白尿大于 3g/24h 者占 1%~33%,合并高血压者为 6%~49%,伴肾功能损害者为 2%~59%,伴肉眼血尿者为 20%~78%。临床上伴有大量蛋白尿、高血压或肾功能损害者,预后欠佳。总之,组织学中肾小球硬化率、间质纤维化程度及新月体形成是判断 IgA 肾病预后最重要的指标;临床表现中,伴恶性高血压、血清肌酐高及大量蛋白尿是评估预后不良的重要指标。临床结合病理对评价 IgA 肾病的预后,有重要意义。

当然,预后也受其他因素影响,遗传因素就是其一。另外,随着人们对 IgA 肾病认识的增加,一些新的判断 IgA 肾病预后的生物学标志物也被发现。本文将重点探讨病理类型、临床表现、遗传因素、血清学因素等对 IgA 肾病预后的影响。

第一节　IgA 肾病病理类型和预后

IgA 肾病肾组织病理的病变特点具有指导治疗的重要意义。对于肾小球增生性病变患者多主张免疫抑制剂治疗。此类病变的患者常常尿蛋白水平高,部分患者肾功能已受损,若不予积极免疫抑制剂治疗,肾功能下降迅速,甚至快速进展至 ESRD。IgA 肾病的常见病理类型是系膜增生性肾炎,但 IgA 肾病几乎可以表现出所有肾小球肾炎的病理类型。不同病理类型的 IgA 肾病,其预后截然不同。目前病理评分多采用 IgA 肾病牛津分型标准,包括肾小球系膜细胞增生性病变(M)、毛细血管内增生性病变(E)、节段硬化或粘连性病变(S)、肾小管间质病变(T)、肾小球新月体形成(C)、毛细血管袢坏死性病变(N)。病理类型的多样性及与临床表现不平行性,导致了对预后评估的复杂性。

一、肾小球整体损伤

以肾小球为单位对损伤进行整体评价来判断预后,该评价的重点在肾小球固有细胞。Lee 氏分级主要关注肾小球损伤,是“小球损伤”的病理代表。肾小球损伤对预后不良的排序为:系膜增生(局灶 < 弥漫)< 小球硬化(局灶 < 弥漫)< 新月体(面积越大损伤越重)。在 Haas 分级系统中,新月体对预后的影响较小管间质病变弱,局灶新月体的预后优于弥漫性新月体。虽肾小球硬化程度和预后不良相关,但目前多数研究认为,肾小球病变不是预后的独立影响因素。

二、肾小球局部损伤

肾小球整体评价忽略了一些局部损伤,这些损伤可影响预后。

(一)系膜增生

IgA 肾病牛津分型提出肾小球系膜细胞增生性病变(M)与预后相关。Roberts 总结了 13 项 IgA 肾病牛津分型验证研究后,发现有 4 项研究显示 M 病变与预后相关。肾小球系膜细胞增生性病变随临床病情好转而减轻,随临床病情进展呈加重趋势,且在重复肾活检时,病情进展者肾小球系膜细胞增生性病变比例明显高于病情好转者,再度证实肾小球系膜细胞增生性病变与 IgA 肾病患者预后有关。该结论也得到中国牛津分型多中心验证研究的证实。

(二)局灶性坏死

局灶性坏死病变类似过敏性紫癜或显微镜下多血管炎,常伴急性肾功能恶化,但快速进展到 ESRD 阶段不多见,不影响远期肾生存率。尽管如此,应用皮质激素和环磷酰胺对控制病情仍有益。

(三)节段硬化或粘连性病变

IgA 肾病牛津分型提出肾小球系膜细胞增生性病变(mesangial hypercellularity,M)、节段硬化或粘连性病变(segmental glomerulosclerosis or adhesion,S)、肾小管间质病变(tubulointerstitial lesion,T)这 3 个病理指标可能与疾病预后相关。Roberts 总结了 13 项牛津分型验证研究,发现上述病变均与预后相关。

(四)基底膜损伤

基底膜损伤和 IgA 肾病预后的研究较少,但目前认为基底膜损伤代表了更严重的病理改变。基底膜损伤的类型包括基底膜断裂、局部变薄、不规则增厚、内外板层肿胀导致破裂等病变。伴有严重血尿者,更容易观察到基底膜病变,基底膜损害者新月体形成的比例更高;也有研究认为基底膜病变和尿蛋白及肌酐清除率等相关。国内曾报道过 24 例基底膜呈虫蚀样改变的 IgA 肾病患者,表现为更严重的血尿和蛋白尿,伴随的其他病理改变也更严重。基底膜损害的原因还不清楚,没有文献证实和抗基底膜抗体有关。血液中糖基化 IgA1 的沉积可能和基底膜增厚有关。

(五)系膜区免疫复合物沉积

典型的 IgA 肾病免疫病理表现为 IgA 在系膜区团块样沉积,但 IgA 荧光强度和预后无关。少数研究认为早期系膜区 IgG 沉积是病变进展的危险因素,但未能得到公认。补体成分 C3 常见,但和预后没有相关性。IgM 和补体 C1q 成分在系膜区的沉积与预后同样没有相关性。

(六)内皮细胞增生

内皮细胞增生是 IgA 肾病的活动性指标之一,伴有内皮细胞增生的 IgA 肾病,临床表现常较重,但因慢性化指标少,对治疗反应好。牛津病理分型在 2017 年更新的最新版本中,加入了新月体病变(C0/C1/C2),认为新月体也是 IgA 肾病预后不良的独立影响因素;并更新了内皮细胞(E)病变的作用,认为其在不使用免疫抑制剂的患者中才具有预后指示作用。

三、肾小管间质损伤

肾小管间质损伤是预后不良最可靠的病理学指标之一。IgA 肾病牛津分型中肾小管萎缩或肾间质纤维化(T0/1/2)是重要的预后指标。其中 ≤25% 为 T0,25%~50% 为 T1,>50% 为 T2。13 项 IgA 肾病牛津分型验证研究中有 10 项研究显示 T 病变与预后相关。多元分析中,肾小管间质纤维化是评估预后的独立变量,肾小管萎缩超过 40%,IgA 评级就达 V 级。

单核细胞浸润与肾小管萎缩和间质纤维化有关,常提示预后不良。肾小球慢性病变与肾小管萎缩和肾间质纤维化构成慢性指数(CI)。肾活动指数(dGAI)和 CI 均与肾脏生存率呈正相关,是影响预后的独立危险因素。对 CKD Ⅰ、Ⅱ期患者,仅 CI 是影响预后的独立危险因素。

四、血管损伤

IgA 肾病血管病变明显多于非 IgA 肾病的系膜增生性肾小球肾炎和特发性膜性肾病,多为透明样小动脉硬化,临床常有高血压合并症。合并有心血管疾病者,IgA 肾病的肾血管病变将增加心血管事件的风险。

五、新月体形成

IgA 肾病牛津分型 2017 年更新版加入了新月体的积分:C0(没有新月体);C1(新月体比例少于 1/4),能够明确不接受免疫抑制治疗将会有较差结局的高危患者;C2(新月体比例超过 1/4),能够明确即使接受免疫抑制剂仍有疾病进展高危风险的患者。

新牛津分型加入新月体的积分的主要依据是一项包括原始的牛津队列研究(覆盖四大洲的患者人群)、欧洲 VALIGA 研究和 2 项亚洲的队列研究的荟萃分析,共纳入 3 096 例 IgA 肾病患者,初始 eGFR 平均水平是 78ml/(min·1.73m^2),中位蛋白尿水平是 1.2g/d(0.7~2.3g/d),36% 患者有细胞性或纤维细胞性新月体。结果发现,新月体是不良预后较高的风险因素,在没有接受免疫抑制剂治疗的患者中更具有显著性。肾小球内的新月体比例占至少 1/6 或占至少 1/4 对联合事件的风险比值(HR)分别是 1.63(1.10~2.43)和 2.29(1.35~3.91)。此外,肾小球内新月体比例 ≥25% 和是否接受免疫抑制剂治疗与患者不良预后独立相关。

第二节　IgA 肾病临床表现和预后

根据临床表现评估 IgA 肾病预后也是一个无创性可重复的手段,包括高血压、肾功能、蛋白尿及血尿等相关因素。

一、高血压

高血压是 IgA 肾病恶化的独立危险因素,是预后不良的指标之一。多项研究已证实高血压是 IgA 肾病进展的危险因素之一。Jafar 等对 311 例慢性肾脏病患者的影响因素进行分析,发现在 24 小时尿蛋白>1.0g 患者中,收缩压升高明显增加了患者疾病进展的风险。Berthoux 等对法国 332 例 IgA 肾病患者的研究发现,初始不伴高血压患者 20 年内进展至 ESRD 或死亡的风险为 6%,而伴有高血压的患者进展风险可高达 41%。而使用 ACEI 类药物进行降压干预,则可减缓 eGFR 的下降,也证实了血压对预后的影响。日本一项纳入 41 例 IgA 肾病患者的研究显示,摄入食盐量、高血压程度、尿血管紧张素原与肌酐比值均与肾小球硬化程度呈正相关,从而加速疾病进展。

二、肾功能

肾功能不全是 IgA 肾病进展到 ESRD 的危险因素,IgA 肾病患者的肾功能基线值与疾病预后有密切关系。尽管肌酐升高在一定程度上代表了肾脏病理损害的严重程度,但是并不完全代表接受治疗后的最终结局。实际上,部分肌酐值非大幅升高的患者,经合理治疗后,病情得到控制甚至发生逆转。因此,治疗后的血肌酐水平更能反映其远期预后。

三、蛋　白　尿

蛋白尿是疾病进展的强预测因子之一,24 小时蛋白尿>1.0g 是公认的 IgA 肾病不良预后的临床指标。Gutierrez 等对 141 例 IgA 肾病患者的研究发现,蛋白尿较少或不伴蛋白尿的患者长期预后最佳。在一项纳入 148 例 IgA 肾病患者的队列研究中发现,起病时初始尿蛋白<1.0g/d 的患者 10 年内进展至 ESRD 的风险约为 10%,而尿蛋白>1g/d 的患者进展至 ESRD 的风险会升高 3 倍以上。因此,将起病初始尿蛋白 1.0g/d 定为预测疾病预后的重要分界点。随访期间的平均尿蛋白,也对预后有积极指导意义,一项对 1 155 例 IgA 肾病患者的随访发现,随访期间时间平均尿蛋白(time-averaged proteinuria,TA-P)>1.0g/d 的患者进展至 ESRD 的风险是 TA-P 为 0.5~1.0g/d 的患者的 9.4 倍,是 TA-P<0.5g/d 的患者的 46.5 倍。此外,肾小管间质损伤严重者预后较差,而这种损伤可以通过分子量相对小的 α_1- 微球蛋白和 β_2- 微球蛋白反映出来。因为肾小管细胞对相对低分子量相对小的蛋白的重吸收减弱,导致其排泄增加,在总尿蛋白中的构成比增加,这为预后分析提供了辅助手段。

IgA 肾病经积极治疗,尿蛋白完全缓解,可改善预后,尤其是使用激素或 ACEI/ARB 治疗,将最终提高患者肾脏的存活率。

四、血　　尿

发作性肉眼血尿提示预后良好,但重度肉眼血尿可能诱发急性肾衰竭,有 25% 的病例在肉眼血尿消失后肾功能不能回到基线水平。肉眼血尿持续大于 10 天、年龄大于 50 岁、eGFR 基线下降、既往无肉眼血尿史及发生严重小管坏死是影响肾功能恢复的主要因素。一般认为表现为孤立性血尿的 IgA 肾病预后良好,但需密切随访。国内一组资料统计了 103 例经肾活检确诊的孤立性血尿 IgA 肾病患者,随访(49.5 ± 35.4)个月,3、5 和 10 年肾存活率分别为 100%、100% 和 85.7%。另有一项研究随访了 135 名病初表现为孤立性血尿的 IgA 肾病患者(92 ± 28)个月,近 1/3 的患者在随访中出现蛋白尿,其中 20% 发展为慢性肾功能不全。然而,2017 年一项研究提示血尿是被忽视的影响预后的指标。这项研究对 112 例 IgA 肾病患者平均随访 14 年,随访期间持续血尿的患者与没有血尿的患者相比,其肾功能明显下降(分别有 30% 与 10.6% 患者进入 ESRD,37% 与 15.2% 的患者 eGFR 减少 50%,$P<0.01$)。孤立性血尿的 IgA 肾病尽管大部分病理改变轻、中期预后好,但仍需要密切随访。

五、年　　龄

老年是预后不良的危险因素,因为老年患者有更多影响预后的合并症。但年龄是否是预后不良的独立危险因素还有争议。有研究将 IgA 肾病患者分为高龄(50 岁及以上)和低龄组(50 岁以下),发现诊断 IgA 肾病时,高龄组收缩压、蛋白尿和 IgA 水平更高,尽管肌酐水平一样,但肌酐清除率更低。两组患者起病到肾活检的时间相当,病理改变无差别。年龄是否是预后的独立预测因子,不同的统计方法可得出不同的结果,因此需全面评估。

六、性　　别

尽管部分研究认为女性预后较差,但是多数研究认为性别和IgA肾病预后无关。且未发现与性染色体连锁的易感基因、致病基因和影响预后的基因。

第三节　IgA肾病遗传因素和预后

遗传相关因素参与IgA肾病发病有一系列证据,如家族性IgA肾病簇发史、地理状况和种族的差异性,以及IgA肾病患者的亲属中有异常IgA生成等。

一、家族性IgA肾病

家族性IgA肾病遗传位点是6q22-23,3p23-24也可能和家族性IgA肾病预后相关。尽管家族性IgA肾病与散发性IgA肾病在临床和病理上相似,但有资料提示家族性IgA肾病预后差,容易进展至ESRD。至少在部分特定人群中,家族性IgA肾病预后更差,15年肾存活率只有36%,其中常染色体隐性遗传的IgA肾病较常染色体显性遗传的预后更差。

二、影响预后的基因

和IgA肾病预后相关的基因研究主要集中于使血管舒缩紊乱和炎症放大的一些分子。这些位点的差别导致个体对IgA肾病致病因子反应不同,出现预后差别。需要指出的是,影响预后的基因不一定是致病基因。这些基因的研究主要包括血管紧张素转换酶(ACE)系统、HLA分子、T细胞受体(TCR)等。

(一) ACE基因

研究发现,人类ACE的基因型16号内含子的插入(Insertion,I)/缺失(Deletion,D)的多态性可以显著影响血浆ACE的水平。ACE有II(插入型纯合子)、DD(缺失型纯合子)和ID(插入/缺失型杂合子)3种基因表现型。DD型纯合子个体血浆ACE水平最高,II型最低,ID型居中。因此,DD型等位基因个体血浆血管紧张素II增多,可能通过血流动力学机制或促进肾小球细胞增殖机制加速了肾小球肾炎的进展。多数研究认为ACE-DD型者预后相对差,ACE-II基因型患者,大多对ACEI/ARB治疗反应良好。

(二) HLA基因

编码人类白细胞抗原(human leukocyte antigen,HLA)的基因群是主要组织相容性抗原(major histocompatibility complex,MHC),经典的HLA基因是HLA-I和HLA-II,前者包括HLA-A、HLA-B和HLA-C,后者包括HLA-DR、HLA-DP及HLA-DQ。HLA分子是特异性免疫抗原递呈的关键分子,其抗原结合槽和特定抗原能否结合及亲合力大小可调节免疫反应强度。*HLA*基因多态性也可能影响IgA肾病的预后。最早发现和IgA肾病预后相关的基因是*HLA-Bw35*。在中国人IgA肾病中,*HLA-DQ*基因的多态性可能是疾病易感性和影响预后的重要标志,*DQA2U*基因型者预后差,*DQα2*基因型者预后相对好。

(三) TCR基因

T细胞受体(T-cell receptor,TCR)β链的多态性可能影响IgA肾病预后。在日本IgA肾病患者中,TCR-Cβ型同源染色体者IgA肾病进展快,蛋白尿程度重,但是在其他人群的研究中不能被重复。对我国 IgA 肾病患者,TCR-Cα-560 基因型的患者,蛋白尿发生率低,而 CT 基因型的患者蛋白尿发生率显著增高,CC 基因型的患者发生蛋白尿的比例亦有增高趋势。

(四) 其他

此外,内皮细胞一氧化氮合成酶、白细胞介素 -1 受体拮抗剂、干扰素 -R 和白介素 -4 等基因多态性也可能和 IgA 肾病预后有一定关联。

由于遗传的异质性,发现有意义的突变可能需要数以千计病例测序,因此,发现 IgA 肾病有意义的变异一直具有挑战性。全基因组关联研究(genome wide association study,GWAS)具备检测频率大于 5% 变异的能力,因此,GWAS 可用于检测遗传率较小的疾病。迄今为止,GWAS 已成功地应用于 IgA 肾病的 4 个大规模研究,确定了 15 个共同风险变异在基因组中的意义。

第四节　判断预后的生物学标志物

一、半乳糖缺乏 IgA1 分子

研究发现半乳糖缺乏 IgA1 分子(galactose-deficient IgA1,Gd-IgA1)的核心作用是参与 IgA 肾病的早期发病,其除了可以作为诊断标准之一,还可能提示疾病预后、监测疾病发展。Gd-IgA1 能引发自身免疫反应并形成免疫复合物沉积于肾小球系膜,即与肾小球系膜上的受体相结合,引起肾局部的细胞因子活化,从而激活系膜细胞和补体系统,从而导致肾损伤。通过比较 IgA 肾病患者与健康对照组血清中 Gd-IgA1 水平发现,血清中 Gd-IgA1 水平越高,IgA 肾病患者肾功能恶化的风险越大,也越有可能发展至肾衰竭。此外,还有研究显示血 IgA/C3 比值对于预测 IgA 肾病患者组织损伤程度及疾病预后有重要意义,血 IgA/C3 比值>3.32 常提示不良预后。

二、补体 B 因子

既往研究提示,约 80% 的 IgA 肾病患者肾组织同时有 C3 沉积。提示补体旁路途径的活化与 IgA 肾病发病有关。B 因子如果出现异常,就可能出现整个旁路激活途径反应的"扩大化",攻击自体细胞,造成自身组织的损伤而导致自身免疫性疾病。B 因子与 IgA 肾病患者疾病进展及预后的相关性还需要进一步明确。

三、其他生物学标志物

尿中一些生物学标志物,如尿上皮生长因子 / 单核化学趋化多肽 -1 比值、中性粒细胞明胶酶相关脂质运载蛋白水平及尿足细胞等指标,可以反映预后。此外,肾脏组织中成纤维细胞特异蛋白 -1、肾小管 GMP-17 阳性的细胞毒 T 淋巴细胞浸润,以及血液中白细胞介素 -6(interleukin-6,IL-6)、可溶性 IL-2 受体、IgA1-2,6 唾液酸水平和晚期氧化蛋白产物等也与肾脏预后有关。还有研究认为尿巨噬细胞数量代表组织炎症水平,与组织病理严重程度相关,也可能反映 IgA 的预后。但这些指标主要应用于科研,尚未在临床中广泛应用。

第五节　IgA 肾病预后评估存在的问题和展望

　　由于 IgA 肾病确诊的时间和肾活检标准不统一,每项研究的样本数、研究方法、包含人群和随访时间的差异性,是临床研究结果存在偏倚的可能原因。目前多数评价系统采用回顾性分析,难以从根本上控制不同治疗方法对预后分析的影响。另外,临床表现、病理和预后的关系并不完全平行。所以,为提高评价方法的敏感性和特异性,还需要开发更多的生物学指标。

　　需要指出的是,近年来 IgA 肾病的治疗方法有了很大变化,一些严重的临床病理改变有可能经早期治疗得到控制甚至逆转。一项 16 项队列研究的 Meta 分析提示系膜细胞增殖、节段性硬化或粘连、肾小管萎缩或肾间质纤维化、新月体形成与预后强相关。远期预后除了和肾活检时的临床和病理有关,治疗的反应对预后也有很重要的作用。最近有文献对 IgA 肾病的病理价值重新思考:①肾活检结果可能只能预测短期内肾功能的发展,不能预测远期是否进入 ESRD;②肾脏病理的重要性在于评价损害是否可逆,指导治疗选择;③未来 IgA 肾病病理的重要性关键在于评价对治疗可能的反应,而不在于对远期预后的预测。我们认为只有结合临床表现和治疗反应的病理评价系统才能更好地预测 IgA 肾病预后。

　　总之,IgA 肾病预后与多种因素有关,包括临床指标、病理类型、遗传因素、疾病的分期,以及血清学标志物等,其中蛋白尿、血肌酐水平及病理类型等是目前公认的反映预后的最重要指标。对治疗反应性的评价、新生物学标志物的应用,以及更合理的分型标准的出现,将有助于人们对 IgA 肾病预后的判断。

(梁馨苓　梁华般)

参考文献

[1] MORIYAMA T, TANAKA K, IWASAKI C, et al. Prognosis in IgA nephropathy: 30-year analysis of 1, 012 patients at a single center in Japan [J]. PLoS One, 2014, 9 (3): e91756.

[2] BELLUR SS, LEPEYTRE F, VOROBYEVA O, et al. Evidence from the Oxford classification cohort supports the clinical value of subclassification of focal segmental glomerulosclerosis in IgA nephropathy [J]. Kidney Int, 2017, 91 (1): 235-243.

[3] ROBERTS I S. Oxford classification of immunoglobulin A nephropathy: an update [J]. Curr Opin Nephrol Hypertens, 2013, 22 (3): 281-286

[4] ZENG CH, LE W, NI Z, et al. A multicenter application and evaluation of the oxford classification of IgA nephropathy in adult Chinese patients [J]. Am J Kidney Dis, 2012, 60 (5): 812-820.

[5] TRIMARCHI H, BARRATT J, CATTRAN D C, et al. Oxford classification of IgA nephropathy 2016: an update from the IgA Nephropathy Classification Working Group [J]. Kidney Int, 2017, 91 (5): 1014-1021.

[6] DANIEL L, SAINGRA Y, GIORGI R, et al. Tubular lesions determine prognosis of IgA nephropathy [J]. Am J Kidney Dis, 2000, 35 (1): 13-20.

[7] BARBOUR S J, ESPINO H G, REICH H N, et al. The MEST score provides earlier risk prediction in lgA nephropathy [J]. Kidney Int, 2016, 89 (1): 167-175.

[8] SKRZYPCZYK P, MIZERSKA-ZERSKA W M, JERSZOW B, et al. Ambulatory arterial stiffness index, blood pressure variability, and nocturnal blood pressure dip in children with IgA and Henoch-Sch nlein

nephropathy [J]. Clin Nephrol, 2017, 87 (6): 301-309.

［9］ JARRICK S, LUNDBERG S, WELANDER A, et al. Clinical validation of immunoglobulin A nephropathy diagnosis in Swedish biopsy registers [J]. Clin Epidemiol, 2017, 9: 67-73.

［10］ TOMINO Y. Diagnosis and treatment of patients with IgA nephropathy in Japan [J]. Kidney Res Clin Pract, 2016, 35 (4): 197-203.

［11］ BERTHOUX F, MOHEY H, LAURENT B, et al. Predicting the risk for dialysis or death in IgA nephropathy [J]. J Am Soc Nephrol, 2011, 22 (4): 752-761.

［12］ KONISHI Y, NISHIYAMA A, MORIKAWA T, et al. Relationship between urinary angiotensinogen and salt sensitivity of blood pressure in patients with IgA nephropathy [J]. Hypertension, 2011, 58 (2): 205-211.

［13］ ZHANG J J, YU G Z, ZHENG Z H, et al. Dividing CKD stage 3 into G3a and G3b could better predict the prognosis of IgA nephropathy [J]. PLoS One, 2017, 12 (4): e0175828.

［14］ GUTIERREZ E, ZAMORA I, BALLARIN J A, et al. Long-term outcomes of IgA nephropathy presenting with minimal or no proteinuria [J]. J Am Soc Nephrol, 2012, 23 (10): 1753-1760.

［15］ LE W, LIANG S, HU Y, et al. Long-term renal survival and related risk factors in patients with IgA nephropathy: results from a cohort of 1155 cases in a Chinese adult population [J]. Nephrol Dial Transplant, 2012, 27 (4): 1479-1485.

［16］ SHEN P, HE L, LI Y, et al. Natural history and prognostic factors of IgA nephropathy presented with isolated microscopic hematuria in Chinese patients [J]. Nephron Clin Pract, 2007, 106 (4): c157-161.

［17］ COPPO R, FERVENZA F C. Persistent microscopic hematuria as a risk factor for progression of IgA nephropathy: new floodlight on a nearly forgotten biomarker [J]. J Am Soc Nephrol, 2017, 28 (10): 2831-2834.

［18］ YU X Q, LI M, ZHANG H, et al. A genome-wide association study in Han Chinese identifies multiple susceptibility loci for IgA nephropathy [J]. Nat Genet, 2012, 44 (2): 178-182.

［19］ KIRYLUK K, LI Y, SCOLARI F, et al. Discovery of new risk loci for IgA nephropathy implicates genes involved in immunity against intestinal pathogens [J]. Nat Genet, 2014, 46 (11): 1187-1196.

［20］ HASTINGS M C, MOLDOVEANU Z, SUZUKI H, et al. Biomarkers in IgA nephropathy: relationship to pathogenetic hits [J]. Expert Opin Med Diagn, 2013, 7 (6): 615-627.

［21］ ZHAO N, HOU P, LV J, et al. The level of galactose-deficient IgA1 in the sera of patients with IgA nephropathy is associated with disease progression [J]. Kidney Int, 2012, 82 (7): 790-796.

［22］ ZHANG J, WANG C, TANG Y, et al. Serum immunoglobulin A/C3 ratio predicts progression of immuno-globulin a nephropathy [J]. Nephrology (Carlton), 2013, 18 (2): 125-131.

［23］ STANGOU M, PAPAGIANNI A, BANTIS C, et al. Up-regulation of urinary markers predict outcome in IgA nephropathy but their predictive value is influenced by treatment with steroids and azathioprine [J]. Clin Nephrol, 2013, 80 (3): 203-210.

［24］ WANG J, LIANG M, XU J, et al. Renal expression of advanced oxidative protein products predicts progression of renal fibrosis in patients with IgA nephropathy [J]. Lab Invest, 2014, 94 (9): 966-977.

［25］ LV J, SHI S, XU D, et al. Evaluation of the Oxford classification of IgA nephropathy: a systematic review and meta-analysis [J]. Am J Kidney Dis, 2013, 62 (5): 891-899.

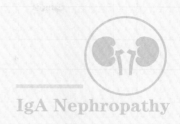

第十六章

IgA肾病和妊娠

慢性肾脏病(chronic kidney disease,CKD)是我国常见的重大慢性疾病之一,发病率高,危害大。很多常见的 CKD 好发于育龄期妇女,处理不好将对母婴健康带来危害。随着目前我国"二胎"政策的推进,上述问题更加突显。IgA 肾病是我国慢性肾脏病中最常见的一种类型,占慢性肾小球肾炎的 30%~50%,虽可发生在任何年龄,但大部分患者好发于 20~30 岁。因此,女性 IgA 肾病患者及其家属共同关心的生育问题,也是肾内科和产科医生要携手合作的课题。由原南京军区总医院刘志红院士牵头,联合我国肾脏病和妇产科领域的专家,共同撰写的《慢性肾脏病患者妊娠管理指南》可作为一个参考和临床指导。

正常妊娠时体内发生一系列变化,如血容量增加、血液高凝状态、肾小球滤过率增加及肾脏体积增大等,妊娠生理变化对 IgA 肾病患者的肾脏会产生一系列影响,而 IgA 肾病病变的发展以及为控制疾病所使用的药物也会直接或间接对孕妇或胎儿产生影响。本章将探讨妊娠与 IgA 肾病之间的相互影响、妊娠时 IgA 肾病的治疗、IgA 肾病患者妊娠终止时机等系列问题。

第一节　妊娠期肾脏生理功能变化

为了适应胎儿发育和孕妇健康的需要,妊娠期肾脏会发生一系列生理性变化:肾脏体积会增大;肾小球和肾小管功能发生变化;肾血流量和肾小球滤过率(glomerular filtration rate,GFR)显著增加,至妊娠中期达到高峰(增加 50% 以上),使体内的代谢产物排出增加,血清肌酐(serum creatinine,Scr)、尿素氮和尿酸的水平会略低于非妊娠期。妊娠期女性的血肌酐水平,即使还在正常范围内,可能已经出现了肾损害。

妊娠 3 个月,血容量开始增加,分娩时血容量增加幅度可达 50%。血浆容量和红细胞均可增加,当血浆容量增加幅度超过红细胞增加的幅度可引起生理性贫血。整个妊娠期由于细胞外液的增加及水钠潴留,体重可明显增加。

同时,随着整体血浆容量增加,心排血量增加和肾血管阻力下降,肾血流量也增加,其中肾血管阻力下降是主要因素。肾血流量的增加主要是由于妊娠期肾血流量的增加最终导致肾小球滤过率升高,早期即可升高。有研究指出孕 8 周时 GFR 为(122 ± 24)ml/(min·1.73m^2),到孕 32 周时达(170 ± 23)ml/(min·1.73m^2)。

妊娠期肾小管的功能随 GFR 的增加也发生相应变化。当机体 GFR 升高时,钠的滤出也增加,为了保证钠的平衡,肾小管对钠的重吸收也相应增加。妊娠期机体可保持正常的钠平衡。并通过调整尿液的浓缩及稀释,也使得水维持正常平衡。妊娠期由于血流动力学的改变,会影响肾脏对尿酸、葡萄糖及氨基酸等的分泌和重吸收,比如,葡萄糖滤过增加,但小管重吸收相对减少导致妊娠期尿糖。另外,妊娠期肾脏血容量增加、集合系统扩张及肾小球肥大,肾脏体积可增大,长径可增加 1cm,产后 1 周肾脏体积即可恢复至正常。因此,妊娠期女性的 Scr 水平,即使还在正常范围内,可能已经出现了肾损害。研究显示妊娠中期估算的 GFR(estimated GFR,eGFR)水平与妊娠不良事件呈 U 形曲线,eGFR 为 120~150ml/(min·1.73m^2)的孕妇妊娠预后最好,而 eGFR 过高或过低的孕妇预后均较差。值得一提的是,足月妊娠结束时,GFR 仍维持在较高水平;和非妊娠时一样,妊娠期的高蛋白饮食也增加 GFR。

第二节　妊娠对 IgA 肾病的影响

一、妊娠增加高滤过状态

妊娠期肾血容量增加,导致肾小球处于高灌注、高滤过状态,对于 IgA 肾病患者,尤其是进展型 IgA 肾病,有增加肾小球硬化和肾小动脉玻璃样变的风险,有可能导致 IgA 肾病恶化。

二、妊娠增加高凝状态

妊娠期机体处于高凝状态,如患者同时合并血管病变、节段性血管痉挛和痉挛后扩张,可造成血管内皮损伤导致血小板凝聚和纤维蛋白原沉积,触发凝血和血栓形成,从而可使肾组织内出现病理性凝血,缺血和凝血互为因果,可形成恶性循环;肾损伤加重,导致蛋白尿增加或血压升高。

三、妊娠期免疫反应

尽管 IgA 肾病的发病机制仍有待进一步探索,但其发病与免疫异常有密切关系。妊娠时为了适应胚胎发育的需要,母体的免疫反应较非妊娠时降低。因此,妊娠期 IgA 肾病的病变进展通常与免疫反应过度关系不大,更多地考虑与高滤过及高凝状态等有关。需要注意的是产后由于免疫反应的恢复,疾病有加重可能。

四、妊娠与 IgA 肾病进展

妊娠对 IgA 肾病进展的影响是有争议的。有研究认为 IgA 肾病患者妊娠后增加肾小球局灶、节段性增生和硬化,使肾功能恶化。一项 65 例 IgA 肾病女性的报道,妊娠总次数 102 次,22% 的孕妇出现肾功能减退,其中 2 例持续到产后 6 个月肾功能仍未见逆转。另外,在妊娠期或产后肾活检的 IgA 肾病妇女中,肾脏病理为局灶或节段性透明样变性及肾小球硬化的比例达 43%,而同年龄阶段 IgA 肾病女性患者中,这类病变的比例仅为 9%,提示妊娠期 IgA 肾病的病理改变较非妊娠人群重,妊娠对 IgA 肾病患者的肾脏有负面影响。

但也有研究认为妊娠并不加重 IgA 肾病整个病程恶化,IgA 肾病孕妇产后出现的肾功能损害是一过性的。研究结果不一致主要是各研究单位入选的病例标准差异大。当入选的病例无高血压、肾功能基本正常、肾脏病理仅见轻度损害,则妊娠对 IgA 肾病及胎儿预后影响不大;如果受孕时已有高血压、肾功能减退,则妊娠对 IgA 肾病有不良影响。日本一项队列研究,入组 16 例 CKD3 期的 IgA 肾病妊娠患者,其中 9 例为 CKD3a 期,7 例为 CKD3b 期。观察 5 年,妊娠对 CKD3a 期的患者肾功能影响不大,然而妊娠是 CKD3b 期患者肾功能恶化的危险因素。这项研究认为对于 IgA 肾病病理类型重者,即使患者能安全渡过围生期,但妊娠对肾脏远期的预后仍有负面影响。2017 年在 AJKD 杂志上发表的一项队列研究,结果证实妊娠加快 CKD3 期以上患者肾功能恶化速度,而对 CKD1~2 期患者影响不大。因此,作者认为病理类型重的 CKD3 期 IgA 肾病患者,需要慎重评估妊娠对肾功能的影响。

第三节　IgA 肾病对妊娠的影响

目前多数人认为 IgA 肾病本身对妊娠无特殊不良影响,IgA 肾病对妊娠的影响主要来自疾病伴随的高血压、蛋白尿及肾功能减退等危险因素。在一项回顾性队列研究中,22 例儿童期患 IgA 肾病的孕妇中,12 例(55%)出现妊娠并发症,早产率达 30%,提示 IgA 肾病患者的妊娠对胎儿仍有一定风险。有文献报道 70 例 IgA 肾病患者 116 次妊娠(118 例胎儿)中,胚胎丢失率为 30%,早产率达 22%,其中大部分胚胎丢失发生在妊娠 20 周后。肾活检发现母体血管病变程度与胚胎丢失密切相关。另外,2016 年有一项荟萃分析提示 CKD1~3 期 IgA 肾病患者妊娠时流产、早产、子痫发生率高,也有部分临床研究数据显示 IgA 肾病对胚胎及孕妇并无负面影响。有小样本报道,15 例患 IgA 肾病的孕妇中只有 1 例胚胎死亡,未见妊娠对孕妇肾功能的不良影响。2016 年一项荟萃分析也提示妊娠对于 CKD1~3 期 IgA 肾病患者肾功能无明显不良影响。

一、高血压对妊娠的影响

(一)IgA 肾病妊娠期高血压特点

高血压是正常妇女妊娠期常见的疾病,发生率约 7%。CKD 患者高血压发生率较普通人群明显升高,CKD 患者妊娠后高血压发生率进一步增加,CKD1 期新发高血压发生率为 7.9%,而 CKD4~5 期新发高血压发生率高达 50%。CKD 合并高血压患者并发子痫前期(preeclampsia,PE)、早产、死胎、胎儿生长受限(FGR)、肾功能恶化较 CKD 同期血压正常者明显增高。难治性高血压患者 PE 的发生率进一步增加。尤其是 IgA 肾病患者妊娠中高血压的发生率更高,更易发生先兆子痫。IgA 肾病妇女妊娠后,威胁妊娠的重要因素就是妊娠高血压综合征,严重的血管病变是胎儿丢失的重要因素。

如果高血压同时伴中、重度肾功能不全,妊娠期并发症如重度先兆子痫的发生率明显升高。肾功能正常或轻度受损者,如血压控制正常,大部分产妇与婴儿预后良好。

(二)IgA 肾病高血压和妊娠期高血压疾病的鉴别

需要注意的是,临床上部分患者在妊娠前,并不知道自己有 IgA 肾病,仅仅因为妊娠时常规体检发现有蛋白尿、血尿或高血压等,临床上需要同妊娠期高血压疾病(既往称为“妊娠高血压综合征”)鉴别。

1. 临床鉴别　妊娠期高血压疾病的特点是妊娠早期血压正常,尿蛋白阴性,妊娠中晚期(通常在妊娠 24 周后)出现高血压、蛋白尿及水肿等。尿蛋白是早期诊断先兆子痫的重要指标,随着病情的进展,尿蛋白逐渐增多,甚至出现肾病综合征的临床表现。病情严重者可以出现头痛、视物模糊、抽搐乃至昏迷。肾功能通常会有轻至中度的下降,但一般产后迅速恢复。而 IgA 肾病患者合并妊娠,通常在妊娠的早期即有蛋白尿、血尿等表现,尽管妊娠期一般不行肾活检术,但分娩后行肾活检术可以明确诊断。如果患者在妊娠前已经明确诊断为 IgA 肾病,在妊娠过程中出现恶性高血压,有时很难判断恶性高血压是 IgA 肾病的病情加重还是重度先兆子痫,但先兆子痫与 IgA 肾病伴恶性高血压病理上有本质的差别。

2. **病理区别**　先兆子痫的典型病理特征有下列表现。

（1）光镜：肾小球毛细血管内皮细胞明显肿胀、空泡变性,管腔狭窄是"特征性"改变。内皮细胞肿胀在产后较快消退,这和临床蛋白尿消失、血压恢复相吻合,而内皮细胞数量增生可持续较长时间,甚至半年以上。

（2）免疫荧光：系膜区纤维蛋白沉积。

（3）电镜：内皮下间隙增宽,电子致密物颗粒状物质沉积,内皮细胞空泡变性。既往病理学界认为先兆子痫典型病理特征和临床诊断吻合度高,是"特征性病理",但最近大量临床上诊断先兆子痫病例在终止妊娠后,肾活检结果显示有相当多的患者无典型病理改变,而一些临床不符合先兆子痫的病理却有此典型特征。有学者认为正常妊娠时肾小球内皮细胞就有增生,增生程度随妊娠期高血压、先兆子痫到子痫逐渐增加。

IgA 肾病伴恶性高血压多为严重的慢性进行性肾小球疾病的肾性高血压,肾小球的严重损伤为原发性病变,进而出现肾小管的慢性损伤和代偿病变,肾间质纤维化,小动脉病变是长期严重的肾性高血压的结果,管壁出现代偿性肥厚,细动脉呈玻璃样变。IgA 肾病伴恶性高血压的病理特点为：①肾小叶间动脉、入球小动脉内膜水肿、变性及纤维素样坏死,血栓形成。②进展者小动脉内膜"葱皮样"增厚,管腔狭窄,但程度明显低于原发性恶性高血压。③肾小球毛细血管纤维素样坏死,缺血性皱缩;肾小球系膜细胞增殖及系膜基质增宽明显;间质炎细胞浸润明显。④免疫荧光示系膜区有 IgA 沉积。尽管 IgA 肾病伴恶性高血压在病理上根本不同于妊娠高血压疾病,但两者治疗基本相似,主要是积极控制血压,必要时终止妊娠。

二、肾功能对妊娠的影响

IgA 肾病患者在就诊时已有 10%~20% 进入肾功能不全阶段。病理提示肾小球或肾小管损伤严重,且慢性化病变较重。肾功能不全的孕妇体内潴留的代谢产物及毒性物质对胚胎不利,甚至可能威胁到母亲和胎儿安全。中、重度肾功能不全者容易发生妊娠期高血压疾病,进一步损害肾功能,严重者可发生慢性肾功能不全基础上的急性加重,还有严重者产后 1~2 年发展为终末期肾病。意大利一项研究指出血肌酐小于 1.2mg/dl 的孕妇并发症较少。新近的研究指出,IgA 肾病 CKD3 期以上［GFR<60ml/(min·1.73m^2)］的孕妇预后差。

三、蛋白尿对妊娠的影响

妊娠可加重蛋白尿,而蛋白尿程度也影响妊娠。CKD 患者妊娠可加重蛋白尿,CKD1 期约 20% 的患者出现蛋白尿倍增,而 CKD3 期以上蛋白尿倍增者高达 70%~80%。大量蛋白尿导致母体低蛋白血症,可引起 FGR。同时,血浆白蛋白下降可减少子宫胎盘血流,导致胎盘灌注不良,胎儿氧和营养物质供应不足,造成胎儿处于长期慢性缺氧状态,从而引发 FGR、新生儿窒息、甚至胎死宫内等情况。此外,肾病综合征进一步加重孕妇高凝状态。

超过 2/3 的 IgA 肾病患者妊娠期出现蛋白尿,其中肾病综合征范围蛋白尿发生率达 5%,并且有 16% 患者尿蛋白增加是不可逆的。持续蛋白尿主要影响 IgA 肾病患者的远期预后,孕期内蛋白尿不是威胁孕妇的主要因素。

需要注意的是,临床上部分患者在妊娠前无蛋白尿,妊娠后发生蛋白尿,不伴有高血压和水肿,严重者可发生肾病综合征,产后自行缓解,但再次妊娠时,蛋白尿复发,称为周期性妊娠肾病综合征。本病对孕妇及胎儿影响较小。其机制可能是孕妇肾对胎儿、胎血释放异体物质的免疫反应。

四、血尿对妊娠的影响

根据临床表现,IgA 肾病血尿可分为持续镜下血尿和反复发作肉眼血尿。几乎所有 IgA 肾病患者均有镜下血尿。有学者提出 24 小时尿蛋白<0.3g,不伴高血压及肾功能减退的血尿,称为孤立性镜下血尿,其临床进展缓慢,预后较好,对妊娠无不良影响,但在妊娠期间要密切随访。反复发作肉眼血尿是指肉眼血尿反复发作,发作前数小时至数天有前驱感染,肉眼血尿发作间期可有持续尿检异常,但肾功能正常。多数临床研究显示肉眼血尿 IgA 肾病患者预后好,但是,新近一项 112 例 IgA 肾病患者平均随访 14 年的研究,随访期间持续血尿的患者与没有血尿的患者相比,其肾功能明显下降(分别有 30% 与 10.6% 患者进入 ESRD,37% 与 15.2% 的患者 eGFR 减少 50%)。临床上以肉眼血尿起病的 IgA 肾病患者,肾活检可见到肾小球毛血管袢节段性坏死和小新月体形成,病理改变轻者,可以妊娠,但应定期随防,随访过程中患者病情出现变化,应及时给予相应处理。

五、病理对妊娠的影响

妊娠期 IgA 肾病的病理资料较少。一般认为,和普通的 IgA 肾病比较,妊娠期及产后 IgA 肾病的病理没有特殊性,但有一些文献报道这类患者肾脏组织中细胞性新月体、血管局灶节段性透明样变性及肾小球硬化比例更高。肾脏病理重者,妊娠期肾功能减退的发生率明显增多。病理上表现为中重度弥漫性系膜细胞增生和基质增加、肾小球硬化、大量新月体形成、血管透明样变性重、大量肾小管萎缩及纤维化者,其肾功能常表现异常,妊娠时风险增加;而病理上仅表现为轻度系膜细胞增生和基质增加,肾间质损害少于 20%,血管没有明显改变者,预后尚佳,妊娠时风险也较少。

病理诊断可以是妊娠前,也可以是妊娠期的病理结果。尽管有文献表明妊娠期行肾活检是可行的,但一般将妊娠作为肾活检的相对禁忌指征,除非患者突然出现不明原因的肾衰竭或肾病综合征,方考虑肾活检。对于无症状的镜下血尿和 / 或中度蛋白尿患者,一般不必急于行肾活检,可以等到产后行肾活检,以明确诊断、指导治疗。总体而言,IgA 肾病的病理轻重与妊娠过程是否顺利密切相关。

第四节　IgA 肾病患者的妊娠

一、妊娠的指征

对于年轻女性 IgA 肾病患者,如果符合可以妊娠条件,一般应鼓励尽早生育,因为患者的肾功能可能随着时间的延长而下降,最终失去妊娠的机会。对于暂时不符合可以妊娠条件的 IgA 肾病患者,肾病专科医师应帮助患者制定包括生育问题在内的治疗计划,当 IgA 肾病患者治疗有效,患者符合条件后,仍可以怀孕。

IgA 肾病进展的危险因素越多,病变越重,妊娠对孕妇肾功能恶化及对胎儿的影响越大,妊娠风险越高。血压、蛋白尿和肾功能可以反映患者肾脏病情的稳定情况。妊娠合并蛋白尿者,只要能在妊娠前控制好血压、尿蛋白,多数能安全渡过妊娠期。妊娠开始时肾小球滤过率<60ml/min,血压>140/90mmHg,妊娠中的流产率和胎儿死亡率明显增加,且妊娠中出现肾功能恶化的机会更高。故有学者建议患 IgA 肾病的育龄妇女,血压控制正常,且肾小球滤过率>60ml/min 情况下才可以考虑妊娠。

一般认为 IgA 肾病患者允许妊娠的条件为:①血压正常;②肾功能正常;③ 24 小时尿蛋白<1g;④肾活检病理类型属于轻至中度系膜增生性肾炎,肾小管间质病变和血管病变较轻。上述所有条件中,以肾功能正常为最重要。总之,具备以上各条件越多,妊娠期母亲和胎儿越安全,成功率越高,但妊娠中风险仍然相当大,需要密切监测,必要时终止妊娠。

对于已经进入 CKD 5 期的血液透析或腹膜透析的 IgA 肾病患者,鉴于透析患者的生育能力下降,怀孕的概率及新生儿存活率均非常低,强化透析需每周透析时间增加到>36 小时,才能提高胎儿的活产率,而且即使强化透析,患者妊娠风险仍然很高。出现病理妊娠后,药物或手术终止妊娠时孕妇大出血等风险明显增加。同时由于国内透析条件的限制,因此,不推荐血液透析和腹膜透析患者妊娠。如果患者怀孕后坚持要继续妊娠,要密切监护,并告知患者死胎及死产的概率高。

对于 IgA 肾病的肾移植患者,其妊娠的发生率明显高于血液透析和腹膜透析。多数研究认为激素、环孢素及硫唑嘌呤对胚胎无明显不利影响。但要注意到,肾移植患者妊娠时的高血压、子痫及肾损伤发生率,胎儿流产、早产发生率明显高于一般人群。欧洲最佳实践指南推荐肾移植后 24 个月可以考虑妊娠。美国移植学会推荐移植后至少 1 年妊娠,并满足以下标准:1 年内无移植排斥反应;肾功能良好且稳定(Scr<133μmol/L);无或微量蛋白尿;未有致胎儿毒性的急性感染;稳定且无致畸作用的抗移植排斥药物。

二、终止妊娠的指征

以下情况需要考虑终止妊娠。

(一) 无论孕周多少,均需终止妊娠

紧急情况危及孕妇生命安全,或胎儿质量下降,继续妊娠不但没有意义,反而增加危险,终止妊娠指标包括:①胎儿窘迫或宫内死胎;②重度先兆子痫伴重要脏器损伤,或出现心力衰竭,经积极治疗 48~72 小时未见好转;③不可控制的高血压或子痫;④肾功能进行性恶化。此外,出现典型的 HELLP 综合征,孕妇情况逐渐恶化;肾病综合征伴迅速增加的蛋白尿和 / 或 Scr 迅速增加,胎儿情况逐渐恶化,包括任何孕周的胎心率异常,≥32 周超声多普勒检查脐动脉舒张期血流缺失;孕晚期超过两周胎儿没有生长,均是终止妊娠的指征。

(二) 孕 32 周前

此期胎儿尚未成熟,尽管使用肾上腺皮质激素可能促进胎肺成熟,但胎儿存活风险大,终止妊娠指征主要为治疗 48~72 小时无效的重度先兆子痫。

(三) 孕 36 周

此期胎儿多已经成熟,宫外存活率高,终止妊娠的指征相对宽松,包括:①重度先兆子痫恶化,或紧急处理后好转;②虽然病情稳定,但血压升高时间>8 周;③胎盘功能下降或胎儿缺氧;④迫切需要肾活检明确肾脏病理类型。

值得一提的是,单纯蛋白尿,对孕妇及胎儿没有很大影响,故不是终止妊娠的指征。

三、妊娠期随访

对有高血压和 / 或蛋白尿的 IgA 肾病孕妇应按高危妊娠处理,由肾内科和产科协同监护。监护措施在孕 32 周前每 2 周检查 1 次,以后每周检查。监护的目的是及时发现威胁孕妇和胎儿的问题。除了常规产科检查内容外,应该增加以下内容:①每月检查 1 次 24 小时尿蛋白、血尿素氮、肌酐及电解质。如果发现肾功能下降,应进一步检查寻找可逆性恶化因素。②严格监测血压。妊娠中期平均动脉压高于 90mmHg 的孕妇,应每周测血压;③有尿蛋白或尿蛋白增加者应检查血尿酸水平;④定期检查尿常规,有感染提示的要进行尿培养;⑤定期测量血红蛋白和血浆白蛋白;⑥定期评估胎儿的生长发育情况及宫内状况。

第五节   IgA 肾病患者围生期用药

一、妊娠期药物安全性评级

(一)FDA 分级标准

围生期用药需要注意药物对胎儿的毒性作用,通用的评价是根据 FDA 妊娠安全分级。美国 FDA 安全分级分别为:①A 级:在有对照组的研究中,在妊娠 3 个月的妇女中未见到对胎儿危害的迹象(并且也没有对其后 6 个月的危害性的证据),可能对胎儿的影响甚微。②B 级:在动物繁殖性研究中(并未进行孕妇的对照研究),未见到对胎儿的影响。或在动物繁殖性研究中表现有副作用,这些副作用并未在妊娠 3 个月的妇女中得到证实(也没有对其后 6 个月的危害性的证据)。③C 级:在动物的研究证明它对胎儿的副作用(致畸或杀死胚胎),但并未在对照组的妇女中进行研究,或没有在妇女和动物并行地进行研究。本类药物只有在权衡了对妇女的好处远大于对胎儿的危害之后,方可应用。④D 级:有对胎儿的危害性的明确证据。尽管有危害,但孕妇用药后有绝对的好处(例如孕妇受到死亡的威胁或患有严重的疾病,如应用其他药物虽然安全但无效)。⑤X 级:在动物或人的研究表明它可使胎儿异常,或根据经验认为在人或动物中使用有危害的,孕妇应用显然是无益的,属禁用级别。

(二)《中华人民共和国药典》标准

《中华人民共和国药典》将妊娠期使用对胎儿有明确损害的药物列入禁忌证,在用药是否对孕妇可能有益方面未加以描述。

二、围生期 IgA 肾病的治疗

围生期治疗风险高,此时孕妇营养需求大、免疫平衡改变,治疗 IgA 肾病更容易发生感染、营养不良等诸多并发症;胎儿暴露药物的安全性更是敏感问题,治疗 IgA 肾病的所有药物中没有对胎儿绝对安全的一个药物,而且大多数药物都有一定的毒性。所以 IgA 肾病治疗要注意 3 个原则:①主要治疗危急、重症;②治疗选用循证医学证实的疗效可靠药物,对疗效不确切的药物,不推荐使用;③充分权衡药效和毒性,保证疗效的同时,尽量选择低剂量,以降低药物毒性。

(一)降压药

血压目标:妊娠期目标血压 130~140/80~90mmHg,避免过度降压导致胎盘灌注不足而影响胎儿生长发育。妊娠期安全的降压药物包括甲基多巴、拉贝洛尔和长效硝苯地平。对于轻度高血压可以不用药物治疗，一般休息即可；对于血压>160/110mmHg，必须使用降压药物，舒张压维持在 80~90mmHg 即可，血压太低不利于胎盘灌注。

由于胎儿暴露 ACEI 会增加新生儿的发病率和死亡率。因此，ACEI/ARB 类药物在妊娠期内禁止使用。β- 受体阻滞剂属于美国 FDA 分级的 C 类药物。研究较多的有阿替洛尔、拉贝洛尔和普萘洛尔。阿替洛尔安全性证据不如甲基多巴充分，一般不推荐使用阿替洛尔降压。甲基多巴在孕妇和胎儿的安全性方面进行过长期观察，其效果明确，副作用少。甚至有研究提示其对胎儿的保护作用，可能获益于降压以外的作用。甲基多巴可作为妊娠高血压的常规降压药物，使用方法为每次 0.5~1.0g，每日 4 次。钙通道阻滞剂中的硝苯地平为美国 FDA 安全分级 C 级药物。舌下含化可迅速起效，适合紧急时使用。其他 β- 受体阻滞剂（如美托洛尔）和钙通道阻滞剂（如尼莫地平和尼卡地平）仅在孕妇不能耐受上述推荐的更安全的降压药时替代使用。

利尿剂可导致血液浓缩、有效循环血量减少和高凝倾向，因此仅当孕妇出现全身水肿、肺水肿、脑水肿、肾功能不全、急性心力衰竭等情况时，才可酌情使用呋塞米等快速利尿剂。螺内酯可通过胎盘，对胎儿产生抗雄激素作用，妊娠期应避免应用。

（二）糖皮质激素

糖皮质激素是美国 FDA 安全分级的 C 级用药。孕期使用需要注意其对血压的影响，大剂量使用激素时注意水钠潴留可能加重水肿，也可能与胎膜早破有关。

对于妊娠期活动性 IgA 肾病，如伴大量细胞性新月体时，需要使用糖皮质激素。如果仅仅蛋白尿增加，则不一定需要使用激素。糖皮质激素是最有循证医学证据的免疫抑制药物之一，妊娠期相对安全，糖皮质激素是治疗妊娠期 IgA 肾病的有效药物之一，但是激素使用需要慎重，因为妊娠时机体处于高凝状态，而激素会加重这一倾向。激素的使用原则：①尽量缩短激素使用疗程，以及减少激素剂量，避免新生儿肾上腺皮质功能不全；②使用期间密切监测孕妇血压、体重变化及尿路感染的可能。

（三）免疫抑制剂

妊娠期中尽量不使用免疫抑制剂。推荐的妊娠期安全使用的免疫抑制剂包括羟氯喹、硫唑嘌呤和钙调磷酸酶抑制剂，利妥昔单抗仅作为妊娠早期治疗的最后手段，但以上这些仅在可能获得的利益大于对胎儿潜在的危险时使用。环磷酰胺、吗替麦考酚酯、来氟米特和甲氨蝶呤有致畸作用，妊娠期禁忌使用，至少在受孕前 3~6 个月停用。

1. 环磷酰胺和吗替麦考酚酯　　环磷酰胺和吗替麦考酚酯有致畸作用，妊娠期间应避免使用。妊娠早期应用环磷酰胺，会导致胎儿颅盖骨、耳和头面部结构、肢体和内脏器官异常及发育迟缓，妊娠晚期应用会导致胎儿生长受限（fetal growth restriction，FGR）、造血抑制和神经损伤。妊娠早期应用吗替麦考酚酯，流产率高，且会导致胎儿发生较大的先天缺陷，包括唇腭裂、小耳畸形伴外耳道闭锁和小颌畸形等。

2. 利妥昔单抗　　利妥昔单抗可通过胎盘，导致新生儿发生 B 细胞耗竭，自妊娠中期至足月，其发生率和严重程度逐渐增加。因此，建议利妥昔单抗仅作为妊娠早期治疗的最后手段，但是胎儿宫内暴露于利妥昔单抗对免疫系统发育的影响尚不确定。母体曾应用利妥昔单抗的新生儿，在常规疫苗接种前应监测 B 细胞，必要时延迟疫苗接种。

3. 硫唑嘌呤　　是妊娠期常用的维持疾病缓解的药物。动物实验报道硫唑嘌呤有致畸作用,但因人类胎儿肝脏缺乏将硫唑嘌呤代谢为活化产物 6- 巯基嘌呤的次黄嘌呤核苷酸焦磷酸化酶,因此不会导致胎儿畸形。肾移植受者在妊娠期间给予硫唑嘌呤治疗后,新生儿先天畸形率与一般人群无差异,也说明硫唑嘌呤无致畸作用。

4. 钙调磷酸酶抑制剂 移植受者的研究显示钙调磷酸酶抑制剂(如环孢素或他克莫司)不增加致畸风险,妊娠期可以安全使用。妊娠期由于环孢素和他克莫司分布容积的变化及肝代谢增加,自妊娠中期开始,药物剂量需逐渐增加妊娠前的 20%~25%。同时为减少药物副作用,要注意个体差异,使用有效的最低剂量,为降低潜在的药物毒性,需要定期监测药物浓度,维持药物浓度在低治疗窗,且需在产后快速减量至妊娠前剂量。

尽管硫唑嘌呤是美国 FDA 安全分级的 D 级药物,钙调磷酸酶抑制剂是 FDA 安全分级的 C 级药物,但在《中华人民共和国药典》中均是妊娠期禁用药物。因此,一般情况下妊娠期不推荐使用免疫抑制剂治疗 IgA 肾病。若需要使用,必须与患者及患者家属详细沟通潜在的风险。

(四)其他常见药物

妊娠期红细胞生成素(erythropoietin,EPO)相对缺乏,特别是 CKD3 期以上的孕妇,同时存在妊娠相关炎症因子导致的 EPO 抵抗,CKD 孕妇可发生严重贫血,影响胎盘和胎儿的生长。建议 CKD 孕妇血红蛋白维持在 100g/L,使用 EPO 及口服铁剂纠正贫血是安全的,通常剂量需要增加,但静脉铁剂是妊娠期 B 类用药。

妊娠期女性血 pH 偏碱性,除非出现严重酸中毒,IgA 肾病的孕妇一般不需要补充碳酸氢盐。

关于治疗钙磷平衡及继发性甲状旁腺功能亢进症常用药物的妊娠安全性研究有限,均定为 C 类。妊娠期可以用碳酸钙,但目前尚无司维拉姆、碳酸镧或拟钙剂等妊娠期使用的相关研究。

伴大量蛋白尿和血清白蛋白<20g/L 的患者,应该在整个妊娠期间预防血栓,非严重肾病综合征,但是伴有其他血栓高危风险因素如肥胖等也要考虑抗凝,可选择皮下注射低分子肝素抗凝。分娩时通常停止预防血栓,但产后血栓风险尤其高,应尽可能继续抗凝至少持续至产后 6 周,具体参见美国胸科医师学会指南。

第六节 IgA 肾病患者妊娠的预后

IgA 肾病患者合并妊娠时,对胎儿及孕妇都是一次考验,IgA 肾病的病情可以影响胚胎的生长发育,同样妊娠期的病理生理变化也直接或间接影响 IgA 肾病。对于 IgA 肾病患者能否妊娠,以及妊娠对母子的影响,肾科医生要有明确的判断。影响 IgA 肾病妊娠的预后,主要有高血压、肾功能、24 小时尿蛋白及肾病理类型等因素。妊娠期的高血压能较好地预测将来的高血压。IgA 肾病伴高血压,常提示肾脏血管病变较重,且部分肾功能有减退;通常肾功能正常的患者,妊娠加速肾功能的恶化并不常见,但孕前已有肾功能不全者(肾小球滤过率<60ml/min),妊娠通常加速肾脏恶化。24 小时尿蛋白直接与胎儿的发育有关,但如果妊娠期内尿蛋白明显增加,同时伴高血压及肾功能减退,常提示预后欠佳。肾脏病理是判断 IgA 肾病预后最重要的指标,增生、坏死等活动性指标及硬化或纤维化等慢性化指标越明显者,尤其血管透明样变性明显者,患者预后尤为不佳。

如果 IgA 肾病患者无高血压,肾功能基本正常(CKD1~3a 期)、肾脏病理损伤轻,妊娠基本安全,对 IgA 肾病及胎儿影响不大,但需要在妊娠中密切观察患者病情变化,必要时提前结束妊娠。

(梁馨苓 梁华般)

参考文献

[1] PARK S, LEE S M, PARK J S, et al. Midterm eGFR and adverse pregnancy outcome: the clinical significance of gestational hyperfiltration [J]. Clin J Am Soc Nephrol, 2017, 12 (7): 1048-1056.

[2] SHIMIZU A, TAKEI T, MORIYAMA T, et al. Effect of pregnancy and delivery on the renal function and the prognosis of patients with chronic kidney disease stage 3 caused by immunoglobulin a nephropathy [J]. Intern Med, 2015, 54 (24): 3127-3132.

[3] SU X, LV J, LIU Y, et al. Pregnancy and kidney outcomes in patients with IgA nephropathy: a cohort study [J]. Am J Kidney Dis, 2017, 70 (2): 262-269.

[4] LIU Y, MA X, LV J, et al. Risk factors for pregnancy outcomes in patients with IgA nephropathy: a matched cohort study [J]. Am J Kidney Dis, 2014, 64 (5): 730-736

[5] LIMARDO M, IMBASCIATI E, RAVANI P, et al. Pregnancy and progression of IgA nephropathy: results of an Italian multicenter study [J]. Am J Kidney Dis, 2010, 56 (3): 506-512.

[6] PCCOLI G B, CABIDDU G, ATTINI R, et al. Pregnancy in chronic kidney disease: questions and answers in a changing panorama [J]. Best Pract Res Clin Obstet Gynaecol, 2015, 29 (5): 625-642.

[7] COPPO R, FERVENZA F C. Persistent microscopic hematuria as a risk factor for progression of IgA nephropathy: new floodlight on a nearly forgotten biomarker [J]. J Am Soc Nephrol, 2017, 28 (10): 2831-2834.

[8] ALKHUNAIZI A, MELAMED N, HLADUNEWICH M A. Pregnancy in advanced chronic kidney disease and end-stage renal disease [J]. Curr 0pin Nephrol Hypentens, 2015, 24 (3): 252-259.

[9] PICCOLI G B, ATTINI R, VASARIO E, et al. Pregnancy and chronic kidney disease: a challenge in all CKD stages [J]. Clin J Am soc Nephrol, 2010, 5 (5): 844-855.

[10] MAGEE L A, DADELSZEN P, REY E, et al. Less-tight versus tight control of hypertension in pregnancy [J]. N Engl J Med, 2015, 372 (5): 407-417.

[11] MAGEE L A, DADELSZEN P, SINGER J, et al. Do labetalol and methyldopa have different effects on pregnancy outcome ? analysis of data from the control of hypertension in pregnancy study (CHIPS) trial [J]. BJOG, 2016, 123 (7): 1143-1151.

[12] CHAKRAVARTY E F, MURRAY E R, KELMAN A, et al. Pregnancy outcomes after maternal exposure to rituximab [J]. Blood, 2011, 117 (5): 1499-1506.

[13] KIM H, JEONG J C, YANG J, et al. The optimal therapy of calcineurin inhibitors for pregnancy in kidney transplantation [J]. Clin Transplant, 2015, 29 (2): 142-148.

[14] BATES S M, GREER I A, MIDDELDORP S, et al. VTE, thrombophilia, antithrombotic therapy, and pregnancy: antithrombotic therapy and prevention of thrombosis, 9th ed: american college of chest physicians evidence-based clinical practice guidelines [J]. Chest, 2012, 141 (Suppl 2): e69lS-e736S.

[15] LIU Y, MA X, ZHENG J, et al. A systematic review and meta-analysis of kidney and pregnancy outcomes in IgA nephropathy [J]. Am J Nephrol, 2016, 44 (3): 187-193.

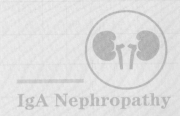

第十七章

过敏性紫癜性肾炎

IgA Nephropathy

过敏性紫癜(henoch-Schönlein purpura,HSP)是一种系统性血管炎,可以表现为皮肤紫癜、出血性胃肠炎、关节炎及肾损害等,病理表现为含 IgA 的免疫复合物沉积于受累部位小血管壁引起的弥漫性坏死性小血管炎,可影响到皮肤、肠道、肾小球、关节等部位,几乎所有的病例都有皮肤损害,伴肾损害者称为过敏性紫癜性肾炎(henoch-Schönlein purpura nephritis,HSPN)。

既往认为本病是由过敏反应所致,被称为"过敏性紫癜"。后来有学者发现 HSPN 类似 IgA 肾病,患者肾脏系膜区有 IgA 沉积,HSPN 的肾活检结果与特发性 IgA 肾病的病理基本没有区别。

目前,HSP 被认为是以 IgA 为主的免疫复合物侵犯微血管系统所致的血管炎,国际上多称之为 IgA 血管炎(IgA vasculitis,IgAV)。与 HSP 相似的皮肤表现也见于其他疾病,如混合性冷球蛋白血症、抗中性粒细胞胞浆抗体(anti-neutrophil cytoplasmic antibodies,ANCA)相关的小血管炎和超敏性血管炎等。

针对 IgA 血管炎的诊断,为了与其他类型的血管炎进行区分,1990 年美国风湿病学会提出,发病年龄<20 岁、典型的紫癜、急性腹痛及病理活检显示小动脉或小静脉壁有中性粒细胞浸润等 4 条标准,4 条标准中符合 2 条或 2 条以上,可区分 IgAV 与其他类型的血管炎,敏感性为 87.1%,特异性为 87.7%。1994 年 Chapel Hill 国际共识会议则将 IgAV 定义为一类以 IgA 沉积为主的小血管炎,通常累及皮肤、肠道和肾小球,并伴有关节痛和关节炎。基于以 IgA 在小血管壁沉积的典型病理特征,2012 年 Chapel Hill 国际共识会议确定以"IgA 血管炎"替代原有的疾病命名(henoch-schönlein purpura),但目前我国仍采取"过敏性紫癜"诊断命名。

肾脏是过敏性紫癜常见的受累重要脏器,过敏性紫癜性肾炎在儿童中尤为常见,有其独特的流行病学特征、临床表现、病理学分型和治疗方案。本章主要介绍过敏性紫癜性肾炎的流行病学特点、发病机制、临床病理特征及诊治要点。

第一节　流行病学特征

HSP 可以发生于任何年龄,但以儿童发病多见,年发病率为 3 例/10 万儿童~26 例/10 万儿童,4~7 岁是高发年龄,其中,黑种人儿童的 HSP 的年发病率显著低于白种人或亚洲儿童[4.9(2.8~7.8)/10 万]。但不管是成人还是儿童,男性发病率高于女性,两者比例为 1.3∶1~2.3∶1。本病冬秋季发生较多,多伴有上呼吸道感染,患病儿童多数伴有过敏体质。

过敏性紫癜患者中有 45%~85% 可以有肾炎表现。近年来过敏性紫癜发病率呈上升的趋势,有人对过敏性紫癜患者进行肾活检发现,几乎 100% 的患者均有不同程度的肾损害。儿童(尤其是幼儿)的 HSPN 一般较轻,而成人更容易发展为中度至严重的疾病。

第二节　病因及发病机制

一、病因

迄今为止,该病的病因未完全阐明,可能涉及感染、遗传、药物、疫苗及某些食物诱发等因素。发病机制中以体液免疫异常为主,T 淋巴细胞功能改变、细胞因子和炎症介质的参与在发病中起重要作用。

(一)感染因素

1. 细菌　细菌感染包括链球菌、幽门螺杆菌等感染可能导致紫癜性肾炎。

(1)链球菌:引起 HSP 的病因以 A 组 β 溶血性链球菌所致的上呼吸道感染最常见,且其在过敏性紫癜性肾炎(HSPN)的发生中也起一定作用。从 20 世纪 90 年代起即有大量文献对链球菌和 HSP 的相关性进行了报道。对 HSP 患者行皮肤活检,免疫组织化学和电镜检出 IgA 连接区有链球菌 M 蛋白(M4、M22 和 M60)沉积;在 HSPN 患儿肾组织中检出链球菌及补体沉积,表明链球菌感染可能在 HSP 和 HSPN 的发生中起一定作用,其中链球菌 M 蛋白和补体片段(如 C5a)的激活可能参与 HSP 的发病。

(2)幽门螺杆菌(Helicobacter pylori,Hp):Hp 感染可能是 HSP,尤其是 HSP 腹型患儿发病的重要因素。研究发现 Hp 感染与腹型 HSP 有显著相关性,同时报道 HSP 患儿胃肠黏膜活组织检查中检出 Hp,且阳性比例明显增高,并发现根治 Hp 有利于 HSP 的康复,尤其是 HSP 腹型患者。

(3)其他细菌:与 HSP 有关的还有金黄色葡萄球菌、结核分枝杆菌和肺炎球菌等。HSP 患儿咽拭子培养时发现腹型 HSP 患儿金黄色葡萄球菌感染率 28.13%,明显高于其他类型及健康者。

2. 病毒　病毒感染包括柯萨奇病毒、EB 病毒、微小病毒 B19 等感染可能导致紫癜性肾炎。

(1)柯萨奇病毒:有学者报道在 HSP 患者血清循环免疫复合物中检测到柯萨奇病毒特异性 IgM,且抗体滴度较健康对照组显著增高,认为 HSP 发病与感染柯萨奇病毒有关。

(2)EB 病毒(EBV):EBV 是一种常见的 HSP 感染病原体,文献报道可达统计例数的 41.79%。另有报道在一对患有 HSP 双胞胎的血清中均发现了 EBV。

(3)微小病毒 B19:Cioc 等首次报道微小病毒 B19 与 HSP 相关,来自天津市儿童医院的大样本 HSP 报道也证实了微小病毒 B19 与儿童 HSP 发病相关。另外麻疹、风疹、水痘、流行性腮腺炎、肝炎病毒等也可诱导 HSP 的发生。

3. 其他病原微生物　某些寄生虫(如阿米巴原虫和蛔虫)的代谢产物或幼虫死亡后释放的异体蛋白过敏,以及其他病原体包括肺炎支原体感染等均与 HSP 发病有一定相关性。

(二)过敏

很多食物及药物也能引起过敏性紫癜的发病,或者使已经治疗好转者复发;多种食物,如乳类、蛋类、鱼、虾、蟹及蛤等可能诱发本病。花粉、粉尘、寒冷刺激等因素也可能导致 HSP 皮疹反复,但缺乏循证医学证据。有报道 HSP 患儿食物不耐受率高达 92.5%,其中鸡蛋的阳性率最高,其次为番茄、牛奶和鳕鱼等。

另外某些异物可能造成过敏反应,如花粉、柳絮、宠物的皮毛、螨虫及其脱落物等,患儿都可以因为接触而发病,也与过敏性紫癜性肾炎发生有关。某些药物如磺胺类、苯巴比妥、三磷酸腺苷辅酶 A 等均有导致 HSP 的报道。

发生 HSPN 的儿童与 IgA 肾病患儿相比,血清 IgE 水平明显升高,有报道,HSPN 的患者皮肤朗格汉斯细胞及肥大细胞都有 IgE 的沉积。据推测,有 IgE 沉积的肥大细胞可能会产生 IL-8,IL-8 是一种白细胞趋化因子,在白细胞介导的血管炎中起着重要作用。

二、遗 传 因 素

有报道在同一个直系家族里有 2 个或 2 个以上的成员发生 HSP。但还没有证实家族性 HSP 的一些特异性的染色体位点，可能是家庭成员暴露于同样的感染源或潜在的免疫刺激物造成。已经证实许多遗传因素可以影响 HSP 发生的可能性、累及肾的可能性及严重程度。

人类血管紧张素转换酶（angiotensin-converting enzyme，ACE）可催化血管紧张素 I 转化为血管紧张素 II，并且可以使缓激肽失活；其基因位于 17q23，根据位于其内含子 16 的 1 个287bp 序列存在与否，分为插入型（I）和缺失型（D）2 种等位基因，即 ACE 基因 I/D 多态性。近年来有较多文献进行了 ACE 基因多态性与 HSP/HSPN 遗传易感性的相关性报道，但是由于多种因素，得出的结果存在不一致，结论常有争议，甚至相互矛盾。荟萃分析结果表明，在不同的民族中，ACE I/D 基因 D 可能增加儿童 HSP/HSPN 发病的风险，从而构成一个危险因素。ACE I/D 基因型 II 则可能降低儿童罹患 HSP/HSPN 的风险，可能是儿童 HSP/HSPN 的本构保护因子。ACE 基因多态性还可影响 HSPN 患者的临床表现，如果 ACE D 是纯合等位基因（DD 基因型），则更容易出现持续性或者严重的蛋白尿。

另外，也有 HLA-DRB1*01、MEFV（家族性地中海热基因）突变、TGF-β509TT 基因型等有与 HSPN 发生有关的报道，而 HLA-DRB1*07 则可能是保护性基因。新近的研究还发现，内皮型一氧化氮合酶（endothelial nitric oxide synthase，eNOS）T786C TT 基因型与 eNOS G894T 等位基因相关，GG 基因型与 HSP 易感性相关；C1GALT1 基因的变异是 HSP 发病的危险因素。

三、免 疫 机 制

（一）IgA 在 HSPN 发病机制中的作用

尽管 HSPN 的详细致病机制尚未完全阐明，但 HSP 患者的免疫系统仍存在一些干扰因素，包括血清 IgA1、IgA1- 包含循环免疫复合物和 IgA- 类风湿因子水平升高。HSPN 中毛细血管内壁和毛细血管外炎症及肾小球纤维蛋白沉积的发生率高于 IgAN。在这两种疾病之间，除了在 IgAN 中血清 IgG 含量和包含 IgA 的循环免疫复合物更大，以及 HSPN 中 IgE 血浆水平升高的发生率更高外，没有发现重大的生物学差异。基于大量临床和实验研究的结果，认为在 HSPN 患者的肾小球中，来自肾外源的 IgA- 免疫复合物沉积导致肾脏炎症改变。因此，HSPN 可被视为一种免疫复合物肾炎。在 HSPN 中，IgA 沉积不仅存在于肾，也存在于其他器官（如皮肤）。部分肾移植术后出现移植肾 IgA 沉积。

研究发现，部分 HSPN 患者血清中多聚体 IgA1 水平升高。IgA1 与类风湿因子、IgA 纤维连接蛋白聚合物或 IgA1 型抗 α- 半乳糖苷抗体均是 HSPN 患者血清中免疫复合物的成分。同时，部分 HSPN 患者单核巨噬细胞上的纤维连接蛋白受体功能下降，可能造成免疫复合物清除减少。与 IgA 肾病相同，在 HSPN 中，IgA1 的异常糖基化对于肾小球系膜区 IgA1 的沉积也有重要贡献。IgA1 氧连接枢纽区的糖基化异常及 IgA1 分子清除障碍是导致 IgA1 免疫复合物沉积的主要原因。Allen 等发现 HSP 累及肾脏的患者血清 IgA1 与识别 N- 乙酰氨基半乳糖的凝集素结合力升高，出现异常的 O- 糖基化，而肾脏未受累的 HSP 患者没有发现 IgA1 糖基化异常。IgA1 糖基化的异常可能导致肝脏去唾液酸糖蛋白受体

（asialoglycoprotein receptor，ASGPR）对免疫复合物的清除下降。有研究发现转铁蛋白受体 CD71 是系膜细胞上聚合 IgA1 的受体，可以增强半乳糖缺乏的 IgA 1（galactose-deficient IgA1，Gd-IgA1）免疫复合物与系膜细胞的结合。与其他肾小球疾病患者相比，IgAN 和 HSPN 患者系膜细胞表面 CD71 表达增加，而且，HSPN 患者系膜细胞的 CD71 表达增强且与 IgA 沉积部位一致。

（二）补体系统在 HSPN 发病机制中的潜在作用

补体激活在 IgAN 和 HSPN 的发病机制中发挥了重要作用，因为肾小球补体激活可能引发炎症级联，增强肾小球损伤。在肾小球水平补体的激活都是通过替代途径和甘露糖结合途径实现的。有报道表明，补体 C4 的缺失可能与 HSP 的发病增加有关。补体 C4 缺失的个体常常发生免疫复合物介导的疾病，包括 HSP 和系统性红斑狼疮。C4 有 C4A 和 C4B 两种亚型，研究发现 C4B 缺失的 HSP 患者，肾脏病的发生率增加，但是如果同时出现 C4A 的缺失，则肾脏病会更严重。在许多等位基因编码以上两种补体当中，有 2 种零等位基因编码 *C4AQ*0* 和 *C4BQ*0*，经常产生不可识别的产物。与正常对照组相比，*C4BQ*0* 在 HSP 患者中更常见。

（三）细胞因子及其他可能的 HSPN 致病机制

从 IgAN 患者外周血分离出的细胞系中，可检测细胞因子刺激导致 β1,3- 半乳糖基转移酶及其分子伴侣蛋白表达下降，而 α2,6- 乙酰半乳糖胺 - 唾液酸转移酶 Ⅱ 表达增加。结果表明，唾液酸化乙酰半乳糖胺的合成得到提高，提示某些细胞因子可能在 IgAN 的发病机制中发挥作用；而细胞因子在 HSPN 疾病发生发展进程中的相关参与机制，仍需进一步研究。

Masuda 等发现链球菌抗原 - 肾相关纤溶酶受体可能在一部分 HSPN 患者中有致病作用。相关研究也表明，嗜酸性粒细胞的激活在 HSPN 的发病中发挥作用，HSP 患儿的血清嗜酸性粒细胞阳离子蛋白水平高于 IgAN 和健康对照组患儿。来自中国的一项研究结果表明，血清嗜酸性粒细胞阳离子蛋白水平增高仅见于 HSPN 活动期。这些研究表明血清嗜酸性粒细胞阳离子蛋白可能在 HSP 患者的肾炎发病中发挥作用。

此外，在一组日本成年 HSP 患者的血清中，检测出 IgA 抗心磷脂素和抗磷脂酰丝氨酸 - 凝血酶原复合物浓度升高，并且与患者蛋白尿的严重程度相关。研究还发现肾 α- 平滑肌激动蛋白的表达也与 HSPN 患者的肾损伤进展有关；肾小球及间质区 α- 平滑肌肌动蛋白表达增高可能与 HSP 及 HSPN 的发病及预后不良相关。但这些因素在 HSP 和 HSPN 发病机制中的作用尚不清楚。

第三节　临床表现

发病时，部分患者可有非特异性表现如发热、乏力等，所有的患者均有皮肤紫癜的表现，多见于四肢远端，尤其是下肢，呈对称性分布，也可以出现在臀部和躯干，多为略高于皮面的出血性斑点，可有痒感。皮疹可分批出现，也可融合成片，多于 1~2 周内消退。约 2/3 的患者伴有关节炎，以下肢关节，如膝关节、踝关节受累为主，呈游走性关节痛或关节积液，也可见于上肢关节，关节变形少见。50%~75% 患者有消化道症状，最常见为剧烈腹部绞痛，以脐周和下腹部为主，可伴有恶心、呕吐、黑便或鲜血便。肠道的各个部分均可累及，空肠回肠最多见。肠穿孔、肠套叠、肠梗阻是 HSP 最严重的消化道症状。也有 HSP 累及其他脏器如肺、脑等的报道。有学者总结了儿童 HSP 的临床表现,见表 17-3-1。

表 17-3-1　100 例儿童 HSP 的临床表现

临床表现	患者比例 /%
紫癜	100
关节炎	82
只有下肢分布	52
上肢下肢都有	30
腹痛	63
肾炎	40
血尿(肉眼或镜下)	40
镜下血尿	7
蛋白尿	25
肾病综合征	3
消化道出血	33
隐血	23
血便	10
睾丸炎	5
癫痫发作	5
十二指肠梗阻	1
再发	33

　　肾脏受累发生率较高,是影响 HSP 预后的主要因素。HSPN 可能发展成慢性肾脏病,是导致其高致死率的一个主要原因。97% 的 HSP 患儿肾损害发生在起病 6 个月内,大部分 HSPN 患儿表现为一过性镜下血尿和 / 或少量蛋白尿,通常具有自限性,预后良好;虽然 HSPN 患儿继发慢性肾脏病比例较成人低,但仍有 1%~2% 的 HSPN 患儿病情进展,发展为慢性肾脏病(chronic kidney disease,CKD)或终末期肾病(end stage renal disease,ESRD)。

　　HSPN 典型的临床表现是血尿伴或不伴蛋白尿,多在其他症状发生的数天至数周内出现。多数 HSPN 在 3 个月至 5 年才发展成典型的肾炎表现,只有很少一部分肾炎先于 HSP 其他症状。约 8% 的患者表现为急性肾炎综合征,13% 的患者表现为肾病综合征。有学者研究了儿童 HSPN(发生肉眼或镜下血尿)发生的相关因素,用多变量统计分析的方法发现紫癜至少持续 1 个月、消化道出血(显性或者隐性)、血浆 XIII 因子活性下降和肾脏受累的发生有显著的相关性,而持续的紫癜和肾脏受累的发生有最强的相关性。

第四节　实验室检查

　　HSP 出现肾损害的临床表现主要是血尿、蛋白尿、高血压和肾衰竭,大约 20%HSPN 患者(所有 HSP 病例的 7%)出现肾病综合征。有研究结果显示,在 HSP 患者中,初始 HSP 表现后 4 周内 85% 的患者发生肾脏受累,6 周内为 91%,6 个月内为 97%。

HSPN 初期,多数儿童和成人肾功能是正常的。肾功能不全在成人还是儿童更常见目前还存在争议。45%~85% 的成人 HSP 患者合并肾损害,其中 94% 患者有血尿,严重肾损害(肌酐清除率不超过 30ml/min)占 14%。在一项针对成人 HSPN 的研究中,11% 的患者达 ESRD,13% 表现为严重肾衰竭(eGFR<30ml/min),14% 为中度肾功能不全(eGFR<50ml/min)。

血常规结果多正常,部分患者白细胞计数升高,多种自身抗体阴性,急性期部分患者可见 IgA 水平升高,但与肾脏受累的严重程度无关。在疾病的最初 2~4 周可以见到高水平的循环免疫复合物;可能有 30%HSP 患者存在补体替代途径的持续激活,但血清 C3 和 C4 水平多数正常。

作为一种全身的小血管炎,IgA 型抗中性粒细胞胞浆抗体(anti-neutrophil cytoplasmic antibodies,ANCA)是否能作为 HSP 的血清标志物还存在争议。部分研究发现,HSP 患者血清中能检测到 IgA 型 ANCA,且与肾脏病情的活动直接相关;但更多的研究则表明这些患者血清中检测到的 IgA-ANCA 可能是假阳性结果,可能是 IgA 型类风湿因子的出现或 IgA 异常糖基化的侧链与中性粒细胞抗原之间发生了凝集素样的结合。

与 IgA 肾病中的 IgA1 一样,最近的研究表明,在 HSP 肾炎患者中 IgA1 的糖基化异常。除了 HSP 中 IgA1 的结构,寻找 IgA1 结合的抗原表位也是一个重要而有趣的问题。多种 IgA 自身抗体被发现与 HSP 相关,包括 IgA 类风湿因子,IgA 抗心磷脂抗体,IgA 抗内皮细胞抗体。尽管异常糖基化 IgA1 和以上所提及的一些 IgA 自身抗体可能在 HSP 中发挥致病性作用,但它们是否是 HSP 的诊断生物标志物尚需进一步研究验证。

第五节　病　理　表　现

病理分型包括 Meadow 标准、国际儿童肾脏病研究会(the International Study of Kidney Disease in Children,ISKDC)和 Steven N.Emancipato 分型标准,相关内容详见第十章第四节。

第六节　临床诊断与鉴别诊断

一、临床诊断与分型

国际上有较多针对 HSP 的诊断标准,但较为常用的主要有 1990 年美国风湿病协会(ACR)制定的标准和 1994 年 Chapel Hill 共识标准,见表 17-6-1。

表 17-6-1　HSP 国际诊断标准

标准出处	诊断标准
ACR,1990 年	符合以下 2 项或 2 项以上者可诊断过敏性紫癜:①皮肤紫癜;②年龄<20 岁;③急性腹痛;④活检见小血管中性粒细胞浸润
Chapel Hill 共识标准,1994 年	以 IgA 沉积为主的小血管炎(包括毛细血管、小静脉或小动脉);通常累及皮肤、内脏、肾小球和关节

在过敏性紫癜的基础上,合并肾损害,可考虑过敏性紫癜性肾炎。皮疹稀疏或出现肾症状时皮疹已消退者应详细追问病史(包括关节、胃肠道症状)和皮疹形态。肾穿刺活检有助于本病的诊断,且有助于了解病变程度及评估预后。皮肤活检有助于同 IgA 肾病外的肾炎作鉴别。

国内对于紫癜性肾炎的诊断标准,在 2017 年进行了更新,具体标准如下:在过敏性紫癜病程 6 个月内,出现血尿和 / 或蛋白尿。其中血尿和蛋白尿的诊断标准包括以下 2 项。

(1)血尿:肉眼血尿或 1 周内 3 次镜下血尿,红细胞>3 个 / 高倍视野(HP)。

(2)蛋白尿:满足以下任一项者:① 1 周内 3 次尿常规定性示尿蛋白阳性;② 24h 尿蛋白定量>150mg 或尿蛋白 / 肌酐>0.2g/gCr;③ 1 周内 3 次尿微量白蛋白高于正常值。

国内指南根据疾病的临床特点及病理表现,将 HSPN 临床分型分为 7 型,肾小球病理改变分为Ⅵ级、肾小管病理改变分为 5 级。见表 17-6-2。

表 17-6-2　HSPN 临床分型和病理分级

项目	分型或分级
临床	1. 孤立性血尿型 2. 孤立性蛋白尿型 3. 血尿和蛋白尿型 4. 急性肾炎型 5. 肾病综合征型 6. 急进性肾炎型 7. 慢性肾炎型
肾脏病理	**肾小球病理分级** Ⅰ级:肾小球轻微异常 Ⅱ级:单纯系膜增生,分为:a. 局灶节段;b. 弥漫性 Ⅲ级:系膜增生,伴有<50% 肾小球新月体形成和 / 或节段性病变(硬化、粘连、血栓、坏死),其系膜增生可为:a. 局灶节段;b. 弥漫性 Ⅳ级:病变同Ⅲ级,50%~75% 的肾小球伴有上述病变,分为:a. 局灶节段;b. 弥漫性 Ⅴ级:病变同Ⅲ级,>75% 的肾小球伴有上述病变,分为:a. 局灶节段;b. 弥漫性 Ⅵ级:膜增生性肾小球肾炎 **肾小管间质病理分级** (-)级:间质基本正常 (+)级:轻度肾小管变形扩张 (++)级:间质纤维化、小管萎缩<20%,散在炎性细胞浸润 (+++)级:间质纤维化、小管萎缩 20%~50%,散在和 / 或弥漫性炎性细胞浸润 (++++)级:间质纤维化、小管萎缩>50%,散在和 / 或弥漫性炎性细胞浸润

二、鉴 别 诊 断

(一)IgA 肾病

单纯根据肾脏病理及免疫病理改变很难区分 IgA 肾病和 HSPN,最近的研究认为 HSP 可能是 IgA 肾病的系统表现。在肾活检确诊为 IgA 肾病的患者,肾脏症状出现后的 2~13 年,部分患者可能发展为 HSP。Davin 总结了 IgA 肾病与 HSPN 之间的差异,见表 17-6-3。

表 17-6-3　IgA 肾病(IgAN)和过敏性紫癜性肾炎(HSPN)的区别

	IgAN	HSPN
临床特点		
肾外症状	−	+
初发常见年龄	>15 岁	<15 岁
肾病综合征	+	+++
慢性肾衰竭的风险	+	++
高血压	−	+
继发性因素	++	+
病理学特点		
毛细血管内增生	+	++
新月体	+	++
肾小球毛细血管襻的 IgA 沉积	+	++
电镜下的内皮下／上皮下沉积	+	++
免疫学异常		
IgA 免疫复合物大小	7~19S	>19S
血浆 IgE 水平的升高	+	++
嗜酸性正电荷蛋白的血浆水平升高	−	+

（二）其他结缔组织疾病

因为 HSP 的肾外表现,HSP 最开始的鉴别诊断包括其他与肾小球肾炎相关的系统性疾病,例如:ANCA 相关性肾炎(特别是显微镜下多血管炎、韦格纳肉芽肿)、系统性红斑狼疮、冷球蛋白血症等系统性疾病,可以有多脏器及皮肤受累,但很少发生像 HSP 一样的皮疹、暂时性关节炎和胃肠道症状。

ANCA 相关性坏死性新月体肾炎(ANCA crescentic glomerulonephritis,ANCA-CGN)肾小球寡免疫复合物沉积,但是约 9.5% 的 ANCA-CGN 患者系膜区可见 IgA,在电子显微镜下相应出现系膜区电子致密物的沉积。系膜 IgA 沉积的 ANCA-CGN 与新月体型 HSPN 二者可通过血清标志物进行鉴别,超过 80% 的 ANCA-CGN 患者血清中抗髓过氧化酶和抗蛋白酶 -3 是阳性的(ELISA 检测),而新月体型 HSPN 以上两种酶都是阴性的。

混合冷球蛋白偶尔会含有 IgA(单克隆 IgA 或 IgA 类风湿因子),这些含有 IgA 的冷球蛋白(最常见的为 IgA-IgG)沉积于皮肤和肾小球,能导致皮肤白细胞破碎性血管炎和肾小球肾炎,常被误认为过敏性紫癜性肾炎。肾小球病变从局部系膜增生到弥漫性新月体性肾小球肾炎,包括膜增生性肾小球肾炎均可出现,但患者血清中可以发现冷球蛋白,肾脏病理特别是电镜检查可以见到典型的冷球蛋白结晶,可以鉴别。

部分狼疮性肾炎血液系统损害明显时,可出现血小板减少性紫癜,需与 HSPN 鉴别,但前者多为育龄期女性,有脱发、光过敏、口腔溃疡等其他系统受累的表现,血清补体下降,多种自身抗体阳性,肾脏免疫病理可见"满堂亮",可用于鉴别。

第七节　治　疗

过敏性紫癜(HSP)是儿童最常见的一种系统性血管炎,通常包括典型的三联症状,包括下肢紫癜、腹痛和关节炎；肾脏也是较常受累的器官，但在儿童患者肾脏病变多数较轻且预后良好，只有1%~3%的患者进展到 ESRD。HSP 肾脏病理损伤可表现为肾小球轻微病变、轻至中度系膜增生、迅速进展或新月体性肾炎，且儿童和成人患者的病情进展情况以及预后均存在明显差异，故目前尚无统一的治疗方案。

一般情况下，急性期患者应注意休息，如合并有水肿、高血压者需限制水钠摄入；如有感染灶，应积极抗感染治疗；有疑似或已明确的过敏原接触史者，应避免再次接触过敏原。

对临床表现轻微、一过性尿检异常者无须特殊治疗。此类型患者多数随着原发病的控制，肾脏病变可自行好转。临床表现严重者，需要糖皮质激素甚至免疫抑制剂治疗。

对过敏性紫癜性肾炎进行治疗的大多数研究集中于儿童，故目前在儿童 HSPN 的治疗经验较多，《KDIGO 肾小球肾炎临床实践指南(2012)》对儿童 HSPN 进行了分层治疗的建议，同时推荐成人 HSPN 患者的治疗可参照儿童 HSPN。在我国，中华医学会儿科学分会肾脏学组在 2017 年发布了《紫癜性肾炎诊治循证指南(2016)》，是目前国内针对 HSPN 诊治的主要参考标准。而成人的研究相对较少，但成人患者通常肾损害较重，预后比儿童差，治疗应更加积极。

一、儿童过敏性紫癜性肾炎的治疗

大量研究表明糖皮质激素可以减少尿蛋白、减轻血尿、改善肾功能，因此，过敏性紫癜性肾炎的治疗，也有许多使用糖皮质激素的报道。

既往曾有研究报道，起病时无肾病症状的 HSP 患儿，在起病后的 7~21 天，每天服用泼尼松 1.0~2.5mg/kg，与未经治疗的患儿相比，经糖皮质激素治疗的患儿 HSPN 的发病率下降 12%~46%。然而，随后的回顾性研究结果否定了这一观点，同时，2 项随机对照研究结果也提示早期使用泼尼松治疗并不能降低 HSP 患者肾脏受累的风险。在一项大型、随机、安慰剂对照试验中，352 例新发 HSP 患儿(年龄<1 岁)随机分为泼尼松[2mg/(kg·d)、最大剂量 80mg/d，连续用药 7 天后，序贯 1mg/(kg·d)、最大剂量 40mg/d，用药 7 天]对比使用安慰剂，共 14 天，发病后 12 个月，两组蛋白尿患病率无明显差异。目前并没有足够的证据证实 HSP 早期使用糖皮质激素治疗可以降低或预防肾脏受累。

有学者针对 56 例肾脏病变分级为 Ⅲb 或以上的患儿采用静脉/口服类固醇、口服双嘧达莫和抗凝药华法林联合治疗，在治疗前后均行肾活检，平均活动指标(系膜增生、肾小球坏死、细胞新月体及间质炎症伴水肿的半定量评分)明显下降，而慢性指标(肾小球硬化、纤维性新月体、肾小管萎缩、间质纤维化)并没有明显增加。

Oner A 等在对 38 例患儿进行甲泼尼龙冲击治疗后加口服泼尼松治疗，随访 1~16 年，27 例 HSPN 完全缓解，3 例仅出现轻微的尿检异常，4 例(ISKDC Ⅴ级病变)进展为终末期肾病。

目前研究提示，对新月体形成较多的活动性重型 HSPN，激素治疗的基础上加用免疫抑制剂，可能有益。两项应用糖皮质激素、环磷酰胺和抗凝药进行联合治疗的研究均证实了这一观点。

国内的研究也表明，激素联合环磷酰胺治疗儿童重型过敏性紫癜性肾炎可提高患者缓解率。其他免疫抑制剂，如硫唑嘌呤、吗替麦考酚酯、环孢素 A 或利妥昔单抗，已被报道在个别病例或少数患者中有效。环孢素 A 虽然也可以减少尿蛋白，改善肾功能，但缺乏大样本的对照研究,考虑其肾毒性,在儿童中应慎用。对平均有40%肾小球出现新月体的过敏性紫癜性肾炎的儿童用激素加硫唑嘌呤治疗,随访32个月后,尽管21例患儿中有2例(ISKDC V级病变)进展为终末期肾病,但平均血清肌酐水平明显下降(从1.7mg/dl降至0.8mg/dl),蛋白尿明显缓解[24小时尿蛋白从(8.8±7.5)g降至(0.47±0.39)g]。

对临床表现危重的患者,如快速进展型过敏性紫癜性肾炎(肾小球中超过60%出现新月体,6周内肌酐清除率减少50%),短期肾功能恶化明显,治疗应更加积极,激素和免疫抑制剂基础上再使用血浆置换可能使患儿获益;甚至有相关研究提示单纯血浆置换治疗严重的HSPN和IgAN患儿效果良好,无须免疫抑制治疗。然而,也有学者认为单独行血浆置换对新月体型过敏性紫癜性肾炎来说可能不是特别有效的疗法。同时,对于危重症HSPN患儿,也有采取血液灌流治疗的报道。

另外,关于扁桃体切除术加甲泼尼龙冲击治疗重症HSPN的有效性,也有相关的研究进行报道。

针对HSPN患者的治疗,KDIGO指南建议:①持续蛋白尿的患儿,尿蛋白量>1.0g/(d·1.73m²),使用ACEI或ARB治疗;②持续蛋白尿的患儿,尿蛋白量>1.0g/(d·1.73m²),GFR>50ml/(min·1.73m²),已经使用ACEI或ARB治疗仍不能控制尿蛋白量者,可参考IgA肾病给予糖皮质激素治疗,疗程6个月;③对于新月体型HSPN患儿,无论是否伴有肾功能的恶化,均建议按进展型IgA肾病治疗;④不推荐对HSP患者使用激素治疗来预防HSPN;⑤成人HSPN患者建议参照儿童的方案进行治疗。

二、成人过敏性紫癜性肾炎的治疗

对成人过敏性紫癜性肾炎治疗进行的随机对照研究比较少,样本量也较小,尚未有一致认可的治疗方案,目前成人HSPN的治疗多数参照儿童HSPN的治疗。针对成人HSPN患者,糖皮质激素治疗同样有效,可延缓肾功能恶化的进展。既往的回顾分析发现单用激素与激素联合环磷酰胺在治疗HSPN患者出现严重的肾功能不全方面没有差异,不过该研究中接受激素加环磷酰胺治疗的患者,蛋白尿及血清肌酐的水平较高,肾小球损伤更严重,因此,很难对以上治疗的有效性作出评估。同时,来自法国的一项前瞻性观察性研究结果也提示,对于重症HSP患者,激素联合环磷酰胺与单用激素治疗对比,并没有获益。

Ren等针对大量蛋白尿(24小时尿蛋白>2.0g)成人HSPN患者进行分组治疗,53例患者分为2组,1组接受吗替麦考酚酯(1.0g/d)联合小剂量糖皮质激素[泼尼松0.4~0.5mg/(kg·d)]治疗,另1组接受足量激素治疗[泼尼松0.8~1.0mg/(kg·d)],随访6个月,足量泼尼松组缓解率76.9%,吗替麦考酚酯联合糖皮质激素组缓解率55.5%,按研究统计两组间效能差异不显著;随后,两组患者在中位随访28个月后,足量泼尼松组总缓解率80.8%,吗替麦考酚酯联合糖皮质激素组总缓解率77.8%,这提示吗替麦考酚酯可用于诱导缓解治疗,联合用药可减少糖皮质激素的用量。Kalliakmani等报道了5例肾病综合征水平蛋白尿成人HSPN患者,给予激素联合CsA治疗,所有患者均获得完全或部分缓解,随访5年肾功能稳定。

针对成人HSPN的其他免疫抑制疗法,包括利妥昔单抗、免疫球蛋白冲击治疗及血浆置换等,均有成功的个案或小样本量报道,但目前成人过敏性紫癜性肾炎的治疗仍需大样本随机对照研究才能得出明确的结论。

一般建议,对于成年HSPN患者,肾脏受累呈轻度(如镜下血尿、短期肉眼血尿,或24小时尿蛋白<1.0g,血清肌酐正常者),建议不针对 HSPN 进行特异性治疗。对于 24 小时尿蛋白>0.5g 的患者,可使用 ACEI 或 ARB 减少蛋白尿。治疗期间,每周监测尿蛋白和血清肌酐 1 次,持续 1 个月,然后每 2 周监测 1 次,持续 2 个月,以评估疾病进展。对于 24 小时尿蛋白增加到 1g 或血清肌酐增加的患者,则需要进行肾活检以评估是否需要更积极的治疗。

对于肾脏受累较严重的患者(如 24 小时尿蛋白为>1.0g,甚至为肾病综合征,或肾活检提示新月体性肾小球肾炎),通常建议给予 6 个月糖皮质激素的治疗方案。早期可静脉甲泼尼龙冲击治疗(每天 500~1 000mg,连续 3 天),之后每天口服泼尼松 60mg。每 2 周监测尿蛋白排泄和血清肌酐,持续 1 个月,然后在前 6 个月每月监测 1 次。

对于蛋白尿减少和 / 或血清肌酐下降的患者,逐渐减少泼尼松的剂量。在初始治疗达 2 个月后,每 2 周减少泼尼松 10mg,直至停用激素,类似部分 IgA 肾病患者的激素治疗方案。

对于持续 24 小时尿蛋白 750mg~1 000mg 患者,治疗 4~6 个月后,如肾活检显示持续性、活动性炎症(如增生性肾小球肾炎),建议可选择使用环磷酰胺或吗替麦考酚酯治疗。这两类药物对 HSPN 的治疗证据相对有限。一般采用,环磷酰胺每月静脉滴注 1 000mg 连续 6 个月,或口服吗替麦考酚酯 1 000mg/d(500mg,每天 2 次)连续 6 个月的治疗方案,可以使部分患者获益。

在肾脏病理结果提示活动性新月体较多(超过 25%)的患者,除了给予糖皮质激素治疗,还建议使用环磷酰胺或吗替麦考酚酯进行治疗。用药参考方案同上。

第八节　预　　后

有学者对 HSPN 患儿随访两年以上发现,以混合型肾炎和肾病综合征起病的患者预后差,约 20% 患者发展成为 ESRD 或死亡,有 20% 的患者近期随访中有肾病活动。在成人中血肌酐高于 1.5mg/dl、24 小时尿蛋白超过 1.5g、高血压与进展为 ESRD 显著相关。另一项研究发现,在单变量统计分析中,年龄>50 岁、肉眼血尿病史、血肌酐超过 1.5mg/dl、24 小时尿蛋白大于 1g 者,均与进展为 ESRD 明显相关;其中,血肌酐超过 1.5mg/dl、24 小时尿蛋白大于 1g,在包括形态学和临床因素在内的多变量统计分析中也有显著差异。

一项对 103 例 HSPN 患儿的研究发现,肾脏的预后与起病时的基线肾功能、起病至发病 1 年的蛋白尿水平、ISKDC 病理分级和肾间质的纤维化等因素相关;该研究多因素分析的结果提示,HSPN 患儿起病 1 年后仍持续存在蛋白尿、起病时肾病理分级较重者,预后较差。另一项研究也提示,ISKDC 分级 IV 级以上的患儿肾脏疾病持续时间长,不易恢复;对这些患儿进行平均为 9.8 年的随访,单变量分析发现,出现新月体的肾小球比例、肾小球巨噬细胞浸润和间质炎症均与不良预后明显相关;通过对 15 种临床及形态学参数进行多变量分析发现,对肾小球硬化(节段性或球性)、小管萎缩和间质纤维化进行半定量评分构成的慢性指标是与不良结果(最后一次随访时出现活动性肾病和 / 或肾功能不全)明显相关的唯一参数。在对 250 例成人患者进行平均 14.8 年(最少 13 年)的随访发现,出现坏死的肾小球超过 10%、球性硬化超过 20%、间质纤维化超过活检标本的 10% 均与严重肾衰竭(肌酐清除率小于 30ml/min 或终末期肾病)的发生相关;但无论是单变量分析还是多变量分析,新月体存在与否与预后无关。

有研究对 78 例 HSP 患儿平均随访 23.4 年，只有 1 例发生肾功能不全，没有肾脏疾病证据或仅有轻微尿检异常者约占 80%。成人 HSPN 患者肾功能不全发生率约 30%。有学者分别对 HSPN 儿童及成人的长期预后作了对比，结果发现，经过平均 6.7 年随访，83 例儿童中有 12 例血肌酐倍增，6 例进入 ESRD 需要透析治疗，10 年肾脏生存率约为 90.2%；136 例成人中，35 例血肌酐倍增，18 例需要透析，10 年肾脏生存率约为 75.8%。

目前多数研究提示，儿童患者的预后好于成人。成人 HSP 的短期预后取决于胃肠症状的严重程度，长期预后显著依赖于肾炎的存在和严重程度，长期的随访研究表明，有 1/3 的成年患者达到终末期肾衰竭。

（谢剑腾　李　盛）

参考文献

［1］YANG Y H, YU H H, CHIANG B L. The diagnosis and classification of Henoch-Schonlein purpura: an updated review [J]. Autoimmun Rev, 2014, 13 (4-5): 355-358.

［2］PUNNOOSE A R, LYNM C, GOLUB R M. JAMA patient page. Henoch-Schonlein purpura [J]. JAMA, 2012, 307 (7): 742.

［3］LINSKEY K R, KROSHINSKY D, MIHM M J, et al. Immunoglobulin-A--associated small-vessel vasculitis: a 10-year experience at the Massachusetts General Hospital [J]. J Am Acad Dermatol, 2012, 66 (5): 813-822.

［4］KIRYLUK K, MOLDOVEANU Z, SANDERS J T, et al. Aberrant glycosylation of IgA1 is inherited in both pediatric IgA nephropathy and Henoch-Schonlein purpura nephritis [J]. Kidney Int, 2011, 80 (1): 79-87.

［5］YU H H, CHIANG B L, YANG Y H. Altered glycosylation of circulatory IgA1 involved in Henoch-Schonlein purpura and IgA nephropathy [J]. J Formos Med Assoc, 2012, 111 (3): 121-122.

［6］中华医学会儿科学分会肾脏学组. 紫癜性肾炎诊治循证指南 (2016)[J]. 中华儿科杂志, 2017, 55 (9): 647-651.

［7］DUDLEY J, SMITH G, LEWEYN E A, et al. Randomised, double-blind, placebo-controlled trial to determine whether steroids　reduce the incidence and severity of nephropathy in Henoch-Schonlein Purpura (HSP)[J]. Arch Dis Child, 2013, 98 (10): 756-763.

［8］JAUHOLA O, RONKAINEN J, AUTIO H H, et al. Cyclosporine A vs. methylprednisolone for Henoch-Schonlein nephritis: a randomized trial [J]. Pediatr Nephrol, 2011, 26 (12): 2159-2166.

［9］PILLEBOUT E, ROCHA F, FARDET L, et al. Successful outcome using rituximab as the only immuno-modulation in Henoch-Schonlein purpura: case report [J]. Nephrol Dial Transplant, 2011, 26 (6): 2044-2046.

［10］REN P, HAN F, CHEN L, et al. The combination of mycophenolate mofetil with corticosteroids induces remission of Henoch-Schonlein purpura nephritis [J]. Am J Nephrol, 2012, 36 (3): 271-277.

［11］MA D Q, LI Y, HAN Z G, et al. Analysis on kidney injury-related clinical risk factors and evaluation on the therapeutic effects of hemoperfusion in children with Henoch-Schonlein purpura [J]. Eur Rev Med Pharmacol Sci, 2017, 21 (17): 3894-3899.

［12］PILLEBOUT E, ALBERTI C, GUILLEVIN L, et al. Addition of cyclophosphamide to steroids provides no benefit compared with steroids alone in treating adult patients with severe Henoch Schonlein Purpura. Kidney Int, 2010, 78 (5): 495-502.

［13］REN P, HAN F, CHEN L, et al. The combination of mycophenolate mofetil with corticosteroids induces remission of Henoch-Schonlein purpura nephritis [J]. Am J Nephrol, 2012, 36 (3): 271-277.

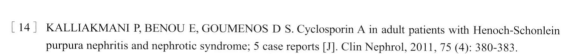

［14］ KALLIAKMANI P, BENOU E, GOUMENOS D S. Cyclosporin A in adult patients with Henoch-Schonlein purpura nephritis and nephrotic syndrome; 5 case reports [J]. Clin Nephrol, 2011, 75 (4): 380-383.

［15］ PILLEBOUT E, ROCHA F, FARDET L, et al. Successful outcome using rituximab as the only immunomodulation in Henoch-Schonlein purpura: case report [J]. Nephrol Dial Transplant, 2011, 26 (6): 2044-2046.

［16］ AUGUSTO J F, SAYEGH J, DELAPIERRE L, et al. Addition of plasma exchange to glucocorticosteroids for the treatment of severe Henoch-Schonlein purpura in adults: a case series [J]. Am J Kidney Dis, 2012, 59 (5): 663-669.

［17］ EDSTROM H S, SODERBERG M P, BERG U B. Predictors of outcome in Henoch-Schonlein nephritis [J]. Pediatr Nephrol, 2010, 25 (6): 1101-1108.

第十八章

儿童及青少年IgA肾病

IgA Nephropathy

第一节　儿童 IgA 肾病的流行病学

一、发病率及基线特征

儿童与青少年 IgA 肾病遍布世界各地,在广泛应用肾活检技术的国家,目前认为 IgA 肾病是最常见的原发性肾小球疾病之一,但是确切的发病率难以估计,无症状的 IgA 肾病的比例可能比预估的更高。据日本的一项研究显示,在普通供体肾脏做肾活检后发现 IgA 肾病的比例高达 16%。根据各国的横断面筛查报道,小儿 IgA 肾病的发病率具有一定的地区差异:美国儿童发病率为每百万儿童人口 0.5~1.02 例,年龄大于 9 岁的儿童发病率更高,男女比例约 2:1;波兰的一项前瞻性多中心临床研究显示,波兰的发病率约每百万儿童人口 0.93 例,男女比例为 1.7:1;2015 年日本通过肾活检筛查儿童 IgA 肾病的发病率为每百万儿童人口 0.99 例,比 10 年前有所增高,男女比例约为 1:1;中国首次全国范围儿童 IgA 肾病治疗现状调研显示,中国小儿 IgA 肾病的男女比例为 2.04:1,中位年龄为 10 岁。儿童 IgA 肾病临床表型多样化,中国的数据显示,临床表型的占比依次为血尿和蛋白尿型 37.0%、肾病综合征型 30.6%、孤立性血尿型 15.8%、急性肾小球肾炎型 12.7%、慢性肾小球肾炎型 1.8%、急进性肾小球肾炎型 1.3%、孤立性蛋白尿型 0.8%。

二、在原发性肾小球疾病中的比例

小儿 IgA 肾病在原发性肾小球疾病中的比例与种族差异、环境因素、医疗普及水平、肾穿刺指征,以及对肾穿刺活检接受的程度不同有关。在亚洲占原发性肾小球疾病的 40%~50%,在北美占 8%~12%,在欧洲约占 25%。

我国最新的一项全国范围横断面调查,收集了来自 115 家医院 2004 年 1 月至 2014 年 12 月,肾活检诊断为肾小球疾病的,年龄 ≤18 岁的患儿进行回顾性分析,其中 IgA 肾病占肾小球疾病的 17%,与 1995—2004 年的回顾性调查对比,儿童 IgA 肾病占比增加 1.5 倍。

第二节　病因及发病机制

儿童 IgA 肾病确切的发病机制还不完全明了,可能和多种因素有关。近年来有关发病机制的大量研究结果,多来源于动物实验或成人的研究(详见第三、四、五、六、七、八章),认为多种因素都可能参与 IgA 肾病的发病,如黏膜免疫屏障缺陷、IgA 大分子聚合物在循环中增多、机体对免疫复合物的清除能力减低,或 IgA 本身的调节紊乱,以及细胞因子、炎症介质等的作用。此外,地域及遗传因素也可能参与了 IgA 肾病的发生及发展。而 IgA 在肾小球系膜区沉积并触发系膜病变,可能是 IgA 肾病发病机制中的关键环节,但发展趋势是自行消散还是导致肾小球持续性病变,则很可能由遗传体质决定。

一、IgA 肾病基因组扫描

人类基因组计划的初步完成为了解多因素肾病提供了契机。有研究提示 IgA 肾病的易感基因定位于 6q22-23 染色体区,其边界分别是 D6S1702 和 D6S262 多态性标记,其中在

D6S1040 处 Lod 值达到 5.6 并有显著意义,约有 60% 的患者家系与此位点连锁,并发现其呈不完全外显的常染色体显性遗传方式。

二、遗传基因多态性

许多研究证明基因多态性可能与 IgA 肾病的产生和发展有关,不同基因型的患者其临床表现或病理类型也可能存在差异,而该病可能与多种基因有关,研究较多的有:肾素血管紧张素系统基因多态性、子宫球蛋白基因多态性、甘露糖结合蛋白多态性、细胞因子多态性、转化生长因子 -β_1(transforming growth factor-β_1,TGF-β_1)的基因多态性等,但目前国内外学者的研究结果还不完全一致。

三、免疫病理机制

(一)免疫调节异常

35%~50% 的 IgA 肾病患者血清 IgA 含量升高,这与 B、T 细胞都密切相关。目前认为 IgA 肾病患者产生的多聚 IgA 是由多克隆活性 B 细胞生成,而 B 细胞分泌 IgA 则受到 T 细胞的调控,T 细胞免疫调节功能的紊乱能使失控的 B 细胞产生过量的 IgA。实验证明 IgA 肾病患者血中增加的 T 细胞主要是 Tγ 和 Tδ 细胞,并与表面有 IgA 表达的 B 细胞数目成比例,故 IgA 肾病患者 Tγ 和 Tδ 细胞的增加促进了 B 细胞合成 IgA。Tγ 和 Tδ 细胞在 IgA 肾病患者外周血中呈寡克隆扩增,其 T 细胞表面特征性表达了 TCR-Vγ9,而 Vγ9$^+$T 细胞可以与包括细菌、病毒、食物等多种抗原起反应,推测 IgA 肾病可能由于各种感染,通过特异的 CDR3$^+$ TCR$\gamma\delta^+$ T 细胞增殖引起 B 细胞过量生成 IgA 所致。也有研究提示过多 IgA 的产生与 Th1/Th2 失衡有关。

(二)IgA 的结构异常

IgA 肾病患者血液中 IgA1 增多,但糖基化不完全,主要表现为 O 型低聚糖侧链末端的半乳糖缺失,其致病机制可能有:①容易自我聚集,形成大分子多聚 IgA1(polymeric IgA1,pIgA1);②可以作为自身抗原刺激机体产生 IgG 抗体,再同它结合形成 IgA1-IgG 免疫复合物,沉积于肾小球系膜区,故 IgA 肾病患者肾小球系膜常见到 IgA 和 IgG 同时沉积。因此认为,IgA1 的 O- 糖链末端半乳糖缺失是导致肾系膜沉积的重要原因。

(三)IgA 受体及作用

IgA Fc 受体(Fc-alpha receptor,FcαR,即 CD89)分为结合型和可溶型两种,在中性粒细胞、单核细胞和嗜酸性粒细胞等有表达,能与 IgA1、IgA2 结合。结合型 FcαR 是一种跨膜糖蛋白,依靠胞外区远膜端的 EC1 表位结合血清型 IgA(mIgA 和 dIgA)及分泌型 IgA(sIgA)。有学者认为 sIgA 是一种非炎症性抗体,同 FcαR 结合后可能产生炎症活性。可溶型 FcαR 是一种只和大分子 IgA 结合(不和 mIgA 结合)的糖蛋白,二者结合后形成更大分子的 pIgA。实验发现将 IgA 肾病患者的血清 IgA 注入免疫缺陷的转基因小鼠,可诱发 IgA 肾病,但如预先分离可溶型 FcαR 则不能诱发 IgA 肾病,这证明可溶性的 IgA-FcαR 复合物有致病性。近年来发现可溶型 FcαR 对病理性大分子 IgA 的形成有重要作用:IgA 肾病患者血液中可溶型 FcαR 增加,对 IgA 亲和力大,但由于结合 IgA 分子的能力有限,可溶型 FcαR 可以从 pIgA 中置换出 IgA,以形成可溶性的 CD89-IgA 复合物并沉积于系膜。

肾小球系膜细胞表面也存在着 IgA 受体。研究显示人系膜细胞表面存在特异性 IgA1

结合蛋白或受体,IgA 肾病患者血清 IgA1 与其结合力明显高于常人。Barratt 在人肾系膜细胞上找到了能识别 IgA Fc 的受体,且对 pIgA 的结合力大于 mIgA,表明 IgA 与系膜细胞有特异性结合能力,系膜细胞的 IgA 受体可能介导了 IgA 在系膜区的沉积。

(四)IgA-Fn 聚合物的形成

IgA 能与血清中纤连蛋白(fibronectin,FN)结合形成大分子聚合物(IgA-FN),IgA 肾病患者血清中 IgA-FN 水平显著高于正常。IgA 可借助 FN 与其受体结合进入肾小球系膜基质;在循环中的 IgA-FN 聚合物易被系膜细胞及其他浸润细胞(如单核巨噬细胞)吞噬,而沉积在系膜区。

四、疾病进展的危险因子

一项美国进行的多中心临床研究,对 80 例原发 IgA 肾病儿童进行了 4 年的随访,分析其临床及病理学特征发现:肾脏病理出现肾小球硬化改变,尤其是超过 20% 肾小球增生或硬化,以及黑种人、肾活检时已存在高血压、蛋白尿、新月体形成,与预后不良相关(表 18-2-1)。

表 18-2-1　影响儿童 IgA 肾病进展的因素

发病年龄(<9 岁)	NS
男性	NS
黑种人	$P<0.005$
肉眼血尿	NS
肾活检时肾小球纤维化率	NS
肾活检时蛋白尿	$P<0.0001$
肾活检时高血压	$P<0.003$
系膜增生硬化	$P<0.0001$
>20% 肾小球硬化	$P<0.0001$
局灶球性硬化	$P<0.01$
新月体和球囊粘连	$P<0.03$
小管间质病变	$P<0.03$
继发毛细血管壁沉积物	NS
其他肾小球基底膜病变	NS

注:NS,差异无统计学意义。

无论对成人还是儿童,蛋白尿都是 IgA 肾病进展的一个有价值的危险因子。在芬兰的研究中,发展成慢性肾衰竭的患儿均在发病早期就有严重蛋白尿,相对于预后良好组,蛋白尿水平明显升高。无论是蛋白尿的量,还是蛋白尿的成分都跟患者临床结局密切相关。同样地,肾小管源性的细胞因子和趋化因子的分泌增加,如白细胞介素 -6、单核细胞趋化因子等都被认为是明显的危险因子。日本和芬兰儿童的研究发现,肉眼血尿并不是 IgA 肾病进展的危险因子,然而 IgA 肾病伴有镜下血尿的患者有较差的预后,造成这一差异的原因可能是有肉眼血尿的患者能够早期就诊,早期治疗。

总之,IgA 肾病是多因素疾病,其确切发病机制尚未完全清楚,血清 IgA 及其相关受体在 IgA 肾病的发病机制中起着十分重要的作用,对血清 IgA 及其相关受体的深入研究,有望为本病的进一步防治探索新的途径。

第三节　临床表现及其分型

在中国儿童 IgA 肾病的男女比例为 2.04∶1,中位年龄为 10 岁,且随着年龄增长,发病和确诊例数逐渐增高。现认为儿童 IgA 肾病并非单一疾病,而是具有某些共同免疫特征的临床综合征,其临床症状表现多样、轻重不一,以复发性发作性肉眼血尿为多见。根据临床表现分为 6 个亚型:①孤立性血尿型(包括复发性肉眼血尿型和孤立性镜下血尿型);②孤立性蛋白尿型(24 小时尿蛋白定量<50mg/kg);③肾病综合征型;④慢性肾炎型;⑤急进性肾炎型;⑥慢性肾衰竭型。

本病起病前多有诱因,感染最常见,多为呼吸道病毒感染,如流感 A 病毒、EB 病毒、水痘病毒、肠道病毒等;其他黏膜感染包括胃肠道、泌尿道感染等。诱因还包括某些食物(含有卵白蛋白、酪蛋白、面筋等)因素、受凉,激烈运动和劳累也常诱发本病起病和症状发作。与成人 IgA 肾病相比,45% 的儿童 IgA 肾病是以泌尿道感染为诱发因素,而肉眼血尿为最常见的首发症状,同时,儿童患者初始的肾小球滤过率和肾脏组织学损伤都比成人患者更轻。

一、孤立性血尿型

儿童以此型最为多见,占 30%~80%(各地报道出入较大)。在波兰,50% 的 IgA 肾病儿童有肉眼血尿史,日本仅 26% 的患儿表现为肉眼血尿,中国最新调查结果为占 53%。约 70% 病人在病程中可合并不同程度的蛋白尿。常于黏膜感染(主要是呼吸道,也可为胃肠道)后 24 小时内发生,此与急性链球菌感染后肾炎发生于感染后 2~3 周不同。肉眼血尿时,部分患儿可诉腰疼。肉眼血尿多于数日内自行缓解,肉眼血尿消失后,尿可恢复正常或残留镜下血尿。此种肉眼血尿可多次发作。发作时间和间隔变化很大,间隔可从数月到数年,在多次发作的患者,发作间隔随病程而逐渐延长。

二、孤立性蛋白尿型

IgA 肾病患者中 30%~40% 为无症状性蛋白尿。常在常规尿检查或集体尿筛查中发现,除尿检异常外,一般无临床症状。蛋白尿多低于肾病范围(24 小时尿蛋白定量<50mg/kg),血压及肾功能正常。

三、肾病综合征型

大量蛋白尿并常伴镜下血尿,呈肾病综合征表现者国外报道约占 IgA 肾病的 15%,多见于小儿及青春期前后,部分伴有高血压。我国儿童 IgA 肾病蛋白尿发生率比国外报道的高,24 小时尿蛋白定量>50mg/kg,达肾病水平者高达 15%~23%,存在差异原因可能与选择肾活检的指征不同有关。本型可伴或不伴低蛋白血症,部分患者有高血压及肾功能改变,病理上多为Ⅲ型;部分病例以肾病综合征起病,病理上可为微小病变或活动性系膜增生性肾炎;另一部分病例是在进展的晚期慢性肾小球瘢痕时出现,病理组织学上属Ⅴ级者。

四、慢性肾炎型

此型表现为血尿伴或不伴蛋白尿,可有轻度水肿,轻至中度高血压,恶性高血压少见,血尿素氮及肌酐可升高,少数还可表现为可逆性少尿型急性肾衰竭。此型占 4%~10%,要注意与链球菌感染后急性肾小球肾炎鉴别,需经肾活检确诊。

五、急进性肾炎型

此型少见。急进性肾小球肾炎(rapidly progressive glomerulonephritis,RPGN)可表现为肉眼血尿、大量蛋白尿、高血压、肾功能于短期内急骤恶化,常伴有心、脑受累。50% 以上 RPGN 患者肾活检有广泛(50%~100%)新月体形成,此部分患者临床表现最重,预后最差。严重血尿可因血红蛋白对肾小管的毒性及阻塞肾小管出现急性肾小管坏死。

六、慢性肾衰竭型

部分患者是在上述临床表现迁延不愈后进入慢性肾衰竭;还有部分患者首诊时已有肾功能受损和高血压,此多为无明显临床症状(如血尿)又未常规尿检而长期被忽略者。近年已有多篇文献报道,首诊患者肾穿刺活检病理表现已呈Ⅴ期改变的慢性肾衰竭病例。

第四节　病理分型及病理学特征

一、病　理　分　型

儿童 IgA 肾病肾脏组织学改变中系膜区细胞增生较成人明显,而系膜基质增宽、新月体形成和间质损伤不如成人,约半数的儿童 IgA 肾病表现为 IgA 与 C3 免疫共沉淀,而成人 IgA 肾病则多表现为 IgA 与 IgM、IgG、C3 的共沉淀。这些观察结果均提示儿童 IgA 肾病的初始病理学特征与成人不同。以往对儿童 IgA 肾病的病理分级参考成人的 Lee 氏分级,分级简单且易于临床应用,但研究表明 Lee 氏分级应用在成人及儿童 IgA 肾病中不能很好地评估肾预后。

国际 IgA 肾病学和肾病病理学会工作组在 2009 年提出新的病理分型——牛津分型。牛津分型通过大量的迭代工作,筛选出可良好评价预后和进行治疗危险分型的 4 个主要的组织学损伤分型:系膜细胞增生(M0/1)、毛细血管内增生(E0/1)、局灶节段性肾小球硬化(S0/1)、肾小管萎缩和肾间质纤维化(T0/1/2),统称为 MEST。2016 年进一步的修订版本中,增加了强烈提示预后的新指标新月体(C0/1),将 IgAN 牛津病理分型更新为 MEST-C。牛津分型工作组对儿童 IgA 肾病亚型进行了进一步分析,证实了 MEST 分型同样可以作为评价患儿预后的独立因素。尽管在儿童 IgA 肾病肾脏病理更多表现为系膜细胞和毛细血管内增生,而肾小球硬化、肾小管萎缩较成人少,但是 MEST 仍然证实可作为独立于肾功能下降、持续性高血压、蛋白尿等临床指标的预后预测因子。2011 年日本学者同样证实,MEST 在儿童

IgA 肾病中可良好地评估肾脏预后,有趣的是,他们同时发现了新月体在预测儿童 IgA 肾病肾脏结局中有重要作用,这与 MEST-C 概念的提出不谋而合。来自中国 7 家肾病中心 218例 IgA 肾病患儿的随访观察报道,其中 98 例(45%)为 M1,51 例(23%)为 E1,136 例(62%)为 S1,13 例(6%)为 T1,2 例(1%)为 T2,Cox 回归分析结果提示肾小管萎缩、肾间质纤维化和局灶节段性肾小球硬化是影响预后的独立因素,而系膜细胞增生与毛细血管内增生却不是影响预后的独立因子,这结果的差异性可能与样本量、种族、随访时间等因素有关,今后还需要更多的临床试验进一步验证。

二、病理学特征

儿童 IgA 肾病的病理学特征主要通过光镜、免疫荧光、电镜等几个方面进行阐述。

光镜下 IgA 肾病最基本的病变为肾小球系膜细胞增生及基质增多。儿童患者的系膜区改变分为 3 种类型:①系膜细胞增生较基质增多显著;②系膜细胞及基质增生程度相似;③基质增生较系膜细胞增生显著。一般而言,早期主要为细胞增生,其后随病情进展而有基质增加后硬化。严重者还有新月体形成。约 65% 儿童患者仅有系膜增生改变。系膜细胞显著增生是儿童 IgA 肾病早期典型损伤,在数月后消失。动态观察发现显著的系膜细胞增生主要见于初始病例,起病至肾活检时间短,在随访过程中逐渐减轻;而基质显著增生反映起病至肾活检时间长;肾小球硬化比例高,提示随着 IgA 肾病进展,系膜细胞增生减轻,基质增生加重,肾小球硬化进展。更详细地光镜描述请参考(第十章第一节)。

免疫病理诊断是确诊 IgA 肾病的唯一诊断手段。IgA 或以 IgA 为主的免疫球蛋白呈颗粒状、粗大团块状弥漫沉积在肾小球系膜区。IgA 多延伸入毛细血管壁。同时可有 IgG 和IgM 存在,沉积方式与 IgA 相似,但强度低。Yoshikawa 报道儿童患者有 IgA、IgG 沉积占32%,IgA、IgM 沉积占 8%,IgA、IgG、IgM 三种免疫球蛋白共同沉积占 11%。50% 的病例中C3 以相同的方式沉积,但强度较 IgA 弱,而 C4、C1q 多缺乏。25%~70% 病例中纤维素相关性抗原弥漫沉积于系膜区,可能是致肾小球损伤介质之一。免疫病理与临床表现及预后也有一定关系,毛细血管袢上 IgA 沉积或系膜区 3 种免疫球蛋白共同沉积者,临床表现重、预后差。

与光镜所见一致,电镜下可见系膜区系膜细胞增加和基质增多,伴系膜区电子致密物沉积,呈颗粒状沉积于系膜旁区的致密层下。系膜区沉积物的大小及程度不一。部分病例有内皮下及上皮下沉积物。内皮下的沉积物多临近系膜区。与成人相比,儿童中上皮下沉积物多见,细小扁平,仅存在于少数袢,不同于感染后肾炎的驼峰样沉积物。部分患儿可见肾小球基膜的异常,如致密层厚薄不规则,肾小球基膜上皮侧可见不规则节段的低密度沉积物。上皮细胞足突通常无损伤,但肾病综合征型可见弥漫足突消失。

Yoshikawa 等报道儿童患者重复肾活检的改变,在第二次肾活检时,临床缓解(蛋白尿及血尿完全消失,肾功能正常)组 23 例,持续尿检异常但肾功能正常组 38 例。两组患者在第一次活检时临床表现及病理表现无明显差异。临床缓解组重复肾活检示光镜下肾小球病变减轻,系膜区 IgA 沉积消失或减轻,电子致密物减少。而持续尿检异常组病变进展,系膜区 IgA 及电子致密物持续存在。成人肾组织中 IgA 的沉积强度和临床表现无关,但儿童的临床缓解却伴随 IgA 沉积物消失。因此,儿童患者重复肾活检对病情判断和指导临床治疗有更大意义。

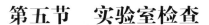

第五节　实验室检查

迄今没有特异性的实验室检查可确诊 IgA 肾病。下列检查主要有助于病情的判断或与其他疾病鉴别。

一、尿　常　规

IgA 肾病患儿绝大多数有不同程度的血尿和 / 或蛋白尿,可为孤立性血尿、镜下血尿伴蛋白尿、轻度蛋白尿、重度蛋白尿等种种表现形式。

二、蛋白尿定量及尿蛋白成分检测

IgA 肾病患儿尿蛋白水平的定量检测对病情判断、估计预后都很重要:①儿童原发性 IgA 肾病患者尿蛋白定量与病理特征存在一定程度关联,当尿蛋白<1g/24h 者病理常以轻微病变及局灶性系膜增生为主,中、重度蛋白尿(≥1g/24h)肾脏病理损害偏重,多见弥漫性系膜增生,并常伴有新月体及肾小球硬化。Wyatt 等强调蛋白尿在病程中有波动,应经常测定,一般病情进展时,尿蛋白常>2g/24h(至少要有 1 次);②对蛋白尿选择性尚有争论,各地报道选择性蛋白尿占 46%~75%。非选择性蛋白尿占 54%~62%。Berg 等研究指出测定尿中 IgG 含量比蛋白尿选择指数(SPI)更有价值,当高分子量 IgG(160 000)出现在尿中更说明基底膜病变严重。此外伴明显间质纤维化时尿 β_2-MG 可升高;③当出现肾病范围蛋白尿(尿蛋白常>2g/24h)时,病理可以是轻微病变,也可能是弥漫增殖伴新月体或肾小球硬化,这时要结合其他指标判断。

三、尿红细胞形态

多数病例尿红细胞以畸形者为主,但也有少数患者尿红细胞呈均一性,这提示血尿来源可能不完全是肾小球性,尽管肾活检证实有肾小球病变,部分 IgA 肾病同时伴有左肾静脉压迫综合征。

四、肾　功　能

最常用血肌酐(Cr)、内生肌酐清除率(Ccr)、血尿素氮(BUN)等来监测病情进展情况,当血 Cr 上升到 132.6μmol/L 以上则多示病情进展。此外,血、尿 β_2-MG 测定也反映病情活动及进展。

五、免疫学检查

血清 IgA、补体 C3 等。国外报道约 50% 的患者血清 IgA 水平升高,国内报道 10%~73%。补体 C3 正常或升高,50%~75% 患者血中有 C3 碎片,提示通过旁路途径激活补体。部分患者测到包含 IgA 的特异性循环免疫复合物。同时补体 C3 的动态观察有助于与链球菌感染后肾小球肾炎相鉴别。

六、皮　肤　活　检

部分患者皮肤活检可见 IgA、C3、备解素及纤维素在毛细血管壁沉积,未发现 Clq、C4、IgA

分泌片。当患者临床表现再发性血尿时皮肤活检 IgA 沉积,往往和肾活检 IgA 系膜沉积相一致。对无条件做肾活检的医院或不接受肾活检的儿童进行此项检查,有一定临床意义。

第六节　诊断与鉴别诊断

一、诊　断

目前认为 IgA 肾病并非单一疾病,而是具有某些共同免疫特征的临床综合征,迄今国际国内并没有统一的诊断标准。有以下临床表现者可疑为 IgA 肾病:①反复发作性肉眼血尿,且多出现于呼吸道感染后 1~3 天者;②常规检查中发现有持续性镜下血尿伴或不伴蛋白尿者;③不典型的急性肾炎或肾病表现者;④皮肤组织活检有 IgA 及 C3 沉积者。⑤肾组织活检显示以显著的 IgA 沉积为主要免疫病理改变,并排除过敏性紫癜、系统性红斑狼疮、慢性肝病等引起的继发性 IgA 肾病,是目前确认本症的唯一根据。

中华医学会儿科学分会肾脏学组修订的《2016 年原发性 IgA 肾病诊治循证指南》建议将我国儿童原发性 IgA 肾病临床表现分为以下 7 种类型:①孤立性血尿型(包括复发性肉眼血尿型和孤立性镜下血尿型);②孤立性蛋白尿型(24 小时尿蛋白定量 <50mg/kg);③血尿和蛋白尿型(24 小时尿蛋白定量 <50mg/kg);④急性肾炎型;⑤肾病综合征型;⑥急进性肾炎型;⑦慢性肾炎型。

二、鉴 别 诊 断

(一)过敏性紫癜性肾炎

IgA 肾病与过敏性紫癜性肾炎的大部分实验室检查及肾脏病理改变相似,鉴别诊断主要根据典型的皮肤紫癜、腹痛、关节痛等肾外表现。若肾脏病有关的症状发生在系统性症状之前,或部分患儿以肾脏病变为首发症状者,在其他症状出现前较难诊断,2012KDIGO 指南列出了二者在临床表现、肾脏病理、发病机制、预后等方面的鉴别。

(二)急性链球菌感染后肾小球肾炎

学龄儿童和少年多见,发病年龄与 IgA 肾病相似,以血尿、水肿及高血压为三大主要症状,半数以上有肉眼血尿,临床需要认真鉴别。链球菌感染后肾小球肾炎一般有链球菌感染(咽或皮肤)的前驱病史,经 1~3 周无症状间歇期后起病,肉眼血尿持续时间较长,可从数天到数周,这点和 IgA 肾病发作性血尿不同,且实验室检查有补体 C3 下降,并一般于 4~8 周逐渐恢复正常,可伴抗链球菌溶血素 O 升高(阳性率 70%~80%)及抗 DNA 酶 B(在脓皮病引起者阳性率可达 90%)、抗透明质酸酶滴度升高,典型 PSAGN 可根据临床特征诊断,少数不典型病例须通过肾活检鉴别。

(三)良性家族性血尿(benign familial hematuria)

多有家族史,临床表现为持续性镜下血尿,仅少数伴间歇性发作性血尿,一般无临床症状,多在体检或尿常规检查中发现。尿蛋白定量多在正常范围或轻度升高,血生化及肾功能均正常。近年来,电镜证实其中一部分为薄基底膜病,长期随访病情稳定,预后良好。

(四)家族性遗传性肾炎(Alport syndrome)

为具有家族遗传史的肾脏疾病,血尿也是最常见的临床表现,多为持续性镜下血尿,半数以上有一次或多次的肉眼血尿发作史,但本病为进行性肾功能减退,男重于女,50% 伴有神经性高频区耳聋,15% 有眼部异常,晚期则有贫血、高血压及尿毒症表现,男性病死率高。

（五）左肾静脉压迫综合征

即胡桃夹现象（nut cracker phenomenon）。由于左肾静脉在主动脉及肠系膜上动脉之间走行时受到挤压淤血造成血尿,一般除血尿外无其他临床症状,表现为无症状镜下血尿或发作性肉眼血尿,尿红细胞形态以正形红细胞为主,影像学检查可见左肾静脉扩张,肾活检无明显异常。通过病史影像学检查及尿红细胞形态作出诊断。

（六）特发性高钙尿症（idiopathic hypercalciuria）

临床可表现持续性镜下血尿或伴发作性肉眼血尿,尿红细胞形态以正形红细胞为主,即为非肾小球源性血尿,尿 Ca>4mg/(kg·d),尿 Ca/Cr>0.21 以上应考虑本病。

第七节　治　疗

儿童 IgA 肾病的预后总体良好,日本的一项回顾性临床调查显示,儿童 IgA 肾病 5 年的自发缓解率达 57%,10 年的自发缓解率达 77%。但近年报道的一些长期随访资料表明,部分患儿临床呈现慢性进展。近年的一个临床研究表明,13% 患儿在 10 年后出现终末期肾病（ESRD）,而 20%~30% 的患者 20 年后需要肾脏替代治疗,因此,IgA 肾病是导致儿童 ESRD 的主要疾病之一。主要的、明确的预后不良的因素包括：高血压、蛋白尿>1g、eGFR 下降、慢性组织学损伤 MEST 评分。由于本症临床表现呈现多样性、反复性、慢性进展性及临床与病理的不平行性等特点,迄今,理想的针对临床和肾脏病理特点完成的临床试验不多,高质量、多中心、随机对照的临床试验也显不足。目前,治疗多为针对临床主要表现及肾脏病变轻重,采用多药联合、低毒性、长疗程（一般 1~2 年以上）的治疗原则。

IgA 肾病尚不能治愈,治疗目的在于缓解症状、保护肾功能、延缓病情进展。主要药物包括：糖皮质激素和多种免疫抑制剂、血管紧张素转换酶抑制剂（angiotensin converting enzyme inhibitor, ACEI）和血管紧张素受体拮抗剂（angiotensin receptor blocker, ARB）、鱼油及抗凝药物等,旨在抑制异常的免疫反应、清除免疫复合物、修复肾脏损伤、延缓慢性进展,以及对症处理（降压、利尿）。此外,也有针对原发性 IgA 肾病出现的特殊病理改变的治疗,以及扁桃体切除、输注免疫球蛋白、进行血浆置换等的报道。具体治疗方案应根据患儿的临床表现和病理分型选用。

一、肾功能正常的 IgA 肾病

（一）反复发作性肉眼血尿的治疗

此型儿童最多见,一般都有诱因如上呼吸道、胃肠道感染、受凉、过劳等,因此要针对诱因积极控制感染,清除病灶,注意休息。在上呼吸道或胃肠道感染发作时应予抗菌治疗,抗生素可以减少抗原刺激,降低 IgA 抗体产生。有报道称切除扁桃体有助于减少血尿发作,对肾功能可能具有长期的保护作用。在日本,扁桃体切除术较为广泛地用于 IgA 肾病患儿,但是这一做法在世界其他地区未获得一致评价。日本两个回顾性研究证实,青少年患者切除扁桃体后肉眼血尿发作次数明显减少,尿检异常明显改善。我国一项多中心回顾性临床研究报道 118 例患者给予单纯扁桃体切除术后随访 10 年以上,与未切除组比较,两组间病情和用药情况差异无显著性。此外,对临床持续 2~4 周以上的肉眼血尿者,专家建议可试用甲泼尼龙冲击治疗 1~2 个疗程(证据等级低)。反复发作性肉眼血尿的患者应当定期监测,每 1~3 个月检查 1 次尿常规,每年检查肾功能,注意其病情是否进展,比如出现蛋白尿或肾功能改变等。

（二）单纯镜下血尿和 / 或微量蛋白尿患者的治疗

对于无症状性血尿或蛋白尿<0.5g/d、血压正常、肾功能正常、肾组织轻微改变者可不给予特异治疗,仅需密切随诊观察,尽量避免劳累、预防感冒和避免使用肾毒性药物。每隔 3 个月应当监测 1 次尿蛋白。对于起病初期尿蛋白在 1g/24h 左右的患者,需要判断其是否存在其他危险因素,若蛋白尿持续存在,则提示疾病活动,需要采取进一步干预措施。

（三）轻度蛋白尿

轻度蛋白尿指 24 小时尿蛋白定量<25mg/kg,是否需要药物治疗并未达成一致看法。多数学者主张可考虑血管紧张素转换酶抑制剂（ACEI）［如赖诺普利 0.4mg/(kg·d)，每日 1 次,最大剂量<20mg/d］或血管紧张素 II 受体拮抗剂（ARB）治疗,ACEI 和 ARB 分别作用于肾素 - 血管紧张素系统（RAS）的不同部位。ACEI 抑制 Ang II 的生成,而 ARB 则是通过阻滞 Ang II 的 AT1 受体来发挥作用。此类药物除降压外,主要还有减轻蛋白尿、保护肾功能,减缓肾损伤进展的作用。2012 年 KDIGO 指南推荐儿童患者尿蛋白 0.5~1g/(d·1.73m^2) 应用 ACEI 或 ARB 治疗(证据等级非常低)［C/II］。但目前有关儿童 IgA 肾病 ACEI 和 ARB 应用的研究中,药物用法及疗程各不相同,这些研究也并非严格的随机对照研究,儿童 IgA 肾病 ACEI 和 ARB 的应用仍有待多中心、大样本的前瞻性研究提供证据。

（四）中度蛋白尿

中度蛋白尿指 24 小时尿蛋白定量 25~50mg/kg,建议应用 ACEI 类药物降低尿蛋白［A/ I］,也可以联合应用 ACEI 和 ARB 以增加降低蛋白尿的疗效。一项临床研究表明,当 24 小时尿蛋白 1~3g 时,单纯使用 ARB 可使蛋白尿完全缓解的比例达 44%,而安慰剂组缓解比例仅达到 8.8%,当内生肌酐清除率<30ml/(min·1.73m^2) 时慎用。

（五）肾病综合征型

肾病综合征指 24 小时尿蛋白定量大于 50mg/kg,且病理改变多为重度系膜增生、局灶性硬化等。对于此类患者的治疗,应按照肾病综合征处理,在应用 ACEI 或 ARB 的前提下,尽早采用长程激素联合免疫抑制剂治疗。

对于肾病综合征的患儿,使用糖皮质激素是最主要的治疗方案。糖皮质激素不仅具有抗炎特性和调整炎性细胞的功能,而且可以影响肾小球微血管动力。激素的效果在疾病早期阶段可能与改变增生性病变、防止组织纤维化有关。Pozzi 等对近 20 项有关成人 IgA 肾病治疗的随机对照研究进行荟萃分析结果表明:使用糖皮质激素可明显减少蛋白尿,对肾功能正常或轻度受损者给予糖皮质激素治疗,可明显延长病情进展至 ESRD 的时间并能有效减少蛋白尿。此研究还显示,糖皮质激素减少尿蛋白和肾脏保护作用,是独立于血压控制和肾素血管紧张素系统阻滞剂的使用之外的。近年来,一项基于 VALIGA 研究的回顾性研究表明,糖皮质激素应用于小于 16 岁、中等蛋白尿(1~3g/24h)的 IgA 肾病患儿可显著延缓患儿进入 ESRD 的进程。

儿童肾病综合征患者对糖皮质激素较成人更为敏感,有 80%~95% 的患儿在持续应用 8 周后完全缓解。但是,90% 的患儿会出现至少一次的激素抵抗,约半数的患儿会出现频繁性激素抵抗或者激素依赖。因此近年来对于如何选择激素使用方法及疗程,以尽量减少激素抵抗的研究非常热门。根据 1981 年的 ISKDC 临床研究,初始的糖皮质激素治疗方案为:60mg/(d·m²),持续 4 周,继之 40mg/(d·m²),每周连续 3 天服药,持续 4 周。后来,研究提出,对比 ISKDC 的连续 3 天给药法,每周隔日服药可更好的延长临床缓解的时期。多个临床研究探讨,延长激素治疗时间可否减少激素抵抗的发生率。一项荟萃分析显示,激素治疗疗程延长至 3 个月与 2 个月疗程相比,可在 1~2 年内减少激素抵抗的发生。另外几项 RCT 研究的荟萃结果提示,总疗程 6 个月与 3 个月对比,能进一步减少激素抵抗的发生。基于以上,2012 年 KDIGO 指南推荐对于肾病综合征患儿的激素治疗,疗程推荐至少 3 个月,建议可延长至 6 个月。随后,更多设计严密的临床研究进行了更深入的验证,6 个月的疗程与 2 或 3 个月的疗程对比,结果均提示二者在减少激素抵抗的发生率方面无显著差异,因此,根据目前最新的强有力的临床证据,糖皮质激素的疗程推荐不超过 2~3 个月。

多项国内外临床研究表明,对于大量蛋白尿的患儿,单用糖皮质激素的效果显著差于联合应用免疫抑制剂的治疗。而且,对于激素抵抗的患儿,免疫抑制剂的联合使用,可减少激素抵抗的发生。虽然目前仍缺乏大型的点对点的临床研究,临床上首选的免疫抑制剂为环磷酰胺[A/Ⅱa]。基于证据显示激素联合环磷酰胺可延长完全缓解期,而钙调磷酸酶抑制剂(calcineurin Inhibitor,CNI)他克莫司也得到类似结果。吗替麦考酚酯(mycophenolate mofetil,MMF)虽然在临床效果上稍逊色于环磷酰胺或 CNI,但是因为其副作用较小及对儿童发育的影响小,近年来多项临床研究也支持在儿童肾病综合征患者中使用 MMF。在一项临床观察研究中,激素抵抗的 IgA 肾病患儿中使用 MMF,67% 患儿达到完全缓解,20% 患儿达到部分缓解,而病理表现为肾小管萎缩和肾间质纤维化的则效果较差。因此,在选择何种免疫抑制剂联用时,需综合考虑患儿的病情、各种药物的副作用,并在同患儿及家属充分沟通的前提下进行。此外,咪唑立宾、来氟米特、利妥昔单抗等几种新型免疫抑制剂的应用,尚缺少多中心大样本的随机对照临床试验的证据,可结合临床实际酌情应用。

二、快速进展的 IgA 肾病

临床多表现为急进性肾小球肾炎(RPGN),病理改变多为大量新月体形成。RPGN 的 IgA 肾病患儿临床表现、整体预后均显著差于非 RPGN 患儿。多个临床观察显示,糖皮质激素冲击或免疫抑制剂对新月体型 IgA 肾病的治疗有一定的疗效,但目前尚无来自大宗的临床随机对照试验的研究结果。大部分专家认为,新月体性肾炎或肾脏病理中新月体形成累及肾小球数>25%,可以考虑首选大剂量甲泼尼龙冲击治疗,15~30mg/(kg·d)连续 3 天,继之口服泼尼松,并每月予以 0.5g/m² 环磷酰胺冲击共 6 个月[C/Ⅱa]。血浆置换治疗对于 IgA 肾病 RPGN 的疗效证据等级较低,北京大学肾内科团队通过对 12 例肌酐大于 700μmol/L 的成人 IgA 肾病 RPGN 患者的临床观察发现,血浆置换可加快患者肾脏的恢复速度。据个案报道,血浆置换联合免疫抑制剂对儿童 IgA 肾病 RPGN 的预后和肾脏获益有良好效果。

三、慢性肾炎型

此型多为无明显临床血尿、又未进行常规尿检而被忽略者,部分则是在上述临床表现迁延不愈后进入慢性肾衰竭;还有部分患儿首诊时已有肾功能受损和高血压。治疗原则同一般慢性肾炎,主要为保护及稳定肾功能,控制血压,降低血肌酐及尿素水平,延缓病情进展。晚期患者常需透析治疗甚至肾移植。

四、其他治疗措施

（一）其他免疫抑制剂

硫唑嘌呤、环孢素 A、吗替麦考酚酯（MMF）、来氟米特等免疫抑制剂均有报道，但尚未有共识。

（二）抗凝和抗血小板聚集药物的应用

常与前述的激素或免疫抑制剂合用，很少单独应用。有研究表明，双嘧达莫和华法林合用治疗 IgA 肾病比对照组疗效明显提高。

（三）扁桃体切除

目前尚未有大型的 RCT 研究支持扁桃体切除在儿童 IgA 肾病治疗中的明确获益，但是，不少非对照性的观察研究肯定了该治疗方案对于患儿的获益。扁桃体切除可否影响 IgA 肾病患儿长期预后及减少进入 ESRD 风险，目前日本有团队正进行大型的 RCT 研究。

（四）鱼油及抗氧化剂

含二十碳五烯酸和二十二碳六烯酸，具有减轻肾小球和间质炎症、抗血小板聚集和抗血管收缩的作用。最近一个荟萃分析对鱼油治疗作用有质疑，且有研究证实鱼油治疗组与对照组差异无统计学意义。但是使用鱼油治疗尚无定论，有几项临床观察研究提示鱼油对成人和儿童 IgAN 的蛋白尿减少有一定作用。另也有研究表明抗氧化剂维生素 E 有降尿蛋白的作用，但由于缺少大样本临床研究，2012 年 KDIGO 指南并未提及维生素 E。

（五）其他药物

多种药物曾用于 IgA 肾病，如苯妥英钠、达那唑、氟伐他汀等，但缺乏一定数量患者的观察，其效果不肯定。

第八节　儿童 IgA 肾病的肾移植问题

儿童肾移植一般指受者年龄在 18 岁以下的肾移植，第一例儿童肾移植是在 1963 年明尼苏达大学团队成功完成。进入 ESRD 的儿童，长期透析治疗将面临骨代谢异常、生长发育受限、心血管意外、严重感染、腹膜失功等并发症，影响长期的生存率，所以对肾移植的要求更为紧迫。整体上，儿童肾移植的成功率低于成人，由移植技术的难度和免疫学的特殊性导致。与成人相比，儿童肾移植在免疫药物选择和移植排斥机制上与其相似，也有些方面存在明显的差别，比如肾衰竭的原发病因（泌尿道疾病为主）、免疫因子、术前免疫治疗需求、手术技术、术后免疫药物的代谢及调整等。儿童肾移植术后更容易发生病毒感染，比如巨细胞病毒、EB、BK 病毒，后期引发严重并发症，甚至移植肾失功、死亡等。同时，肾移植患儿需要在生长及神经认知发育上做更多随访和关注。

研究表明，无论是活体还是尸体肾移植，近 20 年来儿童肾移植的成功率及移植物存活率都有明显改善。这归结于主要技术改善，包括：移植前准备充分、手术技术成熟化、供体选择规范化、更强的免疫抑制剂问世、对小儿免疫特点及免疫抑制剂代谢更深入地探索。国内目前儿童肾移植发展相对较缓慢，尤其在低年龄组儿童，开展儿童肾移植较成人的困难更大，严格的配型选择、适宜的手术方式和围手术期处理、恰当的免疫抑制策略和良好的依从性是取得良好效果的关键。

一、儿童肾移植手术时机

以往低龄患者多采取透析治疗,待年龄较大后再选择肾移植,但长期透析可造成患者生长受限、发育迟缓及生活质量差等。在肾功能不全的早期患儿即可出现生长滞后,术前患儿的平均身高及体重均显著低于正常同龄儿,移植术后 1~2 年生长发育得到明显改善,但一些病程较长的患者最终身高及体重明显低于正常。大于 12 岁的儿童移植后常常不生长或生长幅度很小。早期行肾移植、尽量在儿童发生严重生长发育延迟前施行手术是发展趋势,但因移植物多为成人供肾,年龄过小会增加手术难度。近年来大多数移植中心不再严格限制儿童肾移植的年龄。临床观察研究发现,即使是小于 2 岁的患儿,接受肾移植的 10 年生存率达 88%,10 年移植肾存活率为 82%,与大龄的儿童无明显区别;同时,移植后患儿的生长发育得到明显地改善。美国明尼苏达大学研究表明,超前肾移植及活体肾移植对于儿童肾移植的整体预后更好,且移植物失功的概率最低,而年龄在 11~18 岁的肾移植反而预后较差。对于婴儿期的肾移植观察结果提示,随着移植技术的快速发展,婴儿肾移植的长期存活率和移植肾存活率也可以达到 90% 和 80%。基于此,学者们建议在确认为终末期肾病,并排除手术禁忌证后 1 年内施行肾移植手术为佳。

二、术　前　透　析

儿童终末期肾衰竭行移植前多经透析治疗,以腹膜透析为主。在北美,肾移植前 42.2% 的患儿行腹膜透析,27.4% 行血液透析,5.7% 行腹膜透析与血液透析联合的透析,还有 24.7% 未行透析而直接行肾移植被称为 PET(pre-empty transplant)。对于肾移植前的透析对移植肾存活率的影响问题,尚有争议。多数认为,肾移植前的透析对移植肾存活率没有影响。移植术前血液净化方式的对比研究中,一项最新的荟萃分析结果显示,相比血液透析,移植术前腹膜透析对移植后整体生存率和移植物存活率更有利。但 Lavjay Butani 将 1995—2005 年,年龄 <17 岁的共计 3 606 例肾移植患者分为 3 组,PET28%,血液透析 38%,腹膜透析 34%,随访发现,在尸体肾移植方式中 3 组患者生存率差异无统计学意义,但活体移植肾存活率在术前血液透析组明显低($P<0.000\,1$),移植肾存活率与尸肾、受体年龄 >11 岁、HLA 错配 >0 成反相关。俄亥俄州立大学的研究表明,移植前透析超过 3 年的患者,与透析短于 3 年的患者相比,移植后因感染和心血管事件而死亡的概率明显增高,同时,随血液透析时间的增加,有较高的急性排斥和肾功能延迟恢复发生率,移植肾衰竭呈线性增加。因此,学者建议应该尽量减少患儿移植前透析的概率,如因等待肾源或病情需要必须进行血液净化治疗时,应尽量选取腹膜透析治疗,并缩短术前透析时间。

三、移植肾长期存活

美国成立了北美儿童肾移植合作研究(NAPRTCS)。NAPRTCS 统计,对于初次接受肾移植者,无论其供者来自尸体,还是活体,生存率均高。接受活体供肾者其 1 年、2 年、5 年的生存率分别为 98%、97% 和 95%;接受尸体供肾者其 1 年、2 年、5 年的生存率分别为 97%、95% 和 92%。但要看到,25% 的移植肾在 5 年时失功,10 年时可达 50%。如果对平均 13 岁的患儿进行肾移植,估计在 25 岁前有 50% 需要做第二次移植。移植物失功的大多数原因是急、慢性排斥反应,因而目前小儿肾移植的远期效果尚不容乐观。

明尼苏达大学的统计研究表明,活体供肾的 10 年存活率优于尸体供肾,分别为 78% 和 57%。对活体供肾,缩短其在体外的缺血时间可以提高活体移植肾存活率;对尸肾缩短其冷藏时间有助于提高尸体移植肾存活率,冷藏时间在 24 小时以内,存活率为 67.6%,冷藏时间超过 24 小时,存活率降为 61.6%。

四、活体肾移植

1954 年 12 月,Murray 等首次在一对同卵孪生兄弟间成功实施了肾移植,供者手术是医学史上第一次对 1 例健康个体施行非治疗性重大手术。术后移植肾功能良好,受者健康存活 8 年,后不幸死于心肌梗死。1959 年和 1962 年,Hamburger 等先后成功完成了异卵孪生间活体肾移植和表亲间活体肾移植,2 例患者均健康存活 10 余年。目前许多国家活体亲属肾移植比例可占 30%~70%,人 / 肾存活率明显高于尸体肾移植。我国活体亲属供肾移植始于 1972 年,受者存活 1 年余。亲属肾移植是治疗终末期肾病患儿最好的方法,供者年龄和供体体积的要求也较成人严格。而在国内,目前基本还是以尸体供肾为主。近年来,活体亲属供肾移植逐渐成为肾移植的更好方式,不仅可提高肾移植的人 / 肾存活率及降低急慢性排斥反应的发生率,也是缓解肾源紧张的措施之一。此外,活体亲属供肾移植尚有组织配型适合程度高、供肾质量好及免疫抑制剂用量少等诸多优点。由于儿童免疫状态较活跃,要考虑到长期功能的维持,因此配型要求更高,尤其是 DR 位点的匹配。

活体亲属肾移植同样会出现严重的急性排斥反应,处理不及时或不当仍可以导致移植肾失功。亲属活体肾移植的缺点可表现在:①在一个健康者身上完成一次损害过程,为其带来了一系列可能的并发症风险。②可估计到的医疗风险。③医疗费用负担。④美容方面的考虑,主要是在供者身上留下巨大的手术瘢痕。但随着腹腔镜技术的临床应用,这一问题已得到一定程度的改善。⑤有关伦理学与心理学方面的问题。

五、儿童肾移植的困难及处理

由于儿童以下特殊性可能限制肾移植进行:①移植手术难度大;②儿童体型小,接受成人供肾可能有限制;③儿童对环孢素 A 生物利用度低,代谢快,维持稳定的有效血药浓度相对困难;④长期使用皮质激素可能影响儿童生长发育,生长能力一旦丧失,很难恢复。因此,对于儿童肾移植需采取一些特殊的处理,可能有助于提高儿童肾移植质量:①合理选择供肾:供肾者 <6 岁或 >50 岁都不适合;最合适的供肾是患儿父母,选取最小体积的肾作为供肾。②掌握肾移植时机:在确认为终末期肾病,并排除手术禁忌证后 1 年内施行肾移植手术为佳;输血次数 >5 次,以及未透析就进行肾移植,易发生移植物失功。③处理对生长发育的影响:选取对发育影响小的药物,如地夫可特;使用重组人生长激素对生长障碍有效,但安全性需进一步评估。

在 20 世纪医学发展史上,器官移植作为一个新兴、迅速崛起的学科格外引人注目。如今,作为器官移植代表的肾脏、肝、心脏 3 种器官的移植已成为一些先进国家的常规手术。器官移植学科对社会的影响已远远超过了医学领域的范畴,因为它不仅带动了医学基础学科如免疫学、遗传学、分子生物学、病理生理学、生物工程学等相关学科发展,也对传统的社会学、法律学、伦理学观念提出了新的课题与挑战。事实上,作为现代医学的集合成果,器官移植水平已成为衡量一个国家和地区整体医学实力的重要标志。目前,我国成人肾移植 1

年移植肾有功能存活率已接近 95%,5 年生存率超过 70%,并已有大批肾功能良好、有工作能力、社会活动及家庭生活正常的长期存活者,已接近国际先进水平。相信在大家的共同努力下,儿童肾移植工作也一定会快速发展。

第九节　预后及随访

以往认为小儿 IgA 肾病预后良好,但近年已明确本病临床过程轻重不一,有相当数量患者终将缓慢地进入 ESRD,还有一部分有坏死性肾小球炎和新月体形成者更可能快速出现肾功恶化。25%~30% 的小儿 IgA 肾病患者 20~25 年后出现终末期肾病(ESRD),需要肾替代治疗,因此是导致 ESRD 的主要疾病之一。另一值得重视的是本症移植后复发的问题。有报道移植肾上有高达 20%~60% 复发,可能使 15% 患儿出现肾功能下降和再次失掉移植肾。

很多研究对儿童发病的 IgA 肾病进行了长期随访后发现,到达 CKD5 期的比例在 1%~10% 之间,成年后遗留高血压的比例为 3%~10%,大约有 1/3 的患者成年后仍有蛋白尿,其中严重蛋白尿者约 10%,达到完全临床缓解的比例 7%~33% 不等。完全临床缓解的概念各不相同,会影响各地完全缓解的比例。根据日本的一项针对全国性的调查,将 IgA 肾病的完全临床缓解定义为:连续 3 个月尿潜血试验阴性,尿沉渣红细胞计数 <5/ 高倍视野(血尿缓解),24 小时尿蛋白 <0.3g(蛋白尿缓解)。

在对儿童及成人的短期随访研究中,儿童的整体预后和肾脏预后较成人好,且儿童的病理病变较成人轻。一项对比了 99 例儿童 IgA 肾病与 125 例成人 IgA 肾病的回顾性研究表明,与成人相比,儿童 IgA 肾病的肾脏病理更倾向于轻微病变(24% vs. 14%),而进展型损伤较成人少(3% vs. 17%),且整体预后优于成人 IgA 肾病。而对 55 例在 18 岁前诊断 IgA 肾病的芬兰患者的随访则发现,其 10 年和 20 年预计肾存活率则分别为 93% 和 87%;最近的数据显示美国 IgA 肾病患儿的 10 年和 20 年肾存活率分别为 91% 和 80%;日本随访 7 年的研究显示 50% 患儿临床缓解,预测 10 年肾存活率为 92%,20 年肾存活率为 89%。

影响预后的因素很多,具体可分为以下几个方面。

一、临床及病理特征

一般认为,预示小儿 IgA 肾病不良预后的临床特征有:持续肾小球滤过率减低、持续大量蛋白尿、持续高血压。2009 年提出新的 IgA 肾病牛津病理分型,筛选出可良好评价预后和进行治疗危险分型的 4 个主要的组织学损伤,系膜细胞增生、毛细血管内增生、局灶节段性肾小球硬化、肾小管萎缩和肾间质纤维化,以及 2017 年更新的指标即新月体,它是成人 IgA 肾病预后的独立影响因素,同时有多项研究证实其同样适用于儿童 IgA 肾病。近年来,分子生物学研究提出了许多揭示预后的新指标,例如 Gd-IgA1、补体 B 因子、成纤维细胞特异蛋白 -1、尿足细胞等,详见第十五章第四节。

二、社　会　因　素

IgA 肾病的发病在不同种族存在差异性。在亚洲占原发性肾小球疾病的 40%~50%,北美洲为 8%~12%,欧洲约为 25%。10 年生存率在意大利、法国和美国分别为 85%、94% 和 97%。日本儿童 IgA 肾病预后较成人好,预计 10 年和 20 年肾存活率分别为 92.3% 和 89.1%,原因可能和日本自 1974 年以来在学校每年都进行尿常规普查有关。委内瑞拉 12 例儿童 IgA 肾病的 8 年生存率仅 76%。我国儿童尿检率低，儿童 IgA 肾病随访率低，这类问题值得重视。

有研究认为除了黑色人种和严重肾功能不全者，发病年龄不影响 IgA 肾病患儿预后。另外一项研究认为发病年龄对预后有影响，结果达到统计学差别，RR 值 1.039，但却无法说明其机制。该研究中，正常肾功能组、严重肾病组和 ESRD 组发病年龄均数分别为 10.1 岁、11.9 岁和 13.3 岁。

三、随 访 观 察

按照 KDOQI 指南，慢性肾脏病在进行根据患者病情制定的治疗方案的基础上需要定期（3~6 个月）随访，监测蛋白尿、血压和肾功能的情况，预防各种感染，审慎应用疾病以外的其他药物，并根据不同的肾功能状况，采用不同的治疗策略。规范化的随访可以更早发现有进展趋势的 IgA 肾病患儿，并及早干预，以期获得最大程度的肾存活率。

总而言之，儿童 IgA 肾病患者，通常较成人有较早的诊断，肾脏组织学损伤中肾小球硬化和肾小管间质损伤较少出现，整体预后优于成人。然而，这种疾病进展将超过 10 年，预期寿命长，部分儿童患者的长期预后跟成人期发病的 IgA 肾病预后相似。在这些儿童当中，需要进行终生的随访评估，以便对疾病进展作出及时评估，尽早作出是否需要药物治疗的决策，延缓患者进入到终末期肾病的进程。

（卢奕云　林　婷）

参考文献

［1］ SHIBANO T, TAKAGI N, MAEKAWA K, et al. Epidemiological survey and clinical investigation of pediatric IgA nephropathy [J]. Clin Exp Nephrol, 2016, 20 (1): 111-117.

［2］ FEEHALLY J, CAMERON J S. IgA nephropathy: progress before and since Berger [J]. Am J Kidney Dis, 2011, 58 (4): 310-319.

［3］ NIE S, HE W, HUANG T, et al. The spectrum of biopsy-proven glomerular diseases among children in China: a national, cross-sectional survey [J]. Clin J Am Soc Nephrol, 2018, 13: 1047-1054.

［4］ WANG T, YE F, MENG H, et al. Comparison of clinicopathological features between children and adults with IgA nephropathy [J]. Pediatr Nephrol, 2012, 27 (8): 1293-1300.

［5］ JELLELLOULI M, MAGHRAOUI S, ABIDI K, et al. Outcome of rapidly progressive glomerulonephritis post-streptococcal disease in children [J]. Nephrol Ther, 2015, 11 (6): 487-491.

［6］ TRIMARCHI H, BARRATT J, CATTRAN D C, et al. Oxford Classification of IgA nephropathy 2016: an update from the IgA Nephropathy Classification Working Group [J]. Kidney Int, 2017, 91 (5): 1014-1021.

［7］ SHIMA Y, NAKANISHI K, HAMA, et al. Validity of the Oxford classification of IgA nephropathy in children [J]. Pediatr Nephrol, 2012, 27 (5): 783-792.

［8］ 中华医学会儿科学分会肾脏学组. 原发性 IgA 肾病诊治循证指南 (2016)[J]. 中华儿科杂志, 2017, 55 (9): 643-646.

［9］ KDIGO Member. KDIGO clinical practice guidelines for glomerulonephritis—chapter 10: immunoglobulin A nephropathy [J]. Kidney Int Suppl, 2012, 2 Suppl 2: S209-S217.

［10］ SHIMA Y, NAKANISHI K, HAMA T, et al. Spontaneous remission in children with IgA nephropathy [J]. Pediatr Nephrol, 2013, 28 (1): 71-76.

［11］ YANG D, HE L, PENG X, et al. The efficacy of tonsillectomy on clinical remission and relapse in patients with IgA nephropathy: a randomized controlled trial [J]. Ren Fail, 2016, 38 (2): 242-248.

［12］ TEAAR V, TROYANOV S, BELLUR S, et al. Corticosteroids in IgA Nephropathy: A Retrospective Analysis from the VALIGA Study [J]. J Am Soc Nephrol, 2015, 26 (9): 2248-2258.

［13］ UPADHYAY A, MISHRA OP, PRASAD R, et al. Behavioural abnormalities in children with new-onset nephrotic syndrome receiving corticosteroid therapy: results of a prospective longitudinal study [J]. Pediatr Nephrol, 2016, 31 (2): 233-238.

［14］ TEENINGA N, KIST-VAN H J, RIJSWIJK N, et al. Extending prednisolone treatment does not reduce relapses in childhood nephrotic syndrome [J]. J Am Soc Nephrol, 2013, 24 (1): 149-159.

［15］ HOYER P F. New lessons from randomized trials in steroid-sensitive nephrotic syndrome: clear evidence against long steroid therapy [J]. Kidney Int, 2015, 87 (1): 17-19.

［16］ SINHA A, SAHA A, KUMAR M, et al. Extending initial prednisolone treatment in a randomized control trial from 3 to 6 months did not significantly influence the course of illness in children with steroid-sensitive nephrotic syndrome [J]. Kidney Int, 2015, 87 (1): 217-224.

［17］ YOSHIKAWA N, NAKANISHI K, SAKO M, et al. A multicenter randomized trial indicates initial prednisolone treatment for childhood nephrotic syndrome for two months is not inferior to six-month treatment [J]. Kidney Int, 2015, 87 (1): 225-232.

［18］ FLOEGE J, RAUEN T, EITNER F. Intensive Supportive Care plus Immunosuppression in IgA Nephropathy [J]. N Engl J Med, 2016, 374 (10): 992-993.

［19］ PRAVISTITTHIKUL N, WILLIS NS, HODSON EM, et al. Non-corticosteroid immunosuppressive medications for steroid-sensitive nephrotic syndrome in children [J]. Cochrane Database Syst Rev, 2013, (10): CD002290.

［20］ GELLERMANN J, WEBER L, PAPE L, et al. Mycophenolate mofetil versus cyclosporin A in children with frequently relapsing nephrotic syndrome [J]. J Am Soc Nephrol, 2013, 24 (10): 1689-1697.

［21］ KANG Z, LI Z, DUAN C, et al. Mycophenolate mofetil therapy for steroid-resistant IgA nephropathy with the nephrotic syndrome in children [J]. Pediatr Nephrol, 2015, 30 (7): 1121-1129.

［22］ WANG D, WANG F, DING J, et al. Retrospective study of primary IgA nephropathy with crescent formation and/or rapidly progressive glomerulonephritis in children [J]. Zhonghua Er Ke Za Zhi, 2015, 53 (9): 670-675.

［23］ XIE X, LV J, SHI S, et al. Plasma exchange as an adjunctive therapy for crescentic IgA nephropathy [J]. Am J Nephrol, 2016, 44 (2): 141-149.

［24］ JALANKO H, MATTILA I, HOLMBERG C. Renal transplantation in infants [J]. Pediatr Nephrol, 2016, 31 (5): 725-735.

［25］ JOACHIM E, GARDEZI A, CHAN M, et al. Association of pre-transplant dialysis modality and post-transplant outcomes: a meta-analysis [J]. Perit Dial Int, 2017, 37 (3): 259-265.

［26］ SUZUKI Y, MATSUZAKI K, SUZUKI H, et al. Proposal of remission criteria for IgA nephropathy [J]. Clin Exp Nephrol, 2014, 18 (3): 481-486.

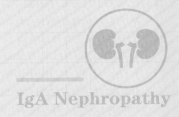

第十九章

IgA肾病肾移植的相关问题

IgA Nephropathy

全球 IgA 肾病（IgAN）成人每年总发生率估计 2.5/100 000，其中 20%~40% 患者在明确诊断后 20 年内进展为终末期肾病（ESRD），同种异体肾移植手术是治疗 ESRD 最理想的方法。早期认为 IgA 肾病复发对移植肾功能的影响不大，但多项长期随访研究发现，IgA 肾病复发可导致移植肾功能恶化甚至失功，是影响移植肾长期存活的重要因素之一。因此，认真做好 IgA 肾病患者肾移植术前评估，供肾的严格选择，术后严密随访，根据患者的临床表现、检查检验特别是移植肾活检结果及时处理，对于减少移植肾肾病复发、延长移植肾存活具有极为重要的意义。

第一节　IgA 肾病患者肾移植前的准备

一、IgA 肾病受者选择

1. 肾移植受者年龄一般在 5~65 岁，现今超过 65 岁肾移植受者已占总数的 20%~29%。超过 60 岁的受者影响其存活率的因素主要是心血管、肺部及胃肠道疾病。
2. 肾病终末期且出现不可逆转的肾衰竭。
3. 无尿毒症或高血压所致的不可逆转的并发症，如慢性心功能不全、慢性呼吸衰竭等。
4. 全身一般情况好，体内无潜在感染灶，能耐受肾脏移植手术。
5. 无活动性消化道溃疡、肿瘤、肝炎及结核病史，无精神、神经不正常史及家族史者。
6. 与供者组织配型良好者。

二、肾移植绝对禁忌证

有下列疾病之一者不宜实施肾移植手术：恶性肿瘤、慢性活动性肝炎、肝硬化、精神病、慢性阻塞性肺疾病、顽固性心力衰竭、支气管扩张、活动性结核、凝血功能缺陷、获得性免疫缺陷病、严重的泌尿系先天畸形、依从性差。

三、肾移植术前的检查及准备

（一）肾脏移植前的检查

1. **一般检查**　包括 ABO 血型和 Rh 血型、血常规、尿常规和凝血时间。
2. **细菌学检查**　包括咽拭子、尿、痰和腹膜透析液的培养。
3. **病毒学检查**　包括乙肝 5 项、丙型肝炎抗体、抗 -HIV 抗体、巨细胞病毒（CMV）。HBsAg 或 HBeAg 阳性者，需要检查 HBV-DNA；抗 -HCV 阳性者，需要检查 HCV-RNA。HBV-DNA 或 HCV-RNA 阳性者不要急于行肾移植，待转阴后再考虑手术。
4. **影像学检查**　包括肺部 CT、泌尿系平片、全腹 B 超、髂血管动静脉彩色多普勒、心电图、心脏彩色多普勒等。
5. 男性患者进行常规前列腺检查，对有严重前列腺肥大伴尿潴留者，在接受肾移植前要给予治疗。
6. 女性患者要进行妇科宫颈涂片检查。
7. **组织配型**　包括 HLA 配型、群体反应性抗体（panel-reactive alloantibody，PRA）和淋巴细胞毒交叉试验。

（二）受者术前准备

1. 移植前手术

（1）IgA 肾病合并严重血尿,经处理后不能缓解须行双肾切除术。

（2）下尿路梗阻,如严重前列腺增生,尿道瓣膜需要手术处理解除梗阻。

（3）胃肠道反复出血或严重的消化道溃疡、反复感染的肠憩室等应手术切除。

（4）胆囊结石伴反复感染或肠道梗阻需行胆囊切除,无感染者无需处理。

2. 移植前透析　肾脏移植前 24 小时必须确保患者完成血液透析或腹膜透析,主要目的:①术前适当脱水,防止术后早期无尿而导致钠水潴留、心力衰竭,脱水量视血压、心功能、水肿程度和残余肾功能等情况而定,脱水过量不仅会造成术中低血压,血管开放后还会导致移植肾功能延迟恢复(delayed graft function,DGF),脱水量以患者体重的 3%~5% 为宜。②术前透析可使体内电解质,尤其是血钾正常,保证患者平安度过围手术期。腹膜透析患者手术当天要加强透析,每 2 小时交换 1 次,手术前 4 小时将腹膜透析液全部放出。

3. 移植前输血

对于移植前是否输血仍是争论的问题。反对者认为移植前输血增加患者的致敏机会,淋巴细胞毒交叉试验阳性率增高。

4. 组织配型

（1）血型:供受者的血型不一定要相同,但必须相容。O 型血供者可供肾给任何血型的受者,AB 型血受者可接受任何血型供肾。

（2）淋巴细胞毒交叉试验:超过 10% 被认为是阳性,表明受者有抗供者 I 类 HLA 抗原抗体,肾移植是禁忌。

（3）群体反应性抗体:是用受者的血清,与一组已知 HLA 分型,并按人群中 HLA 基因频率计算,涵盖该人群绝大多数 HLA 表型的淋巴细胞进行细胞毒试验。

（4）HLA 配型:HLA 匹配的程度影响移植肾的存活率,HLA-DR 是否匹配极为重要,其次是 HLA-B。IgA 肾病进行肾移植者未发现 HLA 错配和移植肾存活时间有关。非 IgA 肾病接受无错配肾移植的存活时间优于有错配的肾移植,但原发病为 IgA 肾病的患者肾移植后,活体供肾有无错配的肾存活时间没有差别,没有理由认为原发病是 IgA 肾病的受者选择无错配的移植肾更好。一些特殊配型位点可能和肾存活时间有关。近年来研究发现,多数移植肾失功患者存在抗 HLA-DR 和 DQ 抗体(DSA),说明 HLA-DR 和 DQ 错配对移植物存活的影响强于 HLA-B 错配。

四、活体供肾的选择和手术

由于等待肾移植患者数量在不断增多,尸体肾源相对缺乏,活体供肾手术病例逐渐增多。与尸体供肾移植比较,活体供肾的优越性体现在缩短受体等待时间、缩短供肾热缺血和冷缺血时间,活体供肾长期存活率均高于尸体供肾移植,因此活体亲属供肾移植在世界范围内得到广泛的开展。活体供肾移植非常强调手术的成功率,不但要保证供者的安全、尽量减少并发症,还要确保移植肾能正常行使功能,并尽量延长供肾存活时间,因此选择合适的病例非常重要。

尽管 IgA 肾病患者肾移植术后复发,活体供肾比尸体供肾发生率更高,但仍应鼓励行肾移植术。Kim 等报道移植后即使组织学上已证实为 IgA 肾病复发,但仍可以有长达 183 个月的稳定期。Chandrakantan 等报道活体亲属供肾与非亲属供肾之间复发率无统计学差异，两组之间移植肾存活率也无统计学差异。所以活体亲属供肾对移植患者来说仍然是一种好的选择，如果考虑活体供肾，需注意除外家族性 IgA 肾病（尿检异常），考虑到家族性 IgA 肾病患者进展至 ESRD 的风险性本来就更高，故即使亲属供者仅尿检出现轻微异常，也应接受肾穿刺活检以明确病因。

（一）活体供肾的筛选

1. 法律、伦理学筛选

（1）受者必须是捐献者的配偶、直系血亲或三代以内的旁系血亲，或者有证明与活体器官捐献人存在因帮扶等形成亲情关系的人员（国务院《人体器官移植条例》）。

（2）供者年龄必须>18 岁。

（3）残障、弱智、贫穷、发育不全者不能捐献，或应通过伦理委员会讨论。

2. 医学评估

（1）能否耐受手术：活体供者在决定选用之前应作全面地病史询问和全身各部位的检查。

（2）肾功能的评估：双侧肾脏的结构和功能，确定供肾侧。

（3）影响肾功能的各因素评估。

3. 免疫学评估

（1）血型：相同或相容。

（2）HLA 配型：配偶、旁系血亲、直系血亲。

（3）受体 PRA 检测：受者体内是否预存 HLA 抗体。

（4）淋巴细胞毒交叉试验（CDC）必须是阴性。

（二）活体供肾的禁忌证

活体供肾的禁忌证包括下列情况：①年龄<18 岁或>65 岁；②高血压（>140/90mmHg 或需要药物控制）；③糖尿病（糖耐量试验不正常）；④尿蛋白>250mg/24h；⑤有反复肾结石病史者；⑥肾小球滤过率不正常 $[<80ml/(min\cdot1.73m^2)]$；⑦镜下血尿；⑧泌尿系畸形；⑨明显的疾病状态，如慢性肺部疾病和恶性疾病；⑩过度肥胖（超过标准体重的 30%）；⑪有血栓形成和血栓栓塞病史者；⑫心理障碍者；⑬有明显的肾脏病、糖尿病、高血压家族史者。

（三）活体供肾选择原则

活体供肾选择原则包括下列几点：①肾小球滤过率较低一侧的肾；②较简单解剖侧肾，无形态、位置、输尿管的变异；③ 2 个肾均为单支血管，通常选用左侧；左侧多支血管，右侧单支，选用右侧；④出现较为简单的可以处理的单侧病变（如小错构瘤，肾盂结石等），选用病变侧。

（四）活体供肾的切取

传统的活体供肾的切取多采用开放手术，经腹或经腹膜外途径，切口长、手术创伤较大，住院时间长，围手术期疼痛，供者难以耐受。1994 年开始应用腹腔镜取肾，随着手术技术的熟练，已经成为一种取肾的常规方法。

1. 开放式活体供肾切取术（open live donor nephrectomy，ODN） 手术时间短，能充分暴露肾脏并能切除足够长的输尿管，供肾热缺血时间短；缺点是切口长，创伤大，供者难以耐受，有一定的死亡率。

开放式供肾切取术又可分为：①腹膜外法供肾切取：经十二肋腰部切口；②经腹术式：多数选择肋下经腹腔入路，少数采用腹直肌旁经腹途径。

2. **腹腔镜活体供肾切取术**（laparoscopic live donor nephrectomy，LDN）　腹腔镜活体供肾肾切取术优点是小切口创伤少，痛苦轻，术后恢复快，供者易接受。缺点是：供肾热缺血时间长；腹腔镜操作时间较长；长时间的气腹、持续的高压力可降低肾血流量，受者早期肾功能恢复缓慢，移植肾功能延迟恢复（delayed graft function，DGF）发生率高；供肾输尿管并发症主要是输尿管下段坏死，发生率高于 ODN；需要腹腔镜技术熟练的医师完成手术。

相对禁忌证包括肥胖、既往在该区域有过手术史。

目前腹腔镜活体供肾肾切取术主要有腹腔镜经腹腔途径、腹腔镜经腹膜后途径和手助腹腔镜经腹腔途径（技术不熟使用此法）3 种。腹腔镜活体供肾一般切取左肾，因为左肾静脉较长，便于植肾。对于多支左肾动脉宜取右肾。

第二节　IgA 肾病患者肾移植后的处理

肾移植作为治疗 ESRD 的最佳手段已显示出可靠的效果，在诸多器官移植手术中，肾移植手术成功率最高，而免疫学、免疫抑制剂、组织配型技术的研究进展对肾移植工作起到了很大促进作用。但 IgA 肾病患者肾移植后仍然存在超急排斥反应、急性排斥反应、慢性排斥反应、IgA 肾病在移植后的复发和再发，以及与移植相关的其他并发症等，本节主要就 IgA 肾病患者接受肾移植手术后可能出现的内科问题逐一讨论，并重点就 IgA 肾病肾移植后的复发等问题作深入阐述。

一、超急排斥反应

超急排斥发生在手术中肾血液循环恢复后数分钟或数小时。肾脏颜色先由鲜红色转变为暗红色，斑块青紫、坏死，然后无尿，缺血失功。在术后 24~48 小时内发生这种排斥反应表现为血尿或少尿，移植区剧痛、血压升高、血肌酐持续升高并伴有高热寒战等全身反应。病理表现为：血管壁和基底膜上循环免疫复合物沉积诱发的基底膜损害、血管内凝血及移植肾皮质坏死。同位素扫描肾灌注消失。其发生机制是由于受者体内有预存抗体，包括抗移植物抗体、ABO 血型抗体、抗血管内皮细胞抗体和 HLA 抗体，这些抗体可能为反复输血、妊娠，以前接受过移植或对细菌产生致敏反应的结果。鉴别诊断需排除移植物缺血再灌注损伤动脉、静脉血栓所致的血管并发症。一般而言，这类并发症患者不存在发热、移植肾胀痛等临床症状。一旦发生超急性排斥，只能立即摘除移植肾。

二、加速排斥反应

出现在术后 2~5 天内的急性排斥反应称为加速排斥。其产生机制是：由特异性细胞毒 T 细胞引起移植物快速破坏的细胞预敏作用，以及依赖淋巴细胞发挥细胞毒作用的继发抗体的形成，临床上极为少见。病理以毛细血管破裂和纤维素样坏死、肾间质出血，以及密集的粒细胞浸润为特征。须与急性肾小管坏死、感染等相鉴别。一旦诊断明确必须强化抗排斥治疗：如甲泼尼龙 0.5g，冲击 1~3 天，甚至可以使用抗淋巴细胞球蛋白。一般只有 1/3 的患者能够挽回，治疗无效必须摘除移植肾。

三、急性排斥反应

一般发生在 6~60 天内,也可以后期发生延迟性急性排斥。临床表现为:尿量减少、血肌酐升高、高血压、血尿、蛋白尿、移植肾区肿胀、压痛,CD4$^+$/CD8$^+$T 细胞比值升高、IL-2 受体增高,免疫抑制剂血药浓度降低,同位素扫描示肾灌注减少。病理表现为:早期淋巴细胞浸润基底膜和肾小管细胞以及血管内皮,晚期为巨噬细胞和单核细胞浸润,可出现融合性坏死。鉴别诊断需要排除:淋巴囊肿、输尿管或膀胱吻合口瘘、动脉狭窄、伤口内血肿,环孢素中毒等。一旦明确诊断需早期治疗:甲泼尼龙 6~8mg/(kg·d)静脉滴注 1~3 天,然后根据病情逐日减量维持至 1 周。也可以同时应用多克隆抗体抗淋巴细胞球蛋白、单克隆抗淋巴细胞球蛋白抗体治疗。一般经积极治疗,疗效满意。

四、慢性排斥反应

一般发生在移植 60 天以后。表现为移植肾功能进行性减退,临床出现水钠潴留、体重增加、蛋白尿和血肌酐升高等。病理特点为:特征性洋葱皮样动脉免疫改变。其发生机制主要是由于免疫学和非免疫学因素所致,而且与非特异性的组织损伤关系更密切。近年来国内外报道治疗方法较多,但总体思路是针对如何合理使用免疫抑制剂、防治危险因素、延长残存肾功能发挥作用。目前任何药物均不能逆转慢性排斥反应。

五、移植后 IgA 肾病复发

移植后的 IgA 肾病复发是目前我们面临的挑战。对于原发性肾小球肾炎进展至终末期进行肾移植手术,移植 10 年后导致移植肾功能丧失的第 3 位原因就是原发病的复发。据报道,移植后 IgA 肾病的复发率>50%。以往的研究认为,复发的 IgA 肾病表现为一个良性的临床过程,但最近的研究表明,它会导致一部分患者移植肾功能丧失。目前,对于移植后 IgA 肾病的复发尚无有效的治疗,如何预防移植肾衰竭,是医学界面临的一个重要的课题。

(一)移植后 IgA 肾病复发的流行病学特点

肾移植后 IgA 肾病复发率各地报道不一,综合文献分析为 30%~60%(表 19-2-1)。Moriyama 报道了 510 例肾移植后随访 5 年的患者,出现肾小球肾炎复发的患者中,有 26.5% 的患者出现 IgA 肾病的复发。德国的 Floege 在 1 200 例既往存在 IgA 肾病的肾移植患者中发现,在 5 年的随访中,接近 13% 的患者出现与复发相关的肾功能异常,接近 5% 的患者出现移植后 IgA 肾病的复发。如果 IgA 肾病复发导致移植肾功能丧失,那么再次移植后出现移植肾功能丧失的风险会增加到 25%。Lionaki 总结了近 30 年来 32 项相关研究显示,肾移植术后 IgA 肾病复发率从 4.5%~70.5% 不等。国内相关数据,季曙明教授等观察研究了 148 例原发病为 IgA 肾病的肾移植受者,移植肾活检确诊的 IgA 肾病复发率为 31%。多数研究显示 IgA 肾病复发患者在肾移植术后 3 年内很少出现肾功能不全,术后 1 年移植肾存活率明显优于其他类型肾病的受者;移植术后 5 年,10%~15% 的复发患者会出现肾功能不全,其中仅 5% 出现移植肾失功;术后 10 年,人/肾存活率与非糖尿病肾病的受者相比无显著性差异。

表 19-2-1　IgA 肾病及相关肾脏疾病复发和肾丧失率

项目	复发率 /%	复发肾丧失率 /%
原发性肾小球疾病		
IgAN	30~60	10~30
FSGS	0~30	0~50
MGN	3~10	0~30
MPGN Ⅰ	15~30	0~33
MPGN Ⅱ	0~80	10~20
抗 GBM 病	0~10	<5
继发性肾脏疾病		
HSPN	0~50	0~10
DN	0~100	<5
LN	<3	<5
ANCA 相关血管炎肾脏损伤	25	<5
HUS	0~50	0~10
LCDD	0~50	?
MM	27	<5
硬皮病	20~30	?
淀粉样变	8~26	0~40

注:IgAN,IgA 肾病;FSGS,局灶节段性肾小球硬化;MGN,系膜增生性肾小球肾炎;MPGN,系膜毛细血管性肾炎;抗 GBM 病,抗基底膜病;HSPN,过敏性紫癜性肾炎;DN,糖尿病肾病;LN,狼疮性肾炎;ANCA,抗中性粒胞浆抗体;HUS,溶血尿毒症综合征;LCDD,轻链沉积病;MM,膜性肾病。

　　Matsugami 等分析了 49 例原发性 IgA 肾病患者,肾移植后 IgA 肾病复发率为 24.5%,移植肾 5 年及 10 年存活率为 68.8% 和 40.4%,明显低于非 IgA 肾病移植人群的 80.7% 和 67.7%。Bethoux 等回顾研究了 895 例肾移植患者,其中 81 例原发性 IgA 肾病患者移植后复发率为 31%,移植肾 5 年和 10 年存活率分别为 91% 和 71%,较非 IgA 肾病移植人群低。在过去的 10 年中,已有多个单中心和多中心研究利用移植肾失功后肾活检、血尿和 / 或蛋白尿来评估复发性 IgA 肾病患者临床相关性。同以往一些短期随访研究不同,这些研究平均随访时间均超过 5 年,这在临床上具有重要意义,因为复发引起的移植肾失功很少出现于移植后 3 年内。这些研究表明 IgA 肾病复发与移植肾失功具有显著的相关性,复发使得失功速度加快,有近 13% 的患者因复发出现移植肾失功,约 5% 患者因复发导致移植肾丢失。同时发现复发性 IgA 肾病导致的移植肾失功常因较快发展的慢性排斥反应或其他原因被忽视。

（二）移植后 IgA 肾病复发的主要危险因素

　　潜在的 IgA 沉积是 IgA 肾病复发的主要危险因素。影响移植后 IgA 沉积的因素主要有 : 潜在 IgA 免疫复合物沉积的供肾,HLA 错配、蛋白尿、高收缩压等。

1. **供肾方面**　受者能否使用系膜 IgA 沉积的供肾？目前尚无定论,还有待更多前瞻性的临床研究证据。有资料分析证实,尽管 IgA 沉积的供肾在移植后早期出现肾损害的临床表现,诸如水肿、镜下血尿、蛋白尿、低蛋白血症和高血压,甚至发生移植肾衰竭和急性排斥反应等,但移植后肾脏损害的临床表现均较自体肾 IgA 肾病患者轻,更重要的是移植肾 1 年和 3 年的存活率与无 IgA 沉积的供肾组相比差异不明显。Sofue 进行的一项回顾性研究发现活体供肾内隐匿性 IgA 沉积对移植肾预后并无影响。因此,我们认为在目前供肾需求紧缺的情况下,系膜 IgA 沉积的供肾用于移植是可行的。美国的 Suzuki 教授在日本的一项调查当中发现,潜在的系膜 IgA 沉积在日本的健康供肾者当中是非常常见的,IgA 的沉积在一定程度上与镜下血尿、系膜增生及肾小球巨噬细胞的浸润相关。

但是 Moriyama 教授提到,有潜在 IgA 免疫复合物沉积的供肾是移植后 IgA 肾病复发的危险因素,同时,这种供肾会导致复发的进展,再者,IgA 肾病复发会降低移植器官的存活率,特别是在供肾有潜在 IgA 免疫复合物沉积的时候。IgA 肾病复发组和非 IgA 肾病复发组移植肾功能丧失的比例分别为 38.5% 和 9.1%,$P=0.037$。

季曙明教授等对 342 例供肾进行常规活检,比较系膜 IgA 沉积供肾(IgA 沉积供肾组,$n=83$)与系膜无 IgA 沉积供肾(无 IgA 沉积供肾组,$n=259$)移植后的转归,IgA 沉积供肾组术后水肿、蛋白尿、血尿、低白蛋白血症、高血压和移植肾功能延迟恢复的发生率明显高于无 IgA 沉积供肾组。肾移植 3 个月内,IgA 沉积供肾组急性排斥反应发生率明显高于无 IgA 沉积供肾组,分别为 31.3% 和 19.3%($P<0.001$)。随着移植时间推移,IgA 沉积供肾组 IgA 沉积例数逐渐减少,术后 1 个月、3 个月和 6 个月仍有系膜 IgA 沉积者分别为 26 例(31.3%)、9 例(10%)和 2 例(2.4%),至 6 个月时与对照组比较差异不明显。两组间 1 年肾存活率差异不显著,分别为 93.8% 和 95.6%,3 年存活率分别为 86.7% 和 88.3%。虽然有系膜 IgA 沉积的供肾在移植后移植肾功能延迟恢复和急性排斥反应的发生率均明显高于无 IgA 沉积供肾组,但不影响远期肾存活率,且系膜区 IgA 沉积可以逐渐消失。

2. **肾功能减退的关系**　Namba 等对 30 例患者进行了肾移植后活检,其中 24 例活检证实了复发的 IgA 肾病,另外 6 例活检未见复发,复发的 IgA 肾病更多见于男性,且多发生于移植后较晚的阶段。有 4 例复发的 IgA 肾病进展为肾衰竭。移植肾衰竭的进展与肾功能恶化、高收缩压及 ACEs 的缺乏等有关。免疫因素如急性排斥反应、HLA 错配、免疫抑制剂的使用和移植肾失功无关。移植后复发性 IgA 肾病的发生与移植肾的生存时间呈正相关。因此移植后复发性 IgA 肾病肾功能丧失的危险因素与没有移植的 IgA 肾病是相似的。

3. **高血压的关系**　移植后可引起水钠潴留,水钠潴留可导致肾素血管紧张素系统(rein angiotensin system,RAS)的激活,肾移植受者术后常出现高血压,环孢素 A(CsA)可激活 RAS 和影响肾脏血管收缩/舒张功能,接受 CsA 治疗的患者,血压升高更为明显。高血压能促进慢性移植物肾病的发展,且为移植物失功的独立危险因素。降压治疗的目标:对 24 小时蛋白尿 ≤1g 的患者,降压目标是 130/80mmHg;而大于 1g 的患者要求降至 125/75mmHg。当然,在降压的同时,先要改善生活习惯,如戒烟、戒酒、低盐饮食、运动、控制体重等。调整免疫抑制治疗方案,减轻药物对血压的影响。对于降压药物,近年来的研究表明,ACEI/ARB 降压药有降压及减蛋白作用;钙离子通道阻滞剂如地尔硫䓬,尼卡地平等与环孢素 A 连用,可减少环孢素 A 的剂量。β 受体阻滞剂和利尿剂同样可用于肾移植术后的降压治疗。β 受体阻滞剂有心血管保护作用的优势,而心血管并发症是肾移植患者主要死因之一,用此药物能为患者带来益处。前面已提及肾移植后常见的钠水负荷过重,应用利尿剂可改善此状况,但利尿剂可能引起电解质紊乱,影响血脂、尿酸代谢,应予密切监测。

4. 蛋白尿　高血压、CsA 肾毒性、新发及复发肾小球肾炎、移植排斥反应及缺血再灌注损伤等因素均可导致肾移植受者出现蛋白尿,而蛋白尿本身又加重移植肾损伤或加剧移植肾原有病变,是影响肾移植受者长期人 / 肾存活的主要因素。

5. HLA-DR4 和 HLA-B35　近来研究支持复发的 IgA 肾病中,活体供肾比尸体供肾更易发生。文献报道,复发者活体供肾占 83%,尸体供肾占 14%,可能与遗传的敏感因素有关,如 IgA 肾病存在 HLA-DR4,活体供肾将增加复发的危险性。此外,IgA 肾病复发与下述情况有关:①供者存在亚临床 IgA 肾病;②供肾的肾小球系膜 IgA 沉积,术后可呈现典型 IgA 肾病。据报道,HLA-DR4 和 HLA-B35 与复发性 IgA 肾病之间存在正相关,但还没有确实证明 HLA 抗原和疾病复发之间的关系,移植后复发性 IgA 肾病从移植到活检之间的时间越长,复发的概率越高。Lee 报道 IgA 肾病的复发主要取决于肾活检的时间,2~5 年的发生率接近 50%,但移植后 10~20 年的发生率接近 100%。

6. 高脂血症　高脂血症在慢性移植肾功能不全(chronic renal allograft dysfunction, CRAD)引起移植物衰竭过程中起重要作用,在肾移植人群中很常见。脂质异常与高血压共同导致死亡,是移植患者死亡的主要原因。据报道,总胆固醇特别是低密度脂蛋白胆固醇水平升高和高甘油三酯血症与 CRAD 形成有关。此外,有研究显示移植后 1 年时胆固醇水平是移植物和患者存活的预测因子。免疫抑制剂如环孢素、西罗莫司或糖皮质激素在肾移植受者脂质异常中起重要作用。羟甲戊二酰辅酶 A 还原酶对心脏移植受者冠心病的有益作用已在临床研究中得到证实。但 ALERT 的研究显示,降脂治疗对主要心脏不良事件如心脏死亡、非致死性心肌梗死和干预程序减少并无明显益处。

(三)移植后复发和再发

临床很难区分移植后再次出现 IgA 肾病的表现是疾病复发或是再次患病,目前没有办法鉴别,研究均按复发描述。约 1/4 的移植后患者在移植 5 年后复发,复发会影响移植肾生存率,尤其会影响供肾 IgA 沉积者。IgA 肾病肾移植后复发的诊断和原发性 IgA 肾病有所不同。在日本肾移植供者中,"健康"的供肾常有 IgA 沉积(16.1%),其中伴有 C3 沉积者达 19.5%,这些供肾移植后可以导致受者出现血尿、系膜增生和肾小球巨噬细胞浸润。实际上,这些沉积物可能很快自行清除。所以,一些把系膜区 IgA 沉积作为复发标准的研究中移植肾失功发生率低。复发时间是鉴别 IgA 肾病复发的重要指标。供肾 IgA 沉积发生症状早,很快消失,而 IgA 肾病复发往往在 3 年以后。中国香港一项 IgA 肾病移植后复发的研究中,复发发生于移植后(68 ± 11)个月,复发率 18.7%。

(四)移植后 IgA 肾病复发的主要临床特征

从严格意义上讲,移植后复发性 IgA 肾病是指移植前自体肾原发性 IgA 肾病的特征与移植后的病理类型相同。临床上,复发性 IgA 肾病患者常表现为持续性镜下血尿及尿蛋白定量 > 0.5g/24h,但通常 < 3.5g/24h,较少出现上呼吸道感染相关性肉眼血尿;组织学上,主要为系膜增生性肾小球肾炎表现,但不只是表现为系膜区 IgA 沉积;有时,还可表现为新月体性快速进展性肾衰竭。在复发性 IgA 肾病诊断过程中,应尽可能地提供详尽的临床及组织学资料(尤其是免疫组化和电镜),来帮助区分移植肾失功的原因是复发还是其他原因(如慢性排斥反应)造成的。复发性 IgA 肾病诊断主要依赖于肾活检。

新近一篇回顾性研究报道,106 例肾移植伴有 IgA 肾病(活检)患者和 212 例无 IgA 肾病患者(对照组),移植肾 10 年存活率相似,个别复发 IgA 肾病表现为新月体肾病。一般认为,复发 IgA 肾病呈良性经过,丧失移植肾功能仅占 10%。

(五) 移植后 IgA 肾病复发的治疗

移植为伴有严重肾功能缺失的 IgA 肾病患者提供了最好的选择,然而移植后复发的治疗仍然存在挑战。目前,复发性 IgA 肾病仍无有效的治疗方法,治疗主要包括:激素、环磷酰胺、硫唑嘌呤、CsA 或血浆置换,但没有显著效果。其治疗原则与原发性 IgA 肾病类似,主要是 ACEI 和 / 或 ARB 药物的应用。

1. ACEI 和 / 或 ARB　临床和实验研究均证实,阻断 RAS 系统不仅能降低血压,而且能减少蛋白尿,延缓肾脏疾病的进展。近期的研究显示肾素 - 血管紧张素 - 醛固酮系统抑制剂在复发性 IgA 肾病中的作用越来越重要,其中 ACEI 及 ARB 这两类药物已经被证实能够降低患者血压及肾小球囊内压,具有减轻蛋白尿及二次肾小球损害的作用。这两类药物普遍应用于蛋白尿 ≥ 0.5g/24h 且血压 ≥ 130/80mmHg 的 IgA 肾病患者的临床治疗。

2. 免疫抑制剂　目前还没有一种免疫抑制剂能够有效阻止 IgA 肾病在组织学上的复发。

(1) 吗替麦考酚酯:吗替麦考酚酯是一种抗细胞增殖的免疫抑制剂,选择性抑制次黄嘌呤核苷酸脱氢酶,抑制嘌呤合成的启动途径,直接抑制 B 淋巴细胞增殖从而使抗体生成受阻;阻断细胞表面黏附分子的合成,抑制动脉平滑肌细胞、纤维母细胞、内皮细胞的增生。吗替麦考酚酯与其他免疫抑制剂不同,它不仅作用于 T 淋巴细胞,还可以作用于 B 淋巴细胞,因此可降低 IgA 肾病患者 IgA 产物的沉积。但是,它能否延缓移植肾功能丧失,仍存在争议。Chandrakantan 等报道 152 例移植后 IgA 肾病临床复发患者,61 例用硫唑嘌呤治疗,91例用吗替麦考酚酯治疗,对于活检已经明确的复发性 IgA 肾病,将硫唑嘌呤换成吗替麦考酚酯,也不能有效逆转临床过程。吗替麦考酚酯和硫唑嘌呤均不能缓解 IgA 肾病的复发或者减轻它的临床表现。

(2) 环孢素 A(CsA):CsA 是目前肾移植临床应用的主要的强效免疫抑制剂。CsA 的应用使急性排斥反应率和感染发生率均下降,由慢性排斥引起的移植肾失功率下降,但是 CsA对于移植后 IgA 肾病复发的疗效没有被证实,最近日本的一篇报道揭示,CsA 并不能降低 IgA 肾病的复发率。

(六) IgA 肾病的肾移植后的预后

对于移植后出现新月体性肾炎的患者,其预后较差,可能与疾病本身的组织学进展相关。美国学者研究认为,和其他肾小球肾炎相比,IgA 肾病和过敏性紫癜性肾炎在 5 年移植器官存活率和 5 年生存率上是相似的,然而,新月体性肾炎的移植存活时间较短,因此,移植后的预后和疾病本身的组织学进展是有关的。在 Soler 的研究中显示移植后的 5 年生存率,调查结果表明,女性的 5 年生存率比男性低,有 IgA 肾病复发的 5 年生存率比没有复发的低,活体供肾的 5 年生存率比尸体供肾的 5 年生存率低。

Chack 等比较了同期 56 例经活检证实 IgA 肾病的肾移植术后患者和 116 例非 IgA 肾病的肾移植术后患者,发现两组 5 年移植肾存活率无明显区别,组织学上 25% 移植肾肾穿刺活检证实复发,复发与供体的身体状况、HLA 错配、受者的性别、免疫抑制药的使用无关,并得出结论,肾移植仍是治疗终末期 IgA 肾病有效方法,尽管复发率高,但是移植后的复发较移植前 IgA 肾病的恶性进展对机体影响小的多。Hyeon Joo Jeong 等总结了 90 例 IgA 肾病患者肾移植经验，5 年复发率 35%，10 年复发率 44%。HLA 错配对复发没有预测价值，IgA 肾病复发者移植物的 10 年存活率 65%，10 年移植物丢失率 4/19（21.1%）主要是由于慢性排斥反应，2 例是由于 IgA 肾病复发。

来自中国香港的研究发现，因 IgA 肾病的肾移植患者移植后前 12 年肾存活率高于非 IgA 肾病患者，但 12 年后存活率下降且低于非 IgA 肾病患者。但 Ponticelli 等的研究有所不同。他们认为 IgA 肾病移植肾存活率和非 IgA 肾病并没有区别。相对年轻、第 6 个月血肌酐和蛋白尿与 IgA 肾病复发有关，只有后两个指标与移植肾失功能有关。如果进行相关分析时考虑蛋白尿和血肌酐的影响因素，IgA 肾病复发和移植肾失功能相关性并不显著。有趣的是，IgA 肾病肾移植后第 1 年人 / 肾存活率都较非 IgA 肾病高，可能是因为受者体内异常 IgA 的抗 HLA 作用，抑制了急性排斥反应的发生。除了蛋白尿影响移植肾存活，另一研究发现有新月体形成的病例中，新月体是移植肾失功的主要原因。

现有研究结果表明不同的免疫抑制剂治疗方案对移植肾存活无差异。移植后 IgA 肾病的复发并不影响移植肾的 5 年及 10 年存活率，但是降低其远期生存率。移植后 IgA 肾病的复发越来越引起医学界的关注，因为它是导致移植肾功能丧失的主要原因之一，如何提高同种异体移植肾存活是当今至关重要的问题。因此，供者的选择、合理的配型及移植肾的保护显得越来越重要。除了在移植前及移植后做好肾活检，获得准确的诊断以外，对引起移植后 IgA 肾病复发及移植肾功能丧失的危险因素更应该重视，因为目前对于移植后复发的 IgA 肾病仍没有特殊有效的方法，我们只能做好预防工作。目前，吗替麦考酚酯对于移植后 IgA 肾病的复发疗效仍不肯定，是否有针对性的免疫抑制剂能够延缓移植肾功能丧失，有待进一步研究。

六、IgA 肾病患者肾移植后的其他并发症

（一）感染

肾移植后患者成为各种致病微生物的易感人群，这主要是由于：①经受手术时患者的抵抗力下降；②移植肾携带的潜在的致病菌；③尿毒症患者本身存在贫血、凝血障碍、低蛋白血症、营养不良等导致的免疫力减退；④免疫抑制剂的使用。移植患者全身各系统都可能是潜在的感染部位，各种微生物甚至致病力很弱的细菌、病毒都有可能成为致病物。

1. **肺部感染**　目前移植患者的肺部感染的主要致病菌以细菌（大肠埃希菌、铜绿假单胞菌、产气杆菌和肺炎克雷伯菌）为主，其次是真菌和病毒，近年来结核杆菌感染的发生率有升高趋势。肺部感染除找到病原菌以外，主要依赖胸部摄片，X 线片的诊断阳性率可达 96%。针对肺部感染的治疗原则是：①拟诊为细菌感染者首先选用针对革兰氏阳性和阴性菌的敏感药物如：广谱青霉素、头孢类抗生素及氨基糖苷类抗生素，后者需注意其肾毒性。②卡氏肺囊虫感染可予复方新诺明，此药也要注意肾毒性。③抗真菌药物的毒性较强，特别需要注意肝功能情况。④抗结核治疗时需要按照患者的肾功能情况，调整药物的剂量和疗程，间断使用利福平时，需要注意偶发的抗利福平抗体导致的急性肾损伤。⑤严重感染的病例如败血症、菌血症和呼吸窘迫综合征时，需要暂停使用免疫抑制剂，甚至需要使用促进患者免疫状态恢复的药物，如胸腺肽等。

2. **尿路感染**　最常见为细菌感染。由于其发病症状比较隐匿，往往需要密切检查尿

液,如出现白细胞尿,两次尿培养为相同的细菌即可以确诊。可经验性使用抗革兰氏阴性菌抗生素,再根据患者的反应和细菌药敏试验做调整。

3. 单纯或带状疱疹　单纯疱疹病毒有 1、2 两型,全球分布,不受气候限制,感染后产生抗体,维持终身。单纯疱疹好发于皮肤和黏膜交界部位如唇部、会阴部等,带状疱疹好发于体部,使用免疫抑制剂患者的发生率是正常人群的 10 倍。一旦确诊,早期可应用阿昔洛韦抗病毒治疗。

4. 乙型肝炎　一般血清抗原阳性的患者不再列入等待移植的患者名单,有乙型肝炎病毒携带者需要在使用免疫抑制剂前 1 周开始使用抗病毒药物,术后需继续使用抗病毒药物。

5. 巨细胞病毒感染　约有 60% 的移植受者带有巨细胞病毒(CMV)抗体,正常人感染 CMV 可以没有任何症状,但在使用免疫抑制剂的肾移植患者由于不能产生抗体,CMV 的感染会产生严重后果,可以使移植肾失功,严重时致死。临床上主要表现为不明原因发热、白细胞和血小板减少、严重的肺部症状等。可以在出现症状的 1~6 天出现 CMV 特异的 IgM。一旦 CMV 感染诊断成立,需要立即使用更昔洛韦等进行抗病毒治疗,肺部感染者需要及时检测胸片、血氧分压和血氧饱和度,在 ARDS 早期使用呼吸末正压吸氧,适时停用免疫抑制剂,促进患者自身免疫状态的恢复等。

(二)高血压

接受肾移植患者是高血压的高发人群,导致高血压的原因主要有:

1. 肾素血管紧张素醛固酮系统激活

2. 移植前也已存在的高血压　部分患者的高血压与未切除的肾脏有关,毁损肾脏导致的肾性高血压,有可能是肾脏移植手术后患者高血压的重要原因。

3. 排斥反应　急性排斥反应时可以导致血浆肾素活性增加和水钠潴留,慢性排斥反应导致的肾血管损伤及肾脏缺血改变,可能是高血压产生的重要因素。

4. 移植肾动脉狭窄　文献报道的移植肾动脉狭窄的发生率在 1.6%~16%,经血管腔内的成形术或介入下带膜支架植入术,有利于患者症状的改善和血压的控制。

5. 激素治疗　激素本身可以导致严重的水钠潴留,促进高血压的发生发展。

6. 环孢素　环孢素可以导致水钠潴留、肾小管和血管内皮细胞的损伤,可以单独诱发或加重原有的肾性高血压的产生。

移植肾患者的高血压,特别是突然出现的高血压,常怀疑是排斥的可能,移植肾动脉狭窄或随即发生的水钠潴留也是高血压的先兆,必须予以适当的检查和处理。ACEI 和 ARB 制剂通常作为降低血压和肾脏保护的首选,β 受体拮抗剂、钙通道阻滞剂以及 α 受体拮抗剂和利尿剂等均可以使用。米诺地尔作为强效的血管扩张药物,在顽固的高血压患者中往往具有理想的效果,可以选用。有关 IgA 肾病患者合并高血压的药物治疗,参见本书第十三章的有关内容。

(三)移植肾失功能

在移植后 5 年,13% 患者出现 IgA 肾病复发,5% 患者因复发导致移植肾失功能。不论 ACE 基因型、HLA 配型、免疫抑制剂类型、循环中 IgA 或移植后 IgA 肾病复发的病程都无法预测失功的发生。因复发导致移植肾丢失者再次肾移植后,复发率仍高,且预后差。

(徐战平　文枫　郭颖)

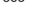

参考文献

［1］ PENFOLD R S, PRENDECKI M, MCADOO S, et al. Primary IgA nephropathy: current challenges and future prospects [J]. Int J Nephrol Renovasc Dis, 2018, 11: 137-148.

［2］ BURON F, HADJ-AISSA A, DUBOURG L, et al. Estimating glomerular filtration rate in kidney transplant recipients: performance over time of four creatinine-based formulas [J]. Transplantation, 2011, 92 (9): 1005-1011.

［3］ FLOEGE J, GRONE HJ. Recurrent IgA nephropathy in the renal allograft: not a benign condition [J]. Nephrol Dial Transplant, 2013, 28 (5): 1070-1073.

［4］ WANG Y, ICHIMARU N, KYO M, et al. Beneficial effects of tonsillectomy for mesangial immunoglobulin A (IgA) deposition and clinical outcome in five kidney transplant patients with recurrent IgA nephropathy: case report [J]. Transplant Proc, 2014, 46 (2): 607-609.

［5］ LIONAKI S, PANAGIOTELLIS K, MELEXOPOULOU C, et al. The clinical course of IgA nephropathy after kidney transplantation and its management [J]. Transplant Rev (Orlando), 2017, 31 (2): 106-114.

［6］ 季曙明, 倪雪峰, 谢轲楠, 等. 肾移植术后 IgA 肾病复发并非总是良性预后 [J]. 器官移植, 2016, 7 (2): 94-99.

［7］ SOFUE T, INUI M, HARA T, et al. Latent IgA deposition from donor kidneys does not affect transplant prognosis, irrespective of mesangial expansion [J]. Clin Transplant, 2013, 27 Suppl 26: 14-21.

继发性IgA肾病

　　IgA 肾病的主要发病机制可以概括为：IgA 或 IgA 免疫复合物产生增多（黏膜免疫炎症反应、自身免疫、感染性疾病等）和清除能力下降（从循环中或肾小球局部）。在许多疾病情况下，肾小球系膜区可观察到有 IgA 沉积，临床上也可表现为血尿和蛋白尿。因此，从理论上讲，任何一类免疫复合物介导的疾病均有继发 IgA 肾病的可能。血液系统疾病、肝病、结缔组织病、肠道疾病、皮肤病、肿瘤、感染性疾病，以及其他多种疾病均可以继发 IgA 在肾脏沉积，其中最常见者为继发于过敏性紫癜性肾炎，其次是多种病因如酗酒、病毒感染、毒物损害、胆道疾病等所致肝硬化继发的肾损伤，再次是与黏膜分泌导致免疫损伤有关的相关疾病如胃肠疾病及炎性关节炎等。此外，IgA 肾病也可继发于人类免疫缺陷病毒（human immunodeficiency virus，HIV）感染。本章主要介绍继发性 IgA 肾病的流行病学特点、发病机制、临床特征及诊治要点。

第一节　概　　述

　　IgA 肾病的本质只是一种肾小球形态学改变，但其发病机制并非由单一因素所导致。其中，黏膜病原体、食物抗原及黏膜 IgA 免疫系统相互作用，在促发 IgA 肾病的过程中可能发挥了重要作用。随着 IgA 肾病与其他疾病相关的研究报道逐渐增多，其病理生理机制有其特点，日益引起大家的广泛兴趣。本节将主要探讨继发性 IgA 肾病主要流行病学特点和发病机制。

一、继发性 IgA 肾病的流行病学

　　与原发性 IgA 肾病相比，继发性 IgA 肾病所知甚少。法国的一个系列研究显示，肝硬化继发 IgA 肾病者占 12 年间所有肾活检标本的 9%。与原发性 IgA 肾病相似，继发性 IgA 肾病的发病率与肾活检指征有关，如继发于肝功能不全且凝血功能障碍的高危患者通常不行肾活检，导致发病率可能偏低。自 2000 年以来发现至少 50 种疾病和病原与 IgA 肾病相关，尽管报道许多病例，但大多仅发现二者偶然联系。需要注意的是，在健康人群中尚存在一定数量的亚临床 IgA 肾病，在某些亚洲人群中可高达 16%，提示 IgA 肾病并发其他疾病的概率是很高的。

二、原发性 IgA 肾病与继发性 IgA 肾病的病理生理学联系

　　原发性 IgA 肾病与继发性 IgA 肾病发病机制中的始动事件是 IgA 在肾小球系膜区的沉积。在接受肾移植的患者中，系膜区有 IgA 沉积者可高达 60%，提示该 IgA 来源于血液循环中的致病性 IgA。但不是所有沉积在系膜区的 IgA 都能触发以肾小球损伤为特点的系膜反应，说明系膜区 IgA 的沉积与肾小球肾炎的进展并无绝对联系。原发性 IgA 肾病的研究已经证实循环性 IgA 的许多物理化学特点与系膜区 IgA 沉积有关（表 20-1-1）。

　　有证据表明，原发性 IgA 肾病中的致病性 IgA 具有黏膜表型，这种 IgA 由占据了系统性免疫位点的黏膜来源的淋巴细胞合成。在原发性 IgA 肾病中，黏膜和系统性 IgA 对再次接触抗原的应答反应是有差异的，并且淋巴细胞沿黏膜 - 骨髓轴传输功能也有缺陷。因此，原发性 IgA 肾病存在根本性的免疫调节紊乱，致使血清中产生过多的致病性 IgA。

　　IgA 免疫反应包括 3 个基本过程：抗原暴露；B 细胞在 T 辅助细胞作用下的 IgA 合成，

以及循环中 IgA 的清除。这 3 个过程有利于我们理解其他疾病导致 IgA 肾病的机制。

表 20-1-1　IgA 在不同人群中的特点

	正常人群		原发性 IgA 肾病		肝病性 IgA 肾病	
	血清 IgA	黏膜 IgA	血清 IgA	系膜 IgA	血清 IgA	系膜 IgA
IgA 形式	mIgA>>pIgA	pIgA>mIgA	↑ pIgA/IgA-IC	pIgA/IgA-IC	↑pIgA/IgA-IC	pIgA/IgA-IC
IgA 亚型	IgA1>>IgA2	IgA1 & IgA2	↑ IgA1	IgA1	↑IgA1/ ↑↑ IgA2	IgA1
IgA κ/λ	正常	未知	↑ λ	↑ λ	未知	未知
IgA 净电荷	正常	未知	↑阴离子	↑阴离子	未知	未知
O 链半乳糖苷化	是	是	↓	↓	↑	未知
O 链去唾液酸化	是	取决于位点	↑ / ↓	↓	↓	未知

注:mIgA,单体 IgA;pIgA,聚集 IgA。

(一) 抗原暴露:食物及微生物抗原的作用

1. **食物抗原**　许多研究发现 IgA 肾病患者的 IgA 免疫复合物中含有食物性抗原。研究显示,IgA 肾病患者暴露于某种食物抗原时,临床和实验室检查各种参数均有变化。如有作者报道,IgA 肾病患者血液循环中存在针对牛奶和鸡蛋蛋白的 IgA 抗体包括酪蛋白和小牛血清白蛋白;间接免疫荧光也证实系膜上的 IgA 免疫复合物含有酪蛋白、大豆蛋白及水稻蛋白。

避免饮食性抗原的刺激,在部分 IgA 肾病患者短期内可观察到一些肾脏损伤指标的改善。为期 24 周的低抗原饮食治疗能减轻蛋白尿,重复肾活检可观察到系膜区 IgA/ 补体 / 纤维蛋白原的沉积减少。另一项研究发现,在非乳糜泻的 IgA 肾病患者当中实施免麸质饮食 6 月,可减少 IgA 免疫复合物及食物性抗原 IgA 水平,减轻蛋白尿及镜下血尿。儿科病例中也观察到,避免特异性抗原饮食,可使过敏性紫癜的病情得到缓解。

尽管没有证据提示食物中的任一特异性抗原可以导致 IgA 肾病,但有研究发现某种饮食成分可以加重原发性 IgA 肾病,尤其含有特异性凝集素的食物。食物中的凝集素易与异常的糖基化 IgA1 结合,促使循环中 IgA 免疫复合物形成从而导致系膜区 IgA 沉积。另有研究发现,食物中的凝集素可与系膜细胞表面的碳水化合物结合,激活系膜细胞。

2. **微生物性抗原**　IgA 肾病患者中高水平的循环性 IgA 免疫复合物包含有多种病毒性和细菌性抗原,大多病原体可促进 IgA 肾病的进展。这些病原体包括病毒(巨细胞病毒、腮腺炎病毒、肠道病毒、甲乙丙型肝炎病毒、HIV 病毒),细菌(金黄色葡萄球菌、副流感嗜血杆菌、肺炎支原体和结核分枝杆菌)和寄生虫(血吸虫、疟原虫)。这些抗原与慢性感染的关系更为密切,可破坏 IgA 的稳态,如肝炎病毒与肝损伤有关并且破坏其清除 IgA 免疫复合物的能力。

尽管目前没有找到抗原特异性的微生物,各种病原微生物仍然可能因具有某种共同特性而更容易促使机体产生致病性 IgA。有学者发现,针对病原体细胞表面多聚糖产生的 IgG 抗体与铰链区低糖基化的 IgA 发生交叉反应,因而提出了这样一种可能性,即 IgA 肾病患者由于暴露于表达特异性糖表位的病原体,产生了针对感染性病原体应答的 IgG,形成循环中 IgG-IgA 复合物,这种免疫复合物可能导致机体致病。

(二) 皮肤黏膜抗原清除能力下降

原发性 IgA 肾病患者对黏膜和系统性 IgA 抗原刺激表现为过度和延迟的反应,其产生的 IgA 为低亲和力的多聚 IgA1,当抗原呈递到黏膜表面时,IgA1 的 O-糖基化异常。原发性 IgA 肾病患者过多暴露于抗原刺激物,产生致病性 IgA,随后沉积于系膜区。皮肤、黏膜屏障完整性的持续或间断的丢失,可以解释许多皮肤、黏膜的慢性炎症性疾病,如炎症性肠病与 IgA 肾病间的关系。如果同时存在口服耐受缺陷的可能,则减弱皮肤黏膜的抗原清除能力,从而出现循环中高水平的抗原血症并激活系统性免疫反应。

1. **IgA 的合成** IgA 的合成需要 B 细胞、T 细胞及淋巴细胞协同作用。因此,B 细胞为主的克隆异常性疾病(如淋巴瘤和 IgA 骨髓瘤)与 IgA 生成过多并导致 IgA 肾病有关。有趣的是,大部分仅有循环中高水平 IgA 的病例并不导致 IgA 肾病,只有当单克隆 IgA 具有某种理化特点,使 IgA 沉积在系膜区损伤肾小球时才致病。有学者报道了 1 例 IgA 型骨髓瘤患者,其单克隆 IgA 与原发性 IgA 肾病一样具有 O-糖基化缺陷,IgA 广泛沉积于系膜区。

除了这些单克隆性淋巴增生异常性疾病,自身免疫性疾病的多克隆免疫激活也与 IgA 肾病有关,如系统性红斑狼疮、白塞病、干燥综合征、多发性肌炎、类风湿关节炎及强直性脊柱炎等。至于自身免疫性疾病、IgA 合成与 IgA 肾病的进展之间的内在联系目前并不清楚。

2. **循环性 IgA 或 IgA-免疫复合物的清除** IgA 通常由肝和淋巴细胞通过受体介导的胞吞作用清除。有人用放射性标记物 IgA 和 IgG 观察到 IgA 肾病患者肝脏清除能力下降。肝细胞表达的去唾液酸糖蛋白受体可识别包括 IgA 在内的糖蛋白 O-和 N-链。由肝细胞介导的胞吞作用可能是系统性 IgA-免疫复合物清除的重要机制。在动物实验中发现,Kupffer 细胞也是 IgA 代谢的重要途径,但至今尚无证据证实其在人类 IgA 代谢过程中的作用。可以明确的是,凡是能导致肝细胞群明显丢失的疾病都可能使 IgA-免疫复合物清除率下降,从而促使 IgA-免疫复合物持续沉积在系膜区。

髓系细胞表达 Fcα 受体(IgA Fc receptor,FcαR),其介导 IgA-免疫复合物诱导的炎症性淋巴细胞激活。在原发性 IgA 肾病,一些不同分子的 IgA 与髓系细胞结合较正常人少,导致 FcαR 介导的 IgA 胞吞作用缺陷。这种由于髓系细胞异常导致 FcαR 表达减少、功能减退的情况还见于强直性脊柱炎、HIV 感染、酒精性肝硬化等,与继发性 IgA 肾病发生有关。

由于继发性 IgA 肾病与原发性 IgA 肾病在病理上缺乏特征性的区别,部分继发性 IgA 肾病病因去除后,IgA 肾病可以好转或缓解,这使得继发性 IgA 肾病的发病机制的探讨更加具有临床意义。

对原发性 IgA 肾病的发病机制如果没有一个更清晰的认识,则很难区分其他疾病与 IgA 肾病的相关,是偶然性还是具有共同的病理生理学机制。许多文献中报道的原发性 IgA 肾病的始动因素如环境或微生物因素,虽然可以促使致病性 IgA 的产生并沉积在系膜区,但并未诱导 IgA 免疫系统产生基本的变化。而且,许多疾病可导致皮肤、黏膜抗原清除能力下降,增加环境和微生物抗原的效应。有证据显示,拥有共同微生物抗原表型和凝集素成分的食物,其抗原成分更易于产生致病性 IgA。因此,有待开展更多的工作来确定这些抗原成分。这些信息也为我们对 IgA 肾病患者采用直接抗原清除的治疗策略提供了可能性。

然而，并非所有报道的与 IgA 肾病相关的疾病都是抗原清除能力下降和过高的抗原血症的结果。与 IgA 肾病相关的自身免疫系统疾病，其 IgA 免疫系统肯定发生了一定变化，其免疫表型与原发性 IgA 肾病相似，即 IgA- 免疫复合物产生过多，易于发生系膜区沉积导致肾小球损伤。理解原发性 IgA 肾病这种 IgA 免疫反应的关键特点，对于阐明其他疾病导致的继发性 IgA 肾病的机制具有重要意义。

第二节　肝硬化相关的 IgA 肾病

慢性肝病患者可合并有肾损害，可分为两大类。一类为肝硬化基础上出现的急性肾衰竭，即肝肾综合征；另一类则以临床表现为水肿、血尿、蛋白尿和 / 或进行性肾功能受损等的肾小球病变为主，其中以乙型肝炎病毒、丙型肝炎病毒感染及肝炎相关的 IgA 肾病和肝炎相关的肾小球硬化为多见，本章仅介绍肝硬化继发的 IgA 肾病。

一、发 病 机 制

关于肝病相关 IgA 肾病的发病机制仍然不清楚，可能与门体静脉抗原超载、内源性 IgA 免疫系统异常、肝 IgA 清除缺陷等有关。与原发性 IgA 肾病相似，目前对于肝病相关 IgA 肾病的机制不明了，但可能与下列机制有关。

（一）抗原暴露过多

肝病相关 IgA 肾病，由于肠道黏膜完整性遭到破坏，高抗原血症，导致免疫系统对相关抗原作出持续的反应，从而导致血循环中 IgA- 免疫复合物水平增高。此外，酒精性肝硬化时，肠道内环境改变，抑制黏膜 IgA 生成，减弱抗原清除作用。

（二）IgA 清除过少

与原发性 IgA 肾病相似，酒精性肝硬化时，IgA 及其复合物的清除减少，其原因主要与肝硬化时肝清除能力减退有关，但也与 $Fc\alpha R\ I$ 表达减少、髓细胞对 IgA- 免疫复合物的胞吞作用减弱有关。

肝硬化者肾小球系膜区 IgA 沉积提示循环中 IgA 免疫复合物过多。大部分肝硬化患者可检测到血清 IgA 及其免疫复合物水平增高，可能与 IgA 产生过多及肝脏清除循环中 pIgA 及 IgA 免疫复合物的能力下降有关。

（三）IgA1/IgA2 比例紊乱

酒精性肝硬化患者中，循环中的 IgA 只有 25%~45% 为单体形式，正常人约为 90%。患者血清 IgA1 和 IgA2 增高，部分患者 IgA2 所占比例增加，但 IgA1/IgA2 与肝病严重程度无关。随着肝病进展，血清分泌型 IgA 水平增高，可能通过打断正常的黏膜上皮多聚体 IgA 转运有关。

（四）IgA1 铰链区 O- 糖基化异常

研究发现肝病性 IgA 肾病患者的 IgA1 铰链区 O- 糖基化与原发性 IgA 肾病有不同。与正常人群相比，肝病性 IgA 肾病患者铰链区 O- 糖基化增加，但唾液酸化减少，N- 乙酰半乳糖胺残基减少。肝硬化不伴肾小球疾病的患者 IgA1 的改变也有类似特点，即铰链糖基化改变，O- 糖基唾液酸化减少，其病理生理学意义有待于明确。

二、临 床 表 现

肝硬化继发 IgA 肾病临床症状多隐匿,多数患者蛋白尿水平<1g/24h。日本的一项研究发现,28 例肝硬化患者中,尽管 23 例肾组织有轻度系膜增生,16 例有肾小球 IgA 沉积,但仅 3 例表现有持续性镜下血尿或轻至中度蛋白尿。另一项研究报道,249 例肝硬化患者中,表现为肾小球性血尿者占 9.2%,大量蛋白尿(>3.5g/24h)者占 1.6%。肝硬化伴肾小球损伤明显(系膜增生明显、系膜插入、节段硬化)者,25% 尿检有异常。在表现为 MPGN 者,蛋白尿可在肾病综合征水平,几乎均有肾功能不全;但在单纯系膜损伤患者,肾病综合征水平蛋白尿发生率不到 10%,肾功能不全者约占 40%。

肝病的严重程度是否直接关系到肾损害程度,目前尚无更多证据。仅有一项个案报道显示,通过外科手术解除门脉高压,可使肝脏疾病继发的 IgA 肾病的蛋白尿得到缓解。与原发性 IgA 肾病对比,肝硬化继发的 IgA 肾病进展至终末期肾病(end-stage renal disease,ESRD)很少见,且肉眼血尿及镜下血尿均不常见。

三、病 理 改 变

早在 20 世纪 40 年代就已证实肝炎后肝硬化和酒精性肝硬化患者可以存在广泛的肾小球病变。Berger 等从 100 例肝硬化(其中 90 例为酒精性肝硬化)患者的尸检肾组织标本中发现,61 例标本系膜区有颗粒状 IgA 沉积。此后陆续有学者通过光镜、免疫荧光及电镜发现,50%~100% 的肝硬化患者肾组织有病理改变,肝病相关 IgA 肾病的光镜特点与原发性 IgA 肾病相似,但病理改变较轻。系膜区除 IgA 肾病沉积外,常伴有少量的 IgG、IgM 和 C3 沉积。病理改变如下。

(一) 免疫荧光

IgA 主要沉积于系膜区,偶见 IgG 和 / 或 IgM 沉积,部分标本可见肾小球毛细血管袢节段性 IgA 沉积。日本有学者报道,继发于肝硬化的 IgA 肾病患者中,18%~47% 可不伴 C3 沉积,但 C1q 沉积者占 50%~71%,与原发性 IgA 肾病相比(17%),C1q 沉积更多见。

(二) 光镜

肝硬化继发的 IgA 肾病在病理上呈现多样性,轻者光镜下可无异常,重者可呈弥漫系膜增生性肾小球肾炎。大多数肝硬化继发的 IgA 肾病系膜基质呈轻中度增生,伴或不伴系膜细胞增生。部分病例呈弥漫系膜增生者,可伴有膜增生性肾小球肾炎(membranoproliferative glomerulonephritis,MPGN)的特点,肾小球细胞增生明显,系膜基质增宽,可以插入肾小球基底膜(glomerular basement membrane,GBM)与内皮细胞间呈双轨征,MPGN 改变在临床表现为严重尿检异常和 / 或肾功能不全的肝硬化患者的肾活检标本中相对多见。新月体性肾小球肾炎在肝硬化继发的 IgA 肾病中极为少见。

(三) 电镜

系膜区可见电子致密物沉积,部分呈 MPGN 样改变者,内皮下可见电子致密物沉积。另有学者发现,系膜区和 / 或与系膜区电子致密物沉积相毗邻的基底膜区,可见透明的异样物质单个或成簇沉积,直径在 50~100nm,内有不规则高密度电子致密物,可能为早期吸收的不典型免疫复合物。

四、诊　　断

当肝硬化患者出现血尿、蛋白尿和管型尿时,如同时有多种免疫球蛋白增高,血 IgA 增高尤为显著,伴血 C3 水平下降时,需要考虑本病的诊断,肾活检是确诊本病的"金标准"。

五、治　　疗

本病的治疗主要是针对肝脏疾病。保护肝功能尤为重要,避免有害的刺激,如戒酒、避免应用损害肝的药物等。对少数肾功能正常呈肾病综合征表现的患者,可采用非特异性的降低蛋白尿的方法,如使用 ACEI 或 ACEI 联合 ARB,治疗过程中要监测血压和肝功能。一般不主张应用激素和免疫抑制剂。

第三节　类风湿关节炎相关的肾损害

类风湿关节炎(rheumatoid arthritis,RA)是一种以慢性进行性关节病变为主的自身免疫性疾病,其特征是对称性多关节炎,以双手、腕、肘、膝、踝及足关节受累最为常见,患者可伴有发热、贫血、皮下结节、肾炎、心包炎及淋巴结肿大等关节外的表现。以往认为 RA 很少累及肾,现在认为 RA 伴发的肾损害并非少见。有学者对 100 例 RA 患者进行 10 年随访,肾累及率为 7.3%,其中在 356 例死亡的 RA 患者中,73 例患者累及肾损害(20.5%)。

一、发 病 机 制

RA 肾损害的发病机制仍不明确,可能与下列因素有关:RA 可合并淀粉样变;非特异性炎症因子刺激机体产生免疫反应,产生大量抗体,诱导循环免疫复合物形成,循环免疫复合物不能及时清除,沉积于组织中引起炎症反应和免疫病理损伤,同时组织破坏释放的抗原物质刺激机体免疫系统,产生自身抗体,加重肾损害。

二、临 床 表 现

RA 以关节疼痛、晨僵、乏力、血沉快、类风湿因子阳性等为主要表现,其肾损害表现隐匿,大部分肾功能正常。RA 者发病初期有一个相当长的稳定期,肾脏受累早期可能仅有蛋白尿、镜下血尿、管型尿或白细胞尿,易被忽视而导致漏诊。由于 RA 的肾病理损伤与临床表现不平行,且 RA 肾损害者症状隐匿,因此,RA 患者需要密切关注肾损伤。

三、类风湿关节炎相关肾损害病理类型

类风湿关节炎合并的肾损害包括 3 大类:继发性肾淀粉样变,继发于药物治疗如非甾体抗炎药、青霉胺、金制剂及环孢素等所致的肾损害,以及疾病本身所致的肾损害(RA 相关性肾病)如系膜增生性肾小球肾炎、IgA 肾病、膜性肾病、微小病变肾病、肾血管炎等。既往认为最常见的为继发性肾淀粉样变,目前发现系膜增生性肾小球肾炎(mesangial proliferative glomerulonephritis,MsPGN)的发生率明显占优势。

MsPGN(包括 IgA 肾病),占 RA 肾损害的 25%~50%,是 RA 相关性肾病的主要病理表现。国内学者对 12 例确诊为 RA 的患者进行肾活检发现,12 例 RA 患者肾组织病理学均显

示不同程度的肾损伤,病理类型包括微小病变、IgA 肾病、轻度系膜弥漫增生性肾炎、膜性肾病、肾血管炎等,其中表现为系膜增生病变者最多见(占 9 例,包括 IgA 肾病 3 例)。12 例患者中 5 例临床表现相对轻微,主要是蛋白尿,肾功能受损不明显;另 7 例无肾损害的临床表现,但肾组织已有免疫复合物沉积,且 RA 的关节表现十分明显(关节肿痛、晨僵、血沉及类风湿因子滴度持续增高、X 线示关节明显改变),故 RA 病情与肾脏活动性炎症并不平行。但也有研究认为,系膜区 IgA 的沉积与类风湿关节炎的疾病严重程度密切相关。有学者通过分析 11 例 RA 患者的肾脏病理资料发现,RA 肾损害发生率高达 100%,系膜增生是主要病理改变,其中 IgA 肾病 1 例。因此,总体而言,RA 继发的系膜增生性肾炎发生率近年有上升趋势,但继发 IgA 肾病者相对少见。

四、临 床 诊 断

由于 RA 继发 IgA 肾病报道病例数不多,目前尚无统一的诊断标准。若患者在确诊 RA 的基础上合并肾损害,经肾活检证实系膜区存在 IgA 沉积为主的免疫复合物,且病理上表现为系膜增生性肾小球肾炎,则可以诊断为 RA 继发性 IgA 肾病。

五、治 疗

RA 肾损害的治疗应标本兼治,对尿检异常而肾功能正常者,主要是保护肾功能,同时治疗原发病,特别注意慎用肾毒性药物;对可逆性肾损害者除对症治疗外,还应去除加重肾损害的可逆因素;对不可逆的肾损害,尿毒症期可行肾脏替代治疗。RA 肾损害的治疗关键是根据病理类型采取不同治疗方案,如肾小球肾炎和血管病变者,可参考原发肾小球疾病方案。

第四节　原发性干燥综合征相关肾损害

干燥综合征(sjogren syndrome,SS)是一种主要累及外分泌腺体,以眼干、口干为主要临床症状的慢性炎症性自身免疫病,可分为原发性和继发性。我国原发性干燥综合征发病率为 0.29%~0.77%。原发性干燥综合征临床有多系统受累,肾脏是常见受累器官之一,SS 伴有肾损害者国内报道占 30%~50%,国外报道占 18%~67%。

一、发 病 机 制

原发性干燥综合征的病因不明,可能与病毒感染、免疫遗传及内分泌失调有关。病毒感染可能作为始动因素导致干燥综合征。而免疫功能紊乱为其发病及病变延续的主要基础。唾液腺组织的管道上皮细胞可能起了抗原递呈细胞的作用,将自身或外来抗原和主要组织相容性复合体(major histocompatibility complex,MHC)递呈,经 T 细胞受体识别,使 T、B 细胞活化增殖,后者分化为浆细胞,产生大量免疫球蛋白及自身抗体,并产生大量致炎细胞因子引起免疫性炎症反应。原发性干燥综合征肾损害可能为体内自身抗体与肾小管或肾小球存在交叉免疫反应,从而引起局部免疫性损害。具体机制目前仍不明了。

二、临 床 表 现

干燥综合征多发于育龄期女性,肾损害的临床表现轻重不一,早期主要累及肾小管间质,患者多由于肾小管间质损害（Ⅰ型肾小管酸中毒）、肾性尿崩症、失钾性周期性麻痹等就诊,部分病例表现为肾性糖尿和 Fanconi 综合征。早期可仅以Ⅰ型肾小管性酸中毒为临床表现。干燥综合征患者后期可有肾小球损伤,表现为血尿、蛋白尿（偶见肾病综合征表现）、肾功能损害、冷球蛋白血症及高丙种球蛋白血症等,但血清补体通常正常。血清学检查常有SSA、SSB、ANA 抗体阳性。

三、病 理 表 现

干燥综合征肾脏损害主要表现为:间质性肾炎;血管炎,包括小动脉炎、坏死性小动脉炎;肾小球肾炎,包括膜性肾小球肾炎、膜增生性肾小球肾炎、局灶节段增生性肾小球肾炎、系膜增生性肾小球肾炎（表 20-4-1）。其中干燥综合征肾脏损害的特异性病理改变为慢性间质性肾炎,表现为肾间质中大量淋巴细胞、浆细胞浸润,部分间质纤维化,淋巴细胞、浆细胞浸润严重时可压迫小管形成假性淋巴瘤,并可见肾小球呈球性硬化。荧光通常为阴性,部分患者可观察到肾小管基底膜 IgG 和 C3 的沉积,肾小球很少被累及。而继发性干燥综合征病理上可出现类似狼疮性肾炎各种类型的肾小球病变。干燥综合征单纯表现为肾小球系膜区 IgA 沉积者极为少见,仅见个案报道。杨军等报道 26 例原发性干燥综合征合并肾损害者,表现为单纯系膜区 IgA 者仅 3 例。陈惠萍等报道 1 324 例继发性 IgA 肾病中,干燥综合征继发 IgA 肾病者占 1.2%。须注意的是,原发性干燥综合征中肾小球病变并非为主要肾损害,如肾小球病变为主时,要排除是否合并红斑狼疮或冷球蛋白血症等其他结缔组织病。

表 20-4-1　干燥综合征的肾损害

肾小管性酸中毒:远端 > 近端
尿浓缩功能障碍
高尿钙、肾钙化、肾结石
尿路感染
间质性肾炎:急性、慢性、假性淋巴瘤性
肾小球病变:膜性、膜增生性、局灶节段增生性、系膜增生性
坏死性血管炎

四、临 床 诊 断

原发性干燥综合征导致的肾脏病变往往临床症状不典型,易被忽视。有些患者通常只有亚临床型肾脏损害表现或不同程度的小管间质性肾炎,且原发性干燥综合征肾损害表现可在原发性干燥综合征患者出现症状之前。因此,临床上成年患者出现无法解释的间质性肾炎表现,而又缺乏典型的慢性肾盂肾炎依据时,要考虑原发性干燥综合征肾损害的可能。而原发性干燥综合征继发 IgA 肾病极为少见,一般认为,若患者诊断符合干燥综合征标准,临床表现有血尿、蛋白尿或合并肾功能不全,经肾活检提示为 IgA 肾病,在排除其他因素所致 IgA 在系膜区沉积后,可考虑为原发性干燥综合征相关的 IgA 肾病。

五、治　　疗

原发性干燥综合征目前尚无根治方法,主要是替代治疗和对症治疗。仅有口眼干燥者,主要进行对症治疗。当有脏器受累时应使用激素和 / 或免疫抑制剂。原发性干燥综合征肾脏损害大多预后良好，除对症治疗外，中、小剂量泼尼松治疗可取得良好疗效，对于肾功能受累及高丙种球蛋白血症明显的患者需加用免疫抑制者治疗。

第五节　强直性脊柱炎相关肾损害

强直性脊柱炎（ankylosing spondylitis, AS）是一种慢性进行性炎性关节疾病，主要侵犯骶髂关节、脊柱棘突、脊柱旁软组织及外周关节，严重者可发生脊柱畸形和关节强直，并可伴发关节外表现。AS 以男性多见，男女之比约为 5∶1，发病年龄通常在 13~31 岁。AS 的病因未明，流行病学调查发现，基因和环境因素在本病的发病中发挥重要作用。研究证实 AS 发病和 HLA-B27 密切相关，并有明显家族发病倾向。

1984 年美国风湿病学会修订后的 AS 诊断纽约标准：①下腰背痛的病程持续 3 个月，疼痛随活动改善，但休息不减轻；②腰椎在前后和侧弯活动受限；③胸廓扩展范围小于同年龄和性别的正常值；④双侧骶髂关节炎 Ⅱ~Ⅳ级，或单侧骶髂关节炎 Ⅲ~Ⅳ级。如果具备第④条并分别附加第①~③条中的任何 1 条可确诊为 AS。

一、强直性脊柱炎继发 IgA 肾病的机制

AS 继发 IgA 肾病的发病机制不清楚。血清 IgA 和 IgA 免疫复合物升高是重要的致病因素。肠道感染可以诱发 AS，同时血清 IgA 升高。有人认为某些肠道致病菌的感染与 AS 的发病有关，如克雷伯菌抗原的某些氨基酸序列与 HLA-B27 分子抗原结合槽中的一些片断相同，通过分子模拟机制诱发了针对 B27 分子的自身免疫反应，导致了 AS，同时也引起肠黏膜分泌的 IgA 升高，引起 IgA 肾病。而 AS 患者的 IgA 循环复合物主要以单体 IgA1 亚群形式存在，不是黏膜刺激产生的 IgA2；体外实验未发现 AS 患者产生 IgA 的细胞增多，在关节中也未找到可以产生 IgA 的细胞，提示 AS 患者 IgA 循环复合物增多可能是由于降解障碍导致。IgA 的 Fc 受体在降解 IgA 复合物或循环血清 IgA 中起重要作用。最近发现 AS 患者的 IgA 的 FcαR（CD89）表达明显下调，这可能是 AS 患者血清 IgA 和 IgA 免疫复合物在循环中增多的重要原因。

二、临 床 表 现

AS 导致 IgA 肾病患者起病多在 AS 发病多年后，大多数患者 HLA-B27 阳性，均有典型骶髂关节炎。患者均有镜下血尿，可以有轻到中度蛋白尿，肾病综合征较少见。约 20% 患者血清 IgA 水平高于正常。部分患者可合并轻度贫血、高血压等。肾损害的临床表现轻重不一，可以肉眼血尿起病，表现为急性肾炎综合征；也可隐匿起病，无明显水肿，因腰痛不适，经体检发现尿检异常（蛋白尿和镜下血尿），肾功能正常；部分患者入院时发现尿检异常伴血肌酐升高，双肾体积较正常缩小，已进入慢性肾功能不全。

三、强直性脊柱炎肾损害病理类型

肾损害发生率在 10%~30% 不等，AS 相关肾损害主要有以下 3 种原因：①AS 直接引起肾脏病变；②治疗药物导致的肾小管间质损害；③肾淀粉样变性。因为 AS 患者需要长期服

药治疗,当患者出现肾脏损害时,应首先需要考虑药物性肾损害。随着对 AS 发病机制研究的深入,发现 AS 相关肾病变可有多种病理表现,如 IgA 肾病、系膜增生性肾炎、血管炎、膜性肾病和肾淀粉样变性(AA 型)等,除肾淀粉样变性是由于长期慢性炎症引起的淀粉样 A 物质沉积外,其他类型肾炎均由免疫因素介导,与 AS 的发病机制密切相关。国外报道 AS 肾损害以淀粉样变性多见,其次是 IgA 肾病和膜性肾病。

（一）免疫荧光

系膜区 IgA 沉积,可同时伴 IgG、IgM 和补体 C3 沉积。动脉血管未见免疫复合物沉积。

（二）光镜

AS 伴 IgA 肾病病理基本病变为血管炎,肾脏表现为新月体形成、袢坏死、间质血管变性坏死,不同于原发性 IgA 肾病,而与 AS 关节血管炎性病变相一致。主要表现在以下 3 个方面:①半数以上患者伴有新月体形成,内皮细胞增生明显,节段袢坏死病变较为突出,提示肾小球毛细血管炎。②肾间质血管可见纤维素样坏死及血栓形成,间质以单核巨噬细胞(CD68+)浸润为主,提示间质血管急性病变。③小管间质纤维化呈条索状分布,肾小球废弃多,并呈缺血样改变,提示与入球动脉和间质小动脉慢性病变相关。因此,AS 相关 IgA 肾病既有急性血管炎性病变,表现为新月体形成、袢坏死,内皮细胞增生、肾脏小血管炎症、纤维素样坏死,同时也有慢性血管病变导致的球性废弃和间质纤维化。

四、治　　疗

诊断为 AS 继发 IgA 肾病,应用糖皮质激素和 / 或免疫抑制剂治疗,根据关节肿痛程度和蛋白尿情况,泼尼松起始用量为每日 20~60mg,免疫抑制剂的应用包括环磷酰胺、甲氨蝶呤、来氟米特、雷公藤多苷等。若肾脏损害较轻,仅表现为镜下血尿或少量蛋白尿,可予柳氮磺胺吡啶和血管紧张素转换酶抑制剂 / 血管紧张素受体 Ⅱ 拮抗剂治疗。

第六节　继发于炎症性肠病的 IgA 肾病

炎症性肠病(inflammatory bowel disease,IBD)是一种慢性非特异性肠道炎症性病变,包括溃疡性结肠炎(ulcerative colitis,UC)和克罗恩病(Crohn's disease,CD)。溃疡性结肠炎是慢性非特异性溃疡性结肠炎的简称,是一种主要累及直肠、结肠黏膜的慢性非特异性炎症,以腹痛、腹泻、黏液血便和里急后重为主要临床表现;病程迁延不愈,长达十几年甚至几十年,也有发生癌变的可能性。本病可发生于任何年龄,以 20~40 岁为多见。男女发病率无明显差别。发病率在欧美国家为 5/100 000~12/100 000。克罗恩病是一种慢性肉芽肿性炎症,病变可累及胃肠道任何部位,发病多在 15~30 岁。目前全球发病率尚不清楚,有报道认为年发病率为 0.2/100 000~8.5/100 000。克罗恩病继发的 IgA 肾病比较少见。

一、发 病 机 制

目前炎症性肠病与 IgA 肾病的关系尚不完全清楚,在炎症性肠病患者中出现的 IgA 肾病是原发性还是继发于炎症性肠病尚无定论。但炎症性肠病与 IgA 肾病在发病机制上有许多相似处,下面的一些因素提示 IgA 肾病的发病可能与炎症性肠病有关:炎症性肠病与肠道黏膜免疫功能紊乱关系密切,而黏膜免疫功能紊乱可能是 IgA 肾病诱因之一。炎症性肠病可伴随其他自身免疫性疾病如甲状腺疾病等,提示炎症性肠病可能由于机体免疫功能紊乱引起,机体免疫功能紊乱可能诱发 IgA 肾病。在炎症性肠病相关 IgA 肾病中有一例循环中含 IgA 的免疫复合物升高,也有研究提示在炎症性肠病患者中,循环中的 B 细胞和自身抗体升高,这也可能是 IgA 肾病诱因之一。研究发现有些炎症性肠病与 IgA 肾病患者的 T 细胞功能异常。但是,以上几点都是根据一些研究提出的假说,炎症性肠病相关 IgA 肾病发病机制仍需进一步研究。

二、临 床 表 现

炎症性肠病一般多发于年轻人,炎症性肠病相关 IgA 肾病患者大部分为 20~40 岁的成年人,但也有学者报道 1 例 72 岁老年男性的溃疡性结肠炎相关 IgA 肾病患者。炎症性肠病相关 IgA 肾病的患者在出现炎症性肠病症状的同时,出现蛋白尿、镜下血尿和肉眼血尿,甚至肾功能异常。

三、病 理 表 现

免疫病理:IgA 以系膜区沉积为主,也有患者的 IgA 沿基底膜沉积。部分伴补体 C3 沉积。光镜病理:局灶系膜细胞增生,系膜基质增多,系膜区增宽,肾小球硬化等。文献报道克罗恩病相关 IgA 肾病与原发性 IgA 肾病病理并无特殊差别。

四、临 床 诊 断

目前炎症性肠病与 IgA 肾病的关系尚不明确,也无统一的炎症性肠病相关 IgA 肾病的诊断标准。如果临床上已确诊炎症性肠病,并出现蛋白尿、镜下血尿、肉眼血尿、肾功能异常等肾损害的症状,肾脏病理示 IgA 肾病,即可考虑此病。

五、治　　疗

对于活动期的炎症性肠病,应给予相应的治疗,其治疗可参照中华医学会消化病学分会炎症性肠病协作组制定的《对我国炎症性肠病诊断治疗规范的共识意见》。但在治疗中使用的柳氮磺吡啶,可诱发结晶尿、血尿和管型尿,偶有患者发生间质性肾炎或肾小管坏死的严重不良反应,使用时应全面衡量利弊。炎症性肠病病情好转后,肾损害病情也可能好转。针对 IgA 肾病使用的免疫抑制治疗,也可能使炎症性肠病病情稳定。

针对 IgA 肾病目前主要参照原发 IgA 肾病治疗方案进行治疗。即给予血管紧张素转换酶抑制剂和 / 或血管紧张素受体拮抗剂基础上,根据血压、肾功能、蛋白尿和肾脏病理的综合指标,给予糖皮质激素、免疫抑制剂如环孢素 A、环磷酰胺、吗替麦考酚酯及他克莫司等治疗。

第七节　银屑病相关的肾损害

银屑病(psoriasis)俗称 "牛皮癣",是一种常见且易于复发的,有明显微血管改变的慢性炎症性、增生性皮肤病。我国银屑病患病率为 1%,而国外一些地区更多,西北欧成人的患病率在 1.5%~2%,日本在 0.2%~1%。

银屑病相关性肾病(psoriasis relative nephropathy)是指银屑病引起的以血尿、蛋白尿、水肿、高血压甚至肾功能损害等为主要表现的继发性肾病。国内报道银屑病患者肾损害发生率为 1.14%，在继发性 IgA 肾病中银屑病相关 IgA 肾病占 1.9%，银屑病所致的慢性肾衰竭发病率为 0.85%。

一、发 病 机 制

银屑病相关 IgA 肾病的确切病因及发病机制尚不完全清楚。目前认为可能与下列免疫因素有关：①免疫因素：银屑病肾损害与体液免疫异常有关，可通过不同的补体激活途径发病。②部分银屑病患者血清中 IgA 免疫复合物升高，这可能由于细菌抗原激活巨噬细胞和淋巴细胞产生 TGF-β 及其他细胞因子，诱发机体产生一种针对性的 IgA 抗体，该抗体可与抗原结合，形成免疫复合物。IgA 免疫复合物沉积在系膜区，引起 IgA 肾病。③细胞免疫障碍：系膜区有单核细胞浸润，提示细胞免疫功能紊乱，特别是 T 抑制细胞亚群功能紊乱。

二、临 床 表 现

银屑病相关 IgA 肾病以青壮年、男性患者居多。国内报道的男女患者比例为 2：1~3：1。临床表现为多样性，有肉眼血尿、无症状镜下血尿、蛋白尿、水肿、高血压及肾衰竭等，其中微量蛋白尿被认为是较早期症状。肾脏损害均于银屑病发生多年以后出现，根据国内报道平均银屑病发病 8~12 年出现肾损害。寻常型银屑病，皮疹稳定期和活动期均可出现肾脏损害，但病情与皮肤损害程度有关。病程长的患者可以出现不同程度的肾功能减退。

12.5%~30% 患者出现肾病综合征水平的蛋白尿。除尿中白蛋白及红细胞增加外，根据国内的少量报道，尿 N 乙酰 β-D 氨基葡萄糖苷酶（N-Acetyl-β-D-glucosaminidase，NAG 酶）、溶菌酶，视黄醇结合蛋白（retinol-binding protein，RBP）、β_2- 微球蛋白（β_2-microglobulin，β_2-MG）增加，说明银屑病存在明显的肾小管损害。尿 C3、α_2 巨球蛋白（α_2-macroslobulin，α_2-MG）阳性，提示肾小球基底膜损伤较重。

根据国内文献报道，在银屑病相关 IgA 肾病中 15.0%~71.4% 患者血清 IgA 升高，部分患者血清 IgG 升高，45% 患者血清 C3 下降，个别患者出现抗心磷脂体，抗中性粒细胞胞浆抗体（antineutrophil cytoplasmic antibody，ANCA）、抗核抗体（antinuclear antibody，ANA）阳性，但不符合系统性红斑狼疮诊断。

三、病 理 表 现

免疫病理：IgA 以系膜区沉积为主，部分伴节段毛细血管袢沉积。30%~100% 伴 IgG 沉积、37.5%~70.0% 伴 IgM 沉积。绝大部分伴补体 C3 沉积。

光镜病理：局灶节段性病变，包括节段性硬化、节段袢坏死。肾小球系膜细胞增生和系膜基质增多，系膜增生程度与银屑病病史长短相关，银屑病病史长的患者系膜增生相对较重。新月体、肉眼血尿患者出现新月体概率明显增大。肾小管间质慢性病变，表现为间质弥漫增宽、纤维化、小灶性小管萎缩、基膜增厚。间质浸润细胞多处小灶性分布，以单个核细胞为主，较多浆细胞和中性粒细胞。间质血管病变，表现为小动脉透明变性、内渗、增厚、管腔狭窄和闭锁。

四、临 床 诊 断

目前尚无统一的银屑病相关 IgA 肾病的诊断标准。有学者提出银屑病相关肾病 4 条标准：①有银屑病史；②肾损害表现，如水肿、蛋白尿、血尿、肾功能损害等；③银屑病与肾病消长存在一致性，即肾病随着银屑病的发作而加重，随着银屑病的缓解而减轻；④排除原发性或其他继发性肾病，如系统性红斑狼疮肾炎、糖尿病肾病、乙型病毒性肝炎相关性肾炎等。

五、治　疗

（一）一般治疗药物

1. 抗生素　感染与银屑病发病密切关系，特别与银屑病急性发作有很大关系，有效地控制感染对控制银屑病病情十分重要。

2. 维 A 酸　外用维 A 酸用于皮肤科临床已有 30 年历史。维 A 酸的主要作用为调节细胞免疫，调节细胞分化。临床上多用阿维 A 外用。

3. 血管紧张素转换酶抑制剂和血管紧张素受体拮抗剂　具有降血压、降尿蛋白、延缓肾功能损害的作用。

（二）免疫抑制药物

1. 皮质类固醇激素　皮质类固醇激素具有抗炎、抗毒、抗休克以及抗过敏的药理作用，对治疗银屑病及银屑病相关 IgA 肾病有确切疗效。但是，由于长期大量使用会产生许多不良反应，激素一般只用于危及生命的严重银屑病患者及病变严重的银屑病相关性肾病患者。

2. 甲氨蝶呤　甲氨蝶呤为叶酸合成抑制剂，其机制主要为抑制 T 淋巴细胞介导的免疫反应，其次是抑制角质形成细胞（俗称角朊细胞）增殖。适应证为严重及顽固性寻常型银屑病。但国内外文献较少报道使用甲氨蝶呤控制银屑病相关性肾病的病情。

3. 环孢素 A（cyclosporin A）与 FK506（tacrolimus）　环孢素 A 选择性作用于增殖 T 淋巴细胞，具有强大的免疫抑制作用，并能抑制角质形成细胞的增生。环孢素 A 用于其他药物无效的严重银屑病相关性肾病。国外多推荐初剂量为 3~5mg/（kg·d）。FK506 是一种新的免疫抑制剂，通过抑制 PPI 酶活性，阻抑白细胞介素 -2（interleukin-2，IL-2）转录因子的活化作用，从而减少 IL-2 释放，抑制 T 细胞功能，其作用较环孢素 A 强 10 倍，适应证与环孢素 A 相同。

4. 雷公藤及其制剂　雷公藤有很好的抑制细胞免疫的功能，能阻止活化 T 细胞增殖效应，诱导 T 细胞凋亡，抑制抗体合成，抑制肾小球系膜细胞的增殖。银屑病引起的肾损害用雷公藤可取得较好疗效。

第八节　人类免疫缺陷病毒相关性 IgA 肾病

当前全世界有数千万人感染人类免疫缺陷病毒（human immunodeficiency virus，HIV），每年大约以成百万例递增，在我国 HIV 感染者也日见增多。HIV 相关性肾小球疾病常为 HIV 感染病程晚期的严重并发症，但国内相关报告甚少。英国的 1 份资料显示，HIV 相关性肾小球疾病在 HIV 感染者人群中的年发病率为 3.6/1 000 人。HIV 相关性肾小球疾病一般在艾滋病（acquired immune deficiency syndrome，AIDS）发病阶段出现。主要见于黑种人群，而且黑种人患病比白种人更为严重。在美国 10% 的 HIV 感染的黑种人的成人和儿童出现 HIV 相关性肾小球疾病。并且是导致黑种人终末期肾衰竭的第 3 位原因。HIV 相关肾小球疾病分型见表 20-8-1。

表 20-8-1　HIV 相关性肾小球疾病分型

HIV 相关肾小球疾病类型	主要病理表现	发病人群
局灶肾小球硬化型	局灶肾小球硬化	美国黑种人、加勒比黑种人
系膜增殖型肾炎	系膜增生	成年白种人、儿童、西班牙裔
免疫复合物性肾炎	膜增殖	所有种族
	狼疮样病变	—
	弥漫渗出性增殖	—
新月体性肾炎	新月体形成	欧洲白种人
其他肾炎	IgA 肾病	白种人、西班牙裔
	膜性肾病	—
	免疫结晶	白种人
	淀粉样变	—
	微小病变	所有种族
	糖尿病肾病	—
溶血尿毒综合征	透明血栓,纤维素样坏死	所有种族

其中局灶肾小球硬化型、系膜增殖型、膜增殖型发病率最高,而 IgA 肾病仅占 HIV 相关性肾小球疾病的 1%~7.75%。

一、发 病 机 制

HIV 相关性 IgA 肾病是免疫复合物介导的肾脏病变。发病机制主要为:在血液循环中的抗体 - 抗原免疫复合物中可以检测到独特型 IgA 抗体,独特型 IgA 抗体可以与 IgG-gp41、IgM-gp24、IgG-gp120 起反应,这些免疫复合物沉积于肾脏组织并引起肾损害。在肾小球中可以直接检测到病毒抗原,从肾组织洗脱的抗体或循环中的免疫复合物中的抗体均可与之反应。机体内持续产生抗 -HIV 的抗体,针对这些抗体的免疫反应导致了 HIV 相关性 IgA 肾病的发生。

二、临 床 表 现

HIV 相关性肾小球疾病的患者,除有 AIDS 的症状体征外,临床表现还出现包括蛋白尿、镜下血尿、白细胞尿、肾病综合征和肾功能不全等,B 超检查可见肾增大,回声异常。

HIV 相关性 IgA 肾病主要以肾病综合征蛋白尿和镜下血尿为主要临床表现。患者血清中的 IgA 可以升高,可以检测到含有 IgA 的免疫复合物,部分会出现类风湿因子样的多聚体 IgA。HIV 相关性肾小球疾病患者蛋白尿一旦出现后即有一个恶性临床过程,肾功能很快丧失,发展至终末期肾病仅为 3~4 个月(中位数 11 周),在儿童为 8~9 个月,部分患者临床表现为急性肾衰竭。HIV 相关性肾小球疾病另一个特征是,即使在终末期肾病期也不出现高血压。

预后取决于 AIDS 病情,而不是肾本身。HIV 相关性 IgA 肾病在吸毒者 HIV 和丙型肝炎病毒合并感染发生率高。HIV 相关性 IgA 肾病预后较原发性 IgA 肾病差。

三、病　理　表　现

免疫荧光：IgA 成弥漫团块状沉积于系膜区。约一半患者伴有 λ 链沉积，约 1/3 伴有 C3 沉积，部分患者伴有纤维蛋白原、IgG、IgM 沉积，一般沉积于系膜区。HIV 相关性狼疮样病变中也可能出现 IgA 沉积，但免疫荧光出现"满堂亮"，光镜下类似狼疮样肾炎改变，在镜下比较容易鉴别。

光镜：主要表现为轻度及以上的系膜增生，可伴有系膜硬化；或表现为局灶节段性肾小球硬化；部分患者表现为新月体性肾炎；部分患者表现为弥漫性球性硬化；也有少部分患者光镜下肾小球正常。肾间质和肾小管累及明显，主要表现为慢性肾小管间质纤维化。HIV 相关性 IgA 肾病与 HIV 相关性的 FSGS 病理差异较大，如肾小囊扩张、毛细血管袢基底膜皱缩、塌陷；肾小管变性、可见再生，变性扩张的肾小管形成微囊，其间充满大量蛋白管型，间质水肿，纤维化和炎性细胞浸润；电镜下无沉积物存在。

电镜：在系膜区、上皮下、内皮下、膜内均可能发现免疫复合物沉积。

四、临　床　诊　断

目前尚无统一的 HIV 相关性 IgA 肾病的诊断标准。主要根据临床表现、病理表现进行诊断。

临床的主要证据是 HIV 感染者在患病的较晚期出现蛋白尿（蛋白尿 > 1g/24h）、镜下血尿、血肌酐升高，超声见肾增大、回声异常，并可排除其他原因引起的肾衰竭。血清中 IgA 可能升高。

肾活组织检查示 IgA 沉积，并排除 HIV 相关性狼疮样病变。

五、治　　疗

目前尚无针对 HIV 相关性 IgA 肾病的随机对照试验（randomized controlled trial，RCT）临床证据和治疗指南，其治疗方案参照 HIV 相关性肾小球疾病，主要包括 3 个方面：抗病毒治疗、免疫抑制剂治疗、血管紧张素转换酶抑制剂（angiotensin converting enzyme inhibitors，ACEI）和 / 或血管紧张素受体拮抗剂（angiotensin Ⅱ receptor antagonist，ARB）治疗。

（一）抗病毒治疗

HIV 相关性肾小球疾病预后取决于 AIDS 病情，所以 HIV 相关性肾小球疾病的治疗首先是针对 HIV 的治疗。经抗病毒治疗后 HIV 所引起的免疫异常改变能恢复正常或接近正常水平，重建患者的免疫功能，使与 AIDS 相关的并发症发生率下降。AIDS 的病情好转后 HIV 相关性肾小球疾病可能可以逆转，肾功能能得以改善。

HIV 抗病毒药主要包括核苷类逆转录酶抑制剂（nucleoside reverse transcriptase inhibitors，NRTIs）、非核苷类逆转录酶抑制剂（non-nucleoside reverse transcriptase inhibitors，NNRTIs）、蛋白酶抑制剂（protease inhibitor，PI）和融合抑制剂（fusion inhibitors）。1995 年由美籍华人何大一教授提出的高效、抗逆转录病毒治疗方案（HAART，以往称鸡尾酒疗法）改善了 HIV 感染患者的预后。

根据我国的艾滋病诊疗指南，目前推荐的治疗方案主要包括一线推荐方案和替代方案。

1. **一线推荐方案**　齐多夫定（zidovudine，AZT）（或 d4T，司他夫定，stavudine）+3TC（拉

米夫定,lamivudine,)＋依法韦伦(efavirenz,EFV)(或奈韦拉平 nevirapine,NVP)。

2. 替代方案　①AZT(或 d4T)+3TC+茚地那韦(indinavir,IDV);②去羟肌苷(didanosine,ddI)+d4T+EFV(或 NVP);③AZT+ddI+EFV(或 NVP)。

(二)免疫抑制治疗

以往由于认为 AIDS 肾病及 HIV 感染引起的肾疾病预后不良,并且观察到皮质激素和免疫抑制剂治疗效果欠佳,且可能增加感染的不良反应,因此不主张给予免疫抑制治疗。近年来,应用高效抗逆转录病毒治疗(highly active anti-retroviral therapy,HAART)方案治疗后,HIV 病毒潜伏期较前延长,AIDS 的病情较前好转,HIV 相关性肾小球疾病预后以较前好转,目前一些小样本的研究表明早期治疗要比不治疗预后为好,早期治疗可延缓进展至 ESRD 病程。早期治疗是指 HIV 相关性肾小球疾病发展为 ESRD 以前的治疗,这方面的临床研究开始较晚,尚缺乏大样本、随机、对照研究。

免疫抑制治疗的药物主要为:①环孢素(cyclosporine):有报道儿童非对照研究,以环孢素治疗 3 例 HIV 相关性肾炎的儿童,可减轻蛋白尿、水肿、增加血浆白蛋白水平。②糖皮质激素治疗:目前仅见一些小样本、非对照研究报告,糖皮质激素可改善 HIV 相关肾小球疾病肾功能、减少蛋白尿,使病情好转或稳定。糖皮质激素治疗机制不明,可能是作用于间质免疫细胞,另外也可能影响肾小球的滤过率和通透性。目前尚缺乏随机、对照研究来了解是否泼尼松能延缓 ESRD 进展及是否会增加感染率。

(三)ACEI/ARB 治疗

ACEI/ARB 具有降血压、降尿蛋白、延缓肾功能损害的作用,已经成为蛋白尿患者的基础治疗。在阻止 HIV 相关性肾小球疾病进展及减少蛋白尿方面可能起重要作用。

(四)其他

此外需要对症治疗,包括饮食、抗凝、降血脂等。

HIV 相关性 IgA 肾病的治疗主要是抗病毒治疗,HAART 方案是有效的治疗方案;在对症治疗、ACEI/ARB 治疗的基础上,根据病情,在早期给予免疫抑制治疗,但在此方面仍需进一步研究。

第九节　白塞病肾损伤

白塞病(Behcet's disease,BD)是一累及多系统、多器官的疾病,以原因不明的细小血管炎为病理基础,主要累及皮肤、黏膜的慢性进行性多发性损害。临床表现为反复发作的口腔黏膜溃疡、阴部(阴囊、龟头、阴唇、阴道等)溃疡及眼内炎症(葡萄膜炎,视网膜血管炎),故简称眼、口、生殖器三联征。该病在地中海沿岸、中东及远东地区(中国、日本、朝鲜)发病率较高,我国患病率约 14/100 000。近年较公认的是 1990 年 BD 国际研讨会提出的诊断标准为以复发性口疮为基础,加下述任意 2 项即可确诊:①复发性生殖器溃疡;②眼内炎症(前、后葡萄膜炎、视网膜炎等);③皮肤损害(结节性红斑等);④皮肤针刺反应阳性。尤其是针刺(无菌)后 24~48 小时出现局部脓性小疱,绕以红晕,对本病诊断有特异性。

一、发 病 机 制

目前白塞病的发病机制尚不清楚,可能与遗传、感染、微循环障碍、性激素水平、微量元素不平衡、免疫等异常等多种因素有关。

（一）免疫因素

多年来的免疫学研究证实了自身抗体和免疫复合物的参与。研究表明，BD 患者血清中含抗口腔黏膜自身抗体，阳性率达 72%~80%。其他多种抗体增高，如抗血管内皮细胞抗体、ANCA、抗心磷脂抗体等，病变活动期抗体滴度增高。半数患者血中免疫复合物增高，各种免疫球蛋白、补体含量不同程度增高。病变组织中可见淋巴细胞浸润，主要为 CD4⁺T 细胞。

（二）遗传因素

本病有明显的地区和种族差别，曾被称为"丝绸之路病"。现不断有家族发病的报道。目前研究发现 HLA-B51 可能与 BD 发病相关，在亚洲人群阳性率约 70% 左右。

（三）其他因素

曾有研究报道本病可能与慢性病毒感染有关。也有人认为该病可能是结核病引起自身免疫病，致使多组织器官发生血管炎和血管栓塞，抗痨治疗后症状有明显改善。还有研究发现 BD 患者的纤溶功能降低，纤溶酶原和抗凝血因子功能低下、血小板功能亢进、血沉加快，推测是因纤溶系统和微循环障碍破坏了溶血功能的动态平衡，导致血管病变。此外，还有 BD 患者细胞内铜、氯含量异常增高现象，提示有关环境因素和微量元素的影响。

二、临床表现

本病同时亦可累及全身多种脏器，如皮肤、关节、动静脉、胃肠道、肺、肾脏及神经系统。尚可有下肢结节性红斑，面部痤疮样或脓性丘疹。但有人曾观察了 41 例 BD 患者，因未发现肾脏病变的临床表现，提出 BD 发生肾损害很少见。近年来，随着对本病认识的不断深入，发现白塞综合征并发肾损害者并不少见，尤其无症状尿检异常有相当高的发生率。某三级甲等医院统计发现白塞病患者约 13% 出现肾脏损害，表现为血尿（镜下或肉眼）、蛋白尿，均不严重，且多为一过性，未有影响肾功能者。但也有少部分患者短期内肾功能迅速恶化、肾衰竭，需要透析治疗。由于 BD 合并肾损害症状隐匿或间歇发病，易漏诊。归纳 BD 主要临床表现可以有：无症状尿检异常，最常见，约占 BD 肾损害的 30%，主要为轻度蛋白尿、镜下血尿及红细胞管型；多不伴有高血压，病变可持续数年而不出现肾功能异常；症状可持续存在，也可间歇发作。肾病综合征，患者有水肿、大量蛋白尿，尿蛋白甚至高达 7.5~8.0g/24h。肾功能异常，部分患者可表现为急进性肾炎，短期之内进入透析阶段。肾静脉血栓，患者短期内肾脏迅速增大、腰痛、发热、尿蛋白增多或肾功能恶化。

BD 继发 IgA 肾病并不多见，推测其可能的发病机制是由于 BD 黏膜损伤造成病原体可以通过黏膜保护屏障，引发免疫反应，促进 IgA 免疫复合物形成，进而沉积到肾引起肾小球肾炎。就目前报道看来，患者临床主要表现为蛋白尿（0.5~3g/24h）、血尿和白细胞尿。血肌酐可正常或轻度升高。尿中可见透明管型和颗粒管型。血清免疫球蛋白水平可正常，急性期也可轻度升高。

三、病理表现

肾脏病理活检光镜下可见弥漫系膜细胞增生、毛细血管内皮增生和新月体形成，免疫荧光可见 IgA 在系膜区和毛细血管壁颗粒样沉积，以 IgA1 亚型为主，可伴有 IgM、C3 或 C1q 沉积。

四、治 疗

白塞病合并急进性肾炎时,可予甲泼尼龙和 / 或环磷酰胺冲击治疗,也可加用环孢素 A。对于无症状性尿检异常,可只治疗原发病。若患者有蛋白尿,肾功能正常,可予 ACEI/ARB 类药物治疗。

虽然继发性 IgA 肾病的原发疾病多种多样,治疗手段也不尽相同,但涉及到的 IgA 的产生、在肾脏的沉积和清除的机制都具有类似的共性,在肾脏受到损伤后所产生的临床表现和病理变化也颇为接近,所以理解原发性 IgA 肾病发病机制,对于阐明其他疾病导致的继发性 IgA 肾病的机制具有重要意义。

（黄仁伟　李志莲）

参考文献

［1］ PAPISTA C, LECHNER S, BEN M S, et al. Gluten exacerbates IgA nephropathy in humanized mice through gliadin-CD89 interaction [J]. Kidney Int, 2015, 88 (2): 276-285.

［2］ DIVICO M C, MESSINA M, FOP F, et al. Recurrent IgA nephropathy after renal transplantation and steroid withdrawal [J]. Clin Transplant, 2018, 32 (4): e13207.

［3］ KIHARA M, ITO K, NAKATA J, et al. O-linked glycosylation determines the nephritogenic potential of IgA rheumatoid factor [J]. J Am Soc Nephrol, 2014, 25 (6): 1282-1290.

［4］ ORUC Z, OBLET C, BOUMEDIENE A, et al. IgA Structure Variations Associate with Immune Stimulations and IgA Mesangial Deposition [J]. J Am Soc Nephrol, 2016, 27 (9): 2748-2761.

［5］ WEHBI B, OBLET C, BOYER F, et al. Mesangial deposition can strongly involve innate-like IgA molecules lacking affinity maturation [J]. J Am Soc Nephrol, 2019, 30 (7): 238-1249.

［6］ GALE D P, MOLYNEUX K, WIMBURY D, et al. Galactosylation of IgA1 is associated with common variation in C1GALT1 [J]. J Am Soc Nephrol, 2017, 28 (7): 2158-2166.

［7］ LECHNER S M, PAPISTA C, CHEMOUNY J M, et al. Role of IgA receptors in the pathogenesis of IgA nephropathy [J]. J Nephrol, 2016, 29 (1): 5-11.

［8］ HEMMINGER J, AROLE V, AYOUB I, et al. Acute glomerulonephritis with large confluent IgA-dominant deposits associated with liver cirrhosis [J]. PLoS One, 2018, 13 (4): e0193274.

［9］ OKABAYASHI Y, TSUBOI N, NAKAOSA N, et al. A case of hepatic glomerulosclerosis with monoclonal IgA1-κ deposits [J]. Case Rep Nephrol, 2018, 2018: 4748357.

［10］ SABLON G N, VILLALBA N L, LOPEZ Y P, et al. Pathological changes of renal biopsy in Sjögren Syndrome [J]. Pan Afr Med J, 2018, 31: 102.

［11］ FRANCOIS H, MARIETTE X. Renal involvement in primary Sjögren syndrome [J]. Nat Rev Nephrol, 2016, 12 (2): 82-93.

［12］ GREWAL S K, WAN J, DENBURG M R, et al. The risk of IgA nephropathy and glomerular disease in patients with psoriasis: a population-based cohort study [J]. Br J Dermatol, 2017, 176 (5): 1366-1369.

［13］ VERMA B, SINGH A. Histological spectrum of renal disease in HIV/AIDS patients with significant proteinuria: An Indian perspective [J]. J Family Med Prim Care, 2019, 8 (3): 860-865.

［14］ TADA M, MASUMOTO S, HINOSHITA F. Clinical remission of IgA nephropathy in an HIV-positive patient after combined treatment with tonsillectomy and steroid pulse therapy [J]. CEN Case Rep, 2015, 4 (2): 157-161.

［15］ ALTAY M, SECILMIS S, UNVERDI S, et al. Behcet's disease and IgA nephropathy [J]. Rheumatol Int, 2012, 32 (7): 2227-2229.

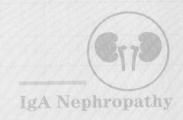

IgA Nephropathy

第二十一章

IgA肾病指南及述评

IgA 肾病的发病机制尚未阐明,且临床及病理表现呈多样性,其治疗及治疗反应也有所不同。即使对同一病情,不同的学者也有各自的理解,治疗方法各异,预后相差悬殊。近年来,随着越来越多的前瞻性随机对照研究的进行,对于 IgA 肾病的治疗策略有了更新的探索和认识。目前能检索到的国内外较新的相关指南包括:2012 年颁布的《改善全球肾脏病预后组织(KDIGO)临床实践指南》(IgA 肾病部分),2014 年的《日本 IgA 肾病的循证临床实践指南(2014)》,以及中国在 2016 年由中华医学会儿科学分会肾脏学组发表了专门针对小于 18 岁 IgA 肾病患者的《原发性 IgA 肾病诊治循证指南(2016)》。目前这些指南受到来自欧洲和美国证据的严重影响,欧美国家及日本临床研究的结果能否在中国得到一样的应用效果,是一个值得认真考虑的问题。尽管如此,本章仍然将这 3 个指南陈述如下,作相关介绍,并在指南后面加以述评。

第一节　改善全球肾脏病预后组织(KDIGO)临床实践指南:IgA 肾病

【摘要】《改善全球肾脏病预后组织(Kidney Disease:Improving Global Outcomes,KDIGO)临床实践指南:肾小球肾炎》的目的是协助指导肾科医师治疗成人和儿童肾小球肾炎(glomerulonephritis,GN)。指导方针的发展遵循一个明确的证据审查和评估过程。这个指南包含有关各种肾小球疾病的章节,如激素敏感儿童肾病综合征、激素抵抗型肾病综合征、微小病变、特发性局灶节段性肾小球硬化、特发性膜性肾病、膜增生性病变肾小球肾炎、感染相关性肾小球肾炎、IgA 肾病、Henoch-Schönlein 紫癜性肾炎、狼疮性肾炎、寡免疫复合物局灶节段坏死性肾小球肾炎和抗肾小球基底膜抗体肾小球肾炎等。治疗方法在每个章节中提出,指南的建议是基于相关试验的系统性评价,证据质量鉴定推荐的强度遵循分级方法,见表 21-1-1。对证据局限性进行了讨论,并为今后的研究提供了具体建议。

【关键词】临床实践指南;KDIGO;肾小球肾炎;肾病综合征;基于证据的推荐;系统性综述

表 21-1-1　KDIGO 指南推荐等级 & 循证依据等级

推荐等级	含义		
	患者	临床医生	政府部门
1 级 "推荐" (recommend)	绝大多数患者将按照推荐的要求	绝大多数患者给予推荐治疗方案	推荐意见可用作制定政策参考
2 级 "建议" (suggest)	多数患者可按照建议来做,但还有很多人不需要	有多种不同的方案可供不同患者选择。强调根据患者的要求和意愿制订治疗方案	需要与相关利益方在进行进一步协商

证据分级	证据标准
A 级	（高质量）试验结果和真实情况非常接近
B 级	（中等质量）试验结果与真实情况可能较接近，不排除存在偏差之可能
C 级	（低质量）试验结果与真实情况之间可能存在较大偏差
D 级	（极低质量）试验结果本身多属推测，与实际情况相差甚远

一、引　言

本章对原发性 IgA 肾病提出治疗建议。继发性 IgA 肾病将不予讨论。

（一）IgA 肾病（IgAN）初始评估

包括对肾疾病进展风险评估。

1. 所有经肾活检证实的 IgA 肾病均应除外继发性原因导致的 IgA 肾病（未分级）。

2. 通过起始及随访过程中的蛋白尿、血压、eGFR，评估肾疾病进展风险。（未分级）

3. 病理改变的特征可能有助疾病预后的评估（未分级）。

（二）降蛋白尿及降血压治疗

1. 蛋白尿>1g/24h 时，推荐长期口服血管紧张素转换酶抑制剂（angiotensin converting enzyme inhibitors，ACEI）或血管紧张素 II 受体拮抗剂（angiotensin II receptor antagonist，ARB），并根据血压调整药物剂量（1B）。

2. 尿蛋白在 0.5~1g/24h［儿童介于 0.5~1g/（d·1.73m^2）］间，建议 ACEI 或 ARB 治疗（2D）。

3. 建议逐渐增加 ACEI 或 ARB 剂量，至可耐受的剂量以使尿蛋白<1g/24h（2C）。

4. 蛋白尿<1g/24h 时，IgA 肾病患者的血压控制目标为<130/80mmHg，蛋白尿>1g/24h 时，血压控制目标为<125/75mmHg（未分级）。

（三）糖皮质激素

经过 3~6 个月优化支持治疗（包括服 ACEI/ARB 和控制血压）后，如尿蛋白仍持续≥1g/24h 且肾小球滤过率（glomerular filtration rate，GFR）>50ml/（min·1.73m^2）的患者，建议使用糖皮质激素治疗 6 个月，见表 21-1-2（2C）。

表 21-1-2　IgA 肾病患者的激素使用方案

	Pozzi C 等	Manno C 等和 Lv J 等
参考方案	第 1、3 和 5 个月静脉注射 1g 甲泼尼龙 3d，然后隔日口服泼尼松 0.5mg/kg 共 6 个月。	口服泼尼松 6 个月方案从 0.8~1mg/（kg·d）开始，持续 2 个月，在接下来的 4 个月中每月减少 0.2mg/（kg·d）。

（四）免疫抑制剂

主要有如环磷酰胺（cyclophosphamide，CTX）、硫唑嘌呤（azathioprine，AZA）、吗替麦考酚酯（mycphenolate mofetil，MMF）和环孢素 A（cyclosporin A，CsA）等。

1. 除新月体型 IgA 肾病伴肾功能迅速恶化外，不建议激素联合 CTX 或 AZA 治疗（2D）。

2. 除新月体型 IgA 肾病伴肾功能迅速恶化外, GFR<30ml/(min·1.73m²)的患者, 不建议免疫抑制剂治疗(2C)。

3. 不建议 MMF 治疗 IgA 肾病(2C)。

（五）其他治疗

1. **鱼油治疗**　经过 3~6 个月优化支持治疗(包括 ACEI/ARB 和控制血压)后, 如尿蛋白仍持续 ≥1g/24h, 建议鱼油治疗(2D)。

2. **抗血小板治疗**　不建议抗血小板药物治疗 IgA 肾病(2C)。

3. **扁桃体切除**　不建议 IgA 肾病患者实施扁桃体切除术(2C)。

（六）非典型的 IgA 肾病

1. **微小病变肾病(minimal change disease, MCD)合并系膜区 IgA 沉积**　对临床表现为肾病综合征, 病理改变为 MCD 伴系膜区 IgA 沉积者, 推荐治疗方案与 MCD 相同(2B)。

2. **肉眼血尿合并急性肾损伤(acute kidney injury, AKI)**

(1)如 IgA 肾病患者出现 AKI 同时伴肉眼血尿, 在肾功能恶化 5 天后仍无改善, 应接受重复肾活检(未分级)。

(2)对发生 AKI 的 IgA 肾病患者, 在肉眼血尿发作期, 肾活检证实为急性肾小管坏死和肾小管内有红细胞管型, 建议接受一般性支持治疗(2C)。

3. **新月体型 IgA 肾病**

(1)新月体型 IgA 肾病是指肾活检证实>50% 肾小球有新月体, 伴进行性肾功能减退(未分级)。

(2)建议对迅速进展的新月体型 IgA 肾病患者, 采用激素 +CTX 治疗, 治疗方案同抗中性粒细胞胞质抗体(antineutrophil cytoplasmic antibody, ANCA)相关性血管炎(2D)。

二、述　评

《KDIGO 临床实践指南: 肾小球肾炎》(以下简称"KDIGO 指南")第二十章第一节描述了 IgA 肾病。KDIGO 指南将 IgAN 的风险评估、降压及降尿蛋白治疗、激素及免疫抑制剂使用、非典型 IgA 肾病等方面基于临床研究的系统回顾和证据质量作为确定建议强度的推荐等级。然而, KDIGO 肾小球肾炎临床指南制定的依据多为来自欧洲、美国及少量来自日本的文献, 其是否适用于中国 IgA 肾病的临床, 还需要仔细评估并加以验证, 其中的部分内容仍需进一步完善和讨论。

IgA 肾病临床表现变异很大, 轻者只表现为单纯性血尿, 重者直至急进性肾小球肾炎和肾衰竭。因此, 危险因素评估对于治疗方案选择非常重要。但这些危险因素的界值尚不明确, 该指南中也并未对各个相关危险因素给出具体的界值标准。尤其是临床与病理的统一问题, 患者的个体化治疗对于预后有重要意义。

IgA 肾病的 KDIGO 指南对肾素血管紧张素系统(renin angiotensin system, RAS)阻断剂在 IgA 肾病治疗中的作用进行了充分的肯定。RAS 阻断剂是对具有蛋白尿和高血压的 IgA 肾病患者的一线治疗药物, 然而对慢性肾脏病(chronic kidney disease, CKD)3b 期及以上使用 RAS 阻断剂可能存在高风险的患者, 在适应证、禁忌证、剂量或监测等方面没有给出推荐或建议。RAS 阻断剂在 IgA 肾病中仍有一些问题未明确, 如没有数据提示 ACEI 优于 ARB, 反之亦然。

在 KDIGO 指南中,关于糖皮质激素的应用只有在下面情况下考虑使用:对于经过 3~6 个月最佳的支持治疗(包括使用 ACEI 或者 ARB 和控制至目标血压的治疗)后,24 小时尿蛋白仍然持续 ≥ 1g,而且 GFR>50ml/(min·1.73m²)的患者,建议可以接受 6 个月的糖皮质激素治疗。但这一推荐仅依赖于尿蛋白水平,而没有结合患者的病理分型。对于中重度蛋白尿患者应结合肾脏病理类型及损伤的程度,是否应积极给予糖皮质激素甚至是糖皮质激素联合免疫抑制剂治疗需要明确。部分文献也证实激素联合 RAS 阻断剂,其降尿蛋白效果及肾脏预后优于单用 RAS 阻断剂。另外,仅对 GFR>50ml/(min·1.73m²)的患者,建议给予糖皮质激素治疗,然而一些文献中报道 GFR<50ml/(min·1.73m²)的 IgA 肾病患者,仍能通过激素治疗延缓肾脏病进展,但目前尚不能评估糖皮质激素的疗效和副反应带来的各种风险。因此,糖皮质激素在 IgA 肾病应用的适宜人群、应用的适应证、疗效、安全性等尚须更多的 RCT 研究明确。

KDIGO 指南中除新月体型 IgAN 伴肾功能迅速恶化外,不常规推荐免疫抑制剂。除新月体型 IgA 肾病伴肾功能迅速恶化外,GFR<30ml/(min·1.73m²)的患者不建议免疫抑制剂治疗。根据近年的一些临床研究结果,以及广东省人民医院的一项 RCT 研究的初步结果,已经发现在肾功能异常的 IgA 肾病患者中,激素联合环磷酰胺比单用激素治疗更能够稳定肾功能水平,临床应结合病理类型及损伤的程度,如系膜细胞增生程度,综合判断是否使用糖皮质激素联合免疫抑制剂,以达到改善预后、延缓 IgA 肾病进展的目的。

其他治疗方面:没有充分的证据表明鱼油在成人 IgA 肾病治疗中有效性。然而考虑到该治疗危险性很小,以及可能对心血管的有益性,因此,鱼油可以被认为是一种安全的治疗方案。扁桃体切除术在 IgA 肾病治疗中,同样缺少大样本 RCT 研究。但日本的 RCT 研究中发现扁桃体切除可能是 IgA 肾病的一种治疗选择,仍需进一步的大样本研究证实。

目前对 MCD 合并系膜区 IgA 沉积、肉眼血尿合并 AKI、新月体型 IgA 肾病,这些类型 IgA 肾病治疗的 RCT 研究证据有限,需要更多的 RCT 研究去探讨更合适的治疗方案。

KDIGO 指南是基于当时 RCT 提供的证据制定的,由于 IgA 肾病的临床、病理和预后的多样性,KDIGO 指南并不能针对各种类型 IgA 肾病都给出高级别证据的指导意见。IgA 肾病的治疗需要根据临床及病理,给予个体化治疗。并且随着大规模并有长期随访终点的 RCT 研究的开展,获得更多的研究数据,需要进一步对指南进行补充和修订,以便肾脏病专科医师及患者得到更好的建议和指导。

第二节　日本 IgA 肾病的循证临床实践指南(2014)

由于 IgA 肾病在包括日本在内的亚洲人群中的发病率很高,在日本建立治疗策略是十分必要的。1995 年,日本卫生部劳动福利部(MHLW)肾功能进展研究小组与日本肾病学会(JSN)联合委员会首次制定了 IgA 肾病临床实践指南。它的第 2 版在 2002 出版了部分修正案。第 3 版发表于 2011 年,分析了主要由 MHLW 的进展性肾功能研究组的 IgA 肾病研究小组进行的多中心研究的数据,提出了新的预后分级(透析的风险分层),增加了临床与组织学严重程度。这些临床实践指南提出了明确的预后标准和治疗指南。因此,这些指南已广泛应用于临床实践或病理诊断,有助于日本诊断和治疗 IgA 肾病。

证据水平与推荐等级

以类似于"2013CKD 临床指南基于证据"中描述的方式评估证据水平。

【证据水平】

1 级：系统回顾 / 荟萃分析。

2 级：至少 1 个随机对照试验（RCT）。

3 级：非 RCT。

4 级：分析流行病学研究（队列研究或病例对照研究）或单臂干预研究（无对照）。

5 级：描述性研究（病例报告或病例系列）。

6 级：专家委员会或个人专家的意见，不基于病人数据。

【推荐等级】

A 级：强烈推荐，因为科学基础很强。

B 级：推荐，基于有一定的科学依据。

C1 级：推荐，尽管只有较弱的科学基础。

C2 级：不推荐，因为只有一个薄弱的科学基础。

D 级：不推荐，因为科学证据表明治疗无效或有害。

一、引　言

（一）背景

IgA 肾病（也称 Berger's 病）是一种以尿检异常为特征的肾小球肾炎，主要以 IgA 沉积在肾小球，同时没有其他潜在疾病的证据。尿检为肾小球源性血尿、蛋白尿多提示为肾小球肾炎。确诊必须依靠肾活检。为了便于医务工作者临床应用，本文对这些诊治的标准和指南进行总结，应用时应参考文献中引用的原始标准和指南。

（二）发病机制和病理生理特点

1. **概述**　由于某些尚未知的原因，IgA 肾病（IgAN）患者血循环中致肾炎的 IgA1 水平增加，并沉积在肾小球系膜中，导致肾小球损伤。其确切机制尚不清楚。

2. **遗传学**　大多数病例是散发的，但仍有大约 10% 是家族性病例。区域和种族差异也在散发性 IgA 肾病中被发现，多基因遗传参与其中。

3. **异常的 IgA 分子**　约一半的 IgA 肾病患者血清 IgA 水平升高，这与其骨髓和 / 或黏膜 IgA1 增加有关。在肾小球中沉积的 IgA1 来自循环 IgA1，对 IgA 肾病患者的血清 IgA1 进行详细分析发现，血清 IgA1 在其铰链区聚集 O- 连接聚糖。在肾小球和血液 IgA1 中的糖基化 IgA1，即由于 O- 聚糖中缺乏半乳糖造成异常 IgA1 有所增加。

4. **黏膜免疫**　在上呼吸道感染或胃肠道感染后，一些 IgA 肾病患者的临床症状加重，伴有肉眼血尿，提示了 IgA 肾病与黏膜免疫之间的关系。据报道，在上呼吸道感染后，IgA 肾病患者的循环中聚合物 IgA1 增加，扁桃体切除术后肾病改善。异常黏膜反应可能会增加循环聚合物 IgA1，从而导致在肾小球沉积。

5. **IgA1 在肾小球的沉积**　IgA 肾病患者其 IgA1 选择性地沉积在肾小球；IgA1 对肾小球系膜具有亲和力，特别是具有 J 链的二聚体和聚合物 IgA1 和含有 κ 轻链的酸性 IgA。此外，沉积的 IgA1 具有异常的铰链区 O- 连接聚糖。高分子量 IgA1，包括血清聚合物 IgA1，沉积在肾小球中。

6. **肾小球损伤**　IgA 沉积导致肾小球系膜细胞的活化和补体系统的激活,造成肾小球肾炎,随后出现足细胞和肾小管损伤。从肾小球系膜细胞释放的体液因子,在足细胞损伤和肾小管间质损害(肾小球 - 足细胞 - 肾小管交联)中起重要作用。

二、IgA 肾病的诊断

(一) 诊断

IgA 肾病的确诊仍然需要根据肾活检的结果。过敏性紫癜性肾炎(IgA 血管炎)、狼疮性肾炎、肝硬化和类风湿关节炎相关性肾炎的组织学表现与 IgA 肾病相似,因此,还应根据临床特点和实验室结果进行鉴别诊断。

(二) 临床表现和实验室检查

1. **临床症状和查体**　IgA 肾病的大多数病例以无症状性尿检异常为特征。急性肾病综合征或因肾病综合征引起的水肿,后续也可能被诊断为 IgA 肾病。在某些病例中,肉眼血尿与急性上呼吸道感染一起发生。肾功能进行性恶化的 IgA 肾病患者可观察到中至重度蛋白尿、高血压和肾功能下降,通常是按顺序发生的。

2. **尿液检查结果**　大多数 IgA 肾病患者表现为无症状性血尿或蛋白尿;由于尿检异常而进行肾活检。因此,尿液检查对于 IgA 肾病的诊断必不可少。到目前为止,还没有诊断 IgA 肾病的尿生物学标志物。

3. **血生物化学检查**　目前没有特异性血液检测结果可诊断 IgA 肾病。大约一半的患者可发现血清 IgA 水平升高($\geqslant 315\mathrm{mg/dL}$)。此外,也有报道高血清 IgA/C3 比值可用于鉴别诊断。在实验研究中,报告了异常糖基化 IgA1、相关免疫复合物和相应抗体的血清水平可作为 IgA 肾病的血液生物学标志物。

4. **肾活检适应证**　临床上,持续的显微镜下血尿和蛋白尿,血清 IgA 水平升高,高血清 IgA/C3 比值,以及上呼吸道感染后肉眼血尿多提示为 IgA 肾病。然而,肾活检是明确诊断 IgA 肾病必不可少的。此外,肾活检的组织病理学检查结果对患者的管理也很重要,因为,临床和实验室检查结果不足以评估预后和选择合适的治疗方式。在无症状性血尿或微量蛋白尿患者中,患者的治疗策略很少会因组织学改变而改变,因此肾活检不是必需的。然而,当要区分薄基底膜病与 Alport 综合征时应考虑肾活检。

5. **儿童 IgA 肾病的特点**　日本儿童的 IgA 肾病通常在学校进行尿液筛查时发现,所以大多可及时诊断和早期治疗。

(三) 病理检查

IgA 肾病的组织学改变主要累及系膜,但肾小球系膜外的区域也有病变;例如,肾小管、肾间质和血管也可能发生病变。基于 IgA 肾病病变进展和病灶区域的多样性,最近提出了更精确的定义,并推荐基于这些定义完善各种病变检查和评估。病理诊断不仅对 IgA 肾病的诊断有重要意义,而且对预后的判断也有重要意义。

(四) 分级

近来,日本发表了临床 IgA 肾病指南,并根据日本 IgA 肾病的多中心病例对照研究结果,提出了组织学分类(表 21-2-1)。

表 21-2-1　基于日本 IgA 肾病多中心病例对照研究的组织学分类

组织学分级	预测进展到终末期肾病(ESRD)的肾小球病变 /%	仅急性病变	急性加慢性病变	仅慢性病变
A. 组织学分级				
H-Grade Ⅰ	0~24.9	A	A/C	C
H-Grade Ⅱ	25~49.9	A	A/C	C
H-Grade Ⅲ	50~74.9	A	A/C	C
H-Grade Ⅳ	≥75	A	A/C	C
临床分级	蛋白尿 /(g·24h^{-1})		eGFR/(ml·min^{-1}·1.73m^{-2})	
B. 临床分型				
C-Grade Ⅰ	<0.5		≥60	
C-Grade Ⅱ	≥0.5		≥60	
C-Grade Ⅲ	≥0.5		<60	

| 临床分型 | 组织学分级 | | |
	H-Grade Ⅰ	H-Grade Ⅱ	H-Grade Ⅲ+Ⅳ
C. 预测进展至 ESRD 的分级系统			
C-Grade Ⅰ	低	中	高
C-Grade Ⅱ	中	中	高
C-Grade Ⅲ	高	高	极高

（五）非典型的 IgA 肾病

1. **微小病变肾病（MCD）合并系膜区 IgA 沉积**　在很少的一部分肾病综合征患者中,肾活检在光镜下显示肾小球微小病变,但免疫组化检查又显示肾小球有明显的 IgA 沉积。如果激素治疗后病情可以得到快速地完全缓解、观察随后的临床病程变化时有肾病综合征的复发,均提示为 MCD,在某些病例中 MCD 和 IgA 肾病同时发生被认为是最可能的解释。IgA 肾病患者中有 5%~25% 会出现肾病综合征,MCD 在这些患者中的发病率为 25%~47%（占所有 IgA 肾病患者的 1.8%~6%）。

2. **急性肾损伤（AKI）伴肉眼血尿**　在罕见的情况下,肉眼血尿病程延长,并进展至 AKI。AKI 发生在不到 5% 的 IgAN 患者中。组织学上,可观察到新月体形成、红细胞管型阻塞肾小管和管状上皮细胞损伤。AKI 不能仅由肾小球中新月体的百分比来解释,许多研究报告 AKI 主要是由红细胞管型引起的,并由此导致肾小管上皮细胞损伤。在大多数患者中,肾功能在肉眼血尿消失后恢复到基线,但在长期随访研究中,高达 25% 的受累患者肾功能不完全恢复。持续 10 天以上的肉眼血尿是持续性肾损害最主要的危险因素。

3. **新月体型 IgA 肾病**　根据肾小球中新月体的比例定义新月体型 IgA 肾病。在一项研究中新月体型 IgA 肾病占 IgA 肾病病例的 5%,该研究将新月体型病变占肾小球的 30% 以上定义为新月体型 IgA 肾病。而另一项研究中则认为新月体型 IgA 肾病占 IgA 肾病病例的 1.14%,其定义依据新月体性病变占肾小球的 50% 以上。组织病理学分析不仅观察到活动性病变,如广泛的细胞新月体,毛细血管内细胞增生,簇状坏死,也有不同程度的慢性病变,如肾小球硬化和间质纤维化。临床表现包括快速进展性肾小球肾炎、高血压、重度蛋白尿,并经常伴有肉眼血尿。激素和环磷酰胺治疗可能对新月体型 IgA 肾病有效,但其有效性仍然存在争议。

三、IgA 肾病的流行病学、预后和随访

(一)发病率和患病率

在日本,大约 1/3 接受肾活检患者确诊为 IgA 肾病。IgA 肾病每年发病率为 3.9/100 000~4.5/100 000,每年大约有 33 000 人患 IgA 肾病。

(二)自然病程

成人 IgA 肾病的 10 年肾存活率 80%~85%。儿童 IgA 肾病的 10 年肾存活率超过 90%。

(三)治疗指南的变化对预后的影响

各种研究表明 20 世纪 90 年代以后,诊断 IgA 肾病的患者预后更好,进展比早年诊断的患者慢,这表明 IgA 肾病治疗指南的变化是成功的。

(四)初次检查或肾活检时疾病进展的临床预测因子

IgA 肾病在初次检查或肾活检时疾病进展的临床预测因子包括尿蛋白定量、血压、肾功能不全程度和组织学严重程度。这些因素可以反映疾病的阶段。能预测 IgA 肾病各阶段疾病进展的因素尚未确定。

(五)随访过程中疾病进展的临床预测因素

由于多次肾活检是不可行的,在随访过程中 IgA 肾病进展的临床预测因素是蛋白尿、血压和血尿。在随访期间,平均蛋白尿水平和平均血压水平都被认为是 ESRD 更强的危险因素,而不是初次检查或肾活检时的尿蛋白定量、血压水平、肾功能不全程度和组织学严重程度等因素。特别是,在随访期间将蛋白尿维持在<1.0g/24h 和血压维持在 130/80mmHg 与改善肾脏预后有关。

(六)尿路症状的缓解及其意义

血尿和蛋白尿的改善或消失与改善肾预后相关。然而,迄今为止对尿检指标缓解的定义各不相同。因此,在自然病程或治疗后尿路症状缓解对 IgA 肾病患者肾脏预后的意义尚不清楚。此外,尿检提示已缓解的患者后期随访可能会再次出现尿检异常甚至加重,也就是疾病复发。

(七)随访

目前,在 IgA 肾病随访过程中,还没有强有力的证据证明哪些方案可以改善肾预后。肾功能不全的程度和尿蛋白的定量被作为随访方案中的标记物。如果肾功能恶化和尿蛋白水平增加,则建议缩短随访的间隔,仔细监测临床病程和治疗效果。此外,应根据肾活检结果、尿检查结果、血压水平、肾功能恶化的进展速度和治疗方案的类型来调整随访间隔。尿检结果可能会在治疗一段时间后改善,而复发可能发生在尿检结果改善后的很长时间内。因此,强烈推荐 IgA 肾病患者长期随访,即使是仅有轻度尿检异常的患者也应该这样做。

四、IgA 肾病的治疗

(一)以预防肾功能异常为重点的成人 IgA 肾病治疗方案概况

在日本,成人 IgA 肾病的主要基础治疗是使用 RAS 阻断剂、激素、免疫抑制剂、抗血小

板药物和 n-3 脂肪酸(鱼油)和扁桃体切除术(联合激素冲击治疗)。应考虑优化血压控制、食盐摄入、脂质和葡萄糖代谢,以及体重和吸烟习惯的干预措施。

(二)(成人)免疫抑制治疗的临床问题

问题 1:激素治疗是否推荐于 IgA 肾病?

推荐级别:B

为了控制 IgA 肾病患者的尿蛋白<1.0g/24h,且肾功能维持在 CKD 分期的 1~2 期,推荐短期口服大剂量糖皮质激素治疗[泼尼松剂量为 0.8~1mg/(kg·d),约 2 个月,随后约 6 个月逐渐减少剂量]。

推荐级别:B

为了控制 IgA 肾病病患者的尿蛋白<1.0g/24h 和 CKD 进展的阶段在 G1~2 期,推荐激素冲击治疗方案[甲泼尼龙静脉滴注(或静脉注射)1g/d,连续 3 天,每隔 1 个月 1 次,共 3 次;或泼尼松龙 0.5mg/kg,隔日口服,共 6 个月]。

推荐级别:C1

对于尿蛋白水平为 0.5~1g/d 和 CKD 分期在 G1~2 期的 IgA 肾病患者,给予糖皮质激素治疗也可降低尿蛋白,这也是一种可选择的方案。

问题 2:是否推荐扁桃体切除术联合激素冲击治疗?

推荐级别:C1

扁桃体切除术联合激素冲击治疗可以改善 IgA 肾病患者的尿检结果,并延缓肾功能恶化进展的速度。这可能是一个治疗的选择。

问题 3:是否推荐仅扁桃体切除术?

推荐级别:C1

扁桃体切除术可改善 IgA 肾病患者的肾脏方面临床症状,并减缓肾功能恶化的进展。这可能是一种治疗的选择。

问题 4:是否推荐非激素类免疫抑制剂?

推荐级别:C1

环磷酰胺、硫唑嘌呤、环孢素、吗替麦考酚酯和咪唑立宾可以改善 IgA 肾病患者的肾脏预后。这些药物可作为治疗的选择(超药品说明书用药)。

(三)(儿童)免疫抑制治疗的临床问题

问题 5:免疫抑制剂是否推荐于儿童 IgA 肾病患者?

推荐级别:B

对于严重的 IgA 肾病患儿,免疫抑制疗法是有效的,推荐用于减少尿蛋白,防止肾小球硬化的进展,并改善肾预后。

问题 6:"鸡尾酒"疗法是否适用于儿童 IgA 肾病?

推荐级别:B

推荐对于预后差、病情严重的 IgA 肾病儿童,给予糖皮质激素、免疫抑制剂、抗凝剂和抗血小板药物联合治疗,以减少尿蛋白,防止肾小球硬化的进展,改善肾功能不全。

(四)(成人)支持治疗

问题 7:RAS 阻断剂是否推荐于 IgA 肾病?

推荐等级:A

RAS 阻断剂可控制尿蛋白在 1.0g/24h 和 CKD 期 G1~3b 的 IgA 肾病患者肾功能的进展,因此,推荐使用。

推荐等级:C1

RAS 阻断剂可降低尿蛋白水平为 0.5~1.0g/24h 的 IgA 肾病患者的尿蛋白。是治疗首选方案。

问题 8:抗血小板药物是否推荐用于 IgA 肾病?

推荐等级:C1

双嘧达莫可以有效减少蛋白尿,并延缓肾功能不全的进展。可被认为是一种治疗的选择。

推荐等级:C1

盐酸地尔硫䓬可能有效减少尿蛋白,可被视为一种治疗的选择。

问题 9:IgA 肾病推荐使用 n-3 脂肪酸(鱼油)吗?

推荐等级:C1

n-3 脂肪酸(鱼油)可改善 IgA 肾病患者的肾预后,是治疗的一个选择。

(五)IgA 肾病患者生活方式和饮食指导的相关问题

问题 10:是否推荐限制盐的摄入?

推荐等级:B

推荐 IgA 肾病患者限制过量盐的摄入。对于患有高血压和肾功能不全的 IgA 肾病患者,限制盐的摄入有助于延缓 ESRD 的进展,并降低心血管疾病和死亡的风险。因此,建议限制盐摄入量为 3~6g/d。

推荐等级:C2

低钠饮食与心血管事件的相关性已被报道。因此,不推荐盐摄入量小于 3g/d。

问题 11:是否推荐限制蛋白质摄入?

推荐等级:C1

蛋白质摄入的限制不适用于所有的 IgA 肾病患者。当决定是否推荐限制蛋白质摄入,应考虑每个患者的病情、肾功能不全进展的风险和治疗的依从性。

问题 12:建议减肥吗?

推荐等级:A

肥胖者患 IgA 肾病(体重指数>25kg/m^2)应建议减肥。

问题 13:是否推荐限制运动?

推荐等级:C2

对于 IgA 肾病患者,运动可暂时增加尿蛋白,但在运动结束后,尿蛋白水平恢复到静息水平。过度休息(废用)在许多情况下也是有害的,没有证据表明运动会加重 IgA 肾病的预后。因此,不应该推荐 IgA 肾病患者限制运动。

问题 14:建议戒烟吗?

推荐等级:A

吸烟与 IgA 肾病患者肾功能下降有关。吸烟也是肺癌、慢性阻塞性肺疾病(COPD)和心血管疾病的主要危险因素。因此,推荐 IgA 肾病患者戒烟。

(六)激素及免疫抑制剂治疗相关的不良事件

迄今为止,没有研究显示成人 IgA 肾病患者糖皮质激素治疗相关的严重不良事件发生率高。然而,由于不能确定这些发现是否基于充分的病情分析,在开始糖皮质激素治疗之前,应进行不良事件的危险因素的评估并给予预防措施。同时,对潜在风险进行权衡后,必须仔细确定免疫抑制治疗适应证,因为在某些情况下,免疫抑制剂会引起严重的不良事件。一个"鸡尾酒"的治疗涉及糖皮质激素和免疫抑制剂的组合,这已被证明对儿童 IgA 肾病有效。然而,这种联合治疗的安全性必须进一步证实,因为一些患者由于不良事件而中断该治疗方案。IgA 肾病患者行扁桃体切除术其严重并发症发生率非常低。耳鼻喉科医生和肾科医师之间的合作,对于预防肾移植术后免疫抑制治疗患者手术中的并发症,以及检测患者残余的扁桃体组织是必不可少的。

五、述　评

IgA 肾病在中国和日本等亚洲地区高发,在缺乏中国相关的指南情况下,只参考 KDIGO 指南不适合亚洲人种的实际情况,而《日本 IgA 肾病的循证临床实践指南(2014)》(以下简称"指南")在日本统一了对 IgA 肾病的诊断标准、预后标准和治疗指南,对于中国及亚洲患者具有一定的参考价值。该指南参考 KDIGO 指南,并对 KDIGO 指南进行了更新和修订,通过问答的形式,针对一些关键的临床问题提出了观点和推荐等级,更明确地给出应用激素的适应证,指南特别指出,指南的目的并非旨在限制医生医疗行为,而是旨在帮助他们酌情处理,决定提供何种类型的治疗,但不能代替个别医生的专业技术和经验。笔者认同指南在 IgA 肾病诊断、预后标准及治疗中的观点。但是,笔者同样认为该指南中的以下观点仍待完善或存在不同的意见。

(1)该指南中提到成人血清 IgA 超过 315mg/dl 的比例占 IgA 肾病患者人数的一半,也指出这不是特异性的血液检测结果,虽然该指标对 IgA 肾病的诊断有一定帮助,但在临床实践中意义并不大,因为相当多的 IgA 肾病患者临床上并没有看到血清 IgA 升高,而确诊 IgA 肾病必须行肾活检。因此,把成人血清 IgA 超过 315mg/dl 写入指南的诊断标准中,易在基层医生中造成误解。

(2)该指南没有明确提出预测 IgA 肾病预后的分级方法。而日本发表的《日本循证实践指南:IgA 肾病》(第 3 版),与国际上的 IgA 肾病牛津病理分型两者仍需要根据进一步研究,促使某种分级方法能在世界范围内达成共识。

(3)该指南中单用扁桃体切除术或手术联合激素冲击治疗作为一种可选择的治疗方法。这是基于日本的一些文献报道,但其缺乏更大样本的 RCT 研究,该方法的疗效尚需进一步观察与随访。

(4)该指南中将抗血小板制剂列入标准治疗。但目前为止只有很少的研究评估抗血小板药物(双嘧达莫、噻氯匹定、阿司匹林)和抗凝剂(华法林)对成人 IgA 肾病的有效性。因此,它们的有效性目前尚不清楚。因此,笔者对指南将其列入标准治疗的做法持保留态度。在不能肯定抗血小板药物获益的情况下,选用时更要慎重考虑其潜在的出血风险。但在肾脏病理有较多新月体形成时,笔者同意考虑使用抗凝药或抗血小板聚集药治疗。

(5)该指南中将尿蛋白>0.5g/24h 且 CKD 分期在 G1~2 期的 IgA 肾病患者也列为糖皮质激素治疗指征,而没有结合肾脏病理改变的情况,评估适应证的指标过于单一,而多数肾脏病学者认为,尿蛋白>1.0g/24h 才是使用糖皮质激素治疗的指征。

(6)该指南对免疫抑制剂的推荐级别不高,且没有指出哪些情况建议使用该类药物,仅提出是治疗的一种选择,其对临床的参考指导意义不明确。

由于对 IgA 肾病的认识尚有待深入,且 IgA 肾病的临床表现及肾脏病理表现呈多样性。因此,制定一个统一的诊断标准、评判预后标准和治疗指南是非常困难的。这也是许多国家至今尚未能制定出自己的指南的原因所在。尽管《日本循证实践指南:IgA 肾病》尚有一些需改进和完善的地方,但在缺乏中国 IgA 肾病更多证据的情况下,对中国临床医生的日常工作及其他国家制定指南有一定的参考价值。

第三节　儿童原发性 IgA 肾病诊治循证指南(2016)

一、前　言

原发性 IgA 肾病(IgA nephropathy)是一组免疫病理特征以肾小球系膜区 IgA 沉积为主的临床综合征,多见于年长儿和青年,起病前往往有上呼吸道感染等诱因。临床表现类型多样,以发作性肉眼血尿和持续性镜下血尿最为常见,可以伴有不同程度的蛋白尿;部分患儿表现为肾病综合征、急性肾炎综合征、甚至急进性肾炎综合征,可合并高血压及肾功能减退。该病临床呈现慢性进展,25%~30% 的患者 20~25 年后出现终末期肾病(ESRD),需要肾替代治疗。因此,IgA 肾病是导致 ESRD 的主要疾病之一。2010 年 5 月,《中华儿科杂志》发表了《儿童常见肾脏疾病诊治循证指南(试行)(四):原发性 IgA 肾病诊断治疗指南》,对规范该病诊治起到了积极作用。由于近年不断有新研究证据发表,因此该指南在 2010 年指南的基础上,通过全面查询、分析和评价新的研究证据、征求各方意见并充分讨论达成共识后进行修订,旨在帮助临床医生为儿童原发性 IgA 肾病患者选择当前相对较好的诊治方法。该指南主要适用于具有一定儿童肾脏病专业基础以及接受过儿童肾脏病专业培训或研修的临床儿科医师,尤其是为儿童肾病专科医师提供临床参考。在临床实践中,医师应参考本指南原则并结合患者具体病情进行个体化处理。

二、证 据 来 源

证据来源本指南采用了 2010 年指南所检索的数据库[The Cochrane Renal Group Trials Register,Kidney Disease Outcomes Quality Initiative,UK Renal Association,Canadian Society of Nephrology,European Best Practice Guidelines,International Guidelines,Medline,Pubmed 和中国生物医学文献数据库(CBM)、中国期刊全文数据库,等],检索关键词为 IgA nephropathy、Guideline、Diagnostics、Renal pathology、Therapeutic、Randomized clinical trials 和 Childhood,相关英文文献和中文文献发表时间为 2008 年 1 月—2015 年 12 月。文献纳入标准为:①涉及的研究对象 ≤ 18 岁。②关于原发性 IgA 肾病治疗的相关指南、随机对照临床试验(RCT)、Meta 分析和系统综述。文献排除标准为病例报道。

三、证据水平及推荐等级

依据中华医学会儿科学分会肾脏学组建议,参照欧洲心血管病学会提出的证据和推荐建议进行证据水平分级及推荐等级分级标型,其中证据级别分为 A、B、C 3 个级别,推荐的意见分为 I、Ⅱa、Ⅱb 和 Ⅲ 4 个等级(表 21-3-1)。在本指南中以[证据水平 / 推荐等级]

表示。

表 21-3-1　指南中的证据水平及推荐等级

证据水平	证据来源
A	源于多个随机对照临床试验（RCT）或系统综述、Meta 分析
B	源于单个的随机临床试验或大样本非随机临床研究
C	源于专家共识和 / 或小样本研究、回顾性研究以及注册登记的资料

推荐等级	含义
Ⅰ 级	证据和 / 或共识对于诊断程序或治疗是有确定疗效的、可实施的和安全的
Ⅱa 级	对治疗的有效性具有分歧，但主要是有效的证据
Ⅱb 级	对治疗的有效性具有分歧，但主要是疗效欠佳的证据
Ⅲ 级	对治疗是无效的甚至是有害的证据

四、儿童原发性 IgA 肾病的诊断与分型

（一）诊断标准

IgA 肾病是免疫病理诊断名称，其免疫荧光特征为在肾小球系膜区或毛细血管袢有以 IgA 为主的免疫球蛋白沉积或仅有 IgA 沉积，并排除过敏性紫癜、系统性红斑狼疮、慢性肝病等疾病所致 IgA 在肾组织沉积者。

（二）临床分型

国际上没有明确的临床分型建议。鉴于本症临床表现的多样性，为便于临床实践中结合临床特点进行治疗和随访，参照中华医学会儿科学分会肾脏学组 2000 年修订的小儿原发性肾小球疾病临床分型标准和 2007 年全国小儿原发性 IgA 肾病调查报告，本指南建议将我国儿童原发性 IgA 肾病临床表现分为以下 7 种类型：①孤立性血尿型（包括复发性肉眼血尿型和孤立性镜下血尿型）；②孤立性蛋白尿型（24 小时尿蛋白定量＜50mg/kg）；③血尿和蛋白尿型（24 小时尿蛋白定量＜50mg/kg）；④急性肾炎型；⑤肾病综合征型；⑥急进性肾炎型；⑦慢性肾炎型。

（三）病理分型

目前国际上有多种版本的 IgA 肾病病理分级的标准：1982 年 Lee 等倡导的五型分级，1997 年 Haas 提出病理学分级、1997 年 WHO 公布的病理分级标准以及 2009 年国际 IgA 肾病协作网和肾脏病理学会工作组提出的 IgA 肾病牛津分型。其中 1982 年 Lee 氏分级标准因简单而易于在日常临床实践中应用。其具体病理组织学分级如下。Ⅰ级：绝大多数肾小球正常，偶见轻度系膜增宽（节段）伴 / 不伴细胞增生；Ⅱ级：半数以下肾小球局灶节段性系膜增生或硬化，罕见小的新月体；Ⅲ级：轻至中度弥漫性系膜细胞增生和系膜基质增宽，偶见小新月体和球囊粘连；Ⅳ级：重度弥漫性系膜细胞增生和基质硬化，部分或全部肾小球硬化，可见新月体（＜45%）；Ⅴ级：病变性质类似Ⅳ级，但更严重，＞45% 肾小球伴新月体形成。

而近来基于循证的 IgA 肾病牛津分型（MEST 评分，表 21-3-2）显示系膜细胞增生、节段性肾小球硬化、内皮细胞增生和肾小管萎缩或间质纤维化是预测肾脏结局的独立病理指标，且系膜细胞增生、节段性肾小球硬化和肾小管萎缩或间质纤维化可预测预后。提示 IgA 肾病牛津分型可能在今后临床实践中成为病理分型标准［A］。然而值得注意的是此分型是否影响治疗方法的选择尚不明确。此外，IgA 肾病牛津分型不包括新月体病变，然而已有研究提示新月体病变也是影响预后的重要病理指标。

表 21-3-2　IgA 肾病牛津分型（MEST 评分）

组织学参数	定义	评分
系膜细胞增生	肾小球系膜区系膜细胞超过 4 个	M0：肾小球系膜细胞增生 <50% M1：肾小球系膜细胞增生 >50%
内皮细胞增生	肾小球毛细血管腔细胞数目增加所致的增生	E0：没有内皮细胞增生 E1：任意肾小球呈现内皮细胞增生
节段性肾小球硬化	部分而不是整个肾小球毛细血管丛粘连或硬化（基质致毛细血管腔闭塞）	S0：没有 S1：任意肾小球有
肾小管萎缩或间质纤维化	估计呈肾小管萎缩或间质纤维化的皮质区百分比，比较高者为准	T0：0~25% T1：26%~50% T2：>50%

注：M，系膜细胞增生；E，内皮细胞增生；S，节段性肾小球硬化；T，肾小管萎缩和 / 或间质纤维化。

五、儿童原发性 IgA 肾病的治疗

目前，原发性 IgA 肾病发病机制尚未完全清楚，尚无特异性治疗。由于本症临床表现呈现多样性、反复性、慢性进展性以及临床病理的不平行性等特点，迄今理想的针对临床和肾脏病理特点完成的临床试验不多，高质量、多中心、随机对照的临床试验也显不足。目前本症的治疗多为针对临床主要表现及肾脏病变轻重，采用多药联合（即"鸡尾酒式治疗"）、低毒性、长疗程（一般 1~2 年以上）的治疗原则。主要药物包括：糖皮质激素和多种免疫抑制剂、血管紧张素转换酶抑制剂（ACEI）和血管紧张素受体拮抗剂（ARB）、鱼油及抗凝药物等。旨在抑制异常的免疫反应、清除免疫复合物、修复肾损伤、延缓慢性进展以及对症处理（降压、利尿）。此外，也有针对原发性 IgA 肾病出现的特殊病理改变的治疗，以及扁桃体摘除、免疫球蛋白、血浆置换等的报道，但皆因目前已有的试验证据有限或水平较低，结论尚不确定，故不在本指南中详述。

（一）以血尿为主要表现的原发性 IgA 肾病的治疗

1. **持续性镜下血尿**　目前多数观点认为孤立性镜下血尿、肾脏病理 I 级或 II 级无须特殊治疗，但需定期随访，如随访中出现病情变化（如合并蛋白尿、持续性肉眼血尿、高血压等）应重新评价。针对此症，国内临床见有中药或者中成药的实际应用，但有效性尚缺乏循证证据支持。

2. **肉眼血尿**　与扁桃体感染密切相关的反复发作性肉眼血尿，可酌情行扁桃体摘除术，但是否确能减少肉眼血尿的发生还有待于多中心、大样本的前瞻性研究证实。对临床持

续 2~4 周以上的肉眼血尿者,专家建议用甲泼尼龙冲击治疗 1~2 疗程［C/Ⅱa］。

（二）合并蛋白尿时原发性 IgA 肾病的治疗

1. 轻度蛋白尿　指 24 小时蛋白尿定量<25mg/kg,以及肾脏病理Ⅰ级、Ⅱ级,是否需要药物治疗并未达成一致看法。可以考虑应用 ACEI［如赖诺普利 0.4mg/（kg·d）,每日 1 次,最大剂量<20mg/d］治疗［B/Ⅱa］。改善全球肾脏病预后组织（KDIGO）2012 年 IgA 肾病指南建议儿童患者尿蛋白 0.5~1.0g/（d·1.73m^2）应用 ACEI 或 ARB 治疗（证据等级非常低）［C/Ⅱ］。抗氧化剂维生素 E 有降尿蛋白的作用,然而缺少来自多中心的大样本临床试验证实,且 KDIGO 2012 年 IgA 肾病指南并未提及维生素 E。

2. 中度蛋白尿　指 24 小时尿蛋白定量 25~50mg/（kg·d）,或肾病理仅显示中度以下系膜增生,建议应用 ACEI 类药物降低尿蛋白［A/Ⅰ］,也可以联合应用 ACEI 和 ARB 以增加降低蛋白尿的疗效［B/Ⅰ］。注意当内生肌酐清除率<30ml/（min·1.73m^2）时慎用。

3. 肾病综合征型或伴肾病水平蛋白尿　指 24 小时尿蛋白定量>50mg/kg 体重,或肾脏病理显示中度以上系膜增生,在应用 ACEI 和 / 或 ARB 基础上,采用长程糖皮质激素联合免疫抑制剂治疗。关于免疫抑制剂的应用问题,首选环磷酰胺［A/Ⅱa］,也可以采用多种药物联合治疗,硫唑嘌呤或联合糖皮质激素、肝素、华法林、双嘧达莫,其疗效显著优于单独应用糖皮质激素的疗效,且硫唑嘌呤联合糖皮质激素、肝素、华法林、双嘧达莫可改善长期预后。然而值得注意的是硫唑嘌呤不良反应大,KDIGO 2012 年 IgA 肾病指南不建议使用该药（证据等级非常低）。也可采用咪唑立宾联合糖皮质激素、华法林和双嘧达莫治疗［C/Ⅱa］。糖皮质激素为泼尼松口服［1.5~2.0mg/（kg·d）］,4 周后可改为隔日给药,并渐减量,总疗程 1~2 年［A/Ⅰ］。此外,关于来氟米特等药物的应用,尚缺少多中心大样本的随机对照临床试验的证据,需结合临床实际,酌情应用。

一项包括 52 例儿童和成人 IgA 肾病患者的多中心随机临床试验研究显示,吗替麦考酚酯（MMF）不能显著降低蛋白尿,而来自中国的一项包括了 58 例儿童肾病综合征型 IgAN 的前瞻性研究显示,肾活检病理无肾小管萎缩和 / 或间质纤维化者,短期应用 MMF 联合糖皮质激素治疗是有效的,但存在肾小管萎缩、间质纤维化者则疗效差［C/Ⅱ］。

（三）伴新月体形成的 IgA 肾病治疗

这类 IgA 肾病并不少见,尤其是伴新月体形成者,但目前尚无大宗临床随机对照试验研究结果。专家认为当新月体肾炎或肾病理中新月体形成累及肾小球数>25% 时,可以考虑首选大剂量甲泼尼龙冲击治疗,15~30mg/（kg·d）连续 3d,继之口服泼尼松,并每月予以 0.5g/m^2 环磷酰胺冲击共 6 个月［C/Ⅱa］;也可试用环磷酰胺（冲击治疗或每日口服 1.5mg/kg）联合小剂量泼尼松龙［0.8mg/（kg·d）］治疗［C/Ⅱa］。

此外,目前还关注到其他一些肾脏病理表现的治疗,如以弥漫性毛细血管内增生为主的 IgA 肾病,但目前尚没有来自随机对照临床试验的结果,因此,如何治疗此类 IgA 肾病患者有待于进一步探索;未见有关根据慢性肾小球肾炎的病理改变类型治疗的循证证据。

（李 卓　史 伟）

参考文献

［1］Kidney Disease: Improving Global Outcomes (KDIGO) Glomerulo—nephritis Work Group. KDIGO clinical practice guideline for glomemlonephritis [J]. Kidney Int, 2012, Suppl (2): 139-274.

[2] YUKIO Y, RYOHEI Y, KAZUO T, et al. Evidence-based clinical practice guidelines for IgA nephropathy 2014 [J]. Clin Exp Nephrol, 2016, 20 (4): 511-535.

[3] 中华医学会儿科学分会肾脏学组 . 原发性 IgA 肾病诊治循证指南 (2016)[J]. 中华儿科杂志 , 2017, 55 (9): 643-646.

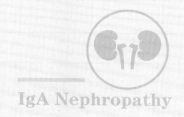

第二十二章

中医治疗

第一节　概　　述

20 世纪 80 年代,随着我国肾穿刺术的开展,IgA 肾病患者日益增多,现已成为临床最常见的原发性肾小球疾病,占 35%~55%。近 30 年来,中医药学科对 IgA 肾病进行了探讨病理机制的动物实验,临床证候学、中医证候规律、治疗经验总结,疗效评价标准、临床数据库构建,以及古籍整理等系列研究。不仅获得国家级、省级和市级科研课题资助,完成了几项多中心合作的随机对照临床试验,而且陈香美院士组织国内知名中医和中西医结合肾病专家共同制定 IgA 肾病的中医临床实践指南,使得本病的中医药治疗方案更加规范和完善,有利于中医药治疗本病的推广和发展,以及学术研究,从而更好地发挥中医药防治作用。

中医历代典籍中均无 IgA 肾病这一名词,根据其临床主要症状,可归属于祖国医学“血尿、尿浊、水肿、腰痛、肾风、虚劳”等范畴。IgA 肾病发病的主要内因为肾元亏虚。感受外邪,尤其是风热、湿热和疮毒,通过口鼻、皮肤或肠道而进入体内,伤及肾络;过度劳累、饮食不节、情志失调常为本病的发病诱因。病程日久,或反复感邪,日久脾肾虚衰,湿浊热毒阻滞,瘀血内生阻络,气机遂乱,肾之阴阳俱虚,又失其气血滋养,则肾功能严重下降,终至衰竭而发生尿毒症。因此,本病以肾为病变中心,病理基础为肾阴不足,由阴虚不能制阳、虚火灼伤肾络所致。病机关键是外邪侵袭、内伤脾肾,主要病机可概括为虚、湿、热、瘀,病性多属本虚标实、虚实夹杂之证。

辨证是中医认识疾病的传统有效方法,审病辨证是用中医的临床思维方法去研究 IgA 肾病的症状、证候、病机、演变和预后,微观辨证则把传统中医四诊合参的信息与现代医学客观化指标,包括病理分级、肾组织的病理积分、实验室指标等相结合进行辨证分型,如肾小球系膜增生、纤维化、硬化、玻璃样变、球囊粘连、肾小管萎缩及间质损害这些病理变化均属于瘀阻肾络等。由于中医辨证方法繁多,既有六经辨证、三焦辨证,也有卫气营血辨证、脏腑辨证,还有按蛋白尿、血尿进行辨证等,导致 IgA 肾病中医证候类型 60 余项,难以掌握本病中医证候规律和优化中医论治方案。因此,制定 IgA 肾病的中医临床实践指南实属必要。

本指南提倡首辨分期,再辨主证和次证;先辨正虚,再辨邪实。分期即本病分急性发作期和慢性持续期,前者多与外邪侵袭有关,如风湿热毒之邪,主要表现为较快出现或加重的水肿、突然出现的肉眼血尿、蛋白尿明显增加、血肌酐急性升高,高血压加重,以上但见一症即是。病机重点为邪实,主要证型有外感风热、下焦湿热等。后者以虚证为主,可夹杂各种兼症,如水湿、痰湿、寒湿、湿热、血瘀、浊毒、肝郁等,亦可被外邪、内伤等诱发而进入急性发作期。病机重点为正虚,主要证型有肺脾气虚、气阴两虚、肝肾阴虚、脾肾阳虚等,其中气阴两虚最常见,脾肾阳虚多为 Lee 氏分级中第Ⅳ级、第Ⅴ级。IgA 肾病在使用大剂量激素或配合免疫抑制剂治疗时多表现为阴虚火旺证、热毒炽盛证,在使用激素配合免疫抑制剂治疗的减量期多表现为气阴两虚证、肝肾阴虚证、脾肾阳虚证。

由于 IgA 肾病是免疫病理诊断名词,临床病证简单,故本病的中医治疗常采取审病辨证、分期论治、联用西药等中西医结合理念,用药原则遵循清、消、涩、补,慎用汗、下,选药宜凉润、微温,慎用辛热、温燥。西药多联用血管紧张素转换酶抑制剂、血管紧张素Ⅱ受体拮抗剂、抗凝药,以及糖皮质激素和免疫抑制剂等。从临床报道来看,常用中成药主要为雷公藤多苷片、黄葵胶囊、百令胶囊、肾炎四味片、火把花根片等；常用的经典专方有银翘散、小蓟饮子、补中益气汤、参苓白术散、大补元煎、参芪地黄汤、二至丸、知柏地黄丸、血府逐瘀汤、补阳还五汤等；更多的是自拟的经验方，包括知名中医的临证经验，还有中医食疗等，涵盖 IgA 肾病的各期、各证型，部分方药进行了动物实验、临床试验、剂型改革等研究。

对于咽喉症状突出的 IgA 肾病患者，要重视解毒利咽法的运用，常选用金荞麦、木蝴蝶、金银花等药；对于常易外感、平素表现为气短乏力、自汗畏风，证属肺脾气虚、卫表不固者，可予玉屏风散加味防治；对于 IgA 肾病病机属三焦气化不利者，可选用柴苓汤。此外，血尿明显者酌加大蓟、小蓟、白茅根、侧柏叶、蒲黄、茜草、仙鹤草、地榆、三七粉等清利止血；蛋白尿明显者酌加金樱子、鬼箭羽、芡实、莲肉、莲须、蝉蜕、桑螵蛸等补肾固涩。本病多有血瘀表现，宜酌情加活血化瘀之药，常加益母草、泽兰、丹皮、丹参、马鞭草、鸡血藤、地龙、僵蚕等化瘀通络。

总之，IgA 肾病主症简单，病机复杂，常因虚致实，虚实夹杂，辨证规范化势在必行，治则宜标本兼顾、扶正祛邪，遣药组方应遵循中西医结合理念，充分发挥西医辨病和中医辨证、中药和西药的协同作用，以达到改善本病预后的治疗目的。

第二节　单方成药

一、柴　胡

柴胡具有和解退热、疏肝解郁、升阳举气之功效，是一味较为常用的中药。现代药理研究发现柴胡具有抗炎、免疫调节和抑制成纤维细胞增生等作用，其有效成分是柴胡皂苷，尤以柴胡皂苷 D（saiko saponin D, SSD）具有的抗炎作用最强。SSD 能抑制细胞增生和浸润，减少肾小球毛细血管祥上皮下致密物沉积，保持肾小球基底膜所特有的阴电荷，从而减少蛋白尿生成。

具体用法：柴胡（生药）每日 50g 加水煎服，每日 1 次；或柴胡皂苷粉 400mg（相当于生药 50g/d，含 70%SSD），每日 3 次口服，1 个月为 1 个疗程，一般 1~3 个疗程，平均 2.3 个疗程。肾组织病理变化愈轻，则疗效愈好；治疗开始后 50~60 天达到最好效果，表现为血尿的 IgA 肾病疗效优于表现为蛋白尿的疗效。

二、雷公藤多苷片

雷公藤多苷系从中药卫茅科植物雷公藤中提取的有效成分，药理研究证实它不仅具有抑制 T 淋巴细胞增殖作用，减少抗体在肾小球系膜中沉积；也能抑制肾组织中血管内皮细胞生长因子合成，抑制肾小管上皮细胞的单核细胞趋化蛋白 -1 等炎症介质合成，从而减轻肾脏病变。长期服用有可能引起肝功能损害、白细胞减少、性腺抑制等，服药期间要定期检查肝功能、血常规。

具体用法：起始剂量 2mg/（kg·d），分 3 次餐后口服，持续 4 周后改为 1mg/（kg·d）维持。治疗过程中如出现并发感染、谷丙转氨酶升高超过正常值 3 倍、外周血白细胞计数小于 3.0×10^9/L 等情况时本药宜减量或停用。酌情联用血管紧张素转换酶抑制剂、血管紧张素 II 受体拮抗剂等药。

三、黄 葵 胶 囊

黄葵性味甘、寒,无毒,具有清利湿热、解毒消肿作用,其主要成分黄蜀葵花含有五种黄酮类化合物单体。实验研究表明黄葵提取物有明显的抗氧自由基、提高超氧化物歧化酶(superoxide dismutase,SOD)活性作用,以及明显改善肾小球系膜增殖的病理损害,降低肾小球肾炎动物的尿蛋白含量和血清肌酐含量的作用。临床研究表明黄葵胶囊可显著降低尿蛋白,与福辛普利相似;还能明显改善 IgA 肾病湿热证中医证候积分,特别是改善舌苔黄腻、小便灼热或涩痛不利最为明显;少数患者服用后出现轻度腹胀症状,对症处理后可缓解。

具体用法:黄葵胶囊,每次 4 粒,每天 3 次,饭后或餐间服用。8 周为 1 个疗程,服用 1~2 个疗程。

四、百 令 胶 囊

百令胶囊的主要成分是发酵虫草菌菌丝体干粉,含虫草酸、甾体及氨基酸等物质。虫草为传统滋补强壮药,入肺、肾经。《本草纲目拾遗》谓之补精益气,作用可抵人参,可用于气阴两虚证。现代研究表明虫草对肾小管上皮细胞有保护和修复作用;而且能够减轻肾小球酸化。此外,虫草也能够改善肾小球系膜区单核巨噬细胞系统和外周血单核细胞功能,从而使免疫复合物的清除得以增强。因此,百令胶囊治疗 IgA 肾病无论是在中医,还是在西医方面均有其理论基础。

具体用法:百令胶囊,每次 1.0g,每日 3 次口服,疗程 3 个月。

五、火把花根片

火把花根片是以卫矛科植物火把花根(又名六方藤、掉毛草)为原料制成的,有类似激素、免疫抑制剂样作用,能够部分甚至全部代替肾上腺糖皮质激素,副作用明显小于激素,患者能长期服用,是治疗 IgA 肾病的一种高效低毒的中草药制剂。现代药理研究发现火把花根片有抑制全身或肾脏局部的免疫炎性反应,抑制肾小球系膜细胞增生,减轻肾间质炎症细胞浸润,从而改善肾功能,减少蛋白尿、血尿,防治肾小球硬化及小管间质纤维化。临床研究发现火把花根片治疗 IgA 肾病以无症状性尿检异常疗效最好,而肾炎综合征疗效最差;病理分级 I~ II 级疗效优于 III~ IV 级,病理损害越重,疗效越差。

具体用法:火把花根片,每次 5 片,每日 3 次,疗程 3 个月。如出现感染、转氨酶升高 3 倍、白细胞减少、闭经或月经紊乱等副作用,火把花根片宜减量或暂停,待副作用缓解后再继续服用;出现胃肠道反应者宜改为餐后服用。

六、保 肾 康

保肾康的主要成分是川芎,川芎为血中气药,既能活血又能行气,辛散温通,活血化瘀。现代药理研究发现它具有抗凝、扩张微血管作用,可加强对花生四烯酸诱导的血小板聚集的抑制作用,抑制体外循环中血小板活化和血栓形成,抑制成纤维细胞生长和增殖,增强单核巨噬细胞吞噬功能,用于治疗 IgA 肾病具有减少血尿、蛋白尿的作用。

具体用法:保肾康,每次 200mg,每日 3 次,疗程 8 周。

第三节 专方验方

一、利咽补肾方

张守琳等认为咽喉属肾络肺,为外邪出入之门户,邪毒从口鼻而入,结于咽喉,形成乳蛾,从气血之道侵犯于肾,形成伏邪,久而为毒,诱发 IgA 肾病,迁延不愈。即邪毒蕴结咽喉是本病发病的始动因素,脾肾两虚是发病基础。主要表现为咽喉肿痛,包括喉核肿大、红赤,甚则有黄白脓腐点,或但肿而色淡红,或但咽壁红赤而喉核不大,或咽壁色淡或暗红;腰脊酸痛、浮肿、纳少或脘胀、疲倦乏力,伴大便溏、尿频,口干,舌质淡红,有齿痕,苔薄白,脉沉弱无力。治疗上从咽论治,给予补肾健脾、解毒利咽治疗。

基本药物组成:生地黄 20g,黄芪 20g,党参 15g,金荞麦 30g,紫荆皮 15g,木蝴蝶 15g,郁金 10g,土茯苓 50g,白茅根 100g,生蒲黄_{包煎}15g,马勃 15g,金樱子 20g。每日 1 剂,由长春中医药大学附属医院制剂室统一煎制,每日两次口服,疗程 3 个月。对照组给予盐酸贝那普利片 10mg,每日 1 次口服。

方中生地黄、黄芪、党参共为君药,补肾健脾以固本。金荞麦苦寒,擅长清热解毒、消肿散结,为治疗咽喉肿痛、喉症开关之要药;木蝴蝶、马勃能清肺利咽,可治疗肺热咳嗽、喉痹、音哑;紫荆皮、郁金消肿解毒,活血通经。上药为臣药,合用能解毒散结,消散咽部邪毒。金樱子酸甘平,入肾经,助君药补肾摄精,土茯苓解毒除湿、消除尿蛋白;白茅根清热利尿、凉血止血;生蒲黄化瘀利尿而止血,使血止而不留瘀。以上四味共为佐使药,助君药补肾摄精,解毒化瘀。

治疗结果:本方不仅能改善患者临床症状,同时能降低尿蛋白及红细胞数;而且疗效优于盐酸贝那普利。

二、加减固冲汤

隋淑梅认为 IgA 肾病的病机是脾肾气虚,脾虚和肾虚既可致气化失常,引起气不摄血而血尿,分利清浊失司而有蛋白尿;也可导致阴虚内热、热伤血络而有血尿,气血既虚,故见头晕肢冷、心悸气短、神疲腰酸诸症。据此提出补脾益肾、收敛固涩治则,选择治妇人血证的固冲汤。

加减固冲汤的基本药物组成:山萸肉 24g,炒白术 30g,生黄芪 18g,煅龙牡_{包煎}各 24g,生白芍 12g,海螵蛸 12g,茜草 9g,棕榈炭 6g,五倍子 15g。热者加生地 30g,凉者加附子 9g,蛋白尿多者加鬼箭羽 15g。煎药机煎煮浓缩,真空包装,每袋 150ml,每日 2 次,口服治疗 3 个月观察其结果。对照组为泼尼松和 / 或环磷酰胺、降压药等常规西药。

方中山萸肉甘酸而温,既能补益肝肾又能收敛固涩,故重用为君药。龙骨味甘涩,牡蛎咸涩收敛,合用以“收敛元气、固涩滑脱”,收涩之力更强,共助君药固涩滑脱为臣药;白术补气健脾,以助健运统摄;黄芪既善补气,又善升举,令脾气旺而统摄有权,亦为臣药。生白芍味酸收敛,功能补益肝肾、养血敛阴,配山萸肉甘酸化阴治疗阴虚内热而止血;棕榈炭、五倍子味涩收敛,善收敛止血;海螵蛸、茜草固摄下焦,既能止血又能化瘀,使血止而无留瘀之弊,以上共为佐药。诸药合用共奏固冲摄血、益气健脾之功。

治疗结果：治疗组 25 例中，临床控制 10 例，显效 10 例，有效 3 例，无效 2 例，总有效率 92.0%。对照组 25 例，临床控制 2 例，显效 8 例，有效 5 例，无效 10 例，总有效率 60.0%。治疗组临床疗效明显优于对照组（$P < 0.05$）。

三、益气养肾汤

首都医科大学附属北京中医医院国家级名老中医张炳厚认为 IgA 肾病的病机特点是本虚标实，虚实夹杂，本虚以气阴两虚为主，标实多为瘀血阻络。肾为"先天之本"，主藏精，精微物质藏于肾内，由于肾失封藏，不能固摄，精微下注，故见蛋白尿；脾为"后天之本"，蛋白质为人体的精微物质，由脾生化，脾失运化，精微外泄发为尿浊。病程迁延，正虚与邪实互为因果，脾肾两虚，水湿内停，气血运行不畅，形成血瘀。基于上述病机特点，治疗原则当以益气养阴补肾为主。

益气养肾汤的基本药物组成：熟地黄 20g，龟板 30g，生黄芪 15g，当归 15g，山药 20g，茯苓 30g，炒白术 15g，丹皮 10g，炒芡实 30g，山萸肉 10g，金樱子 30g，莲须 20g，莲子 20g。水肿明显者加桑白皮 15g，冬瓜皮 15g；阴虚火旺者加知母 10g，黄柏 10g；血尿明显者加藕节炭 15g，仙鹤草 15g。由医院中药煎药室采用全自动煎药机代煎成每包 200ml，每次 1 包，每日 2 次。对照组给予盐酸贝那普利片 10mg，每日 1 次。两组患者均连续服药 12 周。

方中熟地黄补肾阴，生肾血，益精髓，为君药。龟板滋补真阴，潜阳制火为臣药，如朱丹溪"阴常不足，阳常有余，宜常养其阴，阴与阳齐，则水能制火"。由于有形之血生于无形之气，用黄芪大补脾肺之气，以裕生血之源；更用当归补血活血，可攻可补。如《名医方论》"黄芪味甘，补气者也"。现代药理研究发现，黄芪具有抗氧化、调节免疫的作用，能有效延缓肾脏老化。丹皮凉血活血；金樱子酸涩平，归肾、膀胱经，涩可止浊，酸可收阴，与芡实相配益肾固精；莲子、莲须均补肾固精，有消除蛋白尿之功效。山萸肉酸温滋肾益肝，山药滋肾补脾，与熟地共成三阴并补以收补肾治本之功。茯苓配山药而渗脾湿，是为防止滋补之品产生滞腻之弊。现代药理研究发现，山药富含山药蛋白多糖，为一种有效的抗氧化物质，可防止生物膜的氧化损伤，保护实验小鼠器官组织；山萸肉可使实验小鼠尿蛋白减少，血肌酐和尿素氮下调，抑制系膜增生。

治疗结果：治疗组中显效 3 例，有效 29 例，无效 12 例，总有效率为 72.70%；对照组中显效 2 例，有效 16 例，无效 25 例，总有效率为 41.90%。益气养肾汤能够显著降低尿蛋白，明显改善 IgA 肾病气阴两虚证患者的中医主症及兼症积分，疗效明显优于盐酸贝那普利片。

四、何 芪 汤

宋述菊等认为 IgA 肾病的发生与"肾亏""气虚""热浊"及"瘀血"的关系极为密切，其中"瘀血""热浊"可表现为肾小球系膜区 IgA 免疫复合物沉积、系膜细胞增生、基质增宽、肾小球硬化，或粘连及新月体形成，应予补肾滋阴、益气活血、泻热降浊治疗，而不应一味止血，即古人所说的"见血休止血"。经过多年观察，何芪汤的临床效果显著，疗效优于常规西药对照组。

何芪汤的基本药物组成：何首乌、黄芪各 30g，水蛭 6g，川芎 9g，生大黄、泽泻各 10g。脾肾气虚明显者加党参 15g，白术 10g；肝肾阴虚明显者加枸杞子 10g，熟地黄 12g；脾肾阳虚明显者加菟丝子 15g，淫羊藿 12g；湿热明显者加薏苡仁，猪苓各 15g；心火旺盛者加栀子、竹叶各 10g；气阴两虚明显者加太子参 30g，麦冬 15g；尿血明显者加小蓟、茜草各 15g。头煎加水 400ml，水煎 30 分钟，取汁 150ml，二煎加水 300ml，水煎 20 分钟，取汁 150ml，两煎混合，分 2 次服，每日 1 剂，3 个月为 1 个疗程，连服 3 个疗程。对照组为双嘧达莫、藻酸双酯钠口服。

方中何首乌补肝肾、益精血，为君药。现代药理研究证明：何首乌含卵磷脂，能阻止脂类在血清中滞留或渗透到动脉内膜，能缓解肾小球硬化；含大黄粉及大黄泻素等蒽醌衍生物，能抑制肾小球系膜细胞的增生，减轻肾小球内压力，从而减少血尿、蛋白尿。黄芪益气固表、利水消肿，防止上呼吸道感染；何首乌滋阴而不生痰湿，为臣药。实验表明黄芪能增强网状内皮系统的吞噬功能，促进抗体合成，对免疫反应有双向调节作用，可增加尿量，提高内生肌酐清除率，促进尿蛋白消失。水蛭破血逐瘀，川芎活血行气，为血中之气药，善行血中之气，通行十二经；泽泻利水渗湿；大黄清热泻毒，推陈致新，为佐使之药。因攻补兼施，标本兼顾，可长期服用。除大便次数稍多外，未见其他副作用。

五、加味黄芪赤风汤

王华认为 IgA 肾病的基本病机为瘀毒内阻、正气不足、风扰肾络。脾气亏虚、肾气不足是起病之根本；风为阳邪，其性开泄，外感风邪后循经侵袭肾络，致使精微物质下注导致蛋白尿、血尿。病程缠绵难愈，久病入络，致气血瘀滞、毒邪内生。鉴于此，治以祛风利水、健脾补肾、活血解毒。方选《医林改错》黄芪赤风汤加减。

加味黄芪赤风汤的基本药物组成：穿山甲、金樱子、芡实、生黄芪、仙鹤草各 20g，白花蛇舌草、赤芍、怀牛膝、天麻、地龙、防风各 10g，茯苓、杜仲各 12g，冬瓜皮 15g，三七粉_{冲服} 3g。血压较高，伴头痛、头晕者加菊花、天麻、蔓荆子，取平肝潜阳、清理头目之效；水肿明显者联合五皮饮利水消肿；咽喉肿痛者加桔梗、金银花、牛蒡子，取其清热利咽之功效；腰酸、腰痛者加怀牛膝、杜仲，以强筋骨、补肝肾。将药物倒入瓦罐内加冷水浸泡 30 分钟，以武火煮沸后，文火继续煎煮 5 分钟左右，取 200ml 药液，再加水继续以相同的方法煎煮，同取 200ml 药液，将两次药液混合，早晚餐后温服，每日 1 剂，4 周为 1 个疗程，连续治疗 3 个疗程。对照组给予替米沙坦片口服，每次 40mg，每日 1 次，均在早餐前温水送服，4 周为 1 个疗程，连续治疗 3 个疗程。

方中赤芍、黄芪、防风三味药物，功擅活血行滞、祛风通络。生黄芪重用是取其益气补虚之效，还可调节免疫功能、改善机体代谢；山药、芡实可补肾涩精、健脾升清、减少蛋白尿；白花蛇舌草清热解毒效果显著，可有效增强吞噬细胞活力和刺激单核巨噬细胞系统增生，进而更好地提升其抗感染效果；地龙、赤芍取其活血化瘀功效，增加肾血流量，改善患者高凝状态；防风、穿山甲剔除肾络风邪，达到邪祛正安的作用，穿山甲还可抑制免疫反应。诸药配伍，不仅能够达到祛风利水、健脾补肾、活血解毒的功效，还可达到攻补并施的效果。

治疗结果：治疗 3 个月后，加味黄芪赤风汤可有效降低 IgA 肾病尿蛋白水平和中医证候积分，明显优于对照组；而且对血肌酐水平无明显影响。

六、健脾补肾通络方

邓跃毅教授认为 IgA 肾病中病情和病理最重、肾功能减退程度和尿蛋白水平最高的患者临床表现多为脾肾阳虚型。该类患者大多病程较长，中医所谓"久病致瘀、久病入络"，脾肾阳虚则失温运,气化失常,寒湿内阻,也可致"瘀、浊",临床多合并有肢体麻木、舌苔偏暗等表现。因此,本病多属"本虚标实",以脾肾阳虚为本,湿浊、瘀血阻络为标,创健脾补肾通络方治疗脾肾阳虚夹瘀型、进展性 IgA 肾病。

健脾补肾通络方的基本药物:黄芪 15g,黄精 10g,杜仲 10g,夏枯草 10g,白芥子 10g,炒蒺藜 10g,淫羊藿 10g,茯苓 10g,僵蚕 10g,王不留行子 10g,丹参 15g,藤梨根 15g,每日 1 剂,早晚两次煎汤温服。中西医结合组为健脾补肾通络方配合激素和 / 或免疫抑制药物治疗,激素起始用量为 0.5~1mg/(kg·d),免疫抑制药物主要包括他克莫司、来氟米特、环孢素、吗替麦考酚酯及雷公藤多苷片,剂量均为常规治疗剂量。疗程 12 个月。

方中黄芪、淫羊藿健脾温肾、益气利水为君药,配以黄精、杜仲、茯苓益气健脾、补肾养精。现代医学认为黄芪、淫羊藿、茯苓等补益药物均具有调节免疫、抑制脂质过氧化反应的作用,有效防止及延缓肾脏老化。白芥子善化痰涎,"皮里膜外之痰无不消去",配合丹参、王不留行以活血化瘀、通络宣痹。现代药理证实丹参等活血药物具有改善血流动力学、增加肾小球滤过率、促进纤维组织吸收的作用。除此以外,进展性 IgA 肾病患者蛋白尿增多还与肝失疏泄密切联系,且多数患者临床可出现头晕、头痛等高血压症状,这是由于水不涵木、化火动风所致,因此佐以夏枯草、炒蒺藜、藤梨根疏肝祛风。共奏"健脾益肾、通络宣痹、疏肝祛风"之效。

治疗结果:中药组中完全缓解 2 例,显效 4 例,有效 20 例,无效 12 例,总有效率为 68.42%;中西结合组中完全缓解 1 例,显效 4 例,有效 20 例,无效 12 例,总有效率为 67.57%。两组与治疗前相比较,对于降低尿蛋白、尿红细胞及升高 eGFR 等都有统计学意义($P<0.05$);对于病理分级Ⅳ、Ⅴ级,中西结合组优于中药组。

第四节　辨 证 论 治

IgA 肾病的中医辨治以整体观念和辨证论治为指导思想,后者是中医临床诊断治疗疾病的思维方法。通过四诊收集患者病史、症状等临床资料,根据中医理论进行综合分析,分辨出证候,并拟订治疗方法,再根据临床经验和实践指南选用合适方药。为有效纠正 IgA 肾病辨证分型和疗效评价体系不规范的问题,陈香美院士联合聂莉芳教授等中西医肾病专家制定了本病中医辨证分型的实践指南,将辨病与辨证有机结合起来,遵中医学"急则治标、缓则治本"之旨,急性发作期的治疗以祛邪为主,慢性持续期以扶正为主,如病情虚实夹杂者,则扶正与祛邪兼顾。

其中 IgA 肾病在使用大剂量激素或配合免疫抑制剂治疗时多表现为以下证候:①阴虚火旺证的主症为潮热盗汗,心烦失眠,颧红耳鸣,咽痛口干;次症为腰膝酸软,口干唇燥,大便干结,小便短赤;舌脉为舌红少苔、脉细数。②热毒炽盛证的主症为口渴欲饮,咽干咽痛,皮肤痤疮,大便秘结;次症为小便短赤,口腔溃疡,血尿;舌脉为舌红或红赤起刺,苔黄厚腻,脉数。IgA 肾病在使用激素配合免疫抑制剂治疗的减量期多表现为气阴两虚证、肝肾阴虚证和脾肾阳虚证,易兼湿热证和血瘀证。

相关兼证的临床特点如下:①水湿证的主要表现为肢体、颜面水肿,肢体困重,纳差,腹胀,舌淡润苔白,脉沉。②痰湿证的主要表现为体形肥胖,口黏口腻,胸闷痰多,眩晕困倦,舌体胖大,苔白腻,脉滑。③湿热证的主要表现为小便短赤,大便溏臭,口干口苦,脘腹胀闷,舌红苔黄腻,脉滑数。④寒湿证的主要表现为腰骶部及四肢关节酸冷,肢体困重疼痛。⑤血瘀证的主要表现为面色黧黑,唇色紫暗或有瘀斑,定位刺痛、夜间加重,腰痛,肢体麻木,肌肤甲错,经色暗,多血块,舌淡黯、舌有瘀点、瘀斑,舌下脉络瘀紫,脉细涩或涩。⑥肝郁证的主要表现为胁肋胀满,口苦,郁郁寡欢,善太息,月经失调。⑦浊毒证的主要表现为恶心呕吐,头晕、头痛,口有尿味,小便量少,胸闷气促,皮肤瘙痒。

一、急性发作期

急性发作期以邪实为主,临床中可结合主要临床指标及诱因辨证,急性发作期后患者即进入慢性持续期。

(一)外感风热证

主症:发热或微恶风寒,咽喉肿痛,小便红赤或镜下血尿,泡沫尿,诱发因素多为上呼吸道感染。

次症:咳嗽,头痛。

舌脉:舌红或舌边尖红,苔薄黄,脉浮数。

治法:清热宣肺,凉血止血。

方药:银翘散加减。金银花 30g,连翘 12g,豆豉 10g,牛蒡子 15g,薄荷 10g,荆芥穗 9g,桔梗 12g,甘草 6g,竹叶 10g,芦根 10g,大小蓟各 15g,白茅根 30g,蒲黄 10g。

方解:方中以银花、连翘为君药,既有辛凉透邪清热之效,又具芳香辟秽解毒之功。辛温的荆芥穗、豆豉助君药透表散邪,又防寒凉太过;辛凉的薄荷、牛蒡子助君药透表散风热,解毒利咽喉,均为臣药;桔梗宣肺利咽,甘草清热解毒,竹叶清上焦热,芦根清热生津,皆为佐使之药。加大小蓟、白茅根、蒲黄清热凉血、祛瘀止血,以助君药。

加减:咳甚者加蝉蜕、杏仁、贝母;咽痛明显者加射干、玄参、山豆根等。

(二)下焦湿热证

主症:小便短赤或镜下血尿,小便频数灼热,大便腥臭稀溏。

次症:口干口苦,脘腹胀闷,腰部疼痛。

舌脉:舌红,苔黄腻,脉滑数。

治法:清利湿热,凉血止血。

方药:小蓟饮子加减。生地 20g,大小蓟各 15g,滑石_{包煎}20g,蒲黄 10g,藕节 10g,栀子 10g,淡竹叶 10g,通草 10g,甘草 6g,白茅根 20g,茯苓 15g,当归 6g。

方解:方中以大、小蓟凉血止血,辅以藕节、蒲黄、白茅根凉血止血、兼消瘀;茯苓、滑石、通草利水通淋、兼清热;淡竹叶、栀子清心泻火;生地养阴清热,凉血止血;当归养血活血;甘草清热解毒,和中调血。

加减:口渴、便秘者加知母、生大黄;小便热涩不爽者加冬葵子、碧玉散;尿黄赤者加龙胆草、车前草;舌暗红者加桃仁、益母草;脘闷纳呆者加薏苡仁、白术。

二、慢性持续期

慢性持续期以虚证为主,可夹杂各种兼症,亦可被外邪、内伤等诱因诱发而进入急性发作期。

(一)肺脾气虚型

主症:镜下血尿兼少量蛋白尿,劳累后加重,面色苍白或萎黄,神疲懒言,纳少腹胀,颜面或肢体水肿,易感冒。

次症:口淡不渴,自汗,大便溏薄。

舌脉:舌淡红,质胖大边有齿痕,苔薄白,脉细弱。

易夹兼证:水湿,痰湿,血瘀,浊毒。

治则:补肺健脾,利湿止血。

方药:参苓白术散合水陆二仙丹。党参、白术、山药、茯苓、金樱子各15g,莲子、薏苡仁、桔梗、砂仁各9g,白扁豆12g,炙甘草、防己、玉米须各10g,芡实18g。

方解:方中以党参、白术、茯苓、甘草健脾益气;配以白扁豆、薏苡仁、山药之甘淡,莲子之甘涩,辅助白术,既可健脾,又能渗湿,加砂仁之辛温芳香醒脾,佐四君更能促中州运化,使上下气机贯通。桔梗为手太阴肺经引经药,载药上行达于上焦以益肺,即培土生金法的运用。金樱子、芡实助肾固精;防己、玉米须化湿利水。

加减:平常易感冒,伴面色少华,腰酸乏力者加玉屏风散;急性咽喉炎者加板蓝根、银翘、蒲公英;慢性咽炎、扁桃体肿大者加赤芍、山豆根、牛蒡子;血尿明显者加阿胶、墨旱莲。

(二)气阴两虚型

主症:镜下血尿,或蛋白尿,气短乏力,盗汗,自汗,腰膝酸软,五心烦热。

次症:口干,神疲。

舌脉:舌淡或淡红,质胖大边有齿痕,少苔偏干,脉沉细或细数而无力。

易夹兼证:血瘀,湿热。

治则:益气养阴,祛瘀止血。

方药:四君子汤合六味地黄汤加益母草、泽兰叶。熟地黄24g,山萸肉、淮山药各12g,益母草、泽兰叶、人参各10g,白术、茯苓、泽泻、丹皮各9g,甘草6g。

方解:方中熟地黄滋肾阴,益精髓,为君药;山萸肉滋肾益肝,淮山药滋肾补脾,人参、白术益气健脾,为臣药;泽泻泻肾降浊,丹皮清泻肝火,茯苓利水渗湿,益母草、泽兰叶祛瘀止血,为佐使之药。

加减:兼湿热者加板蓝根、桔梗、玄参;外感者选加蝉蜕、金银花、连翘;血脉瘀阻者选加生蒲黄、茜草根、桃仁;肝郁气滞者选加柴胡、郁金、佛手。

(三)肝肾阴虚型

主症:肉眼或镜下血尿,蛋白尿,目睛干涩或视物模糊,耳鸣,腰痛,头目眩晕,潮热盗汗,五心烦热。

次症:口干口苦,大便干燥,失眠多梦,梦遗或月经失调。

舌脉:舌红,苔薄黄而干或少苔偏干,脉细数或细弦数。

易夹兼证:肝郁,血瘀,湿热。

治法:滋阴降火,养血柔肝。

方药:知柏地黄汤合二至丸。知母12g,黄柏12g,生地黄18g,山萸肉12g,山药18g,牡丹皮9g,茯苓9g,泽泻9g,女贞子12g,墨旱莲20g。

方解:方中生地黄、山药、山萸肉、女贞子、墨旱莲滋补肝肾;知母、黄柏养阴清热;丹皮泻肝火,茯苓、泽泻利水渗湿。

加减:血尿明显者加小蓟、阿胶、白茅根;腰痛明显者加杜仲、牛膝;心烦难寐者加麦冬、酸枣仁;瘀血明显者加益母草、泽兰;目睛干涩或视物模糊加枸杞子、菊花。

(四) 脾肾阳虚型

主症:蛋白尿,或血尿,头晕耳鸣,面色萎黄、苍白或黧黑,神疲乏力,畏寒肢冷,腰酸腿软,肢体水肿,夜尿增多。

次症:口淡不渴、或喜热饮,纳少,腹胀,阳痿早泄,小便清长或尿少,大便溏薄。

舌脉:舌淡,质胖边有齿痕,苔薄白,脉沉弱或沉细。

治则:健脾温肾,化湿利水。

方药:济生肾气丸加减。熟地黄15g,炒山药30g,山萸肉30g,泽泻30g,茯苓30g,丹皮30g,肉桂15g,炮附子_{先煎}2个,牛膝15g,车前子30g,益母草15g,丹参10g。

方解:方中熟地黄滋补肾阴,山萸肉、山药滋补肝脾,辅助滋补肾中之阴;以少量肉桂、附子温补肾中之阳,意在微微生长少火以生肾气;泽泻、茯苓利水渗湿,丹皮清泻肝火,与温补肾阳药相配,意在补中寓泻,以使补而不腻。加牛膝、车前子温肾以利水消肿,益母草、丹参活血化瘀。

加减:面浮足肿者加黄芪、防己、玉米须;腰酸乏力者加杜仲、牛膝、巴戟天;血尿者加艾叶炭、陈阿胶;蛋白尿者加仙灵脾、鬼箭羽、石韦。

第五节 名 医 经 验

一、张 琪

张琪教授(1922—2019)是首届国医大师和中医肾病大家,全国老中医药专家学术经验继承工作指导老师,黑龙江省中医肾病学科带头人,从事肾病研究50余年,擅长慢性肾小球肾炎、慢性泌尿系感染、慢性肾衰竭等疾病的治疗。张老认为IgA肾病血尿是属于本虚标实的病症,肾是病变中心,肝肾阴虚或气阴两虚是其本,为导致IgA肾病血尿发病的内在因素;其中肾阴虚是IgA肾病血尿发病及病机演变的关键环节。阴虚日久多累及阳虚,本病后期多表现为脾肾阳虚证,出现肾功能不全、贫血。湿热毒邪、瘀血是其标,是促发IgA肾病血尿产生的外在原因、病情加重的重要因素;而且湿热毒邪是加重瘀血的继发因素。二者相互影响,加之湿热毒邪反复侵袭、内外互结可导致湿热瘀毒长期蕴结于肾,使IgA肾病沿着湿热为重、湿热瘀互结、湿热虚并重的病变规律而逐渐加重,病情缠绵,迁延难愈。

张老临证时强调现代医学的病与中医病证病机要相互融通,认为只有辨病与辨证相结合,取长补短,方能发挥各自所长,在治疗上有新的突破;认为IgA肾病血尿围绕肾的虚、瘀、热、湿的消长而变化,立清热利湿、活血祛瘀、补虚止血大法,调节肾的阴阳平衡以扶助正气;辅以活血化瘀、祛除湿浊以除邪,截断病邪进展,扭转病势获得转机而愈,此为IgA肾病血尿的治疗关键。

张老根据IgA肾病血尿病机特点设立血尿五法,简明扼要,切合实用,临床疗效显著,方药如下。

(一) 清热利湿、解毒止血法

创加味八正散,药物组成为白花蛇舌草50g、大黄7.5g、小蓟50g、生地20g、萹蓄15g、瞿麦15g、车前子15g、甘草10g。方中车前子、萹蓄、瞿麦皆具有清热利水通淋之作用;白花蛇舌草清热解毒;生地黄、小蓟清热凉血止血;邪热侵入肾与膀胱,伤及血络则出现血尿,热邪蕴结则白细胞增多,可于方中加入清热解毒之银花、蒲公英等。大黄为苦寒泻下药,在本文中取其清热解毒、开瘀利水通淋,宜小量,一般用量5~10g,多用则泻下,少量用时开瘀通淋止痛,对小便涩痛具有卓效,故为方中不可缺少之药。本方适应证为尿血鲜红或黄赤,尿中大量红白细胞,尿道灼热疼痛,舌质红,苔黄腻,脉滑数;证属湿热蕴结。

(二)泄热逐瘀、凉血止血法

创桃黄止血汤,药物组成为桃仁20g、大黄7.5g、桂枝10g、小蓟30g、侧柏叶20g、茅根30g、生地黄20g、山栀子10g、蒲黄15g。方中桃仁活血润燥,大黄泻热结,二药配伍泻热开结,热除则血止,为主药;此方乃根据桃核承气汤意,除大黄、桃仁泻热逐瘀外,桂枝温通以防寒凝,小蓟、侧柏叶、茅根、生地黄、山栀诸药凉血清热止血,合而为清热止血之有效方剂。本方适应证为尿血,或酱色,或镜下血尿,排尿涩痛不畅,小腹胀痛,舌暗红或红紫,苔白干,脉滑或滑数;证属热壅下焦,瘀热结滞,血不归经。

(三)益气养阴摄血法

创益气养阴摄血合剂,药物组成为侧柏炭20g、大黄炭10g、阿胶15g、蒲黄炭15g、生地黄25g、熟地黄25g、黄芪30g、党参20g、血余炭15g、地榆炭20g、小蓟30g。方中用黄芪、党参以补气,二地、阿胶滋阴益气以固摄,小蓟与诸炭止血标本兼顾,此时见血止血则难使血止,必以补气滋阴从本论治,方能达到固摄止血之效。当然诸炭类止血相辅相成亦不可忽视,中药方剂之配伍,有主有辅,君臣佐使,非单味药可以解决。本方适应证为血尿迁延不愈,周身乏力,气短心悸,腰酸膝软,咽干口燥,手足心热,舌淡,脉沉数或细数无力;证属气阴两虚。

(四)滋阴补肾降火法

方选知柏地黄汤加味,药物组成为知母10g、黄柏10g、山萸肉15g、熟地黄20g、山药15g、茯苓15g、丹皮15g、泽泻15g、龟板20g、地骨皮15g、女贞子20g、旱莲草15g、黄芪20g、党参30g、甘草15g。方中以知柏地黄汤加参芪为主,前者滋肾阴降相火,后者益气固摄,蛋白尿属于水谷之精微,补肾益气固摄既可治阴虚火旺之血尿,又可治气虚不摄之蛋白尿,具双重作用,加龟板与知母、黄柏配伍,尤能增强滋阴降火之功,对于阴虚火旺,肾失封藏之血尿尤为适宜;女贞子、旱莲草为二至丸,与地骨皮皆为滋阴降火之品,组于一方其效弥彰。本方适应证为肉眼血尿或镜下血尿反复出现,蛋白尿日久不愈,腰酸腰痛,手足心热,神疲乏力,气短心悸,头晕耳鸣,尿黄赤,舌红少苔,脉细数或沉数;证属阴虚内热,气虚固摄无力。

(五)滋阴凉血法

创滋阴凉血汤,药物组成为生熟地各20g,生山药20g,阿胶15g,白芍15g,龙骨_{先煎}20g,牡蛎_{先煎}20g,海螵蛸20g,茜草20g,白头翁15g,金樱子15g,龟板20g。方中二地、阿胶、龟板、生山药滋补肾阴,芍药养血敛阴,白头翁清热凉血,味苦而涩,凉血中兼有固涩之功,海螵蛸味涩收敛止血,茜草根性寒凉血止血,金樱子、龙骨、牡蛎收敛固涩。全方作用以滋阴补肾之主,辅以清热止血、收敛固涩,适应证为尿血日久不愈,尿涩痛时作时止,头昏腰酸,倦怠乏力,五心烦热,舌红苔白少津,脉细数;证属肾阴亏耗,相火妄动,血不循经。

由于本病病程缠绵、病情反复、患者体质差异,临床施用治血尿五法往往相机而变。如:同为湿热毒邪诱发肉眼血尿的急性发作,若病属初发,张老多采用清热利湿、解毒止血法,方用加味八正散,用清热利湿寒凉剂直折病势,无须顾虑苦寒伤脾之禁忌,因患者此时体质强健,正气未伤,重在祛邪;若病属迁延,因体质虚弱,肝肾阴虚或气阴两虚不胜外邪而使血尿复发者,患者此时临床表现虽以下焦湿热为主,但张老施治往往用补肝肾或益气阴与清热利湿并重,或有所偏重的方法;若为肾阳虚者,则用温肾清热、利湿止血法,方用温肾利湿饮加减;若为气阴两虚者,则用益气阴、利湿热止血法,方用清心莲子饮加减;若症状出现虚实有所偏得的情况,则通过药味增减、剂量掌握随证加减治疗。

张老治疗部分初发的 IgA 肾病血尿患者,临床症状仅以湿热蕴结下焦的表现为主,却果断使用泄热逐瘀、凉血止血法,方用桃黄止血汤,其深意就在于截断病情的进展。因为中药活血化瘀之品能明显改善肾小球硬化、间质纤维化,改善肾组织病变状态,促使 IgA 肾病向愈。但对血肌酐、尿素氮检查已出现肾衰竭的 IgA 肾病血尿患者,张老只在遣方用药补肾健脾中稍佐活血化瘀之品。上述两种区别用药的原因在于活血化瘀药虽能防治纤维化改善肾功能,但也易伤正气,故往往与补肾健脾方合用。前一种病属初发,体质尚健,故重剂除邪,急扭病势,防其有变;后一种病势缠绵,体虚气弱,必须扶正与祛邪兼顾,宜稳中求胜。

二、时振声

时振声教授(1930—1998)是我国著名的中医肾病专家和国家级名老中医,积 50 余年的临床实践经验,对多种肾病的治疗具有一整套完善的理论体系和独特的遣方用药方法。时老认为 IgA 肾病好发于本虚之体,尤其是气虚或肾阴虚体质的患者;其病机虽错综复杂,但其病位主要在肾,病性以阴虚为多;肾虚不耐劳作,过劳之后往往诱发或加重,甚则出现肉眼血尿;腰为肾之府,肾主骨生髓,腰、骨失养,故有腰膝酸软之表现。肾为先天之本,卫气出于下焦,肾精亏虚,精不化气,卫气乏源,卫外不固,故易反复感冒招致外邪;蛋白乃机体之精微物质,藏而不泄,肾精足则封藏于内,今肾精亏虚,封藏失职,故精微随尿混浊而下。

时老认为 IgA 肾病虽然源于肾阴虚或气阴两虚,但往往由虚致实,产生湿、热、瘀、毒之标邪。本病多有一个隐匿发展的缓慢过程,"久病入络"必有瘀血内阻;况本病最突出的表现是血尿,出血则必有瘀滞。肺气虚则不能通调水道,脾气虚而运化水湿不及,肾气虚则不能蒸腾气化,三焦水道不利,故易形成水湿兼夹证;由于肾阴不足,阴虚内热,热与湿相合,蕴结而成湿热证。临证可见湿热弥漫三焦症状,如上焦乳蛾肿大、咽喉疼痛,中焦口苦、咽干、口渴而饮水不多,下焦则溲赤便秘或大便不爽,舌苔黄腻、脉弦滑数等表现,重则可见四肢浮肿。湿热之邪,久蕴成毒,湿热邪毒胶结,犹如油裹面,胶结难分,祛之不易,因而使病程迁延不愈。因此,恰如其分地调整正虚邪实之辨证关系乃治疗之关键所在,不可偏废某一方面;同时,辨病与辨证相结合,辨证论治必须重视证的动态变化,才能体现治疗个体化的特点,体现中医论治的优势。

时老在治疗 IgA 肾病的不同时期其着重点也不同。早期多证属肾阴不足,或肝肾阴虚,兼夹瘀血、湿热,病机特点为正虚不显著、标邪侵袭为主,法以清热解毒、利湿通淋、活血止血为主,少佐滋补肾阴,创滋肾化瘀清利汤(基本药物为女贞子 9g、旱莲草 9g、生侧柏 30g、马鞭草 30g、白花蛇舌草 30g、石韦 15g、益母草 30g、白茅根 30g、大、小蓟各 15g),重在祛邪,邪去则正安。中晚期多证属气阴两虚,病机特点为正虚显露,兼有标邪,法以益气养阴、补血滋肾为主,少佐清利,创益气滋肾化瘀汤(基本药物为太子参、生黄芪、当归、赤芍、川芎、生地黄、女贞子、旱莲草、石韦、白花蛇舌草、益母草、白茅根、桑寄生),正气足则邪自去。

由于 IgA 肾病本虚标实、虚实夹杂,不同时期尚有不少合并症、或并发症,故时老多酌情调整方药之配伍比例,并随证加减,而滋肾、清热、解毒、活血则贯穿于整个疗程,取得了良好的临床效果。加减方法：阴虚重者加丹皮；瘀血重者加丹参；下焦湿热明显者加滑石、知母、黄柏、生甘草；外感风热后咽红咽痛、血尿加重者加银蒲玄麦甘桔汤（银花、蒲公英、玄参、麦冬、生甘草、桔梗、薄荷）；心悸怔忡者合生脉散；夜尿频多、小便清长者加菟丝子、覆盆子；轻度水肿者加牛膝、车前子；纳差腹胀者加砂仁、蔻仁；肝阳上亢者加龟板、生鳖甲、生石决明、草决明；湿热重者去二至丸。病情进一步发展转化为阳虚或阴阳两虚者，应及时调整用药。

三、石景亮

石景亮教授（1939—2012）是国家级名老中医，享受国务院政府特殊津贴。石老出生于中医世家，自幼受岐黄熏染，积 40 余年的临床实践，学验俱丰，多有创建。他认为 IgA 肾病辨证分型论治体系在临证时虽有一定疗效，由于缺乏机动灵活性，对于本病治愈有一定难度。石老对 IgA 肾病患儿经过多年潜心的临床研究，参考叶天士卫气营血理论思想，创 IgA 肾病的脾（胃）、肺、心、肾的 4 个层次论治方法，稳扎稳打，步步为营，收水到渠成之功。

第一步为发越中焦郁结，是治疗本病的关键。石老在临床实践中发现消化道感染常是诱发 IgA 肾病及病情反复发作的重要原因，认为本病虽病在下焦，但起自中焦，其病机特点为郁结，因脾胃为气机升降之枢，人们的饮食津液乃至药物疗效的发挥，无不有赖于中焦脾胃功能的升降有序；否则，一旦中焦郁结，上下通达、气血运行、水谷精微的传输都将成为困难，且中焦气机受阻是造成无形之气和有形之质郁滞不行的根本原因所在。石老最为推崇朱丹溪"凡郁皆在中焦"之说，认为只有脾胃后天之本强健，才能为下一步治愈 IgA 肾病打下坚实基础。遵朱丹溪名方越鞠丸之旨，研制新加越鞠汤，基本药物组成：苍术、制香附、连翘、枳壳各 6~12g，神曲、蒲公英、丹参各 10~20g，郁金、茯苓各 9~15g，栀子 5~10g，薏苡仁15~30g，黄连、升麻各 3~6g，吴茱萸 0.5~1.0g，枳壳 6~12g，白茅根 18~30g。寒湿较重者加桂枝、青果；湿热明显者加白花蛇舌草、鱼腥草。治疗时中药以 6 剂为 1 个疗程较为合理，一般服用 1~2 个疗程，最多 3 个疗程，都会见到病人舌苔、脉象改善，而后即可进入下一步治疗。

第二步为泻肺经郁热，不仅是因为 IgA 肾病病起肺经，且肺经疾病的反复发作，常是导致本病缠绵难解的重要因素，中西医理贯通，为第二步治疗的理论基础。重点是清泻肺中之郁，肺气郁滞，多郁而化热，泻白治肺，下病治上，上下同治，金水相生，肾病振起有望。研制加味泻白散，基本药物组成：桑白皮、知母、三七参各 6~12g，地骨皮、栀子各 9~18g，粳米 15~30g，黄柏 3~9g，郁金 9~15g，倒扣草、凤尾草各 18~30g，生甘草 3~6g。一般情况服用6~12 剂，待肺经症状消失后即可进行下步治法。若在其治疗过程中又出现肺经病证时，可连服数剂以彻底清除肺中之郁热。

第三步为导赤利湿宁血，即清心经之热，石老认为 IgA 肾病迁延不愈的因素较多，隐匿性感染病灶往往是导致 IgA 肾病不能长期稳定或趋于好转的重要因素，经多年临证研究发现，心经有热为其主要特征。《内经》有"诸痛痒疮，皆属于心"，隐匿性感染病灶仍属中医疮痒范畴，因此石老抓住清心火、养心阴之中心环节，使心经之热从下而去，一则符合中医给邪出路的医理，二则符合西医视清除感染为治疗 IgA 肾病之首要观点，使其治疗顺利进入下步最深层次的阶段。石老常采用竹叶石膏汤合导赤散加减，导赤散利湿宁血，使心经之热从下而去，基本药物组成：淡竹叶 10~15g，灯心草、通草各 5~10g，生石膏_{先煎}18~30g，生山药、槐花、生地榆、倒扣草、凤尾草各 15~30g，麦冬、丹皮、栀子各 9~18g，三七粉_{冲服}、知母各 6~12g，黄柏 3~6g。一般服用 6~12 剂,心经之热已除或改善后,即可进入本病最为关键的下一步治疗。

第四步为滋补肝肾、清热宁血。前三步开郁、泻肺、清心之后,方可进入第四步的由上及下的治疗,这是因为前三步的基础治疗是第四步治疗的基础,也是必不可少的过程。经过多年临床观察,石老认为 IgA 肾病根本性治疗在于滋补肝肾、清热宁血,重点在于滋肾宁血,直达病所,滋肾阴、清相火、祛瘀毒,使血络宁、肾络安。因为 IgA 肾病患儿正处在生长发育阶段,阴常不足,阳常有余,多有肝肾不足之证,由于阴亏而火相对偏旺,肾络灼伤,血溢脉外而血尿长期难消。因此,立滋补肝肾、清热宁血之大法,创滋肾宁血汤,基本药物组成:女贞子、旱莲草各 18~30g,生山药、枸杞子、山萸肉、百合、炒槐花、生地榆、倒扣草、凤尾草各 15~30g,花蕊石_{先煎}9~15g,琥珀粉_{吞服}3~6g,茜草 10~15g,三七粉_{冲服}5~10g。本期治疗需要守方用药,持之以恒,那种朝三暮四,希望朝夕之间治愈 IgA 肾病的想法是不现实的,因本病就是一个慢性经过,一定要嘱咐患者守方用药,3 个月为 1 个疗程,一般需用 2~3 个疗程后方可见功。

石老治疗 IgA 肾病虽然分为四个层次,从其组方原则上不难看出,环环相扣,逐步深入。第一步的发越郁结,实为调理气机;从第二到第四步的用药上,则表现出养阴清热止血的特点,随着治疗层次的逐渐深入,养阴清热止血药物的分量也在加重。治血不离血分药,故从第二到第四步都用清利止血而不留瘀的药物。特别擅用药对倒扣草、凤尾草,更配三七,来达到上述治疗之目的。石老把治疗 IgA 肾病的 4 个层次,总结归纳为脾(胃)、肺、心、肾的治疗规律,概括了 IgA 肾病生理病理发展特点,有利于指导临床实践,提高本病疗效。

四、聂莉芳

聂莉芳教授是我国著名的中医肾病专家,为国家中医药管理局第四批名老中医、中国中医研究院西苑医院肾内科主任医师、全国 IgA 肾病协作中心负责人,曾担任国家“十五”攻关课题“IgA 肾病的中医证治规律研究”的课题组长。聂教授从事肾病临床约 40 年,曾东渡日本专研肾疾病,认为 IgA 肾病的病因有主因与诱因之分,主因多为脾肾虚损,因先天不足、饮食失常、七情内伤等多种因素耗伤正气,以致机体免疫功能失调;诱因则责之外邪与过劳,致血尿反复发作,呈迁延性病变。

根据病程中血尿特点,将 IgA 肾病分为两期:急性发作期以邪实为主,主要是因为肺胃风热、毒邪壅盛,下迫肾与膀胱而迫血下行,其临床表现为发热咳嗽,咽喉肿痛,尿赤而热,大便干,舌边尖红,苔薄黄,脉浮数或滑数。治疗宜迅速截断病情,祛邪以安正。对于肺胃风热毒邪壅盛、迫血下行证,宜疏散风热、清热解毒、凉血止血同用,一般选用银翘散、银蒲玄麦甘桔汤或五味消毒饮加生地黄、白茅根、小蓟等凉血止血之品或与小蓟饮子合方使用;对于心火炽盛、迫血下行证,则用加味导赤散引导心火下行而止尿血。此方泻火不伤胃,利水而不伤阴,看似平淡无奇,但效果甚捷,通草易木通更佳。

慢性迁延期以正虚为主,主要是因为脾肾气阴两虚,脾虚不能统摄血液,肾虚封藏失职,致血不循常道而从小便而出,其临床表现为镜下血尿或伴见蛋白尿,神疲乏力,腰膝酸痛,手足不温或手足心热,自汗或盗汗,易感冒,心悸,口不渴或咽干痛,大便偏干或溏薄。舌淡红边有齿痕或舌胖大,苔薄白或薄黄而干,脉细数而无力。宜益气滋肾。益气滋肾汤(太子参、生黄芪、生地黄、丹参、当归、白芍等)适用于气阴两虚兼夹风热、湿热,症见神疲乏力、咽干肿痛或咽部充血、舌红、苔薄黄或黄腻、脉细数;参芪地黄汤偏重于虚,症见神疲乏力、腰膝酸软、畏寒、舌淡、苔白。若在上述两证的基础上伴见心悸和/或气短者，常加入麦冬、五味子；伴见烦热、口渴、多汗中之一症者，常加生石膏、知母以清气分之热。

聂教授认为方中太子参甘苦而平，补气而无助热之弊，生津实有养阴之良能，最符合IgA肾病气阴两虚证之病机。在此基础上加生黄芪、生地黄以加强益气养阴的作用。辨证时权衡气虚和阴虚的程度而又细分为气阴两虚偏于气虚、气阴两虚偏于阴虚、气阴两虚并重三种情况。若偏于气虚者常以党参易太子参，用炙黄芪并增量，气虚重者则加人参；若偏于阴虚者生地黄增量，太子参和生黄芪减量；若气阴两虚并重者加西洋参。

针对气阴两虚证，强调扶正补虚，益气养阴，但同时认为人体气血贵在通调，故非一味蛮补，常补中有通，补泻结合，以使补而不滞，常在益气养阴方中加入银花，认为银花可疏散上焦风热，解毒利咽，可预防风热外感。同时，IgA肾病浊瘀内阻日久，必然郁而化热，故常用银花、竹叶清透郁热，注意给邪以出路。传统意义上的祛风除湿药，如羌活、荆芥、防风、乌梢蛇、雷公藤等，多属辛香、温燥之品，易耗伤气阴，与IgA肾病的核心病机相矛盾；而且风药多辛温，对蛋白尿的封藏及止血不利，因此不用此类药物。此外，IgA肾病病程迁延，患者病久常易伴见肝气郁结证者，可用补肝柔肝之法以疏肝，认为肝体阴而用阳，其疏泄之功能是建立在肝藏血的基础上的，故常用当归、白芍补肝体以助肝用。特别善用相须配伍和补泻结合的药对，前者如茯苓和泽泻、生黄芪和太子参、知母和黄柏、当归和白芍、栀子和金银花等；后者如山萸肉和泽泻、生地黄和金银花、太子参和金银花、生黄芪和丹参、白术和陈皮等。

聂教授在治疗IgA肾病血尿时，特别注意根据药物的寒热温凉之性与药物的归经来选择使用止血药。将临床上比较通用的止血药，即各个部位出血均可使用的如三七、仙鹤草等，与专治尿血的小蓟、白茅根、旱莲草、炒栀子等结合使用。在止血的基础上，遵古人之"止血不留瘀"，慎用活血化瘀药，尤其避免峻猛虫类药物，虑及人身气血"贵在通调"，而用少量散血和血之品，如当归、丹参。聂教授认为当归为养血和血之要药，丹参有散血凉血之功，所谓"一味丹参功同四物"，绝不能片面地理解为补血药，仅喻其活血化瘀之力较为和缓而已，丹参用量一般为3~6g。现代医学认为IgA肾病血尿的产生机制，与肾小球毛细血管基底膜断裂有关，这与中医学的创伤性出血类似，故在临床上喜用中医治疗创伤性出血的要药三七，三七止血而有散瘀之功，治疗各种出血症，有较好疗效；用量为每次1~1.5g冲入已煎好的药液中服用。总之，在临证时，谨守病机，结合中医辨证用药与专用药物，则能取得良好的治疗效果。

五、陈以平

陈以平教授是上海中医药大学博士生导师、上海市名中医、全国著名中医肾病专家，担任中国中西医结合学会肾脏疾病专业委员会名誉主任委员。行医40余载，临床经验丰富，擅长治疗各类肾脏疾病，尤其是在治疗IgA肾病方面更有独到之处。陈教授根据中医辨证施治理论，以临床症状结合现代医学检查，将辨病、辨证有机结合起来，摸索出一套较为完整的、有效的诊治方法，疗效显著。

IgA肾病分为急性期、慢性期两个阶段，急性期有风热上扰型和下焦湿热型，前者主症为发热（高热或轻微发热），咽痛，咳嗽，腰酸腰痛，尿赤或肉眼血尿，舌红，苔薄黄，脉浮数。治以疏风清热。方拟银翘散合小蓟饮子加减，基本药物组成：金银花30g，连翘15g，竹叶、淡豆豉、荆芥、牛蒡子各9g，桔梗4.5g，鱼腥草30g，菊花15g，小蓟、生地黄各15g，藕节、白茅根各30g。此型多见于首次发病，以上呼吸道感染为先驱症状，随后出现血尿和/或蛋白尿；其次为病情复发,原有 IgA 肾病史,因气候变化或劳累过度,出现上呼吸道感染症状而诱发病情复发或加重。无论哪种情况,都应遵循"急则治其标"的原则,先疏风解表、清热利咽,在积极控制上呼吸道感染的情况下,再予健脾益肾、凉血止血。

下焦湿热型的主症为脘腹胀闷,纳差,口苦,腰酸腰痛,尿赤或血尿,伴尿频不爽或尿急尿痛,舌红苔黄腻,脉细数。治以健脾助运、清热利湿。方拟藿香正气散合小蓟饮子加减,基本药物组成:藿香、佩兰、半夏各 9g,豆蔻仁_{后下}3g,茯苓 12g,苍术、白术各 15g,薏苡仁 30g,黄连 3g,车前子_{包煎}30g,小蓟 20g,生地黄 15g,生蒲黄_{包煎}9g,萹蓄 15g,通草 30g。此型多见于肠道感染所发,水湿为病与肺、脾、肾三脏有密切关系,脾虚则生湿,肾虚则水泛,肺失宣降则水津不布。予健脾化湿、理气和中,兼以利水通淋,则湿浊内化,清升浊降,气机畅通,水湿运化正常,诸证愈矣。

慢性期有气虚挟瘀型和阴虚挟瘀型,"祛瘀止血"是关键治法。气虚挟瘀型的主症为神疲乏力,面色㿠白无华,腰酸膝软,持续镜下血尿,舌淡红偏黯,苔薄少津,脉细数。治以益气活血、祛瘀止血。方拟四君子汤合桃红四物汤加减,基本药物组成:党参、丹参各 30g,白术 15g,茯苓 12g,黄芪 30g,桃仁 9g,红花 6g,当归 12g,川芎 15g,山萸肉 15g,生蒲黄_{包煎}12g,马鞭草、生地榆各 30g,甘草 6g。

阴虚挟瘀型的主症为口干,咽痛,手足心热,盗汗,持续镜下血尿,腰酸,腰痛,舌尖红,苔薄少津,脉细数。治以滋阴活血、祛瘀止血。方拟二至丸、知柏地黄汤合桃红四物汤加减,基本药物组成:生地黄 15g,玄参、当归各 12g,女贞子、墨旱莲各 15g,知母、黄柏各 9g,山萸肉 15g,桃仁、红花、川芎各 9g,马鞭草 30g,大蓟、小蓟各 15g,生蒲黄_{包煎}、炮甲片各 12g。

陈教授认为对于平时持续镜下血尿,应遵循"久漏宜通",只有祛除瘀血,方能"祛瘀生新,气行路通""蓄血去,瘀热清,诸症自平";对于其中不同的病理表现,治疗的侧重点不同,局灶性、节段性肾小球硬化患者重在活血化瘀;系膜细胞增生患者则重在清热解毒。祛瘀止血可选用大小蓟、益母草、马鞭草、生蒲黄、茜草、穿山甲片、参三七等。此外,必须重视患者全身阴阳平衡及脏腑功能协调,提高机体免疫力,改善患者体质,以扶正祛邪。

第六节 食 疗

中医食疗是中医学的重要组成部分,历史悠久,早在《素问》中便有"五谷为养,五果为助,五畜为益,五菜为充,气味合而服之,以补精益气"的理论。IgA 肾病由于病情缠绵,治疗周期较长,配合中医饮食疗法将有助于提高疗效、缩短疗程。本病食疗宜忌如下:对于蔬菜、瓜果类,如赤小豆、冬瓜、木瓜、绿豆、西瓜、苹果、番茄、大白菜、椰子、藕、白梨、菠萝、苦瓜,宜多食;对于部分肉类、蛋类、蔬菜类,如鸡蛋、鸭蛋、海参、海蜇、牛肉、羊肉、猪肉、兔肉、鹅肉、鸭肉、鸡肉、鲤鱼、乌鱼、泥鳅、甲鱼、乌龟、牛奶、韭菜、木耳、香菇、白木耳等,应根据辨证特点酌情选用;寒凉、辛辣、肥甘厚味、油炸、刺激性之物则不宜多食。

一、精选菜肴配方

(一)菠萝炒鸡块

配方:鸡肉 100g,菠萝 250g。

制法:菠萝去皮,切成小片;鸡肉洗净,切成鸡块。起油锅,把上料一起放入锅中,炒熟,调味即可。

功效:健脾益气,利水消肿。

用法:佐餐食用。

(二) 山药芡实炖猪肉

配方:山药 30g,芡实 30g,精瘦猪肉 100g。

制法:山药、芡实洗净;瘦猪肉洗净,切块,三者一齐放入锅内,加水适量共炖,不放盐或放少许盐及调料以调味,慢火炖至肉烂熟后,去药渣。

功效:健脾摄精,固涩肾气。

用法:喝汤吃肉。可常食。

(三) 冬瓜黑豆炖鲫鱼

配方:冬瓜 500g,黑大豆 250g,鲜鲫鱼 1 尾(250~300g)。

制法:先将鲜鲫鱼剖腹去杂、鳞、鳃,洗净,与黑大豆同煮,不加盐及其他调料。约 20 分钟后,入冬瓜同煮。

功效:健脾益肾,利水消肿。

用法:连汤食用。

(四) 首乌肝片

配方:首乌 20g,猪肝 200g,木耳 10g,青菜 100g。

制法:首乌研成细粉;黑木耳发透去杂质;青菜洗净,切段;猪肝洗净切片。起油锅,烧热后,放入肝片速炒,至九成熟时入黑木耳、青菜,再加首乌粉、调料,炒匀至熟即可。

功效:滋补肝肾,补益气血。

用法:佐餐食用。

(五) 参芪炖猪肾

配方:党参 20g,黄芪 30g,芡实 30g,猪肾 1 个。精盐、料酒、姜片、鲜汤适量。

制法:党参、黄芪润透,抹净,切薄片。芡实去杂洗净,放锅内煮成透明色。猪肾剖开,去膜皮、腰臊,洗净,下沸水锅焯一下,捞出洗净切片。将党参、黄芪、芡实放入锅内,注入适量鲜汤,加入精盐、料酒、姜片,烧沸后放入猪肾片,改为小火炖烧至猪肾熟而入味,出锅即成。

功效:健脾益气,补肾固精。

用法:佐餐服食,每日或隔日 1 次,宜常服。

二、常用粥饭类

(一) 苦瓜蕨菜粥

配方:苦瓜 100g,蕨菜 100g,粳米 100g,冰糖 100g。

制法:苦瓜洗净,去瓤,切小块备用;蕨菜洗净,切碎;粳米淘洗净,放入锅内,加入适量清水,置武火上煮,小沸后,放入苦瓜、蕨菜、冰糖,改文火慢慢煮至米开花即成。

功效:清热解毒泻火。

用法:分 2~3 次服用。

(二) 莲子粉粥

配方:莲子肉去皮带芯 50g,桂圆肉 30g,冰糖适量。

制法:将莲子肉调成糊状,放入沸水中,同时放入桂圆肉煮成粥加冰糖。

功效：补脾益精，养心安神。

用法：每晚临睡前食 1 小碗。

（三）绿豆麦仁粥

配方：大麦片 100g，绿豆 50g，白糖少许。

制法：大麦仁淘洗干净，绿豆去杂洗净，放入锅内，加水适量煮沸，放入大麦仁煮沸，改为小火煮至熟烂，加入白糖调匀，出锅即成。也可将绿豆换为花生米，白糖换为红糖，则有补脾和胃、利水止血功效。

功效：清热和胃利水。

用法：每日 1 次，作主食常服。

（四）山药花生粥

配方：花生米 50g，粳米 50g，山药 50g，冰糖少许。

制法：花生米洗净后捣碎，山药洗净去皮切成薄片，粳米洗净。锅内加水适量，加入花生米、粳米煮沸，改为小火煮熟，加入山药、冰糖煮至成粥，出锅即成。

功效：醒脾止血。

用法：每日或隔日 1~2 次，可作主食。

（五）黄芪双叶粥

配方：生黄芪 30g，薏苡仁 30g，紫苏叶 15g，荷叶 15g，大米 50g。

制法：生黄芪、薏苡仁、紫苏叶、荷叶、大米依次洗净。锅内加水适量，先加入生黄芪、薏苡仁、紫苏叶和荷叶，煎煮 2 次，滤出药汁后再加入大米，煮沸，改为小火煮成粥，出锅即成。

功效：益气固表，升清降浊，健脾除湿。

用法：每日 1 次，可作主食。

（六）健脾益肾豆沙包

配方：面粉 500g，白扁豆 200g，淮山药 200g，赤小豆 150g，白砂糖 250g。

制法：白扁豆、赤小豆煮烂，加淮山药粉及白砂糖，拌匀做成豆沙馅。面粉发酵后和成面团，分成 10 个小面团，分别包入豆沙馅，上笼蒸熟即可。

功效：健脾益肾，利水渗湿。

用法：每次 2~3 个，每日 1~2 次，可当主食，常服用。

三、常用汤羹类

（一）梨皮莲子汤

配方：梨皮 50g，莲子 50g。

制法：将梨皮、莲子洗净一齐放入锅中，加适量清水，煎沸 10 分钟左右，用冰糖调味即可。

功效：清心降火生津。

用法：饮汤，每日 2 次，宜常服。

（二）小麦瘦肉汤

配方：小麦 100g，猪瘦肉 100g，龙眼肉 15g。

制法：猪瘦肉洗净、切块，与小麦同放入锅中，加清水适量，煮至肉烂熟，调味即可。

功效：滋阴降火。

用法：吃肉喝汤，分 2 次食完。

（三）玉米须蚌肉汤

配方：玉米须 15g，山药 60g，鲜蚌肉 90g，大枣 10g。精盐、料酒、姜片少许。

制法：玉米须、大枣、淮山药分别去杂洗净，放入砂锅内。将蚌肉去杂洗净，入沸水锅内焯一下，捞出洗净，放入砂锅内。大火煮沸，改为小火煮至熟，加入适量料酒、姜片和少量盐调味，煮至蚌肉熟烂入味，出锅即成。

功效：利尿消浊，生津止渴。

用法：吃肉喝汤，常服。

（四）芹枣汤

配方：芹菜 200g，红枣 10 枚，白糖适量。

制法：芹菜去根、叶洗净切段，红枣洗净去核。锅内放水适量，放入芹菜、红枣煮沸，改为小火煮至枣熟烂，放入白糖调匀，出锅即成。

功效：清热利湿。

用法：喝汤，佐餐服食。

（五）芡实莲子羹

配方：芡实 50g，净莲子仁 50g，白糖少许。

制法：芡实、莲子分别去杂洗净，放入锅内，加水适量煮沸，改为小火煮至熟烂，调入白糖，出锅即成。

功效：补脾固肾。

用法：每日或隔日 1 次，常服。

四、常用饮、茶、汁类

（一）甘蔗莲子芦根饮

配方：甘蔗 250g，莲子芯 10g，芦根 50g。

制法：将甘蔗洗净，切成小块，与莲子芯、芦根一起放入锅中，加适量清水，煮沸 15 分钟左右，去渣取汁。

功效：清心生津。

用法：当茶频饮，可常服。

（二）马齿苋藕汁

配方：鲜马齿苋 250g，鲜藕 250g。

制法：洗净马齿苋、鲜藕后，分别捣烂，用消毒纱布包拧汁，去渣。

功效：清热凉血止血。

用法：分 2~3 次服。

（三）桃核蜂蜜饮

配方：蜂蜜 30g，核桃仁 10 枚。

制法：先将核桃仁加水适量，煮沸后煎 15 分钟，调入蜂蜜即可。

功效：补脾固肾。

用法：每日 1 剂，随意饮用。

（四）番茄葡萄汁

配方：番茄 200g，葡萄 100g，白糖适量。

制法：番茄洗净，切小块，绞出汁放杯内。葡萄洗净，去皮、核绞汁，也放入杯内，加入白糖调匀即成。

功效：利尿止血。

用法：每日或隔日 1~2 次服用。

（五）玉米须三七茶

配方：玉米须 250g，三七 30g。

制法：玉米须洗净晒干，切碎；三七碾成粉末，备用。每次取玉米须 25g、三七 3g 放入杯中，用沸水冲泡。

功效：活血利水。

用法：代茶饮用，每天 1~2 次。

（钟先阳）

参考文献

［1］XIE Y, CHEN X. Epidemiology, major outcomes, risk factors, prevention and management of chronic kidney disease in China [J]. Am J Nephrol, 2008, 28 (1): 1-7.

［2］聂莉芳，徐建龙，余仁欢，等. IgA 肾病中医临床实践指南概览 [J]. 中国中西医结合肾病杂志, 2013, 14 (7): 565-567.

［3］中国中西医结合学会肾脏疾病专业委员会. IgA 肾病西医诊断和中医辨证分型的实践指南 [J]. 中国中西医结合杂志, 2013, 33 (5): 583-585.

［4］方东行，何立群，郑贤国. IgA 肾病的治疗与研究 [J]. 中国中医基础医学杂志, 2014, 20 (4): 502-504.

［5］王少华，卢志远，张红霞，等. IgA 肾病病因病机探析 [J]. 吉林中医药, 2012, 32 (7): 652-653.

［6］曹云松，秦建国，任可，等. IgA 肾病血尿中医古籍研究 [J]. 辽宁中医杂志, 2014, 41 (1): 70-72.

［7］蔡峰，郑光，郭洪涛，等. 基于文本挖掘技术的中成药及西药治疗 IgA 肾病用药规律研究 [J]. 中国中医急症, 2011, 20 (10): 1627-1629.

［8］王丽萍，张勇，陈建，等. 黄葵胶囊治疗 IgA 肾病湿热证蛋白尿的临床观察 [J]. 中成药, 2010, 32 (1): 18-21.

［9］王宏安，王银萍，张守琳. 补肾健脾、解毒利咽中药治疗 IgA 肾病 29 例临床观察 [J]. 中医杂志, 2016, 57 (5): 413-415.

［10］蒋鹏娜，高永祥，隋淑梅. 加减固冲汤治疗脾肾气虚型 IgA 肾病的临床疗效观察 [J]. 中国中医基础医学杂志, 2016, 22 (4): 574-576.

［11］孟嫣，常峥，孟元，等. 益气养肾汤治疗 IgA 肾病气阴两虚证临床研究 [J]. 中国中西医结合肾病杂志, 2015, 16 (2): 131-133.

［12］王华. 加味黄芪赤风汤治疗 IgA 肾病蛋白尿临床研究 [J]. 河南中医, 2015, 35 (4): 785-787.

［13］陈万佳，邓跃毅，张先闻，等. 健脾补肾通络方治疗脾肾阳虚兼瘀型、进展性 IgA 肾病临床观察 [J]. 中国中西医结合肾病杂志, 2012, 13 (10): 876-878.

［14］聂莉芳. IgA 肾病中医病名、证候特点及益气滋肾治法研究 [J]. 中国中西医结合肾病杂志, 2015, 16 (1): 1-3.

［15］徐建龙，聂莉芳. 基于关联规则的聂莉芳教授治疗 IgA 肾病用药规律分析 [J]. 中国中医药信息杂志, 2010, 17 (4): 96-98.

［16］钟先阳. 肾脏病调养与康复 [M]. 广州：世界图书出版社, 2006.

［17］余仁欢，何岩，陈小娟，等. 黄芪双叶方辅助治疗 IgA 肾病的临床观察 [J]. 北京中医药, 2014, 33 (11): 843-845.

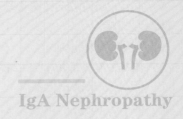

第二十三章

IgA肾病的预防控制与健康教育

IgA Nephropathy

健康教育是疾病预防控制的一个重要手段。IgA 肾病的预防控制,须根据不同的临床表现、损害程度、情志和生活方式,结合季节、气候、个人体质等采取不同的护理,使患者处于一个良好的治疗顺应状态,有利于药物和治疗措施的应用。同时,患者应了解 IgA 肾病的发病特点,做好自我防护和自我监测,以取得更好的疗效。

第一节　IgA 肾病的预防原则

IgA 肾病主要是由 IgA(常伴有 IgG)的免疫复合物沉积在肾小球引起的系膜损伤。因此,减少 IgA 的产生,可能对减轻和控制 IgA 肾病的发生和发展有一定作用。避免 IgA 肾病进展的主要措施包括以下方面。

一、清 淡 饮 食

牛奶、肉类和面粉中含乳球蛋白、牛血清白蛋白和醇溶蛋白,这 3 种蛋白与 IgA 的系统免疫反应有关,形成循环食物抗原 -IgA 复合物,可能促进 IgA 肾病的发展。因此,对于无醇溶蛋白食物可能对 IgA 肾病患者有益。

不宜食用高脂肪、高钠饮食。饮食中脂肪过多,容易发生肾动脉硬化,使肾脏萎缩变性,导致动脉硬化性肾脏病。含钠盐过高的饮食,容易引起高血压,致高血压性肾病。碱性食物,可防治尿路结石,对保护肾有利。应适量喝水,每天尿量保持在 1 000~2 000ml 为宜。除喝白开水外,还可喝些冬瓜汤、绿豆或赤小豆汤及茶水等,以利尿清热。

二、预 防 感 染

IgA 肾病起病前多有感染,常见的为上呼吸道感染(咽炎、扁桃体炎),其次为消化道、肺部和泌尿道感染。典型患者常在上呼吸道感染后(24~72 小时,偶可更短)出现突发性肉眼血尿,持续数小时至数日。

三、防止药物和毒物损害肾脏

肾对许多药物及毒物敏感性较强。药物和毒物进入人体后,多数要进入血液后才能发挥作用,经过体内代谢后,很多药物通过肾排出体外,故使肾脏容易受到损害。因此,应尽量少用或不用对肾脏有毒性的药物,如氨基糖苷类抗生素等;中药类需要避免使用含马兜铃酸成分的药材,如木通、龙胆泻肝丸等药物。也应尽量避免或减少与肾毒性强的毒物(如汞等)接触。

四、防止其他疾病加重肾损害

IgA 肾病患者如合并高血压及糖尿病等,会加重损害肾脏。当发生此类疾病时,除了及时治疗原发病外,还要积极治疗其他合并的疾病,避免对肾脏的其他损伤。

五、不憋尿并保持小便通畅

憋尿是一种不好的习惯,可影响正常规律性排尿功能,引起逆流性肾病等。小便通畅,说明肾脏排泄功能正常。反之,如尿路阻塞、小便不通畅,会加重肾脏负担,增加泌尿系统感染的机会。

六、定 期 体 检

要非常重视新鲜晨尿的尿常规以及肾功能检查。IgA 肾病的早期异常表现就体现在尿常规检测不正常,如血尿及蛋白尿等。早期发现、早期诊断及治疗对 IgA 肾病的预后有帮助。鉴于 IgA 肾病有一定的家族遗传倾向。因此,建议 IgA 肾病患者有血缘关系的亲属定期监测尿常规,以便早期诊断及治疗。

第二节　IgA 肾病患者的日常护理指导

不良生活习惯会导致 IgA 肾病患者病情发展迅速,且严重威胁患者的生命安全,最终导致不良结局,病情严重的患者会发展成终末期肾病。故患者须在医务人员指导下充分评估自己的生活习惯,及时纠正不良生活习惯,提升患者的治疗依从性和治疗信心。

一、一般护理指导

规律的日常生活是 IgA 肾病患者的基本要求。药物治疗是必需的,但并非单纯依赖药物就能解决所有问题,日常生活有规律对于患者的治疗、康复、防止并发症是非常关键的。

(一) 保持情绪稳定

健康的心理和稳定的情绪是患者长期坚持治疗的关键。IgA 肾病是终身性疾病,又是长期进展性疾病。长期的病痛折磨带来精神上、身体上的巨大痛苦,容易产生急躁、悲观等不健康的情绪,不仅影响体内免疫调节功能,不利于疾病恢复,还可能引起一些不理智的行为,包括不遵医嘱,不听他人劝说,直接迫害自己的身体,如自伤、自残,甚至自杀。因此,要特别注意心理疏导,耐心开导,细心关怀,了解疾病的发生、发展的特点,以及自身的病情,从而认识自我,正视自我,树立与疾病斗争的信心和勇气。

情绪激动时往往容易手心出汗、头痛、血压升高、心率加快、代谢增加、产生的废物也增多,加重肾脏负担。因此,保持情绪稳定很重要。

(二) 睡眠充足

充足的睡眠是恢复体力、消除疲劳的重要保证。因此,睡前需注意:尽量减少各种外来刺激,如灯光、噪声、闷热、寒冷等;保证卧室清洁;经常洗澡,睡前温水泡脚;临睡前不喝咖啡、茶,不吃食物。但也不要空腹入睡,因饥饿时是较难入睡的。

(三) 保持大便通畅

养成每天定时排便的习惯,有利于排出代谢废物和毒素,保持情绪稳定。如大便干结或不爽,可中药中加入制大黄 3~10g,或麻仁丸等成药制剂。

(四) 清洁口腔

注意保持口腔清洁,以避免感染诱因。可用 2% 黄芩水、银花甘草水于饭前饭后及睡前含漱。如有口腔糜烂、溃疡者可予冰硼散或双料喉风散涂于疮面。

(五) 预防感冒及感染

患者由于存在血尿、蛋白尿及免疫功能低下,因此,非常容易导致呼吸道、消化道及泌尿道感染。预防感染对 IgA 肾病患者来讲是非常重要,因为感染可导致本病的反复发作及加重,感染可使肾功能急剧恶化,所以在生活起居方面,应注意休息,不宜过度劳累,注意饮食卫生,不贪凉贪食,随时注意天气变化而增减衣被,以免受寒热侵袭而使疾病发作。避免接触传染源人群,外出注意保暖,换季、气候变化时要相应增减衣服,勤换内衣,尤其是内裤,保持衣着干净。饭前要洗手、漱口。家庭居室要清洁、卫生、通风。注意清洁卫生,及时治疗感冒、疮疖等皮肤感染。房间温、湿度适宜,光线充足、明亮。一旦感冒,患者可先用板蓝根冲剂、桑菊感冒冲剂、小柴胡冲剂等中成药制剂,不建议一感冒就用抗生素,以防止出现肾毒性。

(六)皮肤护理

对于严重水肿或生活不能自理者,要有专人护理,勤翻身、变换体位,预防压疮发生。

(七)消除恐惧心理

被确诊为IgA肾病的患者多紧张、恐惧,不利于休息及治疗。患者应调整自己的情绪,充分认识本病的长期性,保持乐观的态度,并对疾病有客观充分的认识,树立战胜疾病的信心,积极配合医生,以延缓疾病进展。

二、日常评估与监测

(一)体重和出入量

危重患者需要准确记录每天的出入量。入量包括饮水、饮食(米饭、粥、汤)中的水分、中药汤剂、服药时的水以及水果中的水分含量等。出量主要记录尿量,如汗出明显也要记录。一般入量由出量决定,量出为入,每日饮水量=前日尿量+500ml。每天测量体重1次(尽量固定称量的时间、条件),以了解有无水钠潴留及脱水等情况。

(二)血压

每日定时定部位测量并记录血压。以台式水银柱血压计较好,如为电子血压计,要经常与台式血压计进行校正。

(三)水肿

保持皮肤的清洁卫生,阴囊、阴唇肿胀明显者常影响排尿,要加强会阴部的清洁工作。水肿明显时不宜针刺,以免发生感染。严重水肿患者要限制水、钠的摄入,钠盐一般不超过2~3g/d。腹水患者,可采取半卧位,每日测量腹围一次。严密观察和记录水肿变化,特别是应用利尿剂后尿量改变及水肿消退情况。

(四)呕吐

代谢性酸中毒时呕吐较为常见。因此,出现呕吐时,要及时到正规医院就诊检查血生化,了解酸中毒程度,并根据医嘱服用碳酸氢钠片、生姜汁煎汤等,少量频服。

(五)昏迷、抽搐

出现昏迷、抽搐时须立即送医院抢救。送医院途中注意保持患者呼吸道通畅,抽掉枕头,平卧位,头偏向一侧,如有假牙应取下,及时清除口腔中的排出物,避免随意搬动。

(六)出血

如有皮下紫斑、鼻衄、月经量多、呕血、黑便及咯血等,护理上首先要做好病情观察,消除患者紧张、恐惧心理。及时送医院治疗。

三、饮食指导

饮食疗法目的是为了减轻肾脏负担,延缓肾功能损害的进展。在饮食方面,应选择优质低蛋白、低磷、高钙、高热量的食物,并增加鱼类的摄入,忌生冷、辛辣、醇酒、腥发、干咸酱菜、肥甘滋腻的食品。食物烹调时最好选用植物油,有利于防止动脉硬化症的形成。烹饪时宜用蒸、煮,少用煎炒的方法,因为煎炒时可产生多量的甲基胍(一种毒性很高的尿毒症毒素),对肾病患者非常有害。对于有明显水肿的患者,可选择使用冬瓜、白萝卜、葫芦、赤小豆、玉米等食品。血尿素氮增高和高血压者,在采用优质低蛋白高热量食物的同时,宜选用清淡、易于消化、营养丰富的素食和新鲜蔬菜,尤其是富含维生素 C 的蔬菜和水果。

IgA 肾病患者的饮食除要注意饮食卫生,防止胃肠道感染外,对于不同临床表现者则各有禁忌。对无肾功能损害者,可进食优质动物蛋白质,如瘦肉、牛奶、鱼、鸡蛋等,蛋白质的摄入量标准是 1.0g/(kg·d)。有高血压表现者,应限制食盐的摄入,禁食腌制食品。从中医学角度来讲,IgA 肾病的尿血多由热迫血妄行所致,故在饮食上,则宜以清淡为主,多食蔬菜、水果、糖类及适量的优质蛋白等,忌食辛辣及刺激性食物。

对肾功能异常的患者尤为重要,应低盐、优质低蛋白、低磷、高热量饮食。具体需要遵循以下原则。

(一) 低盐饮食

人体日常食盐的最低需要量是 5~6g/d,而每天摄入的未加食盐的自然食物中就含有 2g 左右的食盐量。因此,如果要求摄取的每天食盐量在 2g 左右(如水肿、心力衰竭等时),就必须采用无盐饮食。控制食盐时,根据患者的病情作调整,并非所有的患者都要严格限盐。由于突然采取限盐难以适应和坚持,且初起积极限盐,往往引起钠的负平衡,反而有脱水的危险。所以要逐渐地、根据患者具体情况来控制食盐的摄入。高血压、水肿及少尿者,钠盐的摄入须 <2g/d。

(二) 优质低蛋白质饮食

为什么要强调优质蛋白?因为某些植物蛋白如大米、白面可吸收的利用蛋白低,吃多了都变成了肌酐、尿素氮,故为非优质蛋白食物。而动物蛋白是食物中营养价值高的优质蛋白质。

蛋白质的营养价值,取决于蛋白质的可消化程度及含有氨基酸的状况。容易消化和吸收的蛋白质,营养价值就高。人体内组成蛋白质的氨基酸有几十种,其中有一部分可由人体自身合成,称为非必需氨基酸,而另有八种氨基酸必须由食物供应,人体不能合成,称为必需氨基酸。含有必需氨基酸齐全、数量又多的蛋白质营养价值就高,如鱼、牛羊肉、鸡蛋的营养价值比米、黄豆、面等高。因此,优质蛋白要选取动物蛋白,同时要注意食品的搭配,发挥优质蛋白的互补作用。

另外,少食花生、黄豆及豆制品,饥饿时多食淀粉,如芋头、甜薯、莲藕粉、红萝卜、白萝卜。少食豆制品,不是所有的豆子都不能吃,比如红小豆、绿小豆是完全能够吃的。

(三) 低磷饮食

少食干酪、奶油、牛奶、鸡蛋黄、狗肉、动物脑、沙丁鱼、老火汤等高磷饮食。

(四) 高热量饮食

摄入足量的碳水化合物和脂肪,可以减少为提供热量而分解蛋白质,应注意供给含维生素 C、维生素 B 及叶酸等食物,可口服复合维生素 B 及维生素 C。

(五) 低钾饮食

应少食含钾高的食物,如香蕉、菠菜、橘子,可多食白菜、萝卜、梨、桃、葡萄、西瓜等。

如果肾功能正常、尿量 1 000ml，且生化血钾<5.0mmol/L 者，不用特别严格限制含钾食物。

第三节 IgA 肾病患者的专科护理指导

本节主要针对 IgA 肾病患者常见的症状进行护理指导，主要从缓解方式、去除诱因、生活指导、心理疏导几方面展开。

一、咳嗽、咳痰

（一）减轻咳嗽、咳痰程度及其不适

1. **调整姿势** 采取患者喜好的舒适姿势，配合治疗原理给予适当调整。一般取侧卧屈膝位、半坐卧位或坐位。

2. **保持空气清新** 保持适当的温度、湿度，温度以 18℃~20℃ 为宜；湿度一般为 40%~50%；上呼吸道感染、支气管炎患者的适宜湿度为 80%。

3. **适量饮水** 嘱患者饮适量温开水，湿润呼吸道减少刺激。

4. **饮食调整** 避免食用刺激性食物如辛辣或产气食物。减少刺激物的接触，如吸烟、花粉、香料、化学原料等。

5. **镇咳药物的使用** 对剧烈的刺激性干咳，遵医嘱给予镇咳药物并指导患者正确服用，防止发生晕厥、肋骨骨折、气胸等。痰液较多或年老体弱者不宜使用强镇咳药，以免发生窒息。

（二）减少痰液聚积，促进痰液咳出

1. **观察咳嗽、咳痰的情况** 准确记录痰的性质，必要时及时和正确留取痰标本，以提供可靠的诊断依据。

2. **深呼吸和有效咳嗽** 每 2~4 小时进行数次深呼吸、有效性咳嗽。先进行 5~6 次深呼吸，再深吸气后保持张口，然后浅咳一下，将痰咳至咽部，再迅速将痰咳出。或者缓缓吸气，同时上身向前倾。咳嗽是腹肌收缩，腹壁内缩，一次吸气，连续咳三声。

3. **协助排痰** 卧床患者定时给予翻身、拍背。按体位引流的原则采用叩击和震颤的方法，使痰液利于排出。

4. **补充营养及水分** 若无禁忌证，每天补充水分 1 500ml 以上，以达到液化痰液的效果。尤其是慢性咳嗽咳痰的患者，其热量消耗增加，根据患者的具体情况可少食多餐。

5. **按医嘱施行雾化吸入疗法** 有助湿润气道，促使咳痰。

6. **必要时到正规医院就诊** 配合胸部 X 线、听诊结果，在雾化治疗后施行背部叩击、震颤等呼吸治疗。

（三）去除诱因

避免进出空气污浊、拥挤的公共场所，如车站、娱乐场所等。减少接触冷空气，晨起或外出时注意保暖，必要时戴口罩。避免剧烈活动，可采取散步、练太极拳等较平缓的活动。

（四）口腔清洁卫生

保持口腔清洁，以免因咳痰导致口腔气味不好而影响食欲。鼓励或协助患者刷牙每天 1~2 次，必要时采用医用漱口液行口腔护理。

（五）心理疏导

严重的咳嗽、咳痰，可使患者呼吸肌疲劳及腹肌酸痛，使患者不敢做有效的咳嗽、咳痰，情绪低落。由于咳嗽而失眠、头痛，白天注意力不集中，患者往往极度焦虑、烦躁、食欲下降。在积极改善症状的同时，安慰患者，讲解咳嗽、咳痰的必要性，使患者保持良好的心理状态，配合治疗。

二、高　血　压

（一）控制血压的策略

1. 控制体重　减重的主要办法是减少热量的摄入和增加运动。评价机体脂肪含量比率可用体重指数（BMI）（BMI= 体重 / 身高的平方，国际单位 kg/m²）。BMI 控制在 18.5~23kg/m² 为宜。体育锻炼有助于减重，即使不限制热量，单纯体育锻炼也可减重，如散步、慢跑、骑自行车或游泳，可降低血清甘油三酯，增加高密度脂蛋白，同时使体重下降。中、重度高血压患者，应避免参加竞技性强的体育活动。

2. 合理饮食　①减少钠盐摄入，WHO 建议每人每天食盐量不超过 5g；②减少膳食中的脂肪含量，适当增加膳食纤维的摄入。

3. 限制饮酒　饮酒可以抵抗高血压药物治疗的顺应性而影响降压效果，应少饮酒或不饮酒。

4. 戒烟　烟碱可刺激心肌组织释放儿茶酚胺，使血压升高，吸烟对病情控制不利，应绝对禁忌。

5. 坚持定时定量服用降压药　给予服药指导，说明药物的名称、剂量、效果、作用、副作用及服药的注意事项。强调按时、按医嘱服药的重要性，避免因突然停药而引起血压的反弹升高。坚持血压监测并做监测记录，增减药量或停用药物需在医务人员指导下进行。

（二）血压升高的处理

1. 适当休息　如果血压比平时增高 20mmHg，身体只感不适，没有其他症状出现，可按时吃药，增加休息，消除引起血压升高的因素，避免过度紧张、疲劳、激动等。

2. 药物治疗　如果血压突然升高，较平时高 40~50mmHg 或收缩压>160mmHg，并出现头痛、心悸、恶心、呕吐等症状时，患者应保持镇静、平卧，舌下含服硝苯地平 10mg 或其他降压药物，休息半小时，如果血压没有下降，应马上去医院就诊。如果血压下降，症状缓解后去医院就诊。

若血压在短时间内（数小时或数天）重度升高，舒张压>130mmHg 和 / 或收缩压>200mmHg，伴有重要器官组织如心脏、脑、肾、眼底、大动脉的严重功能障碍或不可逆损害，必须及时采取以下处理措施：①迅速降低血压：开放静脉通路，遵医嘱应用静脉降压药物，注意液体的滴入速度，必要时应用注射泵控制药物输入速度。②定时测量血压，有条件的可应用无创性血压监测，随时监测血压的变化。根据监测的血压值调节降压药的输入速度，调整降压药物的输入速度后 10 分钟要测量血压，并详细记录血压及病情变化。③密切监测病情变化，准备好抢救物品，若患者出现高血压脑病的表现，及时通知医生并配合抢救，详细记录抢救经过。

（三）生活指导

1. 休养　室内保持适当的温、湿度和空气新鲜。注意保暖，以免因寒冷刺激使血压升高。

2. **适度运动**　高血压患者不宜剧烈运动,以免血压突然升高,造成脑血管意外。但体育锻炼是必不可少的,应根据个人健康状况,确定活动强度,以力所能及为宜,如散步、慢跑、练太极拳等。

3. **定期复查**　以便于早发现问题,及早处理。

(四) 心理疏导

日常生活中应保持心情愉快,避免情绪激动。在工作中要劳逸结合,不要承担过重、压力过大的工作,应注意休息。学习放松技巧,如呼吸调节或听舒缓音乐等,有助于降低血压。

三、肾 性 贫 血

(一) 休息

休息可以减轻心肺负担,减轻缺氧症状。轻度贫血可以适当活动,日常生活可以自理,但需要多休息。每天应有午休。活动时若出现头晕、眼花现象,马上去枕平卧,以增强头部循环血量,缓解头晕症状,防止意外发生。重度贫血的患者,需卧床休息,满足患者生活基本需要,防止继发性皮肤感染。保持病室安静,减少探视,护理治疗应集中进行,以保证患者充分休息。

(二) 合理饮食

贫血患者应给予适量优质蛋白、高热量、高铁和高维生素饮食,同时按贫血原因进行调控。针对口腔疼痛和口腔黏膜溃疡的患者,鼓励进食,可以少吃多餐,多饮水。饮食以清淡、易消化的食物为主,避免辛辣、过热、有刺激性食物。

(三) 预防并发症

1. **皮肤护理**　患者处于贫血状态,容易发生皮肤感染。对于严重贫血的患者,协助做好皮肤清洁、防止皮肤破溃。在缺氧情况下容易发生压疮,因此卧床患者应定时协助翻身,预防压疮发生。

2. **口腔清洁**　进食后用生理盐水或硼酸水漱口,以清除口腔内的食物残渣。口腔黏膜溃疡者,每日口腔护理 2~3 次,局部外涂口腔溃疡膏。使用软毛牙刷刷牙;空气干燥时,口唇外涂复方薄荷油以湿润口唇防止干裂。

3. **居家环境**　空气新鲜,每天通风 2~3 次,每次 30 分钟,保持室内适宜的温湿度,减少陪伴、探视人员,预防患者发生肺部感染。

4. **病情观察**　每日测体温 3 次,注意观察患者有无咽痛、咳嗽等上呼吸道感染症状。

(四) 减轻贫血症状

1. **休息及吸氧**　严重的贫血患者出现呼吸困难时,应半卧位,以利于肺组织扩张,增加气体交换。必要时遵医嘱给予氧气吸入,保持呼吸道通畅。

2. **口服铁剂**　做好宣教、指导患者正确服用铁剂。铁剂应与食物同服,由于维生素 C 可增加铁的吸收,与果汁同服效果更佳。服用铁剂期间不要饮茶,因为茶会破坏铁质,影响铁的吸收。若服用的是水剂时,应使用吸管,服后漱口,防止造成牙齿着色。同时应告知患者服用铁剂大便为黑色,避免患者因此产生紧张情绪。

3. **药物治疗贫血**　肾功能减退时,肾脏产生促红细胞素相对不足,当 Hb 低于 100g/L 时,需要定期给予促红细胞素治疗。

（五）恢复自理能力

严重贫血患者症状缓解后,可以根据患者的身体状况、血红蛋白及红细胞值,为患者制定适宜的活动锻炼计划。首先床上活动,然后鼓励患者床边活动,再根据患者活动后的情况,适当增加活动量,使患者逐渐能够完成简单的日常活动,如厕、洗漱、进食等。在整个活动过程中,患者如出现头晕、呼吸急促、心率加快等症状时,协助其卧床休息,并适当减轻活动量,预防患者出现意外情况。

（六）心理护理

提供安静、温馨的休养条件,营造良好休息环境,以缓解患者紧张、焦虑的情绪;耐心倾听患者的诉说,增强患者治愈疾病的信心。

四、水　　肿

（一）减轻水肿

1. 休息与活动

（1）体位:严重水肿尤其伴有大量胸腔积液、腹水的患者,因肺受压及横膈抬高,使呼吸运动受限而产生呼吸困难,原则上取坐位或半卧位,以便横膈下降,增加肺活量,减轻呼吸困难;下肢局限性水肿者,患肢抬高可减轻水肿;阴囊水肿者可用托带托起阴囊,以利于水肿消退。

（2）休息:运动不仅增加氧及能量的消耗,增加心脏负担,也使蛋白质分解代谢增加,加重肾脏负担。此外,运动使肾血流量减少,醛固酮分泌增多,肾远曲小管对钠的重吸收增多,加重水肿。休息则可增加肾血流量,提高肾小球滤过率,使尿量增加,改善心脏功能,使心、肾负担减轻至最低限度。因此,轻度水肿者应限制活动;重度水肿者,尤其是心、肝、肾功能不全时,应卧床休息,以利于水肿消退。应用利尿剂者,应注意合理安排其用药时间,一般以每天早晨为宜,以免睡前产生利尿作用,影响夜间充分睡眠。

2. 限制钠盐和水的摄入　水钠潴留是引起组织液积聚的重要因素,如果钠盐和水摄入过多,必然增加体液的积聚,其结果不利于水肿的消退,还会加重病情。因此,适当限制钠盐和水的摄入,有利于水肿的消退。

钠盐摄入量根据水肿不同程度及患者的具体情况而定,分别给予低盐、无盐或少钠饮食。低盐饮食是指一天饮食中的食盐量不超过 2~3g,不再另加食其他含盐食物;无盐饮食指一天饮食中,在烹调时不加食盐或其他含盐食物,一般常加糖醋以增进食欲;低钠饮食指一天饮食中除在烹调时不加食盐或其他含盐食物外,还要计算食物内的含钠量,一般每日不超过 0.5~1g。如果使用排钠利尿剂,钠盐的限制不必过分严格,以免影响食欲,也可减少低钠血症的发生,但若忽视限制钠盐的摄入量,又可因摄入过多而抵消利尿剂的药效,因此仍强调适当限制钠盐的重要性。

摄入水量依水肿程度、原发病因和尿量而定。肾性水肿者每日尿量可达 1 000ml 时,摄入水量一般不限,但不宜过多饮水。如出现少尿、无尿时,则应严格限制水的摄入量,原则上量出为入,即摄入水量等于前 1 天尿量 +500ml。

3. 饮食　多种因素所致的低蛋白血症,如营养不良、肾病综合征等,是水肿发生的重要原因,故应鼓励患者适量补充蛋白质,提高血浆蛋白浓度,从而减轻水肿。但患者有严重肝、肾功能不全时,可限制蛋白质的摄入量,给予高热量、低盐、多维生素饮食,以免加重肝性脑病或肾功能不全。

（二）观察病情变化

1. **计算和记录出入液体量**　可了解每日液体平衡状况。液体出入量主要指饮水量、静脉补液及尿量,此外,尚包括引流管的引流液量、经消化道丢失的液体量及发热时的额外损失量。注意:①尽可能测准液体量而不是猜测或估计;②记录出入液体量的同时应记录时间;③不要忽视每次服药时的饮水量。

2. **测量体重**　因体重可敏感地反映细胞外液量的变化,故动态检测体重的增减是观察水肿消长最有价值的指标。通常安排在每日早晨起床排尿后,进早餐前、排便前,并要求每天用同一秤、同一时间测定,以保证每日体重的可比性。

3. **其他**　检查水肿部位,注意水肿分布及程度变化,同时测量腹围和下肢周径,了解腹水和下肢水肿的消长情况,评估病情发展及对药物治疗的反应性。

（三）用药护理

1. **观察药物疗效**　用药期间记录每日尿量,观察水肿有无消退,伴随症状有否减轻或好转,以估计疗效。

2. **观察药物不良反应**　利尿药尤其是强排钠利尿剂可导致低钠、低钾血症,用药后要定期监测电解质浓度,观察患者有无倦怠、乏力、恶心、心悸等症状和心电图改变,如有室性期前收缩、T 波低平等异常时,需要及时处理。

（四）皮肤护理

1. **保护水肿皮肤免受损伤**　由于水肿皮肤感觉差,抵抗力弱,易损伤和继发感染,故衣着要柔软、宽大,床铺应清洁、平整、干燥;每日温水擦洗皮肤;用热水袋保暖时温度应在 50℃以下,防止皮肤烫伤;长期卧床的重患者,由于重力作用,水潴留于身体下部,局部组织长期受压,血液循环障碍,可加重水肿,致使组织细胞营养不良,易导致压疮,故应协助患者定时更换体位,移动患者时注意勿损伤皮肤,同时给予局部按摩,注意改善血液循环。

2. **防止皮肤感染**　如患者因利尿出现尿频,应注意保持外阴部清洁,防止继发感染;皮下注射时应注意无菌操作,注射后用无菌干棉球按压,防止药液外溢及感染;胸腔积液、腹水穿刺放液后,应按压穿刺点,并用无菌纱布固定,以防胸、腹腔积液外漏,引起感染。

（五）健康教育指导

1. **合理饮食**　教育患者及家属懂得水肿发生的机制,使之理解饮食中限制钠盐和水分的重要性。帮助患者估计每日盐的摄入量,教其如何根据自己的病情,安排每日食物的食盐量,烹调中如何用调味品和食盐代用品,争取在减少食盐摄入的同时增进食欲。

2. **用药指导**　须掌握所用药物的名称、剂量、服药时间和方法,指导患者观察药物疗效和不良反应。

3. **水肿的自我观察与护理**　告知患者测量体重、腹围、下肢周径,记录每日出入液量,对判断水肿的消长及药物疗效有重要意义,指导正确测量和记录的方法,以及注意事项。让患者了解当出现严重的全身水肿、体重增加过多、过快,或在夜间及劳累后出现呼吸困难加重时,可能为早期心力衰竭的表现,应及时就医,以防延误治疗。

五、血　尿

血尿是指尿液中含有超过正常量的红细胞。正常情况下,健康人的尿液中仅含少量红细胞。将 10ml 新鲜尿液离心沉淀后涂片镜检,每高倍视野下的红细胞数超过 3 个即称为血尿。无尿色变化而仅在显微镜下才发现红细胞者称为"镜下血尿";当每升尿液中含有 1ml 以上的血液时,肉眼即能见到尿液呈洗肉水色或红色,甚至含有血凝块,称为"肉眼血尿"。

(一) 心理护理

许多患者由于肉眼血尿前来就诊,对出现的症状往往比较紧张。应做好解释工作,说明 1 000ml 尿液中混有 1ml 血液即可表现为肉眼血尿,失血并不严重,但也必须防止患者出现轻视的心理。

(二) 一般护理

正确收集血尿标本,嘱患者留取晨起第一次尿液 10ml 于清洁容器内,并及时送检。女性患者应避免将月经、白带混入尿液,月经期不宜留取尿标本;男性患者若包皮过长或包茎,应尽量将包皮上翻显露尿道口留尿。留取尿 3 杯检查标本时,护士嘱患者洗净尿道口,在不中断排尿过程中将尿液分别收集于 3 个小杯中,第 1、3 杯较少,每杯约 10ml,第 2 杯 30~40ml,观察每杯尿液的颜色,并及时送检。护士应注意观察血尿的颜色、性状、及其和排尿的关系、伴随症状等,并指导患者正确配合检查治疗。

(三) 健康教育指导

1. 嘱患者多喝水　达到冲洗尿路目的,血尿严重者,应注意卧床休息。

2. 明确血尿原因　让患者明确 IgA 肾病单独镜下血尿非常多见,需要引起患者重视,定期随访肾功能有无恶化及蛋白尿是否增多。临床上有极少数血尿患者,暂时无法查明引起血尿的病因,但血尿往往是一些疾病的征兆,需要随访观察。一些不明原因的血尿患者,经过一段时间的随访,可能得到明确诊断。血尿不明原因者,应每月做 1 次尿液检查;50 岁以上血尿者,要密切注意有无泌尿系肿瘤的可能,每半年进行尿常规、B 超和泌尿系 CT 检查,必要时行膀胱镜检查。如果血尿持续存在,随访应在 3 年以上。血尿消失后,仍宜随访 1 年。IgA 肾病患者会反复出现肉眼血尿,尤其上呼吸道感染后更加明显,需要积极控制感染。如果扁桃体炎导致的肉眼血尿,建议切除扁桃体,并且需要定期复查尿蛋白及肾功能。

六、蛋 白 尿

正常成人 24 小时尿蛋白总量小于 150mg。当尿中蛋白总量超过上述界限时,即为蛋白尿。尿蛋白过多时,临床上表现为尿泡沫增多。

(一) 饮食护理

患者饮食中的蛋白质供给量要根据肾功能状况来定。一般来说,由于蛋白从尿中排泄过多,血浆白蛋白减少。因此,在肾功能情况尚可的前提下,应适当增加蛋白质的摄入量,并保证充足的热量供给。但若患者的肾功能差甚至出现尿毒症时,则需要低蛋白饮食,且所供给的蛋白都应是优质蛋白,如瘦肉及牛奶等。

(二) 心理及生活护理

向患者介绍与蛋白尿相关的医学知识,使患者对蛋白尿产生的原因、治疗护理方法有初步的了解,以便于配合治疗、护理和自我病情观察。重度蛋白尿患者,建议多休息,以减轻肾脏负担,改善肾功能,同时减轻蛋白尿导致的水肿。生活护理是保证患者休息的重要前提。

（三）观察患者血压

有严重蛋白尿的患者，由于低蛋白血症易导致低血容量，出现体位性低血压，甚至晕厥。因此，要嘱咐患者多休息，不要随意重体力活动，并定时监测血压变化。

（四）定期复查患者蛋白尿

严重蛋白尿的患者，一般情况下每周检测 1 次 24 小时尿蛋白定量；蛋白尿少的患者，每 1~3 个月复查 1 次尿蛋白定量。

（符　霞　林　婷）

参考文献

［1］ YAMAMOTO R, NAGASAWAY, SHOJIT, et al. Cigarette smoking and progression of IgA nephropathy [J]. Am J Kidney Dis, 2010, 56 (2): 313-324.

［2］ 孔亚玲 . 影响 IgA 肾病蛋白尿转归的相关危险因素 [J]. 河北医学 , 2016, 22 (4): 623-625.

［3］ 魏晓红 . 生活护理干预在改善 IgA 肾病合并代谢综合征患者代谢水平中的效果观察 [J]. 中国实用医药 , 2015,(33): 251-252.

［4］ 周桂芝 , 马秀青 . 生活护理干预对 IgA 肾病合并代谢综合征患者代谢水平的影响 [J]. 齐鲁护理杂志 , 2012, 18 (25): 14-15.

［5］ 尹晓丽 , 王丽 , 韩梦雨 , 等 . 个性化护理模式对不同分级 IgA 肾病患者情绪及生活质量的影响 [J]. 临床护理杂志 , 2013, 1 (6): 16-19.

［6］ BERTHOUX F, SUZUKI H, THIBAUDIN L et al. Autoantibodies targeting galactosedeficient IgA1 associate with progression of IgA nephropathy [J]. J Am Soc. Nephrol, 2012, 23 (9): 1579-1587.

［7］ RAUEN T, EITNER F, FITZNER C, et al. STOP-IgAN Investigators: Intensive supportive care plus immunosuppression in IgA nephropathy [J]. N Engl J Med, 2015, 373 (23): 2225-2236.

［8］ FELLSTROM B C, BARRATT J, COOK H, et al. Targeted-release budesonide versus placebo in patients with IgA nephropathy (NEFIGAN): A double-blind, randomised, placebo-controlled phase 2b trial [J]. Lancet, 2017, 389 (10084): 2117-2127.

［9］ BARBOUR S, FEEHALLY J. An update on the treatment of IgA nephropathy [J]. Curr Opin Nephrol Hypertens, 2017, 26 (4): 319-326.

［10］ RAUEN T, FITZNER C, EITNER F, et al. Effects of two immunosuppressive treatment protocols for IgA nephropathy [J]. J Am Soc Nephrol, 2018, 29 (1): 317-325.

［11］ HOU J H, LE W B, CHEN N, et al. Mycophenolate Mofetil combined with prednisone versus full-dose prednisone in IgA nephropathy with active proliferative lesions: A randomized controlled trial [J]. Am J Kidney Dis, 2017, 69 (6): 788-795.

［12］ KIM Y C, CHIN H J, KOO H S, et al. Kim S. Tacrolimus decreases albuminuria in patients with IgA nephropathy and normal blood pressure: A double-blind randomized controlled trial of efficacy of tacrolimus on IgA nephropathy [J]. PLoS One, 2013, 8 (8): e71545.

［13］ COUSER W G, JOHNSON R J. The etiology of glomerulonephritis: Roles of infection and autoimmunity [J]. Kidney Int, 2014, 86 (5): 905-914.

［14］ ZHANG Y M, ZHOU X J, ZHANG H. What genetics tells us about the pathogenesis of IgA nephropathy: The role of immune factors and infection [J]. Kidney Int. Rep, 2017, 2 (3): 318-331.

［15］ LAFAYETTE R A, CANETTA P A, ROVIN B H et al. A randomized, controlled trial of rituximab in IgA nephropathy with proteinuria and renal dysfunction [J]. J Am Soc. Nephrol, 2017, 28 (4): 1306-1313.

［16］ ZHU L, ZHAI Y L, WANG F M, et al. Variants in complement factor H and complement factor H-related protein genes, CFHR3 and CFHR1, affect complement activation in IgA nephropathy [J]. J Am Soc Nephrol, 2015, 26 (5): 1195-1204.

[17] BERTHELOT C C, KAMITA S G, SACCHI R, et al. Changes in PTGS1 and ALOX12 gene expression in peripheral blood mononuclear cells are associated with changes in arachidonic acid, oxylipins, and oxylipin/fatty acid ratios in response to omega-3 fatty acid supplementation [J]. PLoS One, 2015, 10 (12): e0144996.

[18] YE Z, ZHANG L, XU L, et al. Probucol combined with valsartan in immunoglobulin A nephropathy: A multi-centre, open labelled, randomized controlled study [J]. Nephrol Ther, 2014, 19 (1): 40-46.